精神医学临床实践

（第二版）

主　编　郑瞻培　王善澄　翁史旻

上海科学技术出版社

图书在版编目（CIP）数据

精神医学临床实践 / 郑瞻培,王善澄,翁史旻主编.
—2 版. —上海:上海科学技术出版社,2013.8
ISBN 978 – 7 – 5478 – 1800 – 8

Ⅰ.①精… Ⅱ.①郑… ②王… ③翁… Ⅲ.①精神病
学 – 临床医学 Ⅳ.①R749

中国版本图书馆 CIP 数据核字（2013）第 116016 号

上海世纪出版股份有限公司
上海 科 学 技 术 出 版 社 出版、发行
（上海钦州南路 71 号　邮政编码 200235）
新华书店上海发行所经销
常熟市兴达印刷有限公司印刷
开本 787×1092　1/16　印张 40　插页:4
字数:850 千字
2006 年 7 月第 1 版
2013 年 8 月第 2 版　2013 年 8 月第 2 次印刷
ISBN 978 – 7 – 5478 – 1800 – 8/R·593
定价:148.00 元

内 容 提 要

　　本书系统介绍精神科常见疾病在诊断和治疗中的各种临床问题,着重于各种精神症状及各类精神疾病间的鉴别,附有大量典型及探讨性的病例,以供读者参考和思考。本书编写特点着重于临床实用,因此编写体裁和一般教材不同,可以作为基本教材阅读,但更适合于有一定临床基础的精神科和其他临床科室医生参考;普通病患家属通过阅读本书不仅可以了解有关专业知识,而且可以向医生提供参考性意见,有益于患者的全面康复。

主 编 简 介

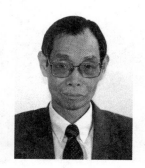

郑瞻培,男,1933年生,浙江慈溪人。1958年毕业于上海第二医科大学,现任上海市精神卫生中心主任医师、教授,上海市精神疾病司法鉴定专家委员会主任委员,曾任中华医学会精神科分会司法精神病学组组长。主编《精神科疑难病例鉴析》、《司法精神鉴定的疑难问题及案例》、《实用精神疾病诊疗手册》、《司法精神医学基础》、《司法精神鉴定的难点与文书》、《精神疾病司法鉴定实务》等,主编出版科普著作10余本。

主 编 简 介

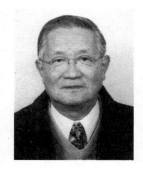

　　王善澄，男，1930年生。1953年毕业于同济大学医学院医疗系。现为上海市精神卫生中心主任医师、教授。曾任中国精神残疾康复学会主任委员，现任该学会名誉主任委员。1992年10月起享受政府特殊津贴待遇。曾主编《精神科手册》、《实用康复精神医学》。共发表专业论文49篇，参编专著18本。

主 编 简 介

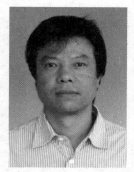

翁史旻,男,主任医师,上海交通大学医学院兼职教授。1963 年 9 月 15 日出生于上海市。1987 年 7 月毕业于原上海第二医科大学。2001 年 7 月至 9 月赴香港中文大学进修学习。2004 年 4 月至 2005 年 3 月曾任日本北海道大学大学院医学研究科外国人研究员,主攻精神药理学。现任上海精神卫生中心临床科主任,中华医学会上海分会行为医学专业委员会委员兼秘书。参编《临床睡眠障碍学》、《精神药理学》等多部专著,先后以第一作者在专业期刊上发表论著 10 余篇。

编写人员名单

主　编　　　郑瞻培　王善澄　翁史旻

编写者（按章节先后排列）

郑瞻培	上海市精神卫生中心	教授
金卫东	浙江省立同德医院	主任医师
贾谊诚	上海同济大学医学院	教授
翁史旻	上海市精神卫生中心	主任医师
项志清	上海市精神卫生中心	副主任医师
王善澄	上海市精神卫生中心	教授
李冠军	上海市精神卫生中心	主任医师
陈美娟	上海市精神卫生中心	主任医师
卞 茜	上海市精神卫生中心	博士、副主任医师
谢 帆	上海市精神卫生中心	博士、副主任医师
赵 敏	上海市精神卫生中心	博士、主任医师
孙海明	上海市精神卫生中心	副主任医师
姚芳传	南京脑科医院	教授
谢 斌	上海市精神卫生中心	教授
黄国平	中南大学湘雅二医院精神卫生研究所	博士
张亚林	中南大学湘雅二医院精神卫生研究所	教授
王国强	江苏省无锡市第七人民医院	博士、副主任医师
周云飞	深圳市康宁医院	博士、主治医师
杨世昌	河南省新乡医学院附属脑科医院	博士、主治医师
曹玉萍	中南大学湘雅二医院精神卫生研究所	博士、主治医师
朱 焱	中南大学湘雅二医院精神卫生研究所	博士、主治医师
苏林雁	中南大学湘雅二医院精神卫生研究所	教授

再 版 前 言

·

本书于 2006 年在全国出版发行后,得到了精神科同道的广泛支持,评价此书新颖,实用性强;病员家属购买的也不少,悉心阅读后还特地向作者咨询,并提出自己的看法。因此此书的出版不仅有助于专业人员提高精神医学的实践水平,而且在向社会宣传精神卫生知识方面也起到了一定作用。因此,本书出版后很快销售一空,随着就出现了要求再版的呼声。上海科学技术出版社关注社会及学术界的声音,积极动员本书作者对原书进行适当修改,重新出版。

本书再版基本保持原来风格,编写原则以临床实践为主,再版时特别增加了精神药物的临床应用,其出发点是使全书保持相对完整性,因为原书以诊断实践为主,这对于希望了解精神医学全面情况的读者来说,无疑是个遗憾。与其他专著相比较,本书编写精神药物坚持实用原则,着重对各类药物进行比较,阐述药物选用技巧及常见不良反应的诊治方法。

精神疾病症状学是精神医学的基础,本书再版时对这方面内容作了较多补充,在保持全面性的同时,着重描述各类精神症状的特点及与相关症状的鉴别,这对于当前对精神症状学了解不足和希望全面掌握精神症状学的专业人员来说,无疑会有很大的帮助及提高作用。

此外,脑器质性精神障碍由于新发展较多,而且实践中经常会遇到许多实际诊治问题,因此作了较大补充,包括现代诊断现状及治疗方法等;苯丙胺类兴奋剂滥用及中毒近年来已成为我国突出的问题,因此补充一节专加论述;"反应性精神障碍"是传统的诊断病名,为了与国际接轨,更改为"应激性精神障碍",基本内容不变;精神发育迟滞和儿童精神障碍也作了部分更改。

世上万事都是在不断完善中前进,本书重版时尽管试图使之做到更加完美、新颖和实用,但疏忽和遗漏之处总是难免,仍望读者继续关心及指正。

上海市精神卫生中心

郑瞻培　王善澄　翁史旻

2013 年 5 月

第 一 版 前 言

————————————————— • —————————————————

　　现代精神科的诊断与其他临床学科相比，客观检查手段相对缺乏，因此临床实践经验在诊断中的地位就显得更加重要。我们从事精神科工作数十年，对此深有体会，素有把已积累的经验贡献给后世的想法，此想法得到很多同道的支持，因此才有了本书的问世。

　　本书的编写宗旨是以临床实践为主，鉴于精神障碍药物治疗及心理治疗已有其他专著阐述，因此本书着重于临床诊断方面，这是与其他精神科专著最大不同之处，读者在阅读中一定可以发现有很多与众不同的编写特点。

　　首先，全书的内容编排及各章节的写作不严格要求统一，而是以反映各作者的风格为主，有的作者较突出个人的临床经验，内容比较直观；而有的作者在博览众书的基础上再结合个人体验，显得富有理论性。尽管如此，内容重点还是体现以临床实践工作为主，而不是着重在病因学及基础研究方面进行探讨。

　　其次，书中列举有许多临床病例，有的属于典型病例；有的则属于疑难病例或有争议的病例，列举这类病例的目的是为了拓展读者的思路，至于诊断的合理性，读者可以独立思考。

　　再次，本书某些章节也涉及对现代精神疾病分类及诊断标准的看法，这仅代表作者个人的学术观点，不同学术观点应提倡争鸣，这样才会使学术氛围充满活力，也有利于精神疾病分类及诊断标准的进一步完善。

　　本书在编写中参考和引用了很多国内外文献资料，谨向原作者表示谢意。贾谊诚教授和徐韬园教授对本书个别章节进行了认真审阅，并提出宝贵意见。本中心韩慧萍女士为全书的打印、整理、校对等做了大量工作，付出了辛勤劳动，在此谨致深切谢意。全书完稿后，王善澄教授逐章作了细致审阅和修改，最后由郑瞻培教授定稿。

　　由于本书特殊的编写方式，所以内容上的疏漏及不全面之处，以及各作者之间暴露出来的观点矛盾实属难免，希读者见谅，并望指正。

上海市精神卫生中心

郑瞻培　王善澄

2006 年 1 月

目　录

第一章
基本临床技巧

·

现代精神科的诊断水平,除了少数精神疾病之外,大多数精神疾病的诊断还是需依靠详尽的病史、深入的精神检查及全面的诊断分析,而这些环节的掌握必须经过长年累月的经验积累,才能做到熟能生巧。

第一节　病　史　采　集

一、病史采集的态度

精神科病史提供的来源有时是患者本人,但大多数是患者的亲属、朋友或同事等,要采集完整的病史,供史者的合作是非常关键的。要了解,精神科的完整病史包括患者方方面面的内容,其中不乏鲜为人知的个人隐私问题,因此供史者对医生的信任无疑十分重要,医生要注意做到下列几点。

(一) 对供史者的尊重

医生是为患者治病的,因此医生习惯地对供史者常持有不恰当的居高临下的态度,例如在门诊的场合,由于患者多,采集病史时显得匆匆忙忙,对供史者的陈述不能全神贯注地听取,或者经常打断其陈述;在住院的场合,有时可能是临近进餐或下班时间,就让供史者等待着,等医生事毕后才进行工作,这样做在客观上虽有时属事出有因,但至少不是平等待人的态度。在供史者看来,可以认为"你先要吃饱,我偏要饿着肚子等待"。如果确有要事处理,也至少对供史者有个交代,并表示一定歉意,这样才体现尊重的态度。

(二) 对供史者的同情

患有精神障碍自来求诊的人,一定有许多心理痛苦及难言之隐;作为家属陪同患者来院诊治,一定下了很大的决心,抱着很大的期望,怀着很大的顾虑。面对这样的对象,医生的同情态度无疑会给供史者带来安慰。因此,医生的态度必须和蔼可亲,尤其是住院患者,家属一般并不了解精神病院是怎样一种治疗场所,此前往往听取传言而忧虑忡忡,看到医生的和气态度,心可以放下一半;如果医生再能耐心地说说精神病院的大致情况,更可以进一步解除其顾虑,家属的这种心情可以说是普遍存在的。

(三) 解除供史者的顾虑

有人说精神患者的病史是一部活生生的生活史,这话一点不假,要对患者作出确切诊断,必须全面了解其生活史,不仅仅是发病过程及表现。而要供史者(本人或家属)提供完整的生活史往往并不容易，因为这其中包括许多隐私问题，例如供史者本人所述的若干内容，其家属可能不知道，此时医生一定要做到保护隐私。家属供史的内容中也包括家庭中人际关系问题，尤其是夫妻关系问题，这些细节的提供需要通过解除供史者顾虑后才能得到，否则只能了解到表面。例如面对供史者提供有"嫉妒妄想"的患者，其夫妻间的内在感情究竟如何？有无婚外恋的实际存在？等等。这些实情充分了解之后，才可以确定是否真正属于嫉妒妄想，而这些内情并不是轻易能了解到的，只有通过耐心工作，解除供史者顾虑之后才能阐明真相，在这类社会现象较为普遍的当今，重视这些环节的了解已愈显重要。

二、病史采集的内容

全面病史应包括现病史、过去史、个人史及家族史，以下阐述几项需重点了解的内容。

（一）关于发病诱因

本人供史或家属供史都会不同程度提及发病诱因问题，尤其是关于精神刺激的内容，因为在一般人看来，精神疾病的发生似乎都与精神受刺激有关，因此常常作为供史的重点，医生在耐心听取的同时，必须了解下列几点。

1. 精神刺激之说的来源　是家属亲自了解到的，还是听患者说的。有很多场合，家属所谓受到精神刺激之说是听患者说的，例如有一个中学生患者向家属反映，称老师经常在课堂上骂他，同学讽刺他、排挤他，家长因此相信其儿子的病是被老师、同学欺侮出来的。实际经过了解，根本无此等事，乃患者的病理体验所致。如果患者自诉这些情况，医生也不要轻易地信以为真，要经过调查和了解。

2. 精神刺激发生的时间　有的家属会把几个月，甚至几年之前发生的事与当前的发病联系起来，如称"一年前曾受到过邻居之恶骂"，仔细追问，发现此一年间两家并无进一步的关系恶化。

3. 精神刺激的强度　有的称被人偷了 10 余元钱之后出现了精神异常，并认为被偷引起发病。头部受殴也是常见的诱因内容，遇到这种情况，要详细了解头部受殴的过程及程度，如头部受殴部位、当时的反应、有无意识丧失、昏迷等。轻度的头部受殴可以是发病的诱因，严重的头部外伤可以是发病的直接原因（不是诱因）。

（二）发病经过及表现

这是病史的重点部分，家属通常反映的是行为举止、睡眠、情感及性格方面的表现，要具体了解下列几方面。

1. 发病的确切日期　有的缓慢起病者难以明确具体日期，可以了解大致日期。临床医生常对此比较忽视，经常遇到事后需要进行司法鉴定的病例，当了解病史中关于起病确切日期的记载却显得含糊，例如有的学生受到老师体罚的索赔案件，家属反映学生受罚后出现了精神异常，认为是老师打出来的，要求对老师进行处理及赔偿，此种情况有两种可能，一种是学生在受体罚前已经存在精神异常，由此受到体罚；另一种是因为受到体罚才出现精神异常，两种情况的诊断不同，处理也不同，医生对起病确切日期的确定显得非常关键。再举一类案件，是关于劳动争议方面的，有的精神病患者可以在精神病理症状影响下，工作不能胜任而被单位辞退,有的可能自动提出辞职而获单位批准。事后,家属经常认为是精神病的关系才被辞退(或自动辞职),提出行为无效的鉴定要求,这种案件的时间界限要求非常严格,有时查阅病史发现关于起病日期的记载不确切、不具体,因此造成鉴定工作的困难。这种事例经常遇到,因此医生在追溯发病日期时要注意做到越真实、越具体越好。

2. **精神异常的具体表现和特点** 精神异常的具体表现描述笼统是病史记载的通病,例如描述打人、骂人、毁物、自伤等,究竟是经常发生的、无缘无故的,还是偶尔发生的、事出有因的,这方面的描述对精神障碍的确定和分类具有重要意义。还有如精神异常是整天存在,还是白天正常,晚上严重,或者反之;是间歇性出现的,还是持续性存在的。

癫痫患者的病史与一般精神障碍不同,要重点了解:发作以什么形式出现、持续时间、发作的条件(如时间、气候、生理或心理状况)、发作的场合和诱因、发作前先兆、药物的效用等。

伴有躯体疾病的患者要了解躯体疾病的诊断及治疗情况,精神障碍与躯体疾病状况的消长关系。

3. **治疗过程及效果** 精神异常发生之后有无诊治史,有的家属会加以隐瞒,其动机是怕医生带有框框,因此不愿提供,其实这对于患者的正确诊断和采取合理的治疗措施都很有关系,因此医生一定要设法解除家属的顾虑,除了解过去医生的诊断外,更重要的是了解用药的剂量、疗效及药物副作用情况。有的家属反映患者对某药的反应很大,此时一定要进一步了解反应的具体情况。例如有的家属强调某药不能用,称用此药后患者发呆、坐立不定等,其实这些药物副作用并不难解除,可能与药物剂量增加太快,或未及时使用抗胆碱药有关。如果已了解某药对患者有过严重副作用,就要考虑不能再用,或使用时非常谨慎。评定疗效一定要在了解药物使用剂量和疗效后才能确定,门诊期间服药不规则是常有的事,不能据此判定此药对患者无效。

4. **病情演变** 发病后精神障碍是持续存在的,还是间歇发作的。如果是后者,一定要了解间歇期或缓解期的具体表现,属于完全正常,还是"比过去好转,但与平常不同"。这些可从其日常生活、学习和工作状况反映出来,也可从其平日待人接物、感情相处等表现出来。

(三)病前人格特征

记述患者的人格特征最好要具体,笼统地分为内向和外向,诚然简单明了,但不能包括人格特征的全面情况。详细描述人格特征的意义在于以下几个方面。

1. **了解病前人格与发病的关系** 例如有分裂样人格特征的人易发展为精神分裂症。

2. **阐明起病的界线** 例如原来性格温和、耐心的人,突然变得暴躁、动辄打人,说明可能有精神障碍的发生。

3. **可以比较病后的恢复程度** 精神病后可发生人格改变,如果病后人格与病前迥异,说明其改变与精神病有关。如果病后人格与病前一样,虽然可能都不健全,但不能说明是精神病造成。

(四)收集有关书面材料

这一点经常被临床医生忽视,其实掌握更多的书面材料不仅能充实病史,而且是反映精神状态的重要内容。书面材料包括家属提供的病情过程、有关医院的诊治病史、患者书写的日记、遗书及信件等。这些书面材料阅后应装订在病史档案中,有的病案室把这些珍贵资料弃之是不合适的。患者门诊或住院时,由于医生时间关系,或出于家属当时的心情,有时提供的病史可能会遗漏,可以嘱咐家属补充一份更为完整的书面材料。其他医院的诊治病史可以作为当前诊断和治疗参考,尤其是有颅脑外伤史的,受伤当时的急诊病史是颅脑外伤诊断的可靠证据,一定不要疏忽收集。这些书面资料应该复印存盘,把原件还给家属。

三、病史采集的方法

病史采集无疑是通过听问和阅看,阅看是指患者或家属书写的材料,听问虽然一般并不复杂,但其中也有很多技巧,这种技巧只有经过不断实践才有体会。

(一) 患者自诉

患者前来自诉病史的,有不同的动机,有的是真心实意来求诊的;有的是来"考考医生"的,这些患者把过去的诊治过程一概隐瞒,只是说明一部分情况,前来试探医生的看法。这些患者供史的特点是:病史陈述很简单,接着提出一大堆问题向医生提问,没有经验的医生在诊断还没有搞清的情况下,就急于解答病家的种种问题,结果陷入尴尬境地;或作出错误回答,而成为病家的把柄。还有的另有隐情,例如有的已经住院过的精神分裂症患者或经诊断为偏执性精神障碍者,为了推翻过去的诊断,把真实病情隐瞒起来,仅轻描淡写地向医生作一般性陈述,接着就问医生:"你看我有没有病?"再接着还会要求出具疾病证明,推说是何种需要。有的医生没有经过详细了解,就随便出具一张证明,患者就凭这一张证明去进行"摘帽"活动,这些例子常见。

因此,对于自供病史的患者,医生需要谨慎,切忌简单化,如果病情一时把握不准,不要下肯定性诊断;回答一些敏感性问题时,要留有余地。如果感到情况可疑,可以问问为什么家属没有陪同前来,并进行必要的观察;在情况不明的条件下,不要随便出具疾病证明。

(二) 家属供史

1. 门诊 初诊及一部分复诊患者,家属宜单独供史,这样对家属来说没有顾虑,这种做法对于非重性精神病患者并无大碍,但对于像精神分裂症这样的患者来说,有时反会增加猜疑,所以做法上要讲究艺术。一般可劝说患者在另外地方稍等待一下,说明诊病有这样的顺序,先要由家属提供情况,然后会找患者详细了解。如果患者执意不肯让家属单独向医生供史,此时只好随机应变,先听家属供述几句,然后因势利导,例如遇到这样患者,硬吵着不让家属供史,家属只讲了几句:"他(指患者)经常要外出,不让出去就打人,还吵着要去上学。"医生就可乘机对患者说:"既然这样,让我给你家属做做思想工作,问问为什么不让你外出和上学,你看如何?"说服患者自行回避,家属就可很自然地陈述病史。

2. 出诊 精神科出诊与其他临床科有很大不同,患者忌讳遇见精神科医生或心理医生,因为很多重性精神病患者否认有病,更忌与"心理"相关的名词搭上关系;因此精神科医生出诊时的身份常是不公开的,常以其他临床科医生或其他身份出现,这一环节在出诊前应先与家属协商。但无论如何,在出诊时采集病史是首要的。一般可在出诊的路途中了解病史,或到了患者家里,根据身份特点,以灵活方式与家属接触,然后与患者进行面谈。

3. 住院　家属供史并无困难。无论在门诊或住院场合,家属供史过程中,常会出现下列情况。

（1）供史内容不得要领:可能由于家属的焦虑心情,也可能出于家属的讲话习惯,有的家属供史时,未能突出重点,而显得次序颠倒、内容松散重复。此时医生需要耐心,尽可能让家属供述有条理,并进行适当补充提问,不要经常打断家属的话,更不可露出轻蔑的表情和语言。在这种场合,最好建议家属在事后书写一份书面的病史材料。

（2）家属间看法不统一:这种情况经常遇到,例如患者的父母在供史过程中经常你一句我一句地插话,或者你说一句,我反驳一句,使得医生摸不清究竟。遇到这种情况,可建议由一位家属先述,然后另一位进行补充。如果还是这样,只能采取分别听取病史的方式,然后根据情况进行综合。家属间的看法分歧有时不一定明白地表露而保持沉默,遇到此种情况,医生有必要在事后向该家属进行补充了解,这一点不要忽视,有时可能是诊断的重要线索。

（3）疑有隐情:最常见的是患者配偶与患者父母间的看法分歧,而这种分歧往往微妙而神秘,例如女性患者的丈夫提供患者怀疑丈夫对她不忠,认为有外遇而经常打电话查问或盯梢,使其工作也难以正常进行,似乎有嫉妒妄想;但患者父母却反映女婿待其女儿不好,经常迟回家,与另外女人有暧昧关系。遇到这种场合一定要采取个别收集病史的方法,让各人畅所欲言。向患者父母方了解情况时,一定要问清信息的来源,是他们亲自耳闻目睹的,还是听患者反映的。在很多场合,家长的信息来源实际上是听患者说的,这样的话,信息的可靠性就存在疑问,因为有嫉妒妄想的患者总是这样向家长反映的。那么,她的丈夫是否完全无辜呢? 作为患者丈夫肯定强调患者如何猜疑心大,至于他有没有与其他女人的暧昧关系,一般他不会自白,医生即使问之,也会得到否定回答。要了解,这样的迷径常是难题一个,如果通过精神检查,发现患者有荒谬推理,嫉妒妄想的存在还比较容易判定;如果难以肯定,必须要对其他有关人员开展深入调查。说实在的,要把这些内容完全调查清楚是件很难的事,因为很多人是不愿让自己置身于敏感问题之中,所以要依靠医生的坦诚态度和交谈技巧。

第二节　临床检查

一、精神检查

精神检查在精神科是一项重要的诊断手段,也是一门基本技巧和艺术,有经验的医生能对精神检查技巧运用自如,而初入门的医生会感到面对患者不知如何着手去进行交谈。关于精神检查内容已有其他专著论述,本书仅叙述如何运用好这门技巧。

（一）检查的场合

成功的精神检查首先需要创造适宜的检查环境,舒适和安静是重要的,嘈杂、喧嚷的环境容易分散患者的注意力,门诊场合最好是在一个诊室内,医生与患者一对一地进行交谈。家属是否在场要根据情况,一般先可以征求患者意见,患者沉默或态度暧昧的最好建议家属不在场;如果患者执意要求家属陪伴在旁,也应尊重。

出诊时最好做到与患者个别交谈,众多家属在场会影响患者真实心理活动的暴露。

对住院患者进行精神检查,可以多形式开展,个别交谈为主。目前精神科的医疗工作常以集体方式进行,例如查房时有主治医生、住院医生、进修医生及实习医生参加,这种形式只能发掘一般性的精神症状,难以发现深层次的心理问题,更难以开展心理治疗。经治医生除了这种形式与患者进行接触外,千万不要放弃与患者个别交谈的机会。

集体病例讨论时给患者安排的座位,要注意与医务人员平等,不要特殊;安排的位置要自然,不要给患者有"被审问"的感觉,这种"形势"有时会遭到敏感患者的拒绝,或使之局促不安。

一次精神检查的时间不宜过久,如果发现患者有疲劳感或不耐烦态度,可安排以后再进行检查。特别是刚入院患者,医生急于完成病史,患者则因刚入院对环境不熟悉,又可能心怀各种顾虑,所以心情不耐烦是常有的事,这时如果过分勉强地进行检查,反而会使交谈陷入僵局,医生宜见机行事。

与异性患者较频繁地个别交谈易引起误会,尤其在单独场合不宜涉及性方面的敏感问题。

(二) 检查的方式和过程

目前精神检查大多采取半定式检查,检查者心中有一个检查内容大纲,根据大纲内容灵活地进行检查。

精神检查大致可分为下列几个过程。

1. 见面寒暄　这是精神检查的开始,面对刚见面的患者,医患双方都会抱着初探的态度,患者观察医生的诚意与风度,如果医生显得焦躁匆忙,或者注意力不集中,患者就会表现敷衍态度,不愿深谈自己的"心思";医生则主要观察患者是否合作,观察患者的一般情况,同时思考着如何把话题引向深入。开始时可问一些一般问题,目的为制造融洽的气氛,谈话时不要显得太一本正经,可以说得随便些,如遇到患者姓名比较难读,可以问其正确读法或者故意读错,让患者来纠正,接下去就可问:"你的姓名这样难读,是谁给你起的?""有什么意思吗?"这样患者就会饶有兴趣地谈起来历来,气氛一下子轻松下来。对住院患者可问:"你到医院几天了? 生活习惯吗? 睡眠好吗?"使患者感到你确实在关心他。或者问问他的学习及工作情况等。

2. 引向深入　这是精神检查的主要过程,经过初叙几句之后,如果患者合作,就可进入本过程,要根据不同对象,自然地提出问题。对住院患者,开始常问:"你怎么会到医院来的?"患者可说:"我没什么病,家属把我送来的。"进一步可问:"你既然没有病,家属为什么要把你送入医院呢?"对于能够主动叙述的患者,一定要让其自然表达,即使言语很啰嗦或散漫,也不要任意去打断。要明了,观察是否存在思维过程障碍必须要让患者自然表达才能发现,依靠一问一答的检查无助于症状发现。待其叙述一段之后,可以有方向地进行提问。为了使其暴露妄想,要采取旁敲侧击的方式,例如怀疑有嫉妒妄想的,可以从其恋爱阶段开始谈起,以后说到婚后生活、夫妻感情、矛盾纠葛等,如其暴露对配偶有婚外恋的疑心,要接着追问发现婚外恋种种迹象和根据,问得愈具体愈好。询问其他妄想也可按照这个思路。

如要询问有无关系妄想,可问:"你有时到外面去吗?""在外面有什么感觉?"要询问有无被毒妄想,可问:"你身体有过什么不适吗?"如答称:"我经常有腹泻。"可再问:"为什么经常会有腹泻呢?"有被毒妄想的人会答:"有人在饭里放毒"等语,再顺着这个话追问下去。如要问有无幻听,可问:"你感到有人吵你吗?""有什么外界声音影响你睡觉吗?"

如要了解毁物、打人原因,可问:"你平日心情好吗?""心情不好时采取过些什么行动?"如果患者加以否认,那么可以问得稍直接些,如问:"比如心情不好时,有无向人发脾气,或者毁坏东西?"如果他反问:"你怎么知道,是否我父母告诉你的?"可答:"那倒不是,我想有的人心情不好时可能会发发脾气。"检查时要避免把家属供史内容透露给患者,否则会增加患者与家属的矛盾。

如要了解自杀的原因,不要直接发问,可问:"你感到你心情怎样?""心情糟糕时有否想到人生的意义?""感到人活着累时,想不开的时候,有过什么想法和打算?"等等。

在询问以上精神病理症状的过程中,还要注意做到对症状的肯定,不要一听到患者暴露出了许多症状,认为诊断就可"定夺",因为这里存在许多情况,例如患者注意力不集中时,对提问可随口而答;或者患者对医生的提问内容并不理解,应付作答;或者出于患者的态度不中肯,信口雌黄地回答问题。只有通过症状的肯定,才可以避免错误判断,有时发现经治医生与主治医生所发现精神症状的不一致,这是原因之一。

还有一个问题要注意的,当患者暴露出来某种妄想时,不要进行反驳或解释,也不要加以否定或肯定,医生的谈话重点在于进一步引导。

总之,要做好这个过程的精神检查,关键的技巧在于:胸有成竹,因势利导,顺藤摸瓜,机动灵活。

3. 安慰结语 经过以上过程的精神检查,可能对精神症状已掌握有数,检毕应该对患者讲几句安慰的话,不要一挥就走。可以安慰他,我们会尽量想办法给他治疗;对住院不合作的,可以劝说他所反映有关情况准备进行了解,希望他再安心住下;如果患者赘述,似有许多未尽之言,可以告诉他今日因为时间有限,以后会再找他交谈,等等。

以下是当前临床工作中精神检查的常见不足之处。

(1)事先对精神检查内容心中无数,交谈时东问西插,缺乏系统性和针对性。

(2)问话不讲究技巧,单刀直入,如直问:"你为什么自杀?""为什么在家打人、毁物?"等等。

(3)边看病历牌子,边提问,根据病史内容去一一询问患者,宛如核对户口一般,未让患者有主动表述机会。

(4)提问呆板,缺乏灵活性。根据精神检查内容去一项项提问,这样的检查结果可能问题是"问到家了",但对过程中患者已暴露出来的"症状苗子",却未能紧紧抓住去追根究底,都是一忽而过。

二、神经系统检查

为了明确或不疏漏器质性疾病,精神科检查应常规进行神经系统检查,以下介绍"简速检查法"的步骤。

（1）口令"眼向远处看"：观察两侧眼裂大小、对称；瞳孔形状、大小及对称；瞳孔对光反应及角膜反射。

（2）"向远处看，现在看我手指，再看远，看手指"：检查调节辐辏反应。

（3）"跟着看我的手指"：检查眼球运动，观察有无眼球震颤。

（4）"闭上眼睛"：检查眼睑震颤，眼睑合拢程度。

（5）"向上看、露牙、鼓嘴、伸舌、发啊声"：观察皱眉、鼻唇沟、伸舌及软腭对称状况。

（6）"咬紧牙齿"：观察颞肌、咀嚼肌。

（7）"向前伸手，手指分开"：观察手指震颤，上肢肌力；压迫之，进行反弹试验。

（8）"手指指鼻子"：检查指鼻试验。

（9）"上肢完全放松"：检查上肢肌张力、腱反射及 Hoffmann 征。

（10）"握我手"：检查握力。

（11）"面朝上躺在床上"：检查腹壁反射。

（12）"下肢放松"：检查肌张力、腱反射及病理征。

（13）"脚朝上翘"：检查肌力。

（14）"足跟放在膝盖上，沿小腿滑下去"：检查跟膝胫试验。

（15）"站起，双足并拢，闭目站住"：检查 Romberg 征。

以上检查姿势：面部 6 个、腹部 1 个、上肢 4 个、下肢 4 个。如果操作熟练，数分钟内可完成。

检查注意事项：

（1）检查角膜反射时一定要把触物接触到角膜，不要碰到睫毛，否则会把瞬目反射误认作角膜反射。

（2）检查腹壁反射时患者腹部要放松，触划方向宜由周围向正中线，两侧对比检查。

以上两项检查，错误操作常见，需加强训练。

第三节　诊　断　分　析

精神疾病的诊断目前主要是临床诊断，因为很多精神疾病的诊断尚缺乏可靠的实验室依据可供参考，更谈不上从病因学高度去进行诊断。但也不尽然，某些器质性疾病，如痴呆、癫痫等要尽可能利用已有实验室检查方法，做到明确病因。

临床诊断只能根据所收集的病史资料及精神检查结果，相对来说比较抽象，这是引起社会人士对精神科诊断正确性持有怀疑态度的主要原因之一。认为单凭医生的个人印象下诊断，科学性和客观性有问题。其实这种认识是不公正的，因为所采集病史内容大多数有事实根据，精神检查所发现精神症状虽然有主观分析成分，但应该说既有判断依据，也有医生的经验，这也应该认为是科学。但另一方面，我们也应该承认精神科的诊断与其他科相比，缺少些客观检查发现的依据。精神科医生之间出现"否定再否定"的诊断状况经常遇到，这也是事实。因此为了提高诊断水平，医生除了完整地收集病史、全面精神检查之外，还需有客观、辨证的诊断分析能力。正确的诊断无疑是采取正确治疗策略的基础，也能减少医患纠纷。其重要性不言而喻。

一、诊断的原则

（一）在肯定不正常之前，应先在正常范围内进行考虑

因为精神科医生接触的患者多了，有时听到家属反映，来诊者表现有情绪及行为反常，脑子里总会闪出一个观念，是否患上了某种精神疾病。如果病史了解不细，精神检查粗糙，就可能简单地得出一个错误诊断结论。

有人说，一个人在人生历程中都会出现些心理问题，这其实是必然的情况，出现心理问题不一定都属精神疾病，问题是有时心理的正常与不正常很难划出明确的界限。但在诊断过程中，仍必须首先在正常范围内进行考虑，所谓正常与不正常，主要运用比较的方法，即对来诊者的精神状态进行下列比较：① 与以往的精神状态进行比较，有无明显的、质的变化。② 与大多数人的精神状态进行比较，是否"超限"。著名精神科前辈粟宗华教授对病态反常行为的下述定义堪称精辟："如果有这样的一个人，突然地或者逐步地违反其本身一向所有的行为，或者违反了大多数人在同一环境或者相似环境之下的共同行为，经过相当久的时间，这种行为不仅不能消灭而且还在继续增长中。当事人既不知道这种行为发生的动机，又不能了解其意义，纵使有所了解，但他所了解的和实际情况并不相符，这种行为就是病态的反常行为。"

随着信息化时代的到来，人的意识变得愈加复杂，有些行为表现按照过去的习惯会显得不可理解，如有些青少年终日迷恋于计算机游戏，对学习不关心，屡屡与学校和家长发生冲突，究之还会有一套道理；还有些人受到恐怖影视影响，会无辜对同学或陌生人采取暴力行为，这些行为如果孤立地去看待，很可能疑及是情感淡漠、不协调，对前途缺乏打算，冲动行为等。在医学科学中，精神科是与社会科学联系最密切的学科，社会现象不时会反映到学科领域中来，因此精神科医生要学习社会心理学等新知识，学会用新的理念去观察和分析问题。

（二）注意症状的结构组合

世上万物都有其规律性，精神疾病也是这样，各种精神疾病都具有特有的精神症状组合规律，不是孤立的，这种组合惟妙惟肖，这也是伪装精神疾病者最难以做到的一点，例如以精神分裂症来说，最常见的精神症状就是情感淡漠，而情感淡漠表现在方方面面，而不仅仅反映在表情上。除此之外，还能发现其他的精神症状，这些精神症状很自然地、有机地与情感淡漠结合在一起，而不是表面上"1＋1"那么机械，即不是"表情呆滞＋幻听"，如果是后者，那么伪装者可以容易地扮演成表情呆板，并口称"耳朵里听到有人与我讲话，"似乎已成为一个精神分裂症患者，然而真正的精神分裂症并不是这样简单。

以慢性器质性精神障碍来说，智能障碍无疑是基本症状，但同时还伴有人格及情感改变，而不是仅根据不知 1＋1 等于几就得出诊断，否则就不能鉴别假性痴呆与真性痴呆。

当然，临床上单纯呈现一种症状的患者也是有的，例如有的患者长久仅存在幻听，幻听

虽持续不断,但仍能坚持日常工作和学习,并具有自知力,这毕竟不是常见情况,而诊断上亦属于一种特殊类型的精神病。

(三) 注意疾病的过程与转归

每种精神疾病发病期除了具有特殊症状规律之外,还具有疾病的发展过程特点,例如情感性精神障碍不论每次发作持续时间多久,总有发作性特点,间歇期精神状态正常;精神分裂症有持续发展的特点,即使在缓解期,有相当一部分患者仍可能存在某些残留症状;每种精神疾病的每次发病一般只有一种临床表现,而并不是千变万化的,如果是这样,癔症倒有可能。还有,要考虑有否夹杂其他因素,如药源性反应等。

曾有一例精神运动性癫痫患者,发病时表现极类似青春型精神分裂症,经过几个星期之后,突然缓解,症状完全消失,但对发病过程完全遗忘,后来经过 EEG 证实,是一名癫痫患者,为什么考虑到要进行进一步检查,因为他的疾病过程不符合一般精神分裂症规律。

精神分裂症的结局并不一定都发展成衰退,但恢复期残留部分症状或人格改变是常见的,因此当精神分裂症诊断尚未肯定时,有时建议随访,观察有无进一步的精神症状暴露及恢复程度。临床上曾有些怀疑脑器质性疾病,但证据又不充分的病例,结果进行随访,几年后发现发展至进行性智能减退及生活不能自理,诊断才得以明确。

(四) 横向观察与纵向观察相结合的原则

作为临床医生,面对患者,无疑首先根据横向观察所得决定诊断,但要考虑到单纯根据横向观察去进行诊断,有时具有局限性,特别对于复杂病例更是如此。所谓纵向是包括以前的情况和后来的发展,后来的发展指的是随访,前已叙及。对于以前的情况一定不要疏忽,可以通过病史提供者以了解患者的发病、治疗及缓解情况,有些家属为了"检验"现在诊断与过去诊断的异同,有意对过去病史隐瞒不说,医生要给予解释;也有的家属可由于疏忽。作为医生应了解、调查这些过去情况,对于全面确立诊断是必需的步骤,能亲自看到这些病史更好,如缺少的话,则要向家属问清究竟。事实证明,诊断时能把横向观察与纵向观察结合起来是最可靠的方法,过分自信当时的观察是造成诊断失误的常见原因之一。

(五) 重视自知力状况对疾病诊断的意义

近代愈来愈重视患者的疾病自知力状况,已进行过很多研究,包括使用量表测定自知力状况等。确实如此,自知力对精神疾病的诊断意义犹如"试金石"一样,不同精神疾病的自知力状况是不同的。神经症患者都具有自知力。情感性精神障碍者刚起病时,仍保持自知力,即使发病严重时期自知力不一定完全丧失。疾病一缓解,自知力迅即恢复。如果一名患者精神症状虽不典型,但丧失对疾病的自知力,则精神分裂症的诊断仍应予严重关注,因为自知力丧失是精神分裂症的最大特点之一,尤其是处于疾病早期阶段者更不要忽视。临床上对于情感性精神障碍与精神分裂症鉴别诊断困难的病例很多,但如果患者能诉说自己的疾病已恢复 80%,还有 20% 不正常,诊断的天平应明显倾向于情感性精神障碍。

(六) 尽可能做到诊断的细化

临床上在不得已的时候,有时采用比较笼统的诊断大名称,如脑外伤所致精神障碍、癫痫所致精神障碍、酒精中毒所致精神障碍、应激相关精神障碍、器质性精神障碍等。但这样的笼统诊断名称有下列弊病：① 不便于科学研究工作。② 无益于业务水平的提高。但遗憾的是，这样的诊断名称目前在临床上应用仍比较普遍，一旦需要进行某些项目的统计和研究时，在病史档案中仅能找到大项目的编号，例如脑外伤后可以表现为人格改变、智能障碍、精神病状态、脑震荡后（脑挫裂伤后）综合征等，如果诊断时不加细分，笼统写上"脑外伤所致精神障碍"，必然会对科研工作带来不便。要提高临床工作水平，只有针对具体病例进行细致分析，分清该例究竟属于哪一方面的障碍，是属于人格方面，还是精神病状态等，才能对该例的具体精神状态有更明确的把握，如果长期满足于笼统的诊断，临床水平可能停滞不前。

二、常见误诊原因及防止对策

由于目前大多数精神疾病的诊断还只能依靠临床，尚缺乏实验室的客观依据，所以误诊是难免的，而目前只能做到尽量少误诊，引起误诊的常见原因通常有下列几种，这里所谓的误诊是指由于技术原因引起，而不包括学术观点的分歧。

（一）病史采集不可靠、不全面

一般来说，病史提供者的反映资料是真实、可靠的，即使一时欠详细，也可以通过病史补充以使完整，但也不能排除供史者的另外动机，如为了达到某种目的、获得某种利益。例如有的婚外恋家庭，反映的所谓"患者"对其配偶频打电话追查、亲自进行跟踪，回家后又日夜盘问，其配偶隐瞒了自己的隐情，而片面地向医生提供以上的行为为"反常"，如果医生偏听偏信，会误诊为嫉妒妄想，这样的例子并非罕见，值得引以为戒，对疑有嫉妒妄想的患者一定要对实情进行充分调查。

有的脑外伤后的患者，临床上经常出现这样的错误，家属仅提供患者有脑外伤昏迷史，之后出现了精神障碍，医生有时未经详细调查，轻易作出脑外伤所致精神障碍的诊断，并出具了疾病证明，家属凭此证明就将肇事方告上法庭，追究法律责任及提出索赔要求。以后通过详细了解，患者确有头部外伤史，但无脑外伤的证据，而后否定了脑外伤所致精神障碍的诊断。因此当遇到这类病例，必须首先弄清有无真正的脑部受伤史，需收集受伤当时的急诊病史及影像学等检查资料，诊断前再重新进行一系列复查，在确证脑外伤基础上，再联系精神障碍之发生是否与脑外伤有关。

（二）精神检查不深入、不全面

引起原因与认识有关，也与技巧有关。常见如时间较紧，尤其在门诊场合，医生匆忙地进行检查，患者暴露了部分症状，如称"耳朵有时响"，可以被医生捕风捉影地认为是"幻听"；听到患者讲了几句不合时宜的话，就以为是"思维散漫"，有些患者称在单位里有人排挤他，或称在学校里有同学欺侮他，老师批评他等，医生在没有追究其来源及性质的情况下，轻易地判断为心因性精神障碍。后来经过随访，发现患者的这些想法属于妄想。

有些患者的妄想隐藏较深，不肯轻易暴露；有的患者虽存幻听，但检查时矢口否认，但常常可以发现其对空自语或谩骂，实际是幻听引起的行为反映，如不仔细观察，容易遗漏。所以全面的精神检查不仅仅限于当面交谈，还需对其日常行为进行细致观察。

（三）对精神现象未能从其本质进行细察

发现有反常言行，是否都属于精神疾病及属于哪种精神疾病，都需要进行一番细究，关键是要对这种反常言行进行环境和心理联系，而这种联系必须通过反复、多次与患者接触才能明朗起来，否则只能局限于机械性的理解。

例如有一名女青年，在中专学习，过去对父母孝顺、听话，但在 16 岁那年，突然变得心情烦躁，经常要外出，不愿去上学，常向父母要钱，购置许多衣服，购回后又不穿；有时还愤怒地把衣服剪坏，接着又向父母索钱，劝说时遭到打骂，显得不可理喻。邀请精神科医生出诊，对医生态度敌视、不合作，认为没有精神病，医生诊断为精神分裂症，给予氯丙嗪每日 200 mg 治疗，服药后行为反常变本加厉，晚上不眠，并出现坐立不宁及毁物行为，家属实在无法，全家鸡犬不宁。邀请笔者给其诊治，经与该患者个别详谈，暴露了许多想法。原来该女身体较胖，尤臀部肥大，随着年龄的增大，爱美之心愈切，看到别的同学所穿衣服都较合身，而自己却长得"怪怪"的，于是想购合身衣服，但市面上所售衣服都尺寸不符，购回后穿之，发现均不合体，心情愤恨；到了学校又发现同学常在注意她的身体，于是感到羞于见人，拒绝上学，在家又感到心神不安，因此频频出现以上"反常"行为表现。服用氯丙嗪后又出现了静坐不能及全身不适反应，于是情绪烦躁更甚。经过一番交谈，发现其行为异常与其心理过程密切有关，并且她本人体会这样做是不对的，觉得对不起父母，但发起来控制不住。原来这并不是精神分裂症病例，停用氯丙嗪，改用心境稳定剂，并加以心理劝慰，不久心情就平静了下来，也愿继续上学，毕业后正常参加工作，以后药物也停用，随访数年，表现一切正常。通过此例，给我们一个启示，凡遇到种种精神失常迹象，必须深入了解背景，才能明确其真正的病理意义，在这个基础上作出的诊断才更加客观和可靠。

（四）精神症状学的基础薄弱

现在青年医生有一个普遍的薄弱点，就是精神症状学基础较差，原因有二个：① 上级医生对下级医生的培养不严格，发现问题没有及时加以纠正。② 青年医生对精神症状学缺乏钻研性，遇到难题仅满足于一知半解。

例如强迫观念与强制性思维具有疾病本质上的不同，但两者容易混淆；还有超价观念与妄想经常发生判断错误，当然这里还有学术观点上的问题，如有的学者对妄想的判定较严格。但通常的问题在于对症状判断粗糙引起，有的很明显地属于超价观念，但却被判断为妄想，这种错误时常出现。例如常见把偏执性人格障碍误诊为偏执性精神障碍而收住院，入院后经过仔细讨论，否定有妄想。

精神症状经常判断错误的，还有评论性幻听与争论性幻听、病理性象征性思维、矛盾观念、音连及意连等。在进行基础训练时，要学习精神病症状学的基本理论，遇到实践病例时，要养成一个习惯，不要放过任何一个症状的判断，可以反复讨论、推敲，感到完全弄懂为止，这样临床操作的时期一长，就会熟练地进行精神症状分析。

（五）未能运用辩证方法观察病情

以上已经述及如何运用横向与纵向观察相结合进行诊断分析的方法，但在临床实践中，片面地进行病情观察的情况是经常发生的，无论住院或门诊病例，常常可发现同一病例在诊治过程中,不同医生会冠以不同的诊断名称。其中有的医生主要从自己横断面的观察所见作出诊断决定,而忽视纵向的病情发展。例如精神分裂症病例发病时表现精神分裂症症状,而在缓解期却出现强迫症状或抑郁症状,于是被诊断为强迫症或抑郁症,而当原病又发作后,再改动诊断为精神分裂症。遇到这种情况,如果能把前后情况联系起来考虑,可能会避免根据某一个横断面进行诊断的武断倾向。

还有一种常见错误,有的病例发病时表现精神分裂症症状,经过治疗,病情缓解迅速,有的医生根据起病之前有一定精神因素(不很强烈),立即更改诊断为应激相关障碍,而放松维持治疗,等到旧病复燃,又表现出明显的精神分裂症症状,再吸取教训,重新诊断为精神分裂症。通过随访把精神分裂症误诊为反应性精神障碍的病例,有相当一部分是属于这类错误。因此还是要强调,要全面地、辩证地看待疾病的症状表现和发展过程,这样才可能少走弯路。

(六)疏忽器质性疾病

这种教训是经常发生的,有认识上的问题,也有操作上的问题。收集病史时往往偏向于重视精神活动表现,而对于器质性疾病一带而过。例如随访诊断为脑瘤患者,一经了解过去,往往发现既往已经存在过诸如头痛等症状,但未予重视。因此提醒在收集病史时一定要详细询问有关器质性疾病状况,如存在,一定要作进一步了解。

体格检查粗糙也是普遍的薄弱环节,尤其是神经系统检查要注意规范,如见可疑要重视随访,不要"一步到位"。上级医生查房要注意体格检查的复核。在精神科临床工作中,由于疏忽体格检查而造成的误诊亦较常见,例如忽视皮肤检查而漏诊糙皮病("陪拉格"病);神经系统检查不细致而漏诊脑炎、脑瘤等。

EEG、CT、MRI 等特殊检查在必需的病例,都应当适时进行。

第四节 医 疗 文 书

医疗文书通称病历,包括病史记录、病程记录及护理记录等,还应该包括其他证据记录。

一、医疗文书的重要性

医疗文书是反映医疗护理水平的"硬件",医疗质量监督和检查通常是通过病历检查来实施的。当然,医疗文书并不能反映医疗护理水平的全部情况,例如有的病历看起来似乎字迹整齐,内容具体,但患者的实际情况并不完全如此,像有的抑郁症患者,伪装心情愉快的假象,却心存严重自杀观念;如果医生观察不细,可以认为其病情好转,类似如此病历记录与实际病情不符的情况是常见的。因此作为医疗质量监督仅仅依靠这样手段虽然做起来简单,但并不一定客观和真实,虽然软指标的检查比较复杂,而且花时间,然而对于医护质量的全面评估来说,是必须加以重视的,其方法则有待研究。

除此之外,当发生医患纠纷时,医疗文书是诉讼过程中的重要法律证据,医疗事故处理条例(2004 年)第十六条规定,发生医疗事故争议时,要封存病历。最高人民法院关于民事诉讼证据的若干规定(2001 年),第四条及第八条规定:"因医疗行为引起的侵权诉讼,由医疗机构就医疗行为与损害结果之间不存在因果关系及不存在医疗过错承担举证责任。"举证最有效的依据就是病历。在参加医疗事故鉴定的实践中,发现除了少数确由于医疗过失造成医疗事故外,很多是属于医院服务态度及医疗文书中的问题,例如记录失实、不及时、时间矛盾、契约不规范等。因此,作为医务人员不仅要不断提高政治及业务素质,而且对于自己所进行的日常工作要有法律意识,这一点正是广大医务人员所欠缺的,一旦成为诉讼被告才省悟过来。

二、医疗文书的基本要求和内容

(一)字迹整齐,格式规范

能够做到这一点,就会给人良好的第一印象。出现字迹潦草现象,一方面与原来的书法水平有关,但更重要的是认真程度,有的医生字体虽然写得并不好,但很整齐,也会给人以舒服的感觉。签名自然有各人的风格,但也要让人看得清楚。

病程记录要有年月日,尤其是长期住院的患者,例如有的患者已住院多年,记录的医生只写月和日,日子久了,使人分不清是哪一年的事情,因此在年份改变时,务必写清那个年份。

书写格式要求规范,不要把字体挤得满满的,无段落之分,而且"顶天立地",即纸页的上下左右都写得满满的,这样的病史,即使内容再好,也会给人以不舒服感。病史内容较长的,可以分段落写,每段落起始留两个字的空格;纸页的左右两旁要留有空隙,这样才不致有拥挤感。

(二)资料完整,记录客观

门诊病史宜简明扼要,但要包括必要的病情发展及诊治过程的记述,陪诊人要具体写明关系及姓名,不宜笼统写"同学"、"朋友"、"邻居"等,有的医患纠纷正是因为陪诊人具体身份不明或错误而败诉。在现代社会,男女恋人相互陪诊的并不少见,此种场合更要注明其真实姓名,日后才不至于无从查考。

住院病史的书写不要满足于一次完成,对于初诊病史的不足部分,一定要重视补充调查,而且要把补充调查的结果及时记录下来,包括家属及患者提供的书面材料,可以采取摘录方式,最好是把原件或复印件保存下来,并装订在病历档案中。

病史记录时要注意把医生的归纳和供史人的原始陈述结合起来,供史人的陈述一般比较直觉,连贯性不强,医生在书写时需要经过一定整理,但同时要注意表达供史人提供的原始内容,这样才比较全面。有一份门诊病史记录着这样一段话:"患者自述很多年患有抑郁症,手持纸页几张,陈述时侃侃而谈,当打断其话时面露愠意,说话同时指手划脚,强调环境对他的不公,并不时为自己辩解,并举出很多曾经对他医治过的医生姓名,最后要求医生明确他是否患有抑郁症。"这段话未使用任何术语,但提示这位患者自称所谓抑郁症是令人寻味的,当然其确定诊断还得要依靠其他资料。这里不过是强调如何进行客观记录的方法。

(三)内容全面,描述具体

所谓全面,是要把精神异常的全过程进行系统的描述,包括发病及诊疗等过程,同时要根据各种精神疾病特点进行重点描述,例如躯体性精神障碍患者,就要把躯体疾病情况进行详细记录,并细述躯体疾病与精神症状发生、发展的关系;又例如癫痫患者,通过病史记载,要让人一看,就可了解这种发作是否像癫痫,属于哪种类型的癫痫等。现在有些病史,仅笼统地记述该患者何年发病之后经过一些医院的诊断或住院,至于发病的各种具体表现及诊断,用过哪些药物,剂量、疗程和效果等都不清不楚;有过缓解期的,其社会适应能力恢复状况往往缺乏具体描述。面对这样的病史,看了或听了之后留给人一种理不出头绪的感觉,治疗上可能已轮换过许多药物,某药无效究竟是由于确实没有效应,还是使用不当,也让人难以作出决策。当然,患者刚刚入院,第一次询问病史就要求了解得如此全面,确实有些苛求。但作为经治医生来说,应努力做到病史的完整和全面,开始收集不完全,以后应该予以补充。

精神症状的描述要注意做到客观和具体,不能仅有患者的诉述,没有症状学分析;也不能仅记述症状术语,没有具体内容。最常疏忽的是关于妄想内容的具体描述,如仅记载患者有嫉妒妄想、被害妄想等,具体内容只是三言两语。如有一份病史是这样记录的,问:"你丈夫是否与其他女人相好?"答:"有的,有十几个。"问:"你怎么了解的?"答:"我有证据。"接着就没有下文了,结论是患者有嫉妒妄想。后来患者出院后,认为家属和医院是"绑架"她进来的,以侵犯人身权利状告医院,需要进行诊断复查,医院病史所能提供的仅是患者这几句话,患者却说当时"只是讲讲气话。"这究竟是患者出于否定疾病的动机把自己保护了起来,还是医院判断错了,以致成为诊断复查中的难题,这样的例子真是不胜枚举。

在病程记录方面,也要注意丰富形式和内容。例如现在对住院患者,每周有2次病程记录,一次为上级医生查房,形式多为一问一答,一次为经治医生的查房,有的记录内容仅简单几行精神症状术语,如"患者妄想仍未动摇,自知力无,继续观察;"记载有"情感淡漠"、"意志要求缺乏","自知力恢复"等的,多缺乏具体内容反映,这样的记录如果一旦需要复核就很少具参考价值。

还有关于护理记录,护理记录在精神科临床具有非常重要的参考价值,记录要求与医生不同,不要偏重于精神症状术语,重点要对患者的日常行为表现作客观记述,内容愈具体愈好。笔者曾经鉴定过一个案例,焦点是需要明确是癫痫发作,还是癔症发作,结果查阅原医院的住院护理记录,该次记录非常具体地描述了所目睹的一次发作过程表现,结合脑电图检查的发现,非常有把握地明确了这是一次癫痫大发作。

三、医疗文书的几项特殊内容

下述所提的是几项医疗文书中常常疏忽,而需要提醒重视的几个内容。

(一)关于出诊

现在精神卫生工作面临着新的形势,一方面人们对精神卫生知识日益重视,另一方面又忌讳社会对精神疾病的偏见,为此要求医生出诊的情况比前多起来了,但过去对出诊记录的要求并不严格,而实际上这类诊治形式的医患纠纷也在增多,因此需要引起医务界的高度重视。

由医院派出的出诊宜与门诊同样处理,而且要把对于病情处理的建议及对家属说明的内容等记述得更加细致,理由是可以作为一旦发生纠纷时的查考依据。最困难的是以私人身份的出诊,一般是因为熟人相托,诊疗后仅作口头说明,无任何书面记载,这种出诊形式虽造成纠纷的并不常见,但一旦发生却都是有口难辩。因此从理想的法律程序出发,最好能建立病历卡,而且一式两份,由医生及家属共同签字,双方各保留一份,可解释为便于今后继续诊疗的记忆。此病历不仅包括病情记录及用药情况,特别是关于医生的提醒问题及注意事项,例如有严重自杀意念的抑郁症患者,医生需提醒家属如何进行看护及强调住院治疗的必要性。当然,这种形式的医疗文书目前并不习惯,但从法律意义上说具有重要意义。

（二）契约和合同

精神患者发生意外情况比较多见,所以这方面的法律手续也需特别重视,例如精神患者的住院契约、用药意外(尤其氯氮平、卡马西平等)告知、病情意外告知、院外活动及假出院告知、意外死亡的尸解手续等务必一一记录在案,并有监护人签名,这些资料应作为病历档案内容保存,以备查考。

（三）病程记录

现在的病程记录普遍存在简单化倾向,内容单调,术语多而缺少具体描述。实际上,病程记录的来源是多方面的,包括下列内容。

1. 病情状况的演变　这是最通常的内容,要求既有专业术语,又有患者具体诉述。

2. 对精神症状剧变原因进行分析　在治疗过程中有的患者的精神症状会发生剧烈变化,如突然出现意识障碍、兴奋躁动等,则要分析其变化原因是本身疾病的过程,还是药源性反应,还是出现了其他躯体情况。

3. 分析躯体状况变化的原因　有时患者突然出现躯体症状,或者出现了某种阳性的实验室指标,则要进行针对性的分析,并说明采取了哪些治疗措施。

4. 家属会客反映　医生有必要经常主动接待家属,这不仅是医德问题,而且应视为治疗需要,应该及时把家属反映的病情情况进行详细记录。

5. 调查记录　当首次病史内容不详时,应开展有关调查,这些调查结果也应详细记录,包括被调查人姓名及反映内容。

6. 对诊断及治疗的分析意见　现在很多经治医生较重视病史的阶段性小结,而缺乏主观见解,这样长此以往会影响自己的长进。实际上每个病例的情况都是不同的,例如遇到治疗效果不佳、诊断不明等,经治医生要养成独立思考,努力钻研的习惯,遇到疑难问题不要回避,而应查阅资料,在病程记录中阐明自己对有关问题的看法。尤其要变更诊断或治疗方案时,要充分阐明理由。

7. 向家属进行解释及说明某些特殊问题的记录　这主要是知情告知的有关情况,也包括病情意外的说明,开展开放治疗、建议假出院及对家属自动出院的劝说等。有的内容还要求家属签字。

8. 病例讨论记录　包括医疗小组、全病区及全院讨论,除了记录精神检查的问与答之外,还要记录每位医生的意见。

现在对于上级医生查房记录有过分格式化的弊病,仅根据诊断标准一一列举,有时上级医生(尤其是主任医生)查房时分析了很多,但记录下来却只是千篇一律的格式,缺乏特点,其中一个重要原因是出于医疗质量检查规范化的要求,但是否可以把上级医生查房时发表的广泛内容和格式化记录形式结合起来,值得今后研究。

9. 意外情况记录 包括精神意外及躯体意外,例如患者突然倒地,发生癫痫发作,就要详细记录目睹情况,及时进行有关检查,并对发生原因进行分析。

患者发生自伤、自杀、自动离院、冲动及躯体危急状况,都应及时记录事件发生经过、采取的措施及与家属联系情况。

10. 死亡记录 包括疾病死亡和猝死,要详细记录事件过程、抢救的具体措施等,死亡时间要求记录正确。在这种场合,经常发生医生与护士记录时间互有出入的情况,需要特别注意。出具死亡证明要实事求是,例如猝死,就不宜称死亡原因是"呼吸循环衰竭",上级医生要严格把关。

11. 会诊记录 每次会诊的意见要记录在当天的病程记录中。

12. 假出院及出院小结 凡每次的假出院及出院小结摘要需记录。

13. 其他诊疗记录的摘抄 凡有外院诊疗、病史及检查结果的都要一一摘抄下来。

(四) 如何记述供史的不同反映

有时几个供史人所反映的情况不完全一致,或者截然相反,则需根据这样的原则进行采纳:① 重视监护人的反映,这是由监护人的法律地位所决定。② 对患者接触较多的供史人,例如作为监护人的患者丈夫经常出门在外,则与患者住在一起的父母对其病情无疑更加了解。病史可按上述原则所收集的资料缮写,持有不同看法的供史人所反映材料可以记入病程记录中,确定诊断时应作全面考虑,不要偏听偏信,因为有时可以发现按上述顺序所采纳的病史不一定可靠和全面。必要时扩大范围进行调查。

第五节 查 房

查房是医生病房工作的日常内容,贯穿于住院患者的始终,但查房宜采取何种形式进行,如何取得更好效果及上级医生通过查房如何对下级医生进行培养等一系列问题,对于平日担任临床任务的医生来说,并不一定十分讲究,因此往往仅做到完成一般任务,而缺乏特色。讲究查房质量不仅涉及医疗质量提高,而且是提高医生业务水平的重要环节。

一、查房前的准备

"不打无准备的仗",查房工作也是一样,事先要心中有数,才能做到有目的、有重点,一般在查房前要做好下列准备。

(一) 熟悉病史及病情

经治医生对所负责医疗患者的病史都应了如指掌,对病情变化也应掌握有数,这样才可能避免边翻阅病历卡边询问患者的弊病。

熟悉病情还应重视护理记录,现在医生普遍不重视护理记录,造成医护记录"你记你的,我写我的"这种互不通气的倾向。实际上,护理记录是最第一手的材料,护理记录所反映的发现,都应予以重视,并作为查房的重要内容。

(二) 明确查房的重点内容

医生每日都要接触患者,但对每个患者都要有偏重的内容,不要每日都泛泛发问,如"睡觉好吗"、"胃口好吗"、"耳朵里还有声音吗"等之类的话,这样会造成内容单调,患者感到厌烦。

重点内容既包括精神和躯体方面的,又要有重点的对某些患者进行躯体或神经系统检查。

二、查房的进行

(一) 查房形式

通常有下列几种形式。

1. 一般查房　是医生每日例行的公事,开毕晨会之后,医生就对所包干的患者一一进行查询,地点多在患者的活动场所(如餐厅)。这种形式的查房可以对患者的一般情况进行了解,由于时间及环境限制,无法深入交谈,但也是必须这样做的。查房时有的医生带着病历,有的医生不带,各有利弊,不必强求统一。但带着病历的,尽量避免边翻病历边询问,除非为了核对用药情况。是否要当场记录与患者的对答内容,要根据情况而定,如果有两名以上医生参加,则可以一个医生问话,另一个医生记录,但这样做要有一个前提,即患者并不介意;也有的患者看到医生对于他的回答不作记录,就以为医生不重视,无疑当场进行记录为宜。但如果仅有一个医生参加查房,患者答一句,就记一句,这样做法虽然简单,查房与记录一次完成,但不利于精神症状的暴露,更无法深入。

2. 个别查房　这种形式的查房现在比较忽视,因为比较花时间,但这是进行深入精神检查和开展心理治疗的必须形式。这无论对于确诊疑难患者和提高业务水平都十分重要,应该提倡,但不是所有患者都必须进行个别查房,一般适合于下列对象。

(1) 需深入了解患者的精神症状。

(2) 公众场合患者对检查不合作。

(3) 诊断疑难。

(4) 涉及患者个人生活和隐私内容。

(5) 开展心理治疗。

例如不愿暴露妄想的患者,只有在个别场合,通过循循善诱,才可能发现妄想存在;对于嫉妒妄想患者,只有通过具体了解其婚恋细节,才可能把症状确定下来,并明了其病理心理机制。

个别查房需注意下列事宜:① 要掌握患者精神症状特点,如有冲动伤人等行为倾向的,不宜进行个别查房。② 查房时间不宜过久,一般一次不超过 1 小时,不宜在晚上进行,以免影响睡眠。③ 对异性患者的个别查房,态度要和蔼又严肃,次数要限制。男医生对女患者进行个别查房,如询及其夫妻生活细节一定要有女性医生(或护士)在场。④ 查房结束时要对患者作情绪安慰,免得引起情绪波动,所进行的工作要在病程记录中反映出来。

3. **集体查房** 主要是组织患者进行讨论,互相启示,有助于自知力的恢复,尤对具妄想症状的患者更有效果。做法上一般是把症状类似,或病情已有恢复,或等待出院的患者组织在一起。

(二) 查房内容

1. **日常查房** 经治医生每日所进行的查房,可以轮流列出逐日的重点查房患者和内容,同时对非重点患者了解一般情况。对于重点查房患者每次查房内容要有侧重,包括了解全面的精神状态及个别症状内容;其个人的学业、职业、婚姻情况及家庭人员关系;对疾病认识及今后打算等;有过家属会客的,可以问问与家属谈话的情况;对躯体不适的深入了解和必要检查;如发现精神症状突变的更需了解变化的内容和原因,等等。如果认为某一精神症状重要,也不要每日查房都提问相同内容,可以从不同角度去进行了解,这样患者比较容易接受。

2. **指导查房** 主治医生及副主任以上医生的查房,具有指导下级医生的意义,因此称为指导查房。根据查房内容又可分为医疗查房和教学查房,前者以解决患者的诊断和治疗为重点,后者主要是教学性的,尤其在教学医院,有医学院校学生或进修医生的,更应突出该类查房的特点。在一般性医院可以两者结合起来。

要做好这一点,上级医生首先要具有使命感和责任感,其次要掌握指导查房的技巧。以下根据笔者体会,对指导查房提出下列建议。

(1) 发扬民主,集思广益:指导查房要做到生动、有效,并不单纯依靠个人的努力,要注意发扬学术民主,启发大家的智慧。做法上可以先提出些启发性问题,供大家思考,然后要求大家发言,最后主持人作总结,提出自己观点,纠正别人的错误。接着还可以再听听大家还有什么异议和疑问,这样才能做到众人心服口服。这种方法比个人单枪匹马地发表指导意见效果可能更佳。

(2) 结合病例,重点展开:住院患者中虽大多是精神分裂症患者,但每个病例各具特点,查房时可以根据这些个别特点展开,例如面对一名具有强迫症状的精神分裂症患者,可以先从如何辨识强迫症状谈起,再议及强迫症状的鉴别诊断,最后再根据诊断标准对该病例作出诊断。也可以围绕治疗学展开,例如面对兴奋躁动患者,介绍对这类患者治疗的几种方法,比较利弊和效果及治疗过程中的注意问题和治疗意外等,这样就可使大家扩大临床知识面,而不限于对患者的就事论事;也可以围绕患者的发病原因方面进行分析,例如对于人格障碍病例,通过查房掌握患者的社会家庭环境及个人经历等以了解患者病态的人格发展过程,并与正常人进行比较,再讨论如何掌握好人格障碍的诊断标准,以致作出这样的诊断。遇到比较疑难的病例,可以直接围绕病例的鉴别诊断进行讨论,列出有关精神疾病的特点,并表达对该病例的诊断意见。

用这样方法进行查房,可以使查房内容有血有肉,不致陷入枯燥、呆板局面。要做到这样,上级医生无疑要不断充实新知识,在查房之前,最好能把患者有关情况先作一番了解,以便做到心中有数,这样才可能对下级医生进行有的放矢的指导。其实通过这样形式查房,对下级医生进行指导的同时,对自己也是一个不断提高的过程。

　　(3) 复习文献,集中智慧:针对有些有特殊教育价值或相当诊疗难度的病例,可以在初步熟悉病例的基础上,预先分工,根据分工内容,发动大家去查阅文献资料,然后组织集中讨论。查房主持人最后总结,提出诊疗的具体意见。实践证明这样做对提高医疗水平、活跃学术风气都是十分有效的。

　　总之,精神科的查房是一项十分重要的工作内容,既对病例的诊治是必要的,而且是培养各级医生的重要途径,比单纯的书本学习更加生动、更加具体。如果都能认真去做,不仅能使医疗质量上一个台阶,而且使临床医生都能在实践中学会一套真正的本领。要做个好的医生,一定要会看病,会看病只有在长期的临床生涯中经受锻炼,相信这样严格要求自己,坚持数年必有好处。

（郑瞻培）

参 考 文 献

[1] 夏镇夷.实用精神医学[M].上海:上海科学技术出版社,1990,223～234.
[2] A、B特里乌莫夫(中译本).神经系统之定位诊断[M].北京:人民卫生出版社,1957,40～58.

第二章
精神疾病症状学

第一节 概 述

精神疾病症状学是临床精神病学的一个基本内容。精神科临床医生是根据其症状学的理论知识和应用技能水平来辨别精神疾病的症状并进而结合其他特征作出疾病分类学诊断。症状学的训练和修养对每一位精神科临床医生都是必不可少的,也是一项主要的基本功。

目前,精神疾病的诊断仍缺乏客观的"生物学指标",因此我们便不得不根据患者的精神症状来进行精神疾病的诊断。在临床实践中证明,这种症状学诊断标准在很大程度上可区别各类精神疾病。既然症状学是诊断精神疾病的主要依据之一,那么对各种精神症状或综合征的辨认、识别、界定、评价便显得十分重要。

北京医科大学许又新教授著述的《精神病理学》是一本难得的好书,这给我们临床工作不少帮助,特别是在精神症状的认识和分析方面,是其他书籍所不及的。它更不同于其他不少教科书中的症状描述,而是深入到"症状之中",抓其特征,述其结构,点明机制,分析深入,论理清晰,应该说给了我们很多的指导和帮助。

精神症状的辨认、识别,是精神疾病的诊断基础,其意义是不言而喻的。然而,一种不可取的思潮也有所蔓延,即"广谱抗精神病药物"的临床应用在一定程度上淡化了部分医生的诊断概念。如氯氮平既对各种类型的精神分裂症有效,又对躁狂症有效,因此在一部分人看来,"治好病才是主要的,管它什么症状和诊断。"如果这样的观点滋长起来,就会养成不重视症状分析和严格诊断的不良习气,对于临床基本功的提高和精神医学发展都是不利的,因此这种风气不应助长。

一、精神症状的研究方法

精神症状的现象学描述受个人经验、文化背景的影响,特别是不同地区、不同国别之间的差异尤为显著。虽然作为诊断主要依据的现象学描述方法与症状学名词的使用历史悠久,比较稳定,但缺乏公认的、统一的名称解释、定义和规范,加之精神疾病的诊断名称与概念变动较多,各国之间分歧也很大。为了消除在病史收集与精神检查过程中医师之间不同操作方法所造成的分歧,英美国家与 WHO 的专家们先后制定了一些定式检查方法,如英国 Wing(1969 年)编制的精神状况现状量表(PSE)及其修订第 10 版(1990 年),后者作为神经精神科临床评定量表（SCAU）。这提示对于某病或某个患者，至少应按照规范的条目进行规范的检查，一方面防止症状的遗漏，另一方面使症状的评定或描述规范化，易于交流与统一，有利于提高诊断的一致性，其中统一精神症状的描述是重要的。规范化检查的进一步发展便逐渐形成了量表。量表分为诊断量表和症状评定量表，后者主要是针对症状进行评定，每个症状从无到有、从轻到重均有描述的标准。这不仅解决了症状的有无问题，也解决了轻重问题，从而使症状严重程度的描述也有了量化的标准，这些量表在现代精神病学的临床实践过程中发挥了重要作用。

现概要地罗列几种分析研究症状现象学的方法。

（一）描述法

描述是将观察到的现象用文字记录下来的过程。描述的对象是精神症状，也就是患者的内心体验。著名的"Schneider 一级症状"，主要是关于内心体验的描述，它为我们认识和诊断精神分裂症提供了重要参考依据。

描述的要求是不要失真，描述者不能有主观的判断和臆测，不能推测、猜想和推论，只能用朴实易懂的语言文字，原原本本地记录所观察到的现象。当年现象学的创始人 Husserl 的"现象学还原"可能就是这个意思，他力图排除对现象的任何价值判断，也排除有关对现象背后的本体和原因的任何断言，也就是说，描述的应该是赤裸裸的真实。

要进行客观的描述，不了解和认识对象是不够的，而且，不深入到患者内心世界里去，也是不可能描述的。换句话说"换位思维"的方法让你自己当一回"患者"，自己"体验"这种病态的感受，这样的描述才自然真切。

观察是描述的基础。看到了什么，只能是外在的，而对患者内心的"观察"，则应当和患者进行交流。而无论患者是主动的还是被动的，对于"交流"来说，医生有时是无意的，但大多数情况下是有意的。例如，我们平时的精神检查就是如此。精神检查是临床精神病学的一个基本技巧，对于精神科医生来说，做好精神检查，这是必备的基本功。为什么有的医生能发现更多的精神症状，而有的医生连交流都无法建立，这就是差异。

描述也是一项非常重要的基本功。描述的原则是，不允许用任何的术语或行话，而是用日常语言尽可能的精确描述，力戒含糊笼统，没有渲染，也没有猜测，更不允许有重大遗漏，符合临床精神病学要求的完整性。

（二）比较法

比较是一种针对类似现象的分析和区别的方法。例如幻觉和错觉，都是知觉障碍的表现形式，但却有差别，发现这种差异就是比较。

比较的前提是要求对某一现象有全面的了解和认识。比较的过程有两种情形，其一是与理论上的相近概念做比较；其二是与实践中遇到的相近现象做比较。前者称为识别，也就是识别是否符合某个症状的定义或概念。后者是鉴别，即两种相邻现象是否有区别或区别在哪些方面。例如，强制症状与强迫症状在中文上仅一字之差，而表现的形式和内容却有较大差别。然而，它们表现在我们面前的却都是"非随意性体验"（feeling of involuntariness）的形式，这就需要我们进行比较，以便鉴别。

比较一般要有参照标准。一般的参照标准是我们教科书中关于某一症状的概念、定义或描述；另一种情形是脑海中理论概念，这就是上面提到的"识别"。

区别两个现象时，其中之一就是另一个现象的参照标准。这种情形一般是针对同时出现的两个相关现象。参照标准是相互的，目的是比较两种同时存在的症状有何不同。

比较是一种方法，它还有最基本的要求：那就是要具备尽可能的属性，因为一个现象的有关属性是比较的基本内容，如持续时间、效应、强度以及表现形式等等。有了这些属性的差异才能形成一个完整的比较。

（三）综合法

我们识别精神症状的目的是为了诊断和治疗，而其中诊断是治疗的前提。诊断是一个相对复杂的过程，但综合并不是诊断。

综合是对描述的全部现象进行分析融合的过程。例如某人感到有人整天在身边嘀咕议论，认为有人在喝的水里放了药，并为此而无法入睡。我们就将这些现象"撮合"在一起，汇总成一组精神症状。不过这是一个横断面的，我们还需要进行纵向的、发展的综合。除了本次情况之外，还需要综合上次或更早的有关情况。

传统的方法依然有用。例如讨论的方法给我们提供了严谨的思维模式，依然是我们主要的方法之一，因为它是联系的、发展的、动态的。

情感性精神障碍患者的纵向发展史是值得重视的。因此，在诊断中都强调了"过去"的发作情况。同样，对于精神分裂症、神经症、人格障碍等同样要关注过去的精神活动表现。这些表现是患者自身的重要参照标准，通过这些参照标准，我们可以全面、综合地分析患者精神症状的性质，是诊断的重要因素，不能忽视。

很显然，综合的过程存在着理解的差异。

（四）理解法

公说公有理，婆说婆有理。"横看成岭侧成峰，远近高低各不同"，这就是指理解角度问题。从不同的方面理解问题自然存在着差异，说明理解存在着相对性。

理解的相对性包含着理解的多样性、极限性，以及开放性。其中多样性来源于一个人理解的方式或者角度。这就难免在临床过程中对症状或诊断的认定存在着差异，有时是很大的差异。但有时这种差异是人为造成的，例如，在对精神分裂症的一些描述中，我们就经常使用一些相当模糊的概念，如"分裂不分裂"、"协调不协调"、"现实不现实"等，这些现象存在的差异很大，因为它们缺乏可操作的具体概念，本身就是十分模糊的描述，显然差异就难以避免，理解的多样性就自然存在，因此，这是应该避免的。理解的极限性可能有助于对精神症状的理解，特别是一些原发性症状（例如原发性妄想），无法用一种合理的解释来认识，这种超越理解极限的表现，实际上就是一种精神疾病的症状，并与其精神病理过程有关。

（五）量化法

量化是从西方引进中国的。大约在上世纪的 80 年代，量表逐渐从国外介绍到中国来，这种方法无论对于中国还是其他国家，都是适用的。量化就是用数量的方法反映症状的一种方法。在标准化诊断或评价症状或治疗效果时，我们不仅要确定某症状是否存在，还要评定存在症状的严重程度、持续时间或出现的频度，这就要求对精神症状进行量化处理。我们在临床上经常使用的量表，如简明精神病评定量表（BPRS）、杨氏躁狂评定量表（YMRS）就是这种情况。

量化的方法是事先对评定或问卷的内容规定项目，并进行规范的评定，使用规定的评定分数的方法，对所评定的症状进行打分，有的是计算总分，有的是计算因子分。总之，用数量的方法完成症状评定。

量化有量表法和问卷法。量表法是最常用的，量表法有很多类型，我们经常在临床上使用的简明精神病评定量表就是其中的一种。

（六）图表法

指用图的形式来表达精神症状或精神症状的起伏变化过程。特别适用于情感性精神障碍，用以描记患者的情感高涨与低落的起伏变化以及与正常之间的交替。图表的好处是能清楚地显示症状的变化规律和交替的频率，而有利于对症状的描述。

二、精神症状属性原则

精神症状的产生涉及众多因素，包括生物的、心理的和社会的因素，其表现的内容受到文化的修饰。但是，精神症状的产生却遵守着几条基本原则，这就是属性原则。

（一）等级原则

我们在讨论"功能性"精神病时，不论是症状评述还是作出诊断，都强调意识的清晰性。M. Bleuler 也强调有意识障碍、智能障碍及记忆障碍者不能诊断为精神分裂症。因此，对于"功能性"精神病的诊断，意识清晰是最为首要的条件之一；相反，不少脑器质性精神病及躯体疾病所致精神障碍，常伴不同程度的意识障碍，这些患者所表现的幻觉、妄想及其他症状就失去了特定的意义，其价值远远逊色于在意识清晰下的同类症状，更为准确地说，他们是在意识障碍的背景下产生的。

在医学范畴内意识清晰被描述为一种人类精神活动得以顺利、准确、有序进行的一种保证，它犹如一场大戏舞台的灯光效应。在生理学上则表现为脑电活动的警觉性，乃是在脑内上升性网状结构激活作用下产生的一种持续性状态，因此可保证精神活动得以顺利完成。这表明意识状态应处于首要位置，称为首要（一级）等级。意识及意识障碍对精神活动及精神症状具有统管作用。

如果在意识清晰状态下，某个体存在智能障碍，并且出现妄想、幻觉、冲动伤人等情况时，在以前，则诊断为"嫁接性精神病"，意思是说这种"精神病"是在智能障碍，特别是在精神发育迟滞基础上产生的。这些背景下所出现的精神病性症状（如幻觉、妄想或行为紊乱）之价值，显然不同于智能无损害的状况。冲动伤人源自理解、判断及控制能力的削弱，即使在幻听和（或）妄想支配下出现行为异常，其最原始病因也只能归于智能障碍。在这种情况下，如有妄想，可能是一过性、并不坚信的；严格地讲，可能还构不成妄想。情感的易激惹则是由于智能低下所致的理解与判断缺损、好坏不分、是非不辨所引起的。即使这种患者出现幻觉，甚至是评论性幻听，我们也不能诊断为精神分裂症，而应诊断为精神发育迟滞伴精神病性发作。

这就是说,智能也往往是精神活动的一种保证,但它不是保证提供一种清晰的舞台或背景,而是保证提供精神活动的准确性、合理性以及逻辑性等。所以,我们不妨称智能障碍为二级等级。另外,我们从精神症状的重要性方面之需进行分级:哪些属于精神病性症状?哪些则属于非精神病性症状?

所谓非精神病性症状,是指可见于正常人,或轻性(非精神病性)精神障碍者(包括神经症、人格障碍、性变态等),不能作为诊断精神病(psychosis)的依据,包括焦虑、恐惧、紧张、抑郁、情绪兴奋、睡眠障碍、心因性幻觉等。而精神病性症状则主要或只见于精神病性障碍者。严格对这两者进行鉴别,对司法精神鉴定是极端重要的。

(二)两极原则

任何事物都存在着普遍联系和无限发展的属性,精神症状作为客观事实之一,往往也是精神活动异常状态下对立统一的表现形式。

情感的高涨使人心潮澎湃,喜形于色,口出狂言,雄心勃勃,但这种人往往会"乐极生悲",结果可变为情绪一落千丈、心灰意懒、悲观失望,甚至感到生不如死。对此,我们暂且不去深究这种转化机制或原因,但从现象学提供的情景告诉我们,情感高涨和情绪低落往往是某种情绪障碍的两极,从其隶属的疾病来看,分别属于躁狂症和抑郁症。事实上,躁狂和抑郁也是情感性精神障碍的两个不同时相。

自卑和自大常反映在同一个人的心理活动方面,当发展到精神病态时,这种相互对立的精神症状出现在同一个患者也是常见的现象。

在感觉方面,感觉敏感、感觉迟钝以及感觉消失构成一个连续过程,特别是感觉过敏和感觉消失可同时见于一个患者,特别是癔症患者。

给我们启示更多的是:目前提出的阴性症状及对应的阳性症状概念。在英语表达上,negative 与 positive 有对立之释。在精神科,阴性症状是指正常行为活动缺乏,包括情感淡漠、思维贫乏、意志缺乏和注意缺损,其生物学基础是多巴胺功能减退导致大脑皮质功能受损。而阳性症状则是指正常行为活动的异常化,包括幻觉、妄想、思维形式障碍以及行为紊乱,其生物学基础是中枢多巴胺功能亢盛,引起皮质功能受损、导致皮质下功能的释放。这种两极原则至少给我们如下启示。

(1)症状学的两极表现,反映事物变化发展的不同阶段,它提示了疾病的发展方向,如躁狂抑郁症,两种时相的相互转化就是疾病的自身发展。所以,通过现象学的变化,特别是早期表现,及时地中断转化,是保证治疗成功的关键之一。

(2)不同的对立表现可能代表着同一疾病的不同亚型,而非不同疾病。阳性症状为主要表现时称为精神分裂症阳性型或Ⅰ型,而阴性症状为主要表现时称为精神分裂症阴性型或Ⅱ型。躁狂、抑郁也分别代表着情感性精神障碍的不同时相,这提示症状向其对立面转化,不仅不该怀疑诊断,而更重要的应考虑是什么原因促使这同一疾病有不同类型或时相的转化。

(3)内因是变化的根据,外因是变化的条件。症状向对立面转化过程中是有因可查的,查及原因是治疗手段之一。例如,抑郁相的抗抑郁治疗可以转躁,阴性症状的精神分裂症应用左旋多巴胺冲击试验可使一部分患者出现明显的阳性症状。

（4）转化过程的混合或中间状态是一种复杂的表现形式,如混合型精神分裂症在临床表现上是阴、阳性症状的混合状态。另外,躁狂和抑郁的混合状态也是临床多见的,说明两种对立状态可同时存在。

（5）快速的循环性转化和交替是另一种表现形式。例如,快速循环型情感性疾病,可能存在特殊的病因机制,据现代研究,发现甲状腺功能 T_3、T_4 低下与这种快速循环有密切的联系。

（三）结构原则

所谓症状的结构原则是指某一患者在精神异常状况下总是以相对固有的一群症状按一定结构而组成。例如,在精神分裂症患者,不仅存在思维联想障碍,而且伴有情感、意志等障碍及幻觉、妄想等;情感性精神障碍则以情感异常为中心及其"卫星"症状:抑郁症时以情绪低落为中心,伴有失眠、兴趣下降、食欲及性欲降低、疲乏等。神经症则很少出现幻觉、妄想,具有自知力,社会功能良好。说明这种有规律的症状结构是疾病自身的表现特征,是我们疾病分类学的重要指南,同时也是疾病诊断的重要基础。

一个合理的精神疾病分类来源于大量临床、科研和实践的总结与归纳。从历史的观点来看,从 Kraepelin,Bleuler 到现在的 CCMD-3,ICD-10,DSM-Ⅳ 等都是以现象学为基准的,而且更为重要的是以症状的结构原则为基准的,为此,单一的症状可能永远逊色于一组症状结构。Schneider 关于精神分裂症的"首级症状"观点已引起若干学者的异议。

数理医学是近代医学发展的重要方面之一,笔者认为精神疾病的诊断也应向这一方面发展。从贝叶式公式来分析,一个症状对所属疾病的诊断价值可能不大,如妄想对精神分裂症的诊断仅有参考价值,单一幻觉、或思维联想障碍也同样仅有参考价值,如果以症状结构为主时则完全改变了诊断价值,设妄想的诊断效度为 0.5,幻觉为 0.5,联想障碍为 0.4,则其共同诊断的效度 $R=1-[(1-R_n)]=1-[(1-0.5)(1-0.5)(1-0.4)]=0.85$,说明症状的结构原则在诊断疾病方面引入数理方法是有前途的。

（四）类聚原则

在某些精神异常的情况下,有些症状则有机地结合在一起,而另一些症状则不然。这就是症状的类聚原则。它服从于疾病的自然规律,这些使我们对疾病的亚型划分成为可能,或者将其分为不同类型。

例如,精神分裂症的偏执型是以妄想症状为中心,可伴有幻觉、思维联想障碍、病理性意志增强等症状,青春型患者则以愚笨的装饰、行为紊乱、联想散漫等为主要症状;而单纯型则以退缩、淡漠、思维贫乏、意志缺乏为主要临床相。

症状的类聚原则反映了症状之间潜在的相互关系。笔者等曾对 30 例精神分裂症的BPRS 18 项症状进行类聚分析,结果发现可分为 4 类,其一是情感交流障碍、运动迟滞和情感平淡,属于阴性症状因子。其二是思维形式障碍、妄想、对健康的过分关心,属于思维障碍因子。其三是兴奋、焦虑等,属于情绪行为因子。其四为罪恶感、夸大、不合作、定向障碍,属于非特异因子。从每一个因子中来看,因子内症状的相关性都是较高的。

(五)"有"和"无"原则

在精神疾病的诊断中,虽然目前以症状学发现为依据。但是,一旦"有"确切的生物学病因,症状学便"失去"(无)了原应有的价值,在此,我们称之为:"有"和"无"原则。

脑外伤患者可以有精神症状,诸如行为紊乱、赘述、妄想,甚至幻听、人格改变,但无论其表现形式如何,症状学上有何特征和结构,这时候都可诊断脑外伤所致精神障碍;即使表现有记忆差、失眠、易激惹、易疲乏等神经症症状,也可下此同样诊断。有可靠证据的反复发作的癫痫患者,如果出现精神障碍,其症状学表现可完全相似精神分裂症时,则很少考虑癫痫与精神分裂症两者同时并存,多数学者倾向于诊断为"癫痫伴发精神障碍",或者"癫痫性分裂样精神病"。这种例子在临床很多,说明存在明确的器质性病因时,根据上述症状学标准来诊断,往往缺乏实际意义,甚至会导致误诊。这种"所致或伴发的精神障碍"的应用范围甚广,可以从轻微的神经症样到严重精神病性表现或者严重的痴呆,这似乎提示精神症状学的实际诊断价值是针对"功能性"精神疾病的。

事实上,这种"有"和"无"原则很大程度上是人为的,它本身便存在着认识上的误区,至少有以下几种可能:① 无限地夸大现存的病因学价值。② 未分清生物学上的联系与心理学上的联系。③ 视相关关系为因果关系。④ 传统的一元论的定式。显然,这都需要在临床上加以注意的。

三、精神症状的评估方法

(一)确认

包括两个方面,第一方面是要确认症状的实际存在,临床工作中有时由于医生对患者提问的意义不明确,引起患者误解而作出的随意回答,如问:"你耳朵听到有人讲话的声音吗?"答:"有的。"有的医生就会不加追究而草率地作出存在幻听的判断;又如问:"你走在马路上有人注意你吗?"答称:"有的。"有的医生就判断存在被注意感或关系妄想。其实这样的确认是存在问题的,必须作进一步提问才能阐明此现象的性质,精神分裂症患者会说:"肯定很多人在有意识注意我。"如果他回答:"是我自己怕别人注意我。"那么这患者可能是社交恐怖症。有时则由于患者所作出的似是而非、模棱两可的表示,例如对幻听提问的随便点头或"嗯、呀"的回答,而作出存在幻听的结论,这种情况也是常见的。第二方面要确认症状的实际内容,如听到患者讲"耳闻到声音"时,要追问是原素性的(虫叫声、机器声等)还是言语性的,后者则更要进一步了解是什么人在讲(男或女,熟悉或陌生)? 讲些什么内容? 有无争论性或评论性的? 及对待所闻耳语所抱态度等。

(二)心理社会及环境背景

发现确实的精神症状之后,一定要与患者的心理社会及环境背景结合起来,才具有诊断学意义。例如有一个患者,诉说脑子里经常听到有人在说他是"乡下人",经深入了解,他在异地打工,感到有人看不起他,有人骂他"乡下人"(实际存在),这种现象表面看来似乎是"假性幻听",其实可能属于在自卑心理基础上的表象,因为他称在忙碌于其他事务时不出现,回顾此例此前的诊疗历程,已被诊断精神分裂症多年,经过抗精神病药治疗未能奏效。

缩阳症的行为表现非常奇特,如果离开其文化背景,很可能判断为精神病患者的怪异行为。在对超价观念与妄想进行鉴别时,如果仅从症状学特点去判断,有时难免作出错误的结论。

又如自言自语、独自发笑及冲动行为等,仅从现象观察,会通过有色眼镜看成是疾病的表现,如从其人具体的心理、环境基础及个人习惯等观察,有时并不一定属于病态。

(三) 现实检验能力

在判断异常精神现象的病理意义时,现实检验能力也是需重视的一个方面,即个体能理解异常现象产生的原缘,及客观真实性。例如宗教信仰的虔诚者有时会看到神的出现,听到神的讲话声,但他们知道这只是观察到的一种现象,是由于信仰引起;在使用精神活性物质的个体有时也会出现幻觉(如乙醇、苯丙胺、大麻、可卡因等),DSM – Ⅳ 特对诊断加注标明:"(指不诊断为精神障碍)具有完好的现实检验能力时出现幻觉,或不存在谵妄时发生错觉。完好的现实检验能力的含义:患者知道幻觉是由物质引起而不代表外在的现实。如果不存在完好的现实检验能力时出现幻觉,应考虑诊断为物质引起的精神病性障碍,具有幻觉。"

(四) 综合观察

各种精神疾病都有其特有的精神症状组合,精神医学正是据此作出各种精神疾病的诊断,因此在理解精神症状意义时,一定要与相关精神症状进行联系,综合地进行判断。精神分裂症的各个症状间缺乏联系,不协调性是其最本质的特点;其他大多数精神疾病则多有中心症状,其他症状环绕着中心症状展开。

第二节　意　识　障　碍

从精神医学方面说,"意识"一词是指对周围环境与自我的正确与清晰的认识,并作出适当的反应。因此意识障碍可分为两类:① 周围意识障碍。② 自我意识障碍。

一般临床讲的意识障碍,往往是狭义的,主要指周围意识障碍而言。而对自我意识障碍较少提及,后者主要是从精神病理学角度来探讨患者症状的性质、含义及心理变化特征。Jaspers 对自我意识障碍进行了深入研究,并作出较大贡献。

一、周围意识障碍

其主要特征是定向障碍,表现为对时间、地点、人物的定向与认识能力的减退或消失。另外还可伴有其他心理功能受损,包括① 记忆力受损,意识障碍越严重,其记忆功能受损或遗忘则越严重。② 对外界感知能力受损,往往可导致错觉。③ 主动注意力受损,严重时(如昏睡状态)可完全消失。④ 反应迟钝。⑤ 思维功能减弱。⑥ 自知力也受到影响,缺损或丧失。

周围意识障碍根据心理学改变特征可分为许多类型,较常用的分类法是分为:① 意识水平下降,即个体对外界事物、现象的感知清晰程度降低,根据程度又分为嗜睡、昏睡和昏迷。嗜睡和昏睡的区别在于后者经客观刺激仍不能恢复定向能力,而前者存在。② 意识内容改变,即不能真实反映现实的事实情况,谵妄是典型表现。③ 意识范围改变,即丧失反映现实情况的广度,典型表现为朦胧。

周围意识障碍的临床意义可分为:

1. 病理性　如脑或躯体疾病、急性发病的某些非器质性精神障碍。

2. 非病理性　如过度疲劳、人工催眠、参禅打坐、气功、中邪、做梦等。

周围意识障碍的临床判断常见下述误区:

1. 过分依赖定向力　意识是一种心理状态,而不是心理过程,因此不能根据单一的心理过程障碍来判断意识障碍。定向力障碍是意识障碍的重要标志,但不要认为是唯一的标志,否则容易造成误判。例如处于急性精神病状态时,受到精神病性症状影响会误解定向;痴呆状态和严重记忆障碍时也丧失定向力,但不属于意识障碍。

还有当意识轻度受损时,常见如锂中毒早期,可表现意识恍惚、反应迟钝、注意力不集中等,但可能尚保持定向力,如不经仔细观察,容易发生漏诊。此时如让其进行定向力的进一步测试(如日期推算法),可以发现其受损的真实情况。

2. 片面根据“遗忘”来判断意识障碍的存在　意识障碍发作后可以存在遗忘,但患者诉述有遗忘不一定就是意识障碍存在的可靠依据,这其中可能有人为的因素,尤多见于颅脑外伤者,在司法精神鉴定中更需警惕,何况轻度意识障碍也可能并未对过程完全丧失记忆。

3. 误判为智能障碍　轻度意识障碍的临床表现有时类似于智能障碍,尤在老年人更需注意,两者性质不同,治疗方案也不同。表 2-1 可作为判别时参考。

表 2-1　意识障碍和智能障碍的区别

意识障碍	智能障碍
高级及低级神经功能都受累	高级神经功能受累比低级严重
发病快,恢复可能也快	发病缓慢,恢复也较慢或不可逆
病情有波动性	较固定、少变
较多伴有感知异常	少出现
病程常可逆	常不可逆

二、自我意识障碍

Jaspers 将自我意识障碍分成五类:自我能动性、自我统一性、自我同一性、自我界限性和自我存在性。现将障碍时的临床表现分述如下。

(一) 自我能动性(自主性)障碍

正常人能意识到自己的精神活动是受本人支配与控制,即明了自己在想什么、喜欢什么、想干什么。所有这一切的精神活动都是在自己的愿望、要求、控制与支配下进行的。并且意识到这一切活动都是我的而不是别人的。

自我能动性障碍时可出现强制性思维、被控制感、思维中断、思维被插入、思维被剥夺及被动体验等。

被动体验时感到自己的思维、情感和意志行为不受自己控制，只能描述有这样体验，但不能具体说明究竟受什么控制。与物理影响妄想之区别在于后者能具体指出是受到某外力控制（如电脑、雷达、超自然力量等）。

有些强迫症患者不能解释自己的行为，当未充分理解提问的意义时会答"不受控制"，易误解为被控制感，判断时需注意。

（二）自我统一性障碍

正常人在同一时间内意识到自己是单一的个体，即意识到此时此刻自己是一个单一的又是独立的人。

自我统一性障碍时发生"既此又彼"的体验，出现附体体验及双重人格等症状。

附体体验时觉得有神鬼、狐、蛇、人等寄居在体内，控制其思想及行为，寄居者（入侵者）是自我的一部分，多见于癔症。和附体妄想的区别，在于前者存在的时间较短暂，呈发作性；后者持久存在，并且坚信。和被动体验的区别，在于前者与自我的关系是和谐的，后者与自我的关系是失和谐的，违反患者的意志，认为在与他作对，对他造成危害和痛苦。

双重人格时体验到两个自我同时存在，并确信每一个自我都是自己的一种表现形式；或定义为："觉得同时存在两个自我，两种往往是对立的人格，争着实现各自的意志和行为。""两个自我存在于同一时间、同一空间，但有两种人格、两种感情和意志，既是自己，又是另一个别人。"见于癔症、人格障碍和精神分裂症。例如有的患者诉述："一个我管不了另一个自我；有一个我，又有一个我，我和我分开了。"

（三）自我同一性障碍

正常人对自己的过去、现在和将来意识到是同一个人，不会变化成其他人物或东西。

自我同一性障碍时发生交替人格，即"以此代彼"。届时相信自己完全变成了另一个人，并且改名换姓，同时语调和行为也发生改变。例如有一位女性癔症患者，发作时突然以男性的步态行走，声音变粗，询之何人，答称是："包龙图（宋代清官包公）。"原来她对丈夫不满，贬丈夫为陈世美（故事中的负心汉）。

（四）自我界限性障碍

正常人能意识到我与非我的界限，能分辨在体内与体外的界限。自我界限性障碍时产生被揭露感、思维被播散或被广播。

被揭露感又称被洞悉感，就是在没有向外界言明的情况下，感到自己的内心世界，包括现在和过去的想法、做的事情都被人知晓了，因此显得惊惶、害怕。与思维被广播的区别是：后者感到他的思想以某种别人可以直接感知的形式向四面八方扩散，即已经超越自我的界限；前者则仍限于自我范围内，只是感到他的想法被人知晓而已。

（五）自我存在性障碍

正常人对自己的存在有一个现实的、切实无误的体验，而不是恍惚的、虚而不实的。自我存在性障碍时产生人格解体症状。人格解体是一种有自知力的和不愉快的体验，患者有异乎寻常的陌生感、脱离感或不真实感,分为下述几种类型。

1. 自我解体　感到自我变得不真实、空虚,有梦幻感或无我感,感到灵魂已离散,像"木偶"、"机器人"。

2. 躯体解体　感到身体的大小、轻重、硬软发生变化,"身体像铅管一样",失去真实感,是"虚的","什么感觉也体会不到",于是对躯体采用敲、打、抚摸、掐刺方法,以求"实感"。

3. 情感解体　感到丧失了情感体验能力,不知爱也不知恨,缺乏情欲。

4. 现实解体　感到周围世界一切发生了改变,变得不真实、陌生,如在画中一样,没有立体感和生气,又如梦境,蒙上了雾或纱,见状像行尸走肉。神经症者知道是自己体验发生了改变,而非现实本身的改变,为此感到苦恼、恐惧,害怕发疯。

人格解体需要与虚无妄想区别,后者否认自己躯体、头脑、周围人及世界的存在,坚信他自己没有头脑、没有智慧,或认为躯体或某部分并不存在,称他是个死人,世界已经终止,所有人都已死亡,路人如行尸走肉。两者的不同点:① 不真实与不存在的不同:前者感到不真实;后者感到不存在。② 感觉与坚信的不同:前者有异常的陌生感、脱离现实感;后者则坚信发生了改变。③ 对待态度不同:前者感到不悦、苦恼、恐惧,具自知力;后者则泰然处之,缺乏焦急情绪。例如有的虚无妄想的患者,坚信自己已没有五脏六腑,只存在一个躯壳(Cotard 综合征),但仍无忧无虑地饱餐终日。

第三节　感 知 障 碍

一、感觉障碍

人们借助于视、听、嗅、味、触等感官及内感受器可感知外界事物和躯体内部感官的活动状况。感觉是对外界事物的个别属性的反映,是人类最初级的心理过程,而其他一切较高级复杂的心理活动,归根结底都是通过感觉所获得的材料的基础上所产生和发展的。所以,人们对客观世界的认识活动,首先就是从感觉开始的。感觉障碍在精神病临床上并不多见,现择其主要的几种列举于下。

(一) 感觉过敏

这是对外界一般强度的刺激,如对声光的刺激以及躯体上的某些轻微的不适感的感受性增高。例如,感到阳光特别耀眼,风吹的声音感到震耳,开关门的响声就好像射击声似的那样强烈,普通的气味感到常浓郁而刺鼻,皮肤的触觉和痛觉也都非常过敏,甚至感到衣服或被单接触到身体时也难以忍受。

这类症状多见于神经衰弱、癔症、感染后的虚弱状态,等等。

(二) 感觉减退

与上一症状相反,对外界刺激的感受性减低,如强烈的疼痛,或者难以忍受的气味,都只有轻微的感觉。严重时,对外界刺激不产生任何感觉(感觉消失)。

感觉减退较多见于入睡前状态、抑郁状态、木僵状态,或在某些意识障碍时,以及癔症和催眠状态。感觉消失较多见于癔症。

感觉减退及消失常见于神经系统器质性疾病。但是,在精神疾病患者中,其区别在于,这类症状可不存在神经系统器质性损害的特征。如癔症患者所表现的感觉减退或消失,不符合神经系统的生理解剖分布。又如,患者的手或脚呈现手套或袜套式的感觉缺失,或出现以躯体中线为分界的某一侧皮肤感觉的减退或消失,同神经组织的分布范围也不同;同时这类感觉障碍的部位以及范围大小或界限,常常可以通过暗示作用而改变。

(三) 感觉倒错

对外界刺激可产生与正常人不同性质的或相反的异常感觉,例如,对凉的刺激反而产生了热感。用棉球轻触皮肤时,患者产生麻木感或疼痛感,多见于癔症。

(四) 内感性不适(体感异常)

躯体内部产生各种不舒适的或难以忍受的感觉,都是异样的感觉,且往往难以表达。例如,感到某种牵拉、挤压、撕扯、转动、游走、溢出、流动、虫爬等等特殊感觉。内感性不适的特点是不能明确指出体内不适的部位。因而,与内脏性幻觉不同。这些不适感常引起患者不安,可构成疑病观念或妄想的基础,较多见于精神分裂症、抑郁状态及颅脑创伤所致精神障碍。

二、知觉障碍

人们在正常情况下,看到的并不单纯是不同形式、不同颜色,而是一本书,一张画;听到的不仅是高低不一或音色不同的声响,而是人的歌唱或机器的轰鸣声,这些都是通过知觉的作用而获得的认识。感觉和知觉都是当前客观事物在人脑中的反映,但它们之间毕竟是有所不同的。其主要区别在于:感觉只是对事物的个别属性的反映,而知觉则是对某一具体事物的各种属性,以及它们相互关系的整体的反映。感觉的材料越丰富,知觉也就越完整、越正确。一般说,孤立的感觉是很少的,人们实际上都是以知觉的形式把客观事物反映到意识中来,知觉反映事物的外部表现及其相互之间的表面联系,所以,它们只能说是认识的初级(或第一)阶段。

知觉障碍是精神科临床上最常见的,而且是许多精神疾病的主要症状。常见的知觉障碍有错觉、幻觉和感知综合障碍。

(一) 错觉

错觉是歪曲的感觉,也就是把实际存在的事物歪曲地感知为与实际完全不相符的事物。

错觉按照各种不同的感官,可分为错听、错视、错嗅、错味、错触及内感性的错觉。以错听和错视为多见。

以错觉发生的条件可分为:

1. 物理性错觉 如远眺铁轨,显得轨距越来越窄;绘画的立体观正是利用错觉原理。

2. 生理性错觉 如外界刺激强度不够,如光线弱、声音轻;有感官病变,如听力或视力差;疲劳状态;注意力过度集中或分散;催眠状态等。

3. 情绪性错觉 当情绪高度紧张、恐惧、害怕、焦虑、期望时,如风声鹤唳、草木皆兵。

4. **幻想性错觉** 是在幻想作用下的错误感知,见于富有幻想的人,如看到白云变成白狗、树叶变成人脸。

5. **病理性错觉** 常见于器质性精神疾病,如谵妄状态等。

以上正常人的错觉是偶然出现的,一般通过验证,能很快纠正和消除;病理性的却信以为真,不易纠正,而且影响行为。

(二) 幻觉

幻觉作为一种精神病性症状,在精神分裂症中十分常见。幻觉是一种主观体验,是一种异常现象。

当我们与一个有言语性幻听的患者接触时,不少人这样来问患者,你一个人单独在某地方或周围没有人时,能不能听到声音,这个患者可以毫不迟疑地回答,可以。通过这一现象我们可以发现,患者在感受这种体验时,是没有客观刺激的,这是真性幻觉区别于知觉的唯一的理论上和实践上的标准。从患者的主观体验来说,无法区别真性幻觉与确实的知觉。可以说,真性幻觉是一种病理的表象。这种病理的表象与知觉有相同的体验,以致患者把真性幻觉当成实际知觉来对待。

幻觉可按下列进行分类。

1. **按幻觉出现的不同感官** 可分为幻视、幻听、幻嗅、幻味、幻触、其他(内脏性、运动性、前庭性幻觉)。

以幻听最多见,又可分为原素性幻听与言语性幻听。原素性幻听的内容限于某种声响,如火车鸣声、汽笛声、打雷声、机器声、虫鸣声等。言语性幻听是精神病性症状之一,具有诊断精神病的重要价值,因此要善于发现和判断。幻听的内容多种多样,可以是陌生人的声音,也可以是熟悉人的声音。为了对付幻听,有的患者用棉花团塞住两耳;有的自言自语,对空谩骂,这样的行为表现对识别幻听具有重要意义。

幻视与幻听相比,无论发生频率、特异性都逊色很多。幻视内容多异,形象可清晰、鲜明和具体;有时却较模糊。精神分裂症患者大量的幻视并不多见,如果存在,需排除精神活性物质及器质性精神障碍。

幻嗅时多闻到尸臭、腐烂食品、烧焦物品、粪便等奇特的怪味,患者可用棉花团塞住鼻孔,以拒绝臭味;偶也可闻到奇怪的香味。当患者在饭菜里嗅出特殊的气味,可以认为饭菜里有毒而拒绝吃饭或喝水,形成被毒妄想。阵发性腐尸臭或恶劣气味的幻嗅,往往见于颞叶癫痫的"钩回发作"。

幻味常与幻嗅同时存在,形成被毒妄想。

幻触时感到皮肤或皮下有蚁爬感,或产生皮肤通电感。法国学者报道,流行性感冒患者可产生皮肤上液体流动感,称为潮湿性幻觉。

内脏性幻觉可产生于某一固定的器官或躯体内部,患者能清楚描述自己的某一内脏在扭转、断裂、穿孔,或者昆虫在胃内游动,可与疑病妄想、虚无妄想在一起出现,主要见于精神分裂症。

运动性幻觉常见有两种,第一种涉及本体感受器,如肌肉、肌腱、关节等运动和位置的幻觉。如一名患者虽确知自己睡在床上,但有一种像坐在轿子里被抬着走的颠簸感觉。第二种是言语运动性幻觉,有的患者虽然沉默不语,但本人却感到自己的唇、舌在运动,在讲话。都主要见于精神分裂症。

2. **按临床意义分类** 可分为:

(1) 非精神病性幻觉:包括① 入睡前或全醒前幻觉。② 幻想性幻觉,即在沉迷于幻想或白日梦时产生的幻觉,此时能意识到并非真实的,乃由于自己主观的想象而产生。③ 心因性幻觉,是由于强烈的期待、情感等因素而产生的幻觉,如《简·爱》主人公在离开爱人之后,听到呼唤"简,你回来吧"的呼声。又如虔诚天主教徒在作弥撒时,看到玛丽亚显灵(幻视),听到天主的"神谕"(幻听)。④ 被催眠或暗示后所产生的幻觉。都可见于正常人。

(2) 精神病性幻觉:是精神病性症状的内容之一,常同时伴有其他精神症状,见于某些精神病,如器质性精神病、精神分裂症等。

3. **按幻觉产生的条件分类**

(1) 功能性幻觉:又称机能性幻听,指在出现正常知觉的同时出现同一感觉器官的幻觉,例如当患者听到自来水流出声、走路声、汽车鸣声时,同时出现一种客观上不存在的说话声。这里有两种声音,一种时流水声(正常知觉),另一种是说话声(幻听)。如果客观的流水声停止,幻听也不出现。

功能性幻觉要与错觉区别,如果把客观上存在的流水声听成言语声,这是错听,流水声与言语声"合二为一"。功能性幻觉的特点是两者都独立存在。

(2) 反射性幻觉:存在某感官的刺激时,出现另一感官的幻觉,如听到关门声,就看到有人站在面前的幻视。

(3) 思维鸣响、思维回响和读心症:患者思考同时体验到脑内有言语声,言语声内容与思考内容一致,而且呈同步出现,称为思维鸣响;由于自己的思想变成了声音,故又称思维化声。如果言语声音与思考内容一致,但呈先后出现(先又思考,再出现声音),称为思维回响。读心症是感到自己的思想被他人的声音读出来;或定义为有内部的异己声音,说出自己的思想。思维鸣响或思维回响和读心症的区别在于这个声音的所属不同,前者属于自己,后者属于他人。

读心症要与思维被广播区别,根据:① 读心症是一种感知障碍,而思维被广播是自我意识障碍或思维障碍。② 读心症与思考内容一致且同步,而思维被广播虽与思想有关但不同步。③ 读心症是一种感受(声音在客观上不存在),而思维被广播是一种理解(广播在客观上存在)。

(4) 催眠期幻觉:幻觉产生在催眠状态,可见于正常人。

(5) 幻想性幻觉:处于幻想状态下出现的幻觉,见于想象丰富的人。

(6) 心因性幻觉:幻觉内容与心理因素有关。

4. **按幻觉的完善程度和性质** 当一个人回忆往事时,会感到形象历历在目、栩栩如生,脑内隐现人像、言语声、歌声等,但回忆一结束,这种形象也不复存在,这称为表象,与幻觉区别在于:① 感性生动性。② 体验来源是外部投射还是存在于体内。③ 是否从属于我。④ 可否随意改变。

根据以上特征,幻觉可分为真性幻觉和不完全性幻觉,后者又称类幻觉,其特征介于真性幻觉与表象之间,主要包括假性幻觉和思维鸣响(或思维回响)。区别见表 2-2。

表 2-2　表象、真性幻觉和不完全性幻觉的区别

幻觉分类	感性生动性	外部投射	从属于我	随意型改变
表象	−	−	+	+
真性幻觉	+	+	−	−
假性幻觉	+	−		
思维鸣响	+	−	+	

假性幻觉与真性幻觉相比,具有下列特征:① 患者所感受的幻觉形象,一般说来轮廓不够清晰、不够鲜明和生动,它并不具有真性幻觉的那种客观现实性,幻觉形象又往往是不完整的。② 幻觉形象并不位于客观空间,而一般只存在于患者的心灵内、躯体内或脑内。③ 幻觉并非通过患者的感官获得,而是主观"体验"到的。

患者对假性幻觉体验的描述往往不够具体,有时会称感觉体验似乎源于外界,但显得不真实。

临床判断假性幻觉时,要非常注意与表象进行鉴别,尤其是强迫性表象,因为两者症状的诊断意义不同,后者见于强迫症。例如有的患者诉述:"我想的时候出现'幻觉',不想的时候不出现。"这已不符合假性幻觉的基本定义。

5. 特殊幻觉

(1) 命令性幻听:听到幻声命令其做某件事情,患者会无条件服从,具有极大的危险性。

(2) 争论性幻听:听到有两种或两种以上的声音在为患者的是非、善恶开展争论。

(3) 评论性幻听:幻声对患者的意向或行为进行跟踪性评论。例如患者坐着时,幻声说"他是懒汉",当起立扫地时,幻声说"他是假积极",他气愤地扔下扫帚,幻声又说"怎么样,他终于原形毕露了"。由于幻声是对患者的行为加以评论,因此又称"现场直播性幻听"。

争论性幻听和评论性幻听是 Schneider 的一级症状,对诊断精神分裂症具重要意义,因此必须明确其症状定义。临床上常有一种误解,认为有评论患者是非、善恶的幻听,就认为是评论性幻听,这样的结果就必然把评论性幻听扩大化,因为通常幻听内容多是在对患者说三道四。严格的定义应该是"要认定此症状为一级症状,患者的体验必须是以第三人称提到患者的真性幻听"(牛津临床精神病学手册),"幻声以第三人称谈论患者或对他的行为作出评论"(Fish 精神病症状学)。

(4) 域外幻觉:一种超出感觉限度之外,而来源于客观空间的幻觉,如看到背面有人,听到宇宙天体传来的声音等,属于假性幻觉。

(5) 阴性幻觉:感觉不到客观存在的事物,视而不见,听而不闻。

(6) 自窥症:在面前看到第二个同样的自身,称阳性自窥症,又称自体幻视;看不到镜中

出现的自身形象,称为阴性自窥症。

（7）性幻觉:是一种特殊的触幻觉,男性患者诉述有被迫勃起和性交感,并感到精液被人从阴茎中吸走;女性患者诉述被奸污或性交感,有时感到阴道内一直存在男性生殖器的幻觉。

（三）感知综合障碍

它是另一类较常见的感知觉障碍。患者在感知某一现实事物时,作为一个客观存在的整体来说,是正确的,但是对这一事物（包括患者躯体本身）的某些个别属性,例如形象、大小、颜色、位置、距离等,在综合为知觉过程中却产生与该事物的实际情况不相符合的感知。

感知综合障碍临床上常见的类型有以下几种。

1. 视觉感知综合障碍　又称视物变形症,此时患者感到某个外界事物的形象、大小、颜色及体积等出现改变。例如,一位患者看到他父亲的脸变得很长,眼睛很小,像两粒瓜子那样,鼻子很大,脸色是灰白色的,像死人的颜色那样难看,整个形象变得非常可怕。患者看到外界事物外形增大（视物显大症）或变小了（视物显小症）。患者可看到家里养的小猫像动物园里的老虎一样大,而他的父亲在他看来却比他七、八岁的弟弟身材还要矮小。

2. 空间感知综合障碍　患者感到周围事物的距离发生改变,如事物变得接近了或离远了。有的患者不能准确地确定周围事物与自己之间的距离,感到有的东西似乎不在它原来的那个位置上。在候车时汽车已驶进站台,但患者仍觉距离自己很远,而把汽车错过。患者想把杯子放置在桌子上,但由于桌子实际距离尚远,因而杯子掉落在地上。

3. 周围环境感知综合障碍　患者感到周围的一切似乎都是不活动的,甚至是僵死的;或者相反,感到周围一切都在急速地、猛烈地变化着。另外,患者还可觉得周围事物变得似乎是不鲜明的,模糊不清,缺乏真实感,这种现象称之为非真实感。患者诉说:“我感到周围的东西似乎都变了,好像隔了一层东西似的!”“好像都是假的。”可见于精神分裂症、中毒性或颅脑创伤所致精神障碍等。

4. 对自身躯体的感知综合障碍　又称体象障碍,是指患者感到自己整个躯体或它的个别部分,如四肢的长短、轻重、粗细、形态、颜色等发生了变化。患者感到身体变得很轻,一阵风似乎就能吹到天上去;感到自己身体变得特别高大,好像巨人一样。手臂变得很长,一伸手似乎就达到隔壁院里。有些初期精神分裂症患者不断地照镜子(所谓“窥视症状”),看到自己的脸形变得非常难看,两只眼不一样大,鼻子和嘴都斜到一边,耳朵大得像猪耳。虽然患者还知道自己的面孔,但模样却产生了改变。如提醒患者用眼睛衡量时,体象障碍可以暂时消失,但不用目测时,体象障碍则重复产生。这些症状可见于精神分裂症、脑肿瘤、癫痫性精神障碍、脑炎等。

（四）临床观察

1. 非精神病性幻觉特点　与精神病性幻觉相区别具有重要临床意义,前者可见于正常人,其特点如下。

（1）在特定条件下出现:如催眠状态、幻想状态等。

（2）非频繁和持续出现。

（3）不产生行为影响。

（4）存在现实检验能力：如吸食苯丙胺类物质后可产生幻觉，但同时存在现实检验能力。

（5）容易纠正。

2. 对幻觉所持态度和反应　下列几种精神疾病对幻觉反应具有代表性。

（1）器质性精神障碍：当存在幻觉时会沉浸在幻觉世界中，表现惊恐，出现危险行为。幻觉出现同时常伴意识障碍。

（2）抑郁症：对幻觉（尤幻听）内容表示认同态度，一般不害怕，例如听到幻声"你是失败者，你缺德"，患者认同自己确实无能，是邪恶者；听到幻声"杀死你"，则认同自己活该，早就该死。

（3）精神分裂症：有下述特征。

1）双重定向：接受幻觉，又接受现实知觉，例如一方面听到幻声称其是魔鬼（仙人、皇帝），又体验是凡人。

2）对于诋毁的幻声表示气愤，显示对抗态度。

3）第三人称幻听与精神分裂症关系密切。

4）有的患者情感反应无所谓或呈喜悦。

3. 幻觉的隐瞒和伪装　幻觉是精神疾病的常见精神症状，所以确定幻觉的存在和其特点是进行正确诊断的重要步骤。但很多存在幻觉的患者常加以隐瞒，隐瞒的动机与丧失自知力或无所谓态度有关。所以临床工作不仅要善于询问，而且要细致观察，对空谩骂和自言自语或独自发笑是存在幻听的常抱态度。但即使问及，也常遭否定。

伪装幻听是诈精神病者的常用技巧，识别时重视下列几点。

（1）幻听暴露突然、主动。

（2）幻听特点不符合精神疾病规律，容易受到暗示影响。

（3）呈单一症状。

（4）强调与某特殊事件有关。

（5）只有本人供述，缺乏客观证明。

第四节　思　维　障　碍

在精神症状学中，思维障碍最难描述，其原因之一是各学者对思维障碍的归类认识不一致；其二是，思维障碍比较抽象，因此当在临床工作中发现某思维障碍时不容易确切辨别。思维障碍的归类方法有两分法，分为思维形式障碍及思维内容障碍；也有三分法，即将思维形式障碍再分为思维联想障碍和思维逻辑障碍；也有人再从思维联想障碍中分出思维自主性障碍。本书为了叙述方便，将思维障碍分为：思维形式障碍（包括思维联想障碍及思维逻辑障碍）；思维速度及数量障碍；思维被占有或控制障碍；思维内容障碍。

一、思维形式障碍

(一) 思维联想障碍

1. **思维散漫及破裂性思维**　联想结构松弛,内容散漫,对问题的叙述不够中肯,也不很切题,缺乏一定的逻辑关系,以致使人感到交流困难,对其言语的主题以及用意也不易理解。严重时发展成破裂性思维,概念与概念之间完全脱节。如果破裂性思维这种表现形式出现在有意识障碍的背景上,则称为思维不连贯。

在临床工作中为了发现患者是否存在思维散漫,医生需要有足够耐心,让患者自然地陈述,一问一答式的精神检查方法发现不了思维散漫。判别时还要了解患者原来的讲话习惯,因为有的人生来的讲话习惯就有些"散"。不要听患者讲了几句话,就轻易判断为思维散漫。

与患者接触过程中,还经常会遇到言语不切题现象,此时患者对提问的回答显得含糊、不切题,甚至无关,此现象与思维散漫不同,前者是患者在回答问题时的表现,后者是自发性言语中的话题转移。

2. **接触性离题**　可以认为精神分裂症有特别价值的一种思维联想障碍。在与精神分裂症患者交谈中可感到其有时离题,但并不完全离题。有人比喻,患者的谈话如在"打擦边球"。他的话和医生的提问沾了一点边,接着就离题,而患者接下去往往还会一而再再而三地沾上点边,也就是不切题但并非完全无联系,给人的感觉是若即若离,就像一个钟摆一样,来回摆动,却很难在中心的地方停下来。这种离题对诊断精神分裂症具有特征意义。可以这样来认识这种障碍的特点:患者的思维一半是正常的,一半是病理的,这种正常与病理交叉在一起,听起来"有正常的部分,也有异常形式"。

与思维散漫区别:在于后者① 概念间联系不紧密。② 完全离开主题。

(二) 思维逻辑障碍

联想是遵从一定逻辑规律的。如果没有了正常的逻辑规律,就称之为推理障碍。在不少教科书中,将这一部分内容放在思维内容障碍或单独的逻辑障碍之中来描述,因为这种思维的内容障碍的确很明显。但是,从语言学上来说,这种障碍或异常与联想的关系更为密切。逻辑障碍的表现很多,这种思维的推理结论明显不符合逻辑,在上句和下句之间没有逻辑关系。可能是错误的归纳推理,也可以是按照前提所获得的结论,但并非妄想。逻辑障碍可能导致妄想,也可能是妄想的结果。

思维逻辑障碍常见有下列几种。

1. **概念错乱**　患者对概念曲解,或者将另一种不相干的概念置换、合并或混杂在一起。表现古今不分、中外不分、幻想与现实不分;或者张冠李戴,把不同的时、空间事物糅合在一起。如患者认为"自己是莎士比亚与诸葛亮的父亲",主要见于精神分裂症。

2.·**思维矛盾**　属于矛盾症的一种,患者思想中出现两种对立的观念,且并行不悖,处之泰然。为精神分裂症的基本症状之一。

3. **内向性思维**　又名"孤独性思维"。指患者的联想与推理,只有他自己懂得,别人完全不能理解而莫名其妙,是精神分裂症的特征性症状。如一患者说"世上万物生长靠空气和阳光,所以我可以不吃饭,只要有空气和阳光,就能一辈子生活下去"。

4. **词语新作**　指患者自创新字或新词,或者用奇怪的图形或符号来表示只有他自己理解的特殊意义。这种新词也可能是将几个不同的字凝缩而成,则称为"概念凝缩",主要见于精神分裂症。有一个患者整天写 RAT,问他为何老是写"老鼠"这个英文单词?他回答"不是,"说"R 是人,A 是房屋,T 是两个人住在房子里,意思是婚姻美满。"

5. **病理性象征性思维**　为了表示这种象征性思维不是正常人的想法,所以冠以"病理性"三字。这种思维障碍的特点是把抽象概念与具体概念混淆在一起,而患者全不察觉其不合理性。存在概念的转换或替代,但替换的概念之间,仍然存在一定的关系,或象形,或有象征性意义的联系,而不是毫无联系的。例如有一个精神分裂症患者,剪坏了所有黑色衣服,捣毁了黑板及家中黑色外壳的电视机,究其原因,称"黑色"代表"死亡与毁灭",为了逃避这种厄运,才这样去做。所以他以破坏"黑色"物品的具体行动表示其逃避"死亡与毁灭"的抽象概念,而这种行为动机只有他本人才了解。

需要与相关症状鉴别,例如一患者看到家人在桌上滚动鸡蛋,理解叫他"滚蛋";见家人扫地,意指把他"扫地出门",这是关系妄想,不是象征性思维。还有如外出看见"10"路公交车开来,以为骂他是"贼",这既不是"音联",也不是象征性思维,也是关系妄想的一种形式。

6. **隐喻性思维**　这是指这样一种情况,患者存在荒谬判断,将两件不相干的事情简单地拉在一起或者等同起来;人们对这种思维进行分析后可以发现,实际上患者在说话时省略了关键的词(字),如果将省略的词(字)加上,其话就可以理解。例如,某患者对医生说:"你是一条鱼。"显得荒谬,如果改为明喻,加上"好像"两个字,即成:"医生你好像一条鱼,"形容这个医生圆滑,像鱼一样抓不住。

7. **逻辑倒错性思维**　是逻辑推理过程中的错误,例如有患者不吃荤菜,称"因为人是动物,因为肉类都是动物的尸体,因为人不能吃自己的尸体,所以我不能吃肉。"三个"因为"的前提正确,但推理错误,因此得出错误的"所以"结论。

二、思维速度及数量障碍

又称思流障碍或思维过程障碍。

(一) 思维贫乏

对精神分裂症来说,具有特殊意义。思维贫乏是指联想的数量减少,概念短缺,内容空洞贫乏,词汇减少,言语单调。患者对精神检查合作,是判断是否存在思维贫乏的前提,因此检查者应让患者有足够时间回答和发挥。如果患者对精神检查不合作,不言不语或随意作答几语,就不要简单地判断为思维贫乏;还有就是在抑郁情绪下,患者思维言语显得迟缓,这种情况也不要认为就是思维贫乏,因为他是"讲不出"而不属于"无话可谈"。这些都是临床工作中常需避免的错误。

有时也可发现,有的患者话虽不少,但其内容含糊、重复、刻板,谈话中仅使用了些空泛的词汇,而缺乏实质性的思维内容,这种"空洞的哲学"也属于思维贫乏的表现。

（二）思维奔逸

为思维的加快和量增多，是一种兴奋性的思维联想障碍。主要指思维活动量的增多和转变快速而言。患者联想过程异常迅速，新的概念不断涌现，内容十分丰富。思维有一定目的性，但常常为环境中的变化吸引而转移其话题，不能贯彻始终（随境转移），或按某些词汇的表面连接（同音押韵，音联）或某些句子在意义上的相近（意联）而转换主题。患者表现健谈，说话滔滔不绝，口若悬河。患者自觉脑子特别灵，反应特别快，好像机器加了"润滑油"那样，不加思索即可出口成章，如从事写作，则颇有"下笔千言"，"一挥而就"之势。患者思维过程的逻辑联系非常表浅，结论虽不荒谬，但往往肤浅、轻率而不深刻，给人以缺乏深思熟虑或信口开河之感。由于思维常转换主题，不能贯彻到底，往往一事无成，缺乏客观效果，此类症状多见于躁狂症。

（三）思维迟缓

是一种抑制性的思维联想障碍。与上述思维奔逸相反，以思维活动显著缓慢，联想困难，反应迟钝为主要特点。因此患者言语简短，语量减少，速度缓慢，语音低沉。从谈话过程中可以看出，患者回答问题非常困难，虽然作了很大努力，一个话题半天也讲不出来。即使写一个简单的字条，几小时也写不出什么来。患者有强烈的"脑子变得迟钝了"的感觉，并为此而苦恼、着急。此类症状常见于抑郁症。

（四）病理性赘述

患者表达主题时极其迂回曲折，迟迟才达到目标。在解释某事的过程中，患者有时会讲出冗长乏味的细节，有时会作出附加说明。如果不打断他或督促他突出要点，这种赘述性回答或叙述会长达几十分钟。检查者往往不得不打断他的讲话以便在指定的时间内完成病史的询问，这种情况也可称之为"绕圈子"。赘述可与言语内容贫乏或丢失谈话目标同时存在，但它与言语内容贫乏不同，含有过多细节。也不同于失去谈话目标，如果给患者足够的时间讲话，最终仍能达到中心话题。它又不同于言语啰嗦，因为没有太多的重复。赘述主要见于老年性痴呆与其他器质性精神障碍。

（五）持续言语

其特点是患者对前后不同的提问，总是用前面已经回答过的话来回答，往往限于语句的末端部分。如医生问："你今天来做什么？"患者答："看病。"以后医生又接着提问其他问题，患者却仍然回答："看病。"主要见于器质性精神障碍及癫痫患者。常与持续动作同时存在，称为持续症。

（六）重复言语

这是指患者常重复他所说的一句话的最末几个字或词。此时患者意识到这样是不必要的，但自己却不能克服，也不因当时环境影响而产生变化。例如：患者说："这是一个什么问题，问题，问题，问题。"多见于癫痫与脑器质性精神障碍。

（七）刻板言语

刻板言语是指患者机械而刻板地重复某一无意义的词或句子。如患者老重复"给我做手术吧！给我做手术吧……"。主要见于精神分裂症。

（八）模仿言语

是指患者模仿周围人的话，周围人说什么，患者就重复说什么。如医生问："你叫什么名字？"患者同样说："你叫什么名字？"又问："你今年多大了？"患者模仿说："你今年多大了？"上述症状常与刻板动作、模仿动作同时存在。常见于紧张性精神分裂与癔症。

（九）缄默

主要表现缄默不语，百问不答，也无主动言语，往往与违拗、木僵等症状同时存在，主要见于紧张型精神分裂症。不要与不合作时的不愿回答相混淆。

三、思维被占有或控制障碍

主要表现如患者感到难以控制自己的思维，不能由自己作主，如强迫观念；或者感到是由外界力量所强加，即强制性思维；或者感到自己的思维被控制或操纵；或者感到自己的思维被洞悉或被播散；或者感到自己的思维被外力剥夺等。以上总的可归属于不随意体验，其共同的特征如下：① 体验内涵的来源不论是自我还是来源于非我或异己，都有一种被动感或身不由己的体验或无能为力的感受。② 这种体验不是通过具体感官而感受到的。③ 因违背个人意愿，而呈自我失谐性。④ 体验表现与心理因素或环境很不相符，它有时是心理冲突的变形形式。⑤ 只能说明或描述，不可理解或解释。⑥ 具有病理特征性。

不随意体验主要包括下列 3 种。

（一）强迫体验

Schneider 对强迫症状下了一个很好的定义：强迫症状是一种患者自知不对，但又毫无理由重复呈现，不能从其意识中解脱出来的症状。实际上其过程是强迫与反强迫的"斗争"，一种意念或行为的产生，立即伴有另一种抵抗这种意念或行为的冲动，由此引起了持久战。此过程主体仍然体验到这两种相反的意念都是自己的，而非外界或他人的，这种体验与心理刺激因素很不相称，它是心理冲动的变形形式，具有不可理解性的特征。同时由于两种意念的争斗使人产生强烈的不悦情绪，主要原因是"控制不了"而成自我失谐性表现，典型的强迫现象见于强迫症。

要与下列情况鉴别。

1. 与强制性思维　见后述。

2. 正常的回忆和幻想　与强迫性思维不同，前者：① 内容与重大的事件背景有关，回忆和幻想具有意义。② 不一定感到痛苦。③ 无抵抗志向，自我和谐。

3. 对立性强迫观念与矛盾观念　后者见于精神分裂症。强迫观念自觉存在，有抵抗意向；矛盾观念的存在不自觉，无抵抗意向，因此无痛苦体验。

4. 创伤后应激障碍（PTSD）的闪回症状　与强迫观念的区别，前者：① 存在异乎寻常的生活事件。② 症状对个体有重大意义。③ 有情感体验。

（二）强制体验

是一种快而迅速的不随意体验，也就是患者强烈地感到他的意志不起作用，精神现象的出现完全违背了他的意志，使他不快而呈自我失谐性。由于它来得快而凶猛，患者根本来不及抵抗,感到完全无能为力,实际上也不存在持相反意念的意志抵抗;患者也并不感到自己的心灵中还有另一个意志在起作用,与外界因素也无明显联系,一般见于脑器质性精神障碍或精神分裂症。

(三) 异己体验

在正常情况先由意志发动的和中止的活动被患者体验为由某种无形的力量所发动或中止,这种体验叫异己体验。意思是说,患者的意志为异己的或被异己化了。异己体验是一种原发性病理体验,它既不体现患者的任何动机和目的,也无法将其与人格或生活事件有意义的联系起来加以理解,因此具有不可理解性或不可解释性。但是这种体验往往是违背患者的意愿,在表达上它有"抵抗"之意,但在操作上,由于为"非我"所有,只能望而兴叹。异己体验是精神分裂症的特征性症状。

异己体验包括思维被广播,思维中断(被剥夺),思维被插入,躯体、情感和冲动的被动体验、强制性思维、假性幻觉、被控制感等。临床检查思维中断时,要排除患者是因内外原因引起干扰思路有关的条件。思维被广播需与思维被洞悉感及读心症区别,均已前述。思维被广播与关系妄想之区别,前者"我的想法电视(电台)里播了出来";后者"电视(电台)里播出的节目在启发我、批评我"。

强迫体验、强制体验和异己体验的鉴别见表 2-3。

表 2-3　强迫、强制和异己体验鉴别

项目	强迫体验	强制体验	异己体验
意念来源	自身	自身,似内心另一个自我	外界
症状特征	单一、反复、强烈	快而迅速、强烈	一段时间内呈持续,可反复
内容涵义	单一,自知无意义	多而复杂,没有明确意义	除思维外,行为、情感活动也可有被动体验
抵抗程度	抵抗明显	几乎没有抵抗	没有抵抗
自我意志	全部动员反强迫	力不从心或无能为力	非我的意志活动
情绪体验	强烈,明显反感	有不快感	可有或无相应体验
自身感受	控制不住,但非控制不可	身不由己	被动受支配
症状例证	强迫性思维	强制性思维	一级症状的被动体验

(四) 被洞悉感

又称被揭露感,虽常见于精神分裂症,但非精神分裂症所特有,需要注意。可见于下述情况。

1. 与心理因素有关　与心理因素相关的被揭露感有两种情形,其一与某种心理事件相关;其二与人格特征有关。前者可能没有病理性的意义,随着时间的推移会逐渐消失。例如,一个人有隐私而生怕别人知道,尤其是做了重大的错事甚至做了犯法的事情,愈害怕就愈觉得很可能别人已经知道了自己的心事。这种担心害怕的心理使"可能"简直成了"事

实"。但如果得到别人的理解、同情和解释，当事人冷静下来后也会知道，那主要是自己顾虑而并无确证表明别人已经知道了秘密。

一些人的人格是以敏感和猜疑为特征，对于某些人格障碍的人来说就更明显。他们倾向于捕风捉影，他们有强烈的耻辱感和内疚，也可以强烈的自负或自恋，可以在本人并无不可告人之事的情况下感到别人知道了自己的事情或心情。这种人喜欢分析别人的言谈举止或态度，力图发现别人的"言外之意"或"别有用心"。

2. 与特殊的神经症有关 被揭露感也可见于神经症，所谓特殊"神经症"，主要是指对视恐怖症或社交焦虑症。这类神经症患者除了可存在被揭露感之外，往往伴有牵连观念（此时称超价观念更准确）。由于在特殊的场合下出现了障碍，愈控制愈出问题，于是患者的回避行为便由此产生。我们这里说的出问题，就是患者在社交过程中，感到别人在看自己，感到自己的表情不对劲，感到自己的眼神流露出一些"邪恶"的想法或念头，而且别人已经看出来了，于是周围人一举一动好像就是专门针对自己的，这样，患者本人就更加相信，别人知道了自己的内心想法。虽然患者自己也清楚地知道别人不可能用特殊的方法刺探自己的心事，但事实让患者相信，别人从自己的表情或眼神知道了自己的想法。这种情形似乎只有社交焦虑症或对视恐怖症才可以见到。

3. 原发性被揭露感 这种情况似乎只见于精神分裂症。当患者出现原发性被揭露感时，其并不是根据别人的言行作出判断，也不是根据妄想、幻听或猜疑恐惧心理所致，更不是从周围的情景变化来判断；也就是说，没有任何原因让他产生这种感觉，他似乎"直觉地"感到别人已经知道了他的思想，对这种感觉和体验说不出理由，谈不上根据，实际上他也不需要任何根据，有了这种体验和感觉就足以说明问题。因此对于精神分裂症来说，这个症状很有诊断意义，因为它属于原发性病态体验。这种情况下，往往还有其他的精神分裂症的特殊症状，如异己体验等。这种情况与妄想知觉有类似的现象。

4. 继发性被揭露感 在精神病态下，尤其是偏执性精神病以及精神分裂症的患者，受到其他精神症状，如妄想、幻觉以及异己体验或异常情绪影响下，把别人的言行错误地理解为已经知道了他的思想。这种情况有以下几种情形。

（1）感知障碍：当患者听到很多人议论或评价自己的事情（幻听）时，推论自己的一些事情，特别是内心世界被知晓。另一种是感知障碍的思维鸣响或思维化声，当患者想到什么，他就可以听到说话声讲出他想的东西，这种情况在患者看来，不仅自己可以听到，别人也能听到，因此而产生内心被揭露感。

（2）思维障碍：在思维障碍基础上，特别是物理影响妄想的基础上产生内心被揭露感，这些患者认为，自己的精神活动，如思维、情感、意志、行为等受到外界某种力量的干扰、控制、支配和影响，这种力量可能是计算机、电波、卫星或某种仪器。这是一种异己体验，也是一种病态体验，患者可在此基础上产生内心被揭露感，因为患者觉得这是通过被控制或监控而被知晓的。另一种情形也可以见于妄想气氛或妄想心境，前者是患者突然感到气氛不对头，异乎寻常，感到紧张，有"要出事"或"出了什么事"的感觉，因此会产生内心被揭露感。有时连客观的气氛也没有，患者突然产生一种危险迫近或危在旦夕的恐惧心情，但危险具体是什么患者并不清楚,这是妄想心境,似乎觉得自己的内心被别人知道了,由此产生内心被揭露感。第三种情况是被害妄想的基础上可以产生被揭露感,如被跟踪、被窃听等,都是产生继发性被揭露感的原因。关系妄想同样也是产生继发性被揭露感的重要原因之一,患者觉得报纸上、电台电视里、其他人的言行等都是针对自己的,他会追究为什么会这样,其中之一就是"他们知道了我的事情",因此产生了这种继发性被揭露感。

(3) 某些 Schneider 一级症状:在 11 项一级症状中,有一个症状叫思维被广播或思维扩散,这时患者体验到自己的思维活动不局限于自己的脑海里,而是已经超出了自我的范围进入外界,并被众人所感知,因此产生内心被揭露感,这是由于一种自我意识的界限性障碍所引起的。

四、思维内容障碍——妄想

(一) 概述

在精神病学中,对妄想的确认与鉴别,无论在理论研究、临床诊断和司法精神鉴定方面,都具有极重要的意义。因为一旦确认患者存在妄想时,即可确诊其患有某种精神病,而可排除一切轻性或非精神病性精神障碍。因此,对有无妄想的诊断,必须特别谨慎。

精神病学中的妄想与民间所说的"痴心妄想"含义不同。它是一种病理性偏执观念,支配了人的思想、情感与意志行为;使其脱离了正常轨道,而出现一系列精神行为异常状态,并可造成意料之外的害人害己不良后果。

有些缺乏经验的医生有时可能将以下几种情况误认是妄想,包括① 偏见。② 迷信。③ 顽固的错误或超价观念。

真正的妄想具有以下特点:① 并无事实根据,或者虽有某些作为妄想依据的细微情节,却被患者过分夸大与歪曲而构成。② 不能接受劝导而改正,即使向他出具明确的客观否定证据,则仍坚信不疑。③ 妄想的内容与患者的知识水平、身份与社会地位则明显不相符。并非由于知识不足或误会引起的错误信念。

(二) 妄想的分类

有下列分类方法。

1. **按照性质分类** 分为原发性妄想和继发性妄想。

(1) 原发性妄想体验:属于一种原发性病理体验,它包含有妄想知觉、妄想气氛和妄想心境等。

1) 妄想知觉:患者有一个真实的知觉,接着(时间长短不定)或几乎同时,便产生了一个妄想确信。妄想和知觉在内容上没有任何联系,但患者体验告诉他,妄想确信是在该知觉发生时出现的。知觉似乎给了患者某种特殊的启示,但究竟是怎样的启示,患者却说不出具体内容。我们曾见到一个读了两年的理科研究生某清晨跑步至铁路边时,他突然听见一老人在朗诵,患者立即确信,这个人很烦他。患者听见朗诵声是一个真实的知觉,既非错觉,也不是幻觉,但患者却确信,这个老头的确在厌恶他,虽然患者也说明厌恶他与朗诵声之间没有必然联系。显然,患者则是在听到朗诵声后歪曲了朗诵人的目的。

　　一般说,妄想知觉是在知觉的同时产生了异常意义。但也不一定在同时,有的妄想知觉与知觉相隔的时间不是几分钟、几秒钟,而是几小时,甚至几日几星期,也称之为妄想记忆,或"对往事的妄想性知觉"。看来,对妄想知觉而言,在知觉与其妄想之间的时间间隔长短是无关紧要的。

　　2) 妄想气氛:兹举一例,某大学教师之子,某日随同事出差到某南方城市,一上火车卧铺车厢后,行李尚未放好便感到气氛异乎寻常,跟平时的出差感受不同,患者为此显得惊惶不安。同车的同事问其情况,他说"要出事",看见乘警在车厢走动,就躲在洗脸间或厕所,以为是来抓他的,显得神色紧张;同车的同事安慰他,什么事也不会发生,不要害怕,患者认为同事在说假话,隐瞒实情,非要马上回家不可,同事无奈陪其中途下车,当日返家。回家后问家人如何,家人回答一切正常,但患者推断这是商量和安排好的,都在欺骗他。第4日出现被害妄想,内容明显而具体,并伴有评论性幻听。此时,妄想气氛随之消失,恐惧减轻。他认为迫害者原来是厂某领导,领导让其出差是一个幌子,而将其害死在路上以及害其家人是真。从以上的例子可以看出,患者的这种突发性体验实际上就是一种妄想气氛。

　　3) 妄想心境:在有些情况下,并没有上述描写的那种客观气氛,患者突然产生一种危险迫近的恐怖感,但究竟是什么,患者并不明确,此种心情恐惧,称妄想心境。随着妄想内容的明确化,没有具体内容和明确对象的恐惧不安心情也就趋于消失。

　　(2) 继发性妄想:是在已有的精神障碍基础上发展起来的妄想,有下列几种。

　　1) 在幻觉影响下产生的妄想。

　　2) 在情感障碍时产生的妄想,躁狂时可见夸大妄想;抑郁时可有罪恶、贫穷及虚无妄想。

　　3) 先有内感性不适,然后发展为疑病及被害妄想。

　　4) 意识障碍恢复后发展的妄想,妄想内容与意识障碍中的体验有关,例如谵妄时看见可怕的人欲杀害他,清醒后坚信有人迫害。做梦的情况也是一样,梦醒后把梦中的事当成事实,例如听到有人在梦中告诉他,现在的父母不是血统父母,梦醒后出现非血统妄想。这种妄想称为后遗性妄想。

　　5) 与记忆障碍有关:被窃妄想常是在记忆障碍的基础上发生,多见于老年期精神病患者及老年性痴呆早期。

　　6) 智能障碍者由于推理判断缺陷而产生妄想性解释。

　　7) 其他,如一种妄想基础上所产生的另一种妄想。

　　2. 按照结构分类　分为系统性妄想和非系统性妄想。

　　(1) 系统性妄想:结构严密,对象不泛化,推理性强,内容固定,情感常保持稳定,见于偏执性精神障碍。

　　(2) 非系统性妄想:结构不严密,对象泛化,推理荒谬,内容多变,常伴其他精神活动不协调,常见于精神分裂症及其他精神病。

　　为了分辨妄想的结构情况,通常可通过下面五个方面进行了解,简称"五 W",以被害妄想为例:

Where 在何处、何地迫害你？

What 用什么方式迫害你？

Who 谁在迫害你？

When 迫害从何日开始？

Why 为什么迫害你，或通过迫害要达到什么目的？

3. **按照内容分类** 有很多分类法，这里简单分为对己不利及对己有利的妄想两大类。

（1）对己不利的妄想：如关系妄想、被害妄想、被跟踪妄想、被毒妄想、物理影响妄想、嫉妒妄想、罪恶妄想、贫穷妄想、虚无妄想、体臭妄想（认为自身发出一种怪味，令人讨厌）、附体妄想等。

（2）对己有利的妄想：如夸大妄想、名门（出身）妄想、钟情妄想、赦免妄想等。

上述妄想在专业书籍中都有描述，在此不一一介绍。

（三）妄想有关的理论和实践问题

1. **关于妄想的判断标准** 长期以来，临床上判断妄想的存在是根据传统的"三个条件"（已前述），应该说这样的妄想判断标准已为大家所熟悉，并沿用已久。但在学术界对此认识并不一致，有人认为这样的判断标准并不完善，因此还值得推敲。

许又新教授提出判断妄想的以下标准可作参考。

（1）妄想是一种坚信或确信，它不接受事实和理性的纠正，可以说是不可动摇和不可纠正。有一个女患者，十分坚定地认为自己亲生母亲是香港一歌星。其母为此领着她走亲访友引证事实，把出生证拿给她看，也难以纠正，而且还说："假的还不好做吗？生母就是生母，养母就是养母，这两个是不可能替代的。"结果让其母亲泪流满面，而其却视而不见。

（2）妄想是自我卷入的。A. Clare（1980年）说："妄想是自我卷入的（ego－involved），它包含着对个人极为重要的感受。"实际上，妄想的核心判断总是包含着"我"，诸如"我有罪"、"我的爱人和某人有暧昧关系"、"人们在迫害我"、"上街时很多人的言行都是针对着我"等。可见，妄想的内容与个人的需要、恐惧或安全感等密切相关。很少有不涉及到"我"的妄想，只有少数被害妄想的患者可将被害对象涉及家人或亲人。实际上，这还是以"我"为中心，被害的对象是"我和我的家人"。因此，妄想是与"我"不能分开的。否则就应该审查这种妄想的可靠性了。

（3）妄想是个人独特的（idiosyncratic）。这就是说，妄想是某个人所独有的信念，而不是任何集体或者与他人共同享有的信念。在此有两方面的情况。某一坚信被无线电和人造卫星干扰并被窃取内心思想、相信有人在害自己的精神分裂症患者，十分明确地表示："其他人不可能有这种感受和思想，就是我一个人有。"但却不能解释其中的道理。另一种情形是妄想的存在明显有别于该主体所在文化群体或亚文化群体所拥有的信念，例如，带有宗教色彩的妄想在19世纪比现在更常见，这大概反映了过去宗教活动在一般人的生活中起着较大的作用。实际上，迷信或宗教在现代大城市中也有相当基础。正是由于每个正常人头脑里都浸透所属文化的价值观，妄想则容易被人们所辨认，因为同一群体对此信念不可能接受。从群体接受程度来看，接受程度越小，妄想可能性越大。真正的妄想，同一群体中，只有所属主体接受,并坚信不疑,此乃个人独特性所在。

2. 妄想与其他变量的关系

(1)性别:这种情形特别见于钟情和嫉妒妄想等。① 嫉妒妄想更常见于男性。患者可跟踪其配偶,并暗中监视,检查衣物、内裤精液等,也可伴有攻击或暴力行为。② 钟情妄想,两性均不多见,但女性多见男性,有钟情妄想的女性可能坚信她被一个通常难以接触的男人所爱,他通常有较高的社会地位,近来也见到青年女患者对某影星或歌星的钟情妄想,并可有性幻觉,甚至胎动与妊娠妄想。③ 替身妄想,即 Capgras 综合征,以女性较多见。

(2)年龄:一般来说,儿童患者很少有妄想症状,以语言表达形式障碍和行为异常较多见。随着年龄增加,妄想则有增多之势,特别是被害妄想、关系妄想、疑病妄想等。偏执型精神分裂症的发病年龄一般都高于其他类型。青春型患者,实际年龄多在青春期,可伴有性色彩内容,如钟情妄想。青壮年及晚发型精神分裂症可有较多的 Schneider 一级症状及异己体验相关性妄想,如物理影响妄想。年龄对妄想的影响,可能有两点关系:① 与其性心理发展过程有关。② 生活的经历为妄想提供了"素材"。

(3)婚姻:与婚姻直接有联系的有嫉妒妄想。没有结婚的人很少有此妄想。对钟情妄想中的"情人"产生嫉妒妄想的极为少见。离婚的患者可能对原配偶产生被害、关系、被控制妄想等。

(4)文化:涉及文化的变异较大,仅举一个众所周知的例子:与农村或山区人相比,城里人或"现代人"患者的被控制可能是卫星、计算机或其他科技的东西。这说明一个人所处的文化环境及自身经历对妄想内涵的作用较明显。

3. 妄想的评估 对妄想的评估较困难,至于其严重程度我们也很难用以下两个指针来估计,即自知力和妄想导致的行为异常。众所周知,精神分裂症的"冷性"妄想是显而易见的,一边是丰富而严重的妄想,一边则是"稳坐钓鱼船"——情感上无任何反应。妄想的存在本身表明自知力的缺失,但自知力缺失并不一定表明有妄想存在,或自知力存在时也可有不同程度的妄想,因此,如何评估妄想是精神科医生十分关注的事宜。

一般而言,对妄想的评估要从多维进行,它至少应包括以下几方面:① 起病之诱因。② 严重程度。③ 妄想内容。④ 妄想结构。⑤ 有无幻觉以及幻觉的特点。⑥ 有无 Schneider 一级症状及其表现形式和严重程度。⑦ 病前人格(主要考虑有无偏执性人格、分裂样人格的特性)。⑧ 病程特点。然而,要真正地做到这些方面尚有实际操作性困难。单就其严重程度而言,我们可以引证一下几个常用量表中关于这方面的描述。

BPRS 中对妄想的评估是根据"相信程度和对行为的影响"来完成的,其规定:如患者已将其信念付诸行动,那么可算完全相信。按患者最近一周内主观体验进行评分,是 1～7 级的评定方法,具体描述和方法见 BPRS。

SAPS 中按 0～5 级评定。首先列出了被害妄想等 12 项妄想,分别以 0～5 级评定,最后列出妄想总评。其规定根据妄想持续时间、是否沉溺于妄想、相信程度以及妄想对患者行为的影响、荒谬程度来评价。即 0 无;1 可疑;2 轻度:妄想肯定存在但患者常对此怀疑;3 中度:患者对妄想坚信不疑,但可能偶尔出现并且对其行为影响甚小;4 显著:妄想牢固,频繁出现并影响患者行为；5 严重：妄想复杂、完整并泛化，妄想牢固并严重影响患者行为，妄想可能有些奇特或不寻常。

4. 妄想的心理学解释　妄想作为一个精神病性症状，其心理学机制甚为复杂。有一位精神病学专家有一种精辟观点，他说："如果一个人已经超越了世俗的追求，妄想也就不会发生了。"

用心理学的方法分析妄想时，使人们自然而然地想到与妄想体验有关的妄想气氛、妄想心境，其中的情绪体验都较明显。妄想体验有几个阶段，从妄想心境开始，经过构成概念到通过个人努力修正他的整个认识观以便弄清其体验的含义，这一过程也就是妄想的形成过程。

以上这种解释较为粗略，故有时需要一些心理机制的补充。有些理论家试图用逃避不愉快的形式来解释妄想，Buad 及 Mill 提出妄想是一种对逃避罪恶感和羞耻感事件的解释。精神分析学者则认为："我爱他，他不爱我，因此我恨他。"由于投射心理机制，在潜意识里转变为"他恨我，他要害我。"学习理论者认为，妄想的形成好像建筑在"为了回避某些高度不愉快情绪的一种学习过程"，诸如："我恨他，"可有不愉快体验，甚至有罪恶感或羞耻感，为了减轻或回避这些体验而有了"他害我，所以我恨他"的结果。

另一种心理机制被认为是出于个人欲望与环境冲突，便将内心的期望或矛盾归结为外界原因所造成的，从而形成妄想。特别是这种冲突下的焦虑会加强、促动这种"归因外化"，而且还歪曲了感知，最后形成妄想。

用性格向极端发展来解释妄想的形成是基于临床可观察到的现象，偏执型人格障碍不仅是妄想的"易患特征"，而且也是病理妄想产生的前提性基础。曾有人指出，偏执性精神病患者与他人交往中所遇到的困难，最终易导致妄想的形成，其过程具有教条性和过早做结论的倾向。而且敏感多疑是其另一特征。这时他往往坚信自己是阴谋的牺牲品。也有的学者认为这种人的情绪体验较一般人持久，这类情绪体验带来的感觉往往会累积起来，使思维发生畸变。

5. 妄想与超价观念　在临床上，两者的鉴别难度很大，而且更重要的是由于鉴别不慎，导致诊断误差，从而造成法律纠纷的并不少见，近年来这类案件有增多趋势，需要临床医生重视。

超价观念也是一种直接涉及自我的一种确信，其与妄想区别的要点之一是"事出有因"，并非毫无依据，或无中生有，而往往有一定的事实（虽然歪曲、不完全），推理上有些逻辑性，听起来颇有道理；也就是说，超价观念具有一定的可接受性和社会真实性。就人格与个人经历而言，超价观念是可以理解的。但是，超价观念常常导致人际冲突。重要的一点是，妄想确信的程度与将信念付诸行动的坚定和范围之间往往并不协调；而有超价观念的患者总是坚定地把它贯彻在可能的行动中。因此，两者并不在于严重程度上的差别。

超价观念如果与人格有联系，往往是敏感多疑的偏执性人格，但这种超价观念与人格的其余部分是协调一致的，也不导致人格改变。然而妄想总与人格的改变相联系，如果是持续多年的妄想，几乎都有人格改变。

超价观念是缓慢发展的，常有一件或多件带有强烈情感的事件作为起点或发展中的里程碑，往往长期存在并持续多年，充分发展形式多见于 30～40 岁，童年或老年开始的超价观念较少。

有超价观念的人，可觉察到自己的信念、价值观和周围人有区别、有分歧，为了减轻这种分歧造成的紧张不安，患者往往积极进行"以理服人"般的"传道活动"，利用各种机会和采取各种方式，不惜与人争辩不已。只要有听众，患者便不知疲倦地"传道"。这与妄想的"冷"活动形成对比。除非妄想还处于妄想知觉、妄想气氛或妄想心境阶段。妄想的"冷"主要表现在：① 不问不说。② 有些患者即使妄想存在，但却守口如瓶，甚至在生活或待人接物中不表现出来、或偶尔流露一点。③ 可以没有任何行动。

妄想是一种病态的体验，应该说，体验在先，才有了一些可解释的现象，这些现象作为一种正向反馈，加强了患者病态的妄想体验。例如，有被害妄想的患者，对视察到的一切都用自己的价值观来解释，不利的、非我的、负面的都是"别人害我的证据"。妄想进一步得到加强，结果患者的坚信不疑更加坚定，因此坚信某人还会"继续下去"地害自己。而超价观念却是"回顾性的"，没有"前瞻性"。往往是对过去的认同。所以妄想是与超价观念的区别还在于这种认同方向有差异。

从内容上来讲也有些区别，这是比较常用的方法。从程度上说，妄想也有等级，例如钟情妄想、非血统妄想、变形或变兽妄想，因为内容很荒谬，没有什么根据，在患者看来也不需要任何根据，同时妄想与患者的其他心理活动之间亦缺乏联系。面对这样妄想，即使是没有精神病学知识的人，也会觉得荒谬而不可理解。

但是下列妄想与相关观念（即超价观念）的鉴别就不那么"一目了然"，主要是被害妄想、关系妄想和嫉妒妄想，现分述如下。

（1）被害妄想与被害观念：有下列情况之一，应考虑被害妄想可能：① 想法的产生事出无因，毫无客观事实根据。② 坚认被人饭里下毒、受电波照射等。③ 在别人看来并不介意的生活中小事，患者却确认为如有人雇员弄坏他的钢笔，把鞋带给丢掉等。④ 认为迫害自己的人联合起来，形成了集团或帮派。

另外从内容上进行分析也有助于区别被害妄想和被害观念，例如"发明得不到认可"、"别人踩着自己的肩膀往上爬"等都是被害观念的常见内容；还有具被害观念的人对于现实的态度往往限于感到受压制、排挤、被人瞧不起、造成不能抬头、生活困难等，而不是本人（或家属）会被谋害等，所以其提出的请求或上访目的仅要求解决以上具体问题，而并不是要求追究"揪出黑手"、"摧毁黑帮后台"等。

（2）关系妄想与牵连观念（或援引观念）：有的教科书把关系妄想和牵连观念同列，都认为是妄想，并不适当。因为牵连观念是一种超价观念，并不是妄想。虽其觉得或认为别人的言语行动在指向自己，但仍感到根据不足，也并不坚信不疑，有时也能认识这是他主观上的感觉和想法。

牵连观念的产生与人格特点很有关系，如争强好胜、爱面子、自卑的人容易出现，他们对自己的这种体验感到困惑，但又保留着批判能力，但牵连观念仍照样出现，因此痛苦不已。

癔症人格的人遭遇不愉快体验时可以有牵连观念。其他如敏感而羞怯的人、社交障碍的人、具偏执性人格的人等都容易产生牵连观念。

牵连观念如果坚信不疑，不能据理说服就是关系妄想，两者的鉴别有时比较困难，那就要进行必要的随访，而不是局限于一时的检查发现。

（3）嫉妒妄想与嫉妒观念：嫉妒妄想最不容易与超价观念性质的嫉妒观念相区别。临床上，我们往往通过各种方法找证据，如果有证据，就不是妄想，没有证据就是妄想。显然这种方法是不够全面的。它不是区别妄想与超价观念的根本方法。

嫉妒是一种非建设性的情感。无论是可理解的嫉妒还是病态嫉妒，或嫉妒妄想都严重地损害着夫妻关系。然而这三种嫉妒却是完全不同的，特别是性质的差异。

嫉妒是一个相对广泛的概念。但是精神科所谈及的嫉妒，主要是性的嫉妒。

嫉妒意味着一种不公平感和不愿意与人分享，是一种对异性配偶的所有权和占有的特殊态度。所以性的嫉妒几乎只发生于夫妻之间，往往人格在其中起重要作用。

可理解的嫉妒主要指女性"红杏出墙"或者男性拈花惹草，当然要引起对方的嫉妒。这种可理解性主要针对社会道德规范而言，因为人的行为不符合社会规范时，就会受到一种谴责。所以有些人认为，这种嫉妒是"人人都有的"。因此具有可理解性。

病态嫉妒是一种超价观念。其行为和态度是很明显的，也就是说，病态嫉妒者将自己的态度和情感投入到行动中，可以对对方任意猜测、想象，但感受是真切而痛苦的，因此常常使家庭没有安宁。同样可以发生跟踪、监视、检查、审问等侵犯人权的事情，甚至暴力事件行为。这种情况往往见于偏执型人格障碍者，以及"醋心过重"的妇女和"大男子主义"者。病态嫉妒者对所认为的"情敌"有明显敌意，可以有严重的暴力行为；而嫉妒妄想者往往只攻击配偶，而较少攻击"情敌"。

嫉妒妄想，有的可能是病态嫉妒的发展，但非必然。嫉妒妄想被视为"对婚姻不忠实的妄想"，几乎只见于已经结婚的人。男性多见。他坚信妻子不忠实，即使没有证据也毫无迹象，患者不顾事实，而荒谬无稽地称妻子有外遇。患者想法的荒谬和不可纠正的特点对于诊断的意义较大，远远超过追究那些过去可能发生过的夫妻矛盾。

如果进一步区分病态嫉妒与嫉妒妄想，还可以从其他方面来认识。一般而言，对于病态嫉妒，女性显著多于男性；而嫉妒妄想者，男性显著多于女性。前者与人格有关，可以从其人格缺陷或障碍中找到解释。后者是不可理解的，是精神病的表现，最常见于偏执型精神分裂症和慢性酒精中毒。

在检查嫉妒妄想患者时，我们往往要求患者说出自己的证据，患者其实没有客观证据可言的，也确实说不出所以然。充其量说，对方外出买东西或去逛街时间太长，或者在马路边等车时东张西望等。显然这些不是证据，而是患者在妄想情况下的一种"推测性"解释。这些小事情与病态嫉妒的"要坚决捉奸在床"的决心和行为相差甚远。这说明嫉妒妄想和病态嫉妒存在差异。病态嫉妒不属于一种精神病性症状，而是一种超价观念，除多见于人格障碍与人格缺陷者外，也可见于正常人。在司法精神鉴定时，必须与嫉妒妄想严格区别，因为两者责任能力的评定有原则性不同。

6. 妄想在诊断中的注意　由于妄想在诊断中的特殊地位,因此临床医生都会较专心地去发现面临的患者是否存在妄想,由于过分心切,往往会出现判断失误,为了做到谨慎,在临床工作中需注意下列环节。

(1) 妄想的认定过程:在发现患者暴露某种想法时,首先要注意与有关精神现象进行鉴别,不要捕风捉影地一听说有"怀疑"、"迫害"等词就先占地认为就是妄想,猫在捉到老鼠之前,先要看清面前出现的是否是老鼠。

例如有一个患者,其突出的行为表现是不敢外出,称其原因是总觉得外面有人注意他,这种诉述有几种可能:① 社交恐怖。② 强迫观念。③ 超价观念,被注意感。④ 被跟踪妄想。为了搞清就需要询问一系列问题,如:如何体会到有人注意? 是陌生人还是熟悉人在注意? 他们是真的在有意识的注意你,还是你自己的想法? 除了注意之外,还采取什么方法在对付你? 为什么有人注意你? 等等。通过这样深入一问,大致就可明了精神现象轮廓,这是发现患者暴露某种体会时的必须检查过程。

其次是要进一步了解其想法的心理、环境和人格背景,以区别是超价观念还是妄想,是原发性妄想还是继发性妄想。

接下来是划分妄想内容的类型,是被害妄想还是嫉妒妄想等,尽可能做到名称到位。难以归类的情况也不少见,因为现在书籍中记载的都是传统性名称,随着时代发展,一定会有新的妄想内容出现,这时就要创造性地使用新名称,但注意不要任意地创造新词。在这里还要提的是,有些医生喜欢用"猜疑"一词,甚至描述时既说患者有被害妄想,同时又说存在猜疑,这其实大可不必。猜疑之词概念太笼统,不是精神科专业用语,如果肯定是妄想或者超价观念,就可明确标明。只有在精神现象的病理意义尚未阐明之前,作为描述才适用"猜疑"一词,但也只是权宜之计。

明确是妄想之后,最后还需了解一下患者所抱的态度,对妄想对象是"逆来顺受"呢,还是"以牙还牙",后者需提防暴力行为,这种了解无论对保护其他人安全还是保护医护人员安全都是必需的。

(2) 妄想症状的记录:有的病史仅简单地记录妄想名称,而不记述患者具体的描述内容,这样的病史记录如果一旦需要进行诊断复核,就经不起考验。患者以后可以不暴露,或称"当时只是讲讲气话"、"随便说说的",复核者就会显得左右为难,这样的事件现正日益增多起来。所以遇到合作患者,一定要伺机一问到底,当暴露充分时,一定要非常详细地记录下其原始陈述,而且要多次进行精神检查。

第五节　情　感　障　碍

情感、情绪和心境三个名词在精神病学中经常通用,尤其是情感和情绪并无严格区别。现在精神疾病分类也将原来的"心境障碍"改为"情感障碍"。

有的学者将情感分为正性和负性两种。正性情感包括高兴、喜悦、愤怒等,可增强生命活力;负性情感包括悲伤、抑郁、恐惧、紧张等,能降低生命活力。

一、病理性优势情绪

指在精神活动中占明显优势地位的病理性情绪状态,其强度和持续时间都与现实环境刺激不相适应。

(一) 情感高涨

除了心境愉快之外,常伴有言语及动作增多,具有感染力,主要见于躁狂症。

与欣快的区别:后者① 自得其乐。② 不伴其他精神活动增多。③ 症状少变,与环境少联系。④ 伴认知功能障碍。⑤ 有器质性基础。

(二) 欣快

其特点为诙谐、滑稽、表情轻松愉快,爱开玩笑或恶作剧。但言行往往愚蠢、幼稚,缺乏感染力,并常伴智能障碍。主要见于器质性精神病,以及慢性衰退的精神分裂症。

(三) 销魂(ecstasy)

处于一种特殊的喜欢愉快状态,或飘然如仙的心境,不一定伴有其他精神运动性兴奋。以海洛因"过瘾"时最为典型,也可见于酒醉、致幻剂中毒、癫痫症,以及器质性精神病、精神分裂症等。

(四) 心境恶劣(dysphoria)

表现情绪激惹、怨恨、愤恨、敌意、焦虑、烦躁,对周围环境及事物时时感到不满,因此易激惹发脾气。然而抑郁情绪不严重,较少有消极观念及行为。自己不愉快,还常引起周围人的厌恶;怨恨别人,而不是责备自己。还可经常有躯体不适感或疑病观念,主要见于过去所描述的抑郁性神经症。此外,癫痫症也可有此体验,具有发作性特点,维时较短暂,一般可在1~2日内消失。

与易激惹不同,心境恶劣时,主要处于情绪恶劣状态,处处事事感到不称心如意,"怨天怨地",遇事时激惹生气;而易激惹只是在受到外界刺激时才引起激惹反应。亦与情绪抑郁不同,后者情绪低落突出,且持续存在,伴有精神运动性抑制,且自责内疚,自信缺乏,常存消极观念。

(五) 焦虑

是一种常见的非精神病性精神症状,患者感到非常痛苦,甚至痛不欲生,并影响其社会功能。表现终日惶恐不安,提心吊胆,总感到会有不幸或祸事临头,但又不能说出所以然来。在严重焦虑时还可出现手指震颤、肌肉紧张、坐立不安、来回走动、搓手顿足,以及头晕脑涨、后颈僵痛等。主要见于焦虑症、抑郁症、更年期综合征等,也可出现在精神分裂症、器质性精神病等。

有的学者认为,典型的焦虑症必须具有:① 焦虑心境。② 运动性不安和自主神经紊乱(包括口干、出汗、心悸、胸闷、身体发热或畏寒、颜面发红或发白、食欲不振、腹泻或便秘、尿急尿频等),否则不能诊断为焦虑症。而作为焦虑症状,就不一定需具备以上症状。

然而,焦虑不仅是一种常见的精神症状,而且还是一种常见的反应性表现,即对事件或处境的一种反应。单纯的焦虑还有一种积极的效应,它可以是人生的一种动力,这一点我们每个人都有这方面的体会。心理学研究表明,焦虑虽然是一种痛苦的体验,但它具有重要的适应功能。第一是信号功能("警报"功能),它向个体发生危险信号,当这种信号出现在意识中时,人们就能采取有效措施对付危险,或者逃避,或者设法消除它。焦虑提醒人们警觉到已经存在的内部或外部危险,在人们的生活中起着保护性作用。例如当人们闻到焦臭味后,可立即产生怕发生火灾的焦虑,S. Freud 称为"现实性焦虑"。只有并无任何原因,自己也不能理解为何如此惶恐不安而严重焦虑时,才属于病理性的。第二是动员机体处于战斗准备状态。焦虑发生时,使自主神经支配的器官进入兴奋状态,警觉增强,血液循环加速,代谢升高,为采取行动对付危险作出适宜准备。第三,参加学习和经验积累过程。焦虑帮助人们提高预见危险的能力,帮助人们不断调整自己的行为,学习应对不良情绪的方法和策略。

典型的焦虑见于焦虑症,抑郁症患者也同样可以有焦虑症状,有时可以达到共病的程度。因此有人称焦虑和抑郁是"姐妹症状",几乎所有焦虑症者都伴有不同程度的抑郁症状,在各类抑郁症中,有明显焦虑症状者约占 2/3 以上。著名精神科专家刘贻德教授曾指出:如果仅有抑郁而缺乏焦虑症状的,则很难考虑是"内源性抑郁症"。强迫症与恐怖症者无一例外的都有焦虑症状,因此 DSM -Ⅳ将它们与焦虑症共归于"焦虑障碍"之内。

焦虑和抑郁虽经常相伴,但有区别。焦虑的特点是指向未来,指向可能的危险和不幸,在观念上不确定;抑郁则意味着已经造成的损失,是无可换回的既成事实,在观念上是确定的。

焦虑与疑病的区别,疑病症可伴有焦虑症状,焦虑症也可伴有疑病症状,但疑病症的焦虑集中于自己的身体和具体疾病;焦虑症的焦虑却是弥散的。

精神分裂症患者的焦虑,并不排除一开始就存在的焦虑,但是可能大多数的焦虑体验与精神病性症状关系比较明显;特别是在疾病的早期,幻觉的存在以及妄想形成的早期,尤其在自知力没有完全丧失的情况下,患者的焦虑是明显的。不但早期可以出现焦虑,在疾病的发展过程中,以及在疾病的康复阶段都可以出现焦虑,这种焦虑有可能是疾病症状学的构成之一,也可能是继发于其他症状或者是对外界的一种反应。对于精神分裂症而言,另外一种焦虑是不能不提的,这就是药源性焦虑。

药源性焦虑往往是应用了高效价的传统抗精神病药物或其他抗精神病药物剂量过大的情况下出现,患者的表现不仅有静坐不能的表现,而且在情绪上的烦躁不安也特别明显,甚至是冲动,在这种情况下需要分清是药物引起还是原发的症状,否则继续增加药物会进一步加重这种药源性焦虑。

（六）抑郁

抑郁也是一种常见的症状,它不仅可以附属于其他疾病,也可以作为中心症状而形成所谓的抑郁症。这样的患者可以表现情绪低落、绝望、无用和无助感明显、兴趣减少甚至消失,体验不到生活的乐趣、悲观、看不到前途,甚至有消极的念头和行为,这样就是抑郁症的表现。但是作为一个抑郁症状,相对来说就可能没有这样全面和深刻。患者的抑郁症状可以表现情绪低沉,整日忧心忡忡,愁眉不展,唉声叹气,重者忧郁沮丧,悲观绝望,感到自己一无是处,以致兴趣索然,大有"度日如年","生不如死"的感觉。外界一切都不能引起他的兴趣抑郁症状有时会表现面无表情、呆板，甚至类似于精神分裂症的阴性症状，这是需要鉴别的。真正能深入到患者的内心去体验患者，可能是最好的方法。

抑郁也是精神分裂症的一个常见症状，在整个病程中，其发生率在 7％～75％，但又因为不同的病期，抑郁症状发生率也不同，初发者 50％左右，复发者 30％左右。精神分裂症终身伴抑郁的危险性约 60％，明显高于普通人群的 8％～26％。

精神分裂症患者的抑郁症状与典型的抑郁症表现有些差异。一般来说，它不像抑郁症那样抑郁症状贯穿于整个病程，往往也不会构成主要临床相，常常随着抗精神病药物的应用，大部分抑郁症状得到缓解。从症状的特点来看，也没有明显的精神运动性抑制，从生物学上来说，也不一定有 DST 阳性现象，也不能完全用 5－HT 功能下降来解释。

精神分裂症的抑郁症状既可以是精神病症状的固有构成，也可以是对精神病性症状的反应，同时更可能是对自身患病的一种反应。但无论来源如何，这种抑郁症状在精神分裂症的临床表现中是客观存在的，也是不容置疑的。

但是精神分裂症的抑郁却不同于阴性症状，即使它们在外表上看起来有类似的地方，但实质上却有本质的差异。虽然有些研究发现阴性症状与抑郁症状之间有些相关的关系，但是最本质的心情低落几乎与任何一种阴性症状都没有联系。

精神分裂症的抑郁，如果在临床上占有一定的地位，有可能是分裂情感性精神病。因为这种情况是不同于伴有精神病性症状的抑郁症的。

在康复期，患者的抑郁症状可以很明显，在现代的诊断标准中，已经列出了精神分裂症之后的抑郁或精神病后抑郁。这种情形不少见，其中患者对自己疾病的认识以及由此引起的心理反应在其中占主要的地位。

在复发前，不少患者也可以出现抑郁症状，所以，对于有一定程度抑郁症状的精神分裂症患者，应该是复发的一种提示或者某种干预的提醒。

伴有抑郁的精神分裂症患者，自杀的概率比较高。

（七）恐怖（又称恐惧）

指对外界某种事物的特殊恐惧，而患者自己也知道这种恐惧是不必要的、非理性的，但难以自控，往往同时伴有明显的焦虑以及不同程度的抑郁。主要见于恐怖症、强迫症、精神分裂症，以及某些器质性精神障碍。

恐怖具有情绪的强迫性特征，故过去曾把恐怖症归类于强迫症的一种类型，称为强迫性恐怖症。

与焦虑有些相似，但焦虑是对于未来的担忧，而恐怖是对于当前事物、场所等的不安。

二、情绪诱发障碍

情绪的变化与外界刺激无关，或虽与外界刺激有关，但反应阈值发生了变化，产生反应过敏或反应迟钝。

（一）易激惹

表现情绪反应过敏，对刺激的耐受性减低，轻微刺激引起与强度不相应的反应，以阳性情绪表现为主。见于躁狂症、精神分裂症、器质性精神障碍及神经症。

（二）情绪不稳

情绪体验极易波动，易从一极端变为另一极端，但持续不久，可有（或无）外界诱因。外观给人印象是喜怒无常。

精神分裂症患者可见情绪不稳，其变化常缺乏内在体验，显得莫名其妙；也可见于器质性精神障碍。

（三）情感失禁

是一种情感失控现象，发作时患者心里明白，但无法控制其哭笑表现，常由轻微的刺激引起，例如当询问到患者某伤心事时，患者立即当众痛苦不止，片时收敛，自惭在众多陌生人面前"出了丑"，但自叹不能控制。见于器质性精神障碍（尤其血管性痴呆）。

（四）激情发作

指在受刺激后，或并无刺激的情况下，突然发生剧烈的情感反应（如暴怒），同时可伴有攻击、破坏、伤害等行为，该时往往伴有不同程度的意识范围狭窄，理智缺损，行为不计后果，又可分为两类。

1. 生理性激惹　主要见于人格不健全者，气量狭小，易感情用事，遇细小刺激引起暴怒，没有严重意识障碍，也无妄想、幻觉等精神病性症状，事后能回忆过程。

2. 病理性激情　这是一种强烈的情绪表现，有下列特征：① 其出现缺乏或仅有细小诱因。② 发生骤然、强烈而短暂。③ 有严重意识障碍。④ 可发生冲动行为。⑤ 伴有自主神经变化，如面色苍白或发红、呼吸急促、心率加快等。⑥ 发作后有的瘫倒在地，对过程全部遗忘。⑦ 常有下列疾病基础，如器质性脑病（颅脑外伤、脑炎）、癫痫、器质性人格改变、精神分裂症、急性反应性精神病等。但要注意，不是在以上疾病基础上的激情发作都是病理性激情，判断时仍要注意掌握符合病理性激情的症状含义，不是精神疾病＋激情发作＝病理性激情，此点常有误解。

（五）强制性哭笑

多见于血管性痴呆患者，具有下列特征：① 发生无诱因，无内心体验。② 发生后不能自我控制，带有强制性质。③ 发生和终止均突然。④ 伴有呼吸肌、声带肌及泪腺的协同活动。

与情感失禁虽然都存在对情感表达控制能力的障碍，但有区别，情感失禁是只发生在有外界刺激的条件下，同时有内心体验；而强制性哭笑是自发性的情感反应，出现并无相应的外界刺激，发作时也无内心体验。

（六）情感淡漠

其特点似"情感源泉的枯萎"，对外界环境缺乏相应的情感反应，真正的情感淡漠往往对心理-生理反应测验呈阴性结果，即对特定的刺激在心率、呼吸、血压等方面与刺激前无变化。它不同于抑郁症的情感反应平淡，也不同于器质性精神病者的情感麻木。是精神分裂症的特征性症状之一，也见于器质性精神障碍。

情感平淡一词用得比较普遍，习惯使用上常把程度上比情感淡漠轻的称为情感平淡，例如患者对于本该引起明显情感反应的刺激却反应平淡,缺乏相应的内心体验。虽然有的学者并不认同,但从临床的实用立场而言,把情感淡漠与情感平淡之间的差异作这样的理解还是比较实际的。

评定是否情感淡漠要全面依据:① 与亲人的关系和态度。② 兴趣、爱好与生活追求。③ 对目前处境的态度。④ 日常生活的安排。⑤ 对未来的打算和愿望。评估时不仅限于外在表情、言语和行为的观察,更重要的是了解其主观上体验。对于暂时观察到的表情不活跃,可以使用"表情呆板"、"反应迟钝"。严格掌握"情感淡漠"或"情感平淡"的用词,因对临床诊断有重要意义。

(七) 情感迟钝

指患者对客观刺激的情感反应虽有,但反应速度明显迟钝,其强度显著减弱。主要见于抑郁症与器质性精神障碍,也可见于反应性精神病、精神分裂症及其他精神障碍。

(八) 情感麻木

指患者对外界强烈刺激表现毫无反应而呈麻木状态,主要见于器质性痴呆与晚期精神分裂症,也可见于癔症、反应性精神病(由于强烈刺激引起短暂的深度情感抑制所致,在发病机制方面与前者不同)。

(九) 冷酷无情

为反社会性人格障碍的特征之一。表现极端自私、缺乏道德心、为满足个人欲望而不择手段。对他人冷酷无情,甚至对自己的亲属也可进行掠夺或施加暴行。

(十) 情感幼稚

往往同时表现过分任性或"孩子气",常感情用事,缺乏理智。主要见于癔症、精神发育迟滞,以及青春型精神分裂症。

(十一) 情感衰退

指患者对周围事物失去原有的那些情感体验,往往面部无表情,或者经常傻笑,它是患者整个精神衰退的一部分表现。主要见于慢性或晚期的精神分裂症、器质性痴呆患者。

三、情感协调性障碍

情感体验与外界刺激或外部表情不协调,或与内心体验自相矛盾。

(一) 矛盾情感

精神分裂症患者对一个人或一件事同时存在两种对立的情感,如某患者坚信其妻与单位领导一起要谋害他,所以十分恨她,但同时又盼望她来医院探望他,陪伴他。与矛盾意志、矛盾思维共称为矛盾现象(矛盾症),是精神分裂症的基本症状之一。与正常人在某种特殊条件下所产生的情感矛盾相比,病理性矛盾情感具有下列特点:① 并不限于个别事件,而是经常出现。② 并无特殊的环境因素存在。③ 患者本人不感到此种矛盾状态的存在。④ 患者无苦恼和痛苦感受。

(二) 情感倒错

精神分裂症患者的情感反应与外来的刺激不一致,如当听到亲人死亡的噩耗时,无动于衷,甚至流露出喜悦的表情。

(三) 情感不适切

指患者对外界环境的情感反应不适当(常同时伴情感淡漠),或者其言语、思维活动与其情感表现不协调。主要见于精神分裂症、器质性精神障碍等。

第六节 注 意 障 碍

注意是指精神活动时对一定事物的指向与集中。注意有四个特征:① 保持。② 选择。③ 范围。④ 转移,指停止注意原来信息源转而注意其他信息源的能力。

注意又分为主动注意(随意注意),乃对既定目标指向及集中的能力;被动注意(不随意注意),乃外界或内在的刺激而引起被动的指向及集中的能力。

常见的注意障碍有以下几种。

1. 病理性注意增强 指特别注意(包括主动注意与被动注意)某些事物或特别容易被某些事物所吸引,常见于患疑病症或有妄想的患者。有被害或嫉妒妄想的精神病患者,对妄想对象的一举一动往往特别注意,并对妄想对象的举动赋予一种妄想性释义。

2. 随境转移 主要见于躁狂症或躁狂状态的患者,是意志选择性障碍,其特点是:被动注意病理性增强,而主动注意却不能持久,极易被外界事物或新问题所吸引,因此注意目标不断转移。

3. 注意减弱或迟钝 主动和被动注意均见减弱。主要见于疲劳或精神衰竭状态,以及器质性痴呆等。

4. 注意(范围)狭窄 是注意范围的障碍。主要见于轻度意识障碍、癔症发作,以及器质性痴呆等。

5. 注意涣散 是注意保持的障碍,主动注意减退,注意力不集中且不能持久。可见于过分疲劳、神经衰弱、儿童多动症、器质性精神障碍,以及精神分裂症等。

6. 注意矛盾 是矛盾的表现之一,其特点是:对重大事物不够注意,却对一些琐碎事物特别注意。主要见于精神分裂症。

7. 注意固定 是注意转移特性的障碍,可见于正常人的过分专心致志状态。处于病理状态的如有强迫观念的患者,注意固定于病态观念,而无法摆脱,此又称强制性注意;还有具有妄想病态的患者,其注意可高度集中在妄想上,固定而无法转移。

第七节 记 忆 障 碍

记忆是使贮存于脑内的信息复呈于意识中的功能,是保存与回忆以往经历的过程。

记忆具有以下三个基本过程:① 识记或铭记。② 保存,即信息储存。③ 回忆与再认。在这三个过程中,无论哪个受损或发生障碍,都可产生记忆障碍。

根据记忆时间的长短可分为:① 即刻记忆:对一二分钟发生的事物记忆。② 短期记忆:对 1 小时内事物的记忆。③ 近事记忆:对 48 小时内事物的记忆。④ 远期记忆:对 2 日以上以至数年之久事物的记忆。

记忆障碍,常见的有以下几种。

1. **病理性记忆过强**　不包括记忆力特强的正常人,如所谓的"目下十行,过目不忘"的聪慧者。指患者记忆能力特强,甚至对久远的事件的具体细节都能回忆起来。见于轻躁狂、强迫症、偏执性精神病、偏执型精神分裂症等。但后者的记忆过强,只限于与妄想有关的事物,且往往赋予妄想性释义。

2. **记忆减退**　通称"记忆不好",与记忆的四个基本过程都有关系,开始时往往涉及近事记忆,以后才涉及远事记忆,与年龄有关。见于正常人或神经症、器质性精神障碍等。虽也常说遗忘某事,但与下述的遗忘不同。

3. **遗忘(记忆缺损)**　可分为以下几种。

(1) 顺行性遗忘:指对发病之后一段时间之内的经历遗忘。

(2) 逆行性遗忘:指不能回忆紧接着疾病发生前一段时间的经历。根据遗忘时间的长短,可以推测疾病(尤其颅脑外伤)的严重程度及预后,逆行性遗忘的时间愈长,则疾病程度愈严重,预后愈不佳。

(3) 界限性遗忘:又称阶段性遗忘,所遗忘的经历与强烈的精神创伤有关,见于癔症或应激相关障碍。

4. **记忆错误**

(1) 回溯性错构:指对于一个真实事件的追忆中添加了错误的细节,如重度抑郁症患者在回顾往事时,常夸大自己的过失,并可进一步发展成罪恶妄想。具有妄想的精神病患者、精神分裂症与器质性脑病患者,都可出现这种错构现象。

(2) 虚构:对实际上从未经历过的事,作虚幻的回忆,以填补自己被遗忘了的一段经历,常见于酒精中毒性精神障碍、颅脑外伤后等。在精神科临床中,常见具有妄想的精神病患者,通过幻想制造许多不存在的虚构性细节,从而使其妄想发展得更加"合乎情理"及系统化,称为妄想性虚构。

(3) 病理性谎言:又称谎言癖。参阅"意向冲动控制障碍"一节中的"病理性谎言"段落。

第八节　智　能　障　碍

一、概述

智能又称智力,指人们认识客观事物,并运用知识与经验来解决实际问题的能力。它是先天素质、教育与社会影响、个人经验及努力等因素综合形成的产物。根据性质不同,又可分为:① 抽象智能。② 机械智能。③ 社会智能。许多人,这三方面的发展不一定平行,如有的人在抽象智能方面优秀,但社会智能却较差,也是很常见的;又如个别中度精神发育迟滞者,在数字记忆或计算方面特别优良且远远超过常人,但在其他方面却很差,甚至近于"白痴"，对这种人，有人称谓"白痴学者"（idiot‐savant）。

智能并非单一的心理过程，它与人们的感知、记忆、思维等心理过程密切相关。目前临床上往往采取各种智商测试方法来评定人们智能的高低，但对测试结果必须细加分析，因为智商（IQ）测试结果并不一定代表他的真正智能水平。对以下 3 种情况应加注意。

（1）儿童、青少年的智能表现随着年龄的发育成长，可有很大的变化。例如爱因斯坦幼年读书时，曾被视为"弱智"，但后来却成了世界上最伟大的科学家。儿童、青少年在智商测试时，可能因注意力不集中、情绪不稳定、一心贯注于他事（先占观念状态），以及周围环境影响等因素，而使智商测试结果下降。因此，必须多作几次，选择他（她）在情绪愉快、充分理解测试意义、取得他（她）的信任与良好合作下去进行，才能获得较可靠的结果。

（2）精神疾病患者在发病期间，有意识或感知障碍，或者有明显抑郁与精神运动性抑制，或者有妄想并伴敌意，或者兴奋躁动、根本不合作时，对他（她）们进行智商测试，是根本毫无意义的。

（3）在司法精神鉴定时，对被鉴定人进行智商测试，往往有很多不可靠因素（尤其测试结果明显过低时）。个体往往由于自我保护心理，使测试结果分数减低。因此必须参照其平时的社会智能水平进行修正，以排除其"装傻卖呆"的可能性。

二、分类

智能障碍有先天性或后天性原因。如果发生在大脑发育成熟之前（18 岁之前），称为精神发育迟滞；如果发生于大脑发育成熟之后（18 岁以后），称为痴呆，或称为某病所致智能障碍。

（一）按预后分类

可分为可逆性痴呆和不可逆性痴呆。

（二）按性质分类

可分为真性痴呆和假性痴呆，以下重点叙述。

实际分类上常用痴呆一词并不适当，因为只有当智能障碍严重发展时才称为痴呆，此处实际上主要指不同程度的智能障碍。

1. *真性痴呆*　即器质性痴呆，由于脑部严重受损而发生智能障碍。预后不佳，病情较重而且持续时期长，甚至终身不愈，可由脑部或脑外的器质性原因引起。在诸多器质性痴呆中，正常颅压脑积水引起者可属例外之一。

2. *假性痴呆*　指由于患者的精神病理性因素（或心理因素）引起的类似"痴呆"状态。因不是真正的器质性痴呆，故称谓"假性痴呆"。预后较好，经过适当正确治疗（包括药物与心理治疗）之后，病情可消除，智能可恢复到平日水平。主要见于以下几种情况。

（1）重度抑郁症：由于情绪严重低落、言语动作减少、思维迟钝、反应迟缓，以及精神运动性抑制，对提问回答不出甚至错误，因而误认为"痴呆"。尤其对中年后或老年期抑郁症患者更容易误诊为"早老性或老年性痴呆"。对他们使用抗抑郁剂使病情缓解之后，就容易区别了。

（2）反应性或心因性精神障碍伴有明显抑郁症状时,可误认为是"痴呆"。

（3）精神分裂症伴有严重抑郁症状、或者出现木僵状态时,可误认为"痴呆"。

（4）癔症性假性痴呆:可表现为甘瑟综合征（Ganser syndrome）及童样痴呆等。

真性痴呆与假性痴呆的鉴别意义,在近年来显得日益重要,尤其在司法精神病学鉴定的损伤程度及因果关系评定上更为突出,有的人在遭受某种精神打击或轻度颅脑外伤后,长久地表现反应迟钝、表情呆滞、行为木然、对亲人缺乏感情、不能正确定向、记忆及进行计算,甚至日常生活也需人督促,持续可长达数月,甚几年,此种情况究竟如何论定,常使医生为难。

进行两者鉴别时,如果仅依靠临床现象常较困难,应该进行综合性观察,包括下述。

1. 发病背景　真性痴呆发生有严重颅脑外伤及其他器质性疾病基础;假性痴呆仅有轻度颅脑外伤及缺乏其他器质性疾病基础。

2. 临床特征　真性痴呆符合智能损害的临床规律,例如对同样难度作业胜任程度一致、检查发现与实际行为表现一致、对认识缺损积极采取补偿措施等;而假性痴呆可以发现其中许多不相称及矛盾的表现,给人以不真实感觉。

3. 情感反应　由于症状的鉴别与个人的利益相关性,对真性痴呆者进行检查时可发现其对有关信息刺激的情感反应淡漠;而假性痴呆者尽管外观表现呆傻之状,但涉及有关信息刺激时显出难得的关心程度,可从其表情、言语、动作及自主神经系统变化等方面观察出来。

4. 随访观察　真性痴呆的临床表现一般保持恒定,较少变化;而假性痴呆常见波动,有时"呆傻"严重,有时则可显得相对正常。因此观察者要对这方面的特点进行深入了解,并亲自进行多次检查。

5. 客观检查　包括躯体、神经系统及实验室辅助检查。真性痴呆常有客观检查的阳性发现支持,而假性痴呆则属阴性。

第九节　意志与行为障碍

一、意志障碍

意志是人们由于某种需要或动机,自觉地确定目的,并支配行动,克服种种困难与阻力,以实现这个预定目的的心理过程。它是认识过程进一步发展的结果,同时又与情绪密切有关。

常见的意志障碍,主要有以下几种。

（一）意志增强

主要指个体在某种超价观念或妄想支配下所表现的固执、顽强、长期不懈地坚持某些目标和行动。主要见于偏执型精神分裂症、偏执性精神病与偏执型人格障碍。例如:偏执型精神分裂症患者在"创造发明妄想"支配下,埋头书写关于"自动机"荒谬离奇的设计,坚持数月之久,到入院时,已积累十几大册,近百万字。另有一偏执性精神病患者,无根据地怀疑同事勾结当地行政部门若干领导干部对他进行迫害,连续上诉上告20多年。

（二）意志减弱与意志缺乏

意志减弱指意志-行动缺乏主动性与进取心，可见于单纯型精神分裂症、器质性痴呆与抑郁症等。意志缺乏则比意志减弱要严重得多，表现无任何主动意志要求，对前途毫无理想与打算，也无进取心，更不愿学习任何知识与技术。生活散懒，并且不讲卫生，甚至长期不洗澡、不理发、不换衣服，浑身邋遢、污秽不堪，令人难以接近。遇事被动，需人督促。为人孤独自闭；不愿与他人来往与交际。主要见于慢性精神分裂症与器质性痴呆。

（三）意志薄弱

指缺乏克服困难与纠正自己错误习惯或不良行为的决心与毅力，也缺乏这方面的信心。可见于药物依赖、性变态与衰弱型人格障碍等。

（四）易暗示性

指缺乏主观意向，容易接受外来的影响或别人的暗示，随别人的暗示或指示而行动，同时对别人有较强的依赖性。主要见于文化程度较低的愚昧者或迷信思想较严重的人、催眠状态、意志薄弱者、癔症或癔症性人格障碍、精神发育迟滞，以及气功所致精神障碍患者。

（五）犹豫不决

表现遇事缺乏果断，常反复考虑，不知如何才好；对模棱两可的事，更难以作出选择和决断。对此，患者有自知力并感到痛苦，主要见于强迫症。

（六）意志矛盾

属于"矛盾症"的一种表现。表现：对同一事物出现两种相反的意向，如见到朋友时，一面想去握手，一面又把伸出的手马上缩回来，是精神分裂症的一种特征性症状。它与强迫症"犹豫不决"的主要区别点是：患者对此无自知力，并且漠然不以为然。

（七）意向倒错

指一种荒谬与不合理的意向活动，如吞吃粪便、喝尿或痰盂水等。

二、动作和行为障碍

指患者的动作和行为异常，不合情理，或者荒谬离奇，令人难解，曾有"行为离奇"一词作为诊断精神分裂症的主要症状之一，后来由于该词含义较模糊，容易导致误解（如对少数民族的特殊行为模式不理解），因此现已不用。

动作和行为障碍又称精神运动性障碍，通常分类包括精神运动性兴奋（又分为协调性和非协调性）及精神运动性抑制（包括紧张症状群），其中有若干类型临床表现，由于在精神医学专著都有详细描述，不在此赘述。以下对部分问题进行重点讨论。

（一）木僵

1. **木僵的症状鉴别**　木僵与昏迷都表现为不言不语，对外界刺激缺乏反应，但木僵为动作和行为障碍，昏迷为意识障碍，两者本质不同，但现象表现有些类似，临床工作中常需进行鉴别，可参考下述鉴别表2-4。

表 2 - 4　昏迷与木僵的鉴别

昏　　迷	木　　僵
属意识障碍	意识多清醒
眼睑松弛,眼球固定或呈无意识眼球移动	翻开眼睑时有抵抗感,眼球转动
闭目时眼睑无震颤、无抖动	可见眼睑震颤或抖动
不能起床活动	有可能起床活动
肌张力持久松弛或强直	肌张力多变化
不能站、坐	可保持某种姿势
不出现蜡样屈曲	可出现蜡样屈曲
有生命体征变化	无生命体征变化
瞬目、角膜、瞳孔对光反射消失	存在
有大小便失禁	大小便潴留
发病后不能回忆	大多能回忆

2. 木僵的病因鉴别　常见于下列疾病。

（1）紧张症性木僵:见于精神分裂症发病时意识清醒,木僵常较完全,伴有缄默、蜡样屈曲、违拗、被动服从、模仿言动等。

（2）抑郁性木僵:木僵不完全,木僵表现有逐渐加重趋势,如对患者提起与他切身相关之事,可引起表情变化。主要见于抑郁症。

（3）反应性或癔症性木僵:发生在受到强烈精神刺激之后,立即陷于木僵状态,但木僵程度往往不完全。见于急性应激性精神病及癔症。

（4）器质性木僵:极需进行鉴别,常有意识障碍,木僵程度不完全,大小便多失禁（而非潴留）,也罕见口腔内有大量积液（即无违拗）。检查时可发现神经系统阳性体征。常见于脑炎、中毒、脑外伤等器质性疾病（尤其累及下丘脑、第四脑室周围部位时）。曾遇到一例脑室肿瘤患者,以发作性木僵为临床表现,发作时神经系统病理体征阳性。发作后不能回忆发作过程,病理体征也消失。后经影像学检查确诊为脑室肿瘤。

还有一种罕见的疾病,称为周期性紧张症,也以发作性木僵为临床表现,曾遇一例,采用电休克治疗及抗精神病药不能控制,后用甲状腺素治疗后未复发。据研究认为其病因与氮的代谢障碍有关,但其性质不明。

（二）几种特殊行为症状

1. 自残与自杀　可见于正常人,精神病患者中以抑郁症、精神分裂症为常见,也见于器质性精神障碍。

自刎眼睛与自阉行为:是自残、自杀的特殊表现,主要见于精神分裂症。精神分析学称谓"伊迪帕斯征"（Oedipus sign）,由于潜意识"伊迪帕斯情综"（Oedipus complex）引起的罪恶感,使患者出现了伊迪帕斯王最后自刎双目流浪出走的相似行为。

另外,精神分裂症患者还可出现自阉行为,精神分析学亦认为与伊迪帕斯情综的后期有关,在潜意识内由于"阉割情综"(castration)所致,从而使患者产生这种特殊自残行为。

有的患者还可以将这种残酷冲动向外投射到他人,因此造成残害他人眼睛或阉割他人生殖器的危害行为。有的患者则受到妄想或幻觉支配。

2. Münchhausen 综合征 又称"做作性障碍"(factitious disorder)。指患者由于一种变态心理,往往伪造或虚构病史及症状(如自伤性血尿),千方百计要求住院,甘愿接受痛苦的检查与外科手术(如剖腹检查),结果并未发现器质性病变。又称"手术癖"或"住院癖"。

3. 异食癖(pica) 表现喜欢吞食墙土、石灰、草根、烂泥、朽木、虫子等,往往与肠道寄生虫病(如钩虫等),或体内缺铁、锌等元素有关。多见于营养不良、神经质以及精神发育迟滞的儿童。可给予驱虫剂、补充营养及铁、锌等元素,并辅助以心理治疗(行为纠正)等措施。

4. 食欲倒错(pororexia) 指患者乱吃东西(包括不能吃的东西),吞食污秽脏物等,常由于病理性幻觉、妄想、思维障碍、智能缺陷等所致。主要见于精神分裂症、较重的精神发育迟滞、器质性痴呆等。但也有的并无精神病性症状及智能缺陷,而只有心理变态的"嗜秽癖"(包括"嗜粪癖"),对后者当以心理治疗为主,进行行为纠正。

5. 灌肠癖 指患者喜欢灌肠并成为瘾癖,不必要的每日灌肠而获得特殊快感。首先由日本学者报道:该患者因便秘使用灌肠后感到很舒服,以后灌肠次数增加,几乎每日 1 次。如果不灌肠就感到全身说不出的难过而焦虑不安。虽然已无便秘,也坚持天天如此,并向亲友、邻居等宣传灌肠的好处,能排尽体内毒素,大大有利于健康;还进一步组织与发展了一个"灌肠俱乐部"。对此,精神分析学者认为:嗜粪癖与灌肠癖都可能是退行与固着于肛欲期(anal phase)的表现。

6. 噘嘴(snout - formation) 患者嘴唇不自觉地向前噘,如猪嘴样。主要见于精神分裂症,偶尔亦见于器质性精神病。有的学者认为是一种原始反应,是退行到最原始心理状态的一种表现,在排除器质性精神病之后,可视为精神分裂症的一种特征性表现。

7. 窥镜征 指患者经常不必要地照镜子,但说不出适当理由来,主要见于精神分裂症。精神分析学者认为这是退行到"自恋情综"的表现,因此称为"窥镜自恋"。有的则由于"变形妄想"所致,患者力图发现并证实自己业已变形的病态观念。是精神分裂症较常见的症状,也见于神经症及躯体变形障碍者。

8. 自言自语 多数由于幻听所致。患者与幻听对话。有的患者对于幻听内容颇感兴趣时,可出现一种倾听姿态。常见于精神分裂症以及伴有幻听的其他精神病。但也应注意到自言自语也可出现于正常人,尤其是年老与孤独者,可用自言自语方式,以排遣心中的苦闷,不能误认为患了精神病。

9. 模仿动物的行为 指患者学狗叫、猫叫或狼叫等,也可表现某种动物的特殊行为,如像青蛙样跳跃。主要见于青春型精神分裂症,有的则由"变兽妄想"所致。这些行为也可见于精神发育迟滞、器质性精神病等。

第十节 自 知 力

简单地说,自知力就是对自身精神状态的认识。精神疾病和其他非精神科疾病不同,对自身疾病状态缺乏认识是某些精神疾病过程中的基本属性。这种情况在精神分裂症过程中表现得尤为突出,几乎所有精神分裂症患者在其病程中都出现过自知力严重受损,大多数曾出现过自知力完全丧失。自知力状态不仅是评价精神分裂症病情转变的一个重要指针,而且可能直接影响对疾病的治疗。

一、自知力的概念和维度

自知力是精神病理现象中一个十分重要的问题。然而,有关自知力的定义却充满了争议。有人简单地把自知力定义为患者对自己精神状态的认识。其实,自知力不仅包括患者对自身疾病的认识,还包括他对疾病改变和他与外界关系的认识,自知力涉及认知、情感和对内在的和外部的世界改变的感受。

患者对疾病的自知力并不是一个独立的症状或综合征,对患者自知力受损程度的判断应建立在对患者详细精神状态检查的基础之上。从形式上来说,对患者自知力的判断很容易受检查者主观因素的影响。这类主观因素不仅包括检查者个人的经验,还包括对自知力维度的不同认识。Gregory 认为自知力包括 5 个维度:① 对症状的认识。② 对疾病存在的认识。③ 对精神疾病病因的推测。④ 对导致疾病复发因素的认识。⑤对治疗价值的意见。在这 5 个维度中,除了对症状的认识、对疾病存在的认识以外,其他 3 个维度都不直接反应对自身精神状况的认识。因此,有人对这些维度的划分提出了疑义,认为尽管后 3 个维度的认识对指导患者的治疗和预防疾病复发很有意义,但这已离开了疾病自知力的范围,有许多问题与人格自知力有关,对这 3 个维度的评判更容易受检查者主观因素的影响。David简化了自知力的维度,提出了三维学说,认为自知力包括:① 对疾病的认识。② 对精神病性经验的正确分辨和描述。③ 对治疗的依从性。David 的学说曾在英国引起了争论。争论的问题之一是对治疗的依从性是否属于自知力的范畴。很明显,对治疗的依从性尽管与症状自知力有极密切的关系,但接受治疗的态度毕竟不完全是对自身精神状态认识的内在构成。除了患者主观因素外,接受治疗还与治疗条件、方法、反应等多方面的外在因素有关,因此,判定对治疗的依应性除了要考虑患者的主观因素外,还要考虑治疗本身的客观情况,而这些情况就与自知力完全无关。我们曾对一位多次精神分裂症复发而又处于创作高潮期的作曲家进行治疗,在患者的精神症状完全消失、自知力恢复后,他们对出院后的维持药物治疗问题进行了讨论。众所周知,抗精神病药有抑制创造性能力的作用,患者在多次接受治疗后也了解了这一作用。她坚决拒绝出院后继续每日服用 8 片奋乃静以维持治疗,并指出,服药后就无法创作,哪怕是每日只服 4 片奋乃静。或保证精神正常,或保证创作,患者选择了后者。然而,不能维持精神正常也就无法保证创作,最后,这位作曲家只好用自杀结束了这个无法两全的选择。把对治疗的顺应性无条件地归纳到自知力的范畴里,这样做或许会对指导临床治疗工作有一定帮助,但在理论上说,这种归纳似乎欠妥当。

治疗的依应性不仅可以受到客观因素的影响,在某种情况下,精神分裂症患者对自身疾病的认识也可能受到社会因素的制约。这就使得对自知力的评价工作变得更为复杂。

使自知力评价变得复杂的另一个原因来自检查者个人的认识差异。Gulliford 指出:有足够的证据表明,我们一直在接受这样的训练——把我们的希望强加给我们的患者。来自评价者本身的问题是一种主观的问题,因而更难排除。

牛津精神病学教科书建议,在判定患者的自知力时,最好询问四个问题:① 患者是否意识到别人观察到的自己的异常现象。② 如果意识到了,他是否认为这些现象不正常。③ 如果他认识到这些现象不正常,他是否认知到是由精神疾病引起的。④ 如果他认识到自己有病,他是否认为需要接受治疗。这些问题基本是根据临床现象提出的,便于操作,对四个问题的回答反映了患者不同程度的自知力。

美国综合精神病学教科书则将自知力分为六个等级:① 完全否认有病。② 对患病和需要帮助有一点认识,同时又持否认态度。③ 意识到有病,但又归罪于别人或外界原因。④ 意识到疾病是由某些自己不知道的原因引起的。⑤ 理解性自知力,能够认识到自身症状和社会适应障碍是由自己特殊怪异的情感活动和其他障碍引起的,但在实践中却不能运用自己的认识。⑥ 真实的情感性自知力,患者对自身疾病的认识可指导其改变自己的行为,并与别人讨论自己的问题。很明显,这种关于自知力的等级划分主要是依据患者对疾病状态的不同态度,而不是根据临床检查的操作性提问,划分也没有直接提到患者对治疗的态度。

根据精神分析的动力学说,有的学者认为理解性自知力和真实的情感性自知力的差异是由心理障碍造成的,只要解释清楚了导致理解性自知力的潜意识机制,解决人格上的问题,调整患者的情感体验,就可能产生真实的情感性自知力。从现象上说,自知力可分为人格自知力和对精神疾病的自知力,后者的对象只是患有严重精神疾病的人。综合精神病学教科书关于自知力的第5、第6级划分中就包含了人格自知力的问题。这种划分会把许多神经症患者划到理解性自知力的范围,例如强迫症患者和恐怖症患者都完全"能够认识到自身症状和社会适应障碍是由自己特殊怪异的情感活动和其他障碍引起的,但在实践中却不能运用自己的认识。"这样,这类患者就应该被认为是自知力有缺陷的。这种观点显然与大多数临床精神病学家的认识不同,一般认为,强迫症、恐怖症患者是有疾病自知力的,不属于精神病。

二、自知力的划分

在我们的临床实践中,通常将自知力分为无自知力、部分或大部分自知力以及自知力存在。从这种实用性的原则来看,自知力从无到有是一个连续性的变量,从数理角度看,它具有可测性和可量化性特征。

然而,自知力是一个相当复杂的概念。它不是单维的线性量表可以刻划的。准确地说,它不像某些量表,如 BPRS 那样,对各项目分相加而得总分以反映疾病严重之程度。

简单地说,自知力可从以下维度来认识:① 精神症状自知力,即认为某些不正常的精神活动是异常的或病态的。② 症状蕴藏性自知力:如幻觉、妄想的真实体验表明自知力缺失。③ 疾病自知力,即认为这些异常的精神活动是精神病的表现。④ 治疗态度。应该说,它们不同维度之权重有所不同,如维度①和维度③就比维度②更重要,而治疗态度则又较其他维度重要得多,虽然如此,维度④又是建立在对疾病和症状的认识上,因此,评价自知力时则便需一个整套的方法,不能仅凭精神检查或印象而对之进行量化。

三、自知力的量表检查

为了减少主观因素对自知力评定的影响,同时使自知力评定数量化,有的学者编制了自知力评定量表。这里介绍 McEvoy 等编制的自知力和治疗态度问卷(insight and treatment attitude questionnaire,ITAQ)和 Amador 等编制的评价"精神疾病有无察觉"的量表(scale to assess unawareness of mental disease)。

(一) 自知力和治疗态度问卷(ITAQ)

(1) 在这次入院时,您是否有一些不同于绝大多数人的精神问题? 请举例。

(2) 在入院时,您是否感到需要住院治疗? 请举例说明。

(3) 您现在是否还有精神问题? 请举例说明。

(4) 您现在还需要住院治疗吗? 请说明。

(5) 出院后您可能再次出现精神问题吗? 请说明。

(6) 出院后您还愿意得到精神科医生的帮助吗?

(7) 您现在愿意服药来治疗精神疾病吗? 请说明。

(8) 出院后您是否还愿意服药来治疗精神问题?

(9) 您愿意服药吗? 请说明。

(10) 药物对您有好处吗? 请说明。

对每个问题按三级计分制记分。0 分为对这个问题无自知力;1 分为有部分自知力;2 分为有很好的自知力。得分范围是 0 至 22 分。量表制作者采用交谈法对患者的自知力进行评判,并与 ITAQ 测量结果作了相关分析,发现两者显著性相关,P 值小于 0.001,表明该量表对测定自知力有较好的效度。

(二) 评价"精神疾病有无察觉"的量表

指导语:本量表要求受试者患有下列症状之一的精神疾病,首先应确认被试者在被调查期间有过哪些症状,症状的严重程度无关紧要。非症状性总结项目(1、2、3)通常是有关的,应该完成。评分时分别评出某项目的过去得分和现在得分,过去距现在时间的长短,由研究者根据调查目的决定。评分可分为 0~5 六个等级。0 分表示不能评定或该项目无关;2 分介于 1 分与 3 分之间;4 分介于 3 分与 5 分之间。症状清单:4 幻觉、5 妄想、6 思维障碍、7 情感不适切、8 打扮或衣着怪异、9 动作刻板、10 社会判断能力低下、11 难以控制冲动行为、12 难以控制性冲动、13 不语症、14 情感淡漠、15 回避性淡漠、16 非社会性快感缺失、17 注意障碍、18 定向障碍、19 目光接触异常、20 社交困难。

评分标准

1. 对精神疾病的认识　1分:被试者很清楚地知道自己患有精神病;3分:被试者不能肯定地认为自己有精神疾病,经说服,他或许能接受有病的观点;5分:不认为自己有精神疾病。

2. 对药物作用的认识　1分:清楚地认识到药物对减轻症状有作用;3分:不能肯定药物的治疗作用,经说服.或许能接受这种观点;5分:否认药物的治疗作用。

3. 对精神疾病社会结果的认识　1分:清楚地认识到疾病带来的有关社会结果;3分:不能确认有关的社会结果与疾病的关系;5分:完全不能认识精神疾病和由此引起的社会结果之间的关系。

4. 对思维障碍的认识　1分:清楚地认识到联想和思维结构已被破坏;3分:不能确认这个问题,经说服,可接受这些观点;5分:完全不能认识到自己存在思维联想障碍。

5. 对精神有关症状的认识　4分、5分和7分至20分,分别了解患者对有关症状的认识,了解被试者对这些体验的解释。1分:能认识到这些症状与精神疾病有关;3分:不能确认,但可以想到这种症状有可能与精神症状有关;5分:认为症状与精神疾病无关。

和ITAQ相比,评价"精神疾病有无察觉"的量表更注意患者自身精神障碍和自知力的关系,更容易反映患者的临床问题。

四、自知力在精神疾病中的意义

(一) 精神分裂症

缺乏自知力是各国关于精神分裂症诊断研究一致率最高的精神病理现象。1973年,一项国际协作的研究结果表明,自知力缺乏是急性精神分裂症出现频率最高的临床现象,发生率高达97%,而发生率第二的临床表现只有74%。尽管自知力缺乏在精神分裂症中最常见,有关自知力与精神分裂症关系的研究却十分少见。这一多一少无疑反映了当代精神分裂症研究的一个缺陷,这一缺陷使得我们对这个十分重要的常见问题的认识还十分肤浅。

McEvoy等用ITAQ对83名连续因精神分裂症急性发作入院治疗的患者进行测量,同时测定BPRS和临床疗效总评量表(CGI),并在14日后重测上述3个量表。有12人在14日内出院,19人拒绝量表测定,83人中有52人完成了上述研究。结果发现,患者入院时ITAQ分值很低,个体差异较大(8.3 ± 5.9),14日后分值虽然有所升高,但评分仍较低(10.6 ± 6.5)。入院时,患者的ITAQ和BPRS或CGI都没有相关关系。McEvoy等将患者先后测量的3个量表的变量进行了相关分析,以了解患者自知力变化和精神症状改变的相关关系,结果没有发现自知力的改变和精神症状的改善之间有对应的相关关系。为了确认自知力的恢复和症状改善的关系,研究者还以BPRS减少10分(表明精神症状明显缓解)和ITAQ增加2分(表明自知力有一定恢复)为标准,将患者分成4组进行χ^2检验,仍然没有发现精神症状改善和自知力的恢复之间有显著的统计学关系。他们还发现,有的患者在精神症状改善的同时,自知力缺损反而加重,这些结果离开了研究者的预料,他们认为自知力和精神分裂症症状改善之间的关系远较人们想象的要复杂。这个结果表明,和对抗精神病药物有效的阳性精神症状不同,自知力缺损在精神分裂症的病程中可能是一个相对独立的临床现象,尽管自知力与许多精神症状有着密切的关系。McEvoy 等还对这 52 例患者进行了追踪观察,有 46 名患者完成了为期 2 年半至 3 年半的追访。调查结果表明,出院后患者生活环境的好坏与病情结果明显相关,出院时患者自知力恢复情况也与病情的结局明显相关,出院时自知力恢复越好,复发也就越少。出院时自知力状况与出院后生活环境不相关,这提示自知力不仅在精神分裂症急性发病期是一个相对独立于其他精神病症状的临床现象,而且是影响预后的一个独立因素。

Heinrichs 对 24 名有自知力、14 名缺乏自知力的复发早期的精神分裂症患者进行了研究,发现自知力的缺失与年龄、性别、社会阶层、种族、病期、以前住院次数、复发时 BPRS 评分以及复发时 BPRS 较以前的增值等因素均没有明显的关系。以后,有自知力的 24 名患者中只有 2 例因病情加重需要住院治疗,缺乏自知力的 14 名患者中却有 7 例需要住院治疗。Heinrichs 的研究证实了精神分裂症患者的自知力损害可能相对独立于其他精神病理现象,同时也证实了临床医生一个经验性意见,有自知力的患者可能预后较好。然而,Eskey 的研究却得出了相反的结果,他对 300 名住院患者进行了长时间的住院观察,发现自知力的存在与预后没有明显的相关关系。

根据对 46 名精神分裂症患者长期追踪研究,McEvoy 认为有自知力的精神分裂症患者能意识到自己的病态,在治疗上与医务人员合作,这些对预防疾病的复发很有意义,因而建议对精神分裂症患者进行认知治疗以改善他们的自知力。

Wode - Helgod 也认为需要对症状缓解的精神分裂症患者进行恢复自知力的治疗。Glass 等的针对性研究结果却令人失望,他们比较了自知力定向治疗和支持性心理治疗的疗效,发现两种治疗 2 年后的结果无明显差异,病程的结果只与进行心理治疗的医生的经验有关,并与精神分裂症阴性症状的改善有关。药物治疗对改善自知力缺损效果不佳,由于自知力主要涉及认知问题,适当的心理治疗应该成为改善患者自知力的一种有效手段。Glass 等的阴性研究结果并没有给心理治疗的研究划上句号。如何采用有效的心理治疗改善精神症状基本缓解了的精神分裂症患者的自知力,是临床精神科医生面临的一个尚待解决的问题。

以上这些为数不多的有关精神分裂症自知力的研究中,结果往往不一致,这种不一致在很大程度上受到研究者观点和研究方法等主观因素的影响,这些因素使得许多研究结果失去了与其他结论进行比较的可能性,显然,对精神分裂症患者自知力缺损的意义认识是一个亟待深化的问题。

(二) 抑郁症以及双相障碍

自知力对不同的精神疾病具有不同的意义,不同精神疾病自知力缺损的机制也不一致。赵靖平等曾对 329 例抑郁症患者进行 Hamilton 抑郁量表测定,发现量表中只有自知力这一个条目与总分无显著相关,条目信度差,表明自知力的缺损与抑郁的严重程度不尽一致。一般来说,抑郁症是有自知力的,但是也有相当一部分患者没有。所以,自知力对于抑郁症来说不是一个症状标准的要素,现有的标准都没有这样的要求,包括双相抑郁也是这样,特别是抑郁症存在有精神病性症状的情况下更是如此。而对于躁狂症来说,情况也是一样,虽然很多患者很情愿处在轻躁狂状态,因为在这种状态下的人感到很轻松、世界很美好。但这些患者仍能体会到当前确实比较高兴,与以前不同。

(三) 神经症

在过去的关于神经症的描述中,自知力是一个重要的指针用于鉴别是"轻"的精神障碍还是"重"的精神病。但是在神经症的几个类型中,有些患者的自知力是不全面的,甚至没有自知力,例如某些强迫症患者。

第十一节 其他精神症状

由于精神分裂症在精神疾病中的特殊地位,以上很多精神症状是与精神分裂症有关的,回顾精神病学的历史,有许多前辈对精神分裂症症状学方面有深刻研究和巨大贡献。随着近些年来诊断标准化的发展,有的精神症状仍被吸收为诊断精神分裂症的症状学标准,有的内容对于年轻一代的医生来说,可能并不熟悉,因此以下对两位代表性大师的观点进行介绍,即 E. Bleuler 的"4A"症状及 K. Schneider 提出的 11 项首级(或一级)症状,以作为参考。

一、E. Bleuler"4A"基本症状

E. Bleuler 对精神分裂症诊断最有意义的症状归纳为以下的"4A"(即 4 个症状英文名词的第一个字母)称之为"基本症状"。如果诊断精神分裂症则必须具有 4A 症状的 2～3 项(但不可缺少第一项)。

(一) 联想障碍(association disorder)

包括联想松弛、散漫至破裂,思维阻隔,思维贫乏,思维出轨,思维离题等等。思维逻辑是建立在联想基础上的,因此逻辑障碍也可归于联想障碍之内。创造新语词,可视为一种特殊的联想障碍。此外,概念错乱、病理性象征性思维与思维具体化,以及内向性思维等,都含有联想逻辑障碍的成分,因此也可归纳于广义的联想障碍之内。

(二) 情感障碍(affective disorder)

其中以情感淡漠最为重要。它是患者情感源泉枯萎的表现。令人有一种似对广大沙漠毫无生气的感觉,只有较长时间与慢性精神分裂症接触后,才对此有较深刻的体验。它也是使患者对人冷漠、接触时格格不入、无法情感沟通与思想交流的原因。有的学者称谓"精神分裂症气氛"。经验丰富的医生,往往只根据此点,即可预测其诊断。切不可对抑郁症与器质性痴呆的"情感反应迟钝"误认为是"情感淡漠",因为两者的性质与预后是完全不同的。

另外,还包括情感不适切、情感倒错、情感矛盾等症状,都属于精神分裂症的情感障碍症状,但不包括情感高涨(躁狂)或低落(抑郁)在内。

(三) 矛盾症(ambivalence)

1. **思维矛盾** 两种相反的思想并存不悖,如患者说"自己是一个好人,但也是一个坏

人。"而不感到自己的思想不合情理。

2. 情感矛盾　如患者既感到喜悦，同时又感到悲伤，自己也不能解释为何如此，因此可哭、笑变化无常。

3. 意志-行为矛盾　如患者对远来友人，本想去握手，但手一伸出，又立即缩回去。

4. 思维与情感的矛盾　如本来快乐地去会见情人（思维），见了情人后却感到难以抑制的悲伤而痛哭不已，自己也说不出有何原由。

5. 思维与意志-行为的矛盾　如本来想去上学读书，但到了校门，又莫名其妙地退出而回家去。问他为什么，则说不出任何理由。

6. 情感与行为的矛盾　如一患者因亲友去世，在参加追悼会时悲伤哭泣，但继而出现了手舞足蹈，完全破坏了追悼会的悲伤气氛而使秩序大乱，事后问患者，他也说不出为什么这样。

前三者是思维、情感、意志-行为内部的自相矛盾，而后三者是思维、情感、意志-行为之间的相互矛盾，皆属于矛盾症的表现。

（四）孤独症（autism）

又称"自闭症"、"内向症"（与婴儿孤独症乃不同概念），关于孤独症时的行为表现及内向性思维已在前面述及。

在孤独症时，患者常常孤独自处，并经常胡思乱想，而堕入白日梦状态。该时可出现一种非理性的内向性思维（autistic thinking），又称"孤独性思维"，有的学者认为这种内向性思维，也是孤独症在思维过程的表现。

除上述"4A"基本症状之外，E. Bleuler 认为大多数幻觉、妄想以及人格改变、行为怪异、紧张症症状等虽对精神分裂症诊断有一定意义，但不是基本的，而称之为"附加性症状"。

二、K. Schneider 一级症状

为了避免误解，K. Schneider（1959 年）曾明确指出，所谓一级症状（first - rank symptoms）并没有任何理论含义，而只是供临床诊断用的一种概括。他认为，如果排除了器质性精神病的可能，一级症状方可作为精神分裂症的诊断根据。

一级症状有 11 个。

1. 争论性幻听　患者听到两个或多个不同的说话声，它们的意见分歧，而且在争辩。

2. 评论性幻听　患者听到说话声在评论他的为人或行为。有时，幻听连续地对患者的一举一动不断进行评论。因此有人称此为现场直播性幻听。

3. 思维鸣响或思维回响　患者在思考的时候，感到和听到他的思想本身发出声音，思想变成了清晰可辨的言语声。

4. 思想被扩散　患者感到他的思想以某种别人可以直接感知的形式向四面八方扩散，有时患者明确地用广播解释这种扩散。

5. 思想被剥夺　患者在思考的进程中，突然感到接着就要想到的思想被某种无形的力量抽走了。

6. 思维阻塞或阻隔（或思维中断）　患者感到思维的进程突然中断,无以为继。这跟我们一下子想不起来的情况不同。一方面,我们清楚地知道是我们的记忆有问题;另一方面,此时我们仍能继续思考,力图把它想起来,通常伴随着焦虑。思维阻塞的患者并无焦虑,他们并不认为自己记忆有问题,而是某种无形的力量把它的思维一下子完全切断了、堵住了,使他们一下子丧失了思考能力。与癫痫小发作（失神发作）也不同,因为患者的意识是清楚的,心里完全明白,只是思维进程被堵住了。

7. 思想插入　在思考进行中,患者感到他的某些思想不是他的,不是出自他的意志,而是某种无形的力量强行插进来的。

8. 躯体被动体验　在说话或活动肢体时,患者感到运动不是随意的,不是出自他的意志,而是某种无形的力量引起的运动。Schneider 称此为被强加的体验。

9. 被强加的情感或情感被动体验　患者感到情感不是自己的,不能自己作主,而是被强加给自己的。

10. 被强加的意志、行为或冲动被动体验　当发生某种情感或内心冲动时,患者感到这不是他本人发动的,不是出自他的意志,而是某种无形的力量作用的结果。

11. 妄想知觉　患者有一个真实的知觉,接着或几乎同时,便产生了一个妄想确信。妄想和知觉在内容上没有任何联系,这一点患者也知道,至少不否认。但是,患者的体验告诉他,妄想确信是在该知觉发生时出现的,知觉似乎给了患者某种特殊的启示,但究竟是怎样的启示,患者却说不出任何具体内容。举个例子,某患者访问他的一位朋友,走进院子时,一只狗用后肢站立起来向他打招呼,患者立即确信,这家人家要害他。患者看见狗向他打招呼,这是一个真实的知觉,即非错觉,也非幻觉,对知觉本身并无歪曲。患者承认,他确信人家要害他跟狗的站立"表面上"毫无关系。但他相信,被害的想法确实是受了狗站立打招呼这件事的启示。

妄想知觉,不同于释义性妄想,因为妄想知觉是一种原发性妄想体验,是构成妄想的前提;而释义性妄想是在确立如被害妄想之后,用这种有色眼镜来理解现在、过去所遇到的事物,并赋予这些事物妄想性含义。

在 11 项 Schneider 一级症状中,1 项、2 项、3 项是幻听,4 项可视为神秘体验,5 项至 10 项则可总称为异己体验,这些项目是:思维被剥夺、思维阻塞、思维插入、躯体被动体验、情感被动体验、冲动被动体验,这些体验也可称为自我能动性障碍。也有学者认为这是自我意识的界限性障碍。无论如何,这种情况都很难用"妄想"来概括,因为这些体验不仅仅是信念上的坚信、与文化不相适应、个人独有等特点,而且还有一种体验和感受。这种体验和感受与一般妄想体验和感受有很大差异,所以在此特别提出来。

第十二节　精神病理综合征

精神病学往往将一些有内在联系并同时出现的若干精神症状集合在一起,称谓"症状群"或"综合征"（syndrome）。这在临床方面很有实用价值。但有时也将某个特殊症状称为

"综合征"(如 Ganser 综合征),或者将某些确定的疾病命名为"×××综合征",而不命名为"×××病"(如 Klinefelter 综合征),这乃因为传统习惯之故,因而不便更改。

现列出部分综合征进行介绍,以供读者参考。

(一) 甘瑟综合征(Ganser syndrome)

最早由 Ganser(1898 年)提出,其特点为近似回答。如问:2+3=? 则答:4 或 6,虽不正确,但颇靠近。多见于癔症患者,是癔症性假性痴呆的一种表现。

(二) Capgras 综合征

患者认为一个亲人(以配偶为多)被一个伪装打扮者所替代,而冒充者与亲人的外貌特征完全相同。例如有一个女患者说,来院探望的母亲,并不是她的真母亲,而是一个极其像她母亲的人,或者是一个冒充她母亲的骗子,而两者的形象、气质等无法辨别。又称冒充者综合征(impostor syndrome),这种妄想观念多涉及本人关系密切的人。有称之为替身错觉,其实这不是错觉,而是一种妄想,因此一般称之为替身妄想。

(三) Fregoli 综合征

是 Capgras 综合征的一种变型,两者相比较,有下列特点不同。

1. Capgras 综合征　被顶替者只限于自己的一个亲人,而顶替者也只限于一个固定对象;但是 Fregoli 综合征患者则可认为替身虽是同一个人,但所替换的不只是自己的一位亲人,而且周围环境中一些人(如其他亲人、邻居、陌生人等)也被坏人替换。即替身依次变换成不同对象而出现在患者面前。替身是患者的熟悉者或想象中的迫害者。替身的目的无一例外都为了对他进行迫害。

2. Capgras 综合征　患者不能区别被替换者和冒充者在特征上有任何不同;Fregoli 综合征患者除能指出被替换者与替换者之间的相似性外,还能辨出所存在的某种差异,如声音、步态、举止等。无论 Capgras 综合征或 Fregoli 综合征,都主要见于精神分裂症,偶亦见于器质性精神障碍。在此基础上,可继发或强化其被害妄想,进而对所谓"冒充者"进行攻击或伤害。

(四) 柯萨可夫综合征(Korsakoff syndrome)

又称(器质性)遗忘综合征,Korsakoff(1889 年)提出了这一综合征,后被定名为柯萨可夫综合征。它的临床特点是:记忆障碍以近事遗忘非常突出,往往是患者刚说过的话,或做过的事,随即遗忘。患者同时又有时间定向障碍,对病期所发生的事件常丧失回忆能力,对任何新的印象一般都很快遗忘。这一综合征常与记忆错误结合在一起,例如患者以虚构的情景填补记忆空白是一种典型的表现。这一综合征最初认为只见于慢性酒精中毒,以后确定为一种综合征。如颅脑损伤,各种躯体性疾病伴发精神障碍,老年性精神病都可发生这一综合征。

(五) 人格解体综合征

包括人格解体及现实解体。常见于人格解体性神经症,也可见于气功所致精神障碍、颞叶癫痫、精神分裂症、器质性精神障碍等。

1. 基本特点

（1）自我感知的改变：在意识清晰情况下，非现实感及陌生感主要反映在自己身体的某部分或整个躯体的脱离感，有自我精神活动的疏远体验，仿佛成了一个局外人在观察自己，有一种梦境样体验。

（2）情感的解体：感受到情感体验能力丧失，但并非妄想，也不是抑郁症的兴趣缺失。

（3）对外部世界感知的改变：感到外在世界好像在图画或像相中，没有立体感，毫无生气，一切变得疏远和陌生，又好像置身于梦境之中，缥缈朦胧，如同雾中观景一般。

2. 伴随特点

（1）躯体改变的体验：感到躯体形状改变。

（2）外部物体形状改变的体验：感到客观事物形状或大小改变。

（3）继发情绪症状：患者对人格解体现象及体验感到不安，害怕自己"发疯"，欲摆脱却又感摆脱不能，从而产生焦虑、恐惧、抑郁、强迫等情绪体验。

（4）自知力保持。

（六）病理性嫉妒综合征

又名奥赛罗综合征（Othello syndrome），从莎士比亚著名悲剧《奥赛罗》得名，指以怀疑配偶不贞而将其杀害为特征。主要见于：① 有嫉妒妄想的精神患者。② 有超价性嫉妒观念或"病态嫉妒"的偏执型人格障碍者。③ 夫权思想或"心醋"心理特重的男女。

（七）Cotard syndrome

此综合征首先由 Cotard 于 1880 年提出，以虚无妄想并伴焦虑、抑郁为特征。患者常感到与诉说自己躯体的某部分或内脏发生严重变化，腐烂、坏死，甚至不存在了，严重时则感到自己个人也不存在了，周围世界也已毁灭，表现明显的虚无妄想。同时可伴人格解体及现实解体症状群，引起严重焦虑、抑郁与消极观念或行为。多见于早老与老年期患者，如更年期抑郁症、老年期抑郁症，亦可见于精神分裂症、癫痫性精神病、中毒性与器质性精神病等。一般预后尚好，有的可自然恢复，病情严重者多数经治疗后也可恢复正常。

（八）康金斯基综合征（Kandijnsky syndrome）

又名康-克综合征（Kandinsky - Cl'erambault syndrome），主要包括假性幻觉、精神自动症、读心症、被控制感，以及其他异己被动体验等等。主要见于精神分裂症，在排除器质性疾病之后，可视为精神分裂症的特征性症状群。

精神自动症（mental automatism）：是由法国学者克氏（Cl'erambault，1872～1934 年）首先提出的，它指患者不由自主地、自发地、无法控制地出现的幻觉与各种异己体验。在幻觉中包括真假两类幻觉。在异己体验中包括被控制感、思维被洞悉或播散、强制性思维（思维云集、插入性思维），以及被强加的情感、被强加的意志、冲动或活动等等。为了纪念克氏的贡献，后人将精神自动症称谓"克氏综合征Ⅱ型"（Cl'erambault syndrome，type Ⅱ）。

俄国学者康金斯基（1849～1889 年）于 1886 年对假性幻觉进行了研究并作出贡献，因此俄国学者将精神自动症症状群称为"康金斯综合征"。实际上康氏综合征、克氏综合征Ⅱ型、康-克综合征、精神自动症这四个不同名称，不过是对一症状群的"同义词"而已。唯一不同的是康-克二氏研究的侧重点不同。康氏侧重于假性幻觉，而克氏则侧重于各种异己被动体验。

【附】克氏综合征Ⅰ型（Cl'erambauet syndrome，type Ⅰ），又称"单纯色情狂综合征"，实际上即是"（被）钟情妄想"，以女性居多，可对她所追求与迷恋的对象严重的骚扰或伤害。现在对这两个名称都已舍弃而不再使用了。

（九）Turner 综合征

又称"先天性闭经症"。由性染色体畸变所致，典型病例染色体核型为 45，XO，除身材特别矮小（低于 1.4 m）、性器官发育障碍、第二性征缺乏，以及其他发育障碍之外，1/2 以上可有程度不同的智能发育障碍（轻至中度），少数患者还可伴有幻觉、妄想、分裂样精神病发作。

（十）Klinefelter 综合征

又名"先天性小睾症"。1939 年由 Bronstein 首先描述了此病，以后 Klinefelter 于 1942 年进行了进一步研究。1959 年 Jacobs 发现患者性染色体有畸变，典型病例的核型为 47，XXY，多一个 X 染色体。除身高腿长（1.8 m 以上）、小睾丸、乳房发育似女性、男性第二性征缺失、类宦官样之外，还可伴有智能发育不良（轻度居多）、人格障碍（偏执型较多），以及分裂样精神病发作。

（十一）周期性嗜睡-贪食综合征（kleie - Levin syndrome）

多见于男性青少年，表现发作性嗜睡，往往沉睡数日，醒后就食，食量很大，食后又睡。现认为与间脑功能障碍有关。

（十二）集中营或战俘综合征（barbed - wire syndrome）

可视为一种特殊的拘禁性精神障碍，临床表现为表情冷漠、行为退缩、记忆力不集中、记忆缺损、性格改变、反应迟钝、情绪抑郁等，偶可有妄想及幻觉。即使被释放后，上述症状仍可维持一相当时间。主要由于特殊环境、社会隔离、营养不良等因素综合作用所致。

（十三）Kluver - bucy 综合征

指患者两侧颞叶发生病变后，所出现下述一系列表现：① 记忆障碍：不认识原已熟悉的亲友与护理人员，并可出现失语及痴呆。② 饮食异常：表现不加选择地将随便什么东西塞到嘴里，包括不能吃的东西（如废纸、粪便、尿液等），或者用嘴或手不断探索物品，乱吃东西。③ 性行为失控：包括不加选择地寻找性对象（异性或同性），单独时，阴茎可长时间勃起，当众手淫或露阴等。④ 对视觉反应特别敏感，如对墙壁上的斑点、小孔都毫不疏忽地加以检查，有人进门时，总要立即迎上去。⑤ 情感障碍：情绪容易激动，或者相反，表现冷漠，而无动于衷。⑥ 可有人格明显改变。此综合征主要见于双侧颞叶损伤或手术之后，也可见于老年性痴呆、器质性脑病以及个别精神分裂症患者。

（金卫东　贾谊诚　郑瞻培）

参 考 文 献

[1] 沈渔邨. 精神病学[M]. 第四版. 北京：人民卫生出版社，2002.

[2] 中华医学会精神科分会.CCMD-3[M].济南:山东科学技术出版社,2001.

[3] 王祖承.精神科综合征[M].上海:上海医科大学出版社,1999,1～53,130～132.

[4] 金卫东.精神分裂症,生物、心理、社会[M].北京:中国医药科技出版社,1999,307～359.

[5] 许又新.精神病理学[M].长沙:湖南科学技术出版社,1998,45～50,176～177,182～186,217～218.

[6] 贾谊诚.简明英汉/汉英精神医学词典[M].北京:人民卫生出版社,2002.

[7] 唐宏宇,郭延庆[译].牛津临床精神病学手册[M].北京:人民卫生出版社,2006.

第三章
精神疾病的药物治疗

第一节 抗精神病药

一、简史和分类

（一）简史

在 20 世纪 50 年代精神科的临床实践中,发现氯丙嗪具有抗精神病疗效和改善精神分裂症患者的精神症状。并在以后的 30 多年中,氯丙嗪、氟哌啶醇等抗精神病药物一直被应用于临床,称为经典抗精神病药,其主要作用机制与阻断中枢多巴胺 D_2 受体有关。随着非典型抗精神病药氯氮平应用于临床实践后,发现其具有突出的抗精神病作用,氯氮平对中枢多巴胺 D_2 受体的阻断作用较弱,更主要是通过阻断 5-羟色胺(5-HT)、去甲肾上腺素受体(NE)和调节谷氨酸受体等多种受体而起作用。近 30 年来,新型非典型抗精神病药不断出现,利培酮、奥氮平、喹硫平、齐拉西酮、氨磺必利和阿立哌唑等被相继应用于临床,并取得了良好的治疗效果,而且不良反应明显减少或减轻,特别是使认知功能影响得到明显改善。

（二）分类

1. 经典抗精神病药

（1）吩噻嗪类:

1）二甲胺基类:氯丙嗪等。

2）哌嗪类:氟奋乃静、奋乃静和三氟拉嗪等。

3）哌啶类:硫利达嗪等。

（2）硫杂蒽类:氯普噻吨、氨砜噻吨、氯哌噻吨和氟哌噻吨等。

（3）丁酰苯类:氟哌啶醇。

*（4）二苯氧氮平类:氯氮平、洛沙平、氯噻平和阿莫沙平。

（5）二羟吲哚类:吗茚酮。

（6）二苯丁基哌啶类:匹莫齐特(哌迷清)、五氟利多和氟斯必灵。

（7）苯甲酰胺类:舒必利。

经典长效制剂抗精神病药:见表 3-1。

2. 非典型抗精神病药

*（1）二苯氧氮平类:氯氮平。

（2）苯丙异噁唑类：利培酮、帕利哌酮（9-OH 利培酮）。

（3）噻吩苯二氮䓬类：奥氮平。

（4）二苯并噻氮䓬类：喹硫平。

（5）苯异硫唑类：齐拉西酮。

（6）喹诺酮类：阿立哌唑。

*（7）苯甲酰胺类：氨磺必利。

（8）苯并吡咯：舍吲哚。

（9）二苯并噻平类：佐替平。

非典型长效制剂抗精神病药见表 3-2。

* 不同归类法有差异。

表 3-1 经典长效制剂抗精神病药

药 名	作用时间	给药方式	剂量（mg/次）
丁酰苯类			
五氟利多	1 周	口服	30～60
氟斯必灵	1 周	肌注	2～6
氟哌啶醇癸酸酯	4 周	肌注	50～200
吩噻嗪类			
哌普嗪棕榈酸酯	4 周	肌注	50～200
氟奋乃静癸酸酯	3 周	肌注	12.5～25
氟奋乃静庚酸酯	2 周	肌注	12.5～25
奋乃静庚酸酯	2 周	肌注	10～50
硫杂蒽类			
三氟噻吨癸酸酯	2～3 周	肌注	20～40

表 3-2 非典型长效制剂抗精神病药

药 名	作用时间	给药方式	剂量（mg/次）
苯丙异噁唑类			
长效利培酮微球	2 周	肌注	25～50
帕利哌酮棕榈酸酯	4 周	肌注	75～150

二、药物作用

（一）经典抗精神病药药理作用

经典抗精神病药被认为主要是对 D_2 受体的拮抗作用。对 D_2 受体的阻断被认为是治疗精神病的主要机制，到目前为止，临床所证实具有明确疗效的抗精神病药都与 D_2 受体阻断有关。经典抗精神病药能作用于中枢神经系统主要的 4 个多巴胺能通路,包括中脑皮质通路、中脑边缘通路、下丘脑漏斗结节通路和黑质-纹状体通路。

对中脑-大脑皮质和中脑-边缘系统的多巴胺通路的 D_2 受体阻断效应是经典抗精神病药的主要作用机制,但对这些通路的过度拮抗则被认为是对认知和行为产生不良反应的主要原因。D_2 受体占有率为 $65\%\sim70\%$ 时,能起到最大的抗精神病效应,而锥体外系反应的出现则在 D_2 占有率至 78% 时明显增多,D_2 占有率进一步增高并不能引起进一步的治疗效应。对下丘脑结节-漏斗通路的多巴胺能系统的明显阻断后,催乳素的释放不再被阻止,而其他的下垂体激素的释放也不再增多。高水平的催乳素,加上卵泡刺激素和黄体激素的降低常常导致月经紊乱(闭经)、泌乳、男子乳腺发育、骨密度降低、性欲受损和男性勃起不能等。

对黑质-纹状体系统的多巴胺 D_2 能的高水平阻断时,经投射至基底节后,可引起一系列不良反应,包括运动障碍和锥体外系反应诸如静坐不能、震颤、肌强直和运动不能。高水平的 D_2 阻断还可以引起急性肌张力异常、紧张症和僵硬,木僵状态甚至还可伴有蜡样屈曲。

(二) 非典型抗精神病药药理作用

非典型抗精神病药的药理作用大都不同于经典抗精神病药,除氨磺必利和阿立哌唑外,都仅对多巴胺 D_2 受体产生较弱的亲和力,并且更明显地与 $5-HT$、NE 受体产生较强的亲和力,部分还具有调节谷氨酸能受体的作用,$5-HT_{2A}$ 和 D_2 受体阻断之比的高比率特性是非典型抗精神病药的重要特征,其次还包括药物对不同脑区神经核的相对特异性,如更明显地影响边缘叶和额叶皮质区神经化学活动,而对纹状体影响甚弱也是特征之一,在临床作用方面表现为对阳性症状、阴性症状、情感症状和认知症状都能产生不同程度的改善,而 EPSs 明显减少甚至缺如。但须强调,到目前为止,所有临床疗效明确的抗精神病药都具有一定程度的中枢多巴胺 D_2 受体亲和力;反之,则不具备明显的抗精神病作用。

主要抗精神病药的受体药理学特点见表 3-3。

表 3-3 主要抗精神病药的受体药理学特点(Ki,nM;大鼠)

药物/受体	D_2	D_1	$5-HT_{2A}$	$5-HT_{1A}$	α_1	α_2	H_1	M_1
氟哌啶醇	1.4	120	120	3 600	4.7	1 200	440	1 600
氯氮平	130	290	8.9	140	4	33	1.8	1.8
利培酮	2.2	580	0.29	210	1.4	5.1	19	2 800
喹硫平	180	1 300	220	230	15	1 000	8.7	100
奥氮平	20	52	3.3	2 100	54	170	2.8	4.7
齐拉西酮	3.1	130	0.39	2.5	13	310	47	5 100
阿立哌唑	0.34	265	3.4	1.7	57	—	61	—

1. 氯氮平 氯氮平的主要药理作用特点为 D_1、$5-HT_2$ 受体的阻滞作用明显大于 D_2 受体的阻断,同时有较强的 D_3、D_4、$5-HT_{2A}$、$5-HT_{2C}$ 受体拮抗作用和抗胆碱能及抗肾上腺

素能作用。相对特异性地对中脑边缘 DA 系统作用较显著,而对黑质-纹状体的作用相对较弱。氯氮平对 D_4 受体的高亲和力不一定具有抗精神病作用。

2. 利培酮 利培酮具有一种很强的拮抗 5-HT 能、较强的拮抗 DA 能和肾上腺素能受体的作用,特别是高 $5-HT_{2A}/D_2$ 受体拮抗比率也是目前非典型抗精神病药最为重要的药理作用之一,其 $5-HT_{2A}$ 的拮抗比值显著大于 D_2 的拮抗。虽然对 D_2 受体的阻断作用较 $5-HT_2$ 受体的阻断作用要低,但是仍保留了 D_2 受体拮抗的这一抗精神病作用的典型特点。其主要代谢产物 9-羟利培酮具有相似的受体药理学特征。

利培酮剂量为 0.8 mg/d 时,D_2 受体的占有率为 50%,利培酮剂量为 6 mg/d 时,D_2 受体的占有率为 79%。利培酮剂量为 2~4 mg/d 时,$5-HT_{2A}$ 受体的最大占有率可达 95% 以上。

利培酮改善精神分裂症症状、认知缺陷和减少 EPSs 发生的机制之一与其 $5-HT_{2A}$ 对 DA 神经元冲动发放和皮质的 DA 释放的调节作用有关。前额叶 DA 功能低下已被认为与精神分裂症的阴性症状、认知缺陷的产生密切相关,利培酮长期服用后能增强前额叶和背侧纹状体 DA 的转换,而氟哌啶醇并无此效应。利培酮还调节腹侧盖区 DA 神经元的冲动发放,阻断抑制性 GABA 中间神经元的 $5-HT_2$ 受体,从而影响皮质锥体神经元的活动。

3. 奥氮平 具有非典型抗精神病药的一般特征,对包括 D_2 和 D_3、D_4 和 D_1 受体、$5-HT_2$、M型胆碱受体、H_1 受体和 α_1 受体具有较高的亲和力,即所谓多受体作用药物。奥氮平具有明显的抗精神病作用和低 EPSs 危险性。EPSs 危险性低可能与其非选择性 DA 受体结合的特点有关。D_2 受体的占有能力随着剂量的增高而增高,5 mg/d 平均剂量时 D_2 受体的占有为 55%,10 mg/d 时为 73%,15 mg/d 为 75%,20 mg/d 为 76%,30 mg/d 为 83%,40 mg/d 为 88%。总之,各剂量水平均显示 $5-HT_2$ 受体的占有远大于 D_2 受体的占有。奥氮平还能阻断 NMDA 拮抗剂 PCP 所致行为效应,但并不直接与 NMDA 受体结合。对 H_1 受体和 α_1 受体较高的亲和力与镇静、体重增加和直立性低血压的发生有关。奥氮平对 H_2、α_2、GABA、σ、鸦片样和苯二氮䓬类受体几乎没有亲和力。

奥氮平治疗精神分裂症各种症状的主要作用机制是:① 对 5-HT 能受体的有效阻断。② 多种受体结合。③ 脑区特异性的 DA 受体结合。④ 对谷氨酸能递质的调节。⑤ 对神经蛋白递质的可能影响。奥氮平的抗精神病作用与 D_2 受体拮抗有关,在治疗剂量时,对 $5-HT_{2A}$ 受体拮抗明显大于对 D_2 受体的拮抗。奥氮平对 DA 受体的不同亚型在不同脑区的结合具有相对选择性,因而能改善精神分裂症的阳性症状、阴性症状和认知症状。奥氮平对 D_2 受体的占有具有"快速解离"的特点,认为与 EPSs 的发生率低有直接关系,但奥氮平剂量大于 30 mg/d 时,因 D_2 受体的占有过高就影响了快速解离的作用,EPSs 便显著增加。

4. 喹硫平 喹硫平与 D_2 受体只有低-中程度的亲和力,与 $5-HT_2$ 受体具有中-高程度的亲和力,喹硫平在黑质-纹状体通路对 5-HT 作用的抑制对 A9 区 DA 神经元产生明显的影响,引起该区 D_2 受体拮抗的明显减弱而阻止 EPSs 的发生,并因较高的 5-HT 抑制而 D_2 受体拮抗相对较低,几乎不引起催乳素持续升高,但因中脑边缘叶通路的 D_2 受体拮抗使得 DA 神经元的作用相对减弱,从而减轻精神分裂症的阳性症状。喹硫平在治疗剂量范围内,对突触前 5 - HT$_1$ 受体的高亲和力所显示的 5 - HT$_1$ 部分激动作用,可引起中脑皮质 DA 通路的 DA 水平增强,改善精神分裂症时中脑皮质 DA 通路的 DA 低水平状况,对精神分裂症阴性症状和认知症状的改善具有重要意义。从纹状体 D$_2$ 受体的快速解离明显降低了 EPSs 发生的可能,而从结节-漏斗部 D$_2$ 受体的快速解离可解释对催乳素的极少影响。

5. 阿立哌唑　阿立哌唑对多巴胺的 D$_2$、D$_3$ 以及 5 -羟色胺的 5 - HT$_{1A}$、5 - HT$_{2A}$ 受体有很强的亲和性,对多巴胺的 D$_4$ 以及 5 -羟色胺的 5 - HT$_{2C}$、5 - HT$_7$ 以及 α$_1$ 肾上腺素、组胺 H$_1$ 受体有中等的亲和性,对 5 -羟色胺再摄取位点也有中等的亲和性(Ki 值为 98 nmol),对胆碱能毒蕈碱样 M 受体无明显的亲和力,是 D$_2$、5 - HT$_{1A}$ 受体的局部激动剂和 5 - HT$_{2A}$ 受体的拮抗剂。

阿立哌唑与其他抗精神病药最为不同的特征就是对 D$_2$ 受体的部分激动作用。在 DA 功能低下的状况表现为激动作用而在 DA 功能亢进的状况下又表现为拮抗作用,有人认为引起 D$_2$ 受体功能过度拮抗的可能性比其他抗精神病药要低。

阿立哌唑还能通过中枢 5 - HT 通路的调节作用进一步改善精神分裂症的疗效,它具有 5 - HT$_{2A}$ 受体拮抗作用,可能使 EPSs 发生减少和改善阴性症状。对 5 - HT$_{1A}$ 受体具有部分激动作用,这一特点与阴性症状、认知症状、抑郁和焦虑症状的改善有关。当然,阿立哌唑在受体方面的其他影响如 DA 激动和 α$_1$ 受体拮抗也可能导致直立性低血压、恶心和镇静等不良反应。

6. 齐拉西酮　具有新型非典型抗精神病药的重要特征——高 5 - HT$_{2A}$/D$_2$ 拮抗比率。此外,它还具 5 - HT 和 NE 再摄取抑制作用而显示对 5 - HT$_{1A}$ 的部分激动作用,临床治疗剂量为 80～160 mg/d,它是一种具有独特作用的选择性单胺类递质阻断剂,对 5 - HT$_{2A}$ 受体的亲和力是 D$_2$ 受体的 10 倍。另外,对 5 - HT$_{2C}$、5 - HT$_{1A}$、5 - HT$_{1B/1D}$ 也有很高的亲和性。齐拉西酮还与 α$_1$ 肾上腺素能受体结合,并与 H$_1$ -组胺受体有微弱的亲和性,几乎不与毒蕈碱样受体(M$_1$)结合。齐拉西酮通过对 D$_2$ 受体、5 - HT$_{2A}$、5 - HT$_{2C}$、5 - HT$_{1A}$ 和 5 - HT$_{1B/1D}$ 等受体的联合阻断作用来发挥其临床作用。由于齐拉西酮的 5 - HT$_{2A}$/D$_2$ 亲和力比值高,发生 EPSs 的不良反应的发生率也较小。

齐拉西酮对精神分裂症阴性症状的疗效可能与中枢 5 - HT 功能的提高以及 DA 功能尤其是前额叶 DA 功能的下降有关。齐拉西酮的作用部位除了中枢边缘系统外,还有前额叶的 5 - HT$_2$ 受体,解除了 5 - HT$_2$ 对 DA 的抑制作用,调节前额叶 DA 功能,使其恢复正常,从而达到治疗阴性症状的目的。

齐拉西酮对 5 - HT$_1$ 受体的阻断作用能够减少运动系统的不良反应,如肌强直和木僵;其镇静及对食欲的增强作用与其对 H$_1$ 受体的阻断作用有关。齐拉西酮对 5 - HT$_{2C}$ 受体的阻断作用则可能引起体重增加,但其影响远较其他非典型抗精神病药要小。

7. 氨磺必利　氨磺必利对中枢 D$_2$/D$_3$ 受体具有较高的亲和力,亲和系数(Ki)为 3 nmol/L,对 D$_3$ 受体的亲和力是对 D$_2$ 受体的 2 倍,对其他 DA 受体亚型包括 D$_1$、D$_4$、D$_5$ 受体几乎无任何亲和力,同时对 5 - HT、α 肾上腺素、组胺 H 和胆碱能受体都不具有亲和性,

故不具备高 $5-HT_{2A}/D_2$ 拮抗比率这一非典型抗精神病药的重要特性。氨磺必利的"非典型性"主要表现为对边缘系统 D_2/D_3 受体的高度选择性和对突触前 D_2/D_3 受体的特异性阻断作用。氨磺必利在低剂量时(<10 mg/kg),对突触前 D_2/D_3 受体具有较强的亲和力,高剂量时对突触后 D_2/D_3 受体具有明显的拮抗作用,这一特点在中脑边缘叶尤为突出,而在纹状体并不明显。

氨磺必利 $150\sim600$ mg/d 长期服用时,纹状体、丘脑和颞叶的 D_2/D_3 受体结合率分别为 56%、78% 和 82%,$630\sim910$ mg/d 时纹状体 D_2/D_3 受体的结合率才达到 70%~80%,1 100 mg/d 时纹状体 D_2/D_3 受体的结合率达到 85%,低剂量时主要与丘脑和颞叶的 D_2/D_3 受体结合,高剂量时才同时与纹状体 D_2/D_3 受体结合,在一定程度上解释了临床疗效和 EPSs、PRL 升高等不良反应的相关性。

三、临床应用和选择

(一) 经典抗精神病药

1. 精神分裂症和分裂情感性精神障碍　经典抗精神病药可用于精神分裂症的精神病性症状(尤其是阳性症状)的急性期治疗和维持治疗。在许多精神分裂症患者中,通过这一阻断作用可使阳性精神症状减少,包括幻觉、妄想和行为紊乱。但阴性症状并不能得到有效治疗,甚至由于对中脑边缘通路的阻断反而更恶化加重,并损害认知功能和导致抑郁。它对阳性症状的疗效也是有限的,如难治性精神分裂症。

2. 物质滥用所致精神障碍　经典抗精神病药可逆转急性和慢性安非他明中毒和可卡因滥用所致的精神障碍,但经典抗精神病药对那些并非多巴胺机制所引起的药源性精神症状难以有满意疗效。

3. 人格障碍　在应激状态下,有些人格障碍患者可出现短暂的精神症状,对阵发的症状可短期使用高效价抗精神病药,并能得到很快的缓解。

4. 情感障碍　经典抗精神病药也还用于双相障碍,特别是躁狂发作的治疗。

5. Tourette syndrome(图雷特综合征)　Tourette syndrome 的抽动症状是由于多巴胺能系统的超敏状态所致,匹莫齐特可用于这一症状治疗的经典抗精神病药。

6. Huntington disease(亨廷顿病)　对本病至今尚无特效治疗药物,但对其引发的精神症状和舞蹈样动作可为多巴胺阻断剂所缓解或减轻。

7. 恶心、呕吐和呃逆　低效价经典抗精神病药可直接有效地减少恶心、呕吐。另外,氯丙嗪也可用于顽固性呃逆。

(二) 非典型抗精神病药

1. 氯氮平　本药主要临床适应证为精神分裂症和分裂-情感性障碍的急性期和维持期、难治性精神分裂症的治疗,作用谱较广,对精神分裂症阴性症状和阳性症状都有效,对难治性患者的有效率约达 30%。氯氮平通常不能作为精神分裂症及分裂情感障碍的一线用药选择,并不是因为对这些疾病无效,而是因为严重的不良反应所致。

氯氮平能有效治疗经典抗精神病药所致的迟发性运动障碍和迟发性肌强直。此外,氯氮平还可用于帕金森病伴发精神病性症状的治疗。

氯氮平具有明显的抗躁狂作用和一定的抗抑郁作用。对躁狂发作、精神病性抑郁、难治性双相障碍,特别是快速循环型或慢性难治性躁狂和难治性精神分裂症都同样有效。经治疗后,部分患者的躁狂和抑郁症状明显改善,快速循环周期消失。

对于双相障碍患者,单用氯氮平可能缺乏疗效,或不能很好控制情感症状时,可与锂盐、丙戊酸盐或抗抑郁药联用,可能有助于进一步控制症状。但氯氮平合用锂盐时,神经系统的不良反应可能增多。

2. 利培酮 本药作为广谱的新型抗精神病药,主要用于精神分裂症的治疗,包括急性期和慢性期、初发和复发病例、阳性症状和阴性症状为主的治疗和预防复发,都是其适应证。一般对睡眠障碍、激越和攻击性行为的疗效较快,幻觉、妄想等阳性症状起效次之,需 2～6 周,阴性症状的疗效最慢,至少为 6～12 周以后。另外,利培酮还可用于治疗分裂-情感性精神病、精神病性抑郁和器质性精神障碍,如老年期精神障碍、痴呆患者的精神和行为障碍(BPSD)和儿童期精神行为障碍。

利培酮可用于双相情感障碍的躁狂发作的治疗,但多数情况下与心境稳定剂合用时疗效更佳。

利培酮的治疗剂量通常为 2～6 mg/d,此时对中枢 D_2 受体的占有率为 70%～80%,此剂量范围足以产生抗精神病效应而 EPSs 相对最少。剂量最好逐渐加至 4 mg/d,如 2 周后疗效仍不明显时再进一步上调剂量,任何推荐剂量都不能取代临床观察,医生应在临床观察评估后再对每个患者进行剂量的微调。一般从 0.5～1 mg/d 开始,间隔 3～4 日增加 0.5～1 mg,每日 1～2 次,如服药后出现困倦可以改为晚上服用。约 75% 的患者的治疗剂量为小于或等于 4 mg/d,老人或体弱者剂量应减半,初始剂量也应减小,可从 0.25 mg/d 开始。一般治疗剂量为 3～6 mg/d,首次发病、老年和儿童患者的治疗剂量相对要低。

3. 奥氮平 奥氮平主要用于治疗精神分裂症和其他各种精神行为障碍,包括精神病性抑郁和双相躁狂发作、老年和儿童期精神行为障碍等。剂量探索研究显示,其临床治疗剂量为 5～20 mg/d,对多数患者而言,起始剂量 10 mg/d 可作为较合适的起始剂量,治疗剂量范围为 5～20 mg/d。

奥氮平治疗双相躁狂发作的疗效明确,且起效迅速,比锂盐、丙戊酸盐明显要快,总体疗效相近,剂量范围与精神分裂症相近。

奥氮平治疗其他非精神病性障碍,如边缘性人格障碍、神经性厌食、创伤后应激障碍也有一定疗效。

4. 喹硫平 喹硫平对于精神分裂症急性期、慢性精神分裂症伴急性复发或慢性精神分裂症长期治疗都有明确的疗效。喹硫平对精神分裂症认知症状的改善具有一定的疗效。

喹硫平对双相情感障碍的临床疗效研究也已显示,对躁狂发作疗效显著,相比其他非典型抗精神病药具有更令人期待的治疗价值。喹硫平的治疗起始剂量 100 mg/d,剂量按 100 mg 幅度递增。目前多数专家推荐的治疗剂量 800～1 000 mg/d。

5. 阿立哌唑 本药主要用于精神分裂症的治疗,包括急性期和慢性期、初发和复发病例、阳性症状和阴性症状为主的治疗和预防复发,都是其适应证。阿立哌唑常用剂量起始为5～10 mg,每日 1 次顿服,餐前餐后服用均可。其有效服药剂量为 10～30 mg,加大剂量后疗效增加并不明显。用药后前 2 周无须增加剂量。年龄、性别、种族不同、肝肾功能不全的患者通常不需要调整剂量。

药物替换研究显示,与立即替换相比,用阿立哌唑逐渐替换其他抗精神病药的方式更为恰当,不过合并用药时间不宜过长。

由于阿立哌唑在作用机制方面的独特性,其特点有待于上市后大样本临床研究结合实验室研究后进一步探索。此外,阿立哌唑可用于合并用药治疗双相躁狂发作。

6. 齐拉西酮 齐拉西酮适用于治疗急性、慢性精神分裂症和分裂-情感性精神障碍以及其他疾病伴发各种精神病性症状,包括明显的阳性症状(如:幻觉、妄想、思维紊乱、敌意和偏执)和阴性症状(如反应迟钝、情绪淡漠以及社交退缩、少语等),也可以减轻与精神分裂症有关的情感症状(如抑郁、负罪感、焦虑等)。齐拉西酮也作为合并用药用于治疗双相躁狂发作。

一般情况下,齐拉西酮片剂在餐中或餐后服用均可,口服起始剂量为 40 mg/d,剂量可以逐渐加至 160 mg/d,应尽量从小剂量开始,并逐渐增加到治疗剂量 120～200 mg/d。急性控制时,可选择肌内注射方式。

7. 氨磺必利 本药在低剂量时具有兴奋激活作用,可改善阴性和情感症状;在高剂量时(400～800 mg/d)具有明显的抗阳性症状作用。氨磺必利的发现,其意义在于说明5-HT_{2A} 和 D_2 联合拮抗并非阴性症状缓解或低 EPSs 易患性的唯一的基本条件。氨磺必利所致 EPSs 呈剂量-依赖关系,总的 EPSs 发生率较低,也可导致血清 PRL 升高,在较高剂量时,血清 PRL 升高的发生率与利培酮相似,体重增加则低于利培酮。

四、不良反应的诊断和处理

(一)精神系统

1. 药源性抑郁 20 世纪 50～70 年代已引起注意,经典抗精神病药物引起的较多。近年来,随着新型抗精神病药物的广泛使用,发现仍有药源性抑郁病例。

(1)临床特点:抑郁症状一般出现在精神病性症状缓解之后,有几种类型表现。

1)激动性抑郁:患者感到极度苦闷,可达到不能耐受程度,感到体内有说不出的不适感,头脑内没有思想,没有理解能力,没有欲望,感觉迟钝,饮食无味,自卑,易激惹,思维和行为无明显抑制。

2)衰弱性抑郁:患者情绪苦闷,有人格解体和现实解体症状,睡眠障碍,罪恶妄想,无力、淡漠,同时有精神运动性抑制。

3)刻板性抑郁:发展较缓慢,持续较久,症状无明显波动,抑郁情绪比较刻板,思维黏滞,言语重复与纠缠不休。在开始时可表现为迟钝、淡漠、刻板、运动与言语的抑制,继之纠缠不休的"黏滞性"、单调而重复的疑病性诉述。临床上易疑为强迫症状。

(2)临床鉴别上的问题:药源性抑郁虽有较多文献报道,但关于其发生机制解释较为混乱,有认为药物直接引起抑郁,与神经递质改变有关;有认为与锥体外系不良反应有关;有认为患者有抑郁的易感素质。近来较多文献报道精神分裂症患者可以有抑郁症状,使问题更加复杂化。药源性抑郁的机制虽然复杂,但从临床处理出发,需重视以下一下情况。

1) 是否与锥体外系反应有关:很多药源性抑郁的文献报道都认可这些患者存在锥体外系症状,尤其静坐不能,而且给予抗胆碱药处理后,抑郁症状好转。临床上也观察到这样的规律,精神症状明显时,使用药物剂量大些,也较少出现锥体外系反应,而一旦精神症状得到控制,即使剂量不变或者略减,药物反应就显得明显起来,这说明不同精神状态对药物的耐受性是不同的,因此在药物剂量掌握上应注意到这一特点。精神症状控制之后,需酌减药量和重视不良反应的处理。新型抗精神病药较少报道引起药源性抑郁,一方面可能这些药物涉世尚不久,还没有暴露出这个问题;另一方面可能与这些药物引起锥体外系不良反应较少有关。国内氯氮平临床使用已有近 30 年的历史,引起药源性抑郁很少见报道,这个事实也说明了一定的问题。

过去比较重视锥体外系反应(EPS)在神经系统方面的表现,近来有学者开始重视对精神活动的影响,并称为精神性 EPS。Gerlach(1999 年)认为精神性 EPS 表现在:① 镇静、情感迟钝、意志缺乏。② 注意力不集中、缺乏动机、情感反应平淡。③ 抑郁、性欲减退、烦躁不安。这些临床表现与药源性抑郁基本相同。因此考虑到这一点,对存在药源性抑郁病例,处理上首先可考虑:① 适当减少抗精神病药剂量。② 加用抗胆碱药。③ 换用锥体外系反应少的药物,尤其可选用新型抗精神病药。

2) 精神病后抑郁状态(PPD):现在疾病分类上已给该状态以特殊地位,如 ICD－10 命名为"精神分裂症后抑郁"(F20.4),CCMD－3 命名为"分裂症后抑郁"。根据 ICD－10 描述:这是一种发生在精神分裂性疾病的余波之中的抑郁发作,病程可迁延。仍需存在某些精神分裂症症状,但它们已不构成主要的临床相。仔细比较一下,现代分类学对该状态的定义与过去文献并不相同,如 Steinberg 等(1967 年)和 Stern(1972 年)等认为,精神分裂症后抑郁状态应该是指在急性精神分裂症缓解之后的明显抑郁状态。McGlashan(1976 年)等也持同一见解。这种定义的改变,可能与近代对情感性精神障碍的新概念有关。根据 ICD－10 的定义,如果患者确有典型的精神分裂症发作,经治疗后完全缓解,出现抑郁症状,应诊断为抑郁发作。那么如果把这样的患者前后病情联系起来,该作什么诊断,是个很实际的问题。像这样的患者在临床上并不少见,历经多次住院,诊断分别可为精神分裂症或抑郁症;如果诊断为分裂情感性精神病,则尚不符合 ICD－10 及 CCMD－3 关于该病的诊断概念,因此这个问题有待今后制订精神障碍的分类时研究。

PPD 的临床表现与抑郁症相似,关于其发生机制,有多种假说,其中有认为与抗精神病药使用有关(即药源性论),但又认为不宜直接与药物的锥体外系反应联系起来。因此严格地说,PPD 并不完全属于药源性抑郁范畴,但目前尚未能排除药物的影响。处理方法有以下几种。① 严防自杀,精神分裂症恢复后发生自杀的患者并不少见,有者可能与此障碍相关。② 抗精神病药继续使用,同时合并使用抗抑郁剂。③ 必要时可采用电休克疗法。④ 心理治疗及社会支持,特别对于心理因素较为突出的患者更为适用。

2. 药源性强迫症　近年来国内外较多文献报道,传统的抗精神病药及新型抗精神病药都可引起,更多报道是氯氮平治疗过程中出现的强迫症状。Baker 等报道 49 例精神分裂症患者在氯氮平治疗过程中,有 5 例出现强迫症状。许多学者认为氯氮平引起强迫症状与其对 5-HT 受体阻断作用有关。奥氮平剂量大时及利培酮治疗都有引起强迫症状的报道。

精神分裂症早期、进展期及缓解期都可以出现强迫症状,但药源性强迫症状多出现在精神分裂症缓解期。那么,缓解期出现的强迫症状究竟是精神分裂症所固有的,还是抗精神病药引起的呢? 两者较难阐明,鉴别时可采取一个办法,如果是药源性强迫症状,通过减药可取得效果。

药源性强迫症状具有一般强迫症状特点,但以强迫思维及强迫行为多见,如反复提一些怪问题、纠缠家属予以解答;对自己行为的正确性发生疑惑;强迫性行为,如反复关门、洗手等,内容及形式常有变化。对强迫症状有一定的认识及痛苦体验,但并不强烈,反强迫意识一般不明显。强迫症状出现之后,存在可较持久,治疗有相当难度,并且与精神病症状之间常有此起彼伏的过程,即精神症状缓解后出现强迫症状;通过治疗,强迫症状取得效果时精神症状却又反复,此称为“跷跷板”现象,治疗上有相当难度。药源性强迫症状之引起与抗精神病药物剂量是有关的,一般出现在剂量较大时。但也要警惕,在治疗过程中所出现的强迫症状并不一定都是“药物反应”。曾遇到过 1 例精神分裂症患者,使用氯氮平每日 200 mg 治疗,精神症状尚未完全控制却出现了强迫症状,以为是氯氮平引起的,采取减少剂量,然其强迫症状加重,后来家属建议增加剂量,经采纳而增加氯氮平剂量到每日 300 mg,几日后强迫症状消失。这样的病例虽属少见,但也应引以为戒。

这样病例的诊断并不困难,但要注意与患者的重复动作鉴别。有时由于患者反应迟钝,动作呆板,会不自觉地出现重复动作,仔细的人还会出现做事踌躇,不要把家属反映的这些现象视作强迫症状。治疗方法有以下几种。

1) 适当减少原来的抗精神病药剂量,或换用其他抗精神病药,一般减药或停药后强迫症状会逐渐减轻或消失,多在 1 个月之内。但使用氯氮平的患者撤药比较麻烦,即使减药有时也可能出现病情波动;如欲完全停用,更是困难重重,失眠是常见的症状。因此减量要慢,如果强迫症状已不明显,剂量掌握适可而止,停用必须十分慎重。因此目前无奈之下,不少患者仍在一定时期保持小剂量以维持,今后是否可以完全撤掉,只能见机而行。换用其他抗精神病药无疑需要经历一个交替过程。

2) 合并使用抗强迫药。常用如氯米帕明、SSRIs 药等。合并用药时需防精神病性症状复燃,尤其氯米帕明有时可能激活精神病性症状。

3) 心理及行为治疗。

3. 激越及精神运动性兴奋　某些抗精神病药在治疗过程中可以出现短时间的情绪激惹、意志亢进、行为增加等精神活动改变,称为激越现象,如舒必利、喹硫平、阿立哌唑、齐拉西酮等都可出现,可通过药物剂量调整(加量或减量),并用苯二氮䓬类药、普萘洛尔或异丙嗪等药物,一般都可以控制。

严重的精神运动性兴奋出现不很多,可见于以下两种情况:① 原来并无兴奋症状,在用药过程中突然出现兴奋躁动。② 原来存在兴奋症状,但是用药物后兴奋躁动变本加厉,宛如火上加油。有一位患者,入院诊断为青春型精神分裂症,表现兴奋话多,予氯丙嗪肌注治疗。几日后不仅没有控制,而且症状越益严重,遂再加大剂量,氯丙嗪肌注＋口服,每日总剂量 500 mg。此时的患者像猛虎一般,每日 24 小时无安静时刻,话多散漫,行为极度紊乱。约束在床,大小便乱解,墙壁四周口沫随处可见,其兴奋躁动之程度实属罕见,其景令人难忘。后来考虑是否与药物增量太速、剂量过大有关,于是采用减药法,3 日后,每日剂量减到 100 mg 时,患者明显安静下来,对答有序,对发作过程回忆不完全。通过该例,给我们一个教训,药物剂量太大时也会走向反面。还有几例在氯氮平使用过程中仍出现失眠,经减量后患者失眠好转,因此其失眠与药物量过大也有关。

出现这类药源性反应的规律尚不清楚,有人认为与药物是否容易引起锥体外系反应有关;有人认为与药物性能有关,如哌嗪基吩噻嗪类和丁酰苯类药物有较强的精神激活作用。又据报道舒必利治疗时 10% 以上患者出现兴奋、失眠,有的出现激动和攻击性行为;有人认为有轻度脑器质性损害者容易引起。这种反应出现在治疗初期,病程是一过性的。诊断时注意以下两点。① 凡治疗过程中突然出现"异质性"——另外类型的精神症状时,一定要考虑到是否受到其他因素的影响,如精神药物、躯体疾病、精神挫折等。② 药物的治疗效果出现虽有一个过程,但如果一个患者在短期中出现精神症状的明显加剧,则要研究原因所在,是否为药源性反应,尤其在兴奋躁动患者更应考虑这一点。

治疗措施为:① 一旦诊断有药源性可能,可予减量,但不可突然停用,否则会引起撤药反应。两者交织在一起,情况会显得更加复杂。② 加强对患者的管理,防止身体消耗及意外发生,包括饮食护理、水电解质平衡等。

4. 意识障碍 1%～3% 患者在使用抗精神病药过程中出现谵妄、意识模糊或梦幻样状态。它多见于:① 用药早期(第 1 周发生最多),药量剧增/骤停时或更换药物时。② 联合使用多种抗精神病药,或合并锂盐、TCA、抗胆碱药等的场合。③ 年龄 50 岁以上,有器质性病变、躯体疾患者。

临床症状酷似中毒性精神病,表现定向障碍、精神模糊、言语散漫、兴奋躁动、行为紊乱、攻击冲动行为及幻视、幻听、错觉等。前驱症状有焦虑、烦躁、错乱、失眠、震颤及自主神经紊乱等。预后良好。一般在停药后 1～3 日症状即告消退。

意识障碍发生机制之一可能与药物的中枢性抗胆碱作用有关。因此在使用抗胆碱作用强的药物时需要谨慎,实践中发现氯氮平引起的意识障碍病例较多见,尤其不宜急剧地增减药量。有 1 例躁狂症患者,使用氟哌啶醇静滴＋锂盐冲击疗法(以每日 3 g 的剂量始用),几日后兴奋症状越益明显,并有意识模糊,减量后即消逝。在锂盐使用过程中经常需警惕意识障碍发生,因为锂盐的治疗剂量与中毒剂量比较接近,意识障碍发生前可见到手指的粗大震颤及严重的胃肠道反应。临床发现这些迹象,即使未作血锂测定,也须防止进一步向意识障碍发展。

诊断方面如果临床观察细致,一般容易早期发现,早期发现对疾病预后很有关系,例如锂盐中毒如果未能及早发现意识障碍,可以迅速向脑炎样表现发展,有可能成为不可逆性改变。

精神分裂症患者大多不存在意识障碍，一旦发现在疾病背景症状基础上有意识障碍征象，须提高对药源性意识障碍的认识，应努力加以识别。

如果出现意识障碍的同时，还存在发热、震颤、肌张力改变、自主神经紊乱症状等还须与恶性症状群鉴别。当然，不能排除另一种情况，即患者的精神疾病本来就是器质性的，抗精神病药不过起到了诱发效果。如果属于这种情况，通过减少药量并不能使意识障碍消除，随后的进一步检查可以发现更多的器质性疾病依据。

一旦诊断意识障碍是药物引起，无疑减少药量是主要手段，但切忌操之过急，不能采取立即撤除的办法，可考虑撤去联合使用中的某种药物。等待意识恢复之后，一般还可以继续使用原来药物，不过剂量掌握要适当。

5. 紧张症状群 抗精神病药物引起紧张症状群，临床表现包括缄默、木僵、蜡样屈曲、违拗、大小便不自理等。有时还可以出现神经系统阳性体征。出现紧张症状群的时期，据报道最长在用药后 6 日，最短 3 日。一旦出现紧张症状群，即使及时减药、停药，或应用抗胆碱药，皆不能使紧张症状群迅速消退。

各种抗精神病药都可引起紧张症状群，包括吩噻嗪类和丁酰苯类，尤以容易引起锥体外系反应的药物更易导致，如氟哌啶醇、氟奋乃静等，往往用量偏大，也可发生在一般治疗剂量时。在出现明显紧张症状群之前大多伴有突出的、渐进性的锥体外系症状。

由于患者的神经和精神症状很明显，易被觉察，需与紧张型精神分裂症和器质性木僵相鉴别。有 1 例表现兴奋躁动的精神分裂症病例，在氟哌啶醇治疗过程中突然出现紧张症状群，原来这是一例紧张型的患者，这样患者现在已较少见。如果患者有明显的神经系统阳性体征，要提高器质性木僵的警惕，加强随访。

当疑及紧张症状群是由药物引起的，有效的方法无疑是减少药物剂量，但症状的消除并不一定立竿见影。也有人建议用金刚胺，每日 200 mg，分 2 次口服。必要时可采取电休克治疗。

6. 其他 镇静类药物的过度镇静反应，对于有兴奋症状的精神病患者来说，镇静却成为治疗效果。氯丙嗪、氯氮平、奥氮平、喹硫平、齐拉西酮都具有镇静效果。如果妨碍患者的日常活动，可安排在晚间服药。

在氯氮平治疗过程中，尤其总剂量较大者，可出现一种特殊的精神反应，患者多于固定时间体验到脑子一片空白或思维极度混乱，并有冲动意向，此时能自己体验即"危机"即将发生，而迅速告知家人采取防止措施，或独自躲进房内，等待几个小时后，自感"警报"解除，而恢复常态。患者常为此无比惊慌和忧虑，理解是病态，因此主动吐诉及要求获得治疗。此种现象发生的性质不明。处理方法：① 减少药量。② 可用卡马西平 0.1 g，1 日 3 次。③ 发生前采取干预措施。

（二）神经系统

1. 急性锥体外系反应 由于药物对黑质-纹状体多巴胺通路的 D_2 受体的过度拮抗引起，高效价药物尤易发生。

（1）药源性类帕金森症状：约发生在 15％患者的用药早期，老年患者较易发生，以运动迟缓、手足震颤和肌张力增高为特征，严重者有协调运动能力丧失、僵硬、佝偻姿势、慌张步态、面具脸、粗大震颤、流涎和皮脂溢出。经典抗精神病药较常见，新型抗精神病药物已少见。

（2）急性肌张力不全：一般发生在治疗刚开始后不久时即很快出现，多见于青少年，男性和儿童比女性多见。特别是含有氟基的经典抗精神病药（丁酰胺类、哌啶类、哌嗪类药物）尤易引起。其主要特征为双眼上翻、动眼危象、斜颈、吐舌、面肌痉挛、角弓反张和脊柱侧弯等，不了解药物使用者，会误以为是内科急诊病例。肌注氢溴酸东莨菪碱 0.3～0.5 mg 后，症状可迅速缓解。

（3）静坐不能：发生率可达 20％～40％，多发生在开始用药的第 2～3 周时，表现为无法控制的激动不安，不能静坐或静卧，反复走动或原地踏步走，可伴有其他不自主运动、自伤或攻击行为。轻度者仅发生在晚上，自感两脚无地方放。静坐不能常是导致患者服药不依从的重要原因之一，并会增加患者自杀的风险。非典型抗精神病药也会引起，其中以利培酮发生较多。氯氮平、奥氮平及喹硫平发生较少。

静坐不能与激越不同，前者以躯体感受为主，后者以情绪焦躁为主；易与不宁腿综合征区别，两种临床特征类似，但后者无抗精神病药应用史。

特别需要与精神分裂的病情恶化区别，因为两者涉及不同的用药策略，表 3－4 可供鉴别。

表 3－4　静坐不能不良反应与精神分裂症病情恶化之鉴别

项　　目	静坐不能不良反应	精神分裂症病情恶化
诉述	积极主动，自感难受	被动，缺少体验
对医生态度	主动要求医生给予治疗	不愿接受治疗
自觉症状	躯体难受为主，认为此感觉与周围人无关，而与药物有关	认为此感觉与周围人有关
对人关系	独处时难受，与人谈话好转	避免与人交谈

2. 慢性锥体外系反应　主要是迟发性运动障碍（tardive dyskinesia，TD），是抗精神病药伴随的一种具有潜在不可逆性的神经毒性损害。新型抗精神病药发生较少，但也有临床发现。该障碍常见于长期用药的患者，年龄大及女性容易出现，与药物剂量无明显关系，有的患者出现在药物突然撤除后。

（1）临床表现：有下列常见类型。

1）口-舌-颊三联征（BLM 综合征）：如吸吮、舔舌、转舌、鼓腮、噘嘴、咀嚼和歪颌等，严重时构音不清，影响进食。

2）四肢及躯干：肢体不自主摇摆、舞蹈指划样动作、手足徐动或四肢躯干的扭转运动等。

3）其他：如膈肌、呼吸肌、喉肌和腹肌受累，可出现咳嗽、呃逆、呼吸困难、喉头痉挛等表现,较少见。

(2) 发生机制:说法不一,主要有下列假设。

1) DA 受体超敏:认为由于纹状体 D_2 受体长期被药物阻断而引起受体对 DA 的代偿性超敏。

2) 中枢胆碱能功能减弱:认为由于胆碱能功能减弱,因而 DA 相对亢进。有人认为是上述两者的失平衡所致。

3) GABA 耗竭:黑质纹状体 DA 系统接受 GABA 抑制性反馈调节,当 GABA 功能不足时,DA 呈脱抑制状态。

4) 神经毒性作用:DA 代谢过程中产生许多自由基,对蛋白质、脂质及其他细胞成分产生影响,最终导致神经功能障碍。

其他有许多神经递质受体与 TD 发生有关。

(3) 诊断与鉴别诊断:TD 的不自主运动具有下列特点。

1) 在使用抗精神病药后隐袭起病,时期长短数月至数年不等,停药加重或在停后出现,加大抗精神病药剂量可使症状减轻。

2) 睡眠时消失,精神紧张或运动时加重。

3) 患者一般并不认识自己有不自主运动症状存在。

4) 患者注意到其不自主运动时或作自主运动时,不自主动作可减轻或消失。

因此,临床上为了观察 TD 的存在,其一是要细心观察,要善于察觉患者存在如前所述的不自主运动;其二要掌握检查方法,如令其有意识做某动作时,反而发现不了异常动作之存在,例如对 BLM 综合征患者,令其做有意识的张口、伸舌动作,可能无异常发现,但当其静坐不动时则可观察到存在舔舌、吸吮等动作;其三问其对所存在不自主运动的体验,患者常回答不知道(严重者除外)。

DSM-Ⅳ 提出的关于 TD 的诊断标准(333.82)还具体规定:患者服用抗精神病药史 3 个月以上(60 岁以上的人为 1 个月);口服药撤除 4 周之内(长效剂 8 周以内);不自主运动需持续存在 4 周以上。

诊断 TD 时,排除有关神经疾病是重要的,如 Huntington 病、Sydenham 舞蹈病、肝豆状核变性、手足徐动症等都可有类似表现,除了抗精神病药使用史之外,还需根据各神经系统疾病的临床特点及实验室检查加以鉴别。有时急性锥体外系反应与 TD 鉴别有困难,可使用东莨菪碱 0.3 mg 肌注予识别。

近年来还重视与迟发性肌张力障碍进行鉴别,后者可表现为斜颈或其他及张力障碍症状,应用抗胆碱药可以控制。

精神分裂症患者还可有自发性运动异常,表现形式各异,在使用抗精神病药前已经存在,了解病史有助于 TD 鉴别。

(4) 治疗:尚无肯定的有效治疗,所报道的治疗效果因人而异。大致有下列方法。

1) 抗精神病药的使用问题:如有发现某种抗精神病药引起 TD,宜逐渐减少剂量(增量虽可暂时改善 TD 症状,但非良策),停用抗胆碱药,或者改用新型抗精神病药。据报道氯氮平很少引起 TD,而且可以改善 TD。有人曾对一部分 TD 患者进行氯氮平治疗,大多数有效。其他新型抗精神病药也较少有 TD 发生报道。舒必利是 D_2 受体的特异性阻滞剂,主要作用部位不是纹状体而在边缘系统,有人报道可改善 TD 症状。

2）GABA 促动剂:研究较多的是丙戊酸盐、地西泮、氯硝西泮（氯硝安定）,有人认为效果较为肯定。

3）抗氧化剂:根据细胞毒性假说,有很多报道认为维生素 E 有治疗效果,最高剂量为每日 1 200~1 600 IU。

4）去甲肾上腺拮抗剂:如 β 肾上腺素拮抗剂普萘洛尔。尤其是可乐宁（一种 $β_2$ 拮抗剂）治疗肌张力障碍较有效果。

曾有 1 例严重 TD 患者,诊断为精神分裂症,使用小剂量奋乃静 1 个月后发生扭转痉挛发作,整日全身扭转,有时呈角弓反张之状,严重时痛苦地拉住床架不放,予 ECT 几次,症状消失,但不久又现,给予可乐定每日 0.075~0.15 mg,症状获得明显好转。该例说明几个问题。① 小剂量、短疗程治疗也可以发生 TD。② ECT 有短暂治疗效果。③ 可乐定对 TD 有一定治疗效果,该药用于治疗高血压,降压效果明显,用药期间需严密观察血压变化,逐渐加量。但该药在市场上已较难购到。

5）钙通道阻滞剂:该类药物具有阻断突触后 D_2 受体及抑制突触前 D_1 受体作用,因此有抗多巴胺作用。硝苯地平（心痛定）有报道对 TD 有较好效果,剂量与疗效相关,尤其对老年患者有效。

其他有报道使用 DA 耗竭剂及促动剂、拟胆碱药物、影响 5-HT 药物等,可供参考。因为尚无特殊有效疗法,目前重在预防,注意以下几点。① 严格掌握用药适用对象,对于诸如神经症患者,不宜随便使用抗精神病药。② 避免长期大量使用抗精神病药,尤其高龄者。③ 尽量避免多种抗精神病药合并使用。④ 避免抗胆碱药的不合理使用。⑤ 避免突然停用抗精神病药。

3. 癫痫发作　在经典抗精神病药中,氯丙嗪降低痉挛阈值,可引起或诱发抽搐发作,已长期受到关注。氟哌啶醇在这方面比较安全。氯氮平引起癫痫发作与药物剂量有依赖关系,一般多出现在 450 mg/d,小于 300 mg/d 者发生率约为 1%,大于 600 mg/d 为 4.4%。癫痫发作有时还与剂量增加过快有关。其他新型抗精神病药相对较安全,即使有发生,并属个例。

4. 自主神经系统　很多抗精神病药可影响下丘脑体温调节中枢和外周血管运动而引起发生,多为良性,过程自限,可伴有外周血中嗜酸性粒细胞增多,一般无特殊临床意义。其中氯氮平较多见,阿立哌唑也有发现。出现时对症状处理,严加观察,应与粒细胞缺乏症和恶性综合征区别。流涎是氯氮平治疗中很常见的不良反应,出现后可持久存在,影响患者的生活质量,与药物剂量大小有关,晚间较严重。氯氮平引起流涎的机制不明,氯氮平有强的抗胆碱能作用,同时对 M_4 受体有部分激动作用,其他还涉及肾上腺能机制,十分复杂。治疗流涎用抗胆碱药,一般无效;据称选择性 M_1 拮抗剂能减轻流涎。$α_2$ 受体激动剂可乐定（clonidine）治疗流涎有效,提示在流涎机制中有肾上腺素能作用。

（三）心血管系统

氯丙嗪可引起血压降低，氯氮平治疗过程中直立性低血压、室性心动过速和其他 EKG 改变较为常见，一般出现在治疗早期。室性心动过速与剂量有关。一般情况下，患者多可产生耐受性，如持续存在，可减量或加用 β 受体阻滞剂，必要时考虑换药。偶可见可逆性特异 ST - T 波改变，T 波平坦或倒置，多数情况下可不必处理。治疗早期可出现直立性低血压，可伴有昏厥，偶有循环虚脱合并呼吸抑制或停止的报道，故应从以小剂量开始，逐渐增量。猝死是氯氮平治疗中必须予以高度关注的问题，其原因与剂量突然增加导致室性心律失常有关。氯氮平治疗时剂量增加每 2 日不宜超过 50 mg。其他新型抗精神病药引起低血压的发生率很少，QTc 间期延长是需关注的事。奥氮平及氨磺必利对心电图影响最少。

（四）消化系统

很多抗精神病药在用药早期，常有胃肠道不适诉述，如恶心、呕吐、便秘等，如有出现，药物可安排饭后服用，便秘明显者，鼓励多饮水及进食纤维含量高的食物，必要时用导泻药。治疗期间有些患者可出现无症状性转氨酶升高，一般良性，可继续治疗，但应监测并服用保肝药物。

（五）代谢及内分泌系统

1. 高催乳素血症　在过去年代里，经常可以发现在传统抗精神病药使用过程中患者出现催乳素分泌增高现象，但由于只重视精神症状的控制效果，对这些不良反应并未予以过多关注。近年来，随着人们生活质量提高，催乳素血症引起的不良反应已日益受到关注，因此近年来有关文献报道也增多起来。

（1）催乳素的生理功能与调节：催乳素（prolactin，PRL）是人类垂体前叶分泌的多肽类激素，其主要作用是促进泌乳，如女性妊娠期及哺乳期增高。催乳素受下丘脑皮质调节系统控制，下丘脑释放两种有关因子：催乳素抑制因子（PIF）与刺激因子（PRF）。中脑漏斗结节多巴胺通路对泌乳素分泌起抑制作用。因此，如果阻断了中枢漏斗结节通路的多巴胺受体，就解除了对催乳素分泌的抑制，使催乳素分泌增高，如无缰之马。

（2）抗精神病药与高催乳素血症：据报道，引起催乳素增高的有下列抗精神病药：传统抗精神病药、利培酮等；不引起（或轻度引起）的抗精神病药有奥氮平、氯氮平、喹硫平、齐哌西酮等。

研究认为传统抗精神病药由于阻断 DA 受体缺乏特异性，当阻断中脑漏斗结节通路的 D_2 受体时，就导致血催乳素增高。新型抗精神病药虽也有阻断 D_2 受体作用，但认为可以具有选择性，不阻断漏斗结节通路，因此不引起血催乳素增高。此外，DA 与 5 - HT 具有平衡拮抗作用，新型抗精神病药是否通过调节 5 - HT 而影响催乳素分泌尚不清楚。利培酮是新型抗精神病药，但其引起血催乳素升高作用较明显，除了上述的机制之外，据有人研究可能有其他因子参与，如垂体 GH_3 细胞等，尚待研究。

（3）高催乳素血症的不良后果：患者有以下临床表现，一般在催乳素恢复正常后，这些现象也会消失，见图 3 - 1。

远期后果包括妇女闭经后不排卵，因此不孕；引起女性生殖器萎缩，也可能使子宫内膜

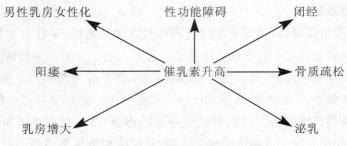

图 3-1　高催乳素血症引起的不良后果

癌发生增加等,需要引起重视。

（4）高催乳素血症的处理:由于高催乳素血症是由抗精神病药引起,在继续治疗过程中,下列措施只能认为是权宜性的。

1）适当减少药量,或换用不引起催乳素升高的药物。

2）可加用多巴胺激动剂,如溴隐亭、金刚烷胺等,但要警惕精神症状的恶化。据报道服用利培酮致 PRL 升高的病例,合用小剂量阿立哌唑可使 PRL 降低,可能与阿立哌唑对 DA 的部分激活作用有关。

3）中医中药可能有效,如对调经、泌乳等有良好效果。

2. 高血糖症　糖尿病已成为现代社会人群的高发疾病之一,在精神分裂症患者中的发病情况也日益令人瞩目,这在近代研究报道中可以得到证实,尤其是新型抗精神病药问世之后,似乎更加引人注目。

（1）精神分裂症与糖尿病的关系:精神分裂症患者中糖尿病发生增多是否属于一般人群的疾病发展趋势,很多研究结果并不认为如此。据研究,美国成人 2 型糖尿病的患病率为 3%,而精神分裂症者为前者的 2～3 倍。Mukherjee 等(1996 年)报道意大利一项对 95 例慢性精神分裂症的回顾性调查,15.8% 患有糖尿病,而一般人群的糖尿病发生率为 3.2%,前者是后者的 5 倍。由此可见,精神分裂症患者糖尿病的患病率较一般人群明显较高,而且发现精神分裂症患者发生的糖尿病类型几乎均为 2 型糖尿病,即非胰岛素依赖型糖尿病。那么,精神分裂症患者糖尿病患病率高是否由于本身疾病引起,还是与抗精神病药使用有关。Braceland 等早在 1945 年就提出糖代谢改变是精神分裂症疾病的一个基本过程的观点。Franzen 和 Nilsson(1968 年)在为患者进行胰岛素昏迷治疗后血糖和胰岛素时发现,有精神障碍的患者胰岛素抵抗明显高于无精神障碍者。Schimmelbusch(1971 年)等报道胰岛素抵抗与住院精神分裂症未用药的患者呈正相关。胰岛素昏迷就是通过降低血糖来治疗精神分裂症,因此可能有一种假说,即精神分裂症的精神症状是由于脑细胞的糖代谢亢进所致。另外,也有研究表明,精神分裂症患者在糖代谢方面还可能存在糖耐量的损害,例如 Hagg (1998 年)对精神分裂症患者进行糖耐量试验发现,123 例患者中有 13 例符合糖尿病诊断,8 例达到了糖耐量损害程度,共计有 17.1% 患者糖代谢异常。

（2）抗精神病药对精神分裂症血糖增高的影响:抗精神病药影响糖代谢的报道较多,可以诱发新的 2 型糖尿病,使原来的糖尿病加重,导致发生糖尿病酮症酸中毒。2 型糖尿病亦称非胰岛素依赖型糖尿病,占糖尿病患者总数的 $85\%\sim90\%$,多为成年 40 岁以后发病,也有少数青少年患者。此型患者周围组织对胰岛素不敏感,存在胰岛素抵抗,同时胰岛 β 细胞合成和分泌的胰岛素不低于正常人,甚至还略高。具体地说,这些患者体内的胰岛素虽然数量并不少,但效率很低,不能发挥出应有的作用,这就是胰岛素抵抗。在发病早期,胰岛 β 细胞可以加倍分泌胰岛素,通过增加以弥补效率低下。以后随着病情的发展,胰岛 β 细胞逐渐衰退,分泌的胰岛素减少,就出现了血糖增高现象。

2 型糖尿病的特征:起病缓慢,病情较轻,常无症状或很少有症状,多尿、多饮、多食症状不典型,病程隐匿渐进,当发生并发症时才引起注意。实验室检查可发现血糖增高,一般血酮体不高,体内胰岛素水平多不低于正常,血脂常偏高。精神病患者本身对躯体症状不敏感,加上 2 型糖尿病的临床特征,因此如不加以重视,容易忽视糖尿病的存在,有时直至出现了糖尿病酮症酸中毒,或糖尿病昏迷才发现问题的严重。

不同类型的抗精神病药对于糖尿病的影响并不相同,传统的抗精神病药中低效价的容易引起,高效价的影响不明显。新型抗精神病药中据报道以氯氮平及奥氮平对血糖影响最明显。Mohan 曾报道 1 例服氯氮平患者,引起高血糖,停用后血糖自行恢复正常,再服后又出现血糖升高。Lindenmayer 报道 1 例使用奥氮平的精神分裂症患者,每日剂量 30 mg 时精神症状控制,但出现反应迟钝,整日昏昏欲睡,查血糖 67.2 mmol/L(1 200 mg/dl),处糖尿病酮症酸中毒状态,经停用奥氮平后,血糖恢复正常。这虽是个案报道,但其症状表现较典型,值得引起重视。关于抗精神病药诱发糖尿病的机制未完全阐明,有下列假说。

1)种族、遗传因素:糖尿病有明显的遗传倾向,易感素质个体在药物影响下诱发疾病。

2)体重增加:有些抗精神病药可引起体重增加及肥胖,体重增加程度与药物经下丘脑 H_1 受体的亲和力有关。

3)5-HT 受体:研究表明,服用抗精神病药在未引起体重增加的情况下也会出现 2 型糖尿病及葡萄糖代谢异常,这其中的机制可能与 5-HT 有关,而 5-HT 调节葡萄糖的作用又十分复杂,而且文献报道也存在争议。如有人认为 5-HT_{1A} 受体兴奋降低血糖水平,拮抗可引起胰岛素减少,导致高血糖。此外,5-HT_{2C} 受体拮抗剂则可引起体重增加而导致发生糖尿病。

4)泌乳素:据研究催乳素可引起胰岛素抵抗,当使用抗精神病药物引起血催乳素的升高时体内需要分泌更多的胰岛素以维持正常的血糖水平,胰岛 β 细胞失代偿可发生糖尿病。但氯氮平与奥氮平没有明显升高催乳素现象,却较多报道引起糖尿病,较难解释。

(3)药源性高糖血症的处理:

1)高危对象血糖监测:对于有糖尿病家族史、肥胖、高血脂等患者,应进行血糖监测,由于精神病患者对躯体疾病的耐受性及 2 型糖尿病的临床特点,临床上可能不出现明显的糖尿病症状,更需重视血糖监测。

2)减肥措施:尤其腹型肥胖者。

3)换用其他抗精神病药:对于高危患者及已发生糖尿病者,尽量换用其他对血糖无明显影响的药物。

　　4）糖尿病治疗的一般原则：由于现在精神病院内伴有糖尿病的患者增多起来，在饮食控制上需要做到严格。医生要熟悉糖尿病症状，膳食科做到规范管理，并要取得患者合作，尤其是后者，实施起来比常人的糖尿病患者困难得多。使用降糖药时要严防发生低血糖。曾有患者在使用降糖药过程中发生低血糖昏迷，值班护士误以为患者已安静入睡，次日唤之不醒才发现处于昏迷状态，因此医生和护士必须了解医学新发展，学习新知识。

　　5）警惕糖尿病急症：糖尿病可发生多种并发症，但最危急的是糖尿病酮症酸中毒，特别是在无临床症状而又未经血糖检验的糖尿病患者，突然发生糖尿病酮症酸中毒时会令人不知所措。在精神分裂症患者伴发糖尿病日渐增多的新形势下，提高对糖尿病并发症的认识是非常重要的。糖尿病患者在一定条件下可诱发发生糖尿病酮症酸中毒，有下列表现：① 原有糖尿病症状加重。② 消化道症状：如食欲减退、恶心、呕吐或腹痛。③ 意识改变：初为头痛、头晕、精神萎靡，继之出现嗜睡、烦躁及昏迷。④ 呼吸改变：轻者呼吸轻度增速，重症为深快呼吸，呼气中有烂苹果味。⑤ 脱水：皮肤干燥、弹性差，眼球下陷。⑥ 循环衰竭：血压下降、四肢湿冷、心率加快等。实验室检查可发现三联症：代谢性酸中毒（pH<7.35）、高血糖（>16.7 mmol/L）及尿液和血液中酮体均阳性。一经发现，立即进行紧急抢救。

　　关于新型抗精神病药与糖尿病的关系问题，美国食品和药品管理局（FDA）于2003年9月发布了一次"关于糖尿病警告的建议"，可作为参考。

　　高糖血症，在有些病例还非常严重，并与酮症酸中毒及高渗性昏迷甚至死亡有关，在非典型抗精神病药治疗的患者中时有报道。在精神分裂症患者的糖尿病基础患病风险本身就可能较高，以及普通人群中糖尿病发病率在不断升高的情况下，要评估非典型抗精神病药物的使用与糖尿病异常之间的联系就变得十分复杂。由于这些影响因素之存在，非典型抗精神病药物的使用与高血糖相关的不良事件之间的关系尚不是很清楚。现有的资料还是足以提供已上市非典型抗精神病药物之间与高血糖相关不良事件发生危险率差异的可靠预测。对已经确诊为糖尿病患者，在使用非典型抗精神病药物治疗时应该定期检测血糖，以发现血糖控制是否恶化。存在糖尿病危险因素（如肥胖、糖尿病家族史）的患者如要使用非典型抗精神病药物治疗，应当在用药前和用药后定期进行空腹血糖监测。服用非典型抗精神病药物期间出现高血糖症状的患者均应检查是否存在诸如多饮、多食、多尿、乏力等高血糖症状。对在服用抗精神病药物期间出现高血糖症状的患者应当进行空腹血糖测定。有些患者在停用非典型抗精神病药物后高血糖症状即消失，而有些患者即使停用非典型抗精神病药物，仍然需要继续抗糖尿病治疗。

　　3. **性功能障碍**　有关这方面的文献报道相对较少，究其原因，一方面可能由于病例收集的困难，因为患者一般不会主动吐露这方面的隐情；另一方面由于该类障碍一般并不引起严重后果，因此医生平日关心较少。现在随着人们生活水平的提高，对生活质量比过去提出更高要求，尤其恢复期患者，性功能障碍常导致患者的许多心理问题及影响已婚家庭的感情。近年来这方面的问题已日益突出起来，应该引起医生的关注。以往文献报道大多是传统的抗精神病药，新型抗精神病药可能使用不久，问题尚未暴露出来，也可能对性功能障碍的影响确实较小。

（1）临床表现及类型：

1）男性：

A. 阳痿：最早报道引起勃起障碍的药物是硫利达嗪。Kotin 等调查了 87 例服用一种抗精神病药物的患者，发现服用硫利达嗪者中 60％有性功能障碍，其中阳痿及勃起持续障碍的发生率各占 44％及 35％；服用其他抗精神病药出现性功能障碍占 25％，上述障碍的发生率各为 19％及 11％。其他抗精神病药氯丙嗪、氟哌啶醇、氟奋乃静等都有引起阳痿的报道。障碍的发生与药物剂量有一定关系，但报道结果不一。大多学者指出这种障碍出现较早，最快的出现在服药后 24 h 内。

B. 射精障碍：是抗精神病药引起性功能障碍最常见的一种类型，最多引起的药物时硫利达嗪，Blair 和 Simpson 报道的一组服用硫利达嗪的病例中有 30％发生射精障碍。Kotin 等报道服用硫利达嗪 57 例中有 28 例出现射精时性欲快感的变换，9 例射精量减少。其他药物如奋乃静、三氟拉嗪、氯普噻吨、氯丙嗪等都有报道，与药物剂量无特殊关系，因上述有关报道药物剂量均在一般治疗剂量范围之内。

C. 性快感障碍：这方面资料较少，有报道称服用硫利达嗪者有射精障碍时仍然存在正常性快感，有人注意到这些患者存在性快感质方面变化，还有的出现痛性性欲高潮。报道的其他药物还有三氟拉嗪、氟哌啶醇等。

D. 性欲改变：资料很少，在抗精神病药治疗过程中经常有性欲降低，少数人正常或增高。

E. 异常勃起：是一种持久性的痛性阴茎勃起，其开始可由于性的冲动，但性兴奋过去后仍呈持久性勃起状态。有文献报道发生异常勃起 19 例中有 6 例接受硫利达嗪治疗，最低日剂量 100 mg。有 1 例在肌注氯丙嗪 25 mg 后发生。

2）女性：

A. 性欲低下及性快感缺失：这方面资料甚少，可能与社会文化、风俗习惯等有关。但临床中如经深入了解，很多使用抗精神病药的女性患者可述及缺乏性欲。

B. 月经异常：经常存在，与抗精神病药种类有一定关系。在动物试验，有人投予氯丙嗪后发现动物有卵巢、子宫重量降低，卵泡成熟抑制，子宫内膜萎缩，证明有卵巢功能降低现象存在。人类的月经异常主要是闭经或延期，有部分与乳溢同存。引起月经异常的传统抗精神病药有氯丙嗪、硫利达嗪、三氟拉嗪、奋乃静、氟奋乃静等。新型抗精神病药中以利培酮报道较多。

C. 乳汁分泌：有人指出抗精神病药的抗精神病效应似与其对乳腺的作用呈反比例关系。有人研究发现药物剂量与乳汁溢出程度呈某些规律，如发现药物折合氯丙嗪日量小于 600 mg 时，乳溢程度与 PRL 值无明显关系，大于 600 mg 时乳溢发生率增加，大于 900 mg 时 PRL 值反见降低。

（2）发生机制：尚未阐明，可能与抗精神病药物的下列作用有关。

1）中枢抑制作用：大多抗精神病药都有中枢抑制作用。

2）对内分泌的影响：在动物试验，已有大量证明吩噻嗪类药及其他抗精神病药都抑制垂体-性腺轴系统。大多数作者的研究结果都证明抗精神病药会引起血浆睾丸素值下降，撤药后回升，认为药物治疗可能影响垂体促性腺激素分泌的调节，或者通过下丘脑直接阻断多巴胺受体而引起 PRL 升高，或者直接影响睾丸间质细胞。

3）抗胆碱能作用：大多数抗精神病药物都具有明显的抗胆碱作用，硫利达嗪最多引起性功能障碍，可能与其强烈的抗胆碱作用有关。男性正常性功能保持系通过骶髓副交感神经纤维，而后者的节前传导也属胆碱能性。有人用胆碱能药治疗阳痿及性欲快感缺乏有效，也是一个佐证。

4）其他：已如前述，血清 PRL 升高与 DA 及 5-HT 的调节有关，还有人认为硫利达嗪引起性功能障碍，与其 α 肾上腺素受体阻断作用有关。

（3）治疗：抗精神病药物引起的性功能障碍大多数是可逆的，停药或换药后可恢复，但由于精神分裂症恢复后仍需要维持治疗，因此必要时换用对性功能影响较小的药物。

Frank 等发现血清 PRL 值升高与阳痿之间有密切关系。有报道溴隐亭能抑制 PRL 分泌，在男性可治疗阳痿，有效剂量为每日 5～15 mg。另有报道胆碱类药氨甲酰甲胆碱治疗阳痿及女性快感缺失有效。

据介绍，有些抗抑郁药如曲唑酮、米氮平等既有抗抑郁作用，又有提高性欲的效果。如果有些患者伴有抑郁症状，合并使用此类药物可能改善性功能。

心理治疗甚为重要，医生应该关心患者的隐病，说明此种情况的可逆性质，有些患者由于不理解此种障碍的本质，影响治疗的依从性，从而导致精神病复发。

4. 体重增加　体重增加作为抗精神病药的不良反应之一，一直未受到足够重视，近些年来，由于肥胖可发生其他并发症及影响患者的生活质量已日益受到人们关切，并已有不少文献报道。

（1）对远期临床效应的影响：

1）影响患者的自尊：由于体形变化使患者产生病耻感。

2）导致依从性不佳：尤以青年女性明显，不少患者害怕体重增加而擅自停药，导致疾病复发。

3）增加卫生资源的消耗：有些患者不惜付出昂贵代价，寻求减肥措施。并发症的发生无疑增加药费消耗。

4）增加下列疾病的危险性：如高血压、2 型糖尿病、高脂血症、冠心病、卒中（中风）、肿瘤、性功能障碍等。

（2）不同的药物效应：低效价药物阻断 5-HT$_{2C}$、D$_2$、H$_1$ 和 ACh 受体，高效价药物仅阻断 D$_2$ 受体，前者比后者更易增加体重。新型抗精神病药有阻断 5-HT$_{2C}$ 受体作用，故也易增加体重。其中以奥氮平、利培酮和喹硫平较显著。

大多数患者的体重增加出现在治疗早期，随着治疗进行，一部分患者体重继续增加，而更多的患者在 1～2 年后进入平稳期。多数患者的脂肪分布呈中心型，即腰-髋比率增加。药物剂量与体重增加关系尚欠明确，有人研究未发现药物剂量与体重增加之间存在显著的相关关系，有的使用小剂量吩噻嗪类药也使体重明显增加。关于体重增加与疗效关系，有人通过对氯氮平的研究,发现临床疗效最好的患者,体重增加也最多,这一规律似乎与临床观察一致,有的患者通过治疗,精神症状渐趋缓解后,体重增加也渐暴露出来。

（3）发生机制:仍欠明了,可能与下列机制有关。

1）镇静效应:镇静效应使患者活动减少,能量消耗减少,如果再加上贪食,那么整日吃吃睡睡,体重自然会增加起来。

2）口渴:有人认为,药物的抗胆碱作用与体重增加有关,口渴时患者摄入大量高能量饮料。

3）神经递质:研究发现,阻断 $5-HT_{2c}$ 受体增加食欲,阻断 H_1 受体引起贪食和镇静,阻断 D_2 受体刺激食欲和减少运动,激动 GABA 受体增加警示和减少运动,激动 $5-HT_{1A}$ 受体增加食欲,阻断 ACh 受体引起口干。这些机制均可引起体重增加。

（4）处理:由于抗精神病药引起体重的机制未全明了,而且精神分裂症的整个病程中,需要继续使用抗精神病药,因此控制体重增加是件较困难的事,可以采取以下措施。

1）限制饮食和增加活动:限制糖类饮食,限制脂肪及能量摄入,多食低能量食物（如低糖类水果/蔬菜及高纤维食物）,加强锻炼。其有效性虽有限,但对控制体重增加还是一项较为实际的措施。

2）药物治疗:虽有报道使用芬氟拉明、溴隐亭、金刚烷胺等有一定效果,但尚不肯定,而且某些药已有不良反应报道,需要谨慎。如果患者有情绪不稳表现,加用拉莫三嗪、托吡酯等心境稳定剂,既能平稳情绪,又有减轻体重的效果,是个不错的选择。

（六）造血系统

粒细胞缺乏症是指白细胞绝对计数 $<0.5\times10^9/L$,是一种致死性严重不良反应,氯氮平所致粒细胞缺乏症的发生率一般为 $1\%\sim2\%$,在连续用药至少 6 个月以上的患者中为 0.8% 。粒细胞缺乏症明确的病因学机制尚待澄清。也可引起白细胞增多（ 0.6% ）,嗜酸性粒细胞增多（ 1% ）或血小板减少症（罕见）。最大的缺点是氯氮平对骨髓造血功能的抑制,白细胞的生成可减少 $2\%\sim3\%$,并可能进一步发展为粒细胞缺乏症。氯氮平在临床应用早期（6 个月内）,易发生粒细胞缺乏症,且病死率较高,约为 40% ,自 1975 年起建立了常规的白细胞监测系统,使病死率大为减少。如不能早期诊断,则病死率较高。用药时应注意:① 凡已知能抑制骨髓功能的药物（如卡马西平）不应同时联用。② 不宜与长效抗精神药联用,以增加潜在的骨髓抑制作用。否则,一旦出现粒细胞缺乏症,不能及时将长效药物清除。③ 治疗前应检查外周血白细胞,不正常者避免使用。④ 治疗开始后 6 个月内,应每周进行血象监测,以后至少每 2 周或每个月 1 次,此措施虽可大为减少粒细胞缺乏症的发生,但并未彻底消除粒细胞缺乏症的风险。⑤ 应告知患者及家属,一旦出现皮肤症状、发热或任何感染症状,白细胞明显升高或减少,应及时找医生就诊或予以停药。⑥ 如白细胞计数 $<3\times10^9/L$,中性粒细胞 $<1.5\times10^9/L$ 时,应立即停药,并每日检查血象和给予积极治疗,包括白细胞集落刺激因子和各种支持治疗。粒细胞减少症时停用氯氮平后 $14\sim24$ 日可恢复正常,通常无明显后遗症,但在以往曾发生过粒细胞缺乏症的患者,如再度使用氯氮平时几乎全部会再次发生,且严重程度更显著、更易致死。

（七）恶性综合征

本症状群可由抗精神病药引起，全称为神经阻断剂恶性综合征（neuroleptic malignant syndrome，NMS）。据报道病死率为 15%～22%，随着诊断水平的提高及治疗方法的改进，现代病死率已比过去降低。

1. 发病有关因素

（1）药物种类：大部分病例接受高效价抗精神病药，氟哌啶醇报道较多，有人报道长效抗精神病药也易发生。新型抗精神病药也有发生的报道，如氯氮平、奥氮平、利培酮、喹硫平等，但比传统抗精神病药发生率低。如 Baswasl 等（2001 年）调查了 8 858 例服用奥氮平患者，只有 1 例发生 NMS。发生与药物剂量无关，药物浓度可以在正常范围内。但加量过快、合并用药均易导致发生。

（2）用药途径：过去认为肌注和静注给药容易发生，但后报道并非如此，口服者亦多发生。

（3）精神和躯体情况：据调查，NMS 的发病者中有 84.7% 患者存在如兴奋躁动、拒食、持续不眠、躯体的衰竭、脱水及营养不足等情况。Harsh 报道的 9 例中有 8 例存在脱水。

2. 发病机制　尚无定论，有下列假设。

（1）横纹肌异常论：认为是肌细胞代谢障碍，骨骼肌松弛剂丹曲林对本综合征治疗有效支持此假设，该药乃通过抑制钙的异常游离而起到治疗作用。

（2）多巴胺功能不全论：多数抗精神病药有阻断中枢多巴胺作用，而且高效价抗精神病药容易引起，使用多巴胺促动剂有治疗效果支持此说。但其他非阻断多巴胺的药也能引起此综合征，较难用此假设说明全部情况。

（3）多巴胺与 5-HT 失平衡论：有一部分用丹曲林或溴隐亭治疗本综合征的无效病例，使用赛庚啶有效，说明本综合征的发生还与中枢 5-HT 代谢异常有关。

（4）GABA 缺乏论：有人根据地西泮治疗本综合征有效的事实，推测本综合征发生与 GABA 有关。

3. 诊断　凡事都需有个度量的标准，但 NMS 的诊断标准还是诸家意见不一，有的主张严格掌握，不要扩大诊断面；有的主张宽容些，这样不至于漏诊一些不典型及早期病例；有人还提出 NMS 症状谱系概念，认为 NMS 的症状是由轻到重的连续性谱系。以下介绍几个关于本综合征有代表性的诊断标准。

（1）Levenson（1985 年）方案：

1）主要症状：发热、肌强直、血清肌酸激酶（CPK）上升。

2）次要症状：脉速、血压异常、呼吸增速、意识变化、出汗、白细胞升高。

3）诊断要具备 3 个主要症状或 2 个主要症状＋4 个次要症状。

（2）Pope（1986 年）方案：根据存在高热、严重锥体外系症状、自主神经功能紊乱、意识状态改变。白细胞升高及 CPK 升高支持诊断的确定。

（3）Adilyanjee 等（1988 年）方案：

1）必须具备条件：① 意识障碍：至少有 2 名医生独立观察发现，持续 2 日以上。② 肌强直。③ 发热:口腔温度 39 ℃以上,至少持续 24 小时,并应除外诸如合并症引起的原因。④ 自主神经症状:需存在下列症状中之 2 个。脉速(90 次/min 以上),呼吸快(25 次/min 以上),血压变动(收缩压 30 mmHg,舒张压 15 mmHg 以上的波动),过度出汗,大小便失禁。

2) CPK 及白细胞升高为辅助性条件。

(4) Lazarus 等(1989 年)方案:主张诊断需具备以下 5 项条件。

1) 发病前 7 日内服过抗精神病药物(长效剂 4 周内)。

2) 发热≥38 ℃。

3) 肌强直。

4) 具备下列症状之三:意识状态改变、心动过速、高血压或低血压、呼吸困难或缺氧、CPK 升高、白细胞升高为辅助性条件。

5) 不是由于躯体性或精神病性疾病引起。

(5) DSM-Ⅳ方案(333.92):

1) 肌强直及体温升高。

2) 两项或两项以上的下列症状:多汗、吞咽困难、震颤、尿失禁、意识改变、缄默、心动过速、血压升高或不稳定、白细胞升高、肌肉损伤的实验室证据(如 CPK 升高)。

3) 不是由于其他物质、神经或躯体疾病引起。

鉴于以上各家对 NMS 诊断标准主张不一致的实际状况,临床上遇到具体病例时要做到认识一致常常存在困难,不过在实际工作中,一般对于在使用抗精神病药治疗过程中出现了意识改变、肌张力增高、高热等症状的患者,还是会付诸高度重视。至于所存在的自主神经症状,就很难说,因为除新型抗精神药物都会引起不同程度的自主神经功能改变。此时需要进行有关实验室检查,如白细胞计数、CPK 等,发现有变化,无疑有助于诊断的建立;如果无异常,恐怕还是以谨慎为宜,不要轻易放弃 NMS 的诊断。此时重要的是重视排除诊断,对患者需进行全面的检查,包括体格检查及实验室检查,以除外脑部及躯体的器质性病变,千万不能疏忽。经过一番详细检查,能除外其他各种器质性病变,处理就可以大胆些了。

4. 治疗

(1) 立即停用抗精神病药:究竟立即停用是否合适,还值得讲究。

(2) 支持及对症治疗:输液、保持营养及水电解质平衡、抗感染,高热者用物理降温。

(3) 药物治疗:可采用下列药物。

1) 肌肉松弛剂:丹曲林,开始静脉给药,0.8~2.5 mg/kg(每支 20 mg),静注每小时 1 次。症状改善后改为口服,每日 100~200 mg,分 2~3 次口服。一般 24 小时内见效。

2) 多巴胺促动剂:有左旋多巴、溴隐亭及金刚烷胺等,金刚烷胺口服每次 100 mg,每日 2~3 次;溴隐亭口服有效剂量每日 7.5~45 mg,分 3 次服用,快者几小时内出现效果,肌张力增高改善较晚。

应用多巴胺促动剂有效者,仍应继续维持至少 10 日,然后经过 7 日的逐渐撤药过程。具体使用有不同主张,如有人主张丹曲林和多巴胺促动剂联合使用;又有人主张先静注丹曲林,情况好转后改溴隐亭口服;也有主张有严重高热时用丹曲林,表现肌强直时用多巴胺促动剂,两者均明显,则两者合用。

（4）电休克治疗：有人认为有效,已有实例证明,但需谨慎。

（5）抗精神病药的使用：NMS恢复后,避免使用同类的或高效价的抗精神病药,或者可使用新型抗精神病药。

（翁史旻　郑瞻培）

第二节　抗抑郁及抗焦虑药

一、简史和分类

20世纪50年代初期,在临床上发现丙咪嗪具有一定的抗抑郁作用,以后又发现异丙异烟肼在抗结核治疗中患者出现欣快表现而被用于抑郁障碍的治疗,也显示出明显的抗抑郁作用,以后陆续发展为三环类抗抑郁药（TCAs）和单胺氧化酶抑制剂（MAOIs）两大系列抗抑郁药,一直沿用多年。到20世纪90年代,随着第一个选择性5-羟色胺再摄取抑制剂（SSRIs）氟西汀用于临床,新的抗抑郁药不断出现,抗抑郁药物得到很大的发展,对抑郁障碍病因学也有了进一步的认识。

（一）按作用机制的分类

1. 三环类（TCAs）与四环类抗抑郁药

（1）三环类：阿米替林、丙咪嗪、多塞平、氯米帕明。

（2）四环类：马普替林。

2. 单胺氧化酶抑制剂（MAOIs）

（1）可逆性选择性单胺氧化酶抑制剂（RIMA）：吗氯贝胺。

（2）不可逆性选择性单胺氧化酶抑制剂（NRIMA）：苯乙肼。

3. 选择性5-HT再摄取抑制剂（SSRIs）　氟西汀、舍曲林、帕罗西汀、氟伏沙明、西酞普兰。

4. 选择性5-HT和NE再摄取抑制剂（SNRI）　文拉法辛、度洛西汀、米那普仑。

5. 去甲肾上腺素能和特异性5-羟色胺能抗抑郁剂（NaSSA）　米氮平。

6. 5-HT拮抗/再摄取抑制剂（SARIs）　曲唑酮、奈法唑酮。

7. 选择性DA与NE再摄取抑制剂　安非他酮。

8. 选择性NE再摄取抑制剂　瑞波西汀。

9. 5-HT再摄取增强剂　噻奈普汀。

10. 5-HT部分激动剂　丁螺环酮、坦度螺酮。

11. 褪黑激素能受体激动剂和5-HT_{2C}拮抗受体剂　阿戈美拉汀。

12. 其他　S-腺苷甲硫氨酸（SAMe,）、圣约翰草（St. John's wort）。

（二）按代际的分类

见表 3 - 5。

表 3 - 5　按代际分类

第一代	第二代		第三代
MAOI	SSRIs	SNRIs	褪黑激素能药物
苯乙肼	西酞普兰	文拉法新	
反环苯丙胺	氟西汀	米那普仑	
经皮舍利吉林贴片	氟伏沙明	度洛西汀	阿戈美拉汀
吗氯贝胺	舍曲林		
	帕罗西汀		
TCA	ASRI	NDM	
阿米替林	艾司西酞普兰	安非他酮 SR/XL	
氯米帕明	NRI	NaSSA	
去甲替林及其他	瑞波西汀	米氮平	

二、药物作用

（一）三环类和四环类抗抑郁药

1. **单胺类神经递质的再摄取阻断**　在三环类和四环类抗抑郁药中，叔胺类（阿米替林、丙米嗪或氯米帕明等）对 5 - HT 转运体的亲和力较强，而仲胺类（地昔帕明、去甲替林和普罗替林等）对 NE 转运体的作用较强。服用叔胺类抗抑郁药物后，药物在体内经去甲基生成仲胺，故对 5-羟色胺能系统和去甲肾上腺素能系统均有相应作用。

2. **单胺类神经递质的受体敏感性变化**　叔胺类 TCAs 阻断突触前膜 5 - HT 的再摄取，引起突触间隙 5 - HT 水平升高，引发突触前膜 5 - HT_{1A} 受体的抑制性反馈，使突触前膜 5 - HT 神经元冲动发放率降低，导致 5 - HT 的主要代谢产物 5-羟吲哚乙酸的浓度迅速下降。经过 10～14 日后，突触前膜的自身受体才逐渐脱敏，此时突触前膜 5 - HT 神经元的冲动发放率也恢复到治疗前水平和恢复正常的再摄取阻断作用，5 - HT 的传递作用加强，这也是通常抗抑郁药物起效需 2～3 周的时间。另外，TCAs 还可以引起突触后 5 - HT_{1A} 受体功能上调，这些变化进一步加强了 5 - HT 的作用。

NE 的再摄取抑制导致 NE 的循环快速下降，表现为 NE 的代谢产物 3-甲氧（基）- 4 - 羟基苯乙二醇的浓度下降，这种效应是由突触前 α_2 肾上腺素自身受体所引起的，它对突触前神经元有抑制性反馈作用。随着治疗的进展，自身受体逐渐脱敏，激活率降至正常水平，NE 的传递作用增强，同时，突触后 β 肾上腺素受体的密度降低或下调。

3. **其他作用**　三环类和四环类抗抑郁药还有其他受体介导的一些作用，如对黏膜毒蕈碱样胆碱受体的阻断，则会出现抗胆碱作用和抗组胺作用；还可以阻断肾上腺素 α_1 和 α_2 受体作用；作用于钠离子快通道，引起心脏不良反应。

　　不同的三环类和四环类抗抑郁药对神经递质和特定受体的亲和力也不完全相同,存在一定差异(表3-6),而三环类和四环类药物的治疗剂量、清除率和血浆治疗浓度也不尽相同,也有各自的特点(表3-7)。

表3-6　三环类和四环类抗抑郁药对神经递质和特定受体的亲和力(亲和系数 Ki:nM)

药物	5-HT	NE	DA	α_1	α_2	H_1	M_1	5-HT$_{1A}$	5-HT$_2$
丙米嗪	1.40	37.00	8 500	90	3 200	11.00	90	5 800	150
阿米替林	4.30	35.00	3 250	27	940	1.10	18	450	18
曲米帕明	149	2 450	3 780	24	680	0.27	58		
多塞平	68.00	29.50	12 100	24	1 100	0.24	80	276	27
氯米帕明	0.28	38.00	2 190	38	3 200	31.00	37		
地昔帕明	17.60	0.83	3 190	130	7 200	110.00	198	6 400	350
去甲替林	18.00	4.37	1 140	60	2 500	10.00	150	294	41
普罗替林	19.60	1.41	2 100	130	6 600	25.00	25		
阿莫沙平	58.00	16.00	4 310	50	2 600	25.00	1 000		
马普替林	5 800	11.10	1 000	90	9 400	2.00	570		

表3-7　三环类和四环类药物的治疗剂量、清除率和血浆治疗浓度

药　　物	半衰期(h)	清除率(L/h)	剂量范围(mg/d)	血浆水平(ng/ml)
叔胺类 TCAs				
丙米嗪	5～30	30～100	150～300	>200[a]
阿米替林	5～45	20～70	150～300	
曲米帕明	15～40	40～105		
多塞平	10～25	40～60	150～300	
氯米帕明	15～60	20～120	150～300	>150[a]
仲胺类 TCAs				
地昔帕明	10～30	80～170	75～300	>125
去甲替林	20～55	15～80	50～150	50～150
普罗替林	55～200	5～25	15～60	
四环类				
阿莫沙平	5～10	225～275	150～300	
马普替林	25～50	15～35	100～225	

　　注:a,去甲基代谢产物与原形药物的总浓度。

（二）单胺氧化酶抑制剂

单胺氧化酶抑制剂的功能是调节神经系统中单胺的降解，使细胞内的胺在细胞质中处于低浓度状态，单胺氧化酶抑制可增加细胞质中胺的含量。另外，单胺氧化酶抑制剂能减少 β 受体、α_1 和 α_2 受体及 5 - HT$_1$ 和 5 - HT$_2$ 受体的数量。MAOI 的抑制不仅能基本细分酶的特殊类型，而且包括了可逆性和不可逆性。

吗氯贝胺是可逆性 MAO - A 抑制剂。能增加脑中的 5 - 羟色胺、去甲肾上腺素、肾上腺素和多巴胺的浓度。这些作用持续的时间短，不同于不可逆性单胺氧化酶抑制剂，重复使用并不增强抑制作用，吗氯贝胺的前体和代谢产物与 MAO - A 的结合高于它的母体。但作用的持续时间有限，即使重复使用，MAO - A 活性的恢复时间较其他 MAOI 明显要短。另外，研究还发现，部分吗氯贝胺的代谢产物具有抑制 MAO - B 的作用。

（三）选择性 5 - HT 再摄取抑制剂

一般情况下，5 - HT 再摄取进入突触前神经终端后即被灭活，选择性 5 - HT 再摄取抑制剂能阻断这种再摄取过程而迅速增强 5 - HT 的传递。5 - HT 受体中所包含的一组突触前膜自身受体，通常抑制 5 - HT 的进一步释放，限制突触后膜受体被激活的程度，但当胞体树突和突触终端 5 - HT 自身受体的脱敏，使得 5 - HT 神经元重新建立起正常的冲动发放率，释放至突触间隙的 5 - HT 数量也随之增多，增强 5 - HT 的传递。

SSRI s 的 5 种药物对 5 - HT 的再摄取抑制情况存在一定差异，在大鼠脑突触小体单胺再摄取抑制结果可反映 SSRI s 之间的差异（表 3 - 8）。除 5 - HT 的再摄取抑制情况存在差异外，其药代动力学参数也不完全相同（表 3 - 9）。

表 3 - 8　SSRIs 的大鼠脑突触小体单胺再摄取抑制比较

药　物	亲和系数 Ki(nM)		
	[³H] - 5 - HT	[³H] - NE	[³H] - DA
帕罗西汀	1. 1	350	2 000
西酞普兰	1. 8	8 800	>10 000
氟伏沙明	6. 2	1 100	>10 000
舍曲林	7. 3	1 400	230
氟西汀	25	500	4 200

（四）选择性 5 - HT 和 NE 再摄取抑制剂

1. 对 5 - HT 和 NE 的作用　选择性 5 - HT 和 NE 再摄取抑制剂具有对 5 - HT 和 NE 的双重再摄取抑制作用，虽然阻断了 5 - HT 和 NE 转运体，但并不同时阻断这些神经递质的受体，从而增强 5 - HT 和 NE 的传递。

对于 SNRIs 的"平衡"机制还是存在一定差异。文拉法辛，在低剂量时，对人体 NE 转运体作用很弱，而 5 - HT 的再摄取抑制明显高于 NE 再摄取抑制，而在高剂量时 5 - HT 和 NE 的再摄取抑制便达到平衡。度洛西汀和米那普仑也存在着一些差异，但两者在动物实验中相对于文拉法辛都表现出更好的平衡性,对 NE 的再摄取的影响高于 5 - HT 的再摄取抑制。米那普仑从 SNRI 的角度来说,有时可认为是去甲肾上腺素与 5 - 羟色胺再摄取抑制剂(NSRI),即对 NE 的再摄取抑制要大于 5 - HT 的再摄取抑制。

表 3 - 9　SSRIs 的药代动力学参数比较

参　　数	氟西汀	帕罗西汀	舍曲林	西酞普兰	氟伏沙明
分布容积(V_d,L/kg)	3～40	17	20	12～16	75
蛋白结合率(%)	94	95	99	80	77
达峰浓度时间(h)	6～8	2～8	6～8	1～6	2～8
母药半衰期(h)	24～72	20	24～26	33	15
主要代谢产物半衰期	4～16 日	—	66 小时	—	—
标准剂量范围(mg/d)	20～80	10～50	50～200	10～40	50～300
进食是否影响吸收	否	否	是	否	否
老年患者半衰期变化	否	是	是	是	否
肾病患者的清除影响	±	+	±	±	±

注:＋,肯定;±,可能。

2. 对 DA 的作用　度洛西汀和米那普仑对 DA 递质系统的多巴胺转运体(DAT)的亲和力较弱。

3. 其他神经递质作用　度洛西汀和米那普仑对其他神经递质的受体亲和力较低,包括毒蕈碱 M、α 肾上腺素、D_2、H_1、5 - HT_{1A}、5 - HT_{1B}、5 - HT_{1D}、5 - HT_{2A}、5 - HT_{2C} 和类吗啡样受体。

(五) 去甲肾上腺素能和特异性 5 - 羟色胺能抗抑郁剂

1. 促进去甲肾上腺素能(NE)神经传导　去甲肾上腺素能神经传导主要受突触前 $α_2$ 自身受体的控制。去甲肾上腺素本身可兴奋这些受体,并控制去甲肾上腺素的释放。米氮平阻断 $α_2$ 自身受体后,促进去甲肾上腺素的释放,因而增加了去甲肾上腺素能神经传导。

2. 促进 5 - 羟色胺能(5 - HT)神经传导　NE 能神经元通过位于 5 - HT 能神经元胞体上的 $α_2$ 异质性受体来控制 5 - HT 能神经元的放电速率。当 NE 兴奋 $α_2$ 异质性受体后,可以加速 5 - HT 能神经元的放电,使突触间隙的 5 - HT 浓度提高。另外,米氮平还阻断 5 - 羟色胺能神经元突触末梢的 $α_2$ 异质性受体,从而阻断了去甲肾上腺素对 5 - HT 释放的抑制作用,促进了 5 - HT 的释放。

3. 特异性 5 - HT_1 受体兴奋作用　5 - HT 的作用是通过几种突触后 5 - HT 受体亚型的传导产生效应的。5 - HT_1 受体的兴奋可能与抗抑郁及抗焦虑作用有关,而 5 - HT_2 受体和 5 - HT_3 受体亚型更多地与不良反应有关。5 - HT_2 受体兴奋可以导致失眠、焦虑、激越和性功能障碍,而 5 - HT_3 受体兴奋可引起恶心等胃肠道症状。米氮平具有特异性的阻断突触后 5 - HT_2 受体和 5 - HT_3 受体能力,使 5 - HT_1 受体兴奋性增强,5 - HT_1 受体支配的神经传导得以增加。

（六）5 - HT 拮抗/再摄取抑制剂

1. 曲唑酮　曲唑酮在5-HT能系统的药理作用,相对比较复杂。与有效的 SSRIs 如氟西汀和帕罗西汀相比,其对5-羟色胺再摄取抑制的选择性作用明显较弱,但它对5-HT再摄取抑制的关系很特殊,对 NE 和 DA 的作用也很微弱。曲唑酮具有部分5-HT受体的拮抗作用,特别是对5-HT$_{1A}$受体、5-HT$_{1C}$受体和5-HT$_2$受体的拮抗。它的活性代谢产物 m 氯苯基哌嗪,是5-HT的直接激动剂。曲唑酮具有微弱的阻断突触前 α_2 肾上腺素能自身受体和主要拮抗突触后 α_1 肾上腺素能受体。曲唑酮具有中度的抗组胺作用,可能引起直立性低血压。

2. 奈法唑酮　一般认为奈法唑酮能拮抗5-HT$_2$受体,也能抑制5-HT和NE能神经元的再摄取作用。与 α_2 受体、β 受体或5-HT$_{1A}$受体的亲和力较弱,对 α_1 受体的亲和力低于曲唑酮。奈法唑酮对其他受体的结合位点缺乏作用,包括 H$_1$、毒蕈碱样 M、DA、苯二氮䓬类、GABA(γ 氨基丁酸)、μ 阿片类受体和钙离子通道等。

奈法唑酮是一种具有"双重作用"的抗抑郁药,它能通过再摄取抑制来同时促进5-HT和NE能神经的冲动传递。虽然,奈法唑酮具有与5-HT和NE的转运体抑制剂相似的特点,但这样的描述还是容易让人产生误解。奈法唑酮对 NE 再摄取抑制作用与 SSRI 如氟西汀相比还是相当弱的,其强度也只有传统的抗抑郁药如地昔帕明的三分之一左右。同样,奈法唑酮对5-HT的再摄取抑制也只相近于地昔帕明,比氟西汀将近低 100 倍。所以,虽然奈法唑酮具有抑制5-HT和NE的再摄取作用,但其"双重作用"是十分微弱的。

进一步研究奈法唑酮和5-HT再摄取抑制剂对抑郁症患者的临床精神生物学作用特点后发现,5-HT再摄取抑制剂能使血小板内的5-HT含量下降至平均值以下,而这个平均值已明显高于奈法唑酮所能产生的影响,因此认为,治疗剂量的奈法唑酮并不能对血小板内的5-HT转运体产生5-HT再摄取抑制作用。其活性代谢产物 m 氯苯基哌嗪由于其对血-脑脊液屏障有较强的通透性,在脑内有较高的含量,所以在作用机制中扮演了重要的角色。

（七）选择性 DA 与 NE 再摄取抑制剂

安非他酮具有 DA 和 NE 增强作用,它是较弱的 DA 和 NE 再摄取抑制剂,缺乏5-HT再摄取抑制作用,对5-HT无明显影响,没有抑制单胺氧化酶作用。对乙酰胆碱受体存在非竞争性抑制作用,是安非他酮具有戒烟和抗抑郁作用的重要依据。对于这些重要的药理学作用还需进一步研究加以肯定。对人体的催乳素水平没有影响。

（八）选择性 NE 再摄取抑制剂

瑞波西汀对 NE 再摄取有明显抑制作用,比对5-HT和DA的再摄取抑制作用分别高出 100 倍和 1 000 倍,对5-HT和DA的再摄取几乎没有临床意义。与地昔帕明或丙米嗪不同,瑞波西汀对大鼠大脑皮质的 α_1、α_2 和 β 肾上腺素、多巴胺 D$_2$、组胺 H$_1$ 及毒蕈碱样受体(M 型受体)仅有极弱的亲和力。

（九）5-HT 再摄取增强剂

噻奈普汀的作用模式难以用增强5-HT再摄取来解释抗抑郁效果，但广泛的临床研究证实了噻奈普汀具有良好的抗抑郁作用。为此，至少有5种假说解释可能的作用机制。① 认为抑郁症至少有两种类型，一类是5-HT不足，另一类可能是5-HT过剩。② 抑郁症的起因可能是5-HT递质系统的不稳定，而不是绝对的过剩或不足。③ 噻奈普汀可以增加海马锥体细胞的自发性活动及其从化学性刺激中（GABA或5-HT）恢复的速度。④ 噻奈普汀可以减轻HPA轴对于应激的反应，恢复内分泌与边缘系统之间正常交换的功能。⑤ 通过增强5-HT再摄取，抑制了应激所致的海马细胞的萎缩，修复其损伤，并预防应激对海马直接累积的损害。

（十）5-HT 部分激动剂

1. 丁螺环酮　丁螺环酮通过作用于5-HT$_{1A}$突触前和突触后受体而产生抗焦虑作用。丁螺环酮是5-HT$_{1A}$突触前受体的完全激动剂，抑制神经冲动的发放和减少5-HT的合成。同时还是5-HT$_{1A}$突触后受体的部分激动剂。在5-羟色胺功能亢进时，可作为拮抗剂发挥效应，但在5-HT不足时，它可作为激动剂。丁螺环酮能阻止由经典抗精神病药引起D$_2$受体数量的增加，这一变化也是迟发性运动障碍可能发生的机制之一。

2. 坦度螺酮　坦度螺酮作用于5-HT受体，在脑内与5-HT$_{1A}$受体选择性结合，主要作用部位集中在情感中枢的海马、杏仁核等大脑边缘系统以及投射5-HT能神经的中缝核。通过激动5-HT$_{1A}$自身受体，调节从中缝核投射至海马的5-HT传出，抑制行为抑制系统的5-HT效应，发挥抗焦虑作用。坦度螺酮的结合部位和分布相对集中，所以可发挥选择性更高的抗焦虑作用。另外，坦度螺酮具有抗抑郁作用，作用机制在于长期应用坦度螺酮后，使5-HT$_{1A}$受体产生显著的下调而增加突触后5-HT传递所致。

（十一）褪黑激素能受体激动剂和5-HT$_{2C}$拮抗受体剂

阿戈美拉汀是褪黑激素1，2-MT$_1$、MT$_2$受体激动剂，也是5-HT$_{2C}$受体的拮抗剂。可直接与神经突触后膜的5-HT$_{2C}$受体结合，发挥其抗抑郁作用。另一作用靶点是褪黑素受体。阿戈美拉汀是MT$_1$、MT$_2$受体的激动剂。通过对MT$_1$、MT$_2$受体的激动作用，很好地改善患者的睡眠质量，同时提高患者日间的觉醒状态。

另外，阿戈美拉汀抗抑郁作用可能与增加海马部位神经元的可塑性和神经元增生有关。

三、临床应用和选择

（一）三环类和四环类抗抑郁药

1. 各种类型的抑郁　TCAs对抑郁症的不同亚型是有效的，但疗效亦有差异。阿米替林是治疗焦虑性抑郁最为有效的治疗药物。对于焦虑性抑郁应用阿米替林、丙米嗪和地昔帕明有良好的疗效。对老年期抑郁患者是有效的，但是不管是研究药物还是安慰剂，对老年患者的疗效比非老年患者要差。

2. 强迫障碍　对强迫障碍需要5-HT能作用较强的药物才有效。氯米帕明是TCAs中5-羟色胺能作用最强的药物。

3. **注意缺陷多动障碍** TCAs,尤其是地昔帕明对注意缺陷多动障碍(ADHD)也有一定疗效。由于 TCAs 对心脏作用,地昔帕明对青少年患者存在安全性问题。

4. **其他适应证** 非精神专科的医生还把阿米替林广泛地用于治疗慢性疼痛综合征和预防偏头痛。

单胺氧化酶抑制剂、三环类和四环类抗抑郁药的临床作用并不完全相同,每种药物还是具有各自的特点(表3-10),了解这些特点对于临床上药物的选择非常有帮助。

表3-10　常用第一代抗抑郁药物作用疗效比较

药　　物	激　　活	提高情绪	镇静与抗焦虑
MAOIs	+++	+	
丙米嗪	+	+++	+
阿米替林		++	++
多塞平		+	+++
氯米帕明	+	+++	+
马普替林	+	+++	++

(二) 单胺氧化酶抑制剂

吗氯贝胺对内源性和非内源性抑郁症均有效,对双相抑郁也有效。吗氯贝胺、苯乙肼也可用于治疗社交恐怖,以及用于焦虑症、反复自杀未遂、儿童多动症、老年性痴呆和惊恐障碍等。

治疗剂量为 300～600 mg/d。

(三) 选择性 5-HT 再摄取抑制剂

1. **氟西汀**

(1) 抑郁症:氟西汀治疗抑郁障碍有明确的疗效,甚至认为氟西汀的疗效稍优于传统的 TCAs。通常情况下,多数 SSRIs 的治疗剂量范围都相对狭窄,过高剂量可导致不良反应的增加。氟西汀 20 mg/d 和 60 mg/d 时疗效相当,但对低剂量缺乏疗效的患者,在提高剂量后,可能获得进一步疗效。

虽然氟西汀从临床实践中对抑郁患者似乎有一定的"激活"作用,但氟西汀也能有效治疗伴有焦虑和精神运动性激越的抑郁患者。

(2) 强迫障碍:在治疗单纯 OCD 患者中,氟西汀已具有肯定的疗效,但治疗剂量要高于抑郁症患者,起效时间和治疗时间也需更长。此外,氟西汀对儿童和青少年 OCD 患者也有一定疗效。对某些称之为"强迫谱性障碍"如皮肤抓挠和躯体变形障碍的治疗也具有一定的疗效。

(3) 惊恐障碍:氟西汀在治疗惊恐障碍时,通常惊恐障碍患者开始仅需服用较低剂量如 10 mg/d,但要达到更佳疗效常需加至 20～80 mg/d。低的起始剂量可最大程度地减少患者可能出现的不良反应,因为此类焦虑患者对躯体性症状特别敏感,处理不当易影响长期治疗的依从性。

（4）进食障碍：中枢 5-HT 的变化可显著影响进食行为，如增加饱胀感。增强 5-HT 作用的药物都可减少进食量、进食次数和体重。氟西汀能有效治疗暴食和催吐行为，治疗剂量为 20～60 mg/d，对暴食频率、催吐和碳水化合物的渴求都有一定的疗效，长期巩固和维持可能进一步改善症状和减少复发危险性。

（5）边缘性人格障碍与愤怒：氟西汀能减轻部分边缘性人格障碍患者的冲动性症状，无论是否伴有抑郁，都能明显减少患者的愤怒发作。

（6）创伤后应激障碍：氟西汀能有效缓解创伤后应激障碍（PTSD）的临床症状。

（7）经前期紧张障碍：氟西汀 20 mg/d 和 60 mg/d 可能缓解经前期紧张障碍。氟西汀 60 mg/d 时的治疗中断率高于 20 mg/d，可能与不良反应增多有关。

（8）早泄：氟西汀对男性早泄都有一定的临床疗效，但在剂量方面尚未完全明确，有必要以低剂量（10 mg/d）开始，逐渐增加剂量，以临床疗效变化来确定个体所需的治疗剂量。

（9）疼痛：氟西汀对糖尿病性神经病变相关的疼痛症状具有一定的疗效，对慢性纤维肌痛症的患者也能缓解疼痛和不适症状。有趣的是，氟西汀合并阿米替林的疗效比其中任一药物的单用时均要更佳。此外，氟西汀能减少偏头痛患者的发作次数。

（10）肥胖症：氟西汀可用于治疗食欲亢进与肥胖，同时合并行为治疗对长期的体重控制具有更好的疗效。

2. 舍曲林

（1）重性抑郁障碍：舍曲林治疗重性抑郁障碍的疗效已得到广泛肯定。

（2）强迫障碍：舍曲林能有效改善强迫障碍（OCD）的临床症状。舍曲林在美国已获得治疗儿童强迫障碍的许可，且认为舍曲林对儿童和青少年强迫障碍具有良好的安全性和耐受性。

（3）创伤后应激障碍（PTSD）：在 PTSD 急性期治疗试验中发现，舍曲林对女性患者的疗效更为显著，虽然未达到统计学差异性，但与难治性战争相关性 PTSD 的分组无关，造成疗效方面的性别差异的原因尚不明确，但令人感到关注的是，这种性别差异在慢性抑郁障碍的长期治疗研究中也有相同的情况发生。

（4）惊恐障碍：舍曲林治疗惊恐障碍的疗效已得到充分肯定，并在临床上越来越多地作为一线治疗选择。

（5）经前期紧张障碍：舍曲林可用于治疗经前期紧张障碍（PMDD）的治疗。

（6）其他非适应证性临床应用：舍曲林因其良好的安全性特点而在临床上被广泛应用于许多尚未获得适应证许可的相关疾病的治疗，包括阿尔茨海默病痴呆、帕金森病相关抑郁、心肌梗死后抑郁，总体疗效获得了一定的支持，特别是对心肌梗死后患者，舍曲林被认为是最为安全的一种抗抑郁药。舍曲林用于精神分裂症抑郁症状具有明确的疗效。

有人利用舍曲林可能延迟射精的副作用来治疗男性早泄，取得了令人满意的疗效；还有针对人格障碍伴攻击性行为的治疗也具有一定的疗效。此外，临床还报道用于亨廷顿病伴行为障碍、病理性哭泣、假性延髓型情感障碍、进食障碍、透析所致低血压的预防和潮热症状等,也具有一定的疗效。

3. 帕罗西汀

(1) 抑郁症:帕罗西汀治疗重性抑郁障碍具有明确的疗效。

(2) 强迫障碍:帕罗西汀治疗强迫障碍具有明确的疗效,但要达到相对较满意的疗效常需加至≥60 mg/d 的剂量,多数患者在治疗后 3～4 周可显示初步疗效,但明显的改善通常需要 10～12 周,因此,在治疗中评定是否有效应至少观察 12 周或更长时间,然后再考虑是否换药。

(3) 惊恐障碍:帕罗西汀得到惊恐障碍广泛应用,具有良好的疗效。起始应从低剂量开始,如 10 mg/d 起,然后逐渐加量,通常认为帕罗西汀治疗惊恐障碍的最低有效剂量为 40 mg/d,但部分患者可能在较低剂量时已产生充分的疗效。另一部分患者却需要更高剂量才有效,关键是要把握住有效治疗剂量与不良反应或耐受性之间的最佳平衡点。治疗的标准周期应为 6～12 个月,但因复发率明显高于抑郁障碍而使得治疗疗程可能会更长。

(8) 社交焦虑障碍:帕罗西汀为治疗社交焦虑障碍的抗抑郁药,从多年的临床实践来看具有良好的疗效。

(9) 广泛性焦虑障碍:帕罗西汀对 GAD 及其共病的治疗显现出突出的临床优势,除了改善焦虑所致功能损害和同时存在的抑郁症状外,还能改善患者的生活质量,并能为患者较好地耐受,治疗剂量通常为 20 mg/d。

(10) 经前期紧张障碍:帕罗西汀也被用于 PMDD 治疗,相关研究同样认为对 PMDD 有效。另外,帕罗西汀对部分乳腺癌患者接受化疗所致卵巢功能障碍而出现的绝经后潮热症也有较好的疗效。

4. 氟伏沙明

(1) 抑郁障碍:氟伏沙明治疗抑郁障碍具有很好的疗效和安全性。

(2) 强迫障碍:氟伏沙明治疗成人强迫障碍(OCD)具有良好的疗效,而且,持续 2 年或 2 年以上的治疗可明显减少 OCD 的复燃。另外,对儿童和青少年 OCD 的治疗有效,起效迅速,且能很好地耐受。

(3) 社交焦虑障碍:对于社交焦虑障碍的治疗,氟伏沙明具有一定的疗效。

(4) 儿童焦虑障碍:儿童和青少年中各种焦虑障碍十分常见,包括社交焦虑、广泛性焦虑障碍等。氟伏沙明对社交焦虑障碍、广泛性焦虑障碍或共病的儿童和青少年患者,显示出很好的疗效,而且,不良反应相对而言不算严重。

5. 西酞普兰与艾司西酞普兰

(1) 抑郁障碍:西酞普兰对于抑郁障碍的治疗具有良好的效果。艾司西酞普兰在抗抑郁疗效方面更具优势,且起效更快,症状改善也更显著。在长期和维持治疗研究方面,艾司西酞普兰 10～20 mg/d 的 1 年维持治疗可使抑郁症状进一步改善。

(2) 强迫障碍:西酞普兰治疗强迫障碍(OCD)有一定疗效,对强迫思维和强迫行为都有一定效果,相对而言,高剂量组的起效更迅速。而对那些病程长、OCD 症状严重或以往对其他 SSRIs 疗效不佳的患者,临床疗效也相对较差。

（3）惊恐障碍：西酞普兰 20～60 mg/d 时的长期治疗能有效治疗惊恐障碍。

（4）社交焦虑障碍：西酞普兰治疗社交焦虑障碍具有一定的疗效。对于艾司西酞普兰，发现艾司西酞普兰 20 mg/d 比 5 mg/d 和 10 mg/d 疗效更好。

（5）卒中后抑郁：西酞普兰能有效缓解卒中后病理性哭泣症状，疗效显著优于安慰剂。

（6）痴呆相关情绪障碍：西酞普兰对老年痴呆相关抑郁等情绪症状具有一定的疗效和较好的安全性。

以上 5 种药物具有类似的作用谱，起效除艾司西酞普兰外，都需要 2～3 周的起效时间，因此不宜频繁换药。其中氟西汀有激动 NE 的功能，无镇静作用，对阻滞性抑郁效果较好，服药时间应安排在白天，不致影响睡眠；其他几种药物的服药时间可根据个体差异而定，如服药后出现嗜睡，可安排在晚间服用。药物的半衰期达 24 小时的，可每日服用 1 次。如剂量需较大时，可分次服用，这样可降低药物峰值浓度，减少不良反应的发生。撤药时出现的反应常常是与药物的半衰期和有无镇静作用有关，半衰期长和无镇静作用的一般撤药反应较轻；反之，半衰期短和有镇静作用的一般撤药反应较重。氟西汀的半衰期长，且无镇静作用，其撤药反应较轻或无。其他选择性 5-HT 再摄取抑制剂，由于半衰期相对较短，有的还有一定的镇静作用，或多或少存在一些撤药反应，故应逐渐停药。

（四）选择性 5-HT 和 NE 再摄取抑制剂

1. 文拉法辛

（1）抑郁障碍：文拉法辛的抗抑郁疗效已得到广泛的肯定，且与 TCAs 中的丙米嗪、氯米帕明、阿米替林等至少同样有效。与其他新型抗抑郁药相比，文拉法辛与氟西汀、舍曲林和帕罗西汀的疗效至少相当或者优于这些药物，起效较快，一般在 1 周左右。

文拉法辛在低剂量时，由于此时只对 5-HT 有影响，类似于 SSRI。高剂量时，对 NE 再摄取抑制作用才明显。如果采用文拉法辛的剂量快速滴定或大剂量的常规使用，未必会明显增加不良反应的发生率，但临床上一般仅用于较难治性的情感障碍患者以充分保证安全性。

（2）广泛性焦虑障碍（GAD）：对于广泛性焦虑障碍文拉法辛治疗，显示出良好的疗效，且最早在第 2 周时就已经出现疗效。

（3）惊恐障碍：文拉法辛可以有效治疗 SAD，且至少与帕罗西汀同样有效，同时均耐受性良好。

（4）强迫障碍：在 OCD 的急性期治疗中，文拉法辛至少与氯米帕明一样有效，同时耐受性优于氯米帕明。

（5）其他：文拉法辛对于成人 ADHD 的治疗，单用文拉法辛治疗和与神经兴奋剂或抗抑郁药联合治疗一样有效。另外，小剂量文拉法辛可以改善自闭症的核心症状，同时也缓解伴随的 ADHD 症状。

2. 度洛西汀和米那普仑

（1）重性抑郁障碍：

1）度洛西汀：度洛西汀可有效治疗重性抑郁障碍，而且，每日 1 次给予 60 mg 度洛西汀,无论在症状改善、痊愈,还是在安全性、方便服药方面均较为理想。度洛西汀在治疗后 1 周时,相当数量的患者在抑郁和躯体性疼痛的"核心项目"有明显改善。

2)米那普仑:米那普仑能有效治疗重性抑郁障碍,且米那普仑更容易被患者所接受。

(2)重性抑郁障碍共病慢性疼痛综合征:许多重性抑郁障碍的患者常常有躯体不适的主诉,包括纤维肌痛症、重性抑郁障碍、躯体症状和疼痛症状。度洛西汀和米那普仑具有一定的缓解疼痛的作用。

(3)张力性尿失禁:许多女性和一些男性都有张力性尿失禁的经历,一种与咳嗽、喷嚏、弯腰或锻炼有关的尿液不自主漏出的经历。度洛西汀能有效减少尿失禁发作次数,而且随着剂量增加发作次数明显下降。

SSRIs 和 SNRIs 有"单作用机制"和"双作用机制"或者称之为"单通道"和"双通道"的区别,后者除抑制 5－HT 再摄取外,还能抑制 NE 的再摄取,当 NE 能低下时,引起警觉性下降,可致精神运动阻滞,因此选用具有 NE 再摄取抑制剂功能的药物会更加有效。

（五）去甲肾上腺素能和特异性 5－羟色胺能抗抑郁剂

1. 重性抑郁障碍 米氮平与阿米替林对重性抑郁障碍的治疗疗效相似,但是米氮平在抗胆碱能和心脏毒性等方面的不良反应比阿米替林低。对于一些重性抑郁障碍发作的患者,在服用其他抗抑郁药足剂量、足疗程单药治疗后,疗效不理想或部分有效时,再加用米氮平治疗其症状能够得到进一步改善。

2. 焦虑障碍 米氮平治疗抑郁合并焦虑的患者,在治疗第 1 周时就能够改善其焦虑症状,最终疗效也较好。

3. 心境恶劣 米氮平对心境恶劣患者的疗效也较好,常常使大部分患者症状得到缓解。

4. 疼痛 米氮平对于一些顽固性头痛的患者,服用 30 mg/d 米氮平能有效地缓解其大部分症状。

5. SSRI 治疗无效的抑郁障碍 对用 SSRI 治疗无效或者不耐受的患者换用米氮平,可使部分患者症状得到缓解。

6. 癌症患者 对于一些癌症患者,经使用米氮平治疗后,部分患者的抑郁症状消除,食欲减退和体重减轻的症状显著改善,而且患者的情绪、焦虑、失眠、食欲、体重和疼痛方面的症状都有所改善。

米氮平治疗起始剂量应为 15 mg/d,逐渐加大至获得最佳疗效的剂量。有效剂量通常为 15～45 mg/d。

（六）5－HT 拮抗/再摄取抑制剂

1. 曲唑酮

（1）抑郁障碍:曲唑酮无论是治疗内源性抑郁症还是非内源性抑郁症,但对那些明显的精神运动性抑制的患者疗效不佳,与第二代抗抑郁药相比较疗效欠佳。同时,曲唑酮还具有抗焦虑作用、心脏毒性低及其他不良反应轻微的特点。

（2）激越和失眠:曲唑酮被用于治疗那些伴有激越和失眠的老年患者。在临床上用低剂量的曲唑酮替换苯二氮䓬类药物治疗失眠。另外对于创伤后应激障碍的治疗中,其能有效地改善患者的入睡困难和总的睡眠持续时间。

(3) 焦虑障碍:曲唑酮也具有抗焦虑作用。

(4) 进食障碍:曲唑酮能明显降低患者的疯狂进食和呕吐的发作次数。

(5) 勃起障碍:曲唑酮能有效改善部分患者的勃起障碍。能引起阴茎的异常勃起包括时间延长或不适当的勃起。临床上改善女性患者性功能的情况,包括性欲增强、阴蒂的勃起和自发性的性高潮。

不管是被作为抗抑郁药,还是作为镇静催眠药物,曲唑酮的使用总是应从小剂量开始,并根据临床反应和不良反应的安全性,逐渐增加剂量。对于重性抑郁的发作,一般初始剂量为 150 mg/d,以后每 3～4 日增加 50 mg。虽然,由于其镇静作用,大部分患者愿意睡前服用,但还建议每日分次服用。对于门诊患者而言,推荐最大剂量为 400 mg/d。由于住院患者的抑郁症状较严重,剂量可增至 600 mg/d。当曲唑酮作为镇静催眠药物时,通常睡前服用 50 mg,有些患者可能只需 25 mg,但还有些患者则需 200～300 mg。

2. 奈法唑酮

(1) 抑郁障碍:奈法唑酮的抗抑郁作用与丙米嗪相似,与舍曲林治疗后疗效比较无明显差异,而后者在性功能和性满意度方面有异常表现。

(2) 焦虑障碍:奈法唑酮在治疗后 1 周,患者的焦虑症状就获得明显的改善,这在其他抗抑郁药治疗中几乎不可能。当然,应该指出的是,也有可能由于其他药物本身的不良反应掩盖了患者对焦虑改善的认识。

(3) 睡眠障碍:通常认为,在抑郁症状改善之后,睡眠症状也会随之好转。奈法唑酮在这方面有其特点,能改善睡眠质量及加强睡眠满意度,其增加 REM 睡眠的作用有关。

(4) 其他:奈法唑酮还可用于治疗创伤后应激障碍、疼痛障碍、社交恐怖、广泛性焦虑、慢性疲劳综合征、慢性头痛预防和 HIV 血清阳性的出院患者所伴的抑郁症状。奈法唑酮能有效治疗女性黄体后期焦虑症状。但一些双盲对照研究发现,与安慰剂比较无明显差异。

奈法唑酮通常推荐的起始剂量为 200 mg/d,每日 2 次服用,建议剂量范围在 300～600 mg/d,在 1 周内增加 100 mg/d。老年或体质过度虚弱的患者,起始剂量应下调为低于 100 mg/d,仍需分 2 次服用,根据患者的实际情况进行药物的滴定。在最近的一些治疗指南中,比较奈法唑酮低剂量 50～250 mg/d 与高剂量 100～500 mg/d 的情况后认为,高剂量临床疗效较好,平均有效剂量为 375～460 mg/d。

(七) 选择性 DA 与 NE 再摄取抑制剂

1. 重性抑郁障碍 安非他酮的疗效与其他抗抑郁药相当,且对一些 TCAs 治疗无效的患者也有较好的疗效。安非他酮被认为是老年抑郁患者的良好选择,很少出现嗜睡和消化道症状。与其他抗抑郁药相比,对有动力不足的抑郁症患者,其有更好的疗效。

2. 抗焦虑作用 安非他酮能有效缓解焦虑。

3. 戒烟 缓释剂型安非他酮适用于戒烟。推荐方法为 150 mg/d,持续 3 日,在 7～12 周增加到 150 mg,每日 2 次。在开始后 1～2 周内停止吸烟。

4. **注意缺陷/多动障碍**　安非他酮可作为不典型的 ADHD 的二线治疗药物,也可以作为伴有物质滥用或心境障碍的一线治疗用药。在成人 ADHD 的研究发现,安非他酮具有一定疗效,起效与抗抑郁药相似。

5. **其他**　安非他酮能有效治疗可卡因成瘾,能明显改善严重情感障碍患者的症状,并具有较好的安全性。对于慢性疲劳综合征、神经性疼痛和帕金森病的治疗显示出一定的效果。

6. **诱发躁狂或躁狂状态**　有人认为与其他抗抑郁药相比,安非他酮在一些敏感个体中并无诱发躁狂状态的倾向。

缓释剂型安非他酮的各种剂量分别为 100 mg、150 mg 和 200 mg。缓释剂型安非他酮的推荐起始剂量 150 mg/d,每日 1 次服用。如果安全,在 4 日之内剂量可增至 150 mg,每日 2 次,连续服用至少间隔 8 小时。如果没有明显不良反应出现,缓释剂型安非他酮的剂量可增加到最高 400 mg/d。对患有肝脏和肾脏疾病的患者必须减少药物的剂量和给药次数。

(八) 选择性 NE 再摄取抑制剂

1. **抑郁障碍**　瑞波西汀能有效改善部分抑郁障碍患者的抑郁症状,起效均较快,在治疗 10 日时部分抑郁症状已有明显改变。瑞波西汀与 TCAs 中的丙米嗪和 SSRIs 的氟西汀作了比较,结果瑞波西汀与后两者的疗效相当。

2. **惊恐障碍**　瑞波西汀对惊恐障碍治疗有一定疗效,能有效减少惊恐发作次数,而且随着治疗时间延长,惊恐症状明显减轻。

3. **社会认知功能损害**　瑞波西汀改善抑郁障碍患者社会认知功能。

4. **性功能障碍**　瑞波西汀在治疗重性抑郁障碍时,相对于 SSRIs 而言,能明显降低患者出现性功能障碍的风险。

在成人,瑞波西汀的推荐治疗剂量为 8～10 mg/d,老年人与肝肾功能损害的患者剂量须略减,建议服用 4～6 mg/d。至今尚没有在儿童应用的经验,因此不推荐用于该组人群。禁用于妊娠及哺乳期。瑞波西汀半衰期仅 13 小时左右,因此需要一日 2 次服药。

(九) 5 - HT 再摄取增强剂

1. **抑郁障碍**　噻奈普汀对部分重性抑郁障碍治疗是安全和有效的,噻奈普汀的耐受性较好。另外,噻奈普汀对共存的抑郁、焦虑、躯体化症状均有效,而耐受性好。

2. **酒精依赖**　噻奈普汀有助于治疗伴有酒滥用或酒依赖戒断后的抑郁,特别是作用于 5 - HT 系统的抗抑郁药治疗酒依赖伴发抑郁。其理由是:① 神经化学研究证明酒精与 5 - HT 的代谢具有相互作用。② 药理学研究表明抗抑郁药可改变饮酒后动物的依赖行为。③ 饮酒者常伴抑郁。

3. **认知功能损害**　噻奈普汀治疗能预防应激所致的 CA3 锥体细胞神经元树突的萎缩,还能预防由应激而引起的放射迷宫的学习损害。

4. **性功能障碍**　噻奈普汀可替换引起性功能障碍的抗抑郁药,使其性功能得到不同程度改善和恢复。

(十) 5-HT 部分激动剂

1. 丁螺环酮

（1）焦虑障碍：主要是对广泛性焦虑或缺乏明显特点慢性焦虑状态疗效较好，丁螺环酮作用随着使用时间延长而提高。

丁螺环酮作为抗焦虑药物的优点是，没有苯二氮䓬类药物的镇静作用、成瘾性、共济失调、耐受性和停药症状，不影响对驾驶和复杂精神活动测试的表现。

（2）强迫症：丁螺环酮对强迫症有一定的疗效。

（3）抑郁症：丁螺环酮与其他抗抑郁药联合使用，包括 SSRIs 在内，将会产生很好的抗抑郁作用。

（4）神经精神障碍：迟发性运动障碍开始改善的剂量为 60 mg/d，对同时存在由抗精神病药引起帕金森病症状和静坐不能也有一定程度改善。另外，丁螺环酮可能使锥体外系症状得到改善。

丁螺环酮的起始剂量为：第 1 周内 15 mg/d，分次服用，以后每 2～4 日增加 5 mg，通常是可以耐受的，直到患者服用至少 30 mg/d。60 mg/d 是推荐的治疗剂量。在确认无效之前，患者被要求在可以耐受的治疗剂量服用至少 6 周。由于药物半衰期比较短，习惯是每日分次给药。

2. 坦度螺酮

（1）各种神经症性障碍：坦度螺酮对各种神经症的治疗具有一定疗效，其中对焦虑性神经症的改善率最高，不良反应较轻。

（2）自主神经功能紊乱：对各种自主神经功能紊乱而无器质性病变的患者，坦度螺酮能不同程度地改善其症状。

（3）消化系统不适伴神经衰弱或抑郁症状：坦度螺酮能有效缓解以消化系统不适为主诉伴神经衰弱或及抑郁症状，不良反应的发生率相对较低。

（4）原发性高血压伴随的焦虑症状：坦度螺酮能部分缓解原发性高血压所伴焦虑症状。

坦度螺酮一般的治疗剂量为 30～60 mg/d，分 3 次，饭后口服。根据患者的年龄和疾病的严重程度可适当增减剂量。最大剂量可用至 120 mg/d，也未发生严重不良反应。

(十一) 褪黑激素能受体激动剂和 5-HT$_{2C}$拮抗受体剂

1. 抑郁和焦虑障碍 阿戈美拉汀具有明显的抗抑郁作用，且起效快，对抑郁以及伴有的焦虑症状均有较好的疗效。

2. 睡眠障碍 阿戈美拉汀具有与褪黑素类似的对睡眠及生物周期节律有调节作用，可增加睡眠的连续性和质量，能使睡眠周期循环中的分配及 δ 波的强度正常化。

推荐剂量为 25 mg，每日 1 次睡前口服。如果服药 2 周后症状无改善，可增加剂量至 50 mg，每日 1 次睡前服用。

随着第二代抗抑郁药物在临床上广泛的应用，对其使用剂量有了进一步的了解（表 3-11），使这些药物在临床上得到更合理的应用。

表 3-11　常用的第二代抗抑郁药物剂量使用范围

药品名称	范围(mg/d)	低剂量(mg/d)	中位剂量(mg/d)	高剂量(mg/d)
安非他酮	150～450	<337.5	337.5～412.5	>412.5
西酞普兰	20～60	<30	30～50	>50
度洛西汀	60～100	<70	70～90	>90
艾司西酞普兰	10～30	<15	15～25	>25
氟西汀	20～60	<30	30～50	>50
氟伏沙明	50～300	<75	75～125	>125
米那普仑	50～300	<75	75～125	>125
米氮平	15～45	<22.5	22.5～37.5	>37.5
帕罗西汀	20～60	<30	30～50	>50
瑞波西汀	4～12	<5	5～9	>9
舍曲林	50～200	<75	75～125	>125
文拉法辛	75～250	<156.3	156.25～218.7	>218.75

四、不良反应的诊断和处理

(一) 三环和四环类抗抑郁药

1. **中枢神经系统**　三环和四环类抗抑郁药的抗胆碱能和抗组胺作用可以导致意识模糊和谵妄。谵妄的发生率与药物剂量有关,当血药浓度达到 300 ng/ml 以上时,谵妄的发生率就会增加。对与痴呆共病的抑郁症患者更容易发生谵妄,应避免应用抗胆碱能作用较强的 TCAs。谵妄一旦发生,可以应用毒扁豆碱(依色林)肌内或静脉注射缓解谵妄症状。

所有三环和四环类抗抑郁药都可能引起癫痫的发作,并且发生率与剂量和血药浓度有关。

应用 TCAs 可以引发一种细小而又快速的震颤,由于这种震颤与剂量有关,在大剂量时出现,且与抑郁症状无关,因此,出现这种震颤症状,表明血药浓度已达到较高的水平,减小剂量后可以缓解震颤。必要时加用受体阻滞剂(如普萘洛尔)。

2. **抗胆碱能作用**　TCAs 能阻断毒蕈碱样胆碱受体,引起一系列的抗胆碱能不良反应,如口干、便秘、视力模糊和排尿困难等。这种作用能使闭角型青光眼的患者发生高眼压危象。

3. **心血管作用**　直立性低血压是造成三环类抗抑郁药维持治疗中断的最常见不良反应之一,可发生于所有 TCAs,但以去甲替林为最明显。TCAs 所致直立性低血压的反应与 α_1 肾上腺素能阻滞有关。

在没有心脏病的成年患者应用 TCAs 治疗也可能会引起直立性低血压,但不会引起心脏传导阻滞;对原有心脏传导延迟的患者,TCAs 可能引起心脏传导阻滞;对缺血性心脏病的患者,持续应用 TCAs 将会增加心脏的负担和降低心率变异性,增加猝死的可能性;对 12 岁以下的儿童患者给予 TCAs 时,容易引起猝死,可能是影响了心脏的传导系统或降低心率变异性的缘故;心律失常是 TCAs 过量引起死亡最常见的原因。

4. 对肝脏的影响　TCAs 对肝脏存在一定影响,对于急性重症肝炎非常危险,可能致命,一旦发生,应立即停止使用抗抑郁药,且以后不能再用。

5. 过量反应　抑郁症患者在服用抗抑郁药时,常常有超剂量使用的危险,TCAs 和四环类抗抑郁药的过量应用也十分危险。

6. 其他不良反应　TCAs 可以引起出汗增多,有时还很明显。

(二) 单胺氧化酶抑制剂

单胺氧化酶抑制剂的不良反应一般较其他抗抑郁药更多见。发生率较高的不良反应包括头痛、口干、失眠、便秘、视力模糊、恶心、周围性水肿、遗忘、眩晕、外伤、排尿困难、乏力和肌痉挛。服用异卡波肼时,可出现体重和食欲的下降。目前使用的单胺氧化酶抑制剂在肝脏毒性方面的发生率较异丙异烟肼要少,当患者出现乏力、黄疸和过分疲劳时,必须进行肝功能检查。

直立性低血压在使用单胺氧化酶抑制剂时发生还是较为常见。还可发生性功能障碍。

使用 MAOIs 时,心绞痛也有可能发生。有甲状腺功能亢进的患者使用 MAOIs 时会出现更严重的不良反应,与 MAOIs 可使血中单胺升高有关。此外,MAOIs 可使同时服用降血糖药物的患者出现更严重的低血糖反应。

吗氯贝胺禁用于嗜铬细胞瘤、甲状腺功能亢进的患者。禁止与哌替啶配伍应用。

吗氯贝胺主要的不良反应是恶心,其他的不良反应有口干、头痛、眩晕、失眠、直立性低血压、便秘和焦虑等。总体来说,吗氯贝胺的安全性较好。

(三) 选择性 5 - HT 再摄取抑制剂

各种 SSRIs 在不良反应发生率方面可能有所不同,但在症状表现方面基本相似,耐受性的差别与服药剂量和时间的不同有关,高剂量常意味着不良事件的高发生率。多数情况如激活作用,通常呈一过性,特别容易出现在开始治疗的早期,随着治疗的延续,多数患者的症状会得到缓解。此外,比较 SSRIs 是上午服用还是下午服用,也未发现两者之间有明显的疗效差异,但对每个患者,应根据具体情况和实际需求在剂量和服药安排上保持相对灵活性。以下是 SSRIs 常见的不良反应。

1. 胃肠道反应　较常见,如恶心、呕吐、腹泻、腹痛、厌食和胃肠功能紊乱等。主要出现在用药早期,可安排在饭后服用,服用一段时间大部分患者可逐渐适应。

2. 出汗　出汗的程度存在一定差异,严重时可出现大汗淋漓,其机制可能与拟 5 - HT 能有关。严重时需换药;也可用赛庚啶(拮抗 5 - HT)4～8 mg/d,可控制出汗的程度,但可能影响 SSRIs 的抗抑郁效应。

3. 性功能障碍　在 SSRIs 使用中较常出现,男性可表现为阳痿、早泄、射精延迟或射精不能。女性可表型为性高潮缺乏或延迟、性快乐缺失。在抑郁症状严重时常伴性功能障碍,一般不引起关注。当抑郁症状缓解时,性功能障碍仍可能存在,对患者的生活质量有较大的影响或产生新的心理问题,应予以足够的重视。对出现的心理问题,需要采取相应的措施,可以换用对性功能影响少的抗抑郁药物,如米氮平、曲唑酮和安非他酮等。

4. 其他　部分患者可出现头痛、心悸、口干和震颤等,不需特殊处理,大部分症状可在2周后消失。

少部分患者可出现5-HT综合征,对此必须密切加以关注。

SSRIs在突然停药后易导致撤药综合征的发生,可表现为心境改变、认知改变、步态异常、平衡失调、胃肠功能紊乱、头痛、感觉过敏、失眠、肌肉疼痛、呼吸窘迫和无热性畏寒等,故在停药或转换治疗时应采取逐渐撤药的方法来避免其发生。

(四) 选择性5-HT和NE再摄取抑制剂

文拉法辛最常见的不良反应是恶心、眩晕、嗜睡和失眠等。与其他5-HT能药物联合治疗时,文拉法辛可能导致性功能方面的不良反应,大多与性高潮/射精异常有关。当恶心症状严重时,可通过合用一种特殊的$5-HT_3$拮抗剂或米氮平来帮助控制恶心症状。

在文拉法辛治疗过程中,部分患者会导致血压持续升高,在血压轻度升高时,可密切注意观察。当血压增高持续存在时,减量、转换其他抗抑郁药或者合用一种降压药。

度洛西汀常见的不良反应是头晕、头痛、嗜睡、便秘、口干、厌食、恶心、出汗和疲劳等。性功能障碍与体重变化一样,通常发生率很低,如性欲下降和性快感缺失,也无明显临床意义。度洛西汀的大部分不良反应是暂时的,通常发生在治疗开始的几日,不久可消失。

米那普仑的不良反应发生率总体上与SSRIs相似,但在排尿困难发生率较高。

选择性5-HT和NE再摄取抑制剂快速撤药或中断治疗可能导致特征性的"撤药"症状,包括头晕、口干、失眠、恶心和感觉紊乱。因此原则上不能突然停药,特别推荐的方法是逐渐减量法为宜。

(五) 去甲肾上腺素能和特异性5-羟色胺能抗抑郁剂

米氮平常见的不良反应为嗜睡、食欲增加、体重增加和口干等,嗜睡在低剂量时明显,高剂量反而减轻,其机制可能低剂量时抗H_1受体效应已出现,而NE增加尚不明显,高剂量时抗H_1受体效应未增加,而NE进一步增加,激活作用加强,嗜睡现象也随之减轻或不明显。体重在治疗的开始4周内较明显,以后不再显著增加。米氮平的其他不良反应也比较轻且短暂,会随着服药时间和剂量的增加而减少。也不引起明显血压变化。老年患者对米氮平的耐受性较好。

有报告米氮平可引起下肢血管扩张而导致下肢水肿,还可能引起胆固醇及三酰甘油水平升高,可能诱发癫痫,故癫痫患者慎用。

(六) 5-HT拮抗/再摄取抑制剂

曲唑酮的抗胆碱能作用轻微,故能在伴有抑郁的老年患者中得到普遍的使用。只有轻微的抗胆碱能作用,被特别用于有抗毒蕈碱反应禁忌的情况,如前列腺肥大、闭角型青光眼或严重的便秘。在一些患者使用过程中会出现直立性低血压,这可能是由于α_1肾上腺素受体被阻断的缘故。

用曲唑酮治疗时也会出现与用其他所有的抗抑郁药一样的转躁狂现象,包括双相障碍患者和以往诊断为单相抑郁的患者。研究发现曲唑酮的转躁狂现象较氟西汀出现得更早。

奈法唑酮总体是安全的,且有良好的耐受性。与安慰剂相比,奈法唑酮较为常见的不良反应是头晕、无力、口干、恶心和便秘。奈法唑酮和安非他酮治疗相关的性功能障碍发生明显低于 SSRIs、米氮平和文拉法辛。

奈法唑酮可能引起肝坏死,其中包括一些不可逆肝功能损害。如果有肝坏死的临床表现或症状,应立即中断药物。任何患者出现肝功能损害,如血清天冬氨酸转氨酶或丙氨酸转氨酶的水平是正常的 3 倍时,须停止使用奈法唑酮,且不能再重复使用。

其他罕见奈法唑酮的不良反应是视觉方面的问题。

(七)选择性 DA 与 NE 再摄取抑制剂

安非他酮常见不良反应是过分激惹、厌食、震颤和失眠等,另外一些潜在不良反应与其他精神兴奋剂或其他多巴胺作用药物相似。

由于缺乏 5 - HT、抗胆碱能和抗组胺作用,与其他许多抗抑郁药不同,镇静和体重增加在安非他酮治疗时很少见。虽然安非他酮可引起血压的轻微升高,但不会引起直立性低血压或心电图的明显变化。性功能异常方面与 SSRIs 相比,非常少见。

在超大剂量时,安非他酮与 TCAs 相比,极少有致命性不良反应。除此之外,严重的不良反应包括低血压、酸中毒、窦性心动过速和癫痫,均需紧急处理。

(八)选择性 NE 再摄取抑制剂

瑞波西汀有拟 NE 功能,继发性抑制胆碱能释放,引起口干、便秘、出汗增多、失眠、尿潴留等不良反应。多数不良反应为轻到中度,与药物剂量和年龄、性别没有明显的相关性。

(九)5 - HT 再摄取增强剂

噻奈普汀与其他抗抑郁药物相比较,无论是不良反应方面,还是意外事件方面都表现出良好的安全性。噻奈普汀没用镇静作用,也不妨碍生活能力的恢复。不出现抗胆碱能作用,在老年患者也不出现口干、便秘等,避免了心血管方面的不良反应,包括直立性低血压、心动过速和心电图异常,特别是房室或室内传导异常。另外,在酒精依赖患者的解毒治疗期间,噻奈普汀不影响血液、肾脏和肝脏的参数。在酒精和药物依赖的患者,连续使用也不出现成瘾性。

(十)5 - HT 部分激动剂

丁螺环酮的不良反应较少,常见的有眩晕、头痛、恶心、便秘、口干、厌食、神经质、头晕和激越。较少出现镇静作用,有时还会出现失眠。这些不良反应还可以通过减少剂量来缓解或剂量缓慢加量。

坦度螺酮引起的不良反应较少,常见的是嗜睡、头晕/目眩、恶心/呕吐和心动过速等,程度也较轻。应用较高剂量时,安全性较好,长期应用后体内无蓄积作用。

(十一)褪黑激素能受体激动剂和 5 - HT$_{2C}$ 拮抗受体剂

阿戈美拉汀的不良反应较少,常见的有头痛、恶心、腹泻、多汗、嗜睡和乏力等,而且,一般都出现在治疗早期。

另外,有些患者可出现 ALT 和 AST 的升高,当 ALT 和 AST 的升高超过正常值 3 倍以上时应停止用药,并定期复查肝功能检查直至恢复正常水平。

五、抗抑郁药物使用中相关问题

(一) 撤药综合征

各类抗抑郁药物并非成瘾性药物,但在临床上由于各种原因突然停止使用抗抑郁药物,部分患者会出现一系列的临床症状,主要表现为头昏、恶心和呕吐、疲乏、嗜睡、感冒样症状(如疼痛和畏寒)和感觉及睡眠障碍,精神症状以焦虑、易激惹和哭泣为主,上述症状与抗抑郁药物服用时相关不良反应明显不同,常在中断治疗后 1~3 日内发生。

撤药综合征的发生通常与以下几个因素有关。

1. **药物的半衰期**　通常来说,药物的半衰期越短,其可能发生撤药综合征的概率越大;反之,药物的半衰期越长,其可能发生撤药综合征的概率越小。以 SSRIs 为例,帕罗西汀、舍曲林突然停用导致的撤药症状较多见,而氟西汀停用后极少出现撤药症状。

2. **药物的镇静作用**　药物的镇静作用越强,其可能发生撤药综合征的概率越大;反之,药物的镇静作用越弱,其可能发生撤药综合征的概率越小。如果这些药物对 H_1 受体有很强的作用,常需逐渐停药,以避免撤药综合征的发生。

3. **焦虑和躯体不适症状**　伴有焦虑和躯体不适症状的患者,其可能发生撤药综合征的概率越大;反之,不伴有焦虑和躯体不适症状的患者,其可能发生撤药综合征的概率越小。伴有焦虑和躯体不适症状的患者在突然停药时,其经治疗已消失的焦虑和躯体不适症状,常常会再度出现,导致患者紧张不安,逐渐减少药物的剂量,可减少焦虑和躯体不适症状再度出现。

(二) 5-HT 综合征

主要发生于 MAOIs 或其他 5-HT 增强作用药物与 SSRIs 合用时所致的相互作用,并与患者本身特异质性体质有关,以中枢 5-HT 受体过于兴奋为特点。5-HT 综合征主要表现为腹痛、腹泻、出汗、发热、心律失常、血压升高、精神状态异常(如谵妄)、肌阵挛、运动增多、易激惹、敌对和情绪波动,严重者可出现恶性高热、心血管源性休克甚至死亡。

从发生的情况来看,将 MAOI 和 SSRI 不适当地合用或多或少与 5-HT 综合征的发生有关,在将 SSRI 转换为 MAOI 治疗时必须充分考虑药物及其活性代谢产物的清除半衰期来指导临床实践中清洗期的长短,目前的专家建议是至少等待一种 SSRI 及其活性代谢产物约 5 倍的半衰期之后,才能服用另一种 5-HT 能增强作用药物,以氟西汀为例,应给予至少 5 周的清洗期后,再使用另一种 5-HT 能增强药物。

5-HT 综合征常有一定的自限性,症状轻的患者在药物停用后症状很快会消失。对于症状严重的患者,应给以支持治疗,必要时需给以 5-HT 拮抗剂赛庚啶、肌肉松弛剂硝苯呋海因和劳拉西泮,以及二甲麦角碱或普萘洛尔等。引起的原因常常是合并用药较多或出现严重的并发症。

(翁史旻)

第三节 心境稳定剂

一、简史和分类

（一）简史

20 世纪 40 年代末，锂盐被发现能成功治疗躁狂发作，到 20 世纪 70 年代，抗惊厥药物被用于临床治疗双相障碍，以后某些非典型抗精神病药物也被发现具有稳定双相障碍患者的情绪作用。这类具有稳定情绪，调整情感障碍为其主要作用的药物，被称为心境稳定剂。心境稳定剂主要包括：锂盐、抗惊厥药物、非典型抗精神病药物和具有协同作用的药物等，本节主要介绍锂盐和抗惊厥药物。

（二）分类

心境稳定剂主要有以下几类。

（1）锂盐。

（2）抗惊厥药物。

（3）非典型抗精神病药物。

（4）具有协同作用的药物

1）钙离子阻滞剂。

2）苯二氮䓬类。

二、药物作用

（一）锂盐

1. 肌醇耗竭　对于锂盐的临床效应，与肌醇循环作用有关。锂盐是一种肌醇单磷酸酶的非竞争性抑制剂，在治疗起始 5 日内即可耗尽游离的肌醇。这些改变在锂盐停用后仍可持续 3～4 周。游离肌醇的耗竭可影响与肌醇循环相关联的神经递质和第二信使系统的功能水平。由于锂盐是肌醇单磷酸酶的非竞争性抑制剂，它仅通过肌醇耗竭机制来影响已激活的系统；而肌醇循环的基本功能并未受影响，这样锂盐对双相障碍和抑郁障碍心境症状的突出作用，但对健康对照者的心境状态只有相对较小的作用。另外，外源性肌醇摄入可以减轻抑郁和惊恐的发作。

2. 糖原合成酶激酶的抑制　锂盐抑制糖原合成酶激酶-3(GSK-3)。GSK-3 是 Wnt 蛋白信号通路的抑制剂，该通路影响神经元的信号转导。

3. 对神经递质系统的影响　可能是由于其对第二信使系统的影响，锂盐对脑内全部主要的神经递质系统都可引起一定的改变。锂盐也可使双相障碍患者脑脊液的低 γ 氨基丁酸水平恢复正常。锂盐提高中枢神经系统去甲肾上腺素和 5-羟色胺功能，具有抗抑郁作用。

4. 对情感障碍和昼夜节律的影响　锂盐可以使这些振子获得再同步，改善昼夜节律。

（二）抗惊厥药物

1. 丙戊酸盐　丙戊酸盐有许多药理作用，它特有的抗癫痫和稳定情感的作用机制至今尚不完全清楚。有一种理论研究认为，丙戊酸盐的抗癫痫和稳定情感的作用是通过改变 GABA 的代谢获得，GABA 是哺乳动物中枢神经系统的一种主要的抑制性神经递质。丙戊酸盐抑制 GABA 分解代谢，增加它的释放，降低 GABA 的周转，增加 $GABA_B$ 受体密度，并且还增强神经元对 GABA 的反应性。丙戊酸盐的另一些作用包括降低多巴胺的周转，降低 N-甲基-D-天冬氨酸(NMDA)介导的作用发生，降低天冬氨酸的释放，降低脑脊液生长抑素的浓度。

2. 卡马西平和奥卡西平　卡马西平可以通过抑制钠通道而减少谷氨酸和天冬氨酸的释放，减少类生长抑素的免疫反应活性，增加钾外流和血清 L-色氨酸。可减少血清左甲状腺素、环腺苷酸(cAMP)和环鸟苷酸(cGMP)，增加 5-羟色胺和 P 物质等神经传递。它还作用于周围型苯二氮䓬类受体，抑制腺苷 A_1 受体，增加兴奋性 G 蛋白的 α 亚单位($G_s α$)和肌醇磷酸酶(IMPase)，减少抑制性 G 蛋白的 α 亚单位($G_i α$)。卡马西平可能增加纹状体的胆碱能神经传递、减少由多巴胺、去甲肾上腺素和 5-羟色胺激动的腺苷酸环化酶的活性，降低多巴胺、去甲肾上腺素和 GABA 的周转，这些可能与临床抗躁狂作用有关。

奥卡西平的结构与卡马西平相似，其作用机制也相似。奥卡西平减少钠的内流、谷氨酸的释放和血清甲状腺素(T_4)浓度，增加钾的传导性和多巴胺能神经传递和抑制肾上腺 A_1 受体。但是，它们的作用机制也有不同，特别是在肝酶诱导的程度上有明显的差异。

3. 加巴喷丁　加巴喷丁分别通过血-脑脊液屏障上的一种氨基酸主动转运体和多种酶的调控机制增加脑内和细胞内的 GABA 含量。加巴喷丁抑制 GABA 转氨酶，还调节谷氨酸的代谢。这些导致 GABA 合成增加和降解减少的酶调控。

4. 拉莫三嗪　拉莫三嗪达到浓度时对多巴胺 D_1 或多巴胺 D_2，γ 氨基丁酸 B($GABA_B$)，$α_1$、$α_2$ 或 β 肾上腺素，毒蕈碱 M_1 或 M_2，组胺$_1$(H_1)，腺苷 A_2，阿片 κ 或 δ，或 5-HT_2 受体未表现出作用，其对 5-HT_3 受体有弱的抑制作用。拉莫三嗪抑制突触前的功能依赖性和电压敏感性的 Na^+ 通道、Ca^{2+} 通道和 K^+ 通道导致兴奋性氨基酸谷氨酸的释放减少，可有情绪稳定作用和神经保护作用。

5. 托吡酯　托吡酯的多种药理学特性是联合作用所致，包括对电压激活的钠通道具有状态依赖性阻滞，通过与非苯二氮䓬类受体位点的相互作用增加 GABAA 受体的 GABA 活性，对 AMPA/KA 型谷氨酸受体的拮抗作用，对高电压激活的钙通道的拮抗作用，抑制碳酸酐酶。其抗癫痫作用以及潜在对物质滥用和进食障碍的作用，是由于其对 GABA 能和谷氨酸能系统的双重作用所致。

三、临床应用和选择

（一）锂盐

1. 急性躁狂发作　锂盐能有效控制急性躁狂发作。锂盐的起效时间比经典抗精神病药更快，耐受性更好。锂盐对那些不伴精神病性症状的患者会收到更好的效果。对急性躁狂的锂盐治疗和电休克治疗(ECT)的比较表明，在治疗开始的前 2 个月，尤其是混合性躁狂发作时,ECT 效果明显优于碳酸锂。但 8 周以后,发现两者并无差异。

混合性躁狂,即躁狂与抑郁同时出现,锂盐的疗效不佳。

2. 双相抑郁 锂盐是治疗急性双相抑郁障碍的一线药物。从心境稳定剂在临床应用上来看,锂盐最能发挥直接的抗抑郁作用。

3. 预防和维持治疗 锂盐是这一治疗阶段中非常有效的药物。锂盐长期应用(1 年以上)可以有效减少情感障碍的频繁发作,而且,长期治疗并不降低疗效。对于双相 Ⅰ 型障碍躁狂发作同时伴有精神病性症状,锂盐治疗可能会有较好预防效果。锂盐必须每日用药才能保证其预防效果,隔日给药不如每日用药效果好。

4. 难治性抑郁障碍 在难治性抑郁障碍方面,抗抑郁药加用锂盐可获得较好的疗效,这些抗抑郁药包括三环类(TCAs)、曲唑酮和选择性 5-羟色胺再摄取抑制剂(SSRIs)。

5. 人格障碍 锂盐对"情绪不稳定性人格障碍"的治疗,具有一定的临床疗效。

6. 攻击行为 锂盐对攻击性行为有效,包括可以减少精神发育迟滞患者攻击性发生的频率,还可以有效减少儿童品行障碍的攻击性。

7. 焦虑障碍 锂盐对有些创伤后应激障碍患者的治疗有效。另外,还可以治疗难治性惊恐障碍和强迫症。

对一般初次治疗的患者,锂盐可从 500 mg/d 开始,分次服用。1 周内加至治疗剂量,剂量范围为 1 000~2 000 mg/d。其有效血浓度范围为 0.8~1.2 mmol/L,高剂量不宜超过 2~3 周,随后调整至中等剂量以维持稳态的有效血浓度。

(二) 抗惊厥药物

1. 丙戊酸盐

(1) 急性躁狂:丙戊酸盐能有效控制急性躁狂症状。另外,丙戊酸盐的急性抗躁狂作用,在加用锂盐、卡马西平和抗精神病药包括氯氮平基础上疗效可以得到增强。

(2) 急性重性抑郁:丙戊酸盐对部分急性单相或双相抑郁障碍的患者有效,长期服用此药在减轻抑郁方面可能更有效;丙戊酸盐的预防性抗抑郁作用可能优于它的急性抗抑郁作用,或者对这一障碍某些亚型包括双相 Ⅱ 型的患者更有可能发挥抗抑郁作用。

(3) 双相障碍的预防治疗:在长期治疗的某些患者中,包括那些快速循环、混合发作、双相 Ⅱ 型及分裂情感性障碍的患者,丙戊酸盐能减少躁狂及抑郁发作的频度和强度。维持治疗期的丙戊酸盐剂量和血浆水平与急性期治疗时相似。

(4) 继发性躁狂:丙戊酸钠能成功治疗伴有情感症状特征的脑器质性综合征的患者,以及伴有双相情感障碍或症状特点的精神发育迟滞患者。

(5) 老年期双相障碍:丙戊酸钠对部分痴呆患者及老年期双相情感障碍患者的各种易激惹及激越症状均有效。

(6) 冲动攻击行为:丙戊酸盐对于减少人格障碍患者的冲动攻击行为有效。

(7) 精神分裂症的增效治疗:双丙戊酸钠作为分裂-情感性障碍双相型的辅助治疗是有效的。

丙戊酸盐治疗双相障碍或癫痫发作的初始剂量通常是 15~20 mg/(kg·d)。对急性躁狂发作,为了较快地起效,患者可口服负荷剂量 20~30 mg/(kg·d)。丙戊酸盐的剂量可根据患者的疗效和不良反应而增加,通常每 1~3 日加 250~500 mg/d,达到血清浓度 45~125 μg/ml。值得注意的是,当血清浓度超过 100 μg/ml 时,镇静、食欲增加、白细胞计数和血小板计数减少的发生率较高。在维持治疗时,血清水平超过 100 μg/ml 时疗效反而不如在 75~100 μg/ml 时好。

2. 卡马西平和奥卡西平

(1) 癫痫发作和三叉神经痛:卡马西平用于三叉神经痛、伴有复杂症状的部分发作、全身强直-阵挛发作、混合型发作的单一用药治疗。奥卡西平用于成人部分发作的单药治疗和成人及大于 4 岁儿童的辅助治疗。卡马西平和奥卡西平的抗惊厥作用存在重叠,但是,它们也存在差异。如果用卡马西平疗效不明显或患者不能耐受其不良反应,换成奥卡西平可能会有效,对卡马西平疗效欠佳的患者加用奥卡西平可能也会有效。

(2) 急性躁狂:卡马西平和奥卡西平对急性躁狂发作患者的疗效与使用锂盐或传统抗精神病药或者丙戊酸盐的抗躁狂疗效大体相当。在躁狂发作的急性期治疗中,卡马西平和奥卡西平常和其他药物联用,要获得最佳疗效。

(3) 急性抑郁:尽管卡马西平的抗抑郁作用弱于抗躁狂作用,在难治性患者中,显示出部分抗抑郁的疗效。

(4) 预防:在长期预防性治疗方面,卡马西平不论是单用或在以前使用锂盐疗效不佳的患者中与锂盐合用,均可以有效地预防疾病发作。卡马西平对抗抑郁和抗躁狂的预防效果相同,相比之下,它对急性躁狂的疗效略优于急性抑郁。另外,在部分患者中,可能出现对卡马西平的耐受性,随时间的推移,预防效果会消失。

卡马西平的初始剂量一般为 200~400 mg/d,在可耐受的情况下缓慢增加剂量至获得临床疗效(每 2~4 日增加 200 mg/d),逐渐增加剂量至 600~1 600 mg/d(每 4~7 日增加 200 mg/d)。通过剂量滴定的方法控制药物的不良反应,比通过血药浓度监测更加重要,其血药浓度通常能达到 4~12 μg/ml。

根据患者的耐受性逐渐地增加卡马西平的剂量,直到发挥充分的疗效。卡马西平的血药浓度可以作为药代动力学的监测指标,在急性躁狂发作的患者中,卡马西平的剂量和血药浓度通常会较高;相反,在急性抑郁、预防性治疗或辅助治疗的患者中,其剂量及血药浓度较低。

奥卡西平起始剂量一般为 150 mg/d,可每日递增 150 mg 直到 1 200~1 600 mg/d,每日分 2 次或 3 次服用。在患者能耐受和需要的情况下,剂量可进一步增至 2 400 mg/d。对于双相障碍的治疗,奥卡西平和卡马西平相同,在患者能够耐受的情况下进行剂量滴定,达到临床期待的疗效。

3. 加巴喷丁

(1) 癫痫:加巴喷丁可用于伴或不伴全身性发作的成人部分发作性癫痫的辅助治疗。

(2) 其他神经系统疾病:加巴喷丁对糖尿病的神经系统病变和带状疱疹后的神经痛有一定疗效。对运动障碍方面如伴有迟发性运动障碍的情感障碍患者,在运动迟缓的症状上有明显改善。加巴喷丁是偏头痛的有效药物。

（3）焦虑障碍：加用加巴喷丁治疗部分广泛性焦虑、惊恐障碍和难治性强迫障碍显示出一定疗效。

（4）双相障碍：加巴喷丁对急性躁狂的治疗有一定疗效。对难治性混合状态的心境恶劣性躁狂有效，快速和持续的抗抑郁效应不引发躁狂。

（5）物质滥用：加巴喷丁能部分减少物质滥用患者的毒瘾发作的数量和频率。

4. 拉莫三嗪　拉莫三嗪在成人中用于部分发作性癫痫的辅助治疗，在儿童和成年患者用于继发于林-戈综合征的广泛性癫痫的辅助治疗。拉莫三嗪对抑郁、轻躁狂和混合状态的患者部分有效。

拉莫三嗪还可用于治疗部分人格障碍、冲动行为、痴呆的攻击性、边缘人格、创伤后应激障碍、可卡因滥用、分裂情感性障碍、Rett综合征、重度精神发育迟滞伴自伤行为、难治性精神分裂症、阿尔茨海默病以及严重脑外伤时意识不清所致认知损害的患者。

拉莫三嗪滴定进度通常为前2周为25 mg，qd，后2周为50 mg，qd，再增加到75～100 mg，qd，直到200 mg/d的目标剂量。

5. 托吡酯

（1）癫痫：托吡酯可用于成人或2～16岁儿童的部分性癫痫或原发性全身强直-阵挛发作的辅助治疗，或2岁以上儿童的伴林-戈综合征的癫痫发作的合并治疗。

（2）双相障碍：托吡酯越来越多地用于双相障碍患者的急性期治疗和维持治疗，此外也用于锂盐、丙戊酸盐、卡马西平和抗精神病药无效或者患者不能耐受这些药物情感障碍发作的治疗。

（3）疼痛：托吡酯还治疗部分神经性疼痛、偏头痛的患者。

（4）其他：托吡酯还可治疗物质滥用、焦虑障碍如强迫障碍和创伤后应激障碍、进食障碍如神经性贪食症和暴食症以及冲动控制障碍和Tourette综合征等。

托吡酯通常使用剂量为200～1 000 mg/d。

四、不良反应的诊断和处理

（一）锂盐

在锂盐治疗开始之前，需要掌握患者的躯体病史，还要进行肾功能检查（血尿素氮和肌酐水平）、甲状腺功能检查、40岁以上的患者还要做心电图。

1. 神经毒性　锂盐具有一定的神经毒性，可导致谵妄、脑病等。并且，锂盐治疗在特定环境下如合并ECT治疗或其他精神药物（尤其是传统抗精神病药），将会增加神经毒性的风险发生。神经毒性反应有潜在的不可逆性。粗大震颤，严重胃肠道反应及腱反射亢进是锂中毒预兆，应严加注意。

2. 震颤　锂盐可引起细微的姿势性震颤，随着时间的推移，震颤可以减轻；严重的震颤可能预示中毒。普萘洛尔对锂盐引起的震颤有治疗效果。

3. 甲状腺功能改变　锂盐可导致部分患者发生甲状腺功能减退。女性患者和50岁以上的老年人更易发生。很多患者服用锂盐的同时补充甲状腺素,有时只是在促甲状腺素升高的基础上补充。

4. 肾脏　锂盐治疗可能导致肾小管损伤,但临床上严重的肾脏损害罕见。

5. 心脏　锂中毒可以造成心脏功能改变,包括窦性心动过缓和窦房结功能障碍。

6. 性功能异常　情感性障碍的患者出现性欲减低及勃起障碍可能与服用锂盐有关,锂盐引起的性功能不良反应可能的机制是增加 5 - 羟色胺的神经传递。

(二) 抗惊厥药物

1. 丙戊酸盐　丙戊酸盐通常情况下耐受性良好,与其他抗癫痫药、锂盐及抗精神病药相比,不良反应的发生较少。丙戊酸盐与其他抗癫痫药相比,较少引起认知损害;丙戊酸盐常见的不良反应包括:胃肠不适(如厌食、恶心、消化不良、呕吐、腹泻),良性的转氨酶升高和神经系统症状(通常是震颤和镇静)。胃肠不适、良性的转氨酶升高及镇静更多可能发生于治疗初期,通常随着减量或时间推移会减退。

血小板及白细胞数量的减少是丙戊酸盐在较高血浆浓度时出现的不良反应,白细胞及血小板计数的低下是减少治疗剂量的指征。脱发通常发生于治疗早期,常是一过性的。女性通常比男性脱发更频繁。治疗中食欲增加、体重增加可能发生。体重增加、血小板计数的减少、镇静或震颤,通常可通过减少剂量或是换用缓释制剂而解决。脱发可以通过服用含有锌、硒的多种维生素而减少到最轻。

罕见的不良反应,虽与剂量无关,但都可能是致命的。包括:不可逆的肝衰竭、急性出血性胰腺炎和极罕见的粒细胞缺乏症。

丙戊酸盐所致其他严重不良反应包括:致畸(尤其是妊娠开始 3 个月用药导致的神经管缺陷)、昏迷及过量所致的死亡。

2. 卡马西平和奥卡西平　卡马西平可能出现神经毒性作用,如镇静、共济失调、复视、眼球震颤。在任何给定的血药浓度下,对不良反应的个体敏感性差异很大,服药 1～2 小时出现头晕、共济失调或复视常表明,剂量超过不良反应的阈值,将总剂量分次服用或临睡前服用大部分剂量或需要减少剂量。

卡马西平治疗中也可出现剥脱性皮炎、粒细胞缺乏症和再生障碍性贫血等严重的不良反应。通常,如果白细胞计数下降到少于 3×10^9/L 或中性粒细胞的绝对值低于 $(1～1.5)\times10^9$/L,应停用卡马西平。有发生肝炎的风险,但较罕见。卡马西平会影响心脏传导,在心功能失常如传导阻滞的患者中,应慎用。另外,卡马西平有一定致畸作用。

通过分次或减少剂量,根据用餐时间调节剂量和改变剂型的方法,可以减少卡马西平导致的胃肠功能失调。

使用奥卡西平会发生低钠血症,其发生率高于卡马西平,也是主要不良反应。总体来看,奥卡西平的耐受性优于卡马西平,其原因可能与缺乏 CBZ - E 代谢产物有关。奥卡西平神经毒性作用和皮疹的发生率比卡马西平少。与卡马西平相同,会引起转氨酶升高和胃肠道的不良反应,奥卡西平对脂类影响小。

3. 加巴喷丁　加巴喷丁的不良反应较轻,常见的有镇静、困倦、眩晕、共济失调、口干、感染和无力。

4. 拉莫三嗪 拉莫三嗪的不良反应包括眩晕、头痛、复视、恶心和共济失调。严重的不良反应有剥脱性皮炎和中毒性表皮坏死。当同时合用丙戊酸盐或者超出拉莫三嗪的起始推荐剂量或加药速度过快时风险会增加。

5. 托吡酯 托吡酯最常见的不良反应是眩晕、嗜睡、精神运动迟缓、神经过敏、感觉异常、共济失调、记忆力减退、专心/注意困难、意识障碍以及言谈障碍或相关的言谈问题。其他的不良反应表现为眼球震颤、抑郁、恶心、复视、视力异常、食欲减退、语言问题和震颤。总的来说,托吡酯的中枢神经系统和胃肠道不良反应的严重程度通常为轻度到中度,常随着时间或者剂量降低而消失。将托吡酯的滴定速度减慢也可以使不良反应最小化。但与一些其他的抗癫痫新药相比,托吡酯对认知的损害可能更加严重。

托吡酯少见而严重的不良反应包括肾结石和眼病综合征。

(翁史旻)

第四节 精神药物的相互作用

一、简述

药物相互作用是指某一种药物的作用由于其他药物或化学物质的存在而受到干扰,使该药的疗效发生变化或产生药物不良反应,一般分为药效学和药动学两方面。药动学相互作用表现在药物在机体的吸收、分布、代谢、排泄等过程中发生的一系列变化。药效学的相互作用表现在药物对受体的相互作用或拮抗作用。药物相互作用有作用加强或作用减弱两种表现,导致药物的血药浓度发生不可预测的变化。在临床上,会出现疗效和不良反应不可预测的变化。

(一) 药物在药代动力学方面的相互作用

药物在人体内的吸收、分布、代谢和排泄等环节上均有可能发生药物相互作用,其后果均能影响药物在其作用靶位的浓度,从而改变药物作用强度。

1. 影响药物的吸收 大多数药物是通过胃肠道吸收而发挥治疗作用的。多种药物在胃肠道可能发生相互作用,使一种药物影响另一种药物的吸收及在肠道内的代谢,或者抑制药物的肠肝循环。此外,由于胃肠道内各部位的 pH 不同、活性分泌物的性质不同及受食物或药物影响而排空速率的改变等因素,都会加速药物相互作用。一般药物吸收上的相互作用往往是改变药物吸收速率、达峰时间,延长或缩短消除半衰期。

2. 影响药物的分布 对药物分布的影响主要表现为相互竞争血浆蛋白结合部位,改变游离型药物的比例;或者改变药物在某些组织的分布量,从而影响它的消除。药物吸收后,有一部分与血浆清蛋白发生可逆性结合,即为结合型;另一部分为游离型,只有游离型的药物才能发挥药理活性。当同时应用两种或两种以上的药物时,它们有可能在蛋白结合部位发生竞争;结果使某一种药物从蛋白结合部位被置换出来变成游离的药物,使该药游离型药物比例增高,增强了药物的药理作用,也可能增加药物的毒性作用。

不同的精神药物的蛋白结合率是存在很大差异的(表 3-12),血浆蛋白结合率低,虽然,可能使血药浓度不太稳定,会影响疗效和产生一些不良反应,但由于避免了相似结构药物的竞争,从而减少了药物的相互作用。反之,血浆蛋白结合率高,虽然,可能使血药浓度稳定,但当遇到相似结构药物竞争时,会产生疗效和不良反应变化。

表 3-12 一些精神药物的蛋白结合率

药 名	蛋白结合率(%)	药 名	蛋白结合率(%)
抗抑郁药		抗精神病药	
阿米替林	90	氯丙嗪	95～98
去甲替林	94.5	氟哌啶醇	92
丙咪嗪	60～96	利培酮	90
氯米帕明	96～97	奥氮平	93
马普替林	88	喹硫平	83
米安舍林	90	舒必利	<40
氟西汀	95	氯氮平	95
舍曲林	98	齐拉西酮	99
帕罗西汀	95	阿立哌唑	99
西酞普兰	<80	其他精神药物	
氟伏沙明	80	地西泮	98.7
米氮平	85	阿普唑仑	80
文拉法辛	27	劳拉西泮	95
曲唑酮	89～95	咪达唑仑	96
吗氯贝胺	50	氯硝西泮	86
噻奈普汀钠	94	唑吡坦	92
—	—	佐匹克隆	45
—	—	卡马西平	75～80
—	—	苯妥英钠	85～95
—	—	丙戊酸钠	85～95
—	—	苯巴比妥	40

3. 影响药物的代谢 药物代谢是药物在机体内部通过酶的作用变为另一种结构化合物的过程。肝脏微粒体酶主要有细胞色素 P450 和 NADPH-细胞色素 P450 还原酶两种成分组成。人类与药物代谢有关的主要是 CYP1A2、CYP2C9、CYP2C19、CYP2D6、CYP3A4。

与 CYP 相关的相互作用往往与酶的抑制作用和诱导作用有关(表 3-13)。

当两药合用时,药物可通过对药酶的干扰而影响另一种药物的代谢,表现为酶诱导作用和酶抑制作用。酶诱导作用是药物促使肝微粒体酶合成加速、数量增多或降解减少而导致药物代谢的加速或增强。酶抑制作用是合并用药时一种药可抑制药物代谢酶,使另一种药物效果增强或作用时间延长,甚至可产生蓄积作用。

表 3-13 P450 酶的底物、抑制剂和诱导剂

酶	底 物	抑制剂	诱导剂
CYP1A2	抗抑郁药:阿米替林、丙咪嗪、氟伏沙明、米氮平 抗精神病药:氟哌啶醇、氯氮平、奥氮平	氟伏沙明 环丙沙星	吸烟、利福平 巴比妥类 苯妥英 卡马西平
CYP2C9	抗癫痫药:苯妥英、苯巴比妥、丙戊酸	氟西汀 氟伏沙明	利福平 巴比妥类 苯妥英 卡马西平
CYP2C19	抗抑郁药:阿米替林、氯米帕明、丙咪嗪、西酞普兰、吗氯贝胺	氟伏沙明	利福平 巴比妥类 苯妥英 卡马西平
CYP2D6	抗抑郁药:阿米替林、氯米帕明、丙米嗪、曲唑酮、氟西汀、帕罗西汀、氟伏沙明、西酞普兰、文拉法辛、米安舍林、米氮平 抗精神病药:硫利达嗪、奋乃静、氟哌啶醇、利培酮、氯氮平、奥氮平、舍汀酮	奎尼丁 硫利达嗪 奋乃静 氟西汀 帕罗西汀	
CYP3A4	抗抑郁药:阿米替林、氯米帕明、丙米嗪、曲唑酮、舍曲林、奈法唑酮、米氮平 抗精神病药:氟哌啶醇、氯氮平、利培酮、喹硫平、齐拉西酮、舍汀酮	酮康唑 依曲康唑 氟康唑 红霉素 醋竹桃霉素 奈法唑酮 利托那韦 葡萄汁	利福平 巴比妥类 苯妥英 卡马西平

4. 影响药物的排泄 药物在尿酸碱度改变、从肾小管的分泌受干扰、蛋白结合率改变和肾小管的再吸收受影响的情况下,会出现药物的相互作用。

（二）药物在药效学方面的相互作用

药物的作用机制多种多样，在药效学方面的药物相互作用方式也呈多样化。主要的药物相互作用发生在影响药物对靶位的作用，以及药物作用于同一生理系统或生化代谢系统。

二、抗精神病药的相互作用

（一）经典抗精神病药物

经典的抗精神病药物，例如吩噻嗪类药物，为 CYP2D6 的强抑制剂。其合用时可影响酶 CYP2D6 底物的代谢。

经典抗精神病药物可以增加三环类抗抑郁药的血药浓度、诱发癫痫、加剧抗胆碱能副作用；也可以加重抗胆碱药的抗胆碱能副作用；可以逆转肾上腺素的升压作用；可以减弱抗高血压药胍乙啶的降压作用，增加β受体阻断剂及钙离子通道阻断剂的血药浓度而导致低血压；可以加强其他中枢抑制剂如乙醇以及利尿剂的作用。

抗酸药影响抗精神病药的吸收；吸烟可以降低某些抗精神病药如氯氮平的血药浓度；卡马西平通过诱导肝脏药物代谢酶，明显降低氟哌啶醇、氯氮平血浆浓度而使精神症状恶化；一些选择性 5-羟色胺再摄取抑制剂（SSRIs），如氟西汀、帕罗西汀和氟伏沙明可抑制肝脏药物代谢酶，增加抗精神病药物的血药浓度，可能导致不良反应发生或加剧。

（二）非典型抗精神病药物

非典型抗精神病药物在药物相互作用方面的危险性相对较少、较轻，它们对 CYP 酶只有轻微的抑制作用；但当他们与抑制或诱导 CYP 酶的药物合用时，非典型抗精神病药物的血药浓度会升高或降低，这可能会引起不良反应或疗效的改变（表 3-14）。另外，其他药物包括一些抗抑郁药物与非典型抗精神病药物合用时，也会对其血药浓度有一定的影响（表 3-15）。

表 3-14　非典型抗精神病药物的药物相互作用

药物	日剂量（mg）	$T_{1/2}$（h）	达到稳态时间（d）	尿排泄原形药的比例（%）	与代谢相关的酶	活性代谢产物
氯氮平	200～600	11～10	4～8	2～5	CYP1A2，CYP3A4，CYP2D6，CYP2C19	去甲氯氮平
利培酮	4～6	3～24	4～6	<5	CYP2D6，CYP3A5	9-OH 利培酮
奥氮平	5～20	20～70	5～7	7	CYP1A2，CYP2D6，UDPGT，FMO3	无
喹硫平	400～800	7	2～3	<1	CYP3A4	无
齐拉西酮	80～160	4～10	2～3	<1	CYP3A4	无
阿米舒必利	400～800	12	2～3	23	未知	无

表 3 - 15　不同药物对非典型抗精神病药血药浓度的影响

药　物	抗精神病药	对血药浓度的影响	可能的机制
氟西汀	氯氮平	增加 2 倍	抑制 CYP2D6
	利培酮	平均增加 76%	抑制 CYP2D6,CYP3A4
	奥氮平	轻度增加	抑制 CYP2D6
	喹硫平	轻度增加	抑制 CYP3A4
氟伏沙明	氯氮平	增加 5~10 倍	抑制 CYP1A2,CYP2C19,CYP3A4
	奥氮平	增加 2 倍	抑制 CYP1A2
帕罗西汀	氯氮平	中度增加	抑制 CYP2D6
	利培酮	平均增加 45%	抑制 CYP2D6
咖啡因	氯氮平	增加 2 倍	抑制 CYP1A2
酮康唑	喹硫平	增加 4 倍	抑制 CYP3A4
	齐拉西酮	中度增加	抑制 CYP3A4
环丙沙星	氯氮平	中度增加	抑制 CYP1A2
	奥氮平	增加 2 倍	抑制 CYP1A2
红霉素	氯氮平	轻度增加	抑制 CYP3A4
西咪替丁	喹硫平	轻度增加	抑制 CYP3A4
吸烟	氯氮平	中度下降	诱导 CYP1A2
	奥氮平	中度下降	诱导 CYP1A2
卡马西平	氯氮平	平均下降 50%	诱导 CYP1A2,CYP3A4
	利培酮	平均下降 60%~70%	诱导 CYP3A4
	奥氮平	平均下降 30%~50%	诱导 CYP1A2,UDPGT
	齐拉西酮	平均下降 30%~40%	诱导 CYP3A4
苯巴比妥	氯氮平	中度下降	诱导 CYP1A2,CYP3A4
苯妥英	氯氮平	中度下降	诱导 CYP1A2,CYP3A4
	喹硫平	平均下降 80%	诱导 CYP3A4
丙戊酸	氯氮平	轻度增加或下降	不明
利托那韦	奥氮平	中度下降	诱导 CYP1A2,UDPGT

其他药物在与抗精神病药物合用时,部分会发生药物的相互作用。反之,一些抗精神病药物也是细胞色素 P450 酶的诱导剂或抑制剂,合用时也会发生药物的相互作用(表 3 - 16)。

表 3-16 抗精神病药物与其他药物合用时的相互作用

药 物	相 互 作 用
酒	加重镇静、不协调、EPS 恶化
抗酸剂	影响 CPZ 吸收
止泻药	影响 CPZ 吸收,降低 CPZ 血药浓度
奎尼丁	加强心脏抑制,影响心脏功能
普罗卡因胺	可降低 CPZ、TDZ 及 CLZ 效价
甲基多巴	CPZ 及 HAL 可加强低血压效应,引起昏睡及行为恶化
胍乙啶	逆转抗高血压效果
麻黄碱	严重低血压
西咪替丁	降低 CPZ 血药浓度,抑制 CLZ 代谢
安非他明	CPZ 可延长安非他明代谢
麻醉剂	加强镇静,加重低血压倾向,加深呼吸抑制
溴隐亭	溴隐亭作用被对抗
有机磷	CPZ 可增加有机磷毒性反应
咖啡因	使 CPZ 在胃内形成不溶性沉淀,降低 CPZ 血药浓度
琥珀酰胆碱	可使电休克引起的窒息期延长

三、传统抗抑郁药的相互作用

(一) 传统抗抑郁药物

1. 单胺氧化酶抑制剂　单胺氧化酶抑制剂与许多药物合用时,会出现药物的相互作用。出现的情况并不完全相同,但大多是与不良反应有关如血压升高、抽搐发作等(表 3-17)。

表 3-17 单胺氧化酶抑制剂发生相互作用的药物

药 物	相互作用	建 议
其他 MAOIs(呋喃唑酮,帕吉林和甲基苄肼)	不良反应增强、抽搐发作可能	至少停用 1 周后再换其他 MAOI
TCAs 等杂环类抗抑郁药(马普替林,安非他酮)	严重的不良反应,如血压升高、抽搐发作可能	至少停用 2 周后再换其他 MAOI 联合治疗难治性抑郁
卡马西平	相互作用发生可能性低,与 TCAs 相似	同 TCAs
环苯扎珠	相互作用发生可能性低,与 TCAs 相似	同 TCAs
SSRIs	5-HT 综合征	避免联合使用;换药至少 2 周后,如替换氟西汀至少 5 周后

续表

药　　物	相互作用	建　　议
中枢神经兴奋剂(哌甲酯、左旋苯丙胺)	血压升高可能(高血压)	避免联合使用
丁螺环酮	血压升高可能(高血压)	避免使用,如果使用,需监测血压
哌替啶	严重的、致死的相互作用	避免联合使用
右美沙芬	短暂精神障碍	避免高剂量使用
直接拟交感神经药物(L-多巴)	增加血压	如果可能,避免使用;如果使用,需密切观察
间接拟交感神经药物	高血压危象	避免使用
口服降血糖药物和胰岛素	低血糖加剧可能	监测血糖水平,调整药物剂量
芬氟拉明	5 - HT 综合征可能	避免使用
色氨酸	5 - HT 综合征可能	避免使用

　　2. 三环类抗抑郁药　　三环类抗抑郁药与其他药物合用时由于其本身的受体类型较多和复杂,发生药物的相互作用可能性也较大(表 3 - 18)。如 TCA 与抗精神病药或苯二氮䓬类药物合用时会增加镇静作用。另外,多种药物能够阻断 TCAs 的代谢途径,导致较高的和潜在的毒副作用危险发生。尤其是地昔帕明倍受关注,因为它的代谢非常单一,即通过细胞色素 P450 2D6 酶代谢,由于没有其他的重要代谢途径,抑制 2D6 酶可以使地昔帕明的血浆浓度达到很高的水平而引发毒性反应。还有正常剂量的氟西汀和帕罗西汀就可以将地昔帕明及其代谢产物的浓度提高 3～4 倍之多。

　　抗精神病药物如氯丙嗪、奋乃静也有抑制 2D6 酶的作用。通常剂量的奋乃静可以使地昔帕明的血药浓度平均提高 2 倍,但是这种作用随着剂量和所用神经阻滞剂种类的不同而变化。

表 3 - 18　三环类抗抑郁药与其他药物合用的相互作用

药　　物	相　互　作　用
苯丙胺	苯丙胺可使 NE 释放增加而增加 TCA 效果,也可引起血压及中枢兴奋的不良反应
苯二氮䓬类	阿米替林与氯氮䓬(利眠宁)合用,出现嗜睡、记忆损害、言语不清
盐酸哌甲酯	可抑制 TCA 代谢而使抗抑郁效果增强
碳酸锂	可产生协同作用,使震颤加重,个别引起癫痫发作
氟哌啶醇	可能抑制 TCA 代谢,降低清除率增加血药浓度
地高辛	三唑酮可使地高辛血清浓度升高,从 0.8 ng/ml 上升至 2.8 ng/ml 而出现毒性
双香豆素	去甲替林能减弱双香豆素代谢、半衰期
抗组胺药	抗胆碱能不良反应增加
D - 860	由于蛋白结合竞争,可使 D - 860 血药浓度升高而引起血糖过低
巴比妥类	可促使三环类代谢而降低血药浓度,但在 TCA 中毒时,不宜使用巴比妥,因可加重呼吸抑制

续表

药　物	相　互　作　用
甲状腺素	可加快丙咪嗪的起效时间，个别病例出现心动过速
硝酸甘油	服用丙咪嗪，再舌下含服硝酸甘油，因唾液少，而影响硝酸甘油片溶解吸收和疗效发挥
己烯雌酚	增加丙咪嗪毒性，降低其效果，毒性表现为嗜睡、头痛、低血压及静坐不能
普萘洛尔	可减弱抗抑郁作用
乙酰唑胺	可加重低血压
左旋多巴	可能增加躁动震颤及肌强直
维生素 B	可防治 TCA 引起的震颤、眩晕及语言困难
奎尼丁 普鲁卡因胺	与 TCA 有类似延长心肌传导作用，可引起传导阻滞 与 TCA 有类似延长心肌传导作用，可引起传导阻滞
叶酸	可提高 TCA 抗抑郁疗效
利血平	丙咪嗪可增强利血平的降压作用
皮质激素	有协同作用，有利于抗抑郁效果
吸烟	可增加 TCA 代谢

（二）新型抗抑郁药物

新型抗抑郁药有 SSRI、SNRI、NRI、SARN、NaSSA 等。这些抗抑郁药在临床应用时，也常会与其他用于中枢神经系统的药物合用，由此易产生药物的相互作用。

SSRI 是临床应用最为广泛的抗抑郁药。尽管这类药在安全性方面优于三环类药物，但当与其他药物合用时，对药物代谢仍会产生一些对临床有影响的作用。其中最主要的因素为对 CYP 的影响。SSRI 在肝脏可被广泛氧化代谢，于是对 CYP 有影响的物质就可能抑制或诱导药物的代谢，由此造成血药浓度的改变。另外，需引起关注的是 SSRI 自身对 CYP 有抑制作用，这种抑制作用与血药浓度相关（表 3-19）。

表 3-19　抗抑郁药对 CYP 的抑制作用

药　物	CYP1A2	CYP2C9	CYP2C19	CYP2D6	CYP3A4
氟西汀	＋	＋＋	＋/＋＋	＋＋＋	＋/＋＋
氟伏沙明	＋＋＋	＋＋	＋＋＋	＋	＋＋
帕罗西汀	＋	＋	＋	＋＋＋	＋
舍曲林	＋	＋	＋	＋/＋＋	＋
西酞普兰	0	0	0	＋	0
文拉法辛	0	0	0	＋	＋
米氮平	0	0	0	＋	0
瑞波西汀	0	0	0	＋	＋
奈法唑酮	0	0	0	＋	＋＋＋

注：0，无；＋，轻度抑制；＋＋，中度抑制；＋＋＋，明显抑制。

除 SSRIs 药物外,其他的新型抗抑郁药物也同样存在这样的情况。主要还是与肝脏的细胞色素 P450 酶系统的关系密切,有些药物既是 P450 2D6 酶的底物,又是 P450 2D6 酶的氧化抑制剂(表3-20),常常使药物的代谢受到影响,导致药物的血药浓度发生不可预测的变化。在临床上,出现疗效和不良反应不可预测的变化。

表 3-20   主要抗抑郁药对 P450 酶系的影响

影响程度	CYP1A2	CYP2C	CYP2D6	CYP3A
高	氟伏沙明 葡萄柚	氟西汀 氟伏沙明	安非他酮 氟西汀 帕罗西汀	氟伏沙明 葡萄柚 奈法唑酮 TCAs
中等	叔胺类 TCAs 氟西汀	舍曲林	仲胺类 TCAs 西酞普兰 艾司西酞普兰 舍曲林	氟西汀 舍曲林
低	安非他酮 米氮平 奈法唑酮 帕罗西汀 舍曲林 文拉法辛	帕罗西汀 文拉法辛	氟伏沙明 米氮平 奈法唑酮 文拉法辛	西酞普兰 艾司西酞普兰 米氮平 帕罗西汀 文拉法辛

(翁史旻)

第五节   其   他

一、躯体疾病与精神药物应用

在临床工作中会遇到患有各种躯体疾病患者,对这些患者的临床诊治过程中应该常规评估躯体疾病状况,做好综合干预;重要脏器的病变也会导致各种精神障碍,在使用精神药物治疗的同时就带来躯体疾病和精神药物的相互作用,需要考虑的问题也更多。一方面药物可能使躯体疾病恶化,再则脏器功能不全也会改变药物的药动学和药效学特点,更易产生药物不良反应或治疗失败。现列举常见躯体疾病状况下精神药物具体用药方案,供临床参考。

(一) 心血管疾病患者精神药物的应用

精神药物对原患心血管疾病患者的影响反映在下述方面。

对神经递质的作用:主要是拮抗 α_1、α_2 受体效应及抗胆碱反应。

对心脏传导系统的影响。

其他:如电解质等。

1. 精神药物对心血管系统的影响

(1) 抗 α_1 受体效应:能舒张血管平滑肌,引起直立性低血压;降低心肌收缩力。

抗精神病药的效价依次为:利培酮、氯丙嗪、甲硫达嗪、氟哌啶醇、氟奋乃静、氯氮平、奥氮平、喹硫平。

抗抑郁药的效价依次为:多虑平、阿米替林、氯米帕明、米帕明、舍曲林、米氮平、西酞普兰、帕罗西汀、氟西汀、氟伏沙明、文拉法辛。

(2) 抗 α_2 受体效应:引起去甲肾上腺素释放,使心动过速及血压升高。

抗精神病药效价依次为:利培酮、氯氮平、奥氮平、氯丙嗪、甲硫达嗪、氟奋乃静、喹硫平、氟哌啶醇。

利培酮由于兼有较强抗 α_1 及抗 α_2 效应,因此引起血压改变及心率异常不明显。喹硫平由于绝对使用量较高,导致抗 α_1 效应的绝对量也高,部分病例可出现血压偏低反应。

(3) 抗胆碱反应:引起窦房结脱抑制性兴奋,产生心动过速,加重心肌缺血,诱发心绞痛及心肌梗死。

抗精神病药效价依次为:奥氮平、甲硫达嗪、氯氮平、氯丙嗪、喹硫平、氟哌啶醇、利培酮。

抗抑郁药效价依次为:阿米替林、氯米帕明、多虑平、米帕明、帕罗西汀、舍曲林、米氮平、氟西汀、西酞普兰、氟伏沙明、文拉法辛。

(4) Q-T 间期延长:在精神药物应用中较受重视,由于提示有出现严重心律失常的潜在风险。尤其有低血钾及低血镁倾向者,可使 Q-T 间期延长的患者出现心律失常,因此使用前及后要进行血钾及血镁监测。

抗精神病药引起 Q-T 间期延长的效价依次:甲硫达嗪、齐拉西酮、喹硫平、利培酮、奥氮平、氟哌啶醇。

2. 心血管疾病患者精神药物选用

(1) 心肌梗死:避免使用能降低血压和引起心动过速的药物,如氯丙嗪、氯氮平、利培酮等。在梗死后最初 2 个月内最好避免用药。

1) 抗精神病药:避免使用高剂量。奥氮平较为安全。

2) 抗抑郁药:如果临床需要,选用 SSRIs 类较为合适。

(2) 心力衰竭:避免使用可降低血压药(如 β 受体阻滞剂、氯氮平、利培酮、三环类药)和影响血流停滞的药物(卡马西平和锂盐)。

(3) 原发性高血压:避免使用能升高血压的药物(如文拉法辛)。

(4) 心律失常:

1) 抗精神病药:避免大剂量使用,利培酮引起心脏传导问题最少。

2) 抗抑郁药:SSRIs 类药首选。

3) 心境稳定剂:锂盐阻断 β 受体,禁用于传导阻滞及心衰患者;因为抑制窦房结,会加重室性早搏。卡马西平拮抗 Ca^{2+} 性能,抑制窦房结及房室结,产生窦性心动过缓及房室传导阻滞;又阻断 Na^+ 内流,也导致房室传导阻滞。丙戊酸盐无心脏及血管反应。

(二)肝功能损害患者精神药物的选择

1. 肝功能损害对精神药物代谢的影响　多数精神药物经肝脏代谢,部分药物对肝脏有损害作用,肝功能损害患者的药物代谢具有以下特点。

(1)代谢能力下降:对机体产生的废物、肠道中蛋白质等营养物质的代谢产物和外源性药物的代谢能力减退,导致有害物质积蓄和药物剂量相关性不良反应增加。

(2)合成能力下降:肝脏合成白蛋白的能力下降,出现低蛋白血症,使蛋白结合率高的药物血清游离浓度升高。

(3)肝脏的血流量降低:药物首过代谢降低,血药浓度升高。

2. 肝功能损害患者的一般用药原则　肝脏具有很大的储备,一般的肝功能检测指标并不能很好地预测肝脏对药物的代谢能力。故定期严格检测肝功能的同时更应密切观察患者的临床表现。目前关于肝脏疾病患者使用精神药物的研究较少,但以下原则应予以重视。

(1)尽量避免合并用药。

(2)低剂量起始,特别是蛋白结合率高的药物如三环类抗抑郁药(TCAs)、选择性5-羟色胺再摄取抑制剂(SSRIs)(西酞普兰除外)、曲唑酮和抗精神病药都可能出现血清游离药物浓度升高。肝脏首过代谢强的药物如 TCAs 和氟哌啶醇也应使用较低的剂量。

(3)应注意不用或小剂量使用主要经肝脏代谢的药物。帕利哌酮缓释片、舒必利、阿米舒必利、锂盐等不经或很少经肝脏代谢的药物除外。

(4)药物加量的间隔期要长:肝功能损害会使大部分药物的半衰期延长,也就需要更长的时间达到稳态血药浓度。

(5)需密切监测不良反应。

(6)避免使用镇静作用强、致便秘和其他有肝功能损害等可能会加剧肝性脑病的药物。

(7)选择低风险药物:至少在用药之初应每周监测肝功能,如果药物引起肝功能恶化考虑换药(表3-21～表3-23)。

表 3-21　肝功能损害患者抗精神病药物的选择

药　　物	注　意　事　项
阿米舒必利	主要经肾脏清除,如肾功能正常时不需调整剂量。但缺乏肝功能损害患者用药的研究,临床经验有限,故应慎用
阿立哌唑	主要经肝脏代谢,有限的资料提示肝功能损害对药代动力学影响轻微。轻、中度肝功能损害的患者不需减量,临床经验有限,慎用于严重肝功能损害的患者
氯氮平	镇静作用很强,容易导致便秘,故禁用于活动性肝脏疾病、进展性肝病和肝功能不全的患者。对于肝功能损害较轻的患者必须应用时可试用 12.5 mg,并且缓慢加量,有致肝功能损害的报道

续表

药 物	注 意 事 项
奥氮平	主要经肝脏代谢,即便在严重肝功能损害患者中奥氮平的药动学特点也几乎无变化,但奥氮平具有较强的镇静和抗胆碱能作用(引起便秘),故仍应慎用,必要时可 2.5 mg/d 起始,并且根据血药浓度(目标浓度为 20~40 $\mu g/L$)调整剂量。健康成人中有剂量相关性、无症状的 ALT 和 AST 升高的报道,肝病患者用药的风险增大
喹硫平	主要经肝脏代谢,但半衰期短,一般不必减少起始剂量,肝功能损害患者的药物清除率下降约 30%,故剂量调整的幅度和目标剂量应小。药物可引起镇静和便秘,用于肝功能损害患者的经验有限,故应慎用
利培酮	蛋白结合率高,药物说明书推荐用于肝功能损害患者的最大剂量为 4 mg,临床经验有限故应慎用
酚噻嗪类	此类药物都具有镇静作用,易导致便秘,最好避免用于肝功能损害患者,其中以氯丙嗪的肝功能损害作用最强
氟哌啶醇	尽管应慎用于肝病患者,但实际临床使用中并未发现明显问题
舒必利	几乎完全由肾脏清除,镇静和引起便秘的作用轻。使用时不必减量,用于一些肝功能损害患者的临床经验提示本药比较安全

表 3-22 肝功能损害患者的抗抑郁药选择

药 物	注 意 事 项
三环类(TCAs)	此类药物均通过肝脏代谢,蛋白结合率高且容易蓄积,具有镇静和致便秘的作用。此类药物均可能引起肝功能指标升高。应避免使用镇静作用强的三环类药物如曲米帕明、多塞平和阿米替林等。丙咪嗪的临床使用经验较多,可试用。有被 SSRIs 等新型药物取代的趋势
氟西汀	主要经肝脏代谢,半衰期长,尽管经过减量(至少 50%)或改变每日给药的服药方法,还需要几周的时间才能达到稳态血药浓度,这使临床用药变得复杂。需注意氟西汀以及其主要活性代谢产物去甲氟西汀对肝药酶 CYP2D6、CYP3A4 有强的抑制作用,会影响其他主要经此酶代谢药物的血药浓度,增加肝功能损害患者合并用药的风险
其他 SSRIs	均经过肝脏代谢,长期用药可能发生蓄积,需减量使用。有帕罗西汀、舍曲林和氟伏沙明引起肝炎的报道。尽管临床经验有限且有引起肝功能损害的报道,西酞普兰和帕罗西汀用于肝病患者未见明显问题,但应注意帕罗西汀对肝药酶 CYP2D6 的抑制作用。SSRIs 中以西酞普兰对肝药酶的影响最小
文拉法辛	中度肝功能损害的患者用药剂量应减半,临床经验有限建议慎用

续表

药　物	注　意　事　项
米氮平	经肝脏代谢具有镇静作用,建议用药时剂量减半。临床经验有限,健康成人用药后有中度的、无症状的肝功能指标升高,应慎用
瑞波西汀	推荐起始剂量减为常规剂量的 50%,尚无引起肝功能损害的报道,但临床经验有限应慎用
度洛西汀	经肝脏代谢,轻度肝功能损害的患者的药物清除率明显下降,有引起肝功能损害的报道,临床经验有限,尽量避免使用

表 3 – 23　推荐用于肝功能损害患者的精神药物

药物种类	推　荐　用　药
抗精神病药	帕利哌酮缓释片 氟哌啶醇:小剂量 或舒必利/阿米舒必利:如果肾功能正常不需减量
抗抑郁药	丙咪嗪:以 25 mg/d 的剂量起始,必要时缓慢加量(每次加量至少间隔 1 周) 帕罗西汀或西酞普兰:如果肝功能损害严重以 10 mg 起始,必要时在至少 1 周后缓慢加量
情感稳定剂	锂盐:监测血药浓度指导剂量的调节,应特别注意腹水的变化
镇静催眠药	劳拉西泮、奥沙西泮和替马西泮:半衰期短并且无活性代谢产物 此类镇静药物有促发肝性脑病的作用,故应小剂量起始并慎用 佐匹克隆:中度肝功能损害的患者可慎用 3.75 mg 唑吡坦:肝功能不全患者应适当减量

(三) 肾功能不全患者精神药物的使用

(1) 估算肾脏的清除能力,计算患者的肾小球滤过率(GFR)或者计算肌酐清除率。

(2) 根据 GFR 进行肾功能不全分级。

(3) 老年患者都有轻度的肾功能不全,只是因肌肉组织的比例低,故肌酐水平不一定会增高。

(4) 中至重度肾功能不全的患者禁用肾毒性药物(如锂盐)。

(5) 选择更为安全的药物(表 3 – 24)。

(6) 慎用主要由肾脏排泄的药物(如舒必利、阿米舒必利和锂盐)。

(7) 小剂量起始缓慢加量。

(8) 禁用长效药物(如长效针剂),这类药物在肾功能不全时常很难调整剂量。

(9) 尽量单一用药,将会降低药物相互作用的风险和不良反应。

（10）慎用抗胆碱能作用强的药物，这类药物会导致尿潴留。

（11）精神药物用于肾功能不全患者的研究有限，用药建议主要根据健康成人的药动学数据推算得出。

（12）禁用有 QTc 延长作用的药物，肾功能不全患者常有电解质紊乱，会加剧药物 QTc 延长带来的风险。

（13）注意抗精神病药物引起 NMS 和横纹肌溶解对肾功能的影响。

肾脏是清除药物的重要器官，肾功能损害时会影响部分药物的代谢，造成药物的蓄积，血药浓度升高引起不良反应加剧。因此患有肾脏疾病、肾功能不全的患者或肾脏功能减退的老年患者使用精神药物时应特别注意。表 3-24、表 3-25 列举常用抗精神病药和抗抑郁药用于肾功能不全患者时的注意事项。

表 3-24　肾功能不全患者抗精神病药物的应用

药　物	注　意　事　项
氯丙嗪	仅有<1%的药物以原型经肾脏清除。推荐 GFR10～50 ml/min 时不必减量；GFR<10 ml/min 时，应小剂量起始，以避免可能的抗胆碱能不良反应、镇静和低血压等反应，需密切监测
舒必利	95%的药物以原型通过肾脏清除。剂量调整方案：GFR30～60 ml/min 时，给予常规剂量的 70%；GFR10～30 ml/min 时给予常规剂量的 50%；当 GFR<10 ml/min 时给予常规剂量的 30%。禁用于重度肾功能不全的患者，最好不用于肾功能损害的患者
氟哌啶醇	仅有<1%的药物以原型经肾脏清除，药物说明书指出应慎用于肾功能不全的患者。剂量调整方案：GFR10～50 ml/min 时不必减量；GFR<10 ml/min 时，应小剂量起始并缓慢加量
氯氮平	仅有微量药物以原型由肾脏清除，但罕见用于间质性肾炎和肾功能不全患者的报道。常见的不良反应是夜尿、遗尿症。禁用于严重肾功能不全的患者，肾功能不全患者更易出现抗胆碱能不良反应、镇静和低血压等反应。注意氯氮平可能引发或加剧糖尿病，糖尿病也是肾脏疾病常见的病因之一
阿米舒必利	主要经过肾脏清除，50%的药物以原型从尿中清除。用于肾功能不全患者的经验有限。但药物说明书推荐如下剂量调整方案：当 GFR30～60 ml/min 剂量减半；如果 GFR10～30 ml/min 则使用常规剂量的 1/3；不推荐用于 GFR<10 ml/min 的患者
阿立哌唑	仅有<1%的药物以原型经肾脏清除。严重肾功能损害患者和健康人群的药代动力学特点相似，一般不需要特别调整剂量，但目前尚无本药用于肾功能不全患者的文献发表
喹硫平	<5%的药物以原型经肾脏清除，GFR<30 ml/min 的患者血清药物清除率平均降低约25%。对于 GFR<50 ml/min 的患者以 25 mg/d 的剂量起始，然后以每日 25～50 mg 的剂量增加直至有效

续表

药　物	注　意　事　项
利培酮	在中、重度肾脏疾病患者中,利培酮及其活性代谢产物的清除率降低60%。剂量调整方案:GFR<50 ml/min 的患者,利培酮0.5 mg,bid 至少持续1周,然后逐渐增加至1~2 mg,bid。药物说明书建议慎用于肾功能不全的患者。在经过口服药物按上述方法滴定后才考虑使用长效针剂的治疗,如果患者能耐受2 mg 的口服利培酮,推荐使用长效利培酮针剂25 mg,每2周注射1次
舍吲哚	<1%的药物经肾脏清除。单剂量药物研究显示舍吲哚用于轻度、中度或重度肾功能损害的患者不需调整剂量。药物说明书也指出用于肾功能不全的患者不需调整剂量
奥氮平	口服药物中的57%以代谢产物的方式经肾脏清除,药物说明书推荐的起始剂量为5 mg,有引发或加剧糖尿病的作用,糖尿病也是肾脏疾病的常见病因
齐拉西酮	<1%的药物以原型经肾脏清除,对于GFR>10 ml/min 的患者不必调整剂量。但齐拉西酮针剂含有经肾脏清除的赋形剂(环糊精钠,cyclodextrin sodium)需慎用

表3-25　肾功能损害患者抗抑郁药的应用

药　物	注　意　事　项
阿米替林	<10%的药物以原型通过肾脏清除。用于肾功能不全患者一般不需调整剂量,但应以较低的剂量起始,并监测患者用药后可能出现的尿潴留、意识模糊、镇静和直立性低血压等不良反应,用药过程中应监测血药浓度
安非他酮（缓释片）	0.5%的药物以原型通过肾脏清除。剂量调整方案:GFR<50 ml/min,150 mg,每日1次。肾功能不全的患者可能出现代谢产物羟基安非他酮的蓄积。血浓度升高增加癫痫发作的风险
氯米帕明	2%的药物以原型通过肾脏清除。剂量调整方案:GFR20~50 ml/min 时,不必调整剂量;当GFR<20 ml/min 时,对药物的影响尚不明,应从小剂量起始并注意监测药物引起的尿潴留、意识模糊、镇静和直立性低血压等不良反应
丙咪嗪	<5%的药物以原型通过肾脏清除,用于肾功能不全的患者不必特别调整剂量,但应注意监测药物引起的尿潴留、意识模糊、镇静和直立性低血压等不良反应。慎用于严重肾功能不全的患者,罕见损害肾脏功能的报道
多塞平	<1%的药物以原型通过肾脏清除,用于肾功能不全的患者不必调整剂量,但应监测患者用药过程中出现的尿潴留、意识模糊、镇静和直立性低血压等不良反应,药物说明书建议慎用
米氮平	75%的药物以原型通过肾脏清除,GFR 维持在11~39 ml/min 的患者的药物清除率下降30%;GFR<10 ml/min 的患者的清除率下降50%。剂量调整方案:GFR20~50 ml/min,可以使用常规剂量;GFR<10 ml/min 时,应低剂量起始并注意监测。米氮平曾用于肾功能衰竭引起的皮肤瘙痒,可能与出现肾脏结石相关

药　　物	注　意　事　项
氟西汀	2.5%～5%的氟西汀和10%的活性代谢产物通过肾脏清除。剂量调整方案：当GFR20～50 ml/min时，不需调整剂量；当GFR<20 ml/min时，一般不需调整或隔日服药
帕罗西汀	<2%的药物以原型通过肾脏清除。单剂量药物试验结果显示当GFR<30 ml/min时帕罗西汀的血药浓度升高，故此时应以10 mg起始，根据治疗反应调整用量。帕罗西汀每日10 mg联合心理治疗，对长期肾脏透析患者的抑郁有效
舍曲林	<0.2%的药物以原型通过肾脏清除。肾功能不全患者单次用药时的药动学参数未见变化，但未见多次用药的相关资料发表。肾功能不全患者可以使用常规剂量。舍曲林可以用于透析相关低血压的治疗。有药物致急性肾功能衰竭的病例报道
西酞普兰	<13%的药物以原型通过肾脏清除，单剂量用药研究显示西酞普兰在轻、中度肾功能不全的患者中药动学参数无明显改变，可以使用常规剂量，因药物清除率下降应慎用于GFR<10 ml/min的患者。药物说明书不建议用于GFR<20 ml/min的患者。有肾功能衰竭患者使用西酞普兰过量的报道
艾司西酞普兰	8%的药物以原型通过肾脏清除，药物说明书指出用于轻、中度肾功能损害的患者不需调整剂量，但建议慎用于GFR<30 ml/min的患者
氟伏沙明	用于肾功能不全患者的资料有限，可以使用常规剂量，但是应小剂量起始并注意监测
曲唑酮	<5%的药物以原型通过肾脏清除，但是约70%的活性代谢产物也通过肾脏清除。剂量调整方案：GFR20～50 ml/min时，可以使用常规剂量；GFR10～20 ml/min时，还可使用常规剂量但是应小剂量起始并缓慢加量；GFR<10 ml/min时，避免使用或减半量试用
文拉法辛	1%～10%的药物以原型、30%的活性代谢产物（去甲文拉法辛）经肾脏清除，用于肾功能不全患者药物的清除率下降，半衰期延长。剂量调整方案：GFR30～50 ml/min时，使用常规剂量或减半；GFR10～30 ml/min时，剂量减半，每日1次；GFR<10 ml/min时，避免使用或减半量慎用
度洛西汀	药物说明书指出用于GFR>30 ml/min的患者不必调整剂量，但建议小剂量起始并缓慢加量。度洛西汀禁用于GFR<30 ml/min的患者

二、非精神科药物在精神科的应用

（一）5-HT类药

赛庚啶（cyproheptadine）：是一种传统的抗组胺药，并具有抗5-HT作用及抗胆碱能作用。

1. 适应征

（1）神经性厌食症：研究发现减少5-HT神经传递或阻断受体活性能增加食物的消耗，促进体重增加，因此赛庚啶具有治疗神经性厌食症作用，增加体重。

（2）对抗 SSRI 不良反应：如性功能障碍、出汗等。

（3）治疗 5-HT 综合征：在动物模型中已证明此药能阻断 5-HT 综合征，临床尚需积累经验。

（4）迟发性运动障碍（TD）：发生机制除了多巴胺递质系统外，比较复杂，有人报道用赛庚啶治疗某些个例有效。

（5）难治性静坐不能：静坐不能多与多巴胺系统功能减退有关，但又有研究表明，它与去甲肾上腺素、乙酰胆碱、5-HT 和 GABA 都有关系。报道用赛庚啶治疗难治性静坐不能有效。

2. 用法

剂型：2 mg/片，剂量：每次 2～4 mg，每日 3 次。

忌用于青光眼、孕妇、哺乳期、幽门梗阻者；还应注意本药有一定降低血糖作用。

（二）肾上腺素能药

1. 普萘洛尔（propranolol，心得安）　是一种非选择性 β 受体阻滞剂及 5-HT₁ 受体阻滞剂。

（1）适应证

1）心率过快：内科常用。精神科常用于精神药物所致心动过速的治疗。

2）震颤：锂盐能增加 5-HT 合成和释放，易引起拟 5-HT 能效应，震颤是其临床反应之一。普萘洛尔治疗锂盐引起的震颤有"立竿见影"效果。此外，本药对于生理性及老年性震颤均有治疗效果。

3）焦虑伴自主神经紊乱症状：普萘洛尔改善焦虑及减轻自主神经紊乱症状。

4）5-HT 综合征：有报道认为普萘洛尔治疗 5-HT 综合征有效。本综合征需与恶性综合征鉴别（表 3-26）。

表 3-26　恶性综合征和 5-HT 综合征鉴别表

项　　目	恶性综合征（NMS）	5-HT 综合征（SS）
相关药物	抗精神病药	5-HT 类药物
发生	缓慢（几日到几周）	迅速
发展	缓慢（24～72 小时）	迅速
肌僵直	严重（铅管样）	严重性小
活动	迟缓	过度

5）迟发性运动障碍（TD）：有报道 73% 患者有效，但剂量需大。

6）药源性激越：很多抗精神病药，包括新型抗精神病药在服用过程中可出现短暂激越现象，需要与原来精神病加重鉴别。如确认为药源性激越，一般主张并用苯二氮䓬类药及普萘洛尔等。

7）静坐不能：如前所述，静坐不能的发生机制复杂。常用治疗药物除苯海索（安坦）外，普萘洛尔和苯二氮䓬类可能具有更佳效果。

（2）用法

剂型：短效 10 mg/片，缓释 40 mg/片。剂量：30～120 mg/d。

（3）用药注意

1）哮喘、过敏性鼻炎、严重心动过速、Ⅱ或Ⅲ度房室传导阻滞禁忌。

2）使用过程中注意脉搏、血压（心率<55 次/min 不增量）。

3）撤药时逐渐减量，至少 3 日。

4）与可乐定合用时，应先停普萘洛尔，否则可引起可乐定停药综合征。

5）剂量掌握宜个体化。

2. 可乐定（clonidine）　是一种 α_2 肾上腺素能受体激动剂，引起外周交感神经阻滞，导致血管扩张，使心排血量减少，心率减慢，血压下降。用于中及重度高血压治疗。

（1）适应证

1）绝经期综合征：如潮热、血压升高等症状。

2）伴焦虑/激越的静坐不能：通过缓解自主神经紊乱减轻症状。

3）迟发性运动障碍：对肌张力障碍较为有效。

4）快速动眼睡眠行为障碍（REM sleep behavior disorder，RBD）：本状态的特征是间歇性丧失 REM 睡眠脑电图弛缓和出现与梦境相关的复杂运动（如拳打脚踢、跳跃、从床上跑下来等），通常出现于 60 岁以后的男性。约 60% 病例是自发性，非自发性病例可能与脑部的退化性、血管性病变等有关。暴力行为有时伤及本人或同床者。发生机制与多样神经网络有关，如多巴胺、5-HT 等，有报道可乐定对本状态有控制效果。

5）抽动-秽语综合征：传统上用氟哌啶醇治疗，效果肯定，但副作用较大。国外报道，可乐定对本综合征伴注意缺陷多动障碍有较好治疗作用。除口服外，国外已生产可乐定贴片，将贴片贴于肩胛骨内侧手触不到部位。

6）注意缺陷多动障碍：用于治疗对兴奋剂和抗抑郁剂疗效不佳的患儿，对具有高觉醒水平、冲动性、过度多动、爆发性攻击和暴怒发作等表现者效果较佳。也能改善患儿的睡眠障碍。

7）儿童孤独症：可用以改善孤独症患儿的易激惹、攻击行为、刻板行为、不适当言语，并可改善社交能力。

（2）用法

剂型：片剂 0.075 mg/片，0.15 mg/片。

剂量：从 0.075 mg 或更小剂量开始，每 4～5 日加量，至 0.075 mg，每日 3 次。贴剂每周更换 1 次。

（3）用药注意

1）用药初期会出现心率减慢及血压下降等反应，1 个月后逐渐消失。当 P<55 次/min、BP<80/50 mmHg 应减量。

2）突然停药会引起去甲肾上腺素反跳症状。

（三）多巴胺类药

1. 金刚烷胺（amantadine）　能增加多巴胺释放，延缓多巴胺破坏。

（1）适应证

1）抗精神病药锥体外系反应。

2）改善精神分裂症阴性症状和认知功能：研究发现精神分裂症的阴性症状和认知缺陷与前额叶多巴胺不足有关。金刚烷胺增加多巴胺，可能有一定改善作用。

3）恶性综合征（NMS）：由抗精神病药物引起的严重不良反应，发生机制有多种假设，但多巴胺功能不足是主要理论。金刚烷胺能增加多巴胺，故有治疗作用。

4）改善由于阻断多巴胺引起的其他药物副作用，如催乳素升高、性功能减退等。

5）不宁腿综合征：有下述特征：① 多见于下肢，尤其小腿有难以形容的不适感。② 双侧同时受累，或一侧明显。③ 安静时发作，夜间尤甚。④ 活动可减轻症状。⑤ 苯二氮䓬类药物、多巴胺能药物有效。

（2）用法

剂型：0.1 g/片。

剂量：0.1 g，每日 3 次。

（3）用药注意

1）可能使精神病性症状恶化，故宜慎用。

2）有癫痫史者禁用。

2. 溴隐亭（bromocriptine）　是多巴胺受体激动剂。

（1）适应证

1）高催乳素血症：传统及某些新型抗精神病药都会引起催乳素增高，引起闭经及溢乳。引起的机制与阻断多巴胺有关，溴隐亭有激动多巴胺受体效用，故对此不良反应有明显治疗效果。

2）恶性综合征：已前述，但本药对肌张力异常改善较晚。

3）不宁腿综合征。

（2）用法

剂型：2.5 mg/片。

剂量：7.5～45 mg/d，分 3 次服。

（3）用药注意

1）餐后服可避免胃肠反应。

2）$t_{1/2}$ 48 小时，每 1～5 日渐增量。

3）可激活精神病性症状。

（四）苯二氮䓬类

氯硝西泮：激动 GABA。GABA 是抑制性神经递质，具有镇静、催眠、抗惊厥和降压作用，能减少实验动物的无意识运动。

1. 适应证

（1）癫痫：失神小发作、肌阵挛性发作、癫痫持续状态。

（2）不宁腿综合征。

（3）REM 睡眠行为障碍：据报道氯硝西泮对本类病例 95% 有效，有称第一周即可抑制发作，甚至在当晚即可起效，但停药后可复发。氯硝西泮的作用机制可能与它的 5-HT 活性有关。

（4）迟发性运动障碍（TD）：可能通过 GABA 的促动作用，有人认为疗效较为肯定。

2. 用法

剂型：2 mg/片，1 mg(ml)/针。

剂量：2~8 mg/d，分次服。癫痫持续状态时静注，每次 1~4 mg。

用药注意：老人防跌倒。

（郑瞻培　项志清）

参 考 文 献

［1］唐宏宇，郭延庆［译］. 牛津临床精神病学手册［M］. 北京：人民卫生出版社，2006.

［2］喻东山，高振忠. 精神科合理用药手册［M］. 南京：江苏科学技术出版社，2005.

［3］郑瞻培，王善澄. 精神医学临床实践［M］. 上海：上海科学技术出版社，2006.

［4］Taylor D，Paton C，Kerwin R. The Maudsley Prescribing Guidelines［M］. 9th Edition. Informa Healthcare. 2007.

［5］江开达. 精神药理学［M］. 第二版. 北京：人民卫生出版社，2011.

［6］Alan F，Schatzberg，Charles B，Nemeroff，et al. Textbook of Psychopharmacology［M］. 3rd Edition. The American Psychiatric Publishing，Inc，2004，425~441.

［7］Allison DB，Mentore JL，Hero M，et al. Antipsychotic-induced weight gain：a comprehensive research synthesis［J］. Am J Psychiatry，1999，156：1686~1696.

［8］Bowles TM，Levin GM. Aripiprazole：a new atypical antipsychotic drug［J］. Ann Pharmacother，2003，37(5)：687~694.

［9］Bouchard R-H，Merette C，Pourcher E，et al. Longitudinal comparative study of risperidone and conventional neuroleptics for treating patients with schizophrenia［J］. J Clin Psychopharmacol，2000，20：295~304.

［10］Deuschl G，Raethjen J，Baron R，et al. The pathophysiology of parkinsonian tremor：a review［J］. J Neurol，2000，247(Suppl 5)：33~48.

［11］Puri B K，Barnes T R E，Chapman M J，et al. Spontaneous dyskinesia in first episode schizophrenia［J］. Journal of Neurology，Neurosurgery，and Psychiatry，1999，66：76~78.

［12］Anderson I. Selective serotonin reuptake inhibitors versus tricyclic antidepressants：a meta-analysis of efficacy and tolerability［J］. J Affect Disord，2000，58：19~36.

［13］Marek GJ，Carpenter LL，McDougle CJ，et al. Synergistic action of 5-HT$_{2A}$ antagonists and selective serotonin reuptake inhibitors in neuropsychiatric disorders［J］. Neuropsycho-pharmacology，2003，28：

402～412.

[14] Sadock，Benjamin J，Sadock，Virginia A. Kaplan & Sadock's Comprehensive Textbook of Psychiatry. 8th Edition[M]. Lippincott Williams & Wilkins，2005：2888～2914.

[15] Murdoch D，Keam SJ. Escitalopram：A Review of its Use in the Management of Major Depressive Disorder[J]. Drugs，2005，65(16)：2379～2404.

[16] Vaswani M，Linda FK，Ramesh S. Role of selective serotonin reuptake inhibitors in psychiatric disorders：a comprehensive review[J]. Progress in Neuro‐Psychopharmacology & Biological Psychiatry，2003，27：85～102.

[17] Clayton AH，Pradko JF，Croft HA，et al. Prevalence of sexual dysfuction among newer antidepressants [J]. J Clin Psychiatry，2002，63：357～336.

[18] Haddad PM. Antidepressant discontinuation syndromes[J]. Drug Safety，2001，24：183～197.

[19] Slemmer JE，Martin BR，Imad Damaj M. Bupropion is a nicotinic agonist[J]. J Pharmacol Exp Ther，2000，295：321～327.

[20] Riad M，Garcia S，Watkins KC，et al. Somatodendritic localization of $5-HT_{1A}$ and preterminal axonal localization of $5-HT_{1B}$ serotonergic receptors in adult rat brain[J]. J Comp Neurol，2000 Feb 7，417 (2)：181～194.

[21] Meneses A. Tianeptine：$5-HT$ uptake sites and $5-HT$ (1～7) receptors modulate memory formation in an autoshaping Pavlovian/instrumental task[J]. Neurosci Biobehav Rev，2002，26(3)：309～319.

第四章
器质性精神障碍

·

第一节 总 述

一、名称问题

器质性精神障碍指称由脑部器质性损害所致的意识、认知、情感、行为及（或）人格等各方面障碍构成的一大组综合征，又称为"器质性精神综合征"。通常分为① 原发性（脑部疾病所致）。② 继发性（脑部以外疾病、中毒、感染、代谢或系统性疾病等所致）两大类别。

特别值得一提的是，近代国际上两大主要分类系统都将这种障碍的性质归类为"器质性脑病"；ICD - 10 的 F00 - F09 即为"器质性（包括症状性）精神障碍"；DSM - Ⅲ 的类目中也早已列入"器质性精神障碍"，我国目前的诊断分类系统（CCMD - 3）仍然沿用这个传统的分类与命名。但在 DSM - Ⅳ 中则换用了具体内容相似的新类目："谵妄、痴呆、遗忘及其他认知障碍"。

许多年来专业工作者对"器质性精神障碍"这个名称颇有分歧，但就临床实用和传统习惯而言，大多数临床医生还沿用迄今。就这个名称的使用习惯而言，学者们较普遍认为，必须说明"器质性精神障碍"这个类目是指脑部已发现有明显病理改变的一大组精神综合征；这就意味着不排除所谓"非器质性"精神疾病（如精神分裂症等）具有某种生物学病因基础的可能性。

因此尽管目前精神疾病常被分为"功能性"和"器质性"两大类，这种区分是相对和有条件的，随着科学技术的发展，所谓功能性精神障碍迟早会发现其脑部病变，因此"功能性"和"器质性"的区分最终将失去意义。

二、患病率与病死率

临床上器质性精神障碍的患病率其实较高，但由于不少在综合性医院住院的此类患者多半未纳入精神疾病流行学调查者的视线，从而使报告的患病率可能低于实际情况；又如散发分布的各类脑部或躯体疾病伴发急、慢性精神综合征之中，还有不少轻症及一过性表现的患者，特别容易被医生忽略。更应该强调的是，在器质性精神障碍（尤其急性病例）中重症患者较多，必须进行抢救与紧急处置，这对精神科临床医生来说，其特殊重要性是不言而喻的。

近年来有关器质性精神障碍患病率的报道较少。国外有人报道需要治疗的急、慢性器质性精神障碍的时点患病率为 2.7%。又报告社区人群中谵妄的患病率仅有 1%～2%，但≥85 岁老年人群中的患病率可高达 14%。综合性医院住院患者谵妄的发病率为 10%～30%，术后或终末期疾病的患者谵妄的发病率更高。国内张明圆等（1990 年）报道 65 岁以上慢性痴呆患者的时点患病率为 4.61%，这与英国调查的时点患病率为 5%相近似。

至于病死率问题，历来认为较高。现以近年来少数报道为例，即可见一斑。Van Hemert（1994 年）指出累计五年的谵妄病例病死率高达 50%。那些慢性痴呆患者虽然早期大多无致命危险，但常见的 Alzheimer 病中位存活时间为 7～10 年；而克-雅病（CJD）患者的寿命仅数月，大多数在 6 个月内死亡。

三、精神功能障碍的“大体”区分

通常按下列条件加以区分。

（一）按起病形式——区分为急性与慢性

不久以前，著名器质性精神病学专家 Lishman（1998 年）仍首先区分为急性与慢性器质性反应。德语国家学者们则较多区分为急性与慢性器质性精神综合征。以上只不过反映了不同的称谓，实质上都同样区分为“急性与慢性”两大类（简称为“急性障碍”与“慢性障碍”）。

现简要论述此区分方法的临床意义。可以认为，这是临床医生一开始发现器质性精神障碍病例时进行临床区分的最佳选择，其意义先是表明此障碍的等级；而在急性与慢性之间还可列入“亚急性”，临床表现就不像急性那样突然、持续时间稍长以及混合了急性与慢性的征象特点。这种等级性区分有助于进一步探索病因。

“急性与慢性”很可能有“病期”的含义，但不直接涉及预后。一般而言，“急性障碍”比“慢性障碍”较易复原，每一例的预后取决于确切病因。必须记住，急性和慢性两者都可能改变其性质；即有些急性器质性病例可能随着时间的推移而发展成慢性痴呆，有些慢性患者在疾病过程中可出现急性谵妄等反应。

（二）按病变范围——区分为弥漫性（广泛性）与局限性（选择性）

Bleuler M 早就区分为脑弥漫性精神综合征及脑局限性精神综合征，前者如谵妄或痴呆等，后者如额叶综合征或脑干综合征等等。此区分方法迄今为多数学者所沿用。

大量器质性精神障碍呈现广泛的脑功能障碍，可能起因于脑内弥漫性疾病过程如某些变性疾病或系统性障碍等，也可能由于那些导致缺氧而间接损害脑功能的疾病等等。另一方面，有一些很局限的脑病变只在继发了附加的弥漫性脑功能障碍时，才显露出本身疾病，例如脑肿瘤伴发颅内压升高。

很重要的一点是，基本上不大可能发现“均匀分布的”弥漫性脑病变，通常经过仔细观察才能在一定程度上识别出侧重于某一个局部；同样也十分罕见皮质和皮质下功能出现同等的破坏程度。除了由外科有目的性手术操作所造成的局部损害以外，“精确的”局限性脑病变也甚为罕见，往往只反映出侧重于某局部病理改变的表现。但在实用临床术语中保留“弥漫性”与“局限性”仍很有必要，因为这样的区分将形成很可能的病因设想，从而可决定进一步诊断必须追寻哪些线索。

（三）按结局是否可逆——区分为可逆性与不可逆性

器质性精神障碍是否可逆,直接关系到预后,故在精神科临床上是重要的。从多数情况看来,"急性障碍"是可逆的,"慢性障碍"是不可逆的。但事实并不尽然,前者可进展为不可逆性结果及后者也可能具可逆性,而且病例数也不很少。

例如,脑挫伤所致谵妄在急性症状消退后显示出脑局限性精神综合征,反复发作的肝脑综合征可导致进行性痴呆;又如在各种慢性痴呆的基础上有时出现一过性障碍,还有一些器质性疾病如正常颅压脑积水、血管性痴呆等,虽已呈现肯定的器质性衰退表现,其中一部分病例经过治疗或一个阶段进展后却能达到相当程度的好转。这些都是不同形式的可逆性与不可逆性过程的相互结合或转换,也可以说明此类精神障碍的部分病例是否可逆尚具有相对的意义。

四、病因学问题

相对而言,器质性精神障碍的病因比较明确,但实际上还不能充分阐明。经过较长期的临床实践,不少学者认为除了必须具备的器质性病因外,尚有某些素质因素、一定的促发因素以及众多病变演化特征,等等;并假设为各种因素相互影响而对此综合征的起病形式、临床征象及演变规律等施加各种程度不一的致病和形态塑造作用。应该强调的是,"急性障碍"与"慢性障碍"虽然有各自的病因学内容和特点,但两者在各种致病因素与发病机制等方面尚有不少共同相关和交错组合之现象。

（一）器质性病因

通常认为器质性病因是器质性精神障碍的先决条件,Lipowski(1990 年)强调必须至少具备一项器质性病因(即一种器质性疾病)。临床医生大多在询问病史及体格检查时已能基本上确定其病因,但有些病因却比较模糊而需要广泛地考虑到一些可能的原因。有时是由于某些罕见的病因所致,因此在病因充分澄清以前,思路应开阔一些。

病史常能提供器质性病因的重要线索,主要应询问亲属或知情者。体检时必须注意任何躯体疾病的表现,因均可能提示有代谢病、癌症或感染等可能。在神经系统检查过程中必须注意各种病理体征,不能忽视如视神经乳头水肿,有否颅内压升高的表现,对周围动脉和眼底血管硬化的征象也应予以重视。近年来发展的其他重要检查如 CT、MRI、SPECT 和 PET 等,早已在临床诊断中显示很重要的价值。总之,在临床工作中必须尽一切可能采用各种手段以查明器质性病因,同时也需注意临床诊断不能过于依赖仪器设备,系统的病史询问、体格检查和清晰的临床诊断思路有的放矢进行相应检查常能事半功倍。现介绍近年来病因比较齐全的 Lishman(1998 年)分类如下。

1. 急性器质性精神障碍的病因

（1）变性病:Alzheimer 病(AD)并发感染、缺氧等。Lewy 体痴呆时的急性发作。

（2）占位病变:脑肿瘤,硬膜下血肿,脑脓肿。

（3）外伤性:急性外伤后精神病。

（4）感染性:脑炎,脑膜炎,HIV 感染,亚急性脑膜血管型梅毒,疹病,链球菌感染,败血症,肺炎,流行性感冒,伤寒,斑疹伤寒,脑型疟疾,锥虫病,风湿性舞蹈病。

（5）血管性:急性脑血栓形成或栓塞,MID 急性发作,短暂脑缺血发作,蜘蛛膜下腔出血,高血压脑病,系统性红斑狼疮。

（6）癫痫性:复合性部分发作,持续小发作,发作后状态。

（7）代谢性:肾功能不全,肝病,水、电解质酸碱平衡紊乱,癌症间接影响,血紫质症。

（8）内分泌性:甲状腺功能亢进危象,黏液水肿,Addison 病危象,垂体功能减退,甲状旁腺功能减退与亢进,糖尿病性昏迷前期,低血糖。

（9）中毒性:酒精-Wernicke 脑病,震颤性谵妄,药物——苯二氮䓬类和其他镇静药(包括戒断),水杨酸盐中毒,大麻,处方用药(抗帕金森药物、东莨菪碱、三环类与 MAOI 抗抑郁药,其他如铅、砷、有机汞化合物,二硫化碳等)。

（10）缺氧性:支气管肺炎,充血性心衰,心律失常,冠心病,消化道出血,一氧化碳中毒,麻醉后。

（11）维生素缺乏:维生素 B_1（Wernicke 脑病）、烟酸（糙皮病,急性烟酸缺乏性脑病）、维生素 B_{12} 及叶酸缺乏。

2. 慢性器质性精神障碍的病因

（1）变性:Alzheimer 病,血管性痴呆(包括 MID 及 Binswanger 病),Lewy 体痴呆,额颞叶痴呆,Pick、Huntington 和 Creutzfeldt-Jakob 病,正常颅压脑积水,多发性硬化症,Parkinson、Schilder 和 Wilson 病,进行性核上麻痹,进行性多发局灶性脑病,进行性肌阵挛性癫痫,异染性脑白质营养不良,神经棘红细胞增多症,Kufs 病,线粒体肌病,等。

（2）占位病变:脑肿瘤,硬膜下血肿。

（3）外伤性:外伤后痴呆。

（4）感染性:HIV-伴发的痴呆,麻痹性痴呆,慢性脑膜血管型梅毒,亚急性与慢性脑炎。

（5）血管性:脑血管病,"腔隙状态"。

（6）癫痫性:"癫痫性痴呆"。

（7）代谢性:尿毒症,肝病,癌症间接影响。

（8）内分泌:黏液水肿,Addison 病,垂体功能减退,甲状旁腺功能减退与亢进,低血糖。

（9）中毒性:Korsakoff 综合征,"酒精性痴呆",镇静药、锰、二硫化碳中毒。

（10）缺氧性:贫血、充血性心衰、慢性肺部疾病、麻醉、一氧化碳中毒、心搏停止后。

（11）维生素缺乏:维生素 B_1、烟酸、维生素 B_{12}、叶酸缺乏。

（二）素质因素

综合各家观点,主要分为"内因性"素质及易感性素质。尽管目前对个体素质决定精神病性表现的观点仍颇多异议,但以下发现和假设依然值得重视和进一步探索研究。

1. "内因性"素质　"内因性"素质是指倾向于发生精神分裂症或躁郁症等"内因性精神病"的素质。

我国著名学者夏镇夷教授(1990 年)指出,在器质性精神障碍时人格素质倾向由于抑制解除而被强化,不论急性或慢性病例都可能呈现某些非器质性精神综合征的表现,如类偏狂、类分裂症、类情感性等症状。

已故著名学者 Bleuler M 曾在脑肿瘤患者的家系调查中发现,此类患者具有分裂症或躁郁症症状时,其亲属中患精神分裂样人格及躁郁症者比一般人群的患病率要高;而在呈现意识模糊或遗忘综合征的脑肿瘤患者中,其亲属的患病率与一般人群相同。因而,假设为:脑部器质性疾病及中毒、感染等躯体疾患都可以加强精神病遗传倾向的外显率。至今还有较多学者沿用此观点。

2. 易感素质　个体易感性可分为普遍性和选择性两种,主要见于谵妄等"急性障碍"。

普遍性易感素质即 Kleist 早年所假设的"症状性不稳定(symptomatic lability)素质",指称少数患者即使患轻度感染或服用少量某一药物或其他化学物质等均可出现同样的意识模糊。

选择性易感素质乃有些人在摄入一特定药物、缺氧或低血糖等选择性易感基础上易于发生"急性障碍"。而那种对一已知化学物质或其他致病因素的特异易感性,很可能反映遗传性或获得性体内神经生理学或神经化学状态的缺陷,例如急性血紫质症伴发谵妄可能由巴比妥类所促发,肝性脑病可能由氯化铵、鸦片制剂起着"扳机(trigger)"作用而引起,等等。

还有不少与个体素质有关的一些情况。如通常发现'慢性障碍'中的器质性人格改变时,原有人格特征的强化比人格反向逆转更为多见。夏镇夷(1990 年)还指出年龄因素的影响,如在不同年龄阶段可导致不同精神综合征的倾向,在儿童与青少年时感染、中毒、脑外伤或脑肿瘤时,最易导致谵妄或错乱状态伴有嗜睡和易激惹;而在此年龄组如发生轻至中度不可逆性脑损害时,就易导致行为失常及局限性认知缺损。又指出在 40～60 岁年龄组中,倾向于产生慢性脑病变增多而引起人格改变,可伴有或不伴有全面性或选择性认知损害;40岁以上患者若呈现任何形式及新近起病的"人格改变",应考虑原发或继发的大脑疾病。

在各种素质倾向中,比较肯定的是 60 岁以上的老人可能有某种程度的大脑皮质细胞丧失,但那种脑损害多半得到很好代偿。而在某些有害因素如酒精或药瘾、代谢障碍或心血管疾病等影响下,将倾向于认知功能失代偿,以致可能产生短暂或持久性大脑功能紊乱。

(三) 促发因素

目前认为促发因素只能起一种促成作用,并非必须具备,也不足于单独产生此类综合征。部分学者提出下列几项因素与急性障碍的关系比较密切。现简述以供参考。

1. 心理应激　这是一项心理社会性质的变数。早年曾提出一种假设,即心理应激可对个体带来有害影响;其一是对个体主观上的冲击而另一为由此引起的情绪激发,这种情绪激发往往伴有神经内分泌性及自主神经性的征象。学者们设想,心理应激引起以强烈焦虑为主的情绪改变,于是伴随脑血流增加和能量消耗(能量需求剧增);如合并存在脑器质性病因,就会造成大脑神经元的产能功能降低而导致意识障碍等表现。如果这一假说成立的话,恰当地治疗焦虑、正确应用镇静药以及支持性心理治疗,应该是一项颇有意义的预防性措施。至于缺乏器质性病因时心理应激能否导致意识障碍,目前尚无定论。

2. 睡眠剥夺　根据不少学者的实验室与临床研究,全部睡眠剥夺可出现醒觉降低的轻度意识障碍，故通常认为严重睡眠障碍可促发谵妄。但目前还不能证明部分睡眠剥夺及选择性睡眠剥夺（剥夺 REM 或第四期睡眠）与谵妄的明确关系。

3. 感觉剥夺 在实验性感觉剥夺的研究中，可以发现各种认知功能异常及 EEG 活动轻度变慢；此现象似乎类似谵妄又并不等同，特别是那些感觉被剥夺者几乎总显示出数字广度测验正常。根据某些临床研究，如将患者过久地置于人工铁肺或重症监护病室（ICU）之中，便有可能促发意识障碍。有人还假设，由那些类似的感觉输入减少或感觉单调情况所引起的症状，容易发生在老年人及脑损害患者；尤其当并发某些造成认知功能瓦解的致病条件时，如焦虑、睡眠剥夺等，就可能发生谵妄等表现。但感觉剥夺单独引起意识障碍的证据显然是不足的。

（四）病变演化特征

这是指称器质性病因所致脑部病变的一般性演进变化规律及有关发病机制。首先必须提出，这些演化特征大多反映于"急性障碍"，而"慢性障碍"表现主要取决于缓慢发展的脑部病损，而与演化特征仅有部分关联。现归纳各家意见分为六个方面，作简要介绍如下。

1. 强度 在众多器质性病因中，包括各种引起大脑功能障碍的"毒素（广义）"影响。临床上，常见"毒素"强度的变量包括：① 低血糖或低氧症程度。② 体液中各种电解质的浓度。③ 特殊毒素如溴或氨的含量。④ pH 偏向的程度。⑤ 吸入的 CO 量，等等。

一般假设为，"毒素"强度越高，则发生大脑功能紊乱的可能性越大；而体内某种毒性物质的量越多、强度越高或大脑代谢某项基本成分的缺乏程度越重，就会使有机体的动力稳定状态（homeostasis，内稳态）偏离正常，从而更易显示有机体主观适应能力明显受损以及出现谵妄等严重意识障碍。

2. 速度 首先指称大脑理化环境的演变速度。那些演变速度越是快的病变过程，如颅内压迅速升高、血糖或血钙快速下降、突然戒断酒精或药瘾以及很快发生的低氧症或二氧化碳潴留等，越是容易导致意识障碍。

另一情况为缓慢进行的大脑病变如逐步发展的脑肿瘤、脑萎缩、慢性 CO 中毒及慢性肺或肾功能不全时，因在间歇期逐渐适应由疾病所致的变化，可能显示很轻度认知功能障碍或者无这方面表现，少数也可能出现痴呆等慢性综合征。

3. 时间 有机体经受器质性病因影响的持续时间过于短促，可以不发生任何精神症状；但在其他致病条件相同的情况下，如果持续时间达到一定的临界度亦可能出现意识障碍，通常短暂而一过性。那些持续时间太长的病例较易产生"亚急性或慢性障碍"，多见于长期营养不良、慢性低氧症及甲状腺功能减退等。

4. 范围 前面已提过，只有弥漫地侵袭大脑神经元的病变或致病因素，才有可能造成全面的精神功能紊乱；故而出现谵妄、错乱或痴呆等综合征，即可基本判定大脑代谢过程已整体受到干扰而发生障碍。中毒性或代谢性疾病由于往往广泛地干扰大脑代谢，比较容易产生意识障碍。

局限性病变若引起意识障碍则可能由于抑制网状激活系统（reticular activating system，RAS）或某些间接造成颅内压升高等因素所致。

5. 部位 最易产生精神症状的部位是间脑皮质联合机制、边缘系统及颞叶等,通常呈现情绪及认知功能障碍。其他部位的局灶精神障碍多半见于神经科疾病。

6. 数量 若在一段时间内发生两个或两个以上的器质性病因,就更有可能出现意识障碍。例如那些手术后谵妄病例往往同时合并几种病因,像麻醉剂作用、电解质不平衡、感染及低氧血症等,都可对大脑代谢施加不良影响。这样的病例也常见于严重烧伤或系统性感染。故可认为,一段时间内共同发生的器质性病因越多,则出现严重意识障碍的危险性就越大。

【附】"能量供求矛盾"假设(于清汉、王善澄,1984 年)

许多年来,不少学者因这个假设尚能说明一些问题而还在陆续应用,故作简要介绍。其主要论点是:健全的大脑取决于持续的能量供应,而在能量供应与能量需求之间往往存在某些矛盾,如这种矛盾超过一定限度就会导致大脑功能紊乱。其病理生理学改变可分为两类。

(1)能量需求剧增:即由于某种病理条件使大脑功能过度亢进而超过负荷能力,如痉挛发作、持续焦虑及剥夺睡眠等达到一定程度,就可发生某些器质性精神症状。

(2)能量供应不足:① 神经细胞直接受损(此时供能物质的产能转化过程受到阻碍,例如脑水肿、脑细胞变性、脑部炎症等)。② 血脑屏障受损(它引起供能物质从血液进入神经细胞运送过程受到阻碍,例如血管硬化、"大脑木化〈verholzung des gehirns〉"、肝损害时特殊递质缺乏等)。③ 血供不足(这使供能物质的输送及代谢产物的排出受到阻碍,例如低血压、低血容量症等属于功能性,动脉炎、血栓形成等属于机械性)。④ 病理性血液组成(其中主要是缺乏供能物质和必要的生物活性物质,如糖、氧、叶酸、维生素 B_1、维生素 B_6、维生素 B_{12}、三碘甲状腺素,也可由于电解质紊乱如酸中毒、碱中毒、低钾血症、高氨血症等,还可归因于毒性物质如精神药物、其他毒物等)。

五、临床表现

历来,对器质性精神障碍的临床表现描述也都是从区分急性与慢性两大类开始,故首先介绍新近的一些提法。又近年来此领域尚有一些值得争议的问题,将分别概述于后。

(一)"急性障碍"与"慢性障碍"

1. 急性器质性精神障碍

(1)名称:目前的主要倾向是将急性器质性精神障碍与谵妄、错乱(amentia)状态、中毒性错乱状态、急性器质性精神病视为等同的名称。

在 DSM－Ⅲ分类中,"谵妄"实际上与"急性器质性精神障碍"是同义的,并包括了后者的所有类型。DSM－Ⅳ修订版(1994 年)保留此广义解说,将此综合征分为由一般内科情况所致、由物质引起以及由多发病因所致谵妄。

(2)症状表现:Lishman(1998 年)认为,基本上所有状态是一种意识障碍(即降低对环境的清晰度)结合了注意的集中、持续或转移能力降低;并附加了认知改变(如记忆缺损、失定向或语言障碍)或发生知觉障碍(知觉歪曲、错觉或幻觉,以视觉性为主),但这种改变不能用先存在或发展中的痴呆来解释。还有,此类障碍一般是发展一个短时期(通常几小时至几日），以及在一日过程里倾向于波动变化。

ICD - 10(1992年)归纳为五点① 意识与注意障碍（从混浊到昏迷；注意的定向、集中、持续和转移能力均降低）。② 认知功能全面紊乱（知觉歪曲、错觉和幻觉，大多为视觉性；抽象思维和理解能力受损；即刻回忆和近记忆受损；对时间失定向，有时对地点与人物也失定向）。③ 精神运动性障碍可能包括活动减少或亢进，或在两者之间变化。④ 睡眠-觉醒周期紊乱（失眠、白天倦睡、睡眠颠倒；夜间症状恶化；噩梦或梦魇，可能延续为醒觉时的幻觉）。⑤ 情绪障碍（抑郁、焦虑、恐惧、易激惹、欣快、淡漠或迷乱）。

近代一些学者对临床表现的看法虽然有些分歧，但大体类似。现综合各家对精神病理学表现的描述，概要地归结为以下几个方面。

1）意识损害：这是"急性障碍"的基本特征。它可以从几乎难以觉察的迟钝向着深度昏迷变动。轻度损害时往往具有特征性波动，如常见"晨轻夜重"、"日落现象"（指傍晚后患者意识障碍加重）、睡眠-觉醒周期紊乱、常见失眠、生动梦境等。也可有日间嗜睡、夜间兴奋的倾向。

在更严重程度的意识损害时，患者就显得反应很缓慢、丧失交谈的思路、可能反映理解不适切和缺乏意志要求。以后出现明显嗜睡、过多睡眠以及唤醒时表现为呆钝和迷糊。

2）精神运动性行为障碍：运动行为通常随着意识损害加重而逐渐减少，很少自发性活动。当迫使他从事一些活动时，就显得缓慢、犹豫及经常有持续动作。语言变慢和稀少，回答刻板或不连贯。常有发音含糊、持续言语。严重病例可能仅有不连贯的轻声低语。

大多数"急性障碍"显示以上症状，但某些病例却表现为躁动、吵闹等紊乱行为。其行为可受幻觉及妄想支配。有时可有危险的攻击行为或突然狂乱地逃跑。常见由活动过度转化为淡漠与自发活动缺乏，出现淡漠表现者更易被医生忽视，这类"安静"的患者其遭受的器质性损害可能更严重。

3）思维障碍：患者在早期往往自己感到思维迟钝、难于集中思想。检查时显得易疲乏、推理不清晰、不连贯及逻辑受损；可有抽象思维具体化、缺乏想象力、思维结构松散、联想减少，以及不能将过去的和现在的经验联系起来。

对事物的理解受损，不能将自身经验与周围事物有意义地联系起来（即"掌握"受损）。患者可能不觉察自身处境的最明显特征，怪异的观念和幻想可能闯入意识之中，再加上被暗示的影响，就容易发生错觉与幻觉。

可能出现牵连观念和某些妄想，这在某种程度上取决于病前人格的特性。被害妄想尤为常见，可突然发生而坚信不疑。通常显示结构欠缺、模糊、短暂及不固定。不管怎样，当意识比较清晰时，妄想就可能较连贯地组织起来，也可能具有类似精神分裂症的表现。

4）记忆缺损：意识损害通常和识记、保存及回忆障碍同时发生。识记受到注意、知觉及理解缺陷的影响，对数字（如数字广度，digit span）或类似事物的即刻记忆广度呈明显降低。保存缺损导致学习新事物发生困难，这是病情轻微时的一项临床敏感指标。常见近事记忆缺损而远程记忆相对地完好，但随着意识障碍达到中度损害而两者都被累及。

对时间流逝的估计缺损以及将新近发生事件的时间顺序搞乱，乃是疾病早期的一些改变;可迅速导致了丧失时间定向,有时可作为"急性障碍"的一项标志。定向丧失在疾病早期可能是短暂的,一般先累及时间定向,其后是地点和人物定向。有些患者对他们的定向可能持有矛盾的姿态,譬如患者能正确说出他在医院,但却以完全不同的方式来解释所处环境及其行为而似乎他在另一城市的家中(重复记忆错误,"reduplicative paramnesia")。偶尔可能有很明显的记忆错误和虚构。

疾病复原以后,常表现对急性患病期表现的遗忘或部分回忆。虽然仅保留一些记忆的片段,有时却记得病程中生动幻觉的大量细节,但对其他事物全都忘记,这就再次证明,在严重患病时期,主观体验比外界现实更为重要。

5)感知异常:一躯体疾病患者如果出现较鲜明的感知异常,就经常被想到是急性器质性精神障碍。然而,感知异常并非此类障碍的基本特征,而应该同时找出那些表明意识损害的思维、记忆及注意缺损后方能作出诊断。

患者早期可能觉察到感知事物特别费力,尤其视觉方面。常见的视觉障碍包括视物显小症、视物显大症及外形与位置的歪曲。听觉失常可能妨碍与别人顺利交往。可能感到躯体形象的怪异扭曲,如身体部分缩小、增大、移位或甚至断裂。又可能感觉整个身体仿佛倾斜了或浮动起来。

常见人格解体和现实解体,通常表现得不够充分。

感知异常容易导致误解或错觉,并典型地具有短暂性和多变性。视觉是最易累及的感觉体。视觉性认知困难结合了思维与记忆错误就产生误认(false recognition)及地点定向错误。常倾向于将陌生的事物误认为熟悉的,或者可能被解释为敌对性或迫害性的。

最常见视幻觉,触幻觉和听幻觉也可发生。简单的视幻觉包括闪光、几何图形或颜色。而更复杂的现象有时可能像万花筒样,具有风景、人物和动物等形象完整的幻觉。幻觉中的事物可能严重地被歪曲,如发生"小人国样"幻觉(lilliputian hallucination)时物体与人被看得很小。著名的例子如震颤性谵妄患者常见到生动灵活的小动物。复合性感觉歪曲如颜色被体验为味觉等,可能提示致幻剂中毒。此类现象完全被患者信以为真,于是可能反应为恐惧和惊吓,但有时却感到有趣或甚至作为消遣。

6)心境波动:疾病早期可能预示轻度抑郁、焦虑及易激惹,但典型表现是情感肤浅。随着病变损害进一步发展以及精神活动更加贫乏,通常就呈现显著的情感淡漠。

但以后情感障碍常频繁地波动,特别常见焦虑和恐惧,有时伴同惊慌和恐怖感。也可能形成具惊异色彩的迷乱表现。也时常发生抑郁,少见高扬或愤怒。如出现偏执性姿态就可能显示明显的敌对和猜疑。

7)其他特征:特别在疾病较轻阶段,对早期认知损害的心理反应或对潜在躯体疾病的应激,可能主导了临床表现而出现神经症症状的形式。

癔症样转换症状可能导致错误诊断,通常短暂但有时持续出现。整个临床表现染有明显的分裂症性色彩也不少见。随着认知功能瓦解的进展,真正的病状通常就显得很明显,但轻度自限性急性器质性精神障碍可能在一段时间内被误诊为非器质性精神障碍。

(3)临床分型:此分型(或分组)问题历来颇有争议,但20余年前迄今已趋向于基本平息,即逐渐以"急性器质性精神障碍"或"谵妄(广义)"等类似名称概括所有的类型或组别(DSM-Ⅲ,1979年;ICD-10,1992年;DSM-Ⅳ,1994年)。尽管如此,这方面仍遗留少许不同意见,现简单回顾较古老的观点,并将近年来某些学者的部分观点作扼要介绍以供参考。

20世纪80年代以前,在德语国家里明显地倾向于对急性意识障碍病例的临床分型进行较细致区分,可大致分为① 谵妄(delirium)(狭义):病程较短、明显精神运动性兴奋、梦样意识模糊、常间歇清晰、丰富错幻觉、注意显著波动等。② 错乱(amentia):病程较长、思维散乱、迷乱不安、意识模糊波动不定、常见情绪不稳、偶有幻觉等。③ 朦胧(twilightstate):病程短暂、意识范围狭窄、自我行为较有序、有时激烈冲动等。④ 混浊(torpeur):一般几周、意识普遍降低、迟钝淡漠、严重定向障碍、趋向昏睡等。

当时还认为意识障碍的各种表现形式或许与一定的病因或某些发病机制有关,这就可能与历来人们较熟知的临床范例有关。譬如酒精中毒时易致"震颤性谵妄"、患斑疹伤寒时多见"错乱"、患癫痫时常见"朦胧发作"型式以及肝脑综合征时可能出现"混浊",等等。

Lauter(1988年)指出,在"谵妄"的广义概念下,可分为"意识降低"与"意识质变"两组,"意识降低"指称从混浊、倦睡、昏睡直至昏迷的各种状态;而"意识质变"则以谵妄(狭义)为主,再加上错乱、朦胧等。

近年来Barcia(2000年)等还强调指出,将谵妄、错乱、朦胧及幻觉症全都概括在"谵妄"之中,显然是一个错误。他们认为,主要缺点是不能使意识障碍的各种临床特点充分显示出来,其次对各种意识障碍形式进行区分有利于进一步临床探索。例如错乱时意识很少降低并以思维散漫和严重运动失常为特征,而谵妄则以更严重意识障碍伴同梦呓(oneirism)、幻觉及妄想(常见职业性的)为特征,又朦胧时意识水平是紧张而波动的。

综上所述,无非对"谵妄"这个名称概括各种意识障碍持保留意见。由于问题尚未完全解决,以上引述只是向有关研究者提供某些探讨线索与方向。

2. 慢性器质性精神障碍 大体上分为两类综合征:痴呆和遗忘综合征。

(1) 痴呆综合征:

1) 概念转变:众所周知,从精神病学发展初期就使用痴呆(dementia)这一概念,"dementia"这个词来自拉丁语,字面的意思是"没有头脑"(without mind),长期以来痴呆在神经精神学界有着数种不同的含义。Esquirol于1845年就提到老年痴呆(dimence senile),Binswanger于1894年提出早老性痴呆的感念,也有如早发性痴呆(demence precoce)。青春痴呆实际上描述的是单纯型精神分裂症。

目前认为痴呆(dementia)是获得性、较严重和进行性认知功能障碍,同时表现明显的社会生活功能受损和不同程度精神行为症状的一组综合征。多缓慢起病、病程长,故又称:"慢性脑病综合征"(chronic brain syndrome)。可见痴呆的定义趋向明确,这主要得益于系统的研究和神经病理学的进展,自1906年Alzheimer医生报道第一例AD患者特征性的神经病理改变,由此开始对AD以及其他痴呆类型的病因和发病机制研究,逐渐认识到多种不同的病因均可能在临床上表现为痴呆,这就使"痴呆是综合征"更易被接受。正因为痴呆的病因复杂,故产生不同的分类方法,如以病因分类,可以将痴呆分为变性疾病、脑血管病、外伤、代谢性和感染性等多种病因;以病变的部位也就是神经解剖结构分为皮质和皮质下痴呆,至于在临床工作中采用何种分类方法常取决于实际需要,有时也分为可逆性与不可逆性;进展性和非进展性。

痴呆这个概念目前使用广泛。但有学者提出,"痴呆"这个术语中的"痴"和"呆"都有明显的贬义,认为这也是病耻感的根源之一,建议另找一个更好的名字。亚洲部分国家和地区使用"失智症"这个词,当然它所描述的还是"dementia"这么一回事。巧合的是即将面世的 DSM-V 也不再使用"dementia",而改用认知障碍(cognitive disorder),是否也是为避免 dementia 这个词贬损的含义有意为之还是更有深意,是否能获得广泛的接受还不得而知。

2)分类:痴呆综合征的分类比较复杂,依据病因、疾病损害部位有不同的分类方法,痴呆的病因较为复杂,具体分类可参照前文中慢性器质性性精神障碍的大体区分;如果按损害部位可以分为皮质性痴呆和皮质下痴呆,其认知损害特点有明显的不同。

A. 皮质性痴呆:包括 AD 和额颞叶痴呆等类型,AD 是皮质性痴呆的代表类型,其临床表现特点将在下一章节中详述。额颞叶痴呆:这种痴呆发病年龄一般都在 60 岁前,临床表现以情感淡漠、语言障碍、执行功能损害和脱抑制为主,记忆力损害可以不像 AD 那么突出。其临床表现主要归因于额叶和额叶皮质下环路损害。

Cummings(1990 年)分出 3 组由前额叶皮质下环路障碍所致的复合性额叶综合征:① 前额叶背外侧综合征(prefrontal dorsolateral syndrome):以神经心理学缺损为特征,包括语言流畅度降低、策划能力下降、异常运动程序、知识衰退,以及不能解决难题。② 眶额叶综合征(orbitofrontalsyndrome):以缺乏抑制、易激惹以及主动性、内省力改变为特征。③ 前扣带回综合征(anteriorcingulatesyndrome):以情感淡漠、主动性减少为特征,最严重病例可呈现无动性缄默症(akineticmutism)。

B. 皮质下痴呆:顾名思义,也就是皮质下结构受损引起的痴呆类型,如临床常见的帕金森病性痴呆、皮质基底节变性和部分的血管性痴呆类型,由于受损结构的不同,其临床表现也与皮质性痴呆有所不同,大部分患者表现出认知加工速度减慢、执行功能受损明显的一组综合征。

皮质下痴呆和皮质性痴呆的临床特征区别见表 4-1。

表 4-1　皮质下痴呆与皮质性痴呆临床特征区别

临床特征	皮质下痴呆	皮质性痴呆
言语	无失语症(如痴呆严重,呈现理解困难和语言杂乱),有构音困难	早期失语症 无构音困难
记忆	主要损及回忆	主要损及识记
视觉空间功能	损害	损害
计算	保持直到最后	从开始起损害

续表

临床特征	皮质下痴呆	皮质性痴呆
额叶功能	与其他功能相比,累及不相称	与其他功能一起严重损害
人格	情感淡漠,惰性	漠不关心
心境	抑郁	愉快
步态	俯屈	挺直
协调工作	损害	正常
异常动作	舞蹈样、震颤、抽动	不出现(有时肌阵挛)
运动速度	缓慢	正常

3) 临床表现:痴呆可由许多不同的病理过程所引起。尽管痴呆的各种器质性病因都可能有一定的临床特色(可参阅各论及有关资料),但痴呆在不同病因中的精神病理学表现却多半颇为相似,痴呆大多缓慢起病,其临床表现主要分为认知功能损害、社会生活功能减退、精神行为症状以及神经系统症状和体征几部分。

(2) 遗忘综合征:在临床上,遗忘综合征可分为"器质性"与"心因性"两类,此处只论述"器质性遗忘症"。还需说明一点,即"器质性"类型也存在大量基础性问题未能阐明,故以下概述只偏重于临床实用。

1) 概念与名称:"遗忘综合征(amnesic syndrome)",也有认为主要指慢性遗忘综合征。此时的记忆障碍可能作为单一的缺损呈现出来,如两侧性海马损害以后等。这一综合征也可能在"急性障碍"后出现,它清楚显示一种相对孤立的记忆缺损,正如 Wernicke 脑病所导致的 Korsakoff 综合征。

"慢性遗忘综合征"这个名称描述了所有那些病例中出现此类失常的基本特征,并且强调了它与痴呆的区别;也主张可定义为一种与其他认知改变完全不相称的器质性记忆损害。但很不幸的是,"慢性遗忘综合征"和"Korsakoff 综合征"这两个名称有时被交换使用,后者的范围被某些学者允许扩得相当大。

但严格说来,"Korsakoff 综合征"这个名称应限制在那些由下视丘与间脑损害所致的遗忘症,并且起因于硫胺缺乏。还有一种较宽的概念则允许包含由任何下视丘与间脑损害所致的遗忘综合征。至于由其他部位例如中颞叶损害引起的慢性遗忘综合征,就不应列入 Korsakoff 综合征之范畴。

2) 症状表现:ICD - 10(1992 年)指出,这是一种以近记忆和远记忆损害为突出表现的综合征。虽然即刻回忆得以保存,但学习新资料的能力明显下降,从而导致顺行性遗忘和时间定向障碍,也可出现不同程度的逆行性遗忘。如果作为基础的损害或病理过程有恢复的趋势,则逆行性遗忘所涉及的时间范围可以缩短。虚构可以是本征的一个显著特征,但并非一定存在。知觉及其他认知功能,包括智能往往保持完整。在这种背景下,记忆功能的紊乱尤其令人触目。预后取决于基础损害(典型者影响下丘脑-间脑系统或海马区)的病程,原则上讲,几乎可能完全复原。

ICD-10的诊断要点:确诊需满足下述几项:① 存在记忆损害,表现为近记忆受损(学习新资料的能力受损)、顺行性和逆行性遗忘,以及由近及远回忆过去经历的能力下降。② 有脑部外伤或疾病(尤其是双侧间脑和颞叶内侧结构受损)的病史或依据。③ 即刻回忆未受损害(例如用数字广度测验),无注意力、意识和全面智能损害。

其他有助于诊断的症状为虚构、自知力缺乏及情绪改变(淡漠、缺乏始动性),但这些症状并非诊断所必需。

现列出下列几种遗忘症,概述如下:

A. 顺行性遗忘症与逆行性遗忘症:前者是不能学习和再现新信息,后者是不能回忆刚好发生在脑部损害之前的过去事件。这两者都是遗忘综合征的主要特征。这种记忆失常可能取决于损害的部位。

患者能够没有问题地学习新的运动技能但以后就不能记得怎么去做。短暂的和持续的失常是有区别的,然而可以交错组合。头颅外伤后的逆行性遗忘症可能随着患者渐进地复原而减轻。

B. 短暂性全面遗忘症(transient global amnesia):患者突然起病,当时出现不能吸取和再现任何新信息等失常情况。那些患者是显而易见的,因为他们在正常交谈过程中会忘记在几秒钟内传达给他们的所有信息。不管怎样,个人身份的交流和认可未受累及,也不见较严重行为障碍。

发作可持续几个小时,不超过1日,并且突然消退。然后除了对发作期的遗忘空白以外,没有可察觉的认知异常。

此综合征没有特殊单一的病因。病因可包括癫痫、情绪应激以及与偏头痛有关的血管痉挛等。最可能的原因是从两侧颞叶到间脑与颞叶结构的短暂血流障碍。典型的见于中老年(50岁以上),可再次发作。

C. Korsakoff综合征:通常为多年酒精滥用结合营养缺乏(即硫胺缺乏)后发生的结果,偶尔可与吸收不良综合征相联系。Korsakoff综合征往往开始有谵妄症状如行为错乱与失定向等,可能进展至木僵和昏迷。典型者伴有眼球运动失常,从眼球震颤到完全性眼肌麻痹,还有共济失调,特别可累及躯干。此临床现象被称为Wernicke脑病,可发展为Korsakoff综合征。然而,Korsakoff综合征的起病有时是隐潜的。

Korsakoff综合征的关键特点是持续的顺行性遗忘,常伴同回忆事物能力的严重障碍(即逆行性遗忘)。愈是新近的记忆则累及程度就愈大,尤其在早期还有虚构的倾向,严重病例可见失定向。累及额叶功能指征者也不少见,如淡漠、判断不良和倾向于言语持续,以及其他伴随的小脑或周围神经系统功能失常。

D. 头颅外伤后的遗忘症:其特征为逆行性与顺行性遗忘在外伤后立即同时发生,这也可能是当时的最大功能缺损。此记忆功能可以恢复,偶见外伤后长达2年才好转。

E. 脑血管疾病所致遗忘症:此症通常突然发生。例如由大脑后动脉及其视丘分支灌注区域的血管闭塞所引起的遗忘症,又如通常由前交通动脉出血或该区域外科手术所致的遗忘症。遗忘性综合征也可能由其他大脑病变所引起,如缺氧、单纯疱疹性脑炎、电休克治疗以及边缘系统病变等。

(二)"一级综合征"与"二级综合征"

1. 概述 Lauter(1988 年)首先将器质性精神综合征分为一级综合征和二级综合征(表 4-2)。

Lauter 所分出的"一级器质性精神综合征"中,首先出现的是意识障碍或高级认知功能损害(如智能障碍与记忆障碍),这些通常可以明确地与功能性精神病相鉴别。例如引起像"遗忘综合征"这样的精神病理学改变,必须具备大脑结构性改变或功能障碍如边缘系统损害。

"二级器质性精神综合征"同样发生在器质性病因的基础之上,但临床表现侧重于知觉、思维内容、情绪、人格及社会行为方面的异常或其他表现形式;其时意识障碍或认知损害只有很轻微地显示或确实不能查出。在二级器质性精神综合征的发生中,器质性病因一般不充分具备。

Lauter 指出,二级器质性精神综合征通常具有三项特征。

(1) 只轻微显示或者不出现意识障碍或认知功能下降。

(2) 常见类似情感性精神病或精神分裂症的综合征表现(部分类似神经症的综合征)。

(3) 器质性决定因素与精神障碍存在明确的时间关系,并有其他因素参与致病。

其中一部分病例的病程持续较长时间,另一部分呈现急性一过性;而与 Wieck 所称的"过渡综合征"基本相同,故可能提示二级综合征也有急性与慢性之分。

表 4-2 器质性精神综合征

A. 一级综合征	
谵妄	
痴呆	
遗忘症	
失语-失用-失认症性症状组合	
B. 二级综合征	
器质性幻觉症	
器质性紧张症	
器质性妄想综合征或分裂症样状态	
器质性情感障碍综合征	
器质性焦虑综合征	
器质性强迫综合征	
器质性神经衰弱综合征	
器质性人格改变	
老年有关的健忘综合征(良性老年健忘症)	
其他、混合性与非典型脑器质性精神综合征	

ICD-10(1992年)中的描述显然是参考了 Lauter 的意见。ICD-10 首先将此类别(F06)称为"脑损害和功能紊乱以及躯体疾病所致的其他精神障碍",并指出包括原发性大脑疾病、影响脑的全身性疾病、内分泌障碍如 Cushing 综合征或其他躯体疾病以及某些外源性毒性物质或激素所致的精神障碍。这些状况有一共同点,即根据临床特征无法将其诊断为器质性精神障碍。它们的临床表现反而与未包括在"器质性"一节中的那些障碍相似或相同,将它们归类于此的基础是推测其起病由大脑疾病或功能紊乱直接引起,而并非仅仅与这些疾病或障碍存在的偶然的联系,也不是机体对这些疾病症状的心理反应,正如长期癫痫所伴发的精神分裂症样障碍。

ICD-10 还列出诊断依据:

(1) 与下列综合征有关联的大脑疾病、损害或功能紊乱,或系统性躯体疾病存在的依据。

(2) 精神综合征的起病与作为基础的疾病进展有时间关系(几周或几个月)。

(3) 精神障碍随着所推测作为基础的疾病缓解或改善而恢复。

(4) 无证据提示精神综合征有其他病因(例如家族史强阳性或诱发的应激)。

又说明,根据(1)和(2)可作出临时性诊断;如四点情况均存在,则诊断的肯定性显著增加。

2. 二级综合征的类型　现将其主要特点综合概括如下。

(1) 器质性幻觉症:本症是在意识清晰时以发作性或持续性存在的视或听幻觉为特征。患者的自知力是可变的,即可有可无;而自知力完整者也非少见,并可出现继发于幻觉的妄想性解释。常见原因是使用致幻剂、感觉剥夺、癫痫发作、酒精戒断反应等。

(2) 器质性紧张症:这是一种伴发紧张症样表现的精神运动性活动减少(木僵)或增加(兴奋)的障碍,精神运动性木僵与兴奋两个极端可交替出现。主要见于脑炎、麻痹性痴呆、CO 中毒、脑肿瘤,也可发生在使用抗精神病药及拟精神病药之后。

还应该提到由生物学特性决定的"精神运动性易感性(psychomotor vulnerability)"。当它受到相应素质的影响,就可以在各种疾病的病程中形成紧张症性现象。显而易见,左侧大脑半球、颞叶、间脑及基底神经节的损害,对于发生紧张症性特征的器质性边缘性精神综合征(psychoorganic bordersyndrome)具有特殊的致病意义。

(3) 器质性妄想综合征或分裂症样状态:这包括了由特殊器质性原因所致的偏执性与分裂症样障碍,其主要临床表现是持续性或发作性妄想,但妄想内容不限于幻觉的内容。可伴有幻觉、思维障碍或孤立的紧张症现象,但一定不能累及意识和记忆。特别常见于癫痫(癫痫性分裂症样精神病)、脑外伤、麻痹性痴呆、Huntington 病及发作性睡病,较少见于脑肿瘤、风湿性脑病、Wilson 病以及苯丙胺性精神病等。

有人报道在一综合性医院内发现急性外因性精神病患者的 35% 为偏执-幻觉状态同时并无意识模糊。Marneros(1985年)在一个约 1 700 例器质性精神病患者大样本中,发现可证实为 Schneider 一级症状者有 7%,其中 13% 在器质性疾病进展中伴随丰富的精神症状。

(4) 器质性情感障碍综合征:这种障碍显示出持续性抑郁情感或高扬扩张情感,或者是混合性情感状态。他们直接由特殊的器质性因素所致。常见原因包括药物、甲状腺疾病、Cushing 综合征、癌症及前左半球卒中等。

有人在 74 名急性器质性精神病患者中,发现 34% 为抑郁性和 16% 为躁狂样情感改变并缺乏意识障碍。还有不少学者认为抑郁是皮质下痴呆的主要症状。

(5) 器质性焦虑综合征:可表现为广泛性焦虑或惊恐发作,也有两者合并出现。这是由某种可引起大脑功能紊乱的器质性障碍所致,例如颞叶癫痫、低血糖、甲状腺疾病、嗜铬细胞瘤及药物中毒等。按 DSM-Ⅳ 的提法,此类别也包含"器质性强迫综合征",故不再另列。

(6) 器质性神经衰弱综合征:其特征为明显持续性情绪不稳定和神经衰弱表现(如易疲乏、头晕、疼痛等)。这是由某种器质性障碍所引起,通常较多的原因为脑血管病或高血压症。

(7) 器质性人格改变:这种人格改变大多以偏离患者原来性格的行为模式为特征。其特点主要是:① 情绪障碍(如情感波动、欣快、淡漠或易激惹)。② 本能需求失控。③ 冲动时不顾及社会道德规范。

还有,在制订计划、完成目的性行动及预期后果等方面的能力损害,可能也是主要的认知损害。器质性人格改变主要见于颞叶癫痫及额叶综合征等。

综上所述,有无器质性病因的精神障碍在精神病理学大体表现上并无本质区别,这就要求医生对那些器质性的蛛丝马迹有更高的警惕,不仅要重视对症治疗,也不能忽视器质性病因的相应干预。

(三)"过渡综合征"问题简介

1. 名称　经过多年临床实践,在急性器质精神障碍中除了具有意识障碍的类型外,已众所周知还有缺乏意识障碍的类型;即 Wieck 早年创立的"过渡综合征"(durchgangssyndrom, transit syndrome),以后就逐步发展补充并迄今仍流行于德语国家及部分欧美地区。首先,Wieck 假设为:急性可逆性综合征可从轻度经过中度、重度至意识模糊,再达到意识丧失直至昏迷,也可以按相反顺序进行。他认为"过渡综合征"乃是整个急性可逆性综合征系统的一个部分,还提出此征多见于中枢神经系统传染病。

2. 临床表现　此征的发作形式有进行性、阵发性及复原性 3 种,因而不能一概认为是短暂一过性。临床类型主要分为遗忘型、无动型、情感型、偏执型、偏执-幻觉型及紧张型,也有主张再加上情绪过敏型和幻觉型。但由于实际表现往往是多样化交错组合而确切定型比较困难;故按 Wieck、Huber 等学者意见,应以程度轻重来区分较为合适。还必须说明,这种区分方法也是相对性的,不能截然地划分。现简述如下。

(1) 轻度过渡综合征:以整体精神功能和效率逐渐减退为主。例如日常生活能力下降、不顾及他人、丧失积极性和机敏性等,尤其缺乏创造能力。早期可能见到某些癔症样或假性变态人格表现。征象较明显时较多类似轻性抑郁症,少数则以动力障碍为主要表现。

(2) 中度过渡综合征:以明显的整体精神功能迟缓为主,而在需要快速行动和提高效率时更易显露。可出现思考迟钝、叙事不清及情感反应降低等;常有丰富症状如幻觉、妄想或夸大观念等,也可显示欣快、低落、焦虑、罪恶感及情绪易波动。

(3) 重度过渡综合征:以显著的全面性精神功能减低为主。其突出表现是"遗忘综合征",由精神功能减低和记忆障碍平行发展所造成,较多伴有虚构。常见伴发情感障碍,如有的出现淡漠、贫乏及缺乏情感共鸣,有的显示抑郁、躁狂或焦虑等。此外,还往往表现出主动活动延迟与减退。

六、治疗及处理原则

器质性精神障碍的治疗原则大体上和一般躯体疾病一样,可以概括为病因治疗与对症治疗两大方面。

(一) 对因治疗

不论何种器质性精神障碍,其根本性治疗措施是针对病因机制的处理,即病因治疗。但此类精神障碍往往由于不能及时发现病因或者病因一时难以处理,此时可对症治疗。

(二) 对症治疗

对症治疗的主要目的乃是及早控制精神症状和促使精神状态正常化,这可看作为综合性治疗方案的第一步。而且必须在一开始就注意到对症治疗更是为了挽救生命,力争尽可能达到最佳效果,争取时间明确病因。

1. 急性障碍的处置　对于已趋向昏睡、昏迷的重症垂危患者,即所谓"意识降低综合征"的表现类型,必须尽快采取有效的抢救措施。在病因尚未认清之时,首先要有效地维持呼吸与循环二项基本生命功能。如病因已明确,应给予针对性治疗。以上等等均属于内外科及急症抢救科的专业范畴,故不在此进一步叙述,但精神科医生也必须加以重视并作出必要的临场处理。

对于那些兴奋躁动、紊乱不安的谵妄患者,可能出现自伤、伤人等危险行为。这种易引起躯体功能失代偿以及严重衰竭者,就突出了早期使用精神药物的必要性。但选用的药物必须具备较高要求:即① 作用迅速。② 不良反应少。③ 能有效控制兴奋。④ 只限于短期应用。可以试用氟哌啶醇、罗拉西泮和奥氮平针剂。

应特别指出,良好的护理照顾与治疗措施同样重要,有时甚至更为重要。现归纳要点如下:① 由于这类患者往往意识不清而曲解环境事物,护理态度必须平静和蔼;在实行每项措施时,即使患者未必领会,都要加以简明解释,同时应努力理解患者的处境。从患者的需要出发,还应经常反复向患者再保证(reassurance)和再定向(reorientation),以减轻焦虑与失定向。② 为了深入观察病情变化,经常需要一对一护理,有时需要守护在贴近患者所在处进行近距离观察。③ 除非很不得已,应尽量避免用强制约束。在照顾患者进食时,可适当利用其被暗示性而尽力鼓励口服;除了经重复试验而确实不可能喂食的情况外,最好不采用鼻饲法。④ 应尽可能将这类患者安置于单人房间,室温保持在 20 ℃左右,通风良好,室内光线适宜,比较明亮但不可过亮而扰乱睡眠。患者一般以采取坐位较适宜,可使肺部通气改善及保持习惯的视线,可有利于恢复清醒。⑤ 往往发现亲属对患者出现谵妄感到心烦意乱,故需要对他们解释清楚以便减轻他们的焦虑,也可促进他们参与向患者做再保证和再定向工作。同时要鼓励亲友经常探访患者,并协助上述工作。

2. 慢性障碍的处置　此类以痴呆综合征表现为主的慢性患者,大多为老年人,其中不少为老年高龄者。因此躯体情况往往较差,时常伴有多种躯体疾病或功能明显减退,故对这类患者的对症治疗特别是药物治疗必须谨慎从事,以免引起较多不良反应。

一般而言,精神药物治疗的目标有三:① 尽可能避免同时并发剧烈的急性谵妄或错乱而引起全身衰竭。② 尽量减轻持续性或发作性激越等精神症状。③ 努力改善社会适应能力和自理生活能力。另外,药物的某些不良反应可能对痴呆患者带来不利影响,例如抗胆碱能不良反应可能对心血管病、前列腺疾病等有不利作用,还可能加重认知功能损害;具有较强镇静作用的药物也可能加重认知功能损害,又特别容易引起跌倒和外伤,还可导致呼吸抑制,等等。

再有,使用传统的高效价抗精神病药可能发生不可逆性迟发性运动障碍、强烈激动或抑郁自杀等危险反应,必须引起高度警惕。至于如何具体使用药物,则应考虑周全和特别慎重。至于各种疾病的精神行为问题的对症用药以及病因治疗,可参阅各论中的"治疗与处理"节段。

下面简述一些有关的心理社会治疗或干预。

(1) 尽可能支持患者的心理处境:如支持性心理治疗、家庭治疗包括家庭心理教育、环境治疗等。

(2) 尽量改善认知功能:可考虑使用一些可能改善认知的药物,如他克林、多奈哌齐(安理申)、司来吉林等,但因疗效均不确实而尚在试验探索,宜慎用。对轻症患者也可试用一些基本的认知康复训练,如利用视听设施反复训练简单的定向、记忆、辨认能力等。

(3) 适当提高社会生活功能:如耐心持久地训练个人生活自理能力及初级社交技能;尽可能安排一定的劳动作业训练,一般以不费体力、不费目力、不计效率以及无危险和较易接受的简单劳动操作为妥。

(4) 积极安排社会、社区康复措施:对轻症痴呆患者也需要像精神病及一般老年人那样,结合本征特点而设立部分住院措施,如"日间老年康复站"或"托老所"等类似形式;对重症患者则宜居住在精神病住院医疗机构或"老年护理院"、"老年痴呆医院",以及采用各种有关的康复措施等等,我国不少地区已有这方面的实践经验并正在进一步发展中。

(王善澄)

第二节　阿尔茨海默病

一、概述

阿尔茨海默病(Alzheimer disease, AD),也就是通常所说的老年性痴呆,是一种最常见的神经退行性疾病,临床上以隐袭起病、缓慢进展的痴呆为主要表现。目前认为 AD 并不仅局限于痴呆综合征,而应该是涵盖了痴呆前阶段(无症状期、轻度认知功能损害)和痴呆阶段的整个谱系变化,当病情进展到痴呆期称阿尔茨海默病性痴呆(dementia of Alzheimer disease)。本节主要讨论的内容是阿尔茨海默病性痴呆,但为了与以往常用的表述方式一致,本节仍采用阿尔茨海默病这一术语。

AD 约占全部痴呆患者中的 50%。65 岁以上老年人中，AD 的患病率约为 5%，年龄每增加 5 岁，AD 的患病率约增加 1 倍。张振馨等（2005 年）大规模调查发现我国 65 岁以上人群的 AD 患病率为 4.8%。尽管不同国家地区的流行病学结果有差异，但 AD 作为老年期多发疾病却是不争的事实。

AD 有散发性和家族性之分，按发病年龄又分为早发型（<65 岁）和晚发型（≥65 岁），绝大多数为散发性晚发型病例。散发性 AD 以 65 岁以后多见。家族性 AD（FAD）占 1%~5%，FAD 以早发型为多见。女性患病高于男性 2~3 倍。

AD 的危险因素包括年龄、性别（女性高于男性）、低教育程度、脑外伤等，AD 也与遗传、甲状腺功能减退、接触重金属、有毒化学物质和有机溶剂等有关。其他如脑血管病、糖尿病以及老年期首发的抑郁症也是 AD 的危险因素。

二、病因和发病机制

AD 的病因和发病机制迄今未明，可能是遗传和环境因素相互作用的结果。AD 与 Aβ 沉积、tau 蛋白过度磷酸化、神经递质功能缺陷、线粒体缺陷、神经元细胞凋亡、氧化应激、自由基损伤及感染、中毒、脑外伤和低血糖等多种因素有关。

（一）遗传

1. AD 家族史　已发现在某些家族中有遗传倾向。迄今有近 200 个家族系明确为常染色体显性遗传。AD 的一级亲属发生 AD 的风险是非 AD 家族的 2~4 倍。单卵双生子患病的一致性可达 90%，而双卵双生子患病的一致性为 45%~50%。

2. 基因缺陷　已发现 3 种基因突变（APP、PS1 和 PS2）为家族性早发型 AD 的致病基因。至少有 5 个易感基因与家族性晚发型 AD 和散发性 AD 有关（表 4 - 3），其中有关 ApoE 基因与 AD 的研究最多，ApoE 基因有 3 个等位基因，即 ε2、ε3、ε4，人群中相对频率分别为 5%~10%，75%~85% 和 10%~15%。两个或一个 ε4 等位基因的携带者发生 AD 比无 ε4 等位基因携带者发生 AD 的可能性大，平均发病年龄也较早。

表 4 - 3　AD 的突变基因和易感基因

染色体	基　　因	细胞效应
21	APP 基因突变	使 APP 代谢改变和 Aβ 生成增多
14	早老蛋白 1（PS1）基因突变	使 Aβ 生成增多
1	早老蛋白 2（PS2）基因突变	Aβ 生成增多
19	ApoE ε4 等位基因	Aβ 聚集、沉淀
12	低密度脂蛋白受体相关蛋白（LRP）基因	促进脂蛋白受体介导 ApoE ε4 的生物学效应
6	人类白细胞抗原 A2（HLA - A2）基因	参与 HLA 组织兼容性等位基因调节炎症反应
17	Bleomycin 水解蛋白酶基因	Bleomycin 水解酶参与 APP 代谢
14	α_1 -抗糜蛋白酶（α_1 - ACT）基因	促进 Aβ 聚合成神经丝而沉积在老年斑中

（二）炎症反应

AD 是一种慢性炎症反应，其证据是：① 老年斑内有胶质细胞的增生和补体系统激活。② 脑衰老和脑部炎症皆可引起 Aβ 沉积，而 Aβ 的沉积又可使急性损伤转化为慢性炎症，并诱发释放炎症介质和细胞因子。③ 脑微血管系统内可见阳离子细胞蛋白（CAP37），它是一种炎症介质，由单核细胞释放，导致神经元损害。

（三）神经递质功能缺陷

AD 患者具有胆碱能系统缺陷，表现为皮质和海马部位的胆碱乙酰转移酶（ChAT）减少，使乙酰胆碱（ACh）减少，突触后烟碱样（N）和毒蕈碱样（M）受体减少，这些改变与 AD 患者的记忆障碍有关；除此之外，AD 患者还存在去甲肾上腺素（NE）能缺陷，这可能与 AD 的情感症状有关；而 5-羟色胺（5-HT）系统功能改变可能与 AD 的抑郁症状和攻击行为有关；AD 患者有谷氨酸功能异常，过量的谷氨酸作用于 N-甲基-D-天冬氨酸（NMDA）受体对神经元细胞产生兴奋性毒性作用，并干扰细胞间信号的传导，导致细胞凋亡和功能异常。目前多认为 AD 脑内神经递质系统障碍可能是 AD 的后果而非病因。

（四）老年斑和神经纤维缠结

成熟的老年斑（SP）是神经元炎性反应后的球形缠结，其中包含退化的轴突和树突和多种蛋白水解酶，周围伴有星形胶质细胞和小胶质细胞增生。SP 的中心是 Aβ，Aβ 促使胶质细胞激活释放细胞因子，产生炎性反应引起突触和神经元的损伤；Aβ 通过氧化应激损伤，使 tau 过度磷酸化产生神经纤维缠结（NTF），最终导致神经元功能紊乱、死亡引起痴呆，可见 Aβ 的沉积是 AD 神经生化变化的重要环节。

（五）AD 的神经病理

主要表现为：① 大脑皮质、海马、杏仁核和丘脑中大量的老年斑。② 大脑皮质和海马存在大量的 NTF，存在 NTF 的神经元多呈退行性变化。③ AD 患者存在脑膜和皮质小血管淀粉样斑块沉积，沉积严重时可以影响血供。④ 在海马部位常可见颗粒样空泡变性及大量的平野（Hirano）体。伴随上述病理变化的是大量的神经细胞脱失，AD 患者神经元的退行性变和脱失使大脑的重量减轻和体积缩小，额叶、顶叶和颞叶皮质萎缩，杏仁核、海马和海马旁回受累可能更加明显，白质和深部灰质的体积缩小。

三、临床表现

大多隐袭起病，其临床表现主要分为认知功能损害、社会生活功能减退、精神行为症状以及神经系统症状和体征四部分。

（一）认知功能障碍

1. 记忆障碍　进行性记忆力下降是 AD 患者的主要症状，主要损害记忆保存，表现为遗忘型记忆障碍。如不能记住一些日常小事，忘了物品放在何处、忘记赴约，前讲后忘，常被描述为"丢三拉四"、"说忘就忘"、"啰嗦"等，通常这也是就诊的原因之一。

AD 早期表现为近事记忆损害重于远事记忆；情景记忆（episodic memory）损害重于语义记忆（semantic memory），也就是对有时间、地点、人物和情节的具体事件的记忆更差，且通过线索提示或提供多选清单也不能回忆。而对语义记忆如一些曾经学习掌握的概念、定理和解决问题的原则等，损害较轻。但至痴呆后期，这些记忆成分的损害都同样严重。

应注意不典型 AD(atypical AD)，这是在 2010 年 NINCDS - ADRDA 的 AD 新定义中提出来的，包括顶枕皮质损害为主，临床表现为原发性进行性失语等语言障碍以及额叶受累为主的 AD 额叶变异型等，不典型 AD 患者在早期可以不表现出明显的记忆障碍。

2. 空间技能障碍 患者早期即有视空间技能损害，有时是其首发症状。早期不能准确地判断物品的位置，如穿衣时手找不到衣袖，不能描述地方之间的方位关系，常走错方向或迷路，在家中找不到自己的房间。

3. 失语(aphasia) AD 患者早期即有语言障碍，约 10%患者的语言障碍较记忆障碍先出现。出现明显的找词困难使言语中断或运用过多的解释来表达想不起的词义而出现赘述。词汇流畅性受损可作为 AD 早期的敏感指标。早期可保留对语言的理解力，随病情发展，逐渐不能理解复杂的语句，甚至答非所问。随后出现言语减少或发出不可理解的声音（构音障碍），最后表现为缄默。

4. 失用(apraxia) 患者不能完成自主的、有一定技巧的复合动作，并且不能用身体虚弱、运动不能、共济失调、感觉丧失、理解困难或不合作等原因加以解释。一般分为观念性失用和观念运动性失用。痴呆患者的失用表现在如洗漱等日常生活、使用工具和家电能力受损等，随病情加重生活完全不能自理。

5. 失认(agnosia) 指难以识别或辨别各种感官的刺激，可分为视觉失认、听觉失认等。视觉失认较常见，如视物失认、颜面失认，患者认不出熟悉的物品，认不出家人和镜子中自己的外貌等。

6. 执行功能障碍 执行功能(executive function)障碍是痴呆的常见表现，执行功能是指个体在实施目的行为过程中以动态、灵活的方式协调多个认知子系统的复杂认知功能，包括动机、抽象思维、复杂行为的计划和组织等高级认知功能，如受损表现为工作能力、日常生活能力、组织、协调和管理能力下降。

（二）社会生活功能减退

这是痴呆诊断的必备条件。早期 AD 患者的日常生活能力损害较轻，但统筹、计划和决策能力明显下降，工作能力和效率下降，直至不能正常工作。因 AD 的高发年龄在退休后，有时工作能力下降无从考证，此时应注意患者社会交往能力是否有所下降。随着痴呆的进展、认知功能损害的加重，逐渐出现日常生活不能自理。晚期患者出现大小便失禁，卧床不起，生活完全依靠照料者。

（三）精神行为症状

AD 患者几乎都表现出精神行为症状，早期常见焦虑、抑郁、淡漠等情感症状，随病情进展多见幻觉和妄想等精神病性症状，如视幻觉、被窃妄想，常怀疑东西被窃或被藏匿，被害和嫉妒妄想也较常见，可有情绪不稳、易激惹，常出现激越、抗拒和攻击行为。部分患者可以有活动异常和饮食障碍等。1996 年国际老年精神科学会(IPA)把痴呆的精神障碍统称为痴呆的精神行为症状(behavioral and psychological symptoms of dementia,BPSD)。BPSD 可能加剧患者的认知功能和生活功能损害,增加住院、收住养老机构的机会和照料者应激水平,甚至增加死亡率,也是患者至精神科就诊的主要原因之一。

(四) 神经系统体征

早期 AD 患者常无明显神经系统体征,一般在疾病中晚期出现锥体外系的症状和体征,多见运动迟缓、肌强直和异常的屈曲姿势,可有震颤;晚期可有步态不稳、共济失调或不能站立行走,去皮质或去大脑强直的表现,约 10% 的患者晚期有癫痫发作。

根据患者的认知以及生活功能受损程度结合神经心理测验如简明精神状态量表(MMSE)的分值,常把 AD 分为轻-中度和中-重度,如一般以 MMSE 5~17 分作为中-重度 AD 的评分界值(不同研究中痴呆的分级标准和 MMSE 界值有所不同,需按文化程度进行相应调整),AD 诊断后的生存时间约为 10 年。

四、诊断与鉴别诊断

(一) 诊断

AD 的临床诊断主要依靠病史、精神检查、体格检查、神经心理测验和辅助检查等完整的资料,结合诊断标准做出临床诊断(诊断标准详见本节附件 1)。

1. **病史** 要详细可靠,了解患者起病时间、病情进展特点、社会和生活功能损害程度等。常以记忆障碍为线索进一步询问其他症状。既往史着重了解与痴呆有关的疾病和治疗。个人史应注意饮酒、物质滥用、特殊接触史和其他生活嗜好。应询问痴呆家族史以及帕金森病等神经系统疾病史。

2. **精神检查** 需要患者合作,应注意患者言语是否流畅,着装、修饰是否得体等。明确患者是否有焦虑、抑郁等情感症状,是否存在错觉、幻觉和妄想等精神病性症状,评估患者是否存在淡漠、激越和其他行为问题,应进行较系统的认知功能检查。

3. **体格检查** 包括一般体格检查和神经系统检查,排除其他躯体疾病或神经科疾病。

4. **神经心理测验** 神经心理测验是诊断和评估 AD 严重程度的重要手段,量表是常用的工具,如认知功能、情绪、人格、社会生活功能和精神行为症状评估量表等。神经心理测验需要遵照严格的程序,测验过程需要受试者合作、保持足够清醒。老年人躯体疾病多,易疲劳,又因视觉、听觉能力下降,语言的理解和表达以及操作速度迟缓,神经心理测验有一定难度。

常用的心理测验如① MMSE 和蒙特利尔认知评估(MoCA)等常用于痴呆的筛查,MMSE 和 MoCA 均受文化程度影响,一般根据文化程度划分界值,MMSE 除用于筛查外也用于痴呆严重程度的判断。② 认知功能评估量表有 AD 评定量表认知分量表(ADAS-cog),严重损害量表(severe impairment battery,SIB),前者适用于轻、中度,后者适用于中、重度 AD 患者的语言、记忆和其他认知功能。③ 临床医生基于同照料者访谈的印象变化量表(the clinician interview-based impression of change scale with caregiver input,CIBIC-Plus),其中包括患者的一般情况、精神/认知状况、行为和日常生活功能 4 个部分,CIBIC-

Plus 对疗效的评价更为全面和直观,常用于痴呆治疗药物的疗效评定。④ 韦氏成人智力量表(Wechsler adult intelligence scale,WAIS)和韦氏记忆量表(Wechsler memory scale,WMS)。⑤ 老年抑郁量表(the geriatric depression scale,GDS)和神经精神症状问卷(neuropsychiatric inventory,NPI)等用于评估痴呆患者的精神行为症状。⑥ 哈金斯基缺血指数量表(Hachinski ischemic score,HIS)是血管性痴呆(VaD)的检查量表,在痴呆确诊后也常用作 VaD 和 AD 鉴别诊断(常用量表详见本节附件 2)。

5. 辅助检查

(1) 实验室检查:包括完整的血常规、肝肾功能、血脂、血糖、叶酸、维生素 B_{12}、血清梅毒筛查、HIV 抗体和甲状腺功能检查等。脑脊液(CSF)中 $A\beta_{1\sim42}$、总 Tau 和磷酸化 Tau 等检测,这对 AD 的早期诊断和鉴别有重要意义,目前主要用于研究和疑难病例的鉴别诊断。2007 年 NINCDS - ADRDA 的 AD 研究用诊断标准和 2010 年 AD 新定义的讨论中都倾向于使用脑脊液生物标记物检测来早期诊断或确诊 AD。基因筛查可以作为早期诊断的有力手段,对于家族性早发型 AD 有一定价值,由于面临着伦理学等问题目前并未用于临床。

(2) 影像学:结构脑影像学检查如 MRI 和 CT 可显示脑萎缩、梗死和占位等病变,用于 AD 的诊断和鉴别诊断。MRI 能更清晰分辨灰质和白质,能显示中颞叶萎缩,有助于 AD 的早期诊断。功能性脑影像学检查如正电子发射断层扫描(PET)和功能磁共振(fMRI)等,常比结构影像学检查更为敏感。近几年可采用特殊的示踪剂进行 PET 扫描显示脑内 $A\beta$ 沉积,如采用匹兹堡复合物 B(PIB - PET)和 18F - FDDNP(由 UCLA 开发)的 PET 扫描有助于 AD 的早期诊断和鉴别诊断,由于功能影像检查方法价格昂贵,以研究用居多,目前临床以结构性影像学检查如 MRI 为主。

(3) 电生理检查:如脑电图(EEG)、脑电地形图(BEAM)和脑诱发电位(BEP)等检查。其中 EEG 操作更为简便,AD 患者早期常无明显的 EEG 改变,中后期可以有 α 节律变慢,θ 和 δ 节律增加等弥漫性异常的脑电图改变。BEAM 和 BEP 检查对 AD 的临床诊断意义并不大,主要用于研究。

需特别注意的是,心理测验或影像学检查作为 AD 诊断或病情严重程度判断的依据具有重要价值,但临床上并不能靠一项或几项神经心理测验或 CT/MRI 扫描来诊断 AD。比如受试者的 MMSE 评分低于 24 分(甚至更低),其临床意义仅仅是提示可能存在认知功能损害,而并不能据此诊断痴呆;同样即使受试者的脑部影像提示老年脑甚至是脑萎缩,也不能仅凭此就诊断痴呆或者 AD。AD 的临床诊断一定是根据病史、精神检查、体格检查、神经心理测验和辅助检查等完整的资料,符合相应诊断标准后做出。

生物学标志物对 AD 的诊断和鉴别诊断有重要的意义,目前 AD 的诊断还缺乏一种准确、可靠、容易获取和价格便宜的生物学标志物检测方法,因此还不可能靠某一项/几项检查来准确诊断 AD。依据临床表现、神经心理测验和影像学等资料有经验的临床医生对 AD 诊断的准确率可达 90% 以上,故规范的临床诊断程序对 AD 的诊断更为实用。

(二) 鉴别诊断

一般来说,依据临床资料做出痴呆综合征的诊断并不困难,但 AD 的诊断属病因学诊断,需排除其他可以导致痴呆的病因。

1. "正常"衰老　部分老年人有轻度记忆障碍的主诉,以往称良性老年性健忘症(benign senile forgetfulness),目前多称年龄相关的记忆损害(age - associated memory impairment,AAMI)。这类记忆障碍进展缓慢,一般以记忆的再现过程受损更为明显,其他认知功能保持完好,对生活影响较轻微,不符合 MCI 或者痴呆的诊断标准,并且不存在导致认知损害如卒中、脑外伤等的病因,神经心理测验分值低于常模 1 个标准差以上。尽管有约 50％的老年人符合 AAMI 的诊断,但必须注意有 1/3 的 AAMI 老人最后发展成痴呆,故 AAMI 可能是痴呆的前期病变。与良性老年性健忘症不同,AAMI 回避了记忆障碍的"良性"与"病理性"之分,其意义是不能轻易考虑"正常"衰老而忽视早期 AD 的病理性表现,错失早期诊断和治疗机会,因此对临床上出现记忆损害或其他认知损害的老人除非有明确依据,一般应首先考虑病理性的可能,诊断正常衰老应慎重。

早期 AD 患者常表现为记忆障碍,此时需结合临床、影像学、神经心理测验予以鉴别,鉴别有困难时需密切随防。

2. 轻度认知障碍(mild cognition impairment,MCl)　其临床特点如下:① 存在认知障碍(如来自于患者主诉,知情者提供的病史或有经验的临床检查)。② 存在一个或多个认知领域的损害(包括记忆、执行功能、注意力、失用、失认、语言和视空间技能等),认知功能水平与其年龄或文化背景不符。③ 生活功能保持完好,但如果要完成既往能胜任的复杂任务需要投入更多的时间和精力,效率下降。④ 不符合痴呆的诊断。某些研究用诊断标准也加入神经心理测验的指标。

由此可见 MCI 和痴呆主要区别是认知损害的严重程度和日常生活功能是否受损。MCI 曾是痴呆和认知障碍领域研究的热点,目前认为 MCI 本身具有异质性,按认知损害来分,可以简单分为单个认知领域和多认知领域受损;如果按病因分为常见的以 AD 病理改变为主的 MCI,或称为记忆型(amnestic MCI,aMCI)和血管性病变导致的 MCI(也称 VCI)。先前的研究发现 aMCI 经随访研究每年有 10％～15％的病例"转化"为 AD,总体来看经过几年随访后大部分均"转化"为 AD,其余的小部分病例"转化"成其他类型的痴呆或维持不变。故认为 aMCI 可能是 AD 的痴呆前期病变(prodromal AD),也就是 AD 疾病谱中的一部分,这就有可能将 MCI 作为一种过度诊断而逐渐取消,此时再鉴别是 MCI 或者是 AD 早期就意义不大。当然也有不同看法,如 DSM - V 讨论稿新增 mild neurocognitive disorder 的诊断条目,概念与 MCI 接近。可见两大诊断体系对 MCI 这个概念的认识明显有所不同,尽管对 MCI 的将来我们不得而知,目前在临床上 MCI 仍有其存在的必要。

临床上诊断 MCI 主要抓住两点,首先是 MCI 患者的生活能力损害轻微;再就是准确识别认知障碍,认识 MCI 的患者会发展到痴呆。对 MCI 认识的深入的临床意义很大程度上是对痴呆早期诊断的重视,只有早期诊断才能进行早期干预。诊断过程中应重视生物学标志物的价值,明确 MCI 的病因,并进行可能的早期干预。

3. 老年抑郁症与痴呆　老年抑郁症与痴呆的鉴别是临床的难点之一,老年抑郁症和痴呆的临床表现有交叉。流行病学资料表明,AD 患者中抑郁情绪的比例占 40％～50％,而达到抑郁症的占 10%～20%。而且临床上为数不少的 AD 患者在起病之初期表现为抑郁或焦虑症状,甚至完全符合抑郁症的诊断标准,此时认知功能损害可能不明显(或者被忽视),经数年的抗抑郁治疗后患者的痴呆表现逐渐凸显,错失早期诊治机会。同时认知功能损害(如记忆障碍、注意力障碍、认知加工速度和执行功能障碍)也是老年抑郁症的临床表现的一部分。目前对抑郁和痴呆的关系主要有以下 3 种理解:① 抑郁和痴呆分属于两个独立的综合征,发生在同一个患者身上纯属巧合,但是这种说法不能解释痴呆患者中抑郁的发病率明显高于非痴呆老年人的这一事实。② 存在抑郁症状的老年人有发展为痴呆的倾向,特别是严重影响认知功能时这种倾向愈加明显,抑郁症状是痴呆的前驱症状或仅仅是危险因素,两种可能都存在。③ 抑郁是痴呆的继发症状,包括继发于痴呆造成的脑内神经递质变化等生物学改变或(和)患痴呆后的社会心理作用。有研究显示甚至在诊断痴呆前 25 年的抑郁发作都与晚年的 AD 发病有关;而且每次严重的抑郁发作(如住院)可能使痴呆的发病风险增加 13%,因此抑郁和痴呆的关系比较复杂。对某一具体老年病例而言如果表现为抑郁和认知损害的症状,临床准确鉴别并不容易。

　　尽管抑郁和痴呆的关系比较复杂,但临床工作中仍需注意相鉴别。这里首先涉及抑郁性假性痴呆(depressive pseudodementia,DPD)与 AD 的鉴别,抑郁性假性痴呆指由抑郁症引起的可逆性认知功能减退。需注意真正的假性痴呆病例并不常见,因此如果老年患者同时表现为抑郁和明显的认知功能损害,即便是够得上抑郁症的诊断标准,痴呆(如 AD、其他变性疾病或血管性痴呆的可能)诊断应首先考虑,尤其是高龄老人,只有在有充分的临床证据排除痴呆后才能考虑抑郁症的诊断。DPD 与 AD 的鉴别要点见表 4-4。

表 4-4　抑郁性假性痴呆(DPD)与痴呆的临床鉴别

项　目	DPD	AD
首发症状,过去史,家属史	抑郁,情感性障碍的病史和家属史	记忆减退,痴呆家属史
病程	急性发作,病程不超过 6 个月	潜隐发病,进行性发展
精神检查	不合作,认知呈波动性,强调"不知道","不行"	合作,以最大努力完成认知检查,掩饰自己
对环境或气氛的反应	不能作出积极反应	能作出积极反应
睡眠障碍	入睡困难或早醒	昼夜节律紊乱或颠倒
失语、失用等	无	伴有

　　鉴别诊断的难度还在于临床的老年抑郁症患者常伴有不同程度的脑器质性改变,如影像学上轻度的脑萎缩、脑血管病变尤其是小血管病变如腔隙性梗塞、缺血性脑白质损害等,这些病变是不是抑郁的责任病灶? 这是临床的难点,常使精神科医生困惑。

　　存在典型的老年期抑郁症患者,其临床表现与一般的成人抑郁症患者并无二致。临床上应注意老年期首发的抑郁症,尤其是高龄患者,如果能除外病前不良性格基础、明显的社会心理因素或躯体疾病的影响,又有明显脑部器质性病变的相应表现,这类患者一般不要轻易下抑郁症的诊断,需注意抑郁症状可能是痴呆的一部分。这时鉴别诊断需注意患者有无动作迟缓、步态不稳和肌张力增高等临床表现,应借助脑影像学检查或者脑脊液生物标志物等检查,需注意与情绪加工有关的部位(如基底节、前扣带回、背外侧前额叶皮质、边缘系统、下丘脑等)以及前额叶皮质下环路等结构的病变损害程度如何,这些部位的损害会导致抑郁,损害越重痴呆的可能也就越大,应根据临床表现、影像学和神经心理测验等依据做出综合判断。近年来对血管性抑郁的认识给精神科医生对老年抑郁症的理解带来一个新的视角,要求医生对常见的脑变性疾病、脑血管疾病有更深的认识。对抑郁等精神症状而言,并没有那么清晰的神经定位,加之所受神经科培训有限,鉴别诊断时需要神经科医生的参与。

鉴别一方面是对抑郁症状的准确识别,其次就是对抑郁症患者的认知功能的评估,老年期抑郁症的临床表现可以不典型,焦虑、乏力和躯体化症状比较突出,有时增加识别难度。一般未受系统老年精神科培训的医生容易忽视对认知症状的问诊和评估,故应引起重视。就认知损害的特点而言,老年抑郁症患者的认知损害更多表现为认知加工速度、注意力和执行功能损害,这与 AD 患者明显的情景记忆、语言和视空间技能障碍为主的损害特点有所不同,但却与某些血管性痴呆类型或皮质下痴呆的认知损害相似。对这些病例应进行详细的神经心理测验并定期随访,观察认知功能水平与抑郁症状严重程度的关系。如果患者年龄不大,在抑郁症状缓解后其认知受损也可恢复正常,社会生活功能水平良好,诊断老年期抑郁症比较可靠,即便如此,也应密切随访其认知功能变化。

治疗性鉴别也有一定困难,仅约有 1/3 的老年抑郁症患者经治疗后缓解较为彻底,如果经治疗抑郁症状完全消失,认知损害恢复正常老人水平,那抑郁症的诊断就没大的问题。但其余的 2/3 患者处于慢性化的抑郁状态或者进展成痴呆,因此不能仅以疗效不佳来预测患者是否会进展成痴呆。临床实际工作中,如抑郁症疗效不佳首先应考虑诊断的准确性和治疗是否合理,准确的诊断主要就是与痴呆的鉴别诊断问题。

综上所述,老年期抑郁症和痴呆的鉴别有一定难度,但也有其临床价值,一方面加强对抑郁症状的评估和干预,及时治疗,另外更为重要的是加强认知功能的评估,不遗漏早期 AD 等痴呆病例。有时单靠临床表现来鉴别有一定难度,需要医生具有很多的临床积累和经验。因此需详实的病史、临床检查并结合生物学标志物检测、神经心理评定等措施进行鉴别诊断。

4. 血管性痴呆(VaD)　就临床表现来看,典型的多发梗塞性痴呆病例一般起病较急,呈波动性和阶梯样恶化病程,这个表述比较深得人心。但临床上 VaD 的表现并不完全符合上述特点,而是依其脑血管病变的性质或部位不同可呈现不同的临床表现,如皮质或皮质下损害其临床表现有明显不同。如累及皮质,表现为功能部位受损的相应表现;皮质下受损明显时,表现为认知加工速度和执行功能受损为主。一般来说 VaD 患者的认知功能损害具有"局灶性"的特点,患者易激惹、情绪不稳突出,部分患者表现为夜间意识模糊和吵闹。VaD 患者多有脑血管病危险因素和相应卒中的临床表现,临床检查或影像学检查证实脑血管疾病的存在,哈金斯基量表(HIS)评分常≥7 分。如果痴呆出现在卒中后 3 个月内,加之 MRI 或 CT 的支持,一般不难鉴别。Binswanger 病一般表现为缓慢发展的痴呆,部分患者病程可延续达 10 年之久,病程特点与 AD 相似。但多数 Binswanger 病患者同时具有亚急性进展的局灶性神经损害,包括步态不稳、假性延髓麻痹、轻偏瘫、共济失调、尿失禁和锥体束征等,结合 MRI 检查较易明确诊断。鉴别诊断要点参考表 4 - 5。

需注意的是临床上多数 AD 患者伴有不同程度的血管性损害,这些血管性损害如淀粉样脑血管病,微梗死也是 AD 病理改变中的一部分,这种脑血管损害不一定有相关危险因素及临床表现,但在敏感的影像学检查如 MRI 中可以看到。不仅如此,AD 患者的病理改变中除混合血管性改变以外,还可见其他变性病变如路易体病变等,因此多数 AD 尤其是高龄患者都处在那么一个"混合"状态,并不那么纯。目前临床上"混合性痴呆"的诊断也比较常见,但原本"混合"的含义更多的是在病理学层面,是特地用来描述部分患者具有 AD 特征性的病理改变同时血管性损害也很明显,这样的"混合性痴呆"并不合适直接用于临床诊断。一方面临床上并无"混合性痴呆"的诊断标准,再则临床上同时符合 AD 和 VaD 诊断标准的"混合性痴呆"病例并不多,这个混合的概念也不能准确反映出患者是 AD 与 VaD 的病变还是 AD 与其他病变的混合,反倒比较容易混淆。临床上不能仅依据患者的 MRI 检查中提示有少量的血管性病损如腔隙性梗塞就诊断"混合性痴呆"而排除 AD 的诊断。如果患者的表现确实同时符合 AD 和 VaD 的诊断标准,此时可称为混合性痴呆(AD+VaD)。

表 4 - 5 VaD 与 AD 的临床鉴别要点

	AD	VaD
发病年龄	一般较晚	较早
起病形式	隐袭	较快
病程	缓慢进行性恶化	阶梯性恶化
病史	常无高血压、卒中病史	常有高血压、卒中病史
认知功能	全面损害	局灶性
局灶症状	常无	常有
CT/MRI	常有颞叶、海马萎缩,无(或)很少梗死灶	常无颞叶、海马萎缩,可见梗死灶
HIS 评分	<4 分	≥7 分

5. 路易体痴呆(DLB)和帕金森病痴呆(PDD) DLB 是老年期神经变性性痴呆的常见类型,占神经变性性痴呆的 15%~20%。典型的 DLB 发病较晚,发病较急、进展快,具有波动性病程,视幻觉和自发的帕金森病多见,常在病程的早期出现谵妄。使用抗精神病药很容易出现锥体外系不良反应,胆碱酯酶抑制剂的疗效优于 AD。肯定的 DLB 诊断须依赖病理,临床准确诊断率较低。DLB 和 PDD 在临床表现上有相似性,一般而言当痴呆先于帕金森病前或同时出现考虑 DLB,确诊帕金森病后出现痴呆应考虑 PDD,临床上常沿用"1 年"这个标准,即患者在出现帕金森病 1 年内出现痴呆症状,应考虑 DLB 的诊断,否则应更多考虑 PDD 或其他疾病。典型 PDD 往往在痴呆前数年有帕金森病的表现,与 AD 鉴别不难。AD 与 DLB 的鉴别诊断见表 4 - 6。

表 4-6　AD 与 DLB 的临床鉴别要点

	AD	DLB
视幻觉和错觉	一般无	80％以上的患者持续存在
认知功能障碍	呈进行性减退	呈波动性减退
锥体外系运动障碍	偶有，常出现在晚期	70％以上早期出现
MRI	海马、颞中回萎缩明显	海马、颞中回萎缩不明显
PET	多巴胺功能障碍不明显	严重多巴胺功能障碍

6. 额颞叶痴呆(FTD)　FTD 患者发病较早，一般在 50～60 岁年龄段发病，是早发性痴呆中仅次于 AD 的类型。匹克病(Pick disease)是一种特殊类型的 FTD，表现为额叶和(或)颞叶皮质的明显萎缩，病理发现特征性的匹克包涵体，应注意与早发型 AD 相鉴别。FTD 早期即可出现突出的行为和语言障碍，其行为障碍包括强迫行为、怪异的妄想、性需求亢奋、淡漠、异常的饮食习惯和社交紊乱，患者常见人格改变，可有明显违反伦理、道德的行为。语言障碍表现为迟缓、单调的言语、刻板言语和找词困难等，最后发展为缄默状态。认知功能障碍表现在早期执行功能障碍受损，记忆损害相比 AD 较轻。

如果患者起病年龄在 50 岁左右，行为障碍明显应首先考虑 FTD 的诊断，早发型 AD 如额叶受损明显，也会表现出突出的行为障碍，但 AD 应具有记忆损害为主的特点，如果 MRI 提示患者额叶和颞叶的局限性萎缩，应考虑 FTD 诊断。

7. 麻痹性痴呆　是由梅毒螺旋体侵犯大脑实质所致的痴呆。表现为进行性运动功能减退和认知功能损害，最终出现痴呆和肢体麻痹。患者人格改变、淡漠、情绪不稳、欣快、易激惹和言语夸大等精神症状比较突出。神经系统体征具有多样性，早期出现瞳孔不等大、边缘不规则，约 60％的患者出现阿-罗瞳孔(Argyll - Robertson pupil)，即对光反应消失或减退而调节反应和辐辏反应保存，具有诊断意义。其他神经体征可见震颤、共济失调、感觉障碍以及肢体瘫痪等。根据梅毒感染史，神经系统体征和丰富的精神症状，结合梅毒血清学和脑脊液检查结果可以诊断。

8. 克-雅病(Greutzfeldt - Jakob diease,CJD)　是人类最常见的 Prion 病。病变主要累及大脑皮质、基底节和脊髓，又称皮质-纹状体-脊髓变性。临床较少见，常中年起病，主要表现为进行性痴呆、肌阵挛、锥体束或锥体外系损害症状，80％以上的患者发病后 1 年内死亡。脑电图在疾病的发展期有特征性变化，可见慢波背景上出现周期性爆发放电和三相波。典型病例诊断并无困难，在老年期前出现进展迅速的痴呆，并继之出现肌阵挛，且有特征性脑电图表现，脑脊液神经元特异性烯醇化酶(NSE)和 CSF14 - 3 - 3 蛋白检测阳性，应考虑 CJD 的诊断。

其他应与药物和酒精中毒(病史)、甲状腺功能障碍(血浆 T_3、T_4、TSH)、恶性贫血(血浆维生素 B_{12}、叶酸及血象等)、慢性硬膜下血肿(CT/MRI)、正常颅压脑积水(腰穿、CT/MRI)、脑肿瘤(CT/MRI)和其他变性疾病相鉴别。

五、治疗

(一)治疗原则

AD 的干预模式应包括非药物干预和药物干预。前者包括预防、患者和照料者教育、认知和生活功能康复训练以及综合照顾和护理等方面。药物干预包括躯体疾病治疗和神经精神症状的治疗,后者主要包括促认知药物和精神药物治疗,这是本节讨论的重点。AD 患者使用药物首先应符合老年人使用精神药物的一般原则,选择安全有效的药物。根据目前主流的治疗指南,促认知药物治疗 AD 应遵循以下原则。

(1)推荐尽早给确诊 AD 的患者使用胆碱酯酶抑制剂(ChEIs),按推荐用药方法滴定至能耐受的、说明书推荐的最高剂量。

(2)ChEIs 适用于轻中度 AD 患者,也可用试用于重度 AD 患者;NMDA 受体拮抗剂适用于中重度 AD 患者。

(3)ChEIs 和 NMDA 受体拮抗剂对患者的认知功能、生活功能和 BPSD 均有改善,应作为精神行为症状治疗的首选。

(4)临床可以试用 ChEIs 联合 NMDA 受体拮抗剂治疗,但对合并用药临床效益和药物经济学价值的支持性证据并不充分。

(5)AD 患者使用 ChEIs 和 NMDA 受体拮抗剂能持续获益,如果能耐受推荐长期治疗。

(6)临床上并无确切的治疗期,如果患者的痴呆已属终末期,医生判断继续治疗不能获益,应该停用 ChEIs 和 NMDA 受体拮抗剂。

(二)促认知药物治疗

AD 的临床以对症治疗为主,通常将这类能改善或者延缓患者认知功能恶化的药物称为"促认知药物",种类繁多,各种中药、西药不下几十种,但疗效肯定、有充分循证医学证据支持的促认知药物包括 ChEIs 和 NMDA 受体拮抗剂。虽然目前的药物无法遏制疾病的进展,但能改善患者的认知功能、社会生活功能、精神行为症状和临床总体状况。针对 AD 的病理过程和病因的治疗仍处在研发阶段,预计不久将会上市。表 4-7 列举了已经获得批准上市治疗 AD 的药物。

表 4-7 获得批准治疗 AD 的药物

药物	疾病分期	药物作用机制	潜在的神经保护作用
多奈哌齐*	轻-中-重度	ChEI	可能降低 Aβ 的产生和毒性;调控 AChE 异构体表达;增加 n 受体表达
利斯的明	轻-中度	ChEI 和 BChEI	可能降低 Aβ 的产生和毒性;调控 AChE 异构体表达;增加 n 受体表达
加兰他敏	轻-中度	ChEI(n 受体调控)	可能降低 Aβ 的产生和毒性;调控 AChE 异构体表达;增加 n 受体表达

续表

药物	疾病分期	药物作用机制	潜在的神经保护作用
石杉碱-甲＊＊	中国批准用于轻-中度；在其他国家作为保健品	ChEI	通过增加可溶性 APPα 分泌调控 APP 代谢；抗氧化；抗凋亡；线粒体保护作用
美金刚	中-重度（单用或与 ChEI 合用）	非竞争性电压依赖性 NMDA 受体拮抗剂	降低 Aβ 的毒性；防止 tau 过度磷酸化；降低小胶质细胞介导的炎症反应；促进星形胶质细胞释放神经营养因子

注：＊在美国等国家获得批准用于中-重度 AD 的治疗，中国、欧洲并未获得批准。

＊＊尚无中国以外进行的 RCT 文献发表；最佳治疗剂量不明。

1. 胆碱酯酶抑制剂（ChEIs）　主要作用是抑制胆碱酯酶的活性，提高突触间隙中乙酰胆碱的浓度，研究显示 ChEIs 能改善 AD 患者的认知功能、生活功能、精神行为症状以及临床总体状况。此外 ChEIs 可能还有调节 APP 的代谢、减少 Aβ 的沉积，防止神经元变性的作用，但这些多来自于基础研究，无论以临床指标或生物标记物作为终点的临床试验均未获得有说服力的证据，是否对 AD 患者有临床意义仍待进一步研究。

目前 FDA 批准用于轻-中度 AD 治疗仍在使用的 ChEIs 包括多奈哌齐（donepezil）、利斯的明（rivastigmine）、加兰他敏（galantamine）。其中多奈哌齐还获得批准用于中-重度 AD 的治疗，利斯的明获得批准用于 PDD 的治疗。尽管目前 ChEIs 获得批准的适应证比较局限，但临床上如无禁忌，也常用于如 DLB、PDD 等其他类型痴呆患者的治疗。

多奈哌齐等 ChEIs 对轻-中度 AD 的疗效和安全性已有明确的循证医学证据支持，已经获得欧洲神经科学学会联盟（Federation of European Neuroscience Societies，EFNS）的《AD 的诊断和处理指南》（2010 年）、美国精神科协会（American Psychiatric Association，APA）的《AD 和其他痴呆的治疗指南》（2007 年）、英国国家临床评价委员会（the National Institute for Clinical Excellence，NICE）和中国的《中国痴呆与认知障碍诊治指南》（2010 年）的一致推荐。

ChEIs 适用于轻-中度 AD 患者，也可以试用于中-重度 AD 患者。几种 ChEIs 的总体疗效接近。尽管 ChEIs 治疗对 AD 患者总体有益，但药物能使每个 AD 患者多大程度的获益往往难以预判。疗效受到如患者年龄、是否有家族遗传史、病情严重程度、发病机制、APOE 基因型和药物遗传学特征等多因素影响。临床试验发现 30%～40% 的 AD 患者可从 ChEIs 治疗中等程度获益。由于这类药物的作用机制不完全相同，当某种 ChEIs 无效时换用另一种可能有效。

ChEIs 的不良反应发生率相似，严重程度略有不同，可以根据患者对药物的接受程度以及药物不良反应的特点选择药物。多奈哌齐最常见的不良反应是腹泻、肌肉痉挛、乏力、恶心、呕吐和失眠。其他常见的不良反应包括头痛、疼痛、肠道功能紊乱和头晕等。晕厥、心动过缓和少见的窦房传导阻滞、房室传导阻滞和癫痫也有报道。另外还有包括幻觉、易激惹和攻击行为等精神紊乱的报道。几乎没有报道过肝炎等肝功能损害。多数不良反应是短暂、轻微和一过性的,不需停药可以逐渐耐受,部分患者可能因不良反应减量或停止治疗。患者的年龄越大,对药物的耐受性越差,起始剂量应小,应缓慢加量。

药物的不良反应主要与胆碱能激活有关,并与剂量正相关。与早晚餐同服可以增加药物的吸收并减少胃肠道不良反应,需要根据患者的实际情况调整剂量和用药间隔。利斯的明具有较强的丁酰胆碱酯酶抑制作用,其口服胶囊剂型的胃肠道反应较明显,目前国外已上市透皮贴剂,由于不经胃肠道吸收,经皮肤吸收具有一定的缓释作用,因此与相当剂量的胶囊制剂相比不良反应轻而疗效相当。

ChEIs 药物的禁忌证为严重高血压、病态窦房结综合征、心动过缓或传导阻滞、心功能不全、哮喘、癫痫、消化道溃疡等疾病,ChEIs 不应与非甾体类抗炎药同时服用。药物过量可能引起胆碱能危象,表现为严重的恶心、呕吐、流涎、出汗、心动过缓、低血压、呼吸抑制、惊厥等。具体药物如下述。

(1) 他克林(tactine,四氢氨基吖啶):为第一个临床有效的 ChEI,1993 年获美国 FDA 批准上市。因药物半衰期短,应用不方便和严重的肝功能损害已经退市。目前国内正进行琥珀酸八氢氨基吖啶的临床试验。

(2) 多奈哌齐(donepezil):原研药商品名安理申(aricept),于 1997 年上市。它能选择性地抑制胆碱酯酶活性,使脑内乙酰胆碱量增加,本品效果更强、选择性更高,且无肝毒性。每日 1 次用药,使用方便。不良反应主要发生于消化系统,常见的有恶心、腹泻、疲劳和肌肉痉挛,这些作用较轻、短暂并在继续治疗中消失。多奈哌齐的治疗剂量范围是 5～10 mg,可从 5 mg,每日 1 次起始,如能耐受 4 周后可加至 10 mg,每日 1 次维持治疗,对于高龄或胃肠道反应明显的患者也可从 2.5 mg,每日 1 次起始,较低的起始剂量,缓慢的滴定有助于减轻药物的不良反应。

(3) 加兰他敏(galanthamine):商品名为力益临,本品具有 AChE 抑制和烟碱样受体激活的作用,曾用于外周神经疾病的治疗,后开发用于治疗轻-中度 AD。初步研究显示疗效与他克林相似,但没有肝毒性。对神经元中的 AChE 有高度选择性,对 AchE 的抑制能力比丁酰胆碱酯酶的能力强 50 倍。在治疗开始的 2～3 周,患者有恶心、呕吐及腹泻等不良反应,以后即消失,加兰他敏的治疗剂量范围为 16～24 mg,可由 4 mg,每日 2 次起始,逐渐加至 8 mg,每日 2 次,推荐最大治疗量为 12 mg,每日 2 次,缓慢加量有助于减少不良反应的发生。

(4) 利斯的明(rivastigmine):利斯的明的治疗剂量范围是 6～12 mg,推荐 1.5 mg,每日 2 次起始,逐渐加至 3 mg,每日 2 次;4.5 mg,每日 2 次,最大剂量为 6 mg,每日 2 次,视患者情况加量间隔可在 1～4 周间调整,加量慢时不良反应更轻、容易耐受。

(5) 石杉碱-甲(huperzine A):商品名有哈伯因、双益平。为石杉科植物千层塔提取的生物碱。尽管国内有多项研究提示石杉碱-甲对 AD 患者具有较好的疗效和安全性,但是 Cochrane 系统综述的结论认为目前石杉碱-甲治疗 AD 的临床试验本身的质量不高,故尚不能得出对 AD 肯定有效的结论,目前不作推荐。但中国国家食品药品监督管理局(SFDA)批准用于 AD 等痴呆的治疗,国内比较常用,石杉碱-甲 0.05～0.2 mg,每日 2 次。

2. NMDA 受体拮抗剂　谷氨酸是中枢神经系统中含量最高的兴奋性神经递质,与神经可塑性密切相关,是学习和记忆形成的重要物质基础。如果出现 NMDA 受体过度激活等病理表现,将导致 Ca^{2+} 不受控制地内流,造成信号传导障碍和神经元损伤,这与 AD 的病理过程有关,也是美金刚(mamentine)治疗 AD 的主要靶点。美金刚是一种轻至中度亲和力、非竞争性 NMDA 受体拮抗剂,能阻断过度激活的 NMDA 受体,降低 Ca^{2+} 过度内流引起的突触异常信号和神经元细胞损伤。FDA 2003 年批准盐酸美金刚用于治疗中-重度 AD 患者,2006 年在中国上市。

多项临床试验以及荟萃分析均证实美金刚能改善患者的认知功能、生活功能和精神行为症状和临床总体印象。系统综述的结果认为美金刚用于中-重度 AD 患者,在用药 6 个月后对认知功能和生活功能具有临床意义的改善,但总体而言改善较轻微。有研究提示美金刚治疗的患者独立性更高,平均能每日缩短 1.5 小时的照料时间、降低照料者负担。有部分文献提示美金刚对轻度 AD 患者有效,但目前未获 FDA 批准或指南推荐。

美金刚治疗中-重度 AD 的疗效和安全性已有明确的循证医学证据支持,故也获得 EFNE、APA 等多个治疗指南的推荐,中国治疗指南明确对中-重度 AD 的患者可以选用美金刚或者美金刚与多奈哌齐等 ChEIs 联合治疗。美金刚与 ChEIs 治疗痴呆的机制不同,如果合用那么疗效很可能优于单用,合用时成本明显增加,如果疗效改善不明显,从药物经济学角度来看不值得推荐。

美金刚用于中-重度 AD 的治疗,推荐单用或与 ChEIs 联合用药。美金刚口服给药,一般起始剂量为 5 mg,每日 1 次,每周增加 5 mg,最大剂量可至 10 mg,每日 2 次。每日 1 次给药 20 mg 和本来推荐的 2 次服药同样有效且更为方便,可以试用。

美金刚的安全性较好,耐受性佳,用药过程中不良反应的发生率低,接近安慰剂,不良反应通常为轻度至中度,一般无需停药会自行消失。本品常见的不良反应(发生率低于 2%)有幻觉、意识模糊、头晕、头痛和疲倦等。少见的不良反应(发生率为 0.1%～1%)有焦虑、肌张力增高、呕吐、膀胱炎和性欲增加等。有用药后癫痫发作的报道,这多发生在有癫痫病史的患者中,故应慎用于癫痫患者。美金刚用于躯体情况较差的高龄 AD 患者的安全性也较好。部分患者服用美金刚后可能出现激越,肾功能不全的患者应慎用。

3. 其他药物　除上述药物以外,其他临床用于 AD 等痴呆治疗的药物众多,如吡咯烷酮衍生物、麦角碱类、钙离子拮抗剂、抗氧化剂、雌激素替代等,这些药物对 AD 认知功能改善的疗效不确切,严格来说不应归为促认知药物。虽循证医学证据不足,因临床常用,故简单介绍如下。

(1) 吡咯烷酮衍生物:这类药物的作用机制可能是:增强神经传递;调节离子流、增加钙、钠内流、减少钾外流;影响载体介导的离子转运。常用的是吡拉西坦(piracetam)即脑复康,奥拉西坦(oxiracetam)、阿尼西坦(aniracetam)、萘非西坦(nefiracetam)等。不良反应较少,可有焦虑不安、皮肤瘙痒、皮疹、恶心、胃痛等,停药后可自行消退。少数患者出现精神兴奋和睡眠异常时应减量。

(2) 麦角碱类:如海得琴(hydergin,二氢麦角碱,喜得镇)和尼麦角林(nimergolin,麦角溴烟酯,脑通),这类药物能直接作用于 DA 和 5 - HT 受体,降低脑血管阻力,增加脑血流量及脑对氧的利用率;并有增强突触前神经末梢释放递质与突触后膜受体的刺激作用,有改善脑细胞代谢、突触传递功能和认知功能的作用,可能对 AD 等痴呆有治疗作用,目前认为这些临床试验的质量不高,并不能得出对 AD 肯定有效的结论。目前多数的指南并不推荐这些药物用于 AD 的治疗,中国的《中国痴呆与认知障碍诊治指南》(2010 年)指出对于轻-中度的 AD 患者可以选用尼麦角林、吡拉西坦等药物作为 ChEIs 和 NMDA 受体拮抗剂的协同药物,可能对 AD 的治疗有益(专家共识)。

(3) 钙离子拮抗剂:尼莫地平使细胞内钙离子浓度降低,可选择性扩张脑血管,对抗脑血管痉挛,增加脑血流量;并能抑制和解除由血管活性物质如 NE、5 - HT 和前列腺素(PG)等引起的血管收缩,对改善患者脑部血供有一定的作用,对 AD 的认知功能的疗效不确切。

(4) 非甾体抗炎药(NSAID):有报道阿司匹林、布洛芬、吲哚美辛等非甾体类抗炎药能抑制 SP 中小胶质细胞激活,减轻 AD 的炎症反应,对延缓 AD 的发展有一定的作用,流行病学研究曾获得一些支持性证据,但临床对照试验(RCT)未能证实这类药物对 AD 有效,目前不推荐用于 AD 临床治疗,但如有指征可用于 AD 患者血小板解聚等治疗,注意可能导致的胃肠道不适和出血等不良反应。

(5) 雌激素:曾有报道老年绝经后妇女使用雌激素替代疗法(ERT)可明显延缓 AD 的发生,但目前 RCT 未能证实,且可能增加女性患肿瘤的机会,目前不推荐用于 AD 的治疗。

(6) 抗氧化剂:氧化应激可能是 AD 发病机制中重要的一环,曾推荐包括单胺氧化酶抑制剂(如司来吉林)、维生素 E、维生素 C、辅酶 Q 等预防或治疗 AD。目前的临床试验结果显示维生素 E 并无治疗或预防 AD 的作用,甚至长期应用还会有心血管风险。对司来吉林、银杏制剂治疗 AD 的评价大体与维生素 E 相似,主流的治疗指南不再推荐将维生素 E 等抗氧化剂用于 AD 的治疗。

(7) 中药:有研究认为中药含有多种有效成分,有可能同时发挥多种作用靶点、符合 AD 多因素、多种病理机制的特点。对 AD 可能有治疗作用的中药主要包括银杏叶提取物和鼠尾草提取物。但银杏叶提取物对 MCI 转化成 AD 并无确切的预防作用,对 AD 患者的认知功能、生活功能、精神行为症状的改善缺乏一致性结论。中药治疗 AD 已有一些可喜的尝试,但因现有的试验设计缺乏诊断标准、疗效评价指标等方面的一致性,中药治疗 AD 尚缺乏足够的循证医学证据。

4. 疾病修饰治疗和神经保护剂　目前用于治疗 AD 的手段多为对症治疗,疾病修饰治疗(disease - modifying treatment,DMD)应该是未来的治疗方式,相对于对症治疗可以理解 DMD 是一种对因治疗,近年来重点研发的药物有抑制 Aβ 沉积的疫苗、β 分泌酶和 γ 分泌酶的抑制剂、抑制 tau 过度磷酸化或作用于线粒体的制剂,均处在临床试验阶段,近几年有个别产品可能上市,如获得成功对 AD 的治疗将具有里程碑式的意义。可能具有神经保护机制的药物或保健品种类繁多,如常用的银杏制剂、抗氧化剂、他汀类降脂药、脑血管病治疗药物和脑代谢改善药等。但目前循证医学证据提示这些药物对 AD 的病情进展以及认知功能的疗效不肯定。

（三）精神行为症状治疗

90％以上的 AD 患者存在轻重不一的精神行为症状（BPSD），突出的精神病性症状如幻觉、妄想和激越攻击行为，一般应首选非药物干预和促认知药物治疗，只有症状严重时给予抗精神病药等精神药物治疗，主要措施包括：

1. **非药物干预** 应首选但常被忽视。BPSD 的非药物干预措施是多方面的，有经验的照料者适当的护理非常重要，如提供安静舒适的环境、及时解除对患者的约束，如病情允许及时移除各种导管、面罩、监护设备等可能给患者带来不适的物品，以缓解患者的紧张、焦虑和激越，其他包括适当外出散步、放松、聆听音乐等娱乐活动等。家庭成员和照料者的悉心照料和安慰有助于症状的缓解，应注意避免与患者直接对抗激发进一步的冲动攻击行为。对于有伤害行为的患者，应及时进行风险评估，必要时给予药物治疗或收住专业机构。

2. **药物治疗** 总体而言 ChEIs 和 NMDA 受体拮抗剂这些促认知药物对患者的 BPSD 有效，但改善程度多数有限。对于具有危险性、严重的 BPSD 或者病情紧急时需使用精神药物，如抗精神病药、抗抑郁药及苯二氮䓬类等其他药物治疗，这类药物尤其是抗精神病药的不良反应比较突出，下面主要介绍促认知药物和精神药物对 BPSD 的疗效和安全性。

（1）促认知药物：BPSD 的药物治疗应首选促认知药物治疗，如前文所述，ChEIs 和 NMDA 拮抗剂对 AD 患者的精神行为症状均有效，能获得中等程度的改善。同时需要注意，用于亟待控制症状或严重 BPSD 患者的临床疗效恐怕难以令人满意。尽管如此，作为 AD 的基础治疗手段，对 BPSD 较轻的患者仍可考虑单药治疗，长期用药的安全性优于抗精神病药等精神药物。而对严重急性激越/攻击等危险行为患者的治疗推荐在促认知药物的基础上使用抗精神病药。

（2）抗精神病药物：需注意目前并无抗精神病药获得批准用于 BPSD 的治疗，抗精神病药物本身的不良反应多见，用于老年患者更为突出，加之抗精神病药与痴呆患者的心脑血管事件和死亡率增高相关，故应特别关注药物的安全性。

1）用药原则：① 采取非药物干预措施或促认知药物治疗失败再考虑使用，首选非典型抗精神病药。② 遵循老年人用药的一般原则，充分考虑老年人生理或病理状态，注意药物的安全性。③ 小剂量起始，缓慢加量，可以从成人推荐起始剂量的 1/3～1/2，缓慢加至最低有效剂量，尽量避免合并用药。④ 定期进行疗效评估和不良反应监测，适时降低药物剂量或停药。⑤ 注意个体化用药。

2）抗精神病药的不良反应：

A. 一般不良反应：对于痴呆患者安全性的问题近年来倍受争议，抗精神病药引起的不良反应较为常见，如常见的镇静、锥体外系症状（EPS）、跌倒，长期用药引起代谢方面的不良反应；药物的抗胆碱能不良反应，如头晕、意识模糊等，神经系统以外的表现可以有视物模糊、低血压、心动过速、传导阻滞、口干、便秘和尿潴留等；较大剂量的抗精神病药还会明显损害认知功能。由于痴呆患者多为老年人，使用这类药物更易出现不良反应，也常更为严重。

如果老年患者用药过程中出现明显的不良反应，首先应考虑减量或者停药。需要特别指出，如果患者用药后出现明显的 EPS，提示这种药物对 D_2 受体的阻断作用过强，剂量已经偏大,为改善 EPS 应首先减少药物剂量,如减药后仍有明显的 EPS、患者不能耐受应考虑换药或停药。严控加用安坦、东莨菪碱等抗胆碱能药物,也不需要预防性应用这些药物。其中原因非常明确,AD 等痴呆患者本身存在胆碱能功能不足,再使用抗胆碱能药物可谓是雪上加霜,将明显加剧患者的认知损害,诱发意识障碍或谵妄,导致患者精神行为症状加剧。EPS 等用药后短期内出现的不良反应容易引起医生和照料者的重视,及时调整药物种类或者减量常能有所改善。

B. 死亡率增加:抗精神病药物用于 BPSD 治疗的风险包括死亡率的增加,荟萃分析显示在 17 项使用抗精神病药治疗 BPSD 的安慰剂对照临床试验中,药物组患者的平均死亡率高于安慰剂组 1.6～1.7 倍,其中的 15 项研究药物组患者的死亡率高于安慰剂组,死因主要心脏原因(如心力衰竭和猝死)和感染(主要是肺炎)。

Schneider 等发表的另一项包括 15 项研究的荟萃分析提示,就每一项研究来看,非典型抗精神病药组和安慰剂组患者的死亡率差异均无统计学意义,但进入荟萃分析后的数据汇总显示药物组患者的死亡率稍高于安慰剂组(相对危险度为 1.54,95% 可信区间为 1.06～2.23;$P=0.02$),绝对的死亡率增加约为 1%,提示药物有增加痴呆患者死亡率的风险,这和上述荟萃分析的结论相似。另外作者指出从报告的非典型抗精神病药在治疗 8～12 周平均病死率为 4%～5%(可信区间的上限)来推测,那么药物连续治疗 1 年患者的死亡率将高至 25%,这与实际临床发现并不相符。故目前认为在用药初期死亡的风险最高,而治疗 3 个月后至 12 个月风险逐渐下降。

Ballard 等 2009 年发表在 Lancet Neurol 的一项研究,将服用抗精神病药(包括主要服用利培酮、氟哌啶醇以及少数服用氯丙嗪、硫利达嗪和三氟拉嗪)的 AD 患者随机分为 2 组,其中一组患者继续使用原抗精神病药治疗,对照组撤药并服用安慰剂,观察 12 个月后 Kaplan‐Meier 生存分析显示继续服用药物组患者的死亡率高于对照组($P=0.03$),而且延长观察期至 24 个月和 36 个月均发现药物组的死亡率高于对照组。这项研究提示停用抗精神病药能降低 AD 患者的死亡率。

抗精神病药物引起死亡率增加的机制不明,原因比较复杂,FDA 要求所有的非典型抗精神病药在说明书上注明"药物可能引起痴呆患者死亡率增加",希望以此警示处方医生或病家。故临床工作中应将这种风险告知病家,做到充分知情同意。治疗过程中应严密监测或评估药物的安全性和疗效,及时减药或停药。

C. 心脑血管事件:近年较受关注的另一个热点就是抗精神病药增加痴呆患者心脑血管事件(CVAEs)的风险,有报道非典型抗精神病药如利培酮和奥氮平会增加痴呆患者的 CVAEs 风险,对此 FDA 也曾发出警示。目前的资料显示这些药物长期应用与肥胖、脂代谢异常、代谢综合征和糖尿病相关,但这类药物短期应用导致痴呆患者 CVAEs 风险机制不明,有文献提示可能与药物引起的镇静、EPS、血管内皮损伤等因素有关,目前研究提示原因比较复杂,除药物的直接作用之外可能还与心脑血管病危险因素的控制不佳有关,有研究发现利培酮、喹硫平和奥氮平等几种药物的 CVAEs 风险相似。

Finkel 等 2005 年发表了一项研究,共纳入 18 987 例痴呆患者,服用的药物包括利培酮、喹硫平、奥氮平、齐拉西酮（因病例数过少未单独分析，将资料并入非典型抗精神病药组）、氟哌啶醇和苯二氮䓬类药物，以服药 3 个月内因 CVAE 导致患者紧急住院率作为主要评价指标，结果显示苯二氮䓬类药物和氟哌啶醇导致痴呆患者 CVAEs 的风险高于非典型抗精神病药，而几种非典型药物之间略有差异。

抗精神病药物如何或多少程度上增加痴呆患者 CVAEs 的风险，有待进一步前瞻性研究。目前文献提示长期使用这些药物，或用于已有心脑血管疾病及其危险因素的痴呆患者具有一定风险。出于安全和伦理学的考虑，无法进行高龄痴呆患者抗精神病药物治疗方面的长程研究，因此目前所知有限。

除上述提及的风险以外，使用抗精神病治疗 BPSD 的其他风险，包括认知功能下降、跌倒、意外伤害等。本节主要讨论非典型抗精神病药，实际的临床工作中也会使用传统的抗精神病药，如氟哌啶醇等。仅就药物的安全性和耐受性而言，目前常用的非典型抗精神病药（氯氮平除外）优于传统抗精神病药物，研究提示传统药物治疗 BPSD 引起患者死亡的风险可能更高，尤其是高剂量用药风险更大，值得临床医生关注。传统的抗精神病药物临床上有更多的不良反应，用于痴呆患者风险高于非典型抗精神病药物。低效价的传统抗精神病药如氯丙嗪等镇静作用强、心血管不良反应重、抗胆碱能作用强；高效价的药物如奋乃静、氟哌啶醇等药物 EPS 风险高。有研究显示如果综合考虑，传统药物导致痴呆患者不良事件和意外死亡的风险更高。

目前主流的治疗指南也将非典型抗精神病药列入 BPSD 治疗之中，如常用喹硫平（12.5 mg，每日 2 次，可用至 100～300 mg/d）、利培酮（0.5 mg，每日 1 次，可用至 1～3 mg/d）和奥氮平（2.5 mg，每日 1 次，可用至 5～10 mg/d）。非典型抗精神病药的锥体外系不良反应少。应使用最低的有效剂量，注意个体化给药，待患者的精神症状和行为紊乱缓解后及时减量或停药，用药过程中密切观察患者对药物的反应。氯氮平具有多受体作用特点，镇静作用、抗胆碱能作用强，不良反应多，且可能出现致命性的粒细胞缺乏等严重不良反应，慎用于BPSD 的治疗。

（3）抗抑郁药物：传统药物如三环类抗抑郁药（TCAs）不良反应突出，故不推荐用于老年患者。目前临床使用较普遍的是新型抗抑郁药，如 5-羟色胺再摄取抑制剂（SSRIs）等，这类药物用于老年人的安全性和耐受性都明显优于 TCAs，不良反应一般较轻可逐渐耐受。

抑郁症状会加剧 AD 患者认知功能缺损和生活能力下降，故临床上应对抑郁症状明显的 AD 患者进行抗抑郁治疗，应选择合适的药物，如抗焦虑作用明确、不良反应轻、药物相互作用少的新型药物（如舍曲林、西酞普兰和艾司西酞普兰等），如能耐受应给予充足的剂量和疗程，剂量不足否则易导致治疗失败，足疗程也是抗抑郁治疗的要点，抗抑郁药物起效一般需要 2～4 周，充分发挥疗效常需 4～6 周，不能坚持治疗反复换药也常导致治疗失败。

应重视药物可能的不良反应和相互作用，对抑郁不明确或症状轻微的 AD 患者不宜用抗抑郁药，否则可能加剧患者的烦躁、激越和失眠等表现并增加医疗成本。抗抑郁药治疗除对痴呆的抑郁、焦虑症状改善比较明显以外，对 BPSD 的其他症状的改善并不肯定，有时临床使用较强镇静作用的新型抗抑郁药如曲唑酮改善痴呆患者的睡眠和夜间行为紊乱。

（4）其他精神药物：苯二氮䓬类一般用于抗焦虑或镇静催眠治疗，有时也用于治疗 BPSD。目前关于苯二氮䓬类药物治疗 BPSD 的研究较少，肌注罗拉西泮可能对患者的激越/攻击行为有效，也可试用口服剂型。

用于睡眠障碍的治疗时，应使用中短效的药物，如阿普唑仑、艾司唑仑和罗拉西泮等，可以避免次日的倦睡；应小剂量起始，比如以半片剂量起始，根据情况调整剂量；应短期应用，避免药物逐渐耐受或长期用药的不良反应。AD 患者应慎用氯硝西泮等长效、强效的苯二氮䓬类药物。目前速效的催眠药物如唑吡坦、佐匹克隆和扎来普隆等临床也有应用，需特别提醒患者或其照料者这类药物应严格在睡前服用，服药后应卧床休息，用药后短时间内下床活动很容易跌倒。其他有镇静作用的抗抑郁药如曲唑酮、米氮平也可以用于患者的睡眠障碍，对伴有焦虑抑郁的患者疗效更好。抗精神病药多数具有较强的镇静作用，考虑用药风险，不推荐用于 AD 睡眠障碍的治疗。

应注意苯二氮䓬类药物的不良反应，尤其是中长效药物如氯硝西泮对 AD 患者的觉醒状态和认知功能有负面影响，肌肉松弛作用可致跌倒，速效的苯二氮䓬类药物如咪达唑仑可能会诱发谵妄或损害记忆。

心境稳定剂如卡马西平和丙戊酸可能对痴呆患者的行为紊乱有效，目前研究资料有限，缺乏足够的循证医学证据支持，药物的安全性无法得到保证，目前故不推荐用于 AD 患者的 BPSD 治疗。

综上所述，目前药物治疗 BPSD 的疗效和安全性均不尽如人意，应首选使用 ChEI 和美金刚等促认知药物，这些药物对 BPSD 有轻度或中度的改善。对于症状严重的患者必要时使用精神药物如非典型抗精神病药，应做好知情告知，根据药物作用机制和不良反应特点选择药物，并应高度关注这类药物的安全性以及用药的风险/效益比，根据疗效和安全性及时调整药物剂量，尽早减量或者停用。应发展多模式的干预措施和治疗护理体系，以满足目前 BPSD 治疗的迫切需求。

【附1】目前常用于 AD 诊断的标准

主要有 3 种：① 1990 年世界卫生组织提出的疾病的国际分类第十版（ICD - 10）。② 美国精神病学会的精神障碍诊断和统计手册（DSM - Ⅳ，1994）。③ 美国神经病学、语言障碍和卒中-老年性痴呆及相关疾病学会工作小组标准（NINCDS - ADRDA，1984）。国内的诊断标准（CCMD - 3）和 ICD - 10、DSM - Ⅳ 内容相似。临床使用 DSM - Ⅳ 更实用，如果作为科研用那么 NINCDS - ADRDA 的标准更佳，在 2007 年 NINCDS - ADRDA 又提出新的 AD 研究用标准，并未推广至临床故不列举。

（1）AD 的临床诊断标准（NINCDS - ADRDA，1984 年）：

1）很可能（probable）AD 的临床诊断标准：

- 临床检查确认痴呆，并有神经心理测验确定。
- 两种或两种以上认知功能障碍。
- 进行性加重的记忆力和其他认知功能障碍。
- 无意识障碍。

- 发病于 40～90 岁,大部分在 65 岁以后起病。
- 进行性记忆力和其他认知功能障碍不能用系统性疾病或其他脑部疾病来解释。

2）支持很可能 AD 临床诊断的情况:

- 特殊的认知功能障碍进行性加重(如失语、失用和失认)。
- 日常生活能力受损和行为方式改变。
- 类似疾病的家族史,特别是已经神经病理证实。
- 实验室检查:腰穿常规检查正常;EEG 正常或非特异性改变如慢波活动增加,有脑萎缩证据,随访检查时有进行性加重。

3）排除其他原因的痴呆后,很可能 AD 的其他临床特征:

- 疾病进行性加重的过程出现稳定时期(平台期)。
- 可伴有抑郁、失眠、(尿、便)失禁、妄想、错觉、幻觉、戏剧性言语、情感或行为失控、性功能障碍和体重减轻等症状。
- 某些患者可有神经系统体征,尤其在疾病后期,运动方面如肌张力增高,肌阵挛或步态障碍。
- 晚期可有癫痫发作。
- CT 正常。

4）不支持 AD 临床诊断的临床特征:

- 突然的卒中样起病。
- 早期出现局灶性神经系统体征,如偏瘫、感觉丧失、视野缺损、共济失调。
- 21 号染色体呈三联体。
- 合并其他疾病,如帕金森病。

(2) DSM -Ⅳ:见表 4 - 8。

表 4 - 8　AD 的诊断标准(1994 年)

A. 具有以下多方面的进行性认知功能损害的临床表现:
1. 记忆损害(学习新知识或回忆既往掌握的知识能力受损)
2. 至少存在以下 1 项认知功能损害:
失语(言语障碍)
失用(运动功能正常,但不能执行有目的的活动)
失认(感觉功能正常,但不能识别或区分感知对象)
执行功能障碍(如:计划、组织、推理和抽象思维能力)
B. A1 和 A2 项的认知功能缺损导致明显的社会或职业功能损害,并明显低于病前水平
C. 缓慢起病,认知功能进行性下降
D. 排除其他中枢神经系统疾病、躯体疾病和药物滥用所致的痴呆
E. 认知功能损害不是发生在谵妄期
F. 认知功能障碍不能用其他轴Ⅰ的精神障碍(如抑郁症和精神分裂症)解释

【附2】常用量表

1. 简易智力状态试验（MMSE）　总分30分，评分标准为：文盲≤17，小学≤20，中学及以上文化≤24提示存在认知功能损害。MMSE为国际推荐的痴呆筛查量表，其操作简单易行，常用于AD的筛查和流行病学调查，对痴呆诊断的敏感性达92.5%，特异性为79.1%。类似的量表还有长谷川痴呆量表（HDS）、Blessd常识-记忆-注意测验（BIMCT）、认知能力筛选试验（CCSE）等。

2. AD评定量表认知分量表（ADAS-cog）　用于评估AD患者的语言、记忆和其他认知功能的量表。该量表还有非认知部分，用于评估患者的非认知症状，如激越、抑郁和精神病性症状等。以认知部分的应用较多，除辅助诊断以外，还用于AD药物的疗效评价，一般适用于轻、中度患者。

3. 画钟测验（clock drawing test，CDT）　是常用的视空间觉和视构造觉缺损筛查工具，对顶叶和额叶的损害较为敏感，可用于痴呆的筛查，对于老年人认知功能缺损很敏感，可以用于观察疾病的演变。特点是简单易行，尤其适用于教育程度较低的患者。

4. 哈金斯基缺血指数量表（Hachinski ischemic score，HIS）　是VD的检查量表，在痴呆确诊后也常用作VD和AD鉴别诊断，评分≤4分考虑AD，评分≥7分考虑VD。HIS具有简单方便，鉴别VD和AD的敏感性和特异性高的特点。

5. 日常生活活动（ADL）量表　总分64分，评分标准为：≤16分为正常，16分＜总分≤19分为轻度异常，19分＜总分≤22分为中度异常，总分＞22分为重度异常。该量表主要用于评定患者的日常生活活动。

6. 功能活动调查表（FAQ）　总分20分，评分标准为：总分＞5分或2个单项及以上功能丧失（2分）或1个单项功能丧失同有2个单项以上功能缺损（1分）为异常。FAQ用于评定患者的社会功能活动能力，常在门诊或社区中应用。

7. 临床痴呆评定量表（CDR）　是目前常用的对痴呆严重程度进行评定的量表。根据记忆力、定向力、判断及解决问题能力、社会活动能力、家庭生活及业余爱好、个人自理能力等六个方面进行综合评定。评定标准为：CDR=0为无痴呆，CDR=0.5为可疑痴呆，CDR=1为轻度痴呆，CDR=2为中度痴呆，CDR=3为重度痴呆。

8. 常用的BPSD量表

（1）Cornell痴呆抑郁评定量表（简称Cornell量表）：共有19个条目。5个分量表，分别为情绪相关的症状、行为紊乱、躯体症状、节律功能和观念紊乱。0~2分的3级评分，主要用于评定痴呆患者的抑郁症状。

（2）AD病理行为量表（简称BEHAVE-AD）：主要用于评定痴呆的行为和精神症状，共有25个条目。7个分量表，内容包括幻觉、妄想、行为紊乱、攻击行为、日夜节律紊乱等。0~3分的4级评分。

（3）神经精神症状问卷（neuropsychiatric inventory，NPI）：分为12个因子，基本涵盖常见的BPSD症状，常用于药物疗效评定。

（李冠军　陈美娟）

第三节　血管性痴呆

一、概述

血管性痴呆(vascular dementia,VaD),是指由于脑血管病变引起的痴呆,是除 AD 以外最常见的痴呆类型,约占痴呆的 25%。多数的流行病学资料报道 AD 的患病率是 VaD 的 1.5～2 倍,VaD 男性高于女性。55 岁以上人群中 VaD 的患病率为 1.6%～3.6%。精神科曾沿用"动脉硬化精神病"这个古老的概念,20 世纪 70 年代中期使用的多发梗死性痴呆(MID),目前认为这些概念所描述的仅仅是 VaD 的个别类型。依据损害的部位、性质不同 VaD 的临床表现各异。曾使用 VaD 是"由于缺血性或出血性脑血管疾病及缺血-低氧性脑损伤所致,并以智能损害为特征的一种复合性障碍"这个定义,比较简明实用。VaD 的发病率和患病率与卒中相平行,随年龄增加,VaD 的患病率明显增高,近年来 VaD 发病率有上升趋势。高血压、糖尿病、动脉粥样硬化、高胆固醇血症、心律失常和吸烟等脑血管病危险因素以及引起的脑灌注不足的心、脑血管疾病是 VaD 的危险因素。

和 MCI 与 AD 的关系相似,对 VaD 的认识也不仅仅局限在痴呆期,Hachinski & Bowler(1993 年)曾建议将 VaD 改为血管性认知损害(vascular cognitive impairment,VCI),概括了由缺血性脑血管疾病所致的全部类型和各种程度的认知受损,即从早期认知损害直至痴呆阶段。Martinez-Lage & Hachinski(2001 年)试图将 VCI 取代 VaD 的概念并引发讨论。但对这个概念也有不同的认识,目前临床医生可能更易接受将由脑血管病所引起的认知损害尚未达痴呆阶段作为 VCI,如果达到痴呆的诊断标准那就诊断 VaD,以避免纠缠概念。

基于 VaD 复杂的病因和临床表现,如果将其作为一组综合征更为合适,它反映了① 血管性病因(脑血管疾病与血管性危险因素)。② 脑内改变(梗塞、白质损害、萎缩)。③ 主体因素(年龄、教育)以及④ 认知功能之间的复杂相互作用。

二、病因和发病机制

VaD 的病因是各种脑血管病变引起的脑组织血液供应障碍,导致神经细胞的坏死,其中以缺血性脑损害表现为多见。包括:多发性梗死、关键部位(如丘脑、海马、角回和额叶底面等与认知功能关系密切的部位)梗死、分水岭区梗死、腔隙状态、脑的低灌注、脑出血、蛛网膜下隙出血和淀粉样血管病变等。

(一) 依据脑血管病的性质分型

1. 脑血栓形成　包括动脉粥样硬化性,血管炎性等原因引起的动脉管腔狭窄或血栓形成,导致脑的动脉血流中断引起血供区的梗塞和组织坏死、神经功能丧失,是最常见的卒中类型。

2. 栓塞　由循环系统内部(如心脏、动脉粥样硬化斑块脱落),全身其他部位的非血液成分(如空气、脂肪和羊水)进入脑血管引起阻塞。栓塞约占所有卒中的 1/3。

3. 腔隙灶(lacunar)　小的卒中常无明显临床症状,由于弥漫性脑内小动脉硬化引起的颅内小梗死灶,和弥漫性脑组织缺氧、缺血所产生的白质脑病。约占卒中的1/5。

4. 出血性　由于脑实质出血引起的神经损害,主要原因是高血压伴脑内小动脉病变,当血压骤升造成血管破裂出血,其他的原因还有脑血管畸形破裂、淀粉样血管病、出血性疾病以及抗凝药治疗的并发症等原因。

(二) 依据脑血管病变的部位及受累血管的直径大小分型

皮质性损害和皮质下损害;大血管病变和小血管病变(动脉血管直径<1 mm)。

1. 大血管病变　主要包括动脉粥样硬化斑块形成,斑块直接堵塞血流或血栓形成引起的血管闭塞,或者心血管系统或其他部位的栓子脱落引起栓塞,表现为血管支配区的缺血性改变或继发的出血性病变,由此损害认知功能。

2. 小血管病变　Binswanger病可能是高血压所致的小动脉硬化,并引起脑白质灌注减少,从而形成脑室旁的缺血性损害,故也称为皮质下动脉硬化性脑病。病理上可见脑部动脉和小动脉硬化,深部白质内有小的坏死灶伴弥漫性脱髓鞘改变,丘脑和基底节也有小的梗死灶。

目前影像学的研究发现老年人脑血管病损十分常见,但是否导致痴呆及其严重程度一般取决于:① 病灶的部位和性质,如优势半球损害易出现痴呆,皮质和皮质下损害痴呆表现不同,关键部位的小梗死可能导致明显痴呆。② 损害的数量和容积,如一个大的病灶或几个较小病灶的容积超过50～100 mm³ 易出现痴呆。③ 脑血管性疾病是否伴发 AD 或其他变性病损。

三、临床表现

VaD 患者除具有痴呆的基本表现以外,多见相应脑血管病变的表现和脑血管病的危险因素。根据血管性病变的类型、部位和病程等不同其临床表现差异较大,起病缓急不一。典型多发性梗死性痴呆病例具有波动性、有阶梯样恶化的临床特点;Binswanger 病可以表现为与 AD 类似的缓慢进展的病程,临床上多数患者缺乏急性卒中事件;关键部位梗死性痴呆的临床表现取决于梗死部位。

尽管引起痴呆的病因不同而呈现多种脑功能受损的临床表现,且在不同时期症状特点相异,但仍有以下特点:早期 VaD 患者常有头晕、头痛、失眠、乏力和耳鸣等躯体不适等非特异性症状,患者注意力不集中、易激惹、情感脆弱,抑郁症状多见,部分患者在起病之初表现类似神经症,此时认知功能受损较轻微,易被上述症状掩盖。轻度 VaD 患者的认知功能损害为"局灶性",通常记忆和语言功能损害轻于 AD 患者,执行功能损害可以比较突出,此时生活功能保持尚可。随着病情的加重认知功能损害加剧,局灶性特点也不再明显,情绪不稳更为突出,抑郁多见,易激惹明显,部分患者可表现明显的 BPSD。

(一) 痴呆综合征

本症与 AD 的临床表现相似,患者表现为认知障碍、生活功能损害和精神行为症状等。依据脑血管病损的部位,认知功能损害也有其特点。

1. 皮质性 VaD　皮质性损害的症状表现取决于血管性病损在优势或者非优势半球,以及损害额叶、颞叶、顶叶或枕叶等特定部位,可见记忆、言语、失用、失认和执行功能障碍等,症状表现与 AD 相似。

2. 皮质下性 VaD　可能损害广泛的皮质下区域,包括基底节、丘脑等部位,基底节损害表现运动障碍,丘脑与运动和感觉神经的传导有关。额叶皮质下环路与运动、认知速度、情感、动机等神经精神活动密切相关,正因为如此,皮质下损害同时表现出额叶受损的症状。典型的皮质下损害的认知症状包括:执行功能障碍,记忆障碍尤其是记忆的再认受损明显,注意力受损、思维迟缓突出。额叶皮质下受损明显的患者,还可以表现出明显的人格、情感方面的异常。

（二）神经症状和体征

多数患者可有神经系统表现,如偏瘫、偏身感觉障碍、共济失调及阳性锥体束征等表现。或者帕金森病如强直、运动不能和步态不稳等体征,有一定的定位和鉴别诊断价值。

（三）辅助检查

1. 影像学表现　VaD 的影像学改变包括脑血管病变和相关的脑萎缩,与认知功能相关的脑血管病变主要分大血管和小血管损害,大血管病变主要是累及优势半球或双侧半球的大血管,如大脑前动脉供血的额叶,大脑后动脉供血的丘脑、颞内侧叶下部,大脑中动脉支配区的颞顶部、颞枕部和(或)角回,分水岭区域的双侧前(额颞部)、后(颞顶枕部)和(或)深部。小血管病变主要包括腔隙状态、双侧丘脑的小梗死灶。影像学上,Binswanger 病在 CT 和 MRI 表现为脑室周围白质、中央半卵圆区、有时向外涉及外囊、广泛的 CT 低密度、T1W 低信号和 T2W 高信号病灶。CT 和 MRI 尤其是 MRI 对 VaD 诊断很有帮助,在目前使用的 VaD 的诊断标准中,如 DSM-Ⅳ、NINCDS-AIREN 等,脑影像学证据都是诊断 VaD 的必备条件。

2. 其他　有报道 APOE4 基因型也是 VaD 的危险因素,其他如高半胱氨酸血症对诊断有参考价值。目前除影像学之外,尚无可靠的生物学标志物检测指标。

四、诊断与鉴别诊断

（一）诊断

首先应确诊痴呆,通过病史、临床检查或者影像学检查证实有脑血管病的存在,脑血管病变与痴呆必须有相关性,能排除其他原因所致的痴呆,目前常用的诊断标准有 DSM-Ⅳ 和美国神经疾病和卒中研究所-国际神经科学研究学会(NINDS-AIREN)的诊断标准。(参见附件:VaD 的诊断标准)

临床要点:早期诊断意义,VaD 的早期正确诊断特别重要,这是因为认知功能受损的某些血管性因素可能加以预防,也由于部分患者在适当治疗下可能有所改善;故 VaD 在这些方面与 AD 还略有不同,值得重视。

（二）鉴别诊断

VaD 与 AD 是常见的痴呆类型,临床表现有相似之处,但典型的 VaD 病例一般起病较急,呈波动性和阶梯样恶化病程,认知功能损害具有"局灶性"的特点,患者易激惹、情绪不稳突出。多伴脑血管危险因素,临床检查或影像学检查证实脑血管疾病的存在,HIS 评分常≥7 分。如果痴呆出现在卒中后 3 个月内,加之 MRI 或 CT 的支持,一般不难鉴别。Binswanger 病一般表现为缓慢发展的痴呆,部分患者病程可延续达 10 年之久,病程特点与AD 相似。但多数 Binswanger 病患者同时具有亚急性进展的局灶性神经损害,包括步态不稳、假性延髓麻痹、轻偏瘫、共济失调、尿失禁和锥体束征等,临床上不应忽视这些神经体征,结合 MRI 检查较易明确诊断。

五、治疗和预防

相对而言 VaD 比 AD 容易预防,脑血管病的治疗和危险因素的干预对 VaD 有预防作用。

(一)危险因素的干预

脑血管病的一级预防有重要意义,高血压、糖尿病、高胆固醇血症、房颤的治疗,戒烟、减肥和适当的运动等健康生活方式有助于预防卒中和 VaD。

(二)预防卒中再发

根据脑血管的病因及时选择相应治疗措施,采取抗凝、抗血小板治疗,控制引起血流动力学改变的高血压和心律失常等,对 VaD 的预防作用已得到证实。

(三)促认知药

与 AD 患者一样,VaD 也存在胆碱能缺陷,ChEIs 的临床试验显示药物对 VaD 的认知功能和总体均有改善,其中多奈哌齐、加兰他敏都有数项临床试验的支持,但目前这些ChEIs 并未获批准用于 VaD 的治疗。有报道 VaD 患者对美金刚有较好的耐受性,但认知功能和总体改善并不显著。其他药物种类繁多,可以选择尼莫地平、麦角碱类药物、银杏制剂中的 1~2 种试用于 VaD 的治疗(请参考 AD 的促认知药物治疗)。

(四)精神行为症状的治疗

和 AD 类似,VaD 患者可以有明显的 BPSD 表现。易激惹、情感脆弱,抑郁症状多见,如抑郁症状明显可以选用新型抗抑郁药物治疗。易激惹明显时可以选择小剂量非典型抗精神病药物治疗,需注意 VaD 患者多有行动迟缓和步态不稳,因此应注意 EPS、跌倒等药物的不良反应以及和心脑血管不良事件的风险。VaD 患者常有夜间意识模糊、吵闹以及日间倦睡等昼夜节律紊乱的表现,对症治疗时尽可能选择半衰期短的精神药物,以免加剧次日困倦(具体用药参见 AD 精神行为症状的治疗)。

(五)康复治疗

康复治疗和功能训练常有一定疗效,要鼓励患者多与外界接触,参与一定社会活动。

六、预后

VaD 会缩短预期寿命,3 年死亡率高于正常老人的 3 倍,其中 1/3 死于痴呆的并发症,其余死于脑血管病、心脏疾病或其他疾病。

【附件 1】DSM-Ⅳ VaD 的诊断标准(1994 年)

A. 具有以下多方面的进行性认知功能损害的临床表现:

1. 记忆损害(学习新知识或回忆既往掌握的知识能力受损)

2. 至少存在以下 1 项认知功能损害

失语(言语障碍)

失用(运动功能正常,但不能执行有目的的活动)

失认(感觉功能正常,但不能识别或区分感知对象)

执行功能障碍(如:计划、组织、推理和抽象思维能力)

B. A1 和 A2 项的认知功能缺损导致明显的社会或职业功能损害,并明显低于病前水平

C. 存在与上述认知缺损病因相关的定位神经症状和体征(如腱反射亢进、锥体束病理征阳性、假性球麻痹、步态不稳和远端肌力下降等)或脑血管病的实验室证据(如皮质或白质多发性梗塞)

D. 认知功能损害不是发生在谵妄期

【附件 2】NINDS-AIREN 血管性痴呆的诊断标准

1. 很可能(probable)是 VaD 的诊断标准

(1) 痴呆:按规定操作性标准作出诊断加上神经心理学测验报告的证明

(2) 存在脑血管疾病:同样在神经系统检查中查出与卒中史相符,或无卒中史的局限性缺损,加上脑影像学检查(CT 或 MRI)的有关证据

(3) 必须显示(1)与(2)的关系,即:① 痴呆发生在明确的卒中后 3 个月之内。② 认知功能突然衰退。或③ 波动性、阶梯样进展的认知功能损害

(4) 与"很可能是 VaD"相一致的临床表现,包括以下几种

1) 早期呈现步态障碍(小步幅、共济失调或帕金森式步态)

2) 步态不稳或经常的、原因不明的跌倒

3) 早期尿频或尿失禁

4) 假性球麻痹

5) 人格改变,情感淡漠、抑郁、情感失禁,其他皮质下缺损症状如精神运动性迟缓和执行功能异常

2. 可能是 VaD 的标准

(1) 痴呆伴局限性神经系体征,但在脑影像学检查上不能确认脑血管疾病

(2) 在痴呆与卒中之间缺乏明确的时间关系

(3) 存在认知缺损和有关的脑血管疾病,但此两者的起病关系难以捉摸、病程特征不符(没有平台期及改善期)

3. 肯定是 VaD 的标准

(1) 符合"很可能是 VaD"的标准

(2) 活检或尸检查出脑血管病的组织病理学证据

(3) 没有超过年龄限定数目的神经纤维缠结和老年斑

(4) 没有发现其他能产生痴呆的疾病

(王善澄　李冠军)

参 考 文 献

［1］ Michael H. Ebert，Peter T. Loosen，Barry Nurcombe. Current Diagnosis & Treatment in Psychiatry ［M］. 北京：人民卫生出版社，2000.

［2］ Agronin ME. Alzheimer Disease and Other Dementias A Practical Guide ［M］. second edition. Philadelphia：Lippincott Williams & Wilkins，2007.

［3］ Rabins PV，Blacker D，Rovner BW，et al. Practice Guideline Forthe Treatment of Patients with Alzheimer's Disease and Other Dementias ［M］. Second edition. www. psych. org. 2007.

［4］ 贾建平. 临床痴呆病学［M］. 北京：北京大学医学出版社，2008.

［5］ 贾建平. 中国痴呆与认知障碍诊治指南［M］. 北京：人民卫生出版社，2010.

［6］ Gauthier S，Ballard C. Management of Dementia ［M］. Second edition. New York：Informa Healthcare USA，Inc，2009.

［7］ Hort J，O'Brien JT，Gainotti G，et al. EFNS guidelines for the diagnosis and management of Alzheimer's disease ［J］. European Journal of Neurology，2010，17：1 236～1 248.

［8］ Cumming JL. Alzhermer's disease ［J］. N Engl Med，2004，351：56～67.

［9］ Tariot PN，Farlow MR，Grossberg GT，et al. Memantine treatment in patients with moderate to severe Alzheimer's disease already receiving donepezil：a randomized controlled trial ［J］. JAMA，2004，291(3)：317～324.

［10］ Winblad B，Jonus RW，Wirth V，et al. Memantine in moderate to severe Alzheimer's disease：a meta-analysis of randomised clinical trials ［J］. Dement Geriatr Cogn Disord，2007，24(1)：20～27.

［11］ Cummings JL，Schneider E，Tariot PN. Behavioral effects of memantine in Alzheimer disease patients receiving donepezil treatment ［J］. Neurology，2006，67：57～63.

［12］ Bullock R. Treatment of behavioural and psychiatric symptoms in dementia：implications of recent safety warnings ［J］. Curr Med Res Opin，2005，21(1)：1～10.

［13］ Schneider LS，Dagerman KS，Insel P. Risk of death with atypical antipsychotic drug treatment for dementia Meta-analysis of Randomized Placebo-Controlled Trials ［J］. JAMA，2005，294(15)：1934～1943.

［14］ Schneider LS，Tariot PN，Dagerman KS，et al. Effectiveness of atypical antipsychotic drugs in patients with Alzheimer's disease ［J］. N Engl J Med，2006，355：1525～1538.

［15］ Ballard C，Hanney ML，Theodoulou M，et al. The dementia antipsychotic withdrawal trial (DART-AD)：long-term follow-up of a randomised placebo-controlled trial ［J］. Lancet Neurol，2009，8：151～157.

第四节 克 雅 病

一、当前认识

克雅病(Creutzfeldt-Jakob disease，CJD)是由 1920 年 Creutzfeldt 和 1921 年 Jakob

等人首先报道而得名,患病率约为 0.1/10 万。多年来 CJD 也被列为传染性海绵状脑病(transmissible spongioform encephalopathies)之一。

约 10 年来由于发现新变异型 CJD(Bateman et al,1995 年;Will et al,1996 年)与牛海绵状脑病(BSE)可能有关,这几年学者们特别关注此类脑病的传染性以及推测其流行可能性问题。

目前大多数学者认为,CJD 为朊病毒蛋白(prion protein,PrP)所致的神经系统变性疾病;其中散发性 CJD 约占 90%,家族性 CJD 约占 10%。平均病程为 11 个月,从 1 个月到 4 年不等。

由于该病具有较长的潜伏期,人们无法预知今后发病数量趋势,况且这类患者往往以精神病症状为首发,在明确诊断之前常被误诊而被延误。

二、临床特征

散发性 CJD 的发病高峰通常在 50~70 岁。临床上以痴呆的快速进展为主要特征,常伴有严重的小脑和锥体外系症状。1/4~1/3 的患者出现皮质盲性视力障碍。频繁发生的肌阵挛被认为具有诊断价值的特征性症状,占 56%~86%。疾病早期约有 1/3 患者可能出现疲乏、淡漠、易激惹、抑郁或头痛等前驱现象。末期往往表现为无动性缄默。从发病到死亡通常在 6~20 个月。

新变异型 CJD(vCJD)发病年龄通常较轻,为 18~40 岁,平均 30 岁左右。病程较长,平均 13.1 个月。Zeidler et al(1997 年)报道的 14 例中,6 例生存时间超过 1 年。临床上大多以精神障碍为首发症状,如焦虑、抑郁、退缩和行为改变。在发病早期,表现肢体和面部感觉障碍及进行性小脑综合征;随着病情的进展,出现记忆力减退、肌阵挛,后期出现认知功能减退。现比较散发性 CJD 与新变异型 CJD 的临床特征(表 4-8)。

表 4-8 CJD 和 vCJD 的比较

项　目	CJD	vCJD
发病年龄	65 岁左右,45 岁以下极少	30 岁左右,最年轻者 16 岁
病程	7.5~22.5 个月(平均 12 个月)	平均 14 个月
潜伏期	数年至 30 年	平均 5~10 年
焦虑、抑郁、退缩和行为改变	早期只占 1/3	早期占 2/3 以上
神经病理	神经元缺损,神经胶质细胞重度增生,大脑皮质海绵样病变,淀粉斑块形成	海绵状病变在基底神经节和丘脑最明显,淀粉样斑块分布于大小脑,神经胶质细胞增生,在丘脑,基底神经节明显
脑电图	全面 3 相周期性复合波改变	无改变

三、病原学及发病机制

（一）病原名称的来源

美国旧金山加州大学神经病学、病毒学、生物化学学家 Prusiner 教授于 1972 年在加大医学院任住院医生时，看到一名患者死于克雅病，从而促使他开始从事克雅病病原学的研究。由于羊痒病（scrapie）与克雅病有许多共同点或相似之处，他就以羊痒病为动物模型进行病原学研究获得成就，从而被授予 1997 年度诺贝尔医学奖。

（二）病原体概述

Prusiner 提出牛海绵状脑病（BSE）、羊痒病（scrapie）及 vCJD 均为同一病原体。该病原体是一种朊病毒蛋白，可分为正常和致病性两种；前者用 PrP^c 表示，c 代表 cellular，意为正常细胞所具有。致病性朊病毒用 PrP^{sc} 表示，sc 是羊痒病（scrapie）。PrP 是一种功能不明的宿主细胞蛋白质，存在于人类和动物的大脑组织中。

人类的 PrP^c 由 253 个氨基酸组成，其分子量为 33 000～35 000，亦称 PrP^c 33～35；PrP^{sc} 分子量为 27 000～30 000，亦称 PrP^{sc} 27～30。研究证明，后者来源于前者，健康动物脑组织仅有 PrP^c 33～35，而羊痒病动物脑组织则两者兼有。蛋白测序表明，PrP^c 与 PrP^{sc} 无显著差异，同属于一种蛋白的两种构型。PrP^c 和 PrP^{sc} 主要区别在于分子空间结构，前者有 α 螺旋排列，后者有 β 片状排列。两种异构体氨基酸序列相同，但理化特性不同。PrP^c 在去污剂（SDS）提取物中不聚合为大分子纤维结构，对蛋白酶 k 高度敏感，被完全降解；PrP^{sc} 则大量聚合为大分子纤维结构，称为"与羊痒病相关的原纤维"（scrapie associated fibris，SAF）。

目前认为 SAF 是传染性海绵状脑病的病原体。单个 PrP^{sc} 无侵袭力，3 个以上结合才具有侵袭力，在脑组织中大约 1 000 个 PrP^{sc} 可形成 10～20 nm 大小的纤维状物，可在电镜下观察到。感染性 PrP^{sc} 首先引起宿主细胞 PrP 翻译后修饰，给予细菌内的 PrP^c 一个异常继发性构型的改变。随着立体构型的改变，其理化性质即变成对蛋白酶 k 有抗力，从正常成分变成有致病力的异常成分。PrP^c 的存在，是形成 PrP^{sc} 的必要条件，两者相互作用便复制出大量的 PrP^{sc}。现列出正常朊病毒与致病朊病毒的比较（表 4-9）。

表 4-9 正常朊病毒（PrP^c）与致病朊病毒（PrP^{sc}）的比较

项 目	PrP^c	PrP^{sc}
立体结构	α 螺旋结构多 β 片状结构无	α 螺旋结构无或少 β 片状结构多
对蛋白酶 k	易被溶解	有一定的抵抗力
对去污剂（SDS）溶解性	可溶性	不可溶性
存在细胞位置	胞质膜上	胞质中或细胞外
致病性	无	有

（三）致病机制

经动物实验证实，以小鼠口服 PrP BSE 45 日后，PrP BSE 先在集合淋巴结（Peyer's

patches)增殖；再由淋巴系统进入血流，最后定位在中枢神经系统。当细胞膜上的 PrP^c 转化为 PrP^{sc} 后，PrP^{sc} 脱落聚集在神经元的溶酶体内，大量的 PrP^{sc} 使神经元细胞破裂形成空间而致神经组织空泡化、脑组织形似海绵状改变、星状神经胶质细胞增生；细胞外的 PrP^{sc} 则侵袭别的神经元，形成微管状原纤维(SAF)并可在电镜下观察到。

神经元的损伤是 vCJD 疾病发生的根本，导致神经传导失灵而产生以精神异常为主的症状，最后出现痴呆而无法修复。vCJD 的脑海绵样变以基底神经节、丘脑为明显，与 CJD 多见于大脑皮质不同。脑组织空泡化、星状神经胶质细胞增生以及原纤维(SAF)的检出，均是病理诊断的依据。

四、诊断问题

(一) 诊断原则

一般认为，应从临床特征、流行病学接触史和实验室检查3个方面进行诊断。临床表现以神经精神症状如焦虑、抑郁、萎靡、孤僻、幻觉等为主，常见渐进性小脑综合征及锥体外系症状等；晚期出现记忆障碍、认知缺损、肌阵挛以至于痴呆等，但无炎症反应。

在流行病学方面，推断 vCJD 潜伏期为 5～10 年；重要在于是否与来自疯牛病疫区的牛有接触史、是否食用牛源性食品、是否使用过牛源性制品、特别是牛源性化妆品等背景资料。在实验室检查方面，则对人类疯牛病的确诊多以死后脑组织病理解剖为准；而对临床患者，国外有从脑脊液、扁桃体活检以查明是否有病原体的存在。

下列为 CJD 与 vCJD 的实验室检查比较(表 4 - 10)。

表 4 - 10　CJD 和 vCJD 的实验室检查比较

检　查	CJD	vCJD
朊蛋白基因 129 密码的纯合子	约 60% 病例存在	几乎所有病例存在
脑电图	约 2/3 病例出现周期性三相复合尖波	通常异常，但无 CJD 典型特征
CT	一般正常，有时脑萎缩	一般正常
MRI	一般正常或有脑萎缩，基底节可有对称性高信号	一般正常或非特异性异常，后丘脑可有高信号
脑脊液	通常 14 - 3 - 3 蛋白阳性(可能是神经损伤的标记)	有时可能阳性
扁桃体活检	PrP^{sc} 阴性	PrP^{sc} 阳性

(二) 实验诊断存在的问题及前景

具有感染力的 PrP 是来自宿主本身功能不明的正常蛋白质，不能独立生长繁殖和分离培养。因此，用现有的常规检测病毒和细菌的技术包括基因检查方法，都很难早期查出人类疯牛病的感染者。PrP 是一种表达在所有种属哺乳动物细胞膜上的蛋白。

致病的 PrP^{sc} 与正常的细胞膜蛋白 PrP^c 只是空间结构上有差异，而在氨基酸序列中显示高度同源性。它不易被机体免疫系统所识别，难以由一般抗原抗体反应表达出来，从而造成活体诊断困难。绝大部分病例是在死后病理解剖才得到证实。

近来在实验诊断方面有所进展。为了达到免疫应答，从感染羊痒病仓鼠脑中获取大量 PrP^{sc} 使小鼠免疫以产生抗仓鼠 PrP 单克隆抗体（McAb），免抗仓鼠及免抗小鼠 PrP 抗体与人类 PrP 有交叉反应，可用于人类朊病毒病的诊断。国外实验室已研制成 PrP 单抗和多抗用于人类和动物朊病毒病的研究。

五、治疗方法探索

如发病目前无有效治疗，只能采取一些对症处理方法或一般的营养支持和护理。阻断牛等传染源可以减少传染性 CJD 的发生。

【附】3 例 vCJD 病案摘要

Lanchester（1996 年）介绍 1 例患者（MauriceCallaghen），爱尔兰人，30 岁。病程 9 个月。他发病后，一次问妻子"我的妻子在哪儿"；他认为楼上住着球员（无此事），半夜起来着装打领带，认为是早晨该上班了。后来他不能受干扰，一只苍蝇在屋内飞也使他厌烦。最后住进皇家维多利亚医院，进行心理测试，神经病学医生认为有患克雅病（CJD）的可能。死后经家属同意英国卫生部取了脑组织检查，确定为新变异型克雅病，可能与牛海绵状脑病（BSE）有关。

据报道，法国一男孩阿诺德·埃博，年仅 15 岁。他怀疑自己患上了疯牛病。1996 年其家人带他去医院检查，但医生却轻描淡写地说"这只不过是青少年的消沉症而已，无需担心"。到了 1998 年 9 月，该患者突然变得精神异常，烦躁不安；同时出现了行走困难、身体失去平衡、经常失去记忆，有时外出迷了路。家人以为他脑部长肿瘤，带他去做 CT，因为当时病损极小而未查出来。到了 1999 年 9 月，该患者身体状况愈来愈差。一位精神病医生猜测说，阿诺德可能携带一种未知病毒或是对金属过敏，让其住院彻底检查。在此后 2 周内阿诺德经腰椎穿刺、基因检查、脑电图及 CT 检查等，腰穿看到病原体。医生终于告诉了实情，阿诺德确实得了疯牛病，建议进一步核实。12 月 9 日阿诺德被转到了巴黎的比齐叶·萨尔贝齐叶医院进行扁桃体活检，医生们会诊并作出与上次相同的诊断。2000 年 5 月患者病情出现了相对稳定期，家人怀疑是否诊断错误。出院后 5 个月里阿诺德再次接受检查，结果表明病原体增多了。不久患者病情迅速恶化，表现全身麻木、不能走路、不能自己张口进食、不能说话。体重从 79 kg 下降到 40 kg，由于不能进食而出现脱水、昏迷，最终死于 vCJD，成为第 3 名被确诊死于此病的法国人。

2001 年 8 月 14 日报载 1 名英国 20 岁女青年蕾切尔·福伯，于 2001 年 6 月被诊断染上新克雅病。本来健康的蕾切儿举步艰难，只能坐轮椅活动，口齿不清、无法自己进食，严重时连父母都不认识。医生说她的生命只有短短一年，她的双亲在互联网上紧急呼救，一英国医生将其介绍给美国加州大学医学院的 Prusiner 教授，在那里经过 19 日的服药治疗，蕾切儿已能行走，也能说话，可用刀叉进食并完成身体协调测验。医生认为现在说她痊愈还为时过早，不能保证病情不复发。但蕾切尔毕竟是第一个被医生从新克雅病中抢救出来的人，她的初愈已引起公众的关注,纷纷要求大力开展对其使用新药的研究和临床试验。

(陈美娟　王善澄)

第五节　麻 痹 性 痴 呆

一、现状和进展

从 19 世记起,逐渐开始报道有关本病的临床描述而不知其病因,以后经历了发现梅毒螺旋体,进而逐步明确它与本病的病因关系,终于定名为神经梅毒中的一个疾病单元,即麻痹性痴呆(general paralysis of the insane,以下简称为 GPI)。这个过程差不多经过漫长的将近一个世纪,但却是一个重要的里程碑,就是精神病学历史上第一次有了一个符合规格的疾病单元(Bercherie,1980 年)。

许多年来,对该病临床表现的认识虽有一些改变,但大体上变化较少。我国著名学者刘贻德教授曾有精辟的描述。他在 1953 年早已提及"GPI 有一定的病原,一定的治疗,一定的病理解剖,精神病学中也只有它够得上疾病单元(morbid entity)的称号";他同时强调"千万不要以为精神科的诊断是很方便的事,……任何疾病的'诊断错误'在后果上的严重性没有超出 GPI 的,因为 GPI 治疗的迟早对于痊愈率的影响远非忧郁症、狂躁症、神经衰弱所可比拟",这就突出了临床上早期诊断及早期治疗 GPI 的重要意义而迄今仍有价值。

另外,刘教授还根据实际病例资料,指出"语言障碍、唇舌震颤、手部震颤……在我国是极少发现的症状"。从上世纪 40 年代中期起,逐渐应用青霉素治疗 GPI,迄今已有较多发展;还有近代在实验室检查方面已废弃华康反应等旧的试验而采用新的方法如 VDRL、RPR、FTA - ABS 及 TPHA 等,故也有较大进展。

本病在新中国成立后几乎绝迹,但最近一个时期,神经梅毒在我国有抬头趋势,临床上常能看到 GPI 患者,应引起重视。

二、临床表现

GPI 在本质上是一种隐潜起病的痴呆过程,但疾病初期智力损害往往被其他表现所掩盖;情感或人格的改变常常和 Pick 病一样呈现异常。其痴呆过程可能被隐匿直至某些不能解释的行为差错出现而突然显露出真相,然后疾病呈现进行性发展并出现某些显著特征。

通常按照精神症状的突出表现而把 GPI 分为几种类型,这对于强调病型间的各异表现还是有用的;但目前各种类型的发生频率已有相当大改变,也可以看到许多非典型类型。

现根据 Huber(1981 年)、Huffmann(1988 年)、Toelle(1997 年)及 Lishman(1998 年)等的描述,扼要概括如下。

(一) 前驱症状

此病一般发病在感染后 5～25 年,平均 10～15 年。在较为肯定症状出现之前数月,可有头痛、失眠、嗜睡等。随后隐袭地发生气质改变——恶劣心境、淡漠,或情绪控制减弱。其他早期变化如以行为粗鲁及丧失优美文雅作风等人格改变,提示了额叶受累及。

最初的认知改变通常是发作性遗忘,继以注意缺损、兴趣减少以及痴呆过程所具有的精神性与躯体性迟缓。曾强调计算困难为早期特征,言语和书写障碍也是如此。早期还有自知力受损。

(二)疾病类型

1. 夸大或扩张型 过去是 GPI 的最常见类型,但 19 世纪后半期在欧洲已较少见,现今则相当少见。夸大型的特征是患者夸夸其谈和行为扩张过火,具有权力、财富及社会地位的妄想。心境呈现欣快及带着优越感待人。患者的叙述可能很有趣,但其诙谐性却罕有感染力,这是因为潜在的痴呆致使占优势的情感呈肤浅化。

2. 单纯痴呆型 此型似乎已逐渐取代夸大型,而是目前很常见的类型。常见症状是明显的全面性痴呆,伴有记忆损害、思考缓慢、费力以及早期丧失自知力。病情的进行性可能不时被短暂性意识障碍发作所间断,当时行为变得更加错乱。情感是肤浅的,即使许多患者从一开始就迟钝和淡漠,仍常见轻度欣快。

患者可能像其他痴呆患者一样,呈现短暂和缺乏系统的妄想,大多属迫害性。但一般而言,那些患者在整个病程中是安静、嗜睡及顺从的。

3. 抑郁型 此重要类型看来也是以取代夸大型为代价而有相当大的增长。患者呈现抑郁症的典型症状。如痴呆已经进展则情感可能有些肤浅,但比在原发性情感障碍时较容易从阴郁中解脱出来。妄想可具有典型的忧郁症形式(melancholic kind),其虚无性和疑病性妄想可能达怪诞程度,而且心境也可能呈现不成比例地肤浅。

4. 脊髓痨麻痹(taboparesis)型 大约 20% 的患者出现合并 GPI 和脊髓痨的临床表现。除了痴呆以外,可观察到经典的脊髓痨症状和体征。精神症状经常较轻微些。此类型与单一 GPI 相比,则较常见真正的 Argyll-Roberson 瞳孔和视神经萎缩。

5. 其他类型 本病的其他类型更不常见。偶尔可能表现真正的躁狂性情感高涨伴随意念飘忽,或呈现分裂症特征而掩盖了正确诊断;然后,常见偏执性妄想连同被影响观念、被动现象以及辱骂性或威胁性听幻觉(paranoid 或 paraphrenic 类型)。

在"神经衰弱型"中,显著的特征是软弱、疲乏、易激惹及诉说全身不适。有的显示急性器质性精神障碍表现,就显示出本病的活动性和快速进行性。可非常偶然地继发一种暴发性病程具有发热、抽搐及模拟脑炎的表现。

6. 少年 GPI 此型极为罕见,现今已很难看到。感染通过胎盘传播而在儿童或青少年显露出本病。通常的起病年龄在 6~21 岁。起病于儿童期则导致在学校里的成绩落后,出现低能症状。常见癫痫发作。青少年时起病则通常导致单纯痴呆型 GPI。其神经系与脑脊液异常和此病的成人类型一样。

三、当前 GPI 的非典型类型简介

目前除了由于 GPI 较为罕见而忽略其危险性以外,还必须面对另一个附加的问题,即

已经发生 GPI 的非典型及毒性减弱的类型;这可能大部分由于梅毒感染在早期不知不觉地被用于其他目的之抗生素治疗所抑制。British Medical Journal(1978 年)曾指出,当 GPI 与"脊髓痨的充分发展病例"成为罕见时,具有非典型表现和症状相对较少的修正型(modified forms)就出现增长趋势。

那些非典型病例无论是在临床表现或在脑脊液中,可能都不太像一种特殊病征性质的(pathognomnic)。因此,Hooshmand 等(1972 年)的"神经梅毒(包括 GPI、脊髓痨、脑膜血管型梅毒)诊断标准",对非典型病例仍具有价值。他们建议的"肯定诊断标准"如下(取下列三条之一)。

(1) 血液的 FTA - ABS 试验阳性,并具有提示神经梅毒的眼部或神经系症状。

(2) 血液与脑脊液的 FTA - ABS 试验均为阳性,后者在缺乏细菌性或病毒性脑膜炎的情况下含有白细胞 $0.005×10^9/L(5/mm^3)$以上。

(3) 血液与脑脊液的 FTA - ABS 试验均为阳性,并出现进行性神经系症状但不能作其他解释者。

其中(3)必须在青霉素治疗后脑脊液中有短暂白细胞增多,或者必须在青霉素治疗时出现临床进步;还应指出血液的 FTA - ABS 试验单独出现阳性结果,不一定提示活动性神经梅毒,这是由于它可以持续地作为适当抗生素治疗的一种血清学发现。

四、实验室检测

根据目前对神经梅毒(包括 GPI、脊髓痨、脑膜血管型梅毒)的实验室检测,在血清学试验上已基本不作较古老的华氏及康氏反应,而是采用①非特异性抗原血清试验如 VDRL、RPR 等。及②螺旋体抗原血清试验如 FTA - ABS、TPHA、TPI 等(涂亚庭,1999 年)。现简述如下。

(一) 性病研究实验室试验(VDRL)

此试验敏感性高而特异性低,且易发生假阳性。约 90% GPI 未治疗病例的血液呈阳性,而假阳性可见于不少疾病如麻风、系统性红斑狼疮、甲状腺炎、溶血性贫血及某些类风湿关节炎等。但脑脊液 VDRL 试验的特异性很高而极少假阳性,因而是诊断神经梅毒的重要依据(吴志华,2000 年)。

(二) 快速的血浆反应素试验(RPR)

这是 VDRL 抗原的一种改良,敏感性与特异性同 VDRL。也有提到"不作脑脊液 RPR 试验"(吴志华,2000 年)。

(三) 荧光螺旋体抗体吸收试验(FTA - ABS)

此试验的敏感性和特异性均高,偶尔出现假阳性;一般用作证实试验,因此是可靠的(涂亚庭,1999 年)。又对 GPI 的修正型也几乎总是阳性(Oates,1979 年)。

(四) 梅毒螺旋体抗体血凝试验(TPHA)

其敏感性和特异性也高,且操作简便,可考虑使用。

(五) 梅毒螺旋体制动试验(TPI)

其敏感性和特异性都高,但设备要求及操作难度也颇高,故仅供研究之用。

我国皮肤性病学家吴志华（2000年）认为：① 不能用任一单独试验来确诊所有的神经梅毒。② 可以根据下述条件来诊断神经梅毒，如梅毒血清学试验阳性、脑脊液细胞数和蛋白异常、脑脊液 VDRL 阳性（不作脑脊液 RPR 试验），临床症状可有可无。③ 脑脊液 VDRL 是脑脊液中的标准血清学方法，在排除血清污染的情况下，若脑脊液出现 VDRL 阳性，即应考虑为神经梅毒。

不少学者强调，就每一个即使稍微有点被怀疑患有神经梅毒的病例而言，即使血液中血清学试验出现阴性结果，仍然一定要作脑脊液检查。

五、临床诊断

按有关文献资料，将一些较重要的诊断与鉴别诊断问题归纳如下。

（一）诊断标准

首先考虑"美国 1996 年神经梅毒诊断标准"（摘自《现代皮肤性病学》2000 年）。其要点为以下。

1. 临床描述　有 TP 引起的中枢神经系统感染的证据。

2. 实验室诊断标准　一项梅毒血清学试验阳性和 CSF VDRL 试验阳性。

3. 可能报告的病例　任何阶段的梅毒，CSF VDRL 试验阴性，并具有下列两条：① 无其他已知原因引起的 CSF 蛋白或白细胞升高。② 无其他已知原因所致的符合神经梅毒的临床症状和体征。

4. 确诊病例　任何阶段的梅毒，符合神经梅毒的实验室诊断标准。

因此，先按以上标准作出"神经梅毒"诊断，然后对 GPI、脊髓痨及脑膜血管型梅毒进行临床鉴别；就一般临床经验而言，除少数疑难病例外，确诊应无特殊困难。

（二）必须重视诊断前的常规血清学试验

由于 GPI 的临床类型与表现颇为多变，不少学者认为仍应对所有收住精神病医院的患者进行常规血清学试验。近年来有人报道收住精神病院的 21 例神经梅毒，其中只有 3 名患者在常规血清学试验结果之前曾考虑过此诊断。也有报告在住院老年精神病患者中，发现血清学试验的阳性率普遍而持续地低下（差不多 4%）。应该指出，当前毒性减弱病型及非典型表现的频繁发生，使得应用常规血清学试验更为重要。

（三）需要注意病史中的人格改变、情绪控制受损及智力下降

如发现以上这些症状应立即联想到 GPI 的可能，而当同时存在震颤、构音困难或瞳孔反射异常就几乎足以确定诊断。按目前情况，早期罕见那些症状非常典型的病例。Dewhurst 早年所报道的 91 例神经梅毒中，就只有 24 例从一开始就得到确诊，而最常见的早期诊断为抑郁性疾病、痴呆、错乱状态、精神分裂症、轻躁狂及癫痫。在 Dewhurst 的上述病例中，有的貌如情感性精神病、也有典型精神分裂症表现者，以致在出现脑脊液异常时就会引起意外的惊奇。

（四）应想到可能与酒中毒、脑瘤或晚发癫痫等疾病相混淆

酒中毒性衰退也可能像 GPI 那样的情绪不稳或扩张过火，也可有社交能力下降、行为

改变、震颤及构音困难。同时有明显头痛以及额叶损害所致人格改变的 GPI,也可能与脑瘤相混淆。

(五) 必须作出 GPI 与其他神经梅毒疾病的鉴别

主要是慢性脑膜血管型梅毒与无症状性神经梅毒相区分。慢性脑膜血管型梅毒的预后比 GPI 好得多、起病年龄较早、较急性进展以及病程通常呈明显波动性,并且自知力一般较好保持、人格较少退化、神经系体征稍较多见。又脑脊液可能呈同样改变,包括出现麻痹型 Lange 曲线。当同时发生脑动脉硬化、慢性酒精中毒、精神发育迟滞或功能性精神病时,就可能使某些无症状性神经梅毒患者倾向被诊断患有 GPI,但此类病例很少见,并且抗梅毒治疗仍然是充分的指征。

六、青霉素治疗

青霉素是现代最好的抗梅毒药物,使用青霉素已超过 50 年,但疗效未减。关于青霉素治疗梅毒以及 GPI 的详尽内容可参阅专业资料,故不在此赘述。现简介吴志华(2000 年)所推荐的"梅毒治疗方案"中对"神经梅毒"的实施方法,仅供参考选用如下。

(1) 水剂青霉素钠,1 800 万～2 400 万 u/d,静滴(300 万～400 万 u,每 4 小时 1 次),连续 10～14 日,继以苄星青霉素 240 万 u/周,肌注,共 3 次。

(2) 普鲁卡因青霉素 240 万 u/d,肌注,每日 1 次,同时口服丙磺舒 0.5 g/次,每日 4 次,共 10～14 日,继以苄星青霉素 240 万 u/周,肌注,共 3 次。

(3) 心血管梅毒和神经梅毒治疗时,为避免"吉海反应"(Jarisch‐Hexheimer reaction),应加用泼尼松,在注射青霉素前一日开始口服泼尼松,每次 5 mg,每日 4 次,连服 3 日。

临床及梅毒血清学复查:治疗后 3 个月作第一次,包括脑脊液检查,以后每 6 个月 1 次,直到脑脊液正常;此后,每年复查 1 次,至少 3 年,包括脑脊液检查。

【附】:个案摘要

患者,男性,48 岁,已婚,下岗工人,2001 年 2 月 5 日住入精神专科医院。据供史者称"患者一向生活作风良好,但在 1994 年曾独自去南通等地数月,情况不明"。他从 2000 年 7 月开始,出现记忆力下降、经常忘记关门、讲话重复以及拆开自行车后不会装配等。2000 年 12 月起,常无故发脾气、胡乱指责家人、乱花钱买东西及无目的外出漫游。2001 年 1 月 13 日曾在上海市某综合医院作 CT 检查,未发现异常。住入医院后,在精神检查中显示领悟与理解甚差、注意涣散、思维散乱、数问难得一答以及基本不能表达一个完整语句;偶然出现无名激动,无法作进一步检查。神经系检查只发现两侧腱反射均等并较活跃,未见 Argyll‐Robertson 瞳孔。实验室检查结果为血清 RPR 试验阳性、TPHA 试验＞1:80,脑脊液 RPR 试验阳性、潘氏反应(＋)、细胞数 $6×10^6$/L、总蛋白 500 mg/L。2 月 20 日施行头颅 MRI 检查:脑室系统扩大,脑沟、脑池增宽,中线居中,诊断为脑萎缩。根据以上病史特点、临床症状发现、实验室阳性结果及脑影像检查发现,确诊为麻痹性痴呆。

(王善澄)

第六节 艾滋病所致精神障碍

一、概述(摘自:吴志华和叶萍,2000 年)

艾滋病的全名为"获得性免疫缺陷综合征"(acquired immunodeficiency syndrome, AIDS),是由人类免疫缺陷病毒(human immunodeficiency virus, HIV)所引起的一种性传播疾病。1981 年 8 月,美国疾病控制中心(CDC)首先报道本病;1982 年由该中心根据 AIDS 的临床特征制定了 AIDS 的定义并已于 1985 年被世界卫生组织(WHO)所承认而采用。此定义为:由逆转录酶病毒感染引起的机体免疫功能缺陷特别是以细胞免疫功能缺陷、T_4 淋巴细胞减少为特征的继发感染,亦即以原虫、真菌、病毒等的机会性感染症及卡波西(Kaposi)肉瘤并发症为特点的一种新型感染症。

AIDS 主要是通过性接触或血液、血制品及母婴传播传染。HIV 特异性侵犯辅助性 T 细胞($CD4^+$ 细胞),引起人体细胞免疫严重缺陷,导致顽固的机会性感染、恶性肿瘤和神经系统损害。

HIV 感染后形成一个疾病谱,从临床潜伏或无症状进展到晚期表现为 AIDS。疾病的进展过程变化多样,从 HIV 感染到发展为 AIDS 的时间从数月到长达 17 年(平均为 10 年)。大多数 HIV 感染的成人和青少年长期无症状,但所有感染阶段皆有病毒复制,几乎所有 HIV 感染者最终均发展为 AIDS。在感染后 17 年,85% 患者发展为 AIDS;而在那些较长时间仍无 AIDS 症状者中,预期将仍有 AIDS 病例出现。

二、AIDS 所致精神障碍的临床概述

文献中曾报道过 HIV 患者所发生的各种精神障碍(Maj & Tortorella,2001 年)。他们指出,其中有些精神病性障碍、躁狂及焦虑障碍发生在 HIV-血清阳性患者并不比配对的血清阴性对照组更为多见;其他如人格障碍和药物与酒滥用确实比较常见,因为这些患者本身更有感染本症机会。而那些 HIV 感染患者伴有种种情绪问题也是经常的事实。具有困扰情绪时可出现适应障碍的概念,其临床价值就更有问题。为此,他们认为实际上存在 3 种 HIV 所致精神障碍:痴呆、谵妄、重症抑郁。其中痴呆与谵妄在本感染的 AIDS 期(CDC 的 IV 组,即"症状进展期"),患病率明显增加。

(一) 痴呆

Navia 等(1986 年)首先报道和描述痴呆可见于 AIDS 患者,包括认知、运动及行为障碍的综合征,并称之为"AIDS 复合性痴呆"(AIDS dementia complex)。WHO(1990 年)采用的名称为"HIV 伴发痴呆"(HIV-associated dementia)。

1. 临床表现 Maj & Tortorella(2001 年)作了较详细的描述,现摘要如下。

(1) 通常起病隐潜。

(2) 早期认知症状包括健忘、注意力不集中、精神迟缓以及对付复杂事件时的失措表现。

（3）早期行为症状包括淡漠、自发动作减少与情绪反应迟钝以及社交退缩。

（4）早期运动症状，包括丧失平衡与协调、笨拙、下肢软弱。

（5）也可发生抑郁、易激惹或情绪不稳、激越以及精神病性症状。

（6）早期的常规精神状态测验可能正常，或者只在口述或运动反应时显示缓慢，以及在5分钟或以上的时间后，再回想一系列客体有困难。

（7）神经系检查可能显示震颤、反射亢进、共济失调、快速轮替动作缓慢、额叶释放征象以及构音困难，而眼球运动测验时平滑追踪可能显示中断、缓慢，或者两眼迅速扫视运动不正确。

（8）晚期则通常呈认知功能全面性衰退和严重精神运动性迟缓，语言缓慢而单调并具有找字困难，以及可能进展至缄默；患者由于轻瘫变得不能走路和卧床，且通常对其病痛漠不关心，常见膀胱与肠道失禁以及可能发生肌阵挛与癫痫发作和某些感觉障碍等等。

2. 神经心理学表现　HIV 伴发痴呆时的正规神经心理学检查，在测验精细运动控制、快速连续解决难题（rapid sequential problem solving）及视觉记忆（visual memory）（指对视觉形象的记忆）时通常显示出最突出的损害，但即使在最晚期仍很大地保持着命名与语汇技能，这已看作为与皮质下痴呆相一致的表现。

通常应警惕可能存在的某些神经心理学征象如"抑郁性假性痴呆"：表现如下：① 在测验中行动的变异性（即不能领会简易的检查项目但却能回答较复杂的问题）。② 与心境相一致的诉述，但它与客观行动不一致（即主体诉述对一测验有困难，而他或她的行动却接近完美）。③ 先应答"我不知道"或放弃，而当主体被进一步催促回答时，就继之以正确回答。然而，这种情况仍应该考虑 HIV -血清阳性患者可能并存痴呆和抑郁。

3. 神经放射学、脑电图及实验室发现　HIV 伴发痴呆时的主要神经放射学发现是脑萎缩。CT 与 MRI 都证明皮质沟增宽而较少见脑室扩大，并且 MRI 在 T_2 加权影像上常显示高强度信号异常。这些损害缺乏大面积的影响，最常见局限于脑室周围白质和半卵圆中心。EEG 可能正常或显示弥漫性慢波，尤其在晚期。

CSF 的最常见发现是总蛋白量增加（典型为 50～100 mg/100 ml）和 IgG 成分与指数增加，可能出现"无性系缺乏带"（oligoclonal band），它对 HIV 的特异性或有或无。又可能发生脑脊液单核淋巴细胞增多（4～50/mm^3），以及 T 淋巴细胞子集（T - lymphocyte subset）（CD4 至 CD8）可能被逆转。HIV RNA 可用聚合酶链反应（polymerase chain reaction）在脑脊液中加以证明；脑脊液中 HIV RNA 水平与痴呆的严重度有关。脑脊液分析能支持 HIV 伴发痴呆的临床诊断，特别在排除了严重中枢神经系机会性感染，尤其是隐球菌性脑膜炎（cryptococcal meningitis）。

4. 诊断标准　现列出目前较通用的两种标准。

（1）WHO（1990 年）制定的"HIV 伴发痴呆"标准如下：

1）达到 ICD - 10 的研究用痴呆标准，具有几个变型：

A. 记忆减退的严重度可能未达到足以损害 ADL（"日常生活能力"的简称）。

B. 运动功能减退可能出现，并且是由临床检查及尽可能由正规神经心理学测验所证实。

C. 所要求的最短症状进展期是 1 个月。

D. 失语、失用及失认是不常见的。

2）呈现系统性 HIV 感染的实验室证据。

3）必须排除来自病史、躯体检查或实验室试验的其他病因证据（特别是脑脊液分析，以及应作 CT 或 MRI 以排除活动性中枢神经系统其他感染过程）。

（2）美国神经病学学会（American Academy of Neurology）（1991 年）的标准如下：

1）系统性 HIV 感染的实验室证据。

2）在下列认知能力中至少两项呈现异常（至少出现 1 个月）：注意力/集中力、信息进程的速度、抽象/推理、视觉空间性技能、记忆/学习以及言语/文字。

3）至少存在下列之一：

A. 运动功能或行动呈获得性异常。

B. 动机或情绪控制减退，或社交行为改变。

4）缺乏意识模糊并有足够建立 b 的时期。

5）缺乏其他病因的证据。

WHO 和美国神经病学学会的标准都在 ADL 损害程度的基础上将痴呆的严重度区分为三等（轻、中、重）。

（二）谵妄

谵妄是 HIV 感染晚期症状进展时一种比较常见的并发症，它常被忽视或误诊为精神病或躁狂症。

导致 HIV 感染症状进展时发生谵妄的因素如下：CNS 其他感染、其他器官的感染、系统性感染、脑部肿瘤（CNS 淋巴瘤、Kaposi 肉瘤累及 CNS）、脑部其他占位性损害、代谢性紊乱、营养缺乏、肝性或肾功能障碍、外科介入、物质滥用或戒断、使用精神药物（特别是三环类抗抑郁药）以及使用抗病毒药（包括齐多夫定）。又 HIV-伴发谵妄的临床表现并无特异性。

（三）重症抑郁

对于确诊 HIV 感染患者伴发的重症抑郁，尚有下列困难。

（1）感染的躯体症状可能起混淆作用：疲劳、食欲与睡眠减少以及体重减轻等，类似抑郁表现，可能是 HIV 感染的躯体症状。

（2）HIV 脑部感染相关的认知损害可能起混淆作用：精神运动性迟缓、健忘以及注意集中困难，可能是此损害的早期症状。

（3）常见情绪性与行为性反应，和感染过程中的基本特点相一致：失去与人们接触的兴趣、对以前的行为的内疚感以及想到死亡，都可能是这些反应的部分内容。

为了诊断重症抑郁，精神科医生查明此抑郁综合征必须具备：① 至少持续 2 周。② 大多在白天，几乎每一日。③ 出现的症状包括突出的抑郁心境、在所有或几乎所有活动中兴趣或喜悦减少、真正的自我贬低感以及持续自杀观念。如果进行详尽的神经心理学评估，证明缺乏认知损害，就应考虑某些症状如精神运动性迟缓或者思考、注意集中能力降低的可疑临床意义。

三、治疗和处置

(一) 抗 HIV 治疗

目前尚无有效的治疗方法。可用的抑制逆转录酶（RT）的药物有 AZT、DDI、DDC 等等，据称目前联合应用两种逆转录酶和一种蛋白酶制剂的三联疗法取得了最佳疗效（吴志华，2000 年）。

(二) 机会性感染的防治

根据 CD4 细胞计数，大致可预计何时会发生机会性感染，同时应考虑预防性治疗。

本文只简略提及以上两种治疗，具体内容可参阅皮肤性病学专业书刊。

(三) 对 AIDS 所致精神障碍的治疗问题

对于可能伴发的痴呆、谵妄及重症抑郁，需进行相应治疗和处置，但主要是对症性治疗。

1. 痴呆　AZT 对几个认知度量有效，但主要缺点为抑制骨髓等不良反应。又用精神兴奋剂如哌甲酯（methylphenidate）和右旋苯异丙酸（dextroamphetamine），可使 AIDS 患者的认知行为有所改善。但上述治疗只是一种探索，迄今尚未明确的疗效。至于心理社会干预的处置，此类痴呆也必须和其他痴呆一样，应该在这方面得到进一步的充分发展，甚至需要远比往常更多的关注。

2. 谵妄　内科治疗包括针对基本病因（如有可能的话）、维持水与电解质平衡和营养、提供镇静处理和纠正睡眠-醒觉周期。又用低剂量抗精神病药治疗谵妄时的激越往往有效，但应防止发生严重的锥体外系反应及恶性综合征。多数学者认为环境性干预和护理照料颇为重要，其内容包含① 提供一个光线良好、安静的房间，具有夜间微暗灯以及一只钟、一份日历以便定向。② 限制来访者和工作人员人数，而允许所信赖的亲属或朋友与患者超过常规探望时间相聚在一起。③ 向患者和其他重要人士提供关于谵妄的性质、通常原因及可望逆转程度的再保证与解释。④ 护理时必须仔细观察、定时报告行为改变、给以情绪支持及帮助再定向。

3. 重症抑郁　根据目前知识水平，当出现重症抑郁时的首要选择是药物治疗。三环抗抑郁药和 SSRIs 对伴发于 HIV 感染的重症患者都有效，也都能良好耐受。近代多半认为 SSRIs 可能比三环类更能耐受（除了同时有慢性腹泻的患者以外），但目前尚缺乏那些包含直接对照组在内的系统研究。有人已在某些病例报道及小样本病例研究中，提出了精神振奋药（psychostimulant）可改善 AIDS 患者的抑郁心境及嗜睡。

（王善澄）

第七节　肝豆状核变性症

一、病因

肝豆核变性症（hepatolenticular degeneration）又称威尔逊（Wilson）病，对于此病的特

征,张沅昌教授曾归纳为:① 家族遗传史。② 铜与蛋白质代谢障碍。③ 肾小管输送功能障碍。

(一) 家族史

它是一种常染色体隐性遗传病,往往罹及同胞兄弟姐妹亦患同病,但父母却可不患此病。有的学者提出:父母近亲结婚者,发病率可能较高。

(二) 铜与蛋白质代谢障碍

1. 铜代谢障碍　正常人血清铜有95%在铜氧化酶作用下与 α_2 球蛋白结合,形成血清铜蓝蛋白(ceruloplasmin)而排泄于外。由于患者体内血清铜氧化酶减少、活动力降低,使血清铜难以与 α_2 球蛋白结合,结果使血清铜蓝蛋白减少,尿铜排出增多,血铜及内脏器官组织铜量增高,以及铜吸收量增加。这些铜沉积于角膜,则形成特征性的 K-F 彩色环;沉积于肝脏,可引起肝脾肿大、肝细胞变性或坏死、肝表面形成特殊的金黄色结节,以及肝硬化与肝功能严重障碍。沉积于大脑,即可引起神经细胞的变性或坏死,胶质细胞增生,神经组织退化、萎缩或缩小。其中以豆状核与基底节最严重,并可罹及大脑皮质、丘脑、下丘脑、红核、黑质、脑桥、小脑等部位,皆有不同程度的同样病变,这是患者出现类帕金森征、肢端震颤、舞蹈动作、手足徐动、扭转痉挛、癫痫发作、智能减退以及各种精神障碍的主要病因。

2. 蛋白质代谢障碍　主要表现为氨基酸尿症。患者在进食含蛋白质食物后,可引起尿中数种氨基酸排出量增多。患者的肝、脑病变,这也可能是病因之一。由于患者的尿液内可查到少量蛋白及红、白细胞与管型,因此,有的学者认为可能是此病引起的肾脏病变所致。

(三) 肾小管输送功能障碍

除尿铜增加、氨基酸尿外,还可能有尿中糖、尿酸(uric acid)以及磷酸根(phosphate)排出量增多,血浆磷酸根减低现象;磷酸根在尿及血浆中的升降变化,可能与患者的骨质疏松、骨皮质变薄并易发生病理性骨折有关。

二、临床症状

肝豆核变性症的临床症状主要可分为以下几种。

(一) 肝病症状

可表现发热,黄疸,肝肿大(并可伴捶痛),肝功能异常等;如未进行详细检查,易被误诊为"肝炎"。还可表现肝病面容,皮肤较粗糙,苍黑,毛发增多。病情严重者,可伴脾肿大、腹水、恶心、呕吐、呕血,甚至肝昏迷等。

(二) 骨科症状

主要表现为:骨质疏松,易发生病理性骨折,关节畸形等。

(三) 神经科症状

常见的有:表情呆木,如假面具样,口齿含糊不清,步态蹒跚,易于前倾侧倾,转弯困难,行走时双臂无协同动作,肢端震颤也颇常见,表现类似帕金森征。或者出现不自主舞蹈样动作、手足徐动、扭转痉挛、肌张力紧张等。有的患者,肢体肌肉可发生强直性痉挛,感到十分疼痛,甚至引起骨折。有的可发生癫痫性抽搐发作,以大发作或局灶进行性发作为主,而不见典型小发作与精神运动性发作。

（四）精神科症状

主要表现有：智能障碍,幼年起病者,可致轻到中度精神发育迟滞;慢性晚期患者也可发展至痴呆。少数早期患者可出现情绪不稳、焦虑、抑郁、记忆力减退、睡眠障碍等神经症综合征,或者癔症样发作。但是,到精神病院就诊者,往往以精神病性症状为主,包括：各类幻觉、妄想、言语荒谬、思维障碍、举动幼稚愚蠢、行为紊乱等等。其临床表现往往类似精神分裂症或躁郁症（以躁狂状态较多见,而罕见重性抑郁状态）。在癫痫发作后,也可出现意识朦胧状态。

三、诊断与鉴别诊断

对肝豆核变性症的诊断,首先应对它有所了解。因此病比较少见,对它不够认识,从而发生误诊者,笔者已遇到数例。其次,对有家族史、黄疸或肝病史、骨折史,以及具有震颤、口齿不清晰、帕金森征或不自主舞蹈等动作者,都应考虑或排除此病,需要进一步检查。① 检查其角膜有无 K-F 彩色环,可疑时,则请眼科医生进行裂隙灯检查。② 进行血清铜蓝蛋白测定,可发现明显低于正常水平。这两点是诊断此病的特征性指标。

在鉴别诊断方面,需要注意的是亨廷顿舞蹈症伴发的精神障碍。该病也有家族史,也可出现震颤、舞蹈等不自主动作以及其他锥体外系症状。然而亨廷顿舞蹈症是显性遗传,其上代父母之一必患该病,而与肝豆核变性症不同;更重要的是,上述两项特殊检查,皆为阴性。

笔者曾观察过一急性发病的男青年,因"感冒"发热,伴有情绪不稳、焦虑、紧张、严重失眠。当地医院诊断：① 感冒。② 神经症。虽经治疗,并无显效,介绍来本院就诊。

精神检查：符合神经症表现。体格检查：未见黄疸,肝脾未扪及,神经系统无阳性体征。双眼角膜上边缘有可疑灰暗色环,因此建议他去眼科作裂隙灯检查,并测定血清铜蓝蛋白,结果皆为阳性。再请神经科会诊,同意肝豆核变性症的诊断,即到神经科进行正规治疗。后来随访 1 年,病情尚稳定。如果没有考虑到肝豆核变性症的可能,并不进行上述检查,就很可能漏诊。

四、治疗,预后

对肝豆核变性症的治疗,当以铜络合剂为主。过去我们使用 BAL（二硫氢丙醇）,效果相当好。然而现在该药很难找到,而改用青霉胺（penicillamine）,疗效似不如 BAL。D-青霉胺的成人剂量：每次 300～600 mg,每日 3 次。如有不良反应,可改用乙烯四甲铵继续治疗,是十分必要的。

在饮食方面,应避免含铜量较高的食品,如豌豆、蚕豆、玉米、蘑菇、巧克力、甲壳类或螺蛳类软体动物、动物的肝与血等等。同时补充钙剂、维生素 B 族、葡萄糖等。

对患者伴发的精神障碍,可采用相应的精神科药物对症治疗。如对焦虑、紧张,使用抗焦虑剂;对情绪抑郁,使用抗抑郁剂——氟西汀等;对精神病性症状,可使用锥体外系反应小的非典型抗精神病药。

本病预后不良,急性发病病情严重者,可在半年左右死亡。亚急性发病者,病情往往持续发展,经过治疗,虽可暂时或部分缓解,但越发越严重,往往在发病后 3~7 年内死于肝功能衰竭或感染(请参考以下病例 2)。

五、病例介绍

以下是笔者亲自诊治过的 2 个典型家系病例,特提出供读者参考。

病例 1　许××,女,16 岁,1955 年 10 月,来我院就诊。

既往史:据云:10 年前,曾患黄疸,3 周后自愈。9 年前发现走路迟钝蹒跚,有时下肢"瘫痪",不能起床。6 个月前,出现右手震颤,持物易落地,且不能写字,学习成绩下降;不久,又出现精神异常:恐惧不安,哭笑无常,感到耳中有人说话,半夜起来说:"有人要破门而入,意图不良"。情绪激动焦虑,言语动作增多,夜不安眠,并有人格改变。1 周前夜间出现右侧局灶性癫痫发作,后来在夜间又有癫痫大发作 2 次。曾诊断为"癫痫症",给予苯妥英钠、苯巴比妥后,即未再有癫痫发作。据云其妹亦有黄疸史,但精神状态尚正常。

体格检查:身材矮胖,发育较差,如 14 岁女孩。颜面黝黑,但无明显黄疸。两眼角膜有典型 K-F 彩色环。肝脾肿大,肝肋下 5 cm,脾肋下 8 cm,并有腹水征。四肢较短,髋关节运动受限。神经系统检查:假面具样面容,走路蹒跚不灵,步伐碎小,下肢软弱无力,不能持久站立与行走,易倾跌。行走时,上肢无协同动作。右手有明显震颤,肌张力普遍增高。

化验室等检查:尿液有少量蛋白,镜检发现有少量红、白细胞及颗粒性管型。血常规正常。黄疸指数 5,肝功能尚无异常。血钙 2.1~2.925mmol/L(8.4~11.7 mg%),无机磷 0.56~0.688mmol/L(1.75~2.15 mg%)。X 射线摄片:显示骨质疏松、明显脱钙,骨外层单薄如壳;两髋关节畸形,膝关节呈内翻畸形。脑电图检查显示:有多量中至高压 2~3 C/s 慢波,额导最显著,两侧对称。

精神检查:情绪易波动,时常无故哭泣或者嬉笑;有不固定的言语性幻听及被害妄想,智能尚可,自知这些情况由于疾病所致。

根据上述发现,可确诊:肝豆核变性症,并伴轻度精神障碍。

治疗经过:主要用 BAL(二硫氢丙醇,可与铜结合排出体外)治疗,总剂量 3.2 g(5%油剂 2 ml,共 32 针)。辅助用苯妥英钠、苯巴比妥、东莨菪碱,以及大剂量复合维生素 B、葡萄糖、钙剂等,患者病情有明显好转,精神症状基本消失,不自主震颤也明显减轻。但肝脏情况如旧。又因髋关节病变严重,行走仍不如常人灵活。1958 年后,因故笔者失去随访。

患者胞妹:许××,14 岁,因其姐确诊为肝豆核变性症,遂邀请她来检查。

既往史:幼年生长发育无特殊,9 岁起皮肤变得黄黑,并有低热半年,曾住院诊断"肝炎"。10 岁时,跌倒折断右腿,用石膏固定,3 个月后痊愈。12 岁时,又跌断左手臂,再上石膏后痊愈。当时 X 线摄片,据云为:骨结构不良,病理性骨折。13 岁时,又因发热,黄疸住入某院。发现肝脾皆肿大,左膝关节呈内弯畸形。实验室检查:肝功能有明显障碍,黄疸指数 86。血无机钙 2.65mmol/L(10.6 mg%),磷 0.51mmol/L(1.6 mg%)。尿检:蛋白弱阳性,有少量颗粒性管型。脑电图检查:亦不正常,基本与其姐相似,但程度较轻。该院按传染性肝炎常规治疗,病情好转后出院。精神状态始终正常。

体格与精神检查:1955年10月,患者应邀来,经笔者对她检查.发现:有明显黄疸,皮肤较苍黑。两眼角膜有典型K-F彩色环。肝肿大剑突下5 cm,质尚软;脾肿大肋下5 cm,质坚,腹部稍膨胀,有少许移动性浊音。借阅其过去两次骨折X线摄片,见有明显骨质脱钙现象,骨皮质变薄如纸样,股骨与桡骨有病理性骨折。精神状态尚正常。

根据上述发现,可确诊肝豆核变性症,而精神状态正常。因故未接受BAL治疗。以后失随访。

病例2 贺××,男,22岁,未婚,电业工人。1955年6月1日,因精神异常,住入上海市精神病院。

既往史:据云:2岁时,发热一周,有惊厥现象。自幼行动迟缓,口齿不清,智能较差。读小学时经常留级,连续11年才毕业。经介绍到工厂工作,能力仅及正常工的2/3左右。14岁时诉下腿疼痛,经X线摄片,谓有病理性骨折。1955年3月间受到一次惊吓后,思想不能集中,工作中常发生差错,并无故发呆痴笑。4月中旬开始言语动作增多,爱与别人开玩笑,自高自大,主观固执,不肯接受劝告。5月12日因恶心、呕吐、头疼赴某院就诊,发现轻度黄疸,肝肿大肋下2指,拟诊为传染性肝炎。5月20日起,出现行为紊乱,跟随车间护士乱叫"阿姨"。只能做到平时工作量的1/10,并且3/4报废。5月29日,违背工作规程,熄灯在黑暗中操作,手臂被机器割伤。遂于次日被送入上海市精神病院。

患者住院后,精神检查发现:服装凌乱不洁,情绪较兴奋,言语动作增多,并有戏谑色彩。对护士长叫"干娘",对医生叫"干爹"。也有夸大妄想,自称"技术高超,受到上级表扬,女朋友很多,都很年轻漂亮。"邀请病房所有工作人员及病友到杭州游玩。情绪极易波动,如要求不满足,就哭泣、吵闹、甚至谩骂不休。嫌天气太热,赤身露体,当众脱下内裤,玩弄生殖器。有奇异幻视,如魔鬼、马面样女子等。智能有缺陷,如:8+7=16;一斤棉花和一斤铁,哪个重?答:当然铁重。

半斤和八两一样吗?答:当然有分别,不过我忘记了。对何时进厂工作、何时住院,都不能回答,也不能记得当日早餐吃什么。此外,时有冲动、破坏行为。

但是,对患者的体格检查,则颇潦草马虎。对进一步的化验室与有关特殊检查也未进行。

住院初期经过:患者住院后,曾先后诊断过:"躁狂症","精神分裂症"。由于兴奋紊乱,因此作过13次ECT、36次胰岛素休克治疗(当时尚未引进氯丙嗪)。就在最后一次胰岛素治疗时,不幸发生稽延性昏迷。笔者刚刚调入该院工作,共同参加抢救(过去并未看过此患者),发现患者瞳孔放大,两侧角膜上缘有典型K-F彩色环。在患者苏醒后,即对其进行进一步检查。

再次体格等检查:体矮胖,皮肤粗糙黑黄,多毛发。表情呆木,如假面具样。极易发笑,但不自然,呈强笑貌。口齿不够清晰,唾液外溢。两侧角膜有典型K-F彩色环。行走时,步态蹒跚,双臂无协同动作,易前倾侧倾,转弯时更明显,右手时有粗大震颤与拍动。四肢肌张力中度增加。肝肿大肋下 2 cm,有叩击痛,脾可扪及,无腹水征。肝功能检查尚正常。尿检:蛋白弱阳性,有少许红、白细胞及颗粒性管型。治疗前检查,显示:弥漫性中至高电位慢波与中慢波,尤其以额部最明显。根据上述发现,可确诊为:肝豆核变性症所致精神病。

治疗经过:在治疗前,除脑电图异常外,患者精神症状日益恶化,还有不规则低热、腹痛、呕吐(少量呕血)、口渴、多饮多溺、尿失禁等症状。改用 BAL 治疗后,症状迅速好转,第一周末,不自主震颤完全消失,运动较前灵活。但在治疗初期,有几次昏迷发作;多在下午或夜晚发生,注射葡萄糖后,可缓缓苏醒。自治疗第二周起,即未再发生此种阵发性昏迷现象。自治疗第 10 日起,类躁狂症状消失,较前安静合作,但略有抑郁现象。第 21 日起,停止治疗(BAL 总剂量 2.4 g),病情持续进步,精神症状消失,运动灵活自如,唯表情较常人呆笨些。自知力完全恢复,知道住院前与初期,"头脑糊涂,精神错乱"。智能检查亦较进院时进步,但还略低于常人水平。脑电图检查,恢复正常。家属及单位组织观察后,认为与病前正常时相同,并同意出院。

病情后来的演变:患者出院后,即恢复工作,在随访 1 年期间,工作成绩较病前"优良"。但在 1 年后,病情复发,即第二次住院。虽经 BAL 合并氯丙嗪等治疗措施,病情只有部分好转,再出院后,不能正常工作。2 年后,又出现兴奋紊乱、明显的精神病性及锥体外系症状。第三次住院后,再用同样治疗措施,则毫无效果,3 年后死于肝功能衰竭,经尸体解剖,证实诊断正确。

患者次兄贺××,24 岁。应笔者邀请于 1955 年 11 月来检查身体。精神状态正常,自觉无任何不适。主要阳性发现有:可疑黄疸(黄疸指数 13),肝肿大肋下 4 cm,质软,有叩击痛,脾未扪及,无腹水征。肝功能检查在正常范围内。两眼角膜有典型 K-F 彩色环,神经系检查无异常。脑电图检查亦正常。为预防计,劝他接受 BAL 治疗 1 个疗程,并无不良反应。随访 1 年,工作正常,无任何特殊症状表现。其三弟死后,因故失随访。

患者长兄贺××,28 岁,应笔者邀请于 1955 年 11 月来检查身体。精神状态正常,自觉无任何不适。主要阳性发现,两眼角膜有典型 K-F 彩色环。神经系检查无异常。脑电图检查亦正常。肝脾未扪及。黄疸指数与肝功能检查在正常范围内。工作正常。因有顾虑,未接受预防性 BAL 治疗。随访 1 年,未见任何异常现象。其三弟死后,因故失随访。

(贾谊诚)

第八节 急性脑炎所致精神障碍

一、概述

广义的脑炎包括脑炎和脑病,有脑部感染的称为脑炎,有脑炎样症状和病理变化而无感染的称为脑病。脑炎的病原很多,有病毒、立克次体、细菌、真菌、螺旋体、寄生虫等。其中以病毒性脑炎较为常见,与精神科关系较密切,根据近代研究,引起病毒性脑炎的常见病毒有下列两大类。

（一）DNA 病毒

1. 疱疹病毒　Ⅰ和Ⅱ型单纯疱疹病毒、水痘-带状疱疹病毒等。

2. 乳多孔病毒　JC病毒（进行性多灶性白质脑病）。

3. 逆转录病毒　HTLV-1病毒、HIV病毒（AIDS）。

（二）RNA 病毒

1. 副黏液病毒　腮腺炎病毒。

2. 棒状病毒　麻疹病毒、狂犬病病毒。

3. 虫媒病毒　流行性乙型脑炎病毒。

病毒性脑炎按流行病学方式可分为散发性脑炎（sporadic encephalitis）和流行性脑炎（epidemic encephalitis），后者主要为流行性乙型脑炎（"乙脑"）。我国在20世纪60～70年代散发性脑炎诊断较多，虽很多都未作病毒分离，但一般认为其病原学可能与病毒有关，因此统称为病毒性脑炎（"病毒脑"），此诊断名称虽不严格，但在当前病毒学研究尚不充分，很多医院尚缺乏有关实验室检测条件的状态，只能根据临床观察确立诊断。特异性脑炎（nonspecific encephalitis）是指一组可能与感染有关的脑病综合征，可能是由于病毒或其他感染引起的一种变态反应性脑炎。

本节重点介绍散发性病毒性脑炎的临床特征及诊断上的有关问题和治疗原则。

二、临床表现

呈急性或亚急性起病，病前可有上呼吸道感染病史，发病时体温可达38～39℃，常见下述症状。

1. 意识障碍　程度不等，开始时呈现意识水平下降，如嗜睡，严重时可出现昏迷。

2. 癫痫发作　主要是大发作、局限性发作及肌阵挛性发作。

3. 精神障碍　有1/3～1/2患者以精神障碍为首发症状，因此这类患者可先到精神病院就诊，表现为呆滞少语、情感淡漠、注意涣散、理解迟钝、言语减少、生活被动等，或表现为言语增多、情绪兴奋、行为紊乱、片断妄想、错幻觉等。根据精神症状，多误诊为精神分裂症。如果在遭受精神创伤后起病，易误诊为反应性精神障碍。体格检查可无阳性发现，或仅见不肯定的或不固定的神经系统体征。

有部分病例在疾病恢复后可遗留人格改变及智能损害。

三、实验室检查

血液白细胞检查可发现轻度增高。脑脊液检查约半数患者正常，部分患者脑脊液压力增高，细胞数增高，以淋巴细胞为主，糖和氯化物无改变，IgG指数可增高。脑电图检查可见弥漫性异常，或在弥漫性异常背景下出现较多高幅慢波，以δ波为主。头颅CT及MRI一般无特异性改变，有时在两侧大脑半球可见散在的斑片状低密度影。

病毒分离是最可靠的诊断，但目前技术上尚存困难。聚合酶链反应（PCR），或病毒抗体测定(如免疫酶链吸附分析法,简称 ELISA)阳性有助于诊断。

四、诊断与鉴别诊断

(一) 诊断条件

(1) 颅内感染的依据:有急性或亚急性起病的弥漫性脑实质损害的临床表现,脑脊液正常或轻度炎性变化,脑电图弥漫性异常。有时头颅 CT 和 MRI 可见散在病灶。

(2) 精神障碍可表现多种形式,但其发生、发展及病程应与本病有关。

(3) 排除功能性精神障碍及其他颅内疾病。流行性乙型脑炎发生于夏末秋初流行季节,发热较高且持续,临床症状较严重,早期乙脑的特异性 IgM 抗体测定即呈阳性,可资鉴别。

(二) 精神科诊断本病的有关问题

如果病例出现高热,有明显意识障碍,癫痫发作及存在明确的神经系统体征,则一般多去内科、传染科或神经科就诊,即使有一些精神症状,邀请精神科医生会诊,对于这样的病例,精神科医生都会从器质性精神病方面去考虑诊断,不致出现误诊。问题是如何面对一个以精神症状为主要临床表现的脑炎病例,做到早期确诊,这样的病例在精神科门诊及病房都可遇到,有的还是从其他医院介绍转来的,笔者就屡有这样的教训,以下对于此类病例的诊断思路谈些体会。

1. 细察有无意识障碍存在 大多数患者如经细致观察,多可发现有不同程度的意识障碍存在,当意识水平下降时可出现反应迟钝,表情呆滞,理解困难,生活被动等现象。朦胧状态可见兴奋躁动,行为紊乱,也可有妄想与幻觉。有的病例虽在疾病初期意识障碍不明显,但随着病情发展,意识障碍可显得突出起来。所以观察意识障碍是否存在不仅是静态的,更要注意动态的。有时护理观察发现患者的精神症状晚上明显,白天安静,要注意是否属于亚谵妄表现。

2. 反复进行神经系统检查 这是确立脑炎的重要依据之一,以精神障碍为首发症状的病毒性脑炎病例往往有这样规律,开始时神经系统体征可能阴性或不固定,例如腱反射两侧轻度不对称,一侧病理征可疑等,以后重复检查时可能不出现,或异常体征的部位发生改变。此后随着病情发展,神经系统体征可变得明显和固定下来。临床上很多误诊就在于忽视神经系统体征的随访,一次检查阴性就"一锤定音"地排除脑炎诊断。

3. 不要忽略不典型病例 在精神病院所见到的病毒性脑炎病例很多是属于不典型的,例如体温不高,有的仅 38 ℃左右,病前无上呼吸道感染史,血液白细胞正常,脑脊液检查阴性等,遇到这样病例出现误诊和漏诊属于情理中之事。据张良栋等对精神病院所见脑炎的调查,门诊误诊率占 77%,多数被误诊为精神分裂症。问题是要强调重视精神症状(尤其意识障碍)的观察及加强随访,特别当患者的临床症状发生转变时要随机应变地尊重现实。

4. 重视尿失禁现象 根据笔者体会,尿失禁对于器质性脑部疾病的诊断具有非常重要意义,例如有一次遇到一例由外院转来的精神病患者,表现呆滞少言,动作迟缓,家属未提供发热感染病史,反映患者有一次外出购物时竟尿裤,引起笔者重视,即时进行脑电图检查,发现弥漫性慢波,拟诊为病毒性脑炎收住入院。以后病情日益加重,出现昏迷及癫痫发作,经神经科会诊确诊为病毒性脑炎,转入神经科治疗。

5. 脑电图检查的诊断意义　如上所述,限于目前的实验室水平,尚难根据实验室结果确定病毒性脑炎诊断。实践证明,脑电图检查是诊断本病较为实际且可靠的方法,我院诊断的病毒性脑炎病例,脑电图都发现弥漫性异常。因此临床上遇到不典型可疑病例,需及时进行脑电图检查。但要注意治疗后对脑电图的干扰情况,有很多病例刚入院时诊断为功能性精神病,采取氯氮平或电痉挛治疗,以后发现有意识障碍,进行脑电图检查,呈现弥漫性慢波,这种结果究竟是与原来的疾病有关,还是治疗引起,殊难鉴别。因此提醒一点,对于病毒性脑炎病例不宜过早采用可能会干扰脑电图检查结果的治疗措施,免得出现以后诊断上难解难分的局面。

五、治疗

(一) 内科治疗

尚无特效疗法,一般采用地塞米松或泼尼松治疗。有颅内压增高者用甘露醇等脱水剂,并注意全身营养及水电解质平衡。预防并发症。

如有单纯疱疹或带状疱疹感染史,可用抗病毒药阿昔洛韦,10 mg/kg 加入 100 ml 溶液中,于 1～2 小时内滴完,每 8 小时 1 次,10 日为 1 个疗程。有癫痫发作者,使用抗癫痫药。

清热解毒中药如大蒜叶、大青叶、板蓝根等有一定效果。

(二) 控制精神症状

有兴奋躁动者可用奥氮平、氟哌啶醇等药,剂量掌握要严格根据躯体状况,从小剂量开始,不要急于取得安静效果,否则容易掩盖意识障碍。呆滞、被动者可用舒必利口服或静滴,木僵者更宜。第二代抗精神病药副作用较小,都可选择应用。

(三) 人格改变

病毒性脑炎后出现人格改变的,可应用卡马西平、碳酸锂等,有助于稳定情绪及控制冲动行为。

病例介绍

某男,17 岁,1986 年 7 月 28 日晚上诉头晕、恶心、全身乏力,当时失眠并吵闹,不断说"害怕呀",表情十分恐惧,问之原因不答。次日拒食,面色发白,双目发呆,精神萎靡不振,胡语,"某某人待我不好,不给烧饭吃,你们害我。"有时不认识家人。8 月 2 日整天胡语,内容紊乱,言语不连贯,口齿不清,个人生活不知自理,大小便要人督促。

8 月 3 日病者喊叫"关掉录音机",甚于床边高声怪叫,时高喊"我不想活了,我害怕,叔叔来了。"双手握拳,有时吃着饭突然无泪抽泣。

8 月 4 日住入精神病院,表现双目呆滞,定向障碍,不辨上下午,不认识家人,有时喃喃自语,"他们都盯着我看。"言语吐字不佳,阵发性叫喊。

神经系统检查,上肢腱反射活跃对称,下肢右侧比左侧活跃,未发现病理征。

入院后观察期间,患者经常卧床,接触不合作,不言不语,或高声叫喊,唱歌,有阵发性躁动,叫"有可怕的人,鬼,猪猡。"该时神情紧张,全身大汗,大小便由家属协助料理,有几次尿床,体温正常。

脑脊液常规及生化均正常。

血液白细胞总数 $10.1×10^9/L$,中性74%。

脑电图(8月6日):轻-中度弥漫性异常,α节律不明显,基本电活动为 $5~6$ c/sθ波,两半球有些δ波。

经讨论诊断为散发性脑炎,予地塞米松及甘露醇静滴,用氯丙嗪控制精神症状。经治疗后接触好转,意识清醒,对发病过程不能回忆。2个月后获显著进步出院。

(郑瞻培)

第九节 颅脑外伤所致精神障碍

精神科临床与颅脑外伤问题的关系近年来日益密切,尤在司法精神病学鉴定中经常遇到涉及因果关系鉴定及伤残评定的案件,本文重点阐述颅脑外伤与精神科临床工作有关的基本问题。

一、颅脑外伤的分类

(一) 按病理解剖部位

分为头皮损伤、颅骨骨折和脑损伤三大类,又进一步分为开放性和闭合性损伤。

(二) 按颅脑外伤程度

国内分为四型。

1. 轻型 单纯脑震荡,无或有局限性颅骨骨折。
2. 中型 轻度脑挫伤,或伴有颅骨骨折,有蛛网膜下隙出血,无脑受压征。
3. 重型 广泛颅骨骨折、严重脑挫裂伤、脑干损伤或有颅内血肿。
4. 特重型 脑原发损伤严重,出现晚期脑疝。

二、病因及发病机制

脑损伤可以是直接的或间接的,后者是外力作用于身体其他部位,经过传导而间接引起脑损伤,例如胸部挤压所致脑伤、高处坠下足臀着地时外力传导所致脑伤,还有如头部从运动状态突然停止下来时的所谓"挥鞭样脑损伤"等。

脑损伤可以是原发性的或继发性的,继发性的有脑水肿和颅内血肿,后者如硬膜外血肿、硬膜下血肿、脑内血肿等,出血也可流入脑室或蛛网膜下腔。

脑挫伤急性期过后,由于胶质细胞增生、瘢痕形成,可遗留粘连、萎缩、脑室扩大等改变。

脑外伤所致精神障碍的发生机制除器质性因素外,还与社会心理因素有关。

（一）器质性因素

与脑损伤程度、部位、时期及后遗症等有关。损伤程度越严重、范围越广泛,越容易引起精神障碍;但在慢性期,很多研究表明,损伤与后遗症程度并不成正比。损伤部位与精神障碍发生也是有关的,颞叶损伤最常出现精神障碍,其次是前额叶及额叶眶部,顶叶及枕叶损伤引起精神障碍较少。前额叶、颞叶损伤常引起人格改变,顶叶损害可引起认知功能障碍,脑基底部损伤可引起记忆障碍。

（二）心理社会因素

包括受伤前的人格特征、对外伤的态度、外伤对生活及工作的影响、赔偿心理动机等。即使存在器质性因素,心理社会因素对疾病的发生、发展、预后等也起着重要作用。

三、颅脑外伤的精神障碍表现

颅脑外伤的精神障碍表现通常分为急性与慢性（远期）。急性期主要以意识障碍为主,轻度意识障碍表现神志恍惚,可能向朦胧、谵妄发展,严重时为昏迷。急性期患者通常在综合性医院急诊科诊治,急诊病史是精神科诊断慢性颅脑外伤相关精神障碍的重要依据。

慢性（远期）精神障碍有下列类型。

（一）脑外伤性癫痫

可发生在脑外伤后任何时期,发作与脑内瘢痕形成和脑部萎缩有密切关系,发生在脑外伤后 24 小时之内,称为即时发作;在 3 个月内发作,称为早期发作;在 3 个月以上发作,称为晚期发作。绝大多数在 2 年内发作。

脑外伤性癫痫发作与颅脑外伤严重程度、闭合性或开放性及损伤部位有关。大脑皮质运动区、海马及杏仁核的损伤最常发生癫痫;颞叶内侧损伤可导致精神运动性发作;如伴颅内感染、血肿、凹陷性骨折时均易引起癫痫。

癫痫发作类型较多为局限性发作、大发作及精神运动性发作,很少典型小发作。

诊断脑外伤性癫痫的条件,根据 Walker（1959 年）标准：

（1）有典型确实的癫痫发作。

（2）详细病史:严重颅脑外伤,外伤前无癫痫发作。

（3）癫痫发作类型和脑电图异常发现与颅脑外伤部位一致。

（4）排除外伤以外的脑器质性或躯体疾病所致的癫痫及原发性癫痫。

（5）实验室检查阳性发现:EEG、CT、MRI 等。

（二）颅脑外伤所致智能障碍

本疾病发展有以下 3 种形式。

（1）颅脑外伤急性期症状消退后迅速出现进展性智能减退。

（2）急性期后有恢复过程,再逐渐出现智能减退。

（3）昏迷几周后部分恢复,然后缓慢地呈现智能减退。

临床表现以认知功能障碍为主,轻度者健忘、注意力减退、工作效率降低等,严重时始动性降低,行动迟缓,表情呆滞,淡漠或欣快,记忆减退,不自主发笑,定向障碍,生活不能自理等。但据调查,颅脑外伤所致持久性痴呆较为罕见。

(三) 颅脑外伤所致遗忘综合征

以记忆减退为突出临床表现,并不是指脑外伤后顺行性及逆行性遗忘症,而是由于与记忆有关的区域如乳头体、海马、穹窿、丘脑背内侧核等部位受到损伤有关。患者意识清楚,近及远事记忆都受累及,近记忆力障碍尤为明显,常有错构及虚构。

(四) 颅脑外伤所致人格改变

多见于严重脑外伤患者,特别累及颞叶、额叶等,常与智能障碍并存,表现情绪不稳,行为粗暴、固执、自私,缺乏进取心,不讲社会公德,不注意个人卫生,不关心自己前途,也不关心家人生活,可发生冲动攻击行为,也可出现种种违法行为,如流浪、偷窃、殴斗、色情行为。

(五) 颅脑外伤后综合征

CCMD-3包括脑震荡后综合征及脑挫裂伤后综合征,两者的区别在于前者属轻度脑外伤,后者为脑挫裂伤;客观检查前者阴性,后者有阳性发现。临床表现相同,主要是神经症样表现,有头痛、眩晕、疲乏及内感性不适;情绪易激惹、抑郁、焦虑;主诉注意集中困难、思考迟钝、记忆减退;睡眠障碍;疑病症状;自主神经功能失调等,有的可出现癔症样发作。可持续数月,甚至更长时间。其症状可能出现器质性基础,但常与患者的心理社会因素有关,尤当涉及责任和法律纠纷,如工作照顾和经济赔偿时,症状可加重或经久不愈。

(六) 颅脑外伤所致精神病性障碍和情感障碍

这主要指严重颅脑外伤作为直接原因引起的器质性精神障碍,有的表现妄想、幻觉等精神病性症状,类似精神分裂症,颞叶和边缘系统受累与这类精神症状发生有关。也有的表现为情感高涨或抑郁,类似情感性精神障碍,但这些病例的临床表现不典型,情绪高涨往往表现为欣快、不稳定;情绪低落者表现为少语、呆坐、动机缺乏。这类疾病诊断的基础是发现已存在的器质性损伤证据。

四、诊断与鉴别诊断

(一) 诊断步骤

(1) 明确有无头部外伤史:这是确定颅脑外伤诊断的首要条件,颅脑外伤引起可以是直接的,也可以是间接的。诊断时不能仅靠供史人陈述及患者自诉,要对发生头部外伤现场进行调查,包括周围人提供的情况。

(2) 明确头部外伤时有无意识障碍,包括昏迷时间。

意识障碍发生时可见面色苍白、四肢松弛、呼吸浅而不规则、血压降低、脉搏微弱等,清醒后有顺行性、逆行性或近事遗忘。

为了解患者的意识障碍情况及治疗过程,收集头部外伤后的急诊及住院病史有重要参考价值。

为了确定脑外伤的损伤程度,多年来国内外普遍采用格拉斯哥昏迷分级标准(Glasgow coma scale)于临床(1974年Teasdale和Jennett提出)。根据记分多少,决定有无意识障碍及其程度。最高总分为15分,最低总分为3分。总分越高,表明意识障碍越轻或无意识障碍；总分越低，表明意识障碍越重。以总分 8 分为界，8 分以下表示有昏迷（表 4-11）。

表 4-11 格拉斯哥昏迷分级和记分法

睁眼反应	记 分	语言反应	记 分	运动反应	记 分
正常睁眼	4	回答正常	5	按吩咐动作	6
呼唤睁眼	3	回答错乱	4	刺痛时能定位	5
				刺痛时躲避	4
刺激时睁眼	2	词句不清	3	刺痛时肢体屈曲（去皮质强直）	3
无反应	1	只能发音	2		
		无反应	1	刺痛时肢体过伸（去脑强直）	2
				无反应	1

根据记分，将意识障碍分为 3 型。

轻型：总分为 13~15 分，伤后意识障碍持续时间在 20 分钟以内。

中型：总分为 9~12 分，伤后意识障碍持续时间为 20 分钟至 6 小时。

重型：总分为 3~8 分，伤后昏迷或重度昏迷时间在 6 小时以上。

（3）躯体及辅助检查：包括全面的神经系统检查、脑脊液检查、脑电图、颅骨 X 线摄片、头颅 CT 及 MRI 检查、智力测定、神经心理学检查等。

（二）明确颅脑外伤与精神障碍发生的关系

颅脑外伤后出现精神障碍并不一定与脑外伤有关，两者一般有下列关系。

（1）脑外伤直接引起精神障碍。

（2）脑外伤对潜在疾病的诱发作用。

（3）脑外伤使原来的精神疾病加重。

（4）与脑外伤有关的心理因素影响。

（5）由于原来的精神疾病导致脑外伤发生。

（三）诊断过程中的注意事项

（1）辅助检查结果要进行跟踪观察，包括受伤当时及以后的对照检查，以了解脑部病变的演变及防止人为的伪差。

（2）详细调查患者外伤前的精神病史、癫痫发作史、病前人格及智能状况等。

（3）要排除其他病理因素对精神障碍发生的影响。

（4）要充分注意颅脑外伤后"疾病获益的心理机制"对精神障碍发生和发展的影响。

（四）误诊的原因及防止对策

精神科临床医生对颅脑外伤病例的诊断经验相对缺乏，因此出现误诊的情况相当多见，需要引起重视。为防止误诊，需注意掌握下列几点。

（1）充分掌握颅伤和脑伤的区别：颅脑唇齿相依，颅伤包括头皮和颅骨，脑伤指脑实质受伤，有的患者头部受伤后出血很多，但检查后仅头皮受伤，对于这样病例不要误认脑实质一定受伤。

（2）病史了解：供史人对受伤现场不一定了解，但为了某种利益驱使，可能提供不确切的病史，如称患者头部受伤后昏迷几个小时，几日等。医生如果不作核实，偏听偏信，就会误以为患者有昏迷史。因此有必要对病史进行核实。

（3）神经系统检查及辅助检查：为了做到诊断的依据充分，客观检查必须动态进行，不但收集受伤后即时的，又要作随访检查。为了确定患者受伤后的心理学改变，有必要进行针对性的心理测验。凭主观印象容易出现误差。

精神科临床诊断经常出现的错误，是忽视病例的神经系统体征及辅助检查的客观发现，遇到家属提供病例有头部受伤"昏迷"史，之后出现了智能、人格改变，或精神病性症状，就任意地联系起来，诊断为脑外伤所致精神病。后来经过核实验证，否定昏迷史，神经系统及辅助检查又都是阴性，结果脑外伤的诊断被否定，这样的教训是很多的。要注意到一点，脑外伤所致智能障碍、人格改变及精神病性障碍都是发生在严重脑外伤的基础上，因此确立诊断时都强调具备客观检查阳性发现的证据，而且客观检查所发现的病变部位与精神障碍有关，否则诊断就不能成立。

（4）多科会诊：由于精神科医生对颅脑外伤知识的局限性，因此遇到较为困难的病例时，可以邀请放射科、神经内外科专家联合会诊，这样可以少走弯路。

（五）鉴别诊断

典型的病例在诊断上并不困难，但由于颅脑外伤经常涉及法律纠纷及经济赔偿问题，所以人为的因素掺杂较多，精神科临床在作出该诊断时务必做到谨而又慎，鉴别诊断时特别需注意下列情况。

1. 关于颅脑外伤后反应性精神障碍　可由于轻度颅脑外伤或心理应激引起，临床表现符合"CCMD-3"应激相关精神障碍的特征，而神经系统及辅助检查却无阳性发现。诊断时需了解患者病前的人格特点、心理素质等。根据疾病程度可分为精神病状态和非精神病性障碍。

2. 关于脑外伤后智能障碍的诊断及有关问题　颅脑外伤后出现反应迟钝、呆滞不语、生活不能自理的病例甚为常见，诊断上首先要区别是属于真性痴呆，还是假性痴呆，有时两者鉴别相当困难，可参考以下几点。

（1）外伤的程度：真性痴呆多出现在严重脑外伤后，而假性痴呆多出现在轻度脑外伤后或仅有颅脑外伤的背景。

（2）病程演变过程：真性痴呆病程持续，很少出现明显反复；假性痴呆的智能障碍多见起伏，有时严重，有时却明显减轻。假性痴呆虽是可逆性的，但如果索赔纠纷长期未获解决，病情可迁延数年不愈，因此不能根据病程久暂作为鉴别依据。

（3）对环境的反应：真性痴呆者对外界漠然，对任何刺激缺乏反应；假性痴呆者对外界保持接触，当涉及与颅脑外伤有关问题时，可观察到有强烈的情感反应，而且有夸张做作性表现。

（4）营养保持状况：真性痴呆由于长期生活不能自理，经常存在营养障碍；假性痴呆则不然,长时期保持较好的营养状况。

(5) 神经系统体征及客观检查的阳性发现有助于明确真性痴呆。

(6) 麻醉分析:学术界认识不一致,对某些病例可能有助于鉴别。

另外,由于脑外伤后智能损害程度与伤残评定等级密切有关,因此尽可能利用现有检查手段以体现客观性,智力测验最为常用。但在此种场合中,智力测验的结果常受到许多因素影响,如:① 患者伴发的其他躯体及精神情况:例如失语的患者就难以理解题意及充分表达自己的意思;其他精神症状的影响,如缄默、兴奋、紧张症等都难以配合检查。② 患者索赔的心理机制会影响心理测验效果,据报道这些患者在接受测验时的"伪装坏"现象十分普遍。③ 在评价智力测验结果时要注意对照伤前的智力水平,这一点在司法鉴定的伤残评定中尤需注意。

如果确实发现有与颅脑外伤严重程度不相一致的痴呆,要注意可能伴发的其他情况,例如硬脑膜下血肿、正常颅压脑积水、同时存在的早老性及老年性痴呆、血管性痴呆等痴呆性疾病。

还有关于医疗观察期的问题,因为在颅脑外伤的急性期,会由于脑水肿等原因,可能会显现严重的智能障碍,经过一个时期的积极医疗和观察随访后,智能障碍程度会有减轻或消失,因此现在诊断时普遍主张要有一个医疗观察期,有的主张1~2年或2~3年不等,一般认为至少应有半年以上的医疗观察期,这样作出的诊断结论才比较可靠。

3. 区分精神病性障碍是颅脑外伤直接引起的,还是属于功能性精神病　最常见是颅脑外伤性精神病与精神分裂症的鉴别,根据精神病症状学表现可能无法区别,可根据下列几点:① 是否确实存在脑外伤史。② 根据客观检查有无严重脑外伤的证据。③ 精神症状是否发生在脑外伤后,还是此前已经存在。这项调查工作需要耐心细致,因为在这种情况下欲全面了解患者伤前精神病史会存在一定人为阻力。

病例介绍

有一中年男性,在遭受一次车祸后出现精神异常,表现为猜疑别人对他迫害,耳闻人语,外出乱跑,并有冲动殴打家人行为。两次住院均发现有被害妄想、幻听、反应迟钝、情感不协调等症状。据家属反映当时受伤意识不清3~4个小时。住院诊断为颅脑外伤所致精神病。

由于涉及赔偿责任,司法精神病鉴定时对受伤过程进行了详细了解,证实当时无确凿昏迷史,家属未提供其他医院诊治记录,EEG及CT等检查都无阳性发现。鉴定认为虽车祸是客观存在,但无脑外伤证据,因此否定脑外伤性精神病的诊断结论,更改诊断为精神分裂症,但发生在受伤之后,车祸对疾病发生起诱发作用。

五、治疗

急性期一般在综合性医院进行治疗。在从昏迷到清醒过程中有时出现过渡状态,如朦胧、谵妄等,患者可以出现定向障碍、兴奋躁动、错觉幻觉等,此时需要精神病学处理,可应用有镇静效用的抗精神病药,以氟哌啶醇、奋乃静最为合适,需注意药物镇静作用与重陷昏迷的鉴别。此类病例在过程中很可能会出现继发性的很多病理情况,需提高警惕。

人格改变时可用锂盐及卡马西平等心境稳定剂。当出现精神病性症状及情感障碍时当根据症状选择适当的抗精神病药及抗抑郁剂,剂量都宜从小量开始,并密切注意药物副作用及躯体的禁忌证。第二代抗精神病药虽然副作用较小,但由于价格较昂贵,在法律纠纷尚未了结的情况下,可能会增加复杂性,医生应在考虑背景的条件下谨慎使用。

存在智能障碍时,由于很多属于不可逆性,因此康复治疗有其重要意义。

(郑瞻培)

第十节 癫痫性精神障碍

癫痫发作以神经病学表现为主,但在大发作前或后、小发作持续状态及特殊类型的癫痫发作都可表现精神活动障碍;尤其精神运动性发作作为癫痫发作的一种类型,发作以精神障碍为主要表现。精神运动性发作有不同名称,如额叶癫痫、钩回发作、边缘系统发作等。国际抗癫痫联盟命名为复杂部分性发作。

本节重点讨论与癫痫发作有关的精神病学临床表现及治疗问题。

一、临床表现

(一) 发作性精神障碍

1. 精神性发作(psychic seizure) 多不伴严重的意识障碍,偶有轻度意识障碍。发作持续时间短暂,常为数秒至数分钟,偶有数小时之久。发作后多无遗忘,如发作时有意识模糊者可有部分遗忘。临床表现可有感觉、记忆、思维、情感、行为和自主神经功能等障碍。

(1) 感知障碍:

1) 视觉发作:这一发作主要由枕叶视觉区的异常放电所引起,但也可由其他皮质部位所引起。这是一种常见的感觉障碍,内容可以是简单的或复杂的、有原始的,如看到火光或光焰;但亦可看到很复杂而完整的情景,或既往经历的重现,有时出现错觉或感知综合障碍,后者常为视物显大症、视物显小症及视物变形症等。此外,患者还可有自体幻视或自窥症。

2) 听觉发作:这是由于颞叶听区或第一颞回附近部位异常放电所致。出现的是内容单调的听幻觉,如嗡嗡声、铃声等。有时可伴有眩晕。如病灶靠近后部,则幻听的内容也可为言语声、音乐或歌曲的片断。

3) 嗅觉发作:主要由于钩回和杏仁核周围部位异常放电所致,患者可嗅到难闻的气味。单纯的嗅觉发作较少见,大多和颞叶发作合并出现。

4) 味觉发作:由皮质味觉区产生异常放电所致。患者可尝到某些不愉快或特殊的味道,这种发作常和嗅觉发作同时出现。味觉发作后常有颞叶发作。

此外,还有眩晕发作,患者有躯体摇曳和旋转感觉,并可有耳鸣。此症状可发展成各种精神症状和感觉发作,也可有意识丧失。

(2) 记忆障碍:患者可体验到一种记忆障碍,例如对某些熟悉的名字,突然不能回忆;或在体验某些新事物时有一种似乎过去早已体验过的感觉,称为熟悉感(又称似曾相识感);或遇到一个熟悉的人时,好像有完全陌生的感觉,称为陌生感(又称旧事如新感)。

(3)思维障碍:可有思维中断,患者感到自己的思潮突然停止、有空虚感;强制性思维,患者的思潮不受他的意愿支配,强制地大量涌现在脑内,并常互相缺乏联系。还有强迫性回忆,有人认为这种强迫性回忆是由于颞叶的外上侧面的异常放电所致。

(4)情绪障碍:可有恐怖、抑郁、喜悦及愤怒发作。恐怖发作是情绪发作中最常见的一种,程度可轻可重,内容不一,可有濒死感或世界末日感,恐惧万分。发作时间短暂,这种发作常与错觉、幻觉同时存在。抑郁发作亦较常见,这种抑郁症状与一般抑郁状态相似,表现焦虑、抑郁及自卑,严重时亦可伴有罪恶、关系及疑病等妄想,但不伴有运动迟缓现象。这种抑郁发作应与患者因患慢性疾病所受痛苦产生的情绪低落、消极悲观相鉴别。首先本型系发作性,无明显精神因素,突然发病,反复出现同样的内容。发作时间较短,偶有狂笑、嚎陶大哭及情绪不稳等。

(5)自主神经功能障碍:是指单独出现的自主神经发作,如头痛、流涎、恶心、呕吐、腹痛、腹部不适、排气、呼吸困难、胸闷、心悸、出汗、竖毛、面色苍白或潮红等症状。这种以单独出现的自主神经发作较少,大多和其他发作合并出现,并常在自动症之先出现。

先兆需和精神性发作区别。先兆是局限性癫痫发作前发生的,结合脑电图的发现有局灶性阵发性放电现象。先兆对决定癫痫的原发病灶的部位有很大的定位价值。先兆也需与前驱症状相鉴别,后者系在发作前数小时或数日内缓慢发生,儿童较成人常见,在颞叶癫痫时较常见;而前者突然开始,持续时间很短。

2. 自动症(automatism) 估计约有75%颞叶癫痫有自动症。它是指患者在意识模糊的情况下作出一些目的不明确的运动或行为,令人难以理解,且与当时的处境不相适应。发作突然开始,意识恢复清晰后,患者对发作情况大多不能回忆或部分回忆,持续时间短暂,约为30秒至1分钟,长者可达数分钟。自动症很少为癫痫的单独症状,多数同时伴有全身强直、阵挛性发作或失神发作。大多患者有先兆出现,也有的自动症发生单纯意识障碍发作(称为颞叶性假失神)。通常这种动作是属于日常性的。患者可以出现不自主的协调动作,有比较简单的,如舔舌、咀嚼、伸舌、喉鸣、摸口袋、摸索、解钮或无目的地走动等。也可有较复杂的动作,如搬动东西,骑自行车或坐汽车等,但无一定的目的,患者清醒后不知何以外出。发作时患者可有面色苍白及目光呆滞。还有一种情绪自动症,常为恐惧、紧张及不安等,有的出现嬉笑不止。另外,还有言语自动症,患者在发作中自言自语,内容重复,刻板或杂乱,约数秒钟至数分钟,意识清醒后完全遗忘。有的学者认为咀嚼或口咽自动症是累及杏仁核或岛盖病灶的表现,这种自动症偶可在全身强直-阵挛性发作时出现,尤其在失神发作(又称小发作自动症),但无定位诊断意义。

临床上患者常呈复合型,即出现两种以上的自动症,并应注意区分上述自动症系精神运动性发作自动症、全身强直-阵挛性发作自动症、失神发作自动症或颞叶性假失神。

(1)神游症(fugue):比自动症少见,患者对周围环境有一定感知能力及相应的反应。外表似正常,并可进行一些复杂的协调性活动,如简单的交谈,乘车或乘船及其他交通工具作长途旅行。但患者有些呆滞及心不在焉,像酒醉的样子;走路及其他活动常常发生紊乱,其行为可能也有异常,不注意钱财等。患者发作后可完全遗忘。这种发作持续时间较长,可达数小时、数日甚至数月,且多在白天:例如一位患者发作时由美国到欧洲旅行,发作结束后完全遗忘,不知何以出国及其经历。

(2) 梦游症(somnabulism):又称睡行症(sleep-walking),为夜间发作的自动症表现,发作时患者可突然从睡眠中起床在屋内走动,搬动东西或外出活动。发作时患者不能正确感知周围环境,也不能辨别周围人物,无表情,叫之不应,持续数分钟,此时对人喊叫不能清醒,患者多自动卧床睡眠或随地躺下而告终。醒后完全不能回忆。

3. 朦胧状态(twilight state) 癫痫患者最常见的发作性精神障碍。它可在多种情况下发生,包括精神运动性发作、发作前后朦胧状态、精神运动性发作持续状态及失神持续状态等。它与癫痫发作之间并无固定的关系,但在朦胧状态持续期间,常无全身强直-阵挛性发作或失神发作出现。朦胧状态有时可在一次或多次癫痫发作以后出现,或可能以全身强直-阵挛性发作而告终。大多起源于颞叶。与自动症不同,其特征是意识清晰程度降低、意识范围缩小、对周围环境的定向力差,认知能力减低;并有注意力及记忆的损害,接触亦差,有明显精神运动性阻滞,反应迟钝;有生动的幻觉,大多为幻视,常伴有情绪爆发所致的冲动行为及其他残暴行为;患者还可有思维障碍,内容凌乱及片断性妄想等。在朦胧状态时,患者可有瞳孔散大,对光反应迟钝,流涎,多汗,腱反射亢进及步态不稳等。朦胧状态的持续时间不定,在癫痫发作后发生者常可有1~2小时,亦有长达1~2周或更长一些;发作结束时意识突然清醒,对发作情况可有部分或完全遗忘。

癫痫性谵妄状态(epileptic delirious state)是指在癫痫的急性或慢性精神障碍中伴发的谵妄状态。临床表现为较深的意识障碍,有明显定向力丧失,注意力涣散,对周围事物理解困难等,伴有生动、鲜明、恐怖的错觉及幻觉,如看到凶恶的"鬼怪"向他扑来,患者恐惧、紧张、激动,可与鬼怪搏斗或夺门而逃,患者思维不连贯,并可有片断性妄想等。患者恢复后不能回忆当时情况。

4. 发作性情感障碍 又称病理性心境恶劣(dysphoria)。通常患者意识清晰,无明显诱因突然发病。临床表现常为焦虑、抑郁、恐惧、紧张、激惹、苦闷、全身不适,对周围一切均感到不满,挑剔找岔及抱怨别人等,有时激动、暴怒,并常有自残或攻击行为。患者可因极度抑郁而自杀。少数患者的情绪可为欣快、洋洋得意,但对别人无感染力及无思维敏捷,据此可与躁狂症鉴别。发作持续时间常为数小时,长者可达数日。发作常突然自行终止。有时患者为了摆脱精神上的痛苦而发作性持续性饮酒,称为"间发性酒狂"(dipsomania)。也有的患者因情绪障碍无目的地到处流浪,称为"漫游癖"。

5. 短暂精神分裂症发作 癫痫患者常可在抗癫痫治疗过程中产生短暂的精神分裂症样发作。临床表现主要是幻觉及妄想。患者常不安宁、吵闹不休及动作过多等。发作持续时间数日至数周,在精神病发作期一般不会出现惊厥发作。如能谨慎停服抗癫痫药物,常可对这类发作有一定的终止作用,有时电休克治疗可终止这类发作。这种情况大多发生在颞叶癫痫,但少数可发生在其他部分性癫痫或全身性癫痫。Landolt(1953年)曾提出"强制正常化"(forced normalization)现象,这是指精神病发作期间,癫痫患者的 EEG 异常波形改善,精神症状消失后异常波形再现的现象。他曾报道 107 例伴发朦胧状态和精神病发作的癫痫患者,其中 47 例在精神病发作时,原有阵发性病灶或其他癫痫脑电波异常减少甚至消失,而当精神病缓解时,脑电图又出现异常。此后他又复习了其他学者的文献,甚至应用其理论推广到非癫痫性的精神分裂症患者亦有类似现象,但未能被其他学者所证实。新的研究证实,此时虽然头皮电极正常,但皮质下电活动还存在。

(二) 持久性精神障碍

这类精神障碍的发生与癫痫有关,但并无明显的发作性特点。关于癫痫与精神疾病的病因关系,有下列假说:① 精神病是癫痫反复发作引起脑损害的结果。② 精神病是由非特异性器质性脑病引起的,这种脑病是精神病和癫痫两者的原因。③ 精神病是抗癫痫药治疗的结果。④ 精神病与颞叶-边缘系统的特定功能异常有关,即在功能上与癫痫有关。⑤ 精神病是癫痫的心理和社会后果。

第一种假说虽未作过预期性研究,但一致认为回顾性统计癫痫发作频率与发生精神病的危险性不呈正相关。脑损害的严重程度与患精神病的危险性之间的相关性强烈支持第二种假说。抗癫痫药对精神病理学的影响尚存争议。第四种假说已引起对精神病理学的兴趣,因为已有很多研究证明边缘系统与精神分裂症及情感性精神病的发生存在联系。单纯心理和社会影响的假说难以证明精神病发生的原因。实际上,上述几种病因假说可能并不是互相排斥的,癫痫患者发生精神病可能是多因素的结果,脑损害降低精神病的阈值,颞叶损害特异性地诱发精神病理现象,生活事件加剧和影响精神病的病程。

1. **癫痫性精神分裂症样精神病**　有不同命名,如精神分裂症样癫痫性精神病、慢性类偏狂精神病(Mayer - Gross)、癫痫性精神病等。慢性类偏狂精神病易与偏执性精神病混淆;癫痫性精神病之名称过于笼统,不提倡使用。

(1) 癫痫与精神分裂症关系的研究:癫痫人群的精神分裂症患病率在 3%～7%,而精神分裂症在普通人群中的患病率在 1%。据报道,在癫痫性精神分裂症样精神病发作与首次癫痫发作之间有 10～14 年的间隔,发生精神病者癫痫发作形式较重,常涉及多种发作类型,多有癫痫持续状态史,常常对药物治疗效果不佳。精神病发作时癫痫发作频率的报道不一致,有的报道减少,有的报道增加,有的报道两者无关。发生本病的患者性别男女大致相等。发病年龄平均为 24～37 岁。

许多调查发现癫痫性精神分裂症样精神病多发生于颞叶癫痫患者。而 Mendez 等报道癫痫性精神分裂症样精神病患者较单患癫痫的对照组复杂部分性发作的比率高,但源于非颞叶病灶的比率高。Stevens 认为癫痫性精神病患者中颞叶癫痫的比率与成人癫痫患者颞叶癫痫比率无显著性差异。

Kristensen 和 Sindrup 报道应用蝶骨电极描记癫痫性分裂症样精神病患者,发现颞叶内侧底部放电灶占优势。Hermann 等报道具有恐惧先兆者发生癫痫性精神分裂症样精神病的可能性大。尽管有更广泛损害的报道,神经病理学资料支持颞叶内侧结构异常占优势。可见,是内侧底部而不是新皮质颞叶异常为发生精神病的基础。

（2）起病形式及病程：急性、亚急性占 1/3，发作性占 1/10～1/3，缓慢起病者占 1/3～1/2。总之，本疾病 1/3～1/2 患者呈潜隐缓慢发展，有迁延倾向。

（3）临床表现：与精神分裂症的临床表现极为相似，常见有以下表现。

1）妄想：原发性或继发性，以被害及关系妄想多见，多片段、不系统，少数可发展成为系统性妄想，尚可出现被控制感及被洞悉感等。

2）幻觉：各种幻觉都可出现，包括假性幻觉。

3）思维障碍：答非所问，思维阻隔，创造新词，逻辑倒错。

4）情感障碍：抑郁、易怒、欣快、淡漠、不协调等。

5）意志障碍：意志减退、被动、呆滞、扮鬼脸、冲动、木僵、自伤等。

在以上精神症状基础上，常同时伴有不同程度的脑器质性损害症状，如言语表达困难、学习能力减退、记忆差、持续言语、病理性赘述、情绪不稳等。

（4）实验室研究发现：Slater 报道 69 例癫痫性精神分裂症样精神病患者中，有 48 例出现脑电图的颞叶皮质性发作（占 70％左右），优势半球 16 例，非优势半球 12 例，两侧均有变化者 20 例。大内田报道 30 例本病患者，脑电图基本节律变化正常 4 例，极轻微 11 例，轻至中度 8 例，中至重度 7 例。

Slater 给 56 例本病患者作了气脑检查，其中 37 例发现有一侧或双侧脑萎缩征象，此中 11 例脑室系统呈普遍性扩大，8 例则以皮质萎缩为主要表现。

Colon 曾对 12 例本病患者及 17 例癫痫对照患者行 MRI 检查，发现 T_1 豫驰时间无差异，但有幻觉者比无幻觉者左颞叶 T_1 值高。Gallhofer 应用氧吸入的方法进行 PET 研究，慢性癫痫性类分裂样精神病较单纯癫痫患者及正常对照组局部氧排除率低，在额区、颞区、基底节尤其明显，同时左颞区氧代谢及 rCBF 均低。Jane Marshall（1993 年）等用 SPECT 对本病患者与癫痫患者比较 rCBF，部分支持左颞中间区域 rCBF 低。Reith 等进行 PET 研究揭示，本病患者和精神分裂症患者多巴脱羧酶的活性均较正常水平高。

2. **癫痫所致的情感障碍**　癫痫患者的情绪障碍是常见的，但主要为伴有波动性抑郁及焦虑的神经症类型。有的是阵发性心境恶劣，以激动及攻击性发作类型出现。Pond 认为，许多短暂的抑郁或轻度躁狂发作，实质上是发作后模糊状态或带有轻度意识障碍的自动症。然而在癫痫患者病程中可出现慢性躁狂抑郁症样精神病，多见于颞叶癫痫，病因不明，常在癫痫发作减少时出现。

抑郁发作较躁狂或轻度躁狂发作常见，且常伴有重度焦虑、神经质、敌意、人格解体感等，精神病性抑郁症中常可出现偏执症状。抑郁的严重度与癫痫的病程有关，抑郁症常发生于起病较晚的癫痫患者。接受苯巴比妥治疗的患者较其他药物治疗的患者更易导致抑郁，且血清和红细胞叶酸水平明显下降，而服用卡马西平（酰胺咪嗪）者则很少伴发抑郁。有的学者发现复杂部分性发作患者中，抑郁症的发病率较高。根据 Betts 报道 72 名住入精神病医院的癫痫患者中，几乎 1/3 患原发性抑郁症，12 例为内因性，10 例为反应性抑郁症，其中内因性抑郁症患者，与住院前发作频率减少之间有密切关系。Robertson 等报道约 40％的癫痫患者伴发中度内因性抑郁症。在 Dongier 的大量急性短暂精神病发作病例的统计中，约有 30％以情感障碍为主要症状,56％以意识障碍为主,10％为精神分裂症样精神病。抑郁发作和颞叶癫痫之间的关系较其他癫痫类型为密切。

另外,据国外文献报道,癫痫患者自杀率比普通人群高 5 倍,伴有精神障碍的癫痫患者自杀率更高,有自杀企图者则更为普遍。Barraclough 认为自杀者以颞叶癫痫居多,其方法常采用服大量的抗痉药或自伤行为,最常见的是服用过量苯巴比妥。Hawton 等报道男性癫痫患者自杀率较女性高两倍,这是否与男性具有特殊的生物学联系尚不明了。

这种情感性样精神病患者的病前性格比较稳定,并能较好地适应生活、婚姻及工作。

一般而论,躁狂抑郁症样精神病较少惊厥发作,而原有发作类型全身强直-阵挛性发作多于精神运动性发作。其脑结构损伤的发生率也较癫痫精神分裂症样精神病为低。许多学者采用脑电图及气脑造影术研究证实这种躁狂抑郁症样精神病有右侧大脑半球病变的病理基础。

3. 癫痫所致神经症样症状　癫痫所致的神经症反应大大超过明显紊乱的精神障碍类型。Pond 等报道约有 1/2 伴有心理因素的癫痫患者患有神经症,并约为癫痫患者总数的15％。然而对患有神经症障碍的癫痫患者应予重视,因为情绪稳定对癫痫发作起到一个重要的控制因素。Pond 认为神经症反应的特点,从整个神经症反应来说,主要根据患者的病前性格及家庭关系,但很少与癫痫本身类型有关。焦虑抑郁状态是最常见的,并常与患者当时的环境因素有关。这种焦虑状态的特点和正常人患的焦虑症无明显差异。性格脆弱的癫痫患者遭到精神刺激后常可发生癔症反应。这种患者主要为智力低下或有明显的人格改变。有时癔症症状至少部分是由于脑部器质性病变所引起,但目前尚不能肯定这种癔症反应与癫痫的特殊类型或与任何脑部特殊病变部位有关。恐怖症常可发生于癫痫患者,有的患者的恐怖状态是围绕对发作的恐惧,有时患者在某些特殊危险的情况下突然发生恐怖症状。

4. 癫痫所致的性功能障碍　癫痫患者多见性功能障碍。许多学者报道性功能障碍常见于颞叶癫痫患者。颞叶功能减退可引起异常的性行为和体验。Mitchell 曾报道 1 例左前颞有癫痫灶的患者,每当看到发亮闪光的别针时就触发一次发作,发作为一种"胜于交媾"的愉快感觉。Hoenig 则报道过 1 例女性癫痫者,其发作先兆是性欲高潮,脑电显示右侧额颞区有 5～6 赫的慢波,抗癫痫药物取得明显改善。性行为异常可与抑郁同时出现,如Erickson 曾报道 1 例女性癫痫患者,其先兆为强烈的忧郁和性欲高潮,此种情况导致她要求更多的性行为。以后发作又变为发作性哭笑和左下肢的肌阵挛性抽搐,同时右侧偏瘫,后被发现在大脑镰处有一血管瘤,压迫了右侧旁中心小叶和扣带回,手术切除肿瘤后,性欲冲动和癫痫发作均消失。其他一些学者发现当刺激颞叶或额叶后部可产生"性快感样"感觉,刺激隔区时可引起性的体验,有时刺激视丘的腹侧区也可产生性欲高潮和性快感。此外在颞叶癫痫自动症发作中,可有多种性变态如露阴癖、色情发作、同性恋、易性癖以及其他性变态,如有幼童恋、施虐癖-受虐癖等。

除上述性功能亢进症状外尚可有性功能减低,患者对性生活的所有方面缺乏兴趣,对性的好奇和要求减弱或消失。男性癫痫患者的性欲及性交能力减低是性功能障碍最常见的症状。有的学者认为引起性功能障碍的原因是由于抗癫痫药物引起血清游离睾丸素浓度减低所致,也有的认为高催乳素血症可以影响性交能力。对女性癫痫患者的性功能障碍的研究很少,但 Lierzog 发现右侧颞叶癫痫的异常放电,特别容易引起女性性冷淡。也有人认为许多癫痫患者的性心理不成熟、依赖性强、缺乏性交的技能和社会适应能力不良是引起性功能障碍的原因之一。

5. **癫痫所致的人格改变** 过去有些学者认为癫痫患者病前性格可有一些不正常的趋向:易于激动、发怒、情绪暴发、行为迟缓及言语啰嗦等,这些性格表现可以是隐匿性癫痫的症状。也有人认为癫痫有特殊性格,表现为固执、激惹及自我为中心等。目前还没有足够的事实证明癫痫患者的病前性格与一般人有所不同。癫痫所致人格改变的发生率,报道尚不一致,有人认为只有少数患者,而且大多系慢性和严重的病例才有这种人格改变。人格改变的原因,迄今尚不清楚。有人认为这是由于长期服用抗癫痫药物所致,但这个解释难以被多数实验及临床观察所证实。许多学者认为癫痫频繁发作,尤其是全身强直-阵挛性发作,引起脑结构的病变,尤以 Ammon 角的损害,较为可能。这种器质性损害本身以后又可产生局限性癫痫、智能缺陷或情感及性格的改变。Penfield 和 Jasper(1954 年)指出,无论是成人或儿童,广泛病灶所引起的癫痫都特别容易伴发智能衰退及人格改变。Gibbs 的研究显示,脑电图示颞叶放电者,其严重人格障碍发生率远较其他部位放电者为高,颞叶癫痫患者中约50%可出现严重的人格改变。Ross 的研究发现,左颞叶病灶较右颞叶病灶更易出现人格改变和攻击行为,其内在因素尚不清楚。

此外,心理社会因素也是重要原因之一。患者与家庭和社会的疏远,并受他人的歧视及冷淡等所产生的心理反应,从而影响人格的改变。

人格改变特征性的临床表现包括智能及情感两部分。一般认为,凡有癫痫性智能衰退者都有不同程度的人格改变;而人格改变以情感反应最明显,可带有"两极性",如一方面易激惹、残暴、凶狠、固执、敌视、记仇、冲动、敏感及多疑等;另一方面又表现过分客气、温顺、亲切及赞美等。患者可在不同时间内具有某一特点的倾向,但也有同时具有两个极端的特点,患者常因琐事发生冲动及攻击性行为。此外,患者的思维迟缓、黏滞和内容贫乏。癫痫性人格改变的黏滞性或爆发性较一般脑器质性人格改变者更为明显。

6. **癫痫所致的智能障碍** 过去有些学者曾认为癫痫患者不可避免地会导致智力低下,但据近代许多学者的临床观察表明仅少数癫痫患者出现智力低下,出现痴呆的更少。Lennox 报道 1905 名癫痫患者中,智力有轻度低下者占 22%,中度低下者占 12%,严重低下者占 2%。因此约有 2/3 患者的智力正常,1/7 患者的智力明显低下。国内刘永刚报道 126例成年癫痫患者中,智能低下者 38 例(30.6%),明显智能低下者 8 例(6.35%)。其他学者所报道的明显智力衰退发生率亦相似。一般认为癫痫患者的发病年龄越早,全身强直-阵挛性发作越频繁,尤其是伴有颞叶癫痫发作者,越容易出现智力衰退及人格改变。有的患者智力低下较轻,当发作控制后可逐渐恢复。严重者多系进行性衰退,可发展为痴呆。另据发现优势侧颞叶癫痫发作患者易伴有言语、推理和学习功能损害;非优势侧发作患者常伴有辨别和鉴别能力以及空间定向力的损害。颞叶癫痫患者和大发作相比较,有人发现前者较多引起语言功能和记忆的保留、再现障碍,而出现记忆困难、言语缓慢、注意力集中困难。这种智能障碍的原因较多,除脑部器质性损害外,还有遗传、心理社会因素及长期服用抗癫痫药物等因素。这种智能障碍的临床表现主要是慢性脑病综合征,首先是近事记忆力减退,再累及远事记忆、理解、计算、分析及判断等能力,同时在思维、情感及行为等方面都带有癫痫的共同特点——黏滞性和刻板性。

严重时患者意识虽清晰,但其定向有障碍,情感衰退,思维内容贫乏,支离破碎,行为退缩,类似精神分裂症晚期的状态。加上记忆、理解、计算及判断分析能力进一步减退,自知力丧失,最后发展为生活不能自理,需别人照顾。

7. 颞叶手术后精神障碍 颞叶手术切除可治疗顽固性颞叶癫痫,可改善颞叶癫痫所致的人格改变、性功能异常等,但颞叶手术后在有些患者可发生某些精神障碍,尤其是双侧切除者。

Klüver(1938 年)、Bucy(1939 年)切除猿猴的双侧颞叶,发现有一组症状,称为 Klüver-Bucy 综合征,包括:① "精神性盲",不能凭视觉认识物体,术后动物接触物体一再弃而复拾,都好像是新东西一样,不能辨认毒蛇伸出的舌、猫嘴、粪便、铁丝笼子,把它们都当作食物。② 口探索:用口代替前肢,探索周围一切物体,包括嗅、舔、轻咬、嚼等动作。③ 视物强迫拨弄症(hypermetamorphosis),对于任何视觉刺激物,强迫性动作反应,注意随境转移。④ 情绪改变,缺乏恐惧与愤怒的情绪反应,如在有些人临近或食物被另一猿猴夺走时,没有正常的恐惧、愤怒反应,变得非常驯顺。⑤ 性行为改变,经常舔生殖器,对同性对象以及猫、犬等异种动物都表现性交动作等。⑥ 贪食,而且吃肉,正常猿猴不吃肉。

在人类切除双侧颞叶,包括外侧面皮质、颞极、内侧面钩回、海马回以及杏仁核,可出现类似症状:不认识周围人物,包括近亲;缺乏恐惧、愤怒情绪反应;性欲亢进,与同性恋倾向;贪事;视物强迫拨弄反应和严重记忆缺损。与猿猴不同的是没有口探索症状。

另外,颞叶切除术后(多为右叶切除)数月至数年可出现精神分裂症样精神病表现,称DcNovo 精神病,据报道发生率为 3%~28%,常表现为伴有抑郁特征的偏执-幻觉状态。

二、诊断与鉴别诊断

(一) 诊断原则

1. 表现为发作性的精神障碍 诊断原则掌握以下几点。

(1)病程有发作性特点,精神症状突然出现,骤然消失,发作间歇期精神状态正常或残留人格、智能改变。

(2)同一患者每次发作的精神症状类型常较重复、固定,呈复写式。

(3)发作时可伴有不同程度意识障碍,发作后有遗忘现象。

(4)脑电图阳性发现有助于诊断的确定,尤其 24 小时连续脑电图,有条件可作蝶骨电极检查。

(5)鉴别困难的病例可试用抗癫痫治疗。

2. 持久性精神障碍 这些疾病都有癫痫发作前提,当这类患者出现精神分裂症样表现、躁狂郁症、人格改变或智能障碍时,诊断思维应注意考虑是否与癫痫有关,而不应首先考虑另外精神疾病的诊断,除了少数病例外(尤其是精神分裂样表现的患者)。

（二）鉴别诊断

1. **急性短暂性精神病** 这是一组起病急骤、以精神病性症状为主的短暂精神障碍,具有发作性特点,发作持续数小时至 1 个月,表现有妄想、幻觉、言语散漫、行为紊乱或紧张症,在精神疾病分类上是属于难以合理归类的一组精神障碍。诊断本病必须排除其他性质的精神障碍。疑似癫痫病例,如果还有实验室检查的阳性发现,就不考虑本诊断。

2. **癔症** 癔症与癫痫可相互误诊,这是临床上经常遇到的问题,但同一患者也可以同时存在癫痫发作及类似癔症发作的表现,这两者的关系究竟如何,Charcot 曾提出过有两种情况:第一种情况是在长期患有癫痫的患者出现癔症症状,并且这两者都呈现各自独立的病程和预后,他认为癫痫的存在容易引起癔症;另一种情况实际上是癔症,但其发作形式酷似癫痫。临床上,确有某些患者同时存在典型的癫痫发作,又有典型的癔症发作,但毕竟罕见。

3. **睡行症** 它是睡眠障碍的一种形式,常见于儿童。表现为从睡眠中突然起床进行一些日常室内或户外活动,可含糊回答,然后继续入睡,次日不能回忆。癫痫睡行症也常见于儿童。两者的区别是:睡行症儿童可以唤醒,而癫痫则由于是意识障碍,故而不能唤醒。此外尚需与神经症的睡行症鉴别,后者可被唤醒,发作行为多系日常易被人理解的动作,而前者多粗暴而危险的动作,常导致外伤。

4. **情感性障碍** 癫痫性病理性情绪恶劣时不具有躁郁症患者的三主征。虽然情绪偏低,但主要的情绪背景是苦闷、紧张、不满,而并无真正的情绪低落,自责自罪,思维迟缓及活动减少。癫痫欣快状态常有紧张、恶作剧色彩,而并非真正的愉快,更不伴有思维活动加快,生动活泼的表情和动作的灵活性。此外,发作突然,持续短暂等特点也可与躁郁症鉴别。

5. **感染性和中毒性精神病** 癫痫性谵妄不易与感染中毒时谵妄状态相区别。前者为发作性,持续时间较短,发作前无感染、中毒史。既往癫痫发作史和详细的身体检查、脑电图检查均有助于鉴别诊断。

6. **精神分裂症** 癫痫基础上出现精神分裂症症状,究竟是两种独立的疾病,还是由于癫痫引起,经常是临床诊断上的困难问题,议而不决的病例甚多。Mayer‑Gross 认为真正是癫痫与精神分裂症两种同时独立存在的巧合情况是十分少见的,如果在精神分裂症样精神病之前已经有长时期的癫痫病史,而且发病之后仍有癫痫发作者,一般就不应该考虑是两种疾病。本作者同意这个观点。

癫痫性精神分裂症样精神病与精神分裂症比较,具有下列特点,可资参考:

（1）情感相对较好,思维形式障碍少见。

（2）显得比较合作,对医务人员猜疑少,故而较少造成管理上的困难。

（3）病前一般缺乏分裂样人格特征,部分患者有癫痫性人格改变或智能障碍。

（4）自知力恢复较快。

（5）发病前有长久的癫痫病史。

（6）大多数患者可见脑电图异常。

（7）大多数患者通过辅助检查可发现脑萎缩。

（8）有人发现此类患者的前庭功能检查呈阳性结果，而且与临床和脑电图的变化相一致。

三、治疗

抗癫痫治疗的总原则是适用的，首先在于发现病原，但大多数病例还只能采用非根治性的治疗。

（一）抗癫痫药的选用

可以用以治疗颞叶癫痫发作的药物有扑米酮、卡马西平（酰胺咪嗪）、拉莫三嗪、苯妥英钠、苯巴比妥、苯乙脲（phenacemide）、硫噻嗪（sulthimeospolot）、苯丁酰脲（pheneturide，benuride）等。第一线用药为卡马西平及苯妥英钠。无效时，可考虑以上两种药物联合应用，再无效时可加用第三种药物。

（二）癫痫性精神障碍的治疗

当出现持久的精神分裂症样症状、躁狂抑郁症、人格改变等精神障碍时，除了继续使用抗癫痫药外，还需加用抗精神病药或抗抑郁剂治疗。很多抗精神病药都会不同程度地引起脑电图改变或造成痉挛发作，包括传统的抗精神病药及非典型抗精神病药氯氮平，二甲胺基类、吩噻嗪类药物（如氯丙嗪）较易引起痉挛发作，哌啶基类（如甲硫达嗪）次之，哌嗪基类（如奋乃静、三氟拉嗪、氟奋乃静）的致痉挛作用较弱。但事实上，抗精神病药的致痉挛作用并未像人们想象的那样严重，在众多使用抗精神病药治疗的精神病患者中，真正发生痉挛发作的在于少数。当精神障碍出现时，可在继续使用抗癫痫药同时，尽量合并选用致痉作用较弱的精神药物，丁酰苯类药氟哌啶醇为常用，其他如奋乃静、舒必利等。非典型抗精神病药利培酮、奥氮平等较少致痉作用，使用比较安全。有些学者主张癫痫患者出现持久性精神障碍时在合并精神药物同时，还可适当减少抗癫痫药剂量，其理论依据是因为癫痫的临床发展与精神障碍呈拮抗关系，但临床实践中多不这样实施，因为很多抗精神病药会降低癫痫的惊厥阈。

癫痫性人格改变经常影响良好人际关系的维持及影响周围人的安全，但人格改变的治疗一般较困难，卡马西平、拉莫三嗪及丙戊酸盐不但能控制癫痫发作，而且有稳定情绪的作用，可谓一箭双雕，使用后能改善癫痫性人格改变者的情绪控制能力，剂量不必大，卡马西平 0.3 g/d，丙戊酸盐 0.6 g/d。碳酸锂在精神科常用于控制及预防躁狂抑郁症的发作，同时该药还具有稳定情绪作用，使用后患者自感"脾气变得温和起来，火发不出来。"对癫痫性人格改变的冲动、易怒、情感爆发等有良好控制效果，但易诱发癫痫大发作，因此使用碳酸锂的剂量需缓慢递增，从每日 0.25 g 开始，渐增到一日 0.5~0.75 g，分 2~3 次饭后服用，同时可稍增抗癫痫药剂量。需要提醒的一点，为了取得患者的配合，碳酸锂使用前务必向患者说明用药的好处，剂量增加一定要慢，因为碳酸锂有不少副作用，如果患者配合不好，就会使治疗难以实施。

当出现抑郁症状时,宜给服抗抑郁剂,传统的三环类或四环类抗抑郁剂,剂量较大时都有不同程度的致痉作用,尤其是阿米替林、氯米帕明及马普替林。现已经广泛使用的选择性 5 - HT 回收抑制剂(SSRI)有肯定的抗抑郁疗效,服用方便,副作用小,不会降低惊厥阈,所以没有促发癫痫发作之虑,但价格较昂贵。代表药物有:氟西汀(fluoxetine)、帕罗西汀(paroxetine)、舍曲林(sertratine)、氟伏草胺(fluvoxamine)与西酞普兰(citalopram),国内都已有供应。

关于电休克治疗问题,一般并不主张应用于癫痫患者,尤其已发现有肯定的器质性病变者,但实践发现电休克治疗对意识模糊状态,如持久朦胧,还有对有明显情感异常和妄想的患者也有效;抑郁状态经过药物治疗无效时,电休克治疗是有应用价值。在使用中除个别病例外,电流量及通电时间并无明显改变,治疗期间抗癫痫药物也毋需停用。

(卞 茜 郑瞻培)

第十一节 脑肿瘤所致精神障碍

一、概述

脑肿瘤的发生率在一般人中约为 0.05%。而在住院的精神病患者中,根据 Davison(1986 年)对 1 200 名患者 X 线头颅摄片的普查,发现 17 名有意料之外的脑肿瘤存在,约占 1.4%,比一般人的发生率要高近 4 倍。脑肿瘤在任何年龄都可发生,但以青壮年较多,男女无明显差别。

在精神科患者的脑肿瘤中,以脑膜瘤最多见,其次为胶质瘤、转移癌,再次为垂体瘤、其他肿瘤。因此,精神科医生应对前面 3 种肿瘤多加注意。

二、临床症状

脑肿瘤的临床症状,可从以下几方面来分析。

(一) 颅内高压症

可表现头痛、呕吐、视力下降等。

1. 头痛　开始时,常为阵发性的,早晚好发作,以后白天头痛次数增加,头痛部位多在额、颞部。咳嗽、喷嚏、(大便)用力、低头活动时头痛加剧,躺卧时减轻。

2. 呕吐　常发生于清晨,头痛加剧时尤易发生。也可伴有恶心,呈现喷射性呕吐。严重时不能进食。幕下较幕上肿瘤呕吐更早更频繁。

3. 视力下降　眼底检查,初期可发现视神经乳头边缘不清,以后呈现水肿;时间久了,就会变得苍白萎缩,视力则明显下降。

颅内压升高时,还可出现头晕、复视或眼球运动麻痹、抽搐、猝倒、意识障碍或昏迷,等等。

（二）脑肿瘤的局灶性症状

根据脑肿瘤的部位，可出现其相应的局灶性症状群。

1. **额叶肿瘤** 可出现额叶综合征（frontal lobe syndrome），其神经科症状有强握或口咬反射、运动性失语、偏瘫、失写、癫痫抽搐、尿失禁，等等。精神科症状有注意力不集中、智能减退、反应迟钝、情感平淡或者不稳定、主动性缺乏、缺少预见、不能作出计划；也可表现伦理观念下降、缺乏羞耻感、情绪欣快、呈现愚蠢的滑稽状态（所谓病理性诙谐）、冲动控制能力减弱、社会性判断与适应能力欠缺，等等。

2. **颞叶肿瘤** 可出现颞叶综合征（temporal lobe syndrome），如钩回发作、自身幻视等特殊症状。如肿瘤在左侧颞叶，可有各种幻觉、妄想、思维形式障碍、感觉性失语与阅读困难，等等；如肿瘤在右侧，可表现情绪障碍、抑郁或激惹、视听觉记忆缺陷，等等。颞叶肿瘤的精神症状，有时颇似精神分裂症，需要仔细鉴别诊断。

3. **顶叶肿瘤** 可出现顶叶综合征（parietal lobe syndrome），包括对侧肢体感觉障碍，对点单感征，感觉易侧（allochiria），刺激定位不能，失实体觉（asteriognosis，不能辨认手中的东西是何物），皮肤划痕或书写感丧失，失用症（apraxia，指不能随意完成有目的的动作，如穿衣、刷牙、开门、划火柴等等），体象障碍，脸面失认，手指（脚趾）失认，等等。

如果肿瘤在左顶叶缘上回，可出现一特殊的症状群——格茨蔓综合征（Gerstman syndrome）：包括：① 手指（脚趾）失认。② 左右失认。③ 失写。④ 计算不能。⑤ 右同侧偏盲。

如果肿瘤在右顶叶，还可出现结构性（constructive）失用症，又称克莱斯特（Kliest）失用症，是失用症的一特殊类型。以不能描绘简单几何或人面图形、不能用火柴梗或积木搭拼图形为特征。另外常伴"左侧空间忽略"，会将鼻子画到人面轮廓的右侧之外。令患者把东西放到桌面中央时，患者就往往会放到右面甚至放到桌子右侧的外面去。洗脸时，也可能只洗右脸，而不洗左脸。

如果肿瘤发生在由右顶叶缘上回、角回及上颞回后部时，还可出现一特殊的症状群——失认失用综合征（apractognosia syndrome）。临床表现：身体失认、体象障碍、左侧偏瘫否认、穿衣失用、结构性失用、左右辨认不能、左侧空间忽略或失认、失计算、走路总向右走、将垂直或水平线看成歪斜的，等等。

如果肿瘤发生在顶叶——间脑联系部位时，由于联系功能障碍，则可能出现一特殊的症状群——失定位觉综合征（autotopagnosia syndrome）。除定位刺激不能辨认外，还可有感觉易侧（左感到是右），身体各部位联系感觉异常（如感觉手直接连在肩部而不是前臂），或者感到自己有 3 只或更多的手或腿，如"千手观音"样感觉。

4. **枕叶肿瘤** 精神症状较少，可致视野缺损，对颜色视觉改变或丧失。如果肿瘤侵蚀到顶叶和颞叶时，则可发生复杂的视幻觉。由于此处肿瘤会较早引起颅内压增高，因此可发生其相应的症状。

5. **间脑部位（包括间脑、丘脑、下丘脑，第三脑室附近部位）肿瘤** 可出现明显的精神症状。

（1）间脑部位肿瘤：可有阵发性或周期性精神障碍，表现情绪波动大，时而抑郁时而情绪高涨，或者情绪控制能力减低，动辄引起暴怒；也可见无目的的兴奋躁动和发呆僵住相互交替的精神病态，每一时相持续 1～2 周。间脑肿瘤，也可出现阵发性嗜睡-贪食现象。间脑肿瘤还可出现与额叶肿瘤相似的人格改变，表现主动性差、行为幼稚、愚蠢的诙谐等，但自知力无损，是不同之处。间脑肿瘤，由于可使脑脊液循环慢性阻塞，导致大脑皮质萎缩，引起智能障碍或痴呆，尤易发生于中、老年人。

（2）丘脑肿瘤：可引起一特殊的症状群——丘脑综合征（thalamic syndrome）。指对患者轻触其对侧躯体，可使患者产生针刺样疼痛或极感难受，但在检查时，却发现该部位感觉减退。

（3）第三脑室囊肿：可有阵发性剧烈头痛，常突然发生突然停止，并可伴意识模糊或者谵妄。

第三脑室肿瘤（如颅咽管瘤）：可出现记忆障碍或柯萨可夫综合征。

（4）胼胝体肿瘤：往往伴有严重的精神症状，可能由于损及邻近的额叶、间脑、中脑有关。胼胝体前部肿瘤因可引起颅内压增高，而发生头痛与明显的精神衰退。其人格改变与额叶肿瘤相似。如累及间脑，则可出现嗜睡，木僵，怪异的动作、姿势，而类似紧张症。

6. 天幕下或颅后窝肿瘤　包括：小脑、脑桥小脑角、脑桥和延髓的肿瘤。如果阻塞脑脊液循环，即可引起颅内高压症。颅后窝肿瘤在手术前后易发生短暂性精神病，主要表现为抑郁或偏执状态。

（1）小脑肿瘤，可出现共济失调、步态蹒跚、双手轮替动作困难等。

（2）脑桥小脑角的听神经瘤，精神症状较少见。

（3）脑桥与延髓肿瘤可出现发作性缄默，意识模糊直至丧失（但与颅内压增高无关）。每次发作短暂，仅 3～10 分钟。同时伴发心跳、血压、呼吸、皮肤色泽、四肢肌张力改变。

7. 垂体区肿瘤　垂体腺瘤压迫视神经，可引起视力减退。同时出现有关的内分泌障碍（如肢端肥大症等）。也可伴有头昏、头疼、记忆力减退、焦虑、抑郁等症状。接近第三脑室的垂体腺瘤、颅咽管瘤、松果体瘤、室管膜瘤都可出现明显的精神异常。当肿瘤压迫额叶或第三脑室时，可出现嗜睡、无欲、注意力不集中、判断不良、记忆减退，甚至虚构；易于激惹、欣快或抑郁，并可有幻觉或妄想。

（三）脑瘤手术后精神障碍

有的脑瘤患者，在手术前精神状态基本正常，但在手术后却出现了精神病态，如：意识不清或谵妄状态、兴奋躁动等等；同时可伴有偏瘫、失语、癫痫发作等神经科症状。这主要由于脑组织损伤、脑出血、脑水肿以及电解质紊乱所致。

（四）脑肿瘤精神障碍的社会-心理因素

患者的精神症状，除了上述两方面因素外，也不要忽略其社会-心理因素。不少患者在知悉自己患脑瘤后，心理压力往往十分沉重，甚至会引起"精神休克"。因此患者所出现的精神症状，不仅仅由于脑瘤本身所致，其中相当一部分则属于患者的应激性反应。表现为紧张、焦虑、恐惧、心境抑郁、饮食与睡眠障碍，或癔症发作等；严重时，甚至可发生幻觉、妄想、思维与行为紊乱，以及冲动、破坏，等等。对这些症状，就不能单纯地靠药物、手术等措施来解决,而必须对他(或她)进行心理治疗与支持、帮助,才能解决问题。

患者的脑部肿瘤与其心理压力,都可成为精神分裂症、躁郁症等的诱发因素。此时,需要慎重区别哪些症状是脑瘤引起的、哪些症状属于患者的应激性反应、哪些症状是脑瘤诱发的精神分裂症、躁郁症等。从而根据不同的具体情况,制定不同的治疗方针。

三、诊断

对脑瘤的诊断,在引进 CT、MRI 等摄影技术后,已不像过去那样困难。关键在于:① 对有器质性精神病可疑症状的,尤其具有颅内压升高迹象的,必须进行进一步检查,以确定或排除脑瘤的可能性。② 对所有可疑患者,都应进行 CT 或 MRI 检查。必要时,应作脑血管造影术。③ 对有颅内压升高迹象的,不要贸然作腰穿检查脑脊液,以免发生脑疝的危险。④ 鉴别诊断时,应考虑排除"假脑瘤"(慢性蛛网膜炎)、外伤后慢性硬脑膜外血肿、中毒性或其他病因所致的脑水肿、脑寄生虫病,等等。

四、治疗

对脑肿瘤的治疗当以手术为主。对恶性程度较高的转移癌、胶质母细胞瘤等,除手术外,也可施行放射治疗或化疗。但预后不良,手术后复发率也较高,存活时间往往不长。对恶性程度较低的脑膜瘤、听神经瘤、垂体腺瘤、颅咽管瘤等,预后较好,手术后复发率较低。

对症治疗:对脑瘤,除了手术、放疗、化疗等治疗手段外,对它伴发的一些精神症状也应采取必要的对症治疗措施。

(1) 控制颅内压升高与脑水肿:如静脉注射高渗葡萄糖液、静脉滴注甘露醇,以及使用地塞米松等药,对颅内压升高或手术后脑水肿引起的意识不清,谵妄状态与精神错乱,可有一定帮助。

(2) 对脑瘤所致的继发性癫痫,可选用适当与适量的抗癫痫药物。

(3) 对脑瘤伴发的精神病性症状,如无明显意识障碍时,可选用适当与适量的抗精神病药物。从小剂量开始,逐步缓慢增加剂量。应选择镇静作用小、其他副作用低的药(如奋乃静等)。

(4) 对由于心理压力引起的应激反应,除重点进行心理疏导外,对其恐惧、紧张、焦虑、抑郁等症状,可选用镇静作用小、其他副作用低的抗焦虑-抗抑郁剂,如多塞平、氟西汀、瑞美隆等。

(5) 对脑瘤诱发的精神分裂症、抑郁症、躁狂症等,也可选用镇静作用小、其他副作用低的精神科对症药物,必须从小剂量开始,逐步缓慢增加剂量,并密切观察其药物反应。

(五) 病例报告

现将一典型病例介绍如下,以供读者参考。

现病史:患者刘某,女,50 岁,寡,家庭妇女。1963 年 1 月 4 日由某医院眼科转诊来。陈述:一年多来常感头痛,初不在意,服用止痛片即止。3 周前视物变形。曾在某院就诊,谓"高血压所致"。兹后,发现患者头脑糊涂;过去管家理财良好,目前不能算账,不能购物,记忆力很差。情绪低落消极,对前途悲观,向亲友说:"我要死了,这是最后一面,以后见不到了。"视物不清,不能分辨颜色,有时将白色物体看成粉红色的。将圆形碗看成椭圆形的,将平碗饭看成米饭满溢出碗外。感到周围的人都变了,"变得像粉红色洋娃娃一样,头发漆黑乌亮,非常漂亮。"但不像真实的,甚至自己的儿子也发生变形,但可从说话声音知道是亲生儿。1963 年 1 月 4 日到某院眼科就诊后转来。转诊单记录称:"患者视物不清,见人各个如粉红脸、黑头发的洋娃娃。眼科检查:视力与主诉不符,视野变化甚大,并与真实不符。眼科无不正常发现,拟诊癔症或精神分裂症"。

既往史:患者右利手。发病前后无抽搐、偏瘫、昏厥史。家属反映:3 周余来,患者好像变了一个人一样。过去精明强干,现在工作能力明显下降,作什么事都感到困难;并易于激惹、焦虑、忧郁、哭泣,还有消极思想。病前无明显精神刺激。家族中无精神疾病患者。

体格检查:血压 116/76 mmHg。心肺听诊(一)。左鼻唇沟较浅,左侧肢体肌力减弱、肌张力增加,左侧 Gorden 及 Babinski 征(+)。左侧有明显共济失调,右侧也有轻度共济失调。鼻-指试验与指-指试验,两侧皆有误差。刺激两侧肢体,右侧感知,而左侧不能。未见失实体感,无明显失语,因患者是文盲,未作读写检查。眼底检查:两侧视神经乳头边缘模糊,右侧轻度水肿。视野检查:有左侧同向偏盲。对颜色及人面失认,如将各人看成"化了妆的漂亮洋娃娃",将白纸看成淡红或淡黄色,蓝色烟缸看成绿色,3 元绿色人民币看成 2 元蓝色人民币,但对黄、红、灰色物体尚能认出。对周围人物、事物、情景感到变异与非真实感,因而困惑、焦虑与抑郁。还有手指失认、计算困难、左右辨认障碍等 Gerstman 综合征。令患者拿取桌上东西时往往扑空,或伸手过远或不及。叫她把东西放到桌子的中央,则往往放到桌子的右边缘,甚至落到桌子右边之外。患者穿衣和日常生活动作尚能完成,但有明显 Kliest 结构性失用症:如请她用火柴搭图形,就只能搭简单的三角形,而不能做田字形或六角图形,虽再三努力模仿,也不能完成。请她画一时钟面,她只画出右侧大半个圆弧和二、三、五钟点位置,左侧完全忽略。请她模仿医生所画的人面图形,她却将眼睛、鼻子都画到面部轮廓(右侧)之外,左眼、左眉与左耳都没有。叫她看多物透影图(刀、斧、剪刀、花瓶的线条叠画在一起),她即不能认出其中任何一件物品。

实验室等检查:胸透无异常。血华-康反应阴性,肝功能及血、尿常规正常。头颅 X 线摄片显示:蝶鞍处骨质吸收,脑膜动脉处有压迫痕,提示颅压升高。脑电图高度异常:α 波很少,基本节律为 5~6 c/s θ 波,电压 50~70 μV,且时有节律紊乱;还有大量高电压 100~150 μV 的 1.5~3 c/s δ 慢波,持续性出现于近中线部位,并以中段最显著;其中杂以 θ 波及高电压尖波,个别导联呈弥漫性 θ、δ 波。左右比较,以右侧较明显。提示中段深部病变。

病程演变:自 1 月 4 日后,病情发展迅速。2 周后,出现左侧偏瘫,并有肌阵挛性抽搐、头痛、呕吐严重,意识逐渐不清。再查眼底:两侧视神经乳头水肿,右侧尤其明显。经神经外科手术发现右顶叶深部有巨大肿瘤伴出血坏死病灶。病理切片诊断:多形性胶质母细胞瘤。手术后,病情未见好转,10 日后死亡。

（贾谊诚）

第十二节　系统性红斑狼疮所致精神障碍

由于本病在精神科临床中较多遇到,尤其在内科及皮肤科会诊中更多涉及,因此特辟本节进行阐述。目前认为系统性红斑狼疮(systemic lupus erythematodes,SLE)是由于某些外界致病因子作用在遗传免疫缺陷的易感个体,导致多器官组织损伤的一种自身免疫性疾病;有人认为免疫反应是神经系统病变的重要机制。脑内病理变化主要是小血管病变所致的散发性梗塞和出血,好发部位在皮质和脑干。出现神经精神症状可能与脑部病变、并发症(如高血压、尿毒症、心血管损害、电解质紊乱)及心理因素等有关。

一、神经精神症状的基本临床表现

（一）神经症状

发生率约为 25% 左右,主要有下列表现。

1. **脑血管性障碍**　据报道,分别与尿毒症占本病死因的第一、第二位,成为死因的主要是脑出血、脑软化等。其他的脑血管性障碍表现为偏瘫、失语、局部脑症状、构音障碍、视力障碍等。

2. **癫痫发作**　发生率占 SLE 患者的 10%~20%,也有报道高达 50%。大部分为全身大发作,也有局限性发作、精神运动性发作及失神发作等。本病的癫痫发作时期可分为 3 种情况,即病前期(即 SLE 的躯体症状尚未显现)、疾病期及末期,末期的癫痫发作与尿毒症、高血压和脑部大血管病变有关。死于癫痫持续状态的不少见。癫痫发作的过程大致与 SLE 的躯体情况恶化平行,尤其多数与其他神经或精神症状同时出现。

3. **其他神经症状**　脑神经病变最常见,可以突然发生,没有预兆,而且是一过性的,常表现动眼神经损害、瞳孔光反射障碍及眩晕,偶有第 5、7 对脑神经受损。此外尚有对称性周围神经损害、偏瘫,运动系统如震颤、锥体外系症状、步态不稳、舞蹈徐动症等。

（二）精神症状

可表现下列形式,包括急性脑病症候群、类似"功能性"精神病表现及神经症,大部分病程为一过性的,通常在 6 个月之内消失,大部随着本病的躯体情况恶化而再度复发。持久性的精神障碍可表现为智能及人格障碍。

1. **急性脑病症候群**　最常见,约占本病患者 30%,持续时间短暂,几小时或几日,临床表现符合一般急性脑病症候群特点,以意识障碍为主,病程中常见波动性,其发生与 SLE 恶化及并发症有关。

2. **"功能性"精神病表现**　抑郁在本病相当常见,有人报道发生率占 20%,有人报道半数以上患者有抑郁症状,而且是重症抑郁。少见躁狂症状。

有人报道,本病表现精神分裂症样症状的患者比抑郁更为多见,有人持相反意见。临床表现各异,有表现紧张性兴奋与木僵,也有表现为妄想、幻觉状态,后者症状如被害、关系妄想、妄想知觉、被动体验、幻听及 Schneider 一级症状等。

3. **神经症表现**　如焦虑、抑郁、疑病等,症状时有变动,与躯体情况并不一定有关,有时可能是属于对慢性疾病的心理反应。

4. **慢性脑病症候群**　与脑部病变有关,造成脑部不可逆性改变。初期表现不喜活动,对工作没兴趣,工作效率减低。渐现注意力集中减弱,思考困难,遗忘,重复言语及行为,情绪不稳。晚期忽视社会道德规范,判断力差、多疑、智能减退。但严重痴呆不多见。

本病患者脑脊液检查可以完全正常,或有轻度改变。脑电图检查可见基本节律不规则,有低压快波及慢波,有痉挛发作的可见发作性脑电图异常。脑电图异常率占 60%～80%。

二、诊断和鉴别诊断

(一) SLE 患者发生精神障碍时的几种诊断考虑

(1) 直接由 SLE 病变引起。

(2) 由于治疗用皮质激素引起。

(3) 对躯体疾病所产生的心理反应。

(4) 精神障碍与躯体疾病及治疗药物无关,乃独立存在。

(二) 造成鉴别诊断困难的原因通常有下列几种

(1) 有部分 SLE 患者先出现神经精神症状,然后才被明显诊断为 SLE。原田氏共收集 13 篇文献,报道先有精神症状,后才确诊为 SLE 的病例,其间相隔最短为 4 周,最长为 13 年,最初表现有精神分裂症样症状、妄想幻觉、紧张性兴奋与木僵、躁狂及抑郁状态、神经症表现等。回溯过去曾经有过的躯体症状,部分患者有关节炎、高血压等。

(2) 本病患者的神经精神症状在不同时期可有各异表现,如可先后出现急性脑病症状群、情绪障碍和精神分裂症样表现,而这些临床表现仅从精神现象学方面观察很难与相关疾病进行鉴别。

(3) SLE 可引起许多合并症,有些合并症也可引起神经精神症状,会使临床表现变得更加错综复杂。

(4) 治疗影响。SLE 现代多采用皮质激素治疗,而且剂量较大,皮质激素可以引起精神症状,这些病例需要鉴别精神症状究竟是 SLE 引起,还是由于皮质激素所致。

(三) 进行正确鉴别的基本原则

(1) 凡已明确诊断为 SLE 的病例,当出现精神症状时,原则上根据一元论的认识方法去进行诊断,虽然有时精神症状出现与躯体状况并不一定平行,但在这些精神症状发生机制尚未完全阐明的今天,不宜首先考虑为另外种类的精神疾病。而且 SLE 所致精神障碍的类型很多,根据一时一事的临床表现而另列其他诊断名称,无疑是不适当的。当然根据文献报道,个别的病例可能同时存在两种情况,但这仅是少见病例,缺乏普遍性。至于临床上以精神活动改变为首发症状的 SLE 患者如何诊断的问题尚有争议,一种可能是在出现精神症状时已经存在躯体疾病,只是因为临床上没有注意到,或者因为现代 SLE 诊断技术尚不到位,以致未被诊断出来,这种可能性是存在的。作为总结教训,提示临床医生在诊断精神疾病时要提高对躯体疾病的警惕性。但如果确实无踪可觅,则当时对这样的病例进行相应诊断和治疗属于情理之中。

（2）当 SLE 患者出现精神症状时，一定要详细追溯有关病史及进行全面体格检查和辅助检查，其重要性一方面可以找到精神症状本质的客观依据，另一方面可以了解有关合并症的存在，有助于正确选用药物。

（3）目前皮质激素是治疗 SLE 的主要药物，皮质激素可以引起精神异常。当 SLE 患者在使用皮质激素治疗过程中（尤剂量较大时），出现了精神异常，该时医生诊断的重点应放在鉴别：精神异常是由于 SLE 引起，还是由于皮质激素引起。

（四）具体的鉴别方法

SLE 虽近代研究较多，但尚无根治疗法，而且由于长期的皮质激素治疗，会引起体型改变及其他副作用，无疑对于患者而言，其心理负担可想而知，在此基础上可引起种种应激心理反应，因此医生需通过深入精神检查了解患者的心理过程，并针对性进行心理治疗，这主要依靠医生的深入、细致的工作方法，鉴别上并无很大困难。临床上鉴别的重点在于区别精神障碍是由于 SLE 引起，还是由于治疗用皮质激素引起，这个问题在临床工作中经常遇到，而且较为困难，下面作重点阐述。

1. **精神障碍由于 SLE 病变引起**　包括 SLE 原发病变及合并症，诊断时可参考下列几点。

（1）半数以上患者表现不同程度的意识障碍，有的患者的"功能性"精神症状是呈现在意识障碍背景上。

（2）精神症状的不典型性，与各典型的精神疾病比较，经常有"四不像"特点。

（3）患者对精神症状有不同程度的体验，对治疗的依从性相对较好。

（4）精神症状消失后，自知力恢复较快。

（5）精神症状明显期常与 SLE 的躯体症状和实验室指标相一致。

（6）脑电图异常者，有时可发现与精神症状的消长平行关系。

（7）予皮质激素治疗后，精神症状会好转。

2. **精神障碍由于皮质激素引起**　据国外报道，皮质激素治疗引起精神障碍的发生率为 5%～10%，最早出现在服药后第 3 日，一般出现在 30～60 日，皮质激素减量或中止后 2～3 日至 2～3 周内精神症状减轻或消失。使用剂量与产生精神障碍的关系，有的学者认为无关，也有人认为泼尼松日剂量超过 40 mg 时易引起。有下列症状表现。① 情感性症状：兴奋、抑郁、自杀等。② 精神分裂症样症状，思维散漫、被害妄想、木僵、违拗、幻觉等。③ 神经症样症状：失眠、焦虑、恐怖等。④ 其他：意识障碍、痉挛发作、痴呆等。

3. **精神障碍是由 SLE 病变引起，还是由治疗用皮质激素引起的鉴别方法**　可根据下列几点：① 躯体情况：存在 SLE 活动期的躯体表现和实验室发现，支持精神障碍是由 SLE 引起。② 精神症状发生的背景：如发生在皮质激素（尤大剂量）治疗过程中（服药第 1～2 日或长期用药者较少见），而该时 SLE 活动的迹象已不明显或正在改善，支持精神障碍由于皮质激素引起。③ 精神症状特点：鉴别上具有相对意义，两者可出现类似精神症状，皮质激素引起的精神症状较具有波动性、多变性、不稳定性特点；SLE 引起者精神症状相对比较恒定。④ 治疗试验：在权衡治疗利弊的前提下，如减少皮质激素剂量，精神症状获得改善，支持精神障碍可能是由于皮质激素引起。

大部分病例虽可根据以上原则进行鉴别,但在临床实践工作中鉴别困难的病例仍然存在,而且也不排除两者因素重叠所引起的精神症状。

三、治疗原则

(1) 首先需明确精神障碍是由于何种病因引起,属于对于所患躯体疾病的心理应激反应,以心理治疗为主;属于 SLE 病变引起,着重治疗 SLE 病变,其具体方法,在内科学有详细介绍,此不细述。

(2) 如果考虑精神障碍是由于治疗用皮质激素引起,则要权衡减少皮质激素剂量或者停用会否影响躯体疾病,需与内科及皮肤科医生共同商讨。认为这样做会造成躯体疾病加重,应该坚持以治疗躯体疾病为主,同时治疗精神症状;认为减少皮质激素剂量或者停用无碍于躯体疾病,可试行实施,同时观察躯体疾病的情况变化,如有恶化,仍宜恢复使用。

(3) 控制精神症状:可根据精神症状类型,分别使用抗精神病药或抗抑郁剂,注意下列几点:① 由于 SLE 患者有多脏器损害,因此选用时必须注意到对有关脏器较少或无损害的药物。② 从小剂量开始,逐步递增。③ 及时处理药物副作用。④ 第二代抗精神病药(除氯氮平外)有副作用小的特点,对本病患者较为合适。⑤ 有镇静效用的抗精神病药对控制兴奋症状较为合适,但要注意观察对意识状态的影响。⑥ 控制精神症状后,可作短期巩固,不必长期维持治疗。

四、病案思考

患者女性,21 岁,1988 年 7 月因发热、关节痛,去某医院就诊,诊断为 SLE,以后一直服用泼尼松,病情稳定。1991 年 5 月 25 日因出现皮肤红斑,泼尼松剂量从 5 mg/d 增加到 60 mg/d,10 日后自称被魔鬼缠身,此后精神异常明显,嘴不停喊"打魔鬼",情绪紧张,脱衣服,哭泣,双手抓人,连续拒食。1991 年 6 月 15 日住入医院,精神检查见面无表情,目光惘然,对环境缺乏反应,呈缄默状态。血 ALT＞200 u,血沉 18 mm/h,血肌酐 176.8 μmol/L,尿素氮 6.93 mmol/L,予静滴舒必利 0.2～0.5 g/d,仍继续用泼尼松 60 mg/d。连续 10 日,几日后精神症状渐见好转,能自行进食,称:"我感到有很多魔鬼,耳朵里听到声音。"有时感到腿变长变短,有时自言自语,称与魔鬼对话。

7 月 2 日～19 日期间,患者出现自理生活差,不能自行进食,出现无目的的动作,记忆减退,吃过东西及日期常记不清。步态不稳,有几次小便溺身,称:"来不及",有无意识脱裤动作,不能分辨左右,不能命名各手指名称,四肢腱反射对称亢进,指鼻试验(＋)。住院诊断为 SLE 所致脑器质性改变。该期间用药:舒必利 0.6 g/d,口服,三氟拉嗪 10 mg/d、泼尼松 60 mg/d。

1991 年 8 月 19 日出院,当时精神状态:接触被动,表情呆滞,自知力部分存在。

出院后 7 日随访,表情面具样,姿势刻板,上肢肌张力增高,手指震颤(＋),顾虑疾病不好,电视看不懂,能力差,有消极观念,计算缓慢,不识时间。抗精神病药改硫利达嗪 50 mg/d,阿米替林 75 mg/d,泼尼松 40 mg/d。

2周后复查，患者情绪好转，人较灵活，自信仍不足，手指震颤(＋＋)，减泼尼松 30 mg/d，继用硫利达嗪及阿米替林。再1个月后复查：精神已正常，记忆及计算能力大有好转，手指震颤(＋＋)。再隔2个月后，精神正常，智能恢复，手指略有震颤，泼尼松 20 mg/d 维持。

(评析)面对这样病例，首先想到的诊断必然是精神障碍是否与 SLE 病变有关，由于出现皮肤红斑才增加皮质激素剂量，但1991年6月15日住入医院后，躯体情况观察无 SLE 病变活动证据，6月22日血沉 18 mm/h，属正常范围，难以用 SLE 所致精神障碍的一般规律解释。那么，是否存在 SLE 引起的慢性器质性精神障碍可能，因为患者的精神症状表现除了精神病性症状之外，还有意识及记忆、智能方面损害，同时有四肢腱反射亢进及共济失调症状，特别在7月2日后更加明显，住院诊断亦考虑属于 SLE 所致大脑部器质性病变，因此继续使用大剂量皮质激素治疗(泼尼松 60 mg/d)。但随访的结果发现并不很符合，因为：① 记忆、智能障碍及神经症状可逆。② 皮质激素减量后病情好转。该例未进行有关如脑电图、CT 等客观检查是个遗憾。

接着就要考虑到该例的精神障碍是否与皮质激素有关，从下列几点分析，这种可能性是较大的，理由：

(1) 泼尼松从 5 mg/d 增加到 60 mg/d 后 10 日左右出现精神障碍，与皮质激素剂量增大有关。

(2) 住院期间泼尼松剂量一直维持 60 mg/d，精神症状虽有一度好转，后又恶化，出院时仍存在。

(3) 出院后泼尼松剂量渐减少，精神症状也渐趋消失。日本西川(1965年)曾分析日本全国医疗机构在使用皮质激素过程中发生严重不良反应的 1 022 例，其中 151 例有精神障碍，内有违拗6例，抑郁状态23例，痴呆2例，与本例相似。

还有是关于抗精神病药物对于该例精神障碍的影响问题，该例入院之初表现幻听、情绪紧张、行为紊乱、拒食及缄默，经过舒必利治疗后精神症状获得一定好转，能自行进食，暴露有耳闻魔鬼讲话之体验。但以后精神症状又见加重，表现生活不能自理、无意识动作、记忆及智能明显损害及小便溺身现象，此种现象在抗精神病药治疗过程中很少见及，可能还是与大剂量泼尼松治疗有关。在以后的治疗及随访中，患者出现面具样表情、刻板姿势、肌张力增高及手指震颤等现象，是否与抗精神病药的锥体外反应有关？该时使用药物为舒必利 0.6 g/d 及三氟拉嗪 10 mg/d，经换用硫利达嗪后，这些症状渐消失，说明该例的某些症状表现与抗精神病药的副作用有关。

此外还应考虑的其他问题，例如该例入院后几次肝功能检查，发现 ALT 增高，6月15日>200 u，6月17日 132 u，6月29日 118 u，7月16日<40 u。刚入院时血肌肝及尿素氮增高。其精神障碍的发生是否与 SLE 的合并症肝肾损害有关。这些病损时可见意识障碍，然该例未经特殊处理，意识自然恢复，其可能性不大，但未做脑电图等有关检查，亦属遗憾。

该例的精神症状中还有突出的抑郁表现，处于抑郁状态的患者，时常表现智能缺陷，貌若"痴呆"，称为抑郁性痴呆。这种情况在抑郁症中也比较常见，易与脑器质性痴呆混淆。该例在一个时期内所表现的智能障碍是否与抑郁情绪有关(尤在随访期间)，尚难排除，无疑不能用抑郁情绪解释全部病理过程。

归纳以上,该例的诊断主要属于皮质激素所致精神障碍,但不能排除 SLE 病变,尤其是脑器质性病变的影响。虽然 SLE 所致精神障碍大多与躯体情况平行,但也并非绝对如此,与其他躯体疾病所致精神障碍一样,有一部分病例的精神障碍乃出现在躯体情况改善之时,其机制尚不清楚。

其实在临床实践中,像该例这样导致精神障碍发生原因错综复杂的情况是很常见的,列举此例主要提供一种诊断思路,遇到类似病例时都需对方方面面的因素进行思考,而这种思考是必需的,因为直接涉及治疗方案的决策。另外,为了使这种考虑更有依据,最好不要犯疏忽客观检查的错误。

(郑瞻培)

第十三节 内科疾病伴发精神障碍

较常见的内科疾病伴发精神障碍可大致分为两类:内脏疾病和内分泌、代谢疾病伴发精神障碍(其他目前较少见的如血液疾病及营养缺乏等所伴发者等,可参阅有关专业书刊而不在此赘述)。总的看来,这两类精神障碍的常见临床表现首先是谵妄或错乱等急性障碍,其后依次为痴呆、遗忘以及情感障碍与精神病性表现,等等。

Gross 和 Huber(1997 年)提出,一般内科情况所致精神障碍可能见于相当多的基础疾病种类(表 4-12),而与此相比则这种精神障碍本身只表现为有限的综合征谱系;如果要探索究竟是什么因素影响了各个患者所显示精神障碍的发生和形式,那么 Bonhoeffer 所系统阐述的"非特异性"原则应该是有用的,即他认为的不同的内科疾病可能导致相同的精神病理学表现,而一种基础疾病可能导致不同类型的器质性精神障碍表现。

表 4-12 可能伴发器质性精神障碍的内科情况

疾　病　组	举　　例
传染病	梅毒,HIV
肿瘤	类肿瘤性(paraneoplastic)综合征,例如支气管癌时的边缘系统脑病(limbic encephalitis)
内分泌障碍	甲状腺功能亢进,甲状腺功能减退
营养与代谢障碍	营养不良,维生素缺乏,急性间歇性血紫质症
血液学疾病	严重贫血
胃肠道、肝胆系统及胰腺的疾病	吸收不良综合征,严重肝脏疾病,急性胰腺炎
肾脏及尿路的疾病	晚期肾衰竭
风湿性及自身免疫病	系统性红斑狼疮
中毒性障碍	非精神药物、重金属中毒的亲精神性作用

Lieb 等(1997 年)以系统性自身免疫性疾病为例,对上述"特异性"概念加以说明,其中有些疾病相对地常见伴发器质性精神障碍(表 4-13);又描述了较常见的状态为① 偏执-幻觉综合征。② 情感障碍(尤其抑郁综合征)。③ 认知综合征(不同严重度直至痴呆)。④ 其他障碍(例如器质性人格与行为障碍、器质性焦虑障碍)。他们提到在系统性红斑狼疮时20%~60% 的患者被观察到上述这些精神病理学异常,并认为这些综合征的"非特异性"与其他几类疾病如内分泌疾病等有关,因而出现一个特殊类型的精神病理学表现不可作为基础发病机制的可信指征。

表 4-13   系统性自身免疫性疾病时伴发精神障碍的频度

疾 病	伴发精神障碍
系统性红斑狼疮	常见
Sjoegren 综合征	常见
硬皮病	甚罕见
混合性胶原性疾病	甚罕见
原发性 CNS 脉管炎	罕见
Takayasu 动脉炎	罕见
颞动脉炎	罕见
Churg - Strauss 综合征	罕见
Wegener 肉芽肿病	罕见
结节性多动脉炎	罕见
微管性多脉管炎	罕见
抗磷脂综合征	较少见
Sneddon 综合征	常见
Behcet 病	较少见

注:"系统性红斑狼疮伴发精神障碍"的内容见本章之十二节。

"非特异性"原则不是普遍适用的,即使系统性自身免疫性疾病的个别病例诊断尚不够精确,其基础疾病与某些精神病理学综合征之间仍然有明确的相关性;例如情感性与偏执-幻觉性综合征最常见于系统性红斑狼疮和 Sjoegren 综合征,而痴呆则为脉管炎、抗磷脂综合征及 Sneddon 综合征的较特征性的症状。

此外,目前可能仍然很难区别迄今被描述的精神病理学特征与综合征,以致不能建立某些类型的"特异性"而形成了"非特异性"模式,现今在此基础之上的模式已受到了批判。鉴于目前对精神疾病之神经生物学理解的迅速进展,可以想象未来的研究在内科领域疾病过程和它们所致精神病理学表现形式之间将会建立较明确的相关联系。

自上一世纪初期开始迄今,就陆续地有许多精神病学家先后报道了各种内脏疾病及内分泌、代谢疾病所伴发的精神障碍,也出版不少这方面的专著,近年来已显著减少。但参阅了有关资料并结合多年临床实践,则大体印象为目前这一领域进展较少,并且所发表的内容多半较陈旧与重复。故本节只结合各种疾病简略引述近几年来这方面少量文献及个别经典论述于下,详尽内容可阅读上世纪七八十年代或少量近代的有关资料和教科书(包括精神科与内科)。

一、内脏疾病伴发精神障碍

(一) 心血管疾病方面

Frasure - Smith 等(1995 年)发现具有每小时 10 次或超过 10 次室性心律失常的抑郁症患者,在 18 个月内集中地发生因心肌梗死而死亡;此组患者的病死率为 83%,这是由"心律失常性死亡(arrhythmic death)"所致。Rozanski 等(1988 年)曾指出已往有冠状动脉疾病患者发生心肌缺血的最常见促发因素是心理应激,此应激诱发的缺血比躯体应激诱发的较为常见。Carney(1988 年)在心脏导管插入术后 12 个月的随访中,发现重症抑郁障碍是心肌梗死、血管成形术(angioplasty)及死亡的唯一最可靠的预警现象;而同时有心肌梗死与重症抑郁障碍史者在出院后 6 个月很可能死亡的比非抑郁患者继发梗死者多 5 倍。Glassman & Shapiro(1998 年)在一近代文献复习中,说明"目前认为抑郁与缺血性心脏病有关是充分明确的";又认为抑郁也是心肌梗死后死亡的独立危险因素,使死亡率增加 3~5 倍,还提出使用抗抑郁药治疗可能使冠状动脉心脏病与重症抑郁患者的死亡率降低。

(二) 呼吸系统疾病方面

Greenberg 等(1996 年)认为哮喘发作的严重度与出现重症抑郁障碍、惊恐发作及恐惧发作程度是高度相关的;心理治疗、松弛法、生物反馈及家庭治疗在处置哮喘时可显示各自的功效。

Bates 等(1997 年)指出慢性阻塞性肺病(COPD)的药物治疗可引起精神疾病并发症,又强调 COPD 患者必须停止吸烟,因发生 COPD 吸烟者的呼吸功能(如用肺功能测定)比发生 COPD 不吸烟者更快下降。由 COPD 所致某些慢性缺氧可危及认知和心境,也可产生谵妄、心境不稳定以及日常活动受限制;而当药物处置不再改善这些情况时,补给氧气可改善认知功能和生活品质,但补给氧气无改善心境的肯定效果。Porzelius 等(1992 年)报道 38% 的 COPD 患者有惊恐发作,但一般认为对惊恐发作很有效的苯二杂䓬类药物却对 COPD 患者用处很少;抗抑郁药对惊恐发作患者有用,低剂量抗精神病药(例如口服奋乃静 2 mg,一日 2 次或一日 3 次)有时也用于严重恐惧和惊恐,特别在 ICU 中。

(三) 胃肠道疾病方面

Clouse 等(1989 年)述及食管运动障碍(oesophageal dysmotility)可起因于平滑肌疾病(例如硬皮病)或自主神经系疾病(例如 Chagas 病),许多不能解释的食管运动障碍,需要精神科会诊;虽然处境性应激没有被确定与食管异常运动有联系,但大多数食管运动障碍患者具有Ⅰ轴的精神疾病,特别是重症抑郁(52%)、普遍性焦虑障碍(36%)、躯体化障碍(20%)及物质有关障碍(20%)。Olden 和 Lydiard(1996 年)提出,虽然平滑肌松弛剂如钙通道阻滞剂对改善心理学量度比精神科治疗较为有效,但抗抑郁药与行为治疗对改善患者的主观性食管诉述和建立心理良好感可产生更为深刻的变化。

Lydard 和 Fossey(1993 年)报道肠道易激综合征(irritable bowel syndrome)患者寻求医疗处理时表现出高度的精神疾病发生率,最常见者为惊恐障碍(26%)、普遍性焦虑障碍(26%)、社交恐怖症(26%)及重症抑郁(23%)。Olden 和 Lydiard(1996 年)曾主张用三环抗抑郁药治疗那些呈现抑郁和腹泻主诉的肠道易激综合征患者可能有效,这是由于抗胆碱能作用,焦虑患者可能因使用丁螺环酮(buspirone)而获显效。

87%的非溃疡性消化不良者与 25%的内镜查出溃疡性证据而有消化不良者相比,具有一次或一次以上的焦虑障碍。迄今的研究没有证明行为性或精神药理性干预对非溃疡性消化不良有效。

(四) 肝脏疾病方面

Abrams 等(1997 年)将肝性脑病(hepatic encephalopathy)定义为"必须伴随暴发性肝衰竭"(fulminate hepatic failure),其发病机制是伴发了范围广泛的肝坏死,通常由急性病毒感染或暴露于肝(细胞)毒素(hepatotoxin)所致;导致暴发性肝衰竭的常见肝毒素为乙酰氨基酚(acetaminophen)、异烟肼(isoniazid)、氟烷(halothane)、丙戊酸(valproic acid)、蕈毒素(mushroom toxin)及四氯化碳(carbon tetrachloride)。他们认为肝性脑病伴随急性暴发性肝衰竭和涉及慢性肝损害者的不同处有两点:第一,罕见由一个可逆因素所致;第二,常与大脑水肿有关,这可能是可逆和可治的因素。大脑水肿是导致死亡的首要因素,而使用甘露醇及控制激动措施可能有效应。

(五) 肾脏疾病方面

Cohen(1996 年)提出,当大多数成年人患急性肾衰竭(acute renal failure)而血清肌酐(serum creatinine)水平急骤提升至大约 353.6 μmol/L 时开始出现精神异常,主要的神经精神病性表现包括嗜睡、谵妄、扑翼样震颤、神经肌肉过敏以及癫痫发作;他认为处理急性肾衰竭所致神经精神病性并发症的最佳方案是纠正肾衰竭的根本原因,而为了消除神经精神病性表现逆转时就可能需要应用抗癫痫发作药物和抗精神病药等对症治疗。

Cohen(1996 年)还提及慢性肾衰竭神经精神病性表现,包括易激惹、失眠、昏睡、食欲缺乏、癫痫发作以及不宁腿综合征(restless legs syndrome),与急性相比则慢性时血清肌酐高达 884～972 μmol/L 还可能精神状态正常;而对慢性肾衰竭的处理,有时仍必须使用低剂量抗精神病药、抗癫痫药物或苯二杂草类等对症治疗。

他又指出血液透析(haemodialysis)并非治疗慢性肾衰竭的良方,而且发生神经精神病性并发症的可能性较大。据报道许多患者在血液透析时发生进行性痴呆,称为"透析性痴呆"(dialysis dementia);上述综合征是以进行性脑病、口吃、构音困难、言语困难、记忆受损、抑郁、猜疑、肌阵挛反射以及癫痫发作为特征。又发现此征与患者脑组织中的铝水平增高有关。

二、内分泌、代谢疾病伴发精神障碍

已故著名学者 Bleuler M(1954 年)早就指出,虽然"非特异性"原则还在运用,个别内分泌疾病仍然有值得从精神病学观点考虑的各别特征。Heuser(1993年)提及内分泌疾病和其他内科疾病一样,精神病理学表现可能是疾病的症状之一;这个事实再一次表明精神病学诊断必须具有内科的经验背景。Bleuler(M)(1954年、1964年、1979年)曾对内分泌疾病时的精神障碍做了大量有关理论与临床实际的研究工作,其中以临床表现方面的总结尤为突出,迄今仍为多数专业工作者参考引用。现作如下简要介绍。

Bleuler M 将此类精神障碍概括为三大类:

第一类是内分泌变化本身引起的精神改变,系生理性内分泌功能亢进或减退对特殊脑功能系统的影响结果。各种内分泌疾病的精神改变带有某些共同特征,主要表现为:① 全身驱动力增强或减弱。② 内在心境激越或淡漠。③ 基本本能亢进或减退。④ 精神活动周期性变化。⑤ 一般不达到精神病性程度而呈现轻度人格改变,而且缺乏明显的认知功能障碍。Bleuler 首先命名为内分泌精神综合征(Endokrines, Psychosyndrom)。

第二类是急性严重的内分泌变化引起脑内全面性代谢障碍(代谢性危象)所致的外因性反应型(即:急性器质性精神障碍),如在甲状腺危象、糖尿病性昏迷时。

第三类是慢性严重内分泌疾病造成弥漫性的脑损害,从而出现慢性器质性精神障碍,发生于小儿则为精神发育迟滞。

现结合近年来的部分文献,简述几种较常见的内分泌疾病时的精神障碍如下。

(一) 甲状腺功能亢进

Heuser(1993年)提出甲状腺功能亢进所致的典型精神病理学现象为情绪不稳、精神运动性激越以及焦虑与抑郁状态。Lishman(1998年)认为,值得注意的是老年甲状腺亢进患者也可能表现淡漠-抑郁性综合征而同时体重明显降低,从而可能使人想到是否患了肿瘤;在其他病例中可能产生类似那些器质性或分裂样精神病的表现。Irwin 等(1997年)在罕见病例中有趣地发现治疗甲状腺功能亢进时似乎可能促发精神病性综合征,此现象曾被解释为激素水平迅速下降或短暂的甲状腺功能减退状态。当呈现抑郁或焦虑综合征而无以往精神病史时,如果甲状腺功能亢进一旦获得缓解则精神病症状大多可缓解;此时并不需要其他的心理社会性干预,除非抗甲状腺用药、放射性碘或甲状腺手术不能奏效。

(二) 甲状腺功能减退

Lishman(1998年)指出甲状腺功能减退的临床表现中最突出的是情感异常,典型者为抑郁性心境改变伴同淡漠-嗜睡表现,也可看到激越性抑郁;正像甲状腺功能亢进一样,可能发生各种精神病现象。正如先天性甲状腺功能减退可以导致智能受损一样,后天性甲状腺功能减退也是潜在性的可逆性痴呆的较重要原因之一,其严重度取决于激素缺乏的时间与严重性。单用甲状腺激素替代治疗对许多甲状腺功能减退患者的抑郁有效,其效应可能维持一长时间;但就这样的病例而言,也是抗抑郁药的适应证,且疗效良好。

(三) 甲状旁腺功能障碍

Heuser(1993年)报道认为甲状旁腺功能亢进与甲状旁腺功能减退的精神病理学表现大致是相似的;两种状态都可以伴发抑郁性情感障碍并同时出现疲劳和缺乏主动性,或者可能伴发认知缺损综合征。Okamoto 等(1997年)在系统复习文献后,提出甲状旁腺功能轻度障碍就能引起精神病理学异常,但此前有人却认为是否可引致尚不能确立。Lishman(1998年)提出可能严重达到痴呆或谵妄。

(四) 肾上腺皮质功能亢进

又名 Cushing 综合征。Kathol(1996 年)认为至少一半 Cushing 病患者呈现抑郁症状,而其中半数患者显示中度到重度,并且不少病例也可出现精神病性症状;当 Cushing 综合征消退时,有时必须对抑郁综合征施行精神科治疗。他还提到,虽然在纠正皮质醇过多血症(hypercortisol aemia)后,Cushing 综合征所致抑郁有所缓解;但回复到情绪良好状态通常是缓慢和逐步的,因此对那些病例更应合理使用抗抑郁药及精神兴奋药。

(五) 糖尿病

Lustman 等(1986 年)认为糖尿病患者的最常见精神障碍是焦虑性和抑郁性障碍,他报道一般糖尿病患者的焦虑性障碍可达到 45% 及抑郁性障碍达到 33%。Rosenthal 等(1998年)在对老年糖尿病患者住院与死亡率的 3 年前瞻性研究中,发现视网膜病和老年抑郁量表(Geriatic Depression Scale)高抑郁评分的合并存在,这一情况与死亡率增高有最确定的关系。Kohen 等(1998 年)认为焦虑与抑郁的出现和 1 型或 2 型糖尿病的疾病水平无关,但对于决定患者的生活质量是重要的。Strachan 等(1997 年)总结多篇文献,认为非胰岛素依赖性糖尿病(NIDDM)患者较常发生神经心理学损害,包括记忆受损和认知迟缓,但还不能肯定这些缺损到什么程度将成为以后发展为明显认知缺损综合征的预兆。

(王善澄)

第十四节　正常颅压脑积水所致精神障碍

一、现状和进展

1965 年 Hakim 和 Adams 报道了 6 名患者,年龄在 16~66 岁,主要临床表现为进行性痴呆、步态异常和尿失禁。当时,腰椎穿刺时脑脊液压力低于 1.96 kPa(200mmH$_2$O),气脑造影则显示脑室扩大而蛛网膜下腔未见气体充盈。这些患者后来均被施行了分流手术,术后患者的临床症状明显改善。然后,学者们就定名为"正常颅压脑积水(normal pressure hydrocephalus,NPH)"而成为一个病种。其主要临床症状为智能减退、步态异常、尿失禁,CT 检查可见脑室扩大,颅内压正常,脑脊液流出阻力增加。

NPH 的流行病学研究并不多见。一般估计占所有痴呆患者的 0~5%。Clarfield(1989年)分析了总计 2 889 名痴呆患者的 32 篇研究报道,发现 NPH 患者仅占 1.6%。在多数研究报道中,男性 NPH 患者比例较高,男女比例约 2:1;NPH 可见于任何年龄,尤以 60~70岁年龄段的老年人多见,25% 的患者年龄低于 50 岁。

NPH 的病理生理改变可能与脑脊液的循环或者重吸收异常有关,循环障碍可能是主要原因,而脑脊液本身的性质未变。NPH 可见于交通性或慢性非交通性脑积水(如非肿瘤性中脑导水管狭窄)。交通性 NPH 是由于脑脊液吸收功能下降而非蛛网膜绒毛毁损所致。影响脑脊液循环的部位往往在第四脑室的远程,甚至在脑脚间池(basal cistern)。

其中约 50% 有明确的病因,如原发性或外伤性的蛛网膜下腔出血、各种病因引起的脑膜炎、脑膜癌、颅脑外伤、先天性脑积水、大脑肿瘤、髓内肿瘤、有神经系统手术史或大脑辐射史等,而其余 50% 为特发性(idiopathic)的。有人报道,在症状性 NPH 的常见病因中,占前三位的分别是蛛网膜下隙出血(23.3%)、脑外伤(12.5%)和脑膜炎(4.5%)。

在近 20 余年来的 CT 检查报道中,典型 NPH 患者都显示中度和重度的脑室扩大而与皮质萎缩不成比例,如气球状额角和扩大的颞角但未见海马萎缩。中度的皮质萎缩和广泛的白质缺血性损害往往预示分流术预后不佳。NPH 患者在分流术后,原来明显扩大的大脑外侧裂(sylvian fissure)与皮质脑沟就可能缩小;据推测,此皮质脑沟、脑回扩大是由于脑脊液聚集在大脑凸面而非大脑萎缩所致,故认为即使脑沟、脑回扩大的 NPH 患者也应施行分流手术。

多数研究者认为,MRI 是用于评价可疑 NPH 的最好神经影像技术,并由于可以测定海马体的平均横截面容积及海马周围沟(perihippocampal fissures)的扩张程度而有助于鉴别诊断,而且 NPH 患者的海马缩小是由于颞角扩大所致。MRI 对探测脑室周围的缺血性白质损害呈高度敏感。目前较一致的看法是,当白质出现缺血性损害时,分流术很少有效。

近年来,许多研究者评价了脑循环与 NPH 患者分流术预后的关系,结果显示脑循环保持较好者,分流术预后较好;这一现象可能说明这些患者脑室周围的损害是可逆的,降低脑室壁的压力可改善脑室周围的微循环。

二、临床表现

行走困难和姿态不平衡通常是 NPH 患者的首发症状,也是分流术后最可能改善的症状。86%～90% 的 NPH 患者具有步态共济失调,故认为是主要症状。20 世纪 80 年代有多篇关于 NPH 患者步态的论述,一般认为轻度 NPH 患者可以仅表现为步态不协调和步幅较大,而较严重的 NPH 患者则表现为起步困难、小步幅、拖曳、姿态不稳以及经常跌倒,甚至不能直立。运用计算机辅助分析,发现 NPH 患者步伐的高度和频率均降低,步幅缩小,行走时患者骨盆转动减少。

其他体征可包括:肌张力亢进、腱反射亢进以及锥体外系征象如手部震颤、运动减少和起步行走时突然僵住(freezing)等。曾设想这种步态障碍可能归因于基底节和额叶皮质之间失去连接、抗重力反射脱抑制以及行走时主缩肌(agonist)和拮抗肌(antagonist)同时收缩。

不少 NPH 患者表现为轻度或中度的认知功能损害,以皮质下型损害为主,常无失语、失认、失用。记忆损害尤其是短时记忆损害较多见,包括信息合成速度下降以及利用所需知识的能力受损,但在疾病后期也可出现严重认知功能损害。

NPH 患者可出现情感淡漠、运动不能性缄默、思维迟缓、计算困难、定向障碍、抑郁和焦虑。一般而言,NPH 患者很少有真正的抑郁,只是他们情感平淡、思维缓慢而看上去像抑郁。因为两者在神经心理测定中表现出来的临床特征极为相似,要区分抑郁和 NPH 可能较困难。

也有报道 NPH 患者可出现其他一些精神症状如:幻觉、妄想、科萨科夫综合征、心境恶劣、虚构、攻击和激越行为。

尿失禁多见于 NPH 后期,又较常见尿急。膀胱功能异常可能是由于脑室周围神经纤维过度紧张导致对膀胱收缩时的抑制作用部分丧失所致。通常在尿动力学检查中,膀胱逼尿肌显示反射亢进和不稳定,而膀胱括约肌的控制能力并未受损。

三、诊断及鉴别诊断

(一) 诊断

NPH 的诊断主要根据患者的病史,如患者具有典型的 Adams 三联征(进行性痴呆,步态异常和尿失禁),结合 CT、MRI 显示有脑室扩大(最大的额角脑室宽度被同一水平上的颅骨内横断面直径相除后,大于 0.32 应考虑 NPH,大多数 NPH 患者达 0.4 以上)。

对一些可疑病例,则应仔细询问病史,如患者有蛛网膜下腔出血、脑膜炎、脑外伤等病史,同时患者伴有 Adams 三联征中的一项或几项症状时应考虑到本病;CT、MRI 检查极为重要,往往能提示患者存在脑室扩大,如仍不能明确诊断,有条件时应进行鞘内脑脊液注入试验、脑脊液抽液试验等辅助检查来明确诊断。

(二) 鉴别诊断

1. Alzheimer 病(AD)　AD 患者存在认知功能损害,部分患者也可出现步态异常,但出现典型的三联征者并不多见。MRI 显示 AD 患者存在海马萎缩,而 NPH 患者则为脑室扩大。NPH 患者认知功能损害一般较轻,多以记忆损害为主,AD 患者认知功能损害较重,常为全面认知功能损害,可有失语、失认、失用。

2. 血管性痴呆(VD)　VD 患者可出现步态异常,认知功能损害,部分患者可出现尿失禁。但患者往往有脑血管意外病史,有神经系统阳性体征,CT、MRI 检查常有脑实质病变证据而无脑室扩大,这些均可与 NPH 鉴别。

3. 帕金森病　帕金森病患者有运动迟缓、肌张力增高、震颤,部分患者在疾病后期可出现痴呆,但 CT、MRI 检查无脑室扩大可与 NPH 鉴别。

四、治疗及预后

NPH 一旦诊断成立应首先考虑手术治疗。为选择恰当的分流术患者,应采用脑脊液抽液试验对患者施行分流术的预后进行预测,每次抽取 40~50 ml 脑脊液,一次或多次腰椎穿刺后,有些患者的症状会暂时得到缓解但很少能长期改善症状,其预测准确性仍有较多争议。

每日通过腰椎部体外脑脊液导管持续 3~5 日引流(ELD)100~200 ml,其临床疗效可作为分流术预后的一个很好的预测指征。这项技术非常简单,脑脊液引流也是通过一个密闭系统进行,但仍易引起一些并发症如脑膜炎、硬膜下血肿、神经根炎等。因此,腰椎部体外引流法的预测价值仍需进一步研究证实。

持续监测颅内压时经常出现 B 波(颅内压记录时间的 50%以上),预示着分流术预后较好,而缺乏或很少出现 B 波则预后较差;当颅内压不能作为常规监测手段时,就必须依靠其他较少侵害性操作和较简单的诊断性试验。

目前主要采用侧脑室-腹腔分流术,当患者有腹部手术史或腹膜脑脊液吸收有障碍时可采用脑室-心房分流术。除非患者被证实确实是交通性脑积水,否则不应采用腰椎-腹腔分流术,况且该分流术后出现扁桃体疝的比率较高,故不应作为分流术的首选术式。

Williams 等(1998 年)复习了大量有关实行分流术患者的文献资料,总结为:① 原发性 NPH 患者的 30%～50%在分流术后症状有所改善,而继发性 NPH 患者可改善达 50%～70%。② 各种临床症状中以步态异常的术后改善最为明显,而痴呆的疗效较差。③ 分流术后并发症的发生率为 20%～40%,但严重并发症(死亡或严重后遗症)不超过 5%～8%。因为手术风险较高,选择对患者适合的手术就显得非常重要。Vanneste(2000 年)提出以下指征可作为分流术预后的预测指征。

1. 分流术预后良好的因素

(1) 步态异常发生先于认知功能损害。

(2) 认知功能损害的病程较短。

(3) 仅有轻度或中度的认知功能损害。

(4) 有已知病因的交通性脑积水(如蛛网膜下腔出血、脑膜炎)或非交通性脑积水(如中脑导水管狭窄)。

(5) MRI 显示仅有脑积水而无脑白质损害。

(6) 一次或多次脑脊液抽液试验或持续腰椎体外脑脊液引流后临床症状明显改善。

(7) 持续颅内压监测过程中 50%或以上时间出现 B 波。

(8) 鞘内注入试验发现脑脊液流出阻力每分钟不低于 18 mmHg/ml。

2. 分流术预后较差的因素

(1) 严重痴呆。

(2) 痴呆是患者的首发神经系症状。

(3) MRI 显示有明显的脑萎缩,广泛的脑白质损害,或两者兼有。

除手术治疗外,也可使用药物治疗如使用甘露醇、双氢克尿塞等药物以增加水分的排出,或使用乙酰唑胺以抑制脑脊液的分泌;但一般疗效不明显,不宜长期使用。NPH 伴有认知功能损害和精神症状时,也可选用促智药或抗精神病药物治疗,但无肯定疗效。

【附】个案摘要

男性,51 岁,下岗工人,离婚。患者在无明显诱因下,自 1995 年初开始出现言语夸大,在家人面前称自己可以挣几百万,银行向其贷款几个亿。行为逐渐显得迟钝,少言寡语,常独坐一旁,一声不响。

1995 年 7 月,曾行头颅 CT 检查,无阳性发现。其后患者一直表现言语夸大,不愿上班工作,对家人称自己在做美金方面的生意,马上会发大财。至 1997 年 7 月,患者夸大更加严重,称别人都他赚了一千万、要买别墅和游艇、要娶外国语学院 18 岁的女孩子为妻生孩子等;并称某中央领导人是自己的亲戚,自己干的事情都是联合国指派的。人显得消瘦,走路时摇摇晃晃,说起话来口齿不清;又有激惹性较高,易为小事和别人发脾气。

1997 年 8 月 1 日头颅 CT 检查,显示① 交通性脑积水可能性大。② 脑萎缩。而于 1997 年 8 月 15 日首次住院治疗。入院时神经系统检查,发现患者步态不稳、两腿行走时外摆、闭目难立征(±)、四肢肌力Ⅴ°、肌张力不高及双侧病理征(一),无大小便失禁。精神检查为意识清、近事记忆障碍、计算能力下降、还呈现明显夸大妄想、妄想结构松散、内容荒谬和自知力缺乏。入院后智商测定为语言智商 57、操作智商 56、总智商 53;记忆商 23。TCD(一)、BEAM(一)。临床诊断为"正常颅压脑积水所致精神障碍",给予奋乃静每次 6 mg,2 次/d,阿尼西坦每次 0.2 g,2 次/d 等药物治疗 4 月余,症状未见明显改变。

患者出院后未去神经科就诊,常外出乱跑伴行走不稳,于 2003 年 5 月 23 日再次住院治疗。此时,患者夸大妄想消失、言语明显减少、常数问一答,但情绪仍较激动;其近事记忆、计算力、理解力均较差,口齿含糊不清,无自知力。入院时患者已有尿失禁。入院后给予小剂量氟哌啶醇、艾司唑仑、石杉碱甲等药物治疗无效而于 2003 年 11 月 3 日出院。

(谢 帆 王善澄)

第十五节 亨廷顿病

一、概述

亨廷顿病(Huntington disease,HD)已往称为亨廷顿舞蹈病。近 20 余年来,由于对此病增加了认识而改了现名,即舞蹈样动作虽为主要特征,但还可显示其他的运动异常如肌张力障碍、手足徐动症、运动性不安、肌阵挛以及多项自主动作受损害等等(Chua 和 Chiu,2000 年)。

本病是常染色体显性遗传的缓慢进行性脑部变性疾病,具有完全外显率。临床上以精神障碍、运动障碍和痴呆为主要表现。

约 20 年前,已发现 HD 基因突变是导致亨廷顿病的原因,在人体第 4 号染色体中确定了 HD 基因的位置,基因编码的蛋白分子量约为 348 000。1993 年又成功地对 HD 基因进行了克隆。

本病为少见疾病,患病率为每十万人口中 4~8 人。多数在 35~40 岁起病,随着核苷酸密码子三联体(CAG)不断复制而数量越来越大,患者的发病年龄就趋向于年轻。病程长短不一,平均 15 年左右。

二、发病机制

遗传因素导致基底节和大脑皮质的变性改变。通常尾状核和壳核受累最严重,神经节细胞严重破坏及发生脱髓鞘改变,致使基底节、大脑皮质功能受损而出现舞蹈样动作、精神症状和痴呆。

亨廷顿病的致病基因(IT-15)位于第4号染色体短臂的末端。基因突变发生在编码区域,产生不稳定的CAG(胞嘧啶-腺苷-鸟苷)三核苷酸复制的扩张,形成Huntingtin蛋白,后者具有谷氨酸程序的扩张,Huntingtin蛋白的正常功能与异常功能均不明了。在转基因小鼠中可看到神经元的细胞核内有这种异常的Huntingtin蛋白的积聚,但这种积聚与神经元死亡之间的因果联系还不肯定。

在生化方面有GABA减少,其合成酶、谷氨酸脱羧酶活力减低。纹状体内乙酰胆碱和胆碱乙酰转移酶活力减退。但多巴能系统无影响。

三、临床特征

本病好发于25～50岁。10%患者发病于儿童和青少年,10%在老年人。男女均可发病。神经系统症状和精神障碍两者可同时发生,也可先后发生。

(一) 精神障碍

抑郁是HD常见的症状。各家研究的发生率约为40%。攻击行为和易激惹也是常见的症状。尽管分裂症样症状只在少数患者中出现,但往往是HD的首发症状。Thompson(2002年)对134例HD患者采用"HD行为问题评定量表"(Problem behaviour assessment scale for Huntington' disease)进行评价,结果发现2/3的患者存在情感淡漠的表现,易激惹(44%)和抑郁(33%)也是常见的症状。

强迫症状在HD患者中也不少见。Anderson等(2001年)对27例HD患者的研究发现,52%的患者至少有一项强迫症状;其中26%至少有一项强迫行为,这些强迫症状与HD的运动障碍无关联。精神症状和舞蹈症状之间无一定关系。

最常见的是情感障碍和其他精神障碍伴发舞蹈症状,这为诊断本病提供了确切依据。但有时情感和其他精神障碍可在舞蹈症状之前好几年或者舞蹈症状在精神症状之前许多年发生,以致诊断本病有一定困难。

(二) 运动障碍

早期动作笨拙和不安,不能胜任细致工作。可出现间歇性耸肩、手指抽搐和扮鬼脸。随后不自主运动日益增多,侵犯面肌、躯干肌及四肢肌。舞蹈样动作迅速、多变、跳跃式,可以一侧肢体比另一侧肢体明显,上肢比下肢明显;其中面部和手部更明显,晚期则全身累及。舞蹈样动作在睡眠时消失。

由于病变可累及小脑,患者失去平衡时有不能坐起和行走,常突然跌倒。

有些患者的肌张力升高,舞蹈样动作轻微或缺如,这种僵硬型表现被认为是苍白球受累的结果。肌力无变化,肌张力一般较高。约5%的患者不是主要表现舞蹈样动作,而以强直-少动综合征或肌张力障碍为主。这在20岁以前发病者尤为常见。

偶尔伴有其他不自主运动,如肌张力障碍、肌阵挛;强直-少动症状,在疾病晚期更为明显。

早发病者(15～40岁)的病情比晚发病者更严重。常早期出现明显情感障碍,也多见癫痫发作。晚发病者(55 岁以后)主要以舞蹈样动作较突出,而当时痴呆可很轻或无。其他神经系统表现为四肢腱反射亢进,但 Babinski 征很少出现。

(三)痴呆

认知功能损害经常是隐潜地进展。工作时及处理日常事务时,通常早期呈现一般的效能低下而不是明显记忆损害,具有特征性的是普遍淡漠妨碍了认知功能。通常在疾病早期,就开始有显著的认知反应缓慢。可观察到思维与行为不灵活,从一个活动方便地改变为另一个活动有了困难。

当仔细查找时,通常能展现记忆障碍,但很少像 Alzheimer 病那样明显;而且它逐渐地变得沉溺于注意、集中以及思维构成的困难之中。当疾病进展时记忆相对地完好与病理学发现是一致的,即脑部边缘区比其他痴呆过程较少被累及。时间和地点的失定向同样地倾向于晚期发生。

局限性神经心理学特征与其他原发性痴呆相比也是罕见的。可发生找字困难和早期严重累及言语流畅,但很少发现失语症、阅读困难、失用症及失认症。然而,视觉空间性功能测验则典型地执行很差。判断力往往严重受损,但自知力却普遍地保留在一个相当长时间里。

随着病情的进展而逐渐出现较严重的智能障碍、记忆力减退和注意力不能集中。最后形成明显痴呆,一种类似于无动性缄默的表现可能标志为终末期。患 HD 时的痴呆特征为认知能力普遍不良但缺乏语言障碍或其他局限性皮质性缺损,更多地提示归属于皮质下性质,而且伴随进展的显著淡漠也是典型皮质下痴呆的表现。

四、辅助检查

脑 CT 和 MRI 常有相应的阳性结果。可显示尾状核与壳核变平和缩小,一般也可查出外在的脑萎缩,故为支持诊断的依据。如 CT 和 MRI 没有阳性结果,则并不排除诊断。

其他检查如 PET 扫描可在纹状体显示葡萄糖代谢降低。在 30%～80% 的患者中,EEG 呈现低于 10 μV 的波幅,则提示与尾状核改变有关,但临床意义不大。新近的 DNA 检查,可能对确诊有帮助,却不能普及。

五、治疗方法探索

目前对于 HD 仍无特异有效的治疗方法。一些药物虽然可以缓解症状但不能阻止疾病的进展。大致有两种病因治疗正在探索。

(一)替换策略

包括通过药物以控制失调的递质水平和通过组织/细胞移植以替换变性的神经组织,但实际操作的难度较大,而且不能阻止脑内神经元继续变性。但已有研究者尝试将人类胚胎纹状体组织植入 HD 患者受损的纹状体内。经过 1～2 年的随访期,实验组与对照组相比有较好结果,实验组患者的症状有不同程度的改善。这些研究为该种治疗方法的临床可行性提供了依据。

（二）营养因子策略

即通过向脑内直接注射营养因子，或移植经过基因修饰能够分泌营养因子的细胞，以阻止神经元的变性。舞蹈症状的对症处理可用多巴胺的拮抗剂，如氟哌啶醇和舒必利。应用时由小剂量开始逐渐增加，必要时可合用苯海索，以减少强直-少动综合征的发生。如患者有抑郁症状则可用抗抑郁剂。

【附】个案摘要

患者，男性，44 岁，因舞蹈样动作 4 年伴性格改变 3 年入院。患者家族有"亨廷顿舞蹈病"病史。他在 4 年前开始出现手足不停舞动、"抽筋"而无法控制。当时在某医院就诊，CT 显示：小脑萎缩，诊断为"亨廷顿病"，经氟哌啶醇治疗后（2 mg，一日 2 次），患者手足动作有所减少。服药 1 年后，因出现嗜睡、言语减少、呆滞等表现，患者自行停药。停药后患者手足动作又逐渐增加，且出现脾气暴躁，常因小事打骂家人，记忆力减退，工作不能胜任，生活需要别人照顾。家族史：祖父、姐姐和弟弟均患亨廷顿病，其中姐姐在 40 岁发病，弟弟在 20 岁发病。体检发现，四肢不自主舞蹈样动作，四肢肌张力下降，巴宾斯基征（＋）。临床诊断为"亨廷顿病"。

（陈美娟　王善澄）

第十六节　Lewy 体 痴 呆

一、现状和进展

Lewy 体痴呆（dementia with Lewy body，DLB）是一种中枢神经系统变性疾病，临床上以进行性痴呆、波动性认知功能损害、自发性帕金森病及视幻觉为主要表现。其病理特征为大脑皮质及皮质下核团中弥散地分布 Lewy 体。

目前大多数学者认为在老年期痴呆患者中，Lewy 体痴呆是仅次于 Alzheimer 病而处于第二位的脑变性痴呆，在所有老年尸检报告中约占 20%。

Forster 和 Lewy（1912 年）在帕金森病患者的脑干细胞中首先尸检出 Lewy，随后 Hassler 在帕金森病（PD）患者尸检中发现皮质型 Lewy 体。1961 年，Okazaki 提出了 Lewy 体可能与痴呆有关的观点。

由于对皮质 Lewy 体病理作用的理解存在差异，导致了命名的不同，如称为"Lewy 体变异的 AD、弥漫性 Lewy 体病、老年痴呆 Lewy 体型"，等等。1995 年第一届 Lewy 体痴呆国际工作会议统一了该病的命名，称为 Lewy 体痴呆。

目前认为 Lewy 体是"神经元细胞质中的嗜酸性包涵体"（intraneuronal eosinophilic inclusion body），可分为脑干型和皮质型两种。脑干型 Lewy 体多分布于脑干核团（黑质、蓝斑）、Meynert 基底核、下丘脑，其中央为高密度嗜伊红的核心，四周围绕着密度较低的晕环。皮质型 Lewy 体多位于大脑皮质的内锥体层和多形层内锥体神经细胞，颜色较浅，胞质内有轻度嗜伊红的包涵体,四周无明显的晕环。

近代的观点为 DLB 的病理改变与 AD、PD 有不少相似之处,但也存在着明显不同。

(1) DLB 较多淀粉样沉积和老年斑,AD 则常见 tau 蛋白和神经原纤维缠结而 DLB 却较少见。

(2) 与 PD 患者比较,DLB 患者突触后多巴胺(D_2)受体功能下降更为明显,DLB 患者使用抗精神病药物治疗时易出现药物不良反应可能与此有关。

(3) 与 AD 患者相似,DLB 患者脑内也有乙酰胆碱功能不足,胆碱乙酰转移酶活性降低导致突触前胆碱能活性下降,而乙酰胆碱 M 受体功能未受明显影响。多巴胺-乙酰胆碱递质不平衡及颞叶 Lewy 体密度增加可能与 DLB 患者的视幻觉有关。

(4) 运用单光子发射计算机断层显像(SPECT)和正电子发射断层显像(PET)的研究,发现 AD、DLB 患者大脑颞-顶部功能均有减退,而 DLB 患者枕部功能减退更明显。将特殊的示踪剂(如 carboxymethoxy - iodophenyl - tropane)应用于 SPECT 和 PET,发现 DLB 患者具有与 PD 患者相似的严重多巴胺功能损害,AD 患者则无此现象。这一发现提示 SPECT 将来可能用于 AD 和 DLB 的鉴别。

目前,国内尚缺乏系统性的相关研究报道。

二、主要临床表现

DLB 在临床上主要呈现进行性痴呆,其核心表现为波动性认知功能损害、自发性帕金森病及视幻觉。较多起病于 50～80 岁,男性多于女性。一般认为 DLB 病情恶化较 AD 快,服用抗精神病药物可能会增加患病率和死亡率。现概述如下。

(一) 认知功能损害

有 80%～90% 的 DLB 患者呈现进行性波动性认知功能损害,这是 DLB 患者的一种早期及主要症状。疾病早期即可伴有锥体外系症状或其他精神症状。波动性认知功能损害常表现为短暂注意广度(attention span)及视觉感知上的困难。这种认知功能损害并不总是影响患者的记忆。

为了确定患者的波动性认知功能损害,近年来制定了两种专门量表进行评定。一种是《一天波动性评定量表》(One Day Fluctuating Assessment Scale),主要用于评定患者在前 24 小时内的症状;另一种是《临床波动性评定量表》(Clinical Assessment of Fluctuation Scale),主要用于评定患者在前 1 个月内情况。它们都显示出重复认知功能评估的变异性,且和脑电图 δ 节律减慢呈高度相关。

与 AD 患者比较,DLB 患者可以没有严重的记忆损害,而常见较严重的视觉感知力、视觉空间性定位及视觉结构的缺损。这种障碍与患者的视幻觉有关。DLB 患者在视觉的结构组成、注意力、词语流畅等测试项目上得分较低,而命名及词语记忆则比 AD 患者明显较好。然而 DLB 与任何脑变性痴呆一样,到了疾病晚期就形成明显的普遍性认知功能损害而难于或无法作出鉴别诊断。

（二）锥体外系运动障碍

锥体外系运动障碍是指以下一些临床体征,如四肢或面部的运动迟缓、四肢肌张力增高、静止性震颤以及步态异常(包含拖曳步态、手臂摆动减少和转身缓慢),有50%～70%的DLB患者存在锥体外系运动障碍。

具有锥体外系运动障碍者的起病年龄,比无锥体外系运动障碍者较轻。与帕金森病比较,DLB患者的锥体外系运动障碍症状看来同样严重,但有些学者发现DLB较少出现静止性震颤。

（三）精神症状

约80%的DLB患者有精神症状,如幻觉、妄想、情感淡漠、焦虑、抑郁及睡眠障碍,其中持续性的视幻觉尤其多见(>70%),特别是疾病早期。视幻觉的出现与本身疾病恶化或有代谢紊乱无关。这种幻觉常是无声的、生动的人或动物景象,

有些患者也会看见些不真实的场景。随着所见场景的不同,也会有不同的情感表现,如高兴或恐惧。

幻视和妄想往往同时存在,妄想内容多与幻视有关,如感觉有陌生人住在家中以及被害妄想、被窃妄想等。还可伴有相应的行为障碍,如抑郁、兴奋、攻击行为。

（四）其他症状

约1/3的DLB患者有反复跌倒,这一比例高于AD、PD。反复跌倒的原因未明,可能与心脏的异常搏动或颈动脉窦功能异常有关。

短暂性意识丧失可能是注意力和认知功能波动性的一种极端表现;这种意识丧失通常持续时间很短,一般数分钟后意识恢复,有时会被误诊为短暂性缺血发作(TIA)或癫痫发作。

REM睡眠行为异常(REM sleep behaviour disorder,RBD)也是常见的临床表现,其时四肢肌肉张力不弛缓,可能将REM梦境中的情节付诸行动,一般认为RBD与DLB有着共同的病理基础。

三、DLB 的临床诊断

现列出第二届DLB国际会议一致通过的"很可能"(probable)DLB与"可能"(possible)DLB的诊断标准(Mckeith等,1999年)如下。

（1）主要特征为进行性认知功能下降并已严重干扰正常的社交和职业功能。

（2）下列核心特征符合两条者可诊断为"很可能"DLB,符合一条者可诊断为"可能"DLB。

1）波动性认知损害具有注意和警觉的显著变化。

2）反复出现完整、形象和明显的视幻觉。

3）具有帕金森病的自发性运动征象。

（3）支持诊断的特征:

1）反复跌倒。

2）晕厥。

3）短暂地意识丧失。

4）对于抗精神病药物敏感。

5）系统性妄想。

6）其他形式的幻觉。

7）REM 睡眠行为障碍。

8）抑郁。

（4）出现以下情况则不像 DLB：

1）有脑卒中的神经系统体征或影像学证据。

2）有其他内科疾病或脑部疾病的躯体检查和测试证据，可用来解释临床表现。

四、鉴别诊断

现概括 McKeith（1996 年，2003 年）等学者们的观点，简述如下。

（一）Alzheimer 病

Alzheimer 病不常见锥体外系症状（仅 10％～15％），而且锥体外系症状多见于疾病后期及程度较轻。DLB 则往往在疾病早期即出现锥体外系症状，认知功能损害呈较明显的波动性。在疾病过程中还可出现景象生动的视幻觉，也可以此与 AD 进行鉴别。

（二）血管性痴呆

血管性痴呆多有明确的卒中病史，神经系统检查可发现阳性神经系统体征，影像学检查也能提供脑血管病变的证据，认知功能损害可伴随脑梗死而呈阶梯样恶化。DLB 多半无脑血管意外史和神经系统阳性体征，CT、MRI 检查常无阳性发现；在疾病早期即出现锥体外系症状和波动性的认知功能损害，不少还伴有景象生动的视幻觉。

（三）帕金森病痴呆

帕金森病以运动迟缓、肌张力增高、静止性震颤为主要临床表现，在疾病后期部分患者可出现痴呆。DLB 在疾病过程中也可出现类似帕金森病的锥体外系症状，但静止性震颤较少见，而在疾病早期即出现认知功能损害。一般认为，锥体外系症状出现后 12 个月内出现痴呆者应诊断为 DLB，超过 12 个月出现痴呆者诊断为帕金森病所致痴呆（PDD）。

（四）其他原因所致的谵妄

其他原因所致的谵妄也可引起波动性意识障碍和幻视，但患者往往存在躯体疾病、物质或药物使用病史，其谵妄表现有明显的日轻夜重现象，而 DLB 常无这种典型变化。

（五）Creutzfeldt - Jacob 病

Creutzfeldt - Jacob 病又称亚急性海绵状脑病。该病起病急，早期即可出现精神症状如抑郁、焦虑、妄想，随后可出现神经系统体征如肌阵挛、小脑性共济失调、锥体和锥体外系体征及痴呆。疾病进展极快，多数患者在起病后 6 个月内死亡。凭以上特征可大致区分。

五、疾病的进程

DLB 患者的平均病程为 5～6 年（2～20 年），疾病的进展恶化速度大致体现在每年

MMSE 评分约下降 4～5 分。与 AD 比较,DLB 是否进展更快,目前尚有争议;有的报道 DLB 较快,也有认为两者无明显差异。

六、处理

DLB 的处理原则是:首先应对患者的临床症状进行正确的评估,然后采用非精神药物性干预,最后才是精神药物治疗。

(一) 主要临床症状的正确评估

在对临床症状进行评估时,可采用一些量表来对患者的认知功能、锥体外系症状及精神症状分别进行评定。

(二) 非精神药物干预

改善听力和视力可能会减少患者的幻觉。在患者活动的区域内铺上柔软的地毯、降低门槛高度、改善照明条件及制定一些合适的训练项目等,均可能减少跌倒及其他并发症的出现。同时应改善营养状况、脱水和控制合并感染。

(三) 药物治疗

主要应权衡利弊、慎重合理选择。药物治疗可能改善认知功能,减少精神症状,但也可能导致严重药物不良反应,增加跌倒等现象的发生。

1. 胆碱酯酶抑制剂　胆碱酯酶抑制剂是有效和相对安全的 DLB 治疗药物。它能改善精神症状如幻觉、抑郁、兴奋及攻击行为,并能改善认知功能。如多奈哌齐每日 5～10 mg 或卡巴拉汀(又名:利斯的明)每日 6～12 mg 均有较好疗效。胆碱酯酶抑制剂对 DLB 的疗效一般优于同等严重程度的 AD 患者,主要不良反应为消化道症状(恶心、呕吐、腹泻等)和嗜睡,一般患者均能耐受,使用胆碱酯酶抑制剂时仍应小心谨慎。

2. 抗帕金森病药物　选用之目的在于改善患者的运动障碍,但剂量过大可使精神症状进一步恶化,故首选宜采用左旋多巴的最低有效治疗剂量。主要药物不良反应为视幻觉、妄想、直立性低血压及胃肠道不适。

3. 抗精神病药物　DLB 患者普遍对抗精神病药物敏感,但在治疗前无法判断患者的药物敏感性。约 50% 的患者使用抗精神病药物治疗时出现严重药物不良反应,如震颤加重、僵住、意识障碍、抑郁和跌倒,甚至出现恶性综合征。可使死亡率升高 2～3 倍。这可能与 DLB 患者纹状体 D_2 受体被药物阻断后,受体密度没有上调有关。

非经典抗精神病药物由于阻断 5-羟色胺受体作用强于多巴胺受体而较少出现锥体外系不良反应,但仍需小心而应采用最低有效治疗剂量。利培酮有明显的 D_2 受体阻断作用而易出现锥体外系不良反应,故每日剂量在 0.5～1 mg 时较为安全。氯氮平有明显的抗胆碱作用,可影响患者的意识和认知功能,也应慎用。奥氮平一般用量为每日 2.5～7.5 mg。喹硫平治疗 DLB 锥体外系不良反应较少(具体用法请参照 AD 章节)。

4. 抗抑郁药物　对 DLB 患者应避免使用三环类抗抑郁剂,因为此类药物有很强的抗胆碱作用,易出现意识障碍并加重认知功能损害。如存在严重的抑郁症状而必须使用抗抑郁剂治疗,SSRI 是不错的选择。

5. 其他治疗 对老年患者而言,所有镇静剂均有引起跌倒和意识障碍的潜在危险,故都应慎用。患有睡眠障碍如 REM 睡眠行为障碍者,可在睡眠前小心地使用小剂量的氯硝西泮(0.25～1 mg)等。针对痴呆患者的紊乱行为,也可试用卡马西平、丙戊酸钠等抗癫痫药物。

【附】病例摘要

患者,男性,66 岁,已婚,退休工人,2003 年 12 月 25 日住入精神卫生中心。

患者自 1999 年起逐步出现动作迟缓,对工作中许多事情不能很好记忆,转瞬即忘;但对陈年往事尚能回忆,日常生活亦能自行料理。2000 年 5 月起左上肢出现不自主抖动伴紧张感,诊断为"帕金森病",曾服美多巴及金刚烷胺治疗,症状无明显改善;同时智能减退逐渐明显,与家人沟通困难,无法从事简单家务劳动。

2003 年 10 月起逐渐出现精神异常,表现为猜疑被害,称"妻在饭中下毒要害他"而拒进饭菜,并怀疑妻子有外遇。又称"房间里有监视器,住在家中不安全"。平时在家中常独自呆坐,有痴笑及无故落泪现象。口中时有喃喃自语。有时称眼里看见奇怪的东西,如墙上在放电影、有许多人在床前走动等。入院后体检,发现运动迟缓,站立、行走不稳及面部缺乏表情;双上肢静止性震颤和肌张力齿轮样增高。精神检查发现,意识清晰,但时间定向差;存在丰富的幻听、幻视、被害妄想、关系妄想、被跟踪感、被洞悉感,思维结构松散,情感较脆弱;记忆力全面减退而以近事记忆障碍更甚,计算力减退、理解力差。TCD 显示,基底动脉无法探及血流信号并有脑动脉硬化。

2004 年 1 月 5 日,MRI 检查发现① 双侧基底节区、侧脑室周围及卵圆区多发小缺血灶。② 脑白质疏松及老年脑改变。1 月 28 日测定记忆商为 52 分;语言智商 92 分、操作智商 78 分,总智商 85 分。临床诊断为:Lewy 体痴呆。给患者服用美多巴 0.25 g,每日 1 次;石杉碱甲 100 mg,每日 2 次及喹硫平 25 mg,每日 1 次等药物对症治疗。2 月 9 日起幻觉、妄想均消失,双上肢及张力正常,能独立行走,但动作迟缓、静止性震颤仍存在。3 月 11 日复查记忆商为 58 分、语言智商 94 分、操作智商 73 分,总智商 84 分。

(谢　帆　王善澄)

第十七节　染色体畸变所致精神障碍

一、概述

人体细胞染色体正常时,共有 23 对,46 个。第 1 对至第 22 对为常染色体,是除性器官之外、决定人体其他器官组织发育的遗传基因载体。第 23 对为性染色体,是决定性别与性器官发育的遗传基因载体,正常男性为 XY,女性为 XX。

如果染色体的数目、形状、结构有所改变,就称为染色体畸变。它会使遗传信息发生变化,造成严重的染色体疾病(chromosme disease)。染色体的异常变化基本上有两类。

（一）染色体的数目异常

正常人每对染色体有完全相同的 2 条，叫作二倍体（diploid）；如果少一条或者多 1 条或 2 条，则叫作非正倍体（aneuploid）。比二倍体多的叫超二倍体，如三体型（trisomy，又称：三倍体，如先天愚型：21 三倍体，即 47，＋21）；比二倍体少的叫亚二倍体，如单体型（monosomy，如 Turner 综合征：45，XO）。

（二）染色体的形状、结构有所改变

种类较多，临床上比较重要的有以下几种。

1. 缺失　染色体断裂后，部分丢失。

2. 重复　断裂下的碎片，接到同源染色体的相应部位，使后者发生重复。

3. 倒位　断片倒转 180°后，再接到原来的断端上去。

4. 形成环形　染色体两臂末端都发生断裂而丢失断片，两个残余末端连接后，形成环形。

5. 易位　2 条非同源染色体同时断裂，1 条染色体的断片与另 1 条非同源染色体的断端相连接，叫做易位。

6. 等臂染色体　在细胞分裂过程中，染色体的着丝点不是发生纵裂，而是发生横裂，就会形成两个不同形状的染色体，一个具有两条短臂，一个具有两条长臂，都叫做等臂染色体。

一般讲：常染色体畸变常伴有各种明显的躯体发育畸形，以及严重的智能发育障碍。而性染色体畸变，躯体畸形较少，但有身材过高或过矮与性功能障碍；同时也可伴有不同程度的智能缺损、人格问题，甚至分裂样精神病态。

二、常染色体畸变疾病

由于细胞遗传学近代的迅速发展，对许多过去原因不明的先天性“白痴”与精神障碍患者，终于找到了其确实病因——染色体畸变，这实在是精神医学方面的一大突破。笔者现介绍若干较常见的常染色体畸变如下。

（一）先天愚型

又称伸舌痴愚、唐（Down）氏综合征。此病发生率为 1/2 000～1/660，并非少见，并与产妇的年龄有关。据调查：产妇小于 20 岁，为 1/1 850；20～25 岁，为 1/1 600；25～30 岁，为 1/1 350；30～35 岁，为 1/800；35～40 岁，为 1/260；40～45 岁，为 1/100；45 岁以上为 1/50。总之，产妇年龄越大，婴儿的发病率越高。体格检查有：舌常外伸，舌面呈睾丸样皱裂，鼻子低矮，眼裂小，颚狭，面容较特殊，故有 Mongolism 之称。肌张力往往过低，关节可过度弯曲。指短，小指内弯，并只有一横纹。常伴有先天性心脏病（多为室间隔缺损）。还可有脐疝，隐睾，性腺发育不全等等。精神检查有智能发育不全，从痴愚到白痴，缺乏抽象思维能力。然而，也有少数患者能从事简单的体力或家务劳动，接受教育，学会读写简单词句。性情一般较温顺，易于管理。染色体核型以 21 三倍体（47，＋21）为主，占此病的 90%～96%；另外，少数为 14/21 易位型（可有一定遗传性）、21/22 易位型，以及 47，＋21/46 嵌合型等。

（二）爱德华（Edward）综合征

又称 18 三倍体综合征,染色体核型为 47,＋18。发病率占新生儿的 1/6 500～1/3 500。临床表现除严重精神发育迟滞或白痴外,还有多处躯体发育畸形,如头颅畸形(舟状颅),小颌,眼裂小,眼睑下垂,角膜混浊,耳低位或畸形,耳聋,蹼颈,手指弯曲,并指或短指,马蹄内翻足或舟状足,骨盆小,大腿内收与运动受限。手以特殊姿势握拳,拇指紧贴手心,第 3、第 4 指贴手掌,第 2、第 5 指压于其上。肌张力增高。约 1/2 患者伴有先天性心脏病,也可有肠憩室畸形。皮肤纹理亦有异常。

（三）帕涛（Patau）综合征

又称 13 三倍体综合征,染色体核型为 47,＋13。发病率为:0.02％～0.005％。除严重精神发育迟滞或白痴外,还有癫痫发作倾向(肌阵挛与精神运动性发作、断续的屏气发作等)。体格检查有小头畸形,前额低斜,前脑发育缺陷(holoprosencephaly)征:包括无嗅脑,额叶融合,单个脑室,嗅神经发育不良等。还有:小眼球或无眼球,眼距过宽。耳低位或畸形,唇裂与腭裂,多指(趾)畸形,握拳姿势与爱德华综合征相同。约 1/2 以上患者伴有先天性心脏病。也可能伴有隐睾,双子宫,多囊肾,无脾或有副脾等畸形。皮肤纹理亦有异常。

（四）猫叫综合征（cat crying syndrome）

1963 年由 L. Lejeune 首先报道,发生率约 1/50 000,甚罕见。染色体核型为 46,5p-(5 号染色体短臂缺失)。除严重精神发育迟滞外,生长发育亦迟缓。临床表现为小头畸形,声尖如猫叫。面圆似满月,有奇异机警表情。缩颌,眼裂外侧下倾,两侧皆有内赘皮,眼距过宽,耳低位,外阴发育微小,咽喉也有异常。约 1/2 以上患者伴有先天性心脏病(室间隔缺损,动脉导管未闭等)。

（五）猫眼综合征（cat－eye syndrome）

1965 年,由 Schachenmann 首先报道,也较罕见。染色体核型为 46,22q＋(22 号染色体长臂增长,或部分三体性)。临床表现为虹膜缺损,如夜晚猫眼样。智能发育明显障碍。另有小头畸形,颌小,腭裂,眼距宽,耳畸形或耳前有赘瘤,肛门闭锁,以及先天性心脏病、泌尿生殖系统畸形等等。

从 20 世纪 60 年代起,国外学者对精神发育迟滞、先天性畸形残疾儿童进行了大量细胞遗传学研究,发现由于染色体畸变所致的,已有 20 余种。因此,对这类儿童进行染色体检查,在国外某些国家已列为常规。限于篇幅,只介绍以上 4 种。

三、性染色体畸变所致精神障碍

有以下几种,但在临床上比较重要的,是前 4 种。

（一）克林尼菲特（Klinefelter）综合征

又称:先天性睾丸发育不全或小睾丸症。发病率占男子的 1/800～1/700,并非罕见。笔者就曾见过 6 例,其中 3 例,因有精神病性发作而被误诊为“精神分裂症”,后经染色体检查方确诊。患者在儿童期可无异常,青春期后出现临床症状,身高往往在 1.8 米以上,腿长,体毛、腋毛、阴毛等稀少,而且无胡须。乳房发育如女性,小睾丸或隐睾,精曲小管(曲细精管)变性,无精子,不育,呈去势或宦官样体态。其中约 1/4 有不同程度的智能缺陷,并可有人格变态与精神病性发作。发作时可出现幻觉、妄想、言行紊乱等症状,而类似精神分裂症。在缓解后,可恢复正常生活与工作,但难以控制复发。据日本学者浅香昭雄的研究报道,认为这种发作与促性腺激素急剧变动有关,因此主张每周肌注睾酮 100 mg 合并抗精神病药,可获得较好效果。笔者采纳了浅香氏的意见,感到确实优于单纯使用抗精神病药的疗效。

Klinefelter 综合征的染色体核型类型颇多,但以下(1)、(2)两种较常见。

(1) 47,XXY:约占患者的 80%,临床表现为症状典型。

(2) 46,XY/47,XXY 嵌合型:占 15%～20%,症状可较轻或不典型,患者可一侧有正常睾丸而能生育。

(3) 46,XX/47,XXY 嵌合型:症状典型,但较罕见,女性化体征往往更突出,也可表现两性畸形。

(4) 48,XXXY:症状典型,但较罕见,智能障碍往往更明显。

(5) 48,XXYY:症状典型,但甚罕见,除小睾丸外,尚可有扁平足,体毛少或无,以及智能障碍、人格与行为问题。

(6) 49,XXXXY,与 50,XXXXXY:症状典型,但都极罕见,智能障碍明显。

病例介绍

病史摘要:患者韩某,男,27 岁,未婚,饮食业工人。因精神异常 1 个月,失踪 4 日,找回后,缄默不语,不食不动,生活不能自理,而于 1981 年 8 月 28 日就诊。据家属称:患者生长发育迟缓,3～4 岁才会走,7 岁还不会讲话。8 岁上小学后,学习成绩极差,经常逃学,并多次留级。1970 年分配到饮食店工作,只能从事最简单的劳动。常与同事闹矛盾,打人骂人,甚至举起桌子砸人。有时与领导大吵,或者白天睡大觉,不进食。但每次发作时间短暂,人们称他发"戆劲"。8 月初,在和同事争执后,突然失踪 4 日。找回后,表现为不语、不食、不动,表情呆滞似木头人样,或喃喃自语,不知说些什么。

另外,3 年前偶然发现患者无睾丸,带他去某医院就诊,作过染色体检查,核型 47,XXY,诊断为 Klinefelter 综合征伴低能。曾给予绒毛膜促性激素、谷维素等治疗,但未见疗效。

患者父母是姑表近亲结婚。家族中无低能与精神病患者。

体格检查:身高 1.84 米,未见喉结,无腋毛,阴毛极少,双侧睾丸如黄豆,乳房发育如少妇。

精神检查:呈现亚木僵状态,缄默不语,违拗,很不合作。肌张力增高,但无蜡样弯曲。偶有低声自言自语,问他因何夜出四日不归? 他缓慢回答:"耳边听到有人说,叫我出去,有男的,也有女的。"继后,再不做声(病情缓解后智商测定:IQ=60～70)。

治疗经过:开始给予奋乃静 4 mg,每日 2 次,每晚 4 mg 地西泮。1 个月内,病情逐步好转,不再违拗,能作些简单家务劳动,但讲话仍少,偶尔还有些言语不正常,如参加亲友婚宴时,说:单位中有女青年看中他。奋乃静剂量增加(6～8 mg,每日 2 次)后,症状继续好转,2 个月后,精神症状消失,并恢复轻工作。因诉乳房胀痛,再加用丙睾激素,患者情绪波动较过去明显减少。随访近1年,未见精神症状复发。

(二) 特纳(Turner)综合征

又称先天性闭经症。发病率为1/3 500～1/3 000,因此并非罕见。

临床表现:身材矮小,一般在1.4 m以下。后发际低,上颌狭,下颌小而内缩,而形成错咬合。耳低位或畸形,约1/2有蹼颈,常有肘外翻,盾状胸,约35%有先天性心脏病,乳房不发育,乳头间距增宽,腋毛与阴毛无或极少,外阴如幼女,闭经,卵巢、子宫、输卵管等皆明显萎缩。

精神状态:约25%有智能低下,但是,有的可发生分裂样精神病态。国内已有不少报道。

核型:Turner综合征染色体的核型,较多也较复杂。

(1) 45,XO型:少一个X染色体,故数目是45,占此病的55%～60%,症状也最典型。

(2) 45,XO/46,XX嵌合型:临床症状可典型,或不典型,症状可较轻,有的患者可有少量月经。

(3) 45,XO/46,XY与45XO/46,XX/46XX嵌合型:临床症状可不典型,外表可以是女性,也可以是男性。如果是女性,就可有喉结,发音低沉如男性。如果是男性,又称男性Turner综合征。两者皆有性腺发育障碍,身材矮小,后发际低,蹼颈,先天性心脏病,以及低能,分裂样精神病态等等症状(病例介绍2)。

(4) 46,X,I(XQ)型:其中1条X染色体短臂缺失,并形成一长臂等臂染色体I(XQ)。46,X,I(XP)型:其中1条X染色体长臂缺失,并形成一短臂等臂染色体X(XP)。两者皆罕见,症状典型。

(5) 46,X,XP⁻型:其中1条X染色体短臂缺失。46,X,XQ⁻型:其中1条X染色体长臂缺失。两者皆罕见,症状典型。

(6) 47,XXX/45,XO嵌合型与47,XXX/46,XX/45,XO嵌合型,两者皆罕见,症状典型。但后者症状可能较轻。

(7) 其他罕见核型:包括:46,XR/45,XO型,其中1条X染色体成环形。45,XO/46,XYP⁻型,其中1条Y染色体短臂缺失。两者皆极罕见,症状亦典型。

病例介绍

病例1 陈某,女,19岁,工人。1977年12月19日,因精神失常近1年,2周来加剧而住本院。

病史摘要:患者自幼生长发育较差,身材矮小,从未有月经。7岁开始读书,学习成绩差,尤其数学常不及格。1976年,分配到烟糖店工作。因计算能力差,出售商品与找余钱时常出差错,并与顾客及同事发生过几次争吵,为此经常担心忧虑。1977年初,单位给每位职工发一个饭碗,患者暂时未领到,就怀疑领导要整她,反复讨论此事,夜不成寐,书写思想检查到深夜,认为已堕落到资产阶级的泥坑。疑心别人说她偷钱与作弄她,怀疑单位在调查她的材料。单位开批判会,则坚持是批判她。在家无故打骂父母,学鸡叫,经常外出,并要上告法院,行为明显紊乱。1周前门诊时,给予氯丙嗪治疗,患者打骂父母、兴奋紊乱等行为减少,而变得神志恍惚、如做梦样状态,情绪低落,并有消极言语:"我要死了",忽而改口:"我已经死了"。见到门前的标语"发展体育",则坚持是单位有意张贴的,讽刺她身材矮小。

家族史:家族中无精神病患者。父母兄姐均健在,身高皆在 1.6 m 以上。

体格检查:体形矮小,身高 1.4 m,后发际低,盾胸,乳房不发育,两乳头距离增宽,并在胸中线之外。无腋毛,两肘外翻,指短,未见蹼颈。胸透(一),除心动过速(120 次/min)外,心脏听诊及 EKG 无其他异常。妇科检查:无阴毛,外阴幼女型。肛检时仅扪及蚕豆样子宫颈与索条状卵巢。神经系统检查:无阳性体征。染色体检查:1978 年 2 月 1 日,外院检查:45,XO;1979 年 12 月 5 日本院复查,核型为:45,XO/46,XX 嵌合型。

病程经过:入院后用氯丙嗪、地西泮等治疗,牵连观念与被害妄想消失,行为紊乱得到控制,自知力恢复大部分,但智能仍差,情感仍较幼稚。遂于 1978 年 4 月 16 日出院。2 个月后,恢复工作。不久,自动停药。1979 年 11 月,在与同事争吵后病情复发。怀疑单位领导作弄与迫害她,突然用刀将双腿、腹部、颈部多处砍伤,还向外乱跑。经外科急诊处理后,说:"他们骂我,不让我上班,我不要做人了。"整夜不眠,哭泣,并有明显自杀观念。乃于 11 月 28 日急诊住院。

第二次住院后精神检查:意识清,承认有幻听,耳中听到骂她的声音,"内容现在不能讲"。对个人前途悲观绝望。有时突发冲动,撞门踢门。智能仍低,自知力无。经过氯丙嗪、奋乃静等治疗后,病情缓解较第一次住院快。1 个月后,幻觉妄想消失,生活自理有序,待人和气有礼。最后于 1980 年 2 月 22 日出院。出院后恢复工作,并能坚持小剂量巩固治疗。随访 2 年,未再复发。

病例 2 郦某,女,27 岁,因精神失常 10 个月,近 2 个月加剧,于 1980 年 2 月 27 日住院。

现病史:患者在 10 个月前,无特殊诱因出现精神异常,夜间不睡,在房间里乱跑,行为紊乱。2 个月前开始,表现行动呆滞,不语,饮食被动,不知饥饱,吃饭时一粒粒数米粒。半夜起来反复拉电灯开关。有时自言自语:"一只电灯,一只电灯……一只鞋子,两只鞋子……"刻板重复,不知何意。

既往与个人史:足月顺产,生长发育迟缓,身矮,讲话走路都较晚。自幼较笨,头脑迟钝,读书成绩差,特别是数学总不及格。幼年,除患过中耳炎外,余无特殊。1973 年分配到菜场工作,勉强能完成简单劳动。1974 年,经某院诊断为:"侏儒症"、"甲状腺功能不全";后因无月经,又诊断"卵巢功能障碍"。一年半前,因"心动过速",长期病假在家。

患者性格内向,沉默少语,脾气温和,胆小怕得罪人;孤僻,少交友,从未与男性来往。

家族史:家族中无精神病患者,身高皆在 1.6 m 以上。

体格检查:身高 1.39 m,体重 35 kg。后发线低,蹼颈,两眼稍突出,喉部有类男性喉结,发音粗低如成年男声。盾胸,腋毛稀少,乳房不发育,两乳头距离增宽并偏离胸中线之外。血压 130/100 mmHg,脉搏 112 次/分钟,心前区有 2～3 级收缩期杂音,EKG 示:窦性心动过速,左心室高电位。胸透:左心室稍扩大,从升主动脉到降主动脉明显增宽、搏动增强,印象:先天性心脏病(室间隔缺损)。面部多痣,两肘外翻,两手类似猿爪,大小鱼际皆不发育,掌纹呈通贯手,左中指弯曲畸形。妇科检查:无阴毛,大小阴唇均不发育,呈幼女型。肛检:

子宫成条索状(似有结节),未查到隐睾。因条件关系未作心血管造影等检查。神经系统检查,未见阳性体征。

染色体检查:45,XO/46,XY 嵌合型。

精神检查:意识清,但呆滞被动,注意力不集中,数问不答,无主动言语,亦无任何要求。常独处一隅,从不主动与人接触。言语思维贫乏,无自知力。有时称:"耳内听到有人讲话,但听不清是男是女与什么内容。"有时表现紧张恐惧,但说不清怕什么。有时喃喃自语,内容不详。有时拒食,在强制下才喂下半碗。有时不肯洗澡、不注意清洁卫生,或者脱掉衣裤,不知羞耻。生活不能自理,需要照顾督促。

治疗与病程经过:住院后,用氯普噻吨(泰尔登)25 mg,每日 2 次合并丙睾激素肌注,病情逐步好转,幻听消失,接触改善,生活恢复自理。体重也稍增加,自称:"以前头脑糊涂,现在清楚多了",并能参加简单工疗和病友交谈、玩扑克牌等。家属认为已基本恢复好时状态。患者好转后,智商测定:65。

最后,于1980 年 6 月 7 日出院。继续服用氯普噻吨(泰尔登)25 mg,每日 2 次。随访 2 年,精神状态稳定,无复发。

(三) 47,XYY 综合征

表现男性,发病率占男性的 $1/1\,500\sim1/750$,身高较突出,性腺功能减退,可有隐睾。皮肤有多处结节,桡尺骨结合畸形,关节炎与先天性心脏病,以及轻度智能发育障碍、冲动性人格缺陷等。脑电图可显示弥漫性改变。由 Sandberg 首先报道此病,并提出:患者攻击性强,常有反社会行为,或因暴力犯法而坐牢。

(四) 脆性 X 染色体综合征(fragile X syndrome)

X 染色体长臂上端与其余部分只有细小连接,极易断裂。可致精神发育迟滞、多动症、全面发育障碍等。躯体表现有大头、兔耳、巨大睾丸等。据国外学者报道,在精神发育迟滞儿童中颇不少见。

(五) 超雌综合征(super – female syndrome)

包括:47,XXX、48,XXXX、49,XXXXX 等核型。因比正常女性 46,XX 多 $1\sim3$ 个 X 染色体,故名超雌。但她们的女性性征不见增强,有的反而不育。现分别介绍如下。

(1) 47,XXX:发病率 $0.05\%\sim0.1\%$。她们女性性征不见增强,有的可生育正常子女,有的则有间歇性闭经与不育。约 20% 有智能发育障碍。

(2) 48,XXXX:较罕见,都有不同程度的精神发育迟滞,伴有颌小,眼裂宽,内眦赘皮等。

(3) 49,XXXXX:极罕见,都有严重的精神发育迟滞,伴有眼距宽,鼻宽平,颈短,子宫幼稚,不育等。

(六) 超雄综合征(super – male syndrome)

包括 48,XYYY 及 49,XYYYY 核型。

(1) 48,XYYY:发病率约 $1/3\,600$。临床表现与 47,XYY 相似。男性性征不见增强,有的反而有性功能减退,睾丸未下降,腹股沟疝,肺动脉瓣狭窄,智能差,人格与行为障碍等。

（2）49,XYYYY：智能障碍往往更明显，可有面部不对称与双侧白内障。

（七）大 Y 综合征

核型 Yq+（Y 染色体长臂部分三体，又称：大 Y），据科学院遗传所报道：在 155 名先天性大脑发育不全儿童中，大 Y 者有 21 例（4%），均有明显智能障碍。

（贾谊诚）

第十八节　临床识别与诊断线索——经验荟萃

一、关于器质性精神障碍的重要性

虽然在精神科临床方面确诊患器质性精神障碍者不过 10% 左右，但却有重大意义。假如一旦误诊并采取不当治疗措施，就可能造成严重后果，甚至危及生命。例如：1955 年，有一肝豆核变性症患者，因有言行紊乱、夸大妄想、思维联系障碍等精神病性症状，先后被误诊为："躁狂症、精神分裂症"，而给予胰岛素休克治疗。患者不幸陷于稽延性昏迷，笔者在参加抢救过程中，发现其双侧角膜上缘有明显的 K-F 彩色环，再检查其血清铜蓝蛋白则显著低于正常；因此在确诊后，给以 BAL（一种铜络合剂）治疗。患者当时病情缓解较好，精神病性症状消失，并一度恢复工作。另有一精神病院的患者患脑膜瘤伴发严重抑郁，因有消极行为，遂给予 ECT 而引起死亡。尸检时发现其前额叶有较大脑膜瘤并出血。经鉴定属于较严重的医疗事故，法院判令院方给予家属较大经济赔偿。

通过上述这类病例，使笔者感到，必须提高警惕，避免发生这类错误。因此，对年轻医生提出了以下的逻辑思维步骤，对每位初次就诊或住院患者，建议采用下列诊断排除法。

（1）首先要排除无病或诈病，以及轻性或非精神病性精神障碍（包括：各类神经症、人格障碍、情绪反应，等等）。

（2）第二步要排除器质性精神障碍。

（3）第三步要排除心因性/反应性或应激性精神障碍。

（4）第四步要排除非精神分裂症的精神病〔包括情感性精神病、分裂情感性精神病、分裂型障碍（schizotypal disorder）、分裂样精神病、周期精神病（phasophrenia）、感应性精神病、急性短暂性精神病，等等〕。

（5）最后，在排除了上述的各类精神障碍或精神病后，再按 CCMD-3 以及 ICD-10 对于精神分裂症的诊断标准进行检查，这样就可大大减少误诊与漏诊，同时避免了对精神分裂症诊断的滥用。

二、提高对器质性精神障碍的临床识别能力

自从引进 CT、MRI 等先进影像技术后，对器质性精神障碍的诊断率，确有明显的提高。但是，笔者发现有的医院却存在着滥用的趋势，对一些并无神经系症状、体征及脑电图正常

的患者也随便作上述检查。笔者认为不仅浪费了医疗资源，并且大大增加了病家的经济负担，是不可取的。

为了提高对器质性精神障碍的识别能力，特提出以下的建议。

（1）精神科医生必须到神经科进修1年左右。

（2）到神经科进修时，要重点注意器质性脑病患者所出现的神经系体征与精神症状，尤其在脑电图、CT、MRI 等检查方面所显示的阳性发现。

（3）在精神科病房工作时，对已确诊的器质性精神障碍患者要重点观察，注意他们的神经系体征与精神症状的演变。作为精神科医生应该拜以下三位"老师"为师。

1）患者：因为书本是死的，而患者的表现是活的。其病情可千变万化，许多情况是书本上找不到的。为什么有经验的医师能解决疑难病例，就因为他们能向患者耐心学习，从而积累了丰富经验。笔者就是向患者细心观察学习，同时结合研读文献资料，对若干比较少见或罕见的器质性精神病能够熟悉掌握；例如：克-雅病、亨廷顿病、肝豆核变性症、白塞（Behcét）病、无脉症、Sturge - Weber 病（"痣性精神障碍"nevoid amentia）、席汉（Sheehan）病、结节硬化症、神经鞘瘤病、脑瘤、烟酸缺乏症（糙皮症，陪拉格，pellagra）、正压脑积水、多发性硬化症、库欣（Cushing）病、Turner 综合征、Klinefelter 综合征、肥胖性生殖不能综合征（Frohlich's syndrome）、系统性红斑狼疮，等等。

2）书本：因为书本、杂志，以及网上所拥有的有关知识远比任何一位老师丰富得多。国内不少精神病学专家就是在一面临床实践、一面刻苦读书过程中成长起来的。但在读书或阅读参考资料时，却应抱着敢于分析、质疑、评论与独立思考的态度，不能作书本的俘虏。古人云："尽信书不如无书"。

3）上级医师：首先要尊重老年医师，虚心学习他们的临床经验，因为他们看过的疑难病例，别人可能没看过，书本上也可能没有记载，这是珍贵的宝藏，应当好好学习吸收。但也应该抱独立思考的态度，不能无条件地盲从。因为精神科学派很多，许多理论学说尚待进一步证实；有的医师还可能抱有偏见，不一定正确。在发生疑问时，应当向他们好好请教、讨论。

三、发现器质性精神障碍的诊断线索

我国中医提出的"望、闻、问、切"还是很有道理的。所谓的"望"是指对患者的观察；"闻"是听取患者及家属对病情的介绍，以及患者自己对病痛的陈述；"问"是对患者及家属询问关于疾病的起始、演变、现状以及其他有关情况；"切"是对患者的检查，包括体格及神经系统检查、实验室与特殊仪器检查等等，当然不同于中医的"切脉"；而精神检查、心理测验等等则可归于"问、闻"两者的结合。

（一）仔细询问病史

通过对病史的详细了解，即可发现有无器质性精神障碍的可能。

（1）有产伤、头颅外伤史的，应排除外伤性精神障碍。

（2）有发热、抽搐、昏迷或意识障碍史的，应排除脑炎等所致的精神障碍。

（3）有长期及大量饮酒史的应考虑酒精中毒性精神障碍。

（4）有"冶游史"的，应作梅毒、艾滋病血清抗体检查，以排除因该病所致的精神障碍。

（5）有比较严重的躯体疾病史的（包括：各种感染性疾病，心血管、肺、肝、肾、内分泌等等疾病），应考虑症状性精神障碍，而进行进一步相应检查。

（6）有癫痫发作史的，应考虑由癫痫或其他脑病引起的精神障碍。

（7）有接触、食用、暴露于对神经系有毒性物质环境中病史的，应考虑中毒性精神障碍。

（8）有使用可引起精神障碍药物的，应考虑药源性精神障碍。

（9）有产后大流血史的，应考虑希汉（Sheehan）病所致精神障碍。

（10）有较严重的头疼、呕吐、视力模糊等颅内高压症病史的，应考虑脑瘤等所致精神障碍。

（11）有尿失禁、步态蹒跚、智能逐步衰退病史的，应考虑正常压脑积水等所致精神障碍。

（12）有家族遗传史的，要注意其特点，如亨廷顿舞蹈症属于显性遗传，在父祖辈内必有同病史；而肝豆核变性症则是隐性遗传，在父母中可不患此病，但在其同胞兄弟姐妹中患同病者却不少见。因此，此两病临床表现虽然颇相似，但遗传特点却不同，是鉴别要点之一。

总之，通过详细询问病史，还可发现其他或少见的器质性精神障碍。

（二）外貌初观

有经验的精神病学家，在初次接触患者时，从患者的外貌及行动即可发现有无器质性精神障碍的线索。

（1）面部表情呆滞如假面具样、行动迟缓、小步急促步态、行走时双臂无协同动作、转身困难；假如未服用过抗精神病药物，则应考虑帕金森症、肝豆核变性症、器质性脑病等所致的精神障碍。

（2）面部三叉神经区如有成片血管痣时，则应考虑"痣性精神障碍"（nevoid amentia，又称 Sturge - Weber 病所致精神障碍）。

（3）如发现患者面部鼻两侧有对称性咖啡或红褐色皮脂腺瘤时，则应考虑结节硬化症（tuberous sclerosis）所致精神障碍。这种皮脂腺瘤也可见于身体的其他部位。

（4）如发现患者面部鼻两侧有对称性蝴蝶样红斑时，则应考虑红斑性狼疮所致精神障碍。

（5）对女子身材过矮（低于 1.4 m）、男子身材高于 1.8 m 的，应作进一步躯体及染色体检查，以排除 45，XO - Turner 综合征或 47，XXY - Klinnefelter 综合征。

（6）如发现患者头颅或肢体发育畸形时（包括：脑积水、小头、长头以及指、掌等畸形），应考虑精神发育迟滞伴发的精神障碍。如发现患者的手足特别细长如蜘蛛样时，应考虑马凡（Marfan）综合征伴发的精神障碍。

（7）对早老期或老年期患者，应仔细作智能及 CT 等检查，以排除老年性或早老性痴呆。

（8）如发现患者皮肤呈褐铜色并伴躯体虚弱、营养不良时，应考虑艾迪生（Addison）病所致精神障碍。在疟疾流行区,如发现兴奋躁动患者皮肤明显黄染,在排除急性肝炎后,应考虑阿的平(一种抗疟疾药)所致精神病。

(9) 如发现患者肢体各处有较硬的皮下结节时,建议作活检,以排除猪囊虫病所致精神障碍。假如这些结节较软与较大时,则应考虑神经纤维鞘瘤病(multiple neurofibromatosis 又称 von Recklinghausen 病)所致精神障碍。

(10) 如发现患者面部较黝黑、营养不良、手足背部与肘部皮肤有红肿或黑硬皮疹时,应考虑烟酸缺乏症(pellagra,又称糙皮病)所致精神障碍。

(11) 如发现患者有口腔与生殖器溃疡、眼睛疾病时,应考虑白塞(Behcét)病所致精神障碍。

(12) 如发现患者有肢体抽搐、短暂失神、持物落地等发作时,应考虑癫痫所致精神障碍。

(13) 如发现患者有舞蹈样或手足徐动性不自主动作时,应考虑肝豆核变性症、亨廷顿舞蹈症、基底节病变等所致精神障碍。

(14) 如发现患者呈向心性肥胖、圆月样面容、皮下紫纹与高血压时,应考虑库欣(Cushing)综合征所致精神障碍。对肥胖男性而伴生殖器发育障碍、第二性征缺乏者,应考虑肥胖性生殖不能综合征(又称:Frohlich's syndrome)和 Klinefelter 综合征所致精神障碍;染色体检查,前者是正常的 46,XY,后者是 47,XXY。

(三) 精神症状特点

有些症状或症状群主要见于(多见于或只见于)器质性精神障碍。此时,即应提高警惕,进行进一步检查。

(1) 急性谵妄状态:又称急性脑病综合征(acute OBS),主要见于各类急性脑病,包括脑炎、颅脑外伤、癫痫、急性中毒性精神病、急性症状性精神病,等等;在排除这些情况后,才可考虑非器质性精神病(如癔症性精神病等)。

(2) 严重意识障碍:也主要见于各类急性脑病,诊断原则与急性谵妄状态同。

(3) 严重智能障碍或痴呆:又称慢性脑病综合征(chronic OBS),主要见于各类慢性脑病。但应结合病史,排除各种假性痴呆(pseudodementia),尤其是外伤后癔症性假性痴呆。

(4) 柯萨可夫(Korsakov's)综合征:又称遗忘综合征,以近事遗忘、虚构、定向障碍为特征;除见于慢性酒精中毒外,也可见于颅脑外伤等慢性器质性脑病。

(5) 自体幻视(autoscopic hallucination):指见到自身形象的幻觉,主要见于颞叶癫痫、器质性脑病等;偶尔也可见于精神分裂症、癔症。

(6) 利普曼幻视(Liepmann's hallucination):轻按患者眼球,可出现幻视,主要见于震颤谵妄或慢性酒精中毒性精神病;而不见于其他精神障碍。

(7) 钩回发作(uncinate seizure):指患者感到一种特殊的嗅、味幻觉,如嗅到特殊的焦臭气味,并可伴有自动症、梦境样体验等,提示其病灶在颞叶内侧钩回,具有特殊定位意义。

(8) 小人国幻觉:指生动与丰富的小动物、小人等幻视,使患者感到如进入小人国中。主要见于震颤谵妄、中毒性精神病。

（9）皮肤虫爬样幻觉：指患者感到皮肤上或皮下有小虫爬行，甚至会看到这些虫子。主要见于中毒性精神病（如震颤谵妄），尤其多见于可卡因中毒。

（10）两便失禁：包括尿失禁或大便失禁，往往是器质性脑病的表现；需要进一步检查，以免漏诊。

（11）失语症（aphasia）：见于各种器质性脑病，而不见于非器质性精神障碍。根据失语症的特点，可分为：运动性（或表达性）失语、感觉性失语、命名性失语等等。它们都只见于器质性脑病，而不见于非器质性精神障碍。笔者发现有的医师对患者的感觉性失语（对他人以及自己语言的理解不能，因而答非所问、前言不接后语等）误认为是精神分裂症的思维联系障碍，这是应当加以注意的。失读症（alexia）与失写症（agraphia）：可视为对文字方面的失语症，也都是器质性脑病的特征性症状，而不见于非器质性精神障碍。

（12）失认症（agnosia）：包括：手指（脚趾）失认、左右失认、体象失认等；主要见于顶叶病变、器质性精神病等。也是器质性脑病的特征性症状，而不见于非器质性精神障碍。

（13）格茨蔓综合征（Gerstman's syndrome）：包括：① 手指（脚趾）失认。② 左右失认。③ 失写。④ 计算不能。⑤ 右同侧偏盲。是左顶叶缘上回病变的特殊症状群，不见于非器质性精神障碍。

（14）失用症（apraxia，又称运用不能）：指不能随意完成有目的的动作，如穿衣、刷牙、开门、划火柴等等，是顶叶病变的特殊症状，不见于非器质性精神障碍。

（15）结构性（constructive）失用症：又称克莱斯特（Kliest）失用症，是失用症的一特殊类型。以不能描绘简单几何或人面图形、不能用火柴梗或积木搭拼图形为特征；另外常伴"左侧空间忽略"，而将鼻子画到人面部轮廓的右侧之外。它是顶叶（尤其右侧）病变的特殊症状，不见于非器质性精神障碍。

（16）顶叶综合征（parietal lobe syndrome）：包括对侧肢体感觉障碍，对点单感征，感觉易侧（allochiria），刺激定位不能，失实体觉（asteriognosis，不能辨认手中的东西是何物），皮肤划痕或书写感丧失，失用症，体象障碍，脸面失认，手指（脚趾）失认，格茨蔓综合征，等等；它们是顶叶病变的特殊症状群，不见于非器质性精神障碍。

（17）失认失用综合征（apractognosia syndrome）：又称非主侧顶叶综合征。由右顶叶缘上回、角回及上颞回后部病变所致。临床表现为身体失认、体象障碍、左侧偏瘫否认、穿衣失用、结构性失用、左右辨认不能、左侧空间忽略或失认、失计算、走路总向右走、将垂直或水平线看成歪斜的，等等；不见于非器质性精神障碍。

（18）失定位觉综合征（autotopagnosia syndrome）：由顶叶病变或顶叶-间脑联系障碍所致。除定位刺激不能辨认外，还可有感觉易侧（左感到是右），身体各部位联系感觉异常（如感觉手直接连在肩部而不是前臂），或者感到自己有 3 只或更多的手或腿；不见于非器质性精神障碍。

（19）额叶综合征（frontal lobe syndrome）：由额叶病变所致。神经科症状有强握或口咬反射、运动性失语、偏瘫、失写、癫痫抽搐、尿失禁等等；精神科症状有注意力不集中、智能减退、反应迟钝、情感平淡或者不稳定、主动性缺乏、缺少预见、不能作出计划；也可表现伦理观念下降、缺乏羞耻感、情绪欣快、呈现愚蠢的滑稽状态(所谓病理性诙谐)、冲动控制能力减弱、社会性判断与适应性能力不良,等等(ICD-10 归于器质性人格改变)。

(20) 颞叶综合征(temporal lobe syndrome):见于颞叶病变或颞叶癫痫患者。可出现钩回发作、自身幻视等特殊症状。如病变在左侧颞叶,可有幻觉、妄想、思维形式障碍、感觉性失语与阅读困难等等;如在右侧,可表现情绪障碍、抑郁或激惹、视听觉记忆缺陷,等等。

颞叶人格综合征(temporal personality syndrome):指颞叶癫痫患者的人格改变,如性格固执、痴迷宗教、过度重视细节与准确性、特殊深刻的正义感、喜爱或强迫性地大量书写或绘画、性行为改变,等等。

上述两组症状群,皆不见于非器质性精神障碍。

(21) 重复症:包括:① 重复言语(palilalia):指患者往往重复所说话中的最后一个词或音节而不能刹车,如"今年我六十三岁、三岁、三岁……"。② 重复动作(palikinesia):指患者重复其动作的最后部分而不能刹车。③ 重复书画(paligraphia):指患者重复其书画的一些字、词、短句或线条而不能更改。重复症应与刻板症(stereotypia)、强迫症相区别。主要见于器质性脑病、老年性痴呆、脑炎后帕金森病等。

丘脑综合征(thalamic syndrome,同义词为 thalamic hyperesthetic anesthesia):指患者丘脑发生病变时,轻触其对侧躯体,则感到针刺样疼痛或极感难受,但检查时,却发现感觉减退。

此外,如持续言动、强制性哭笑等都主要见于器质性精神障碍。

(四) 神经系统检查要点

对患者的神经系统检查,是发现器质性精神障碍的关键。

1. 脑神经检查 重点是:

(1) 观察瞳孔的大小,两侧是否相等,边缘是否整齐,对光反射与调节反射如何;观察瞳孔的上边缘有无异常的彩色环,必要时,请眼科医生进行裂隙灯检查。

(2) 观察眼底,视神经乳头是否正常、有无边缘模糊、浮肿或突起,有无动脉硬化及糖尿病、肾病等特殊变化,对精神发育迟滞者要检查有无黑矇性痴呆的樱桃红斑。

(3) 观察两眼距离是否正常,有无眼距过宽等情况。两眼视轴是否平行,如有,则应进一步检查以排除器质性脑病。

(4) 观察眼球运动有无异常,有无斜眼,若是后天发生的,则应进一步检查排除颅内病变。

在精神科,其他脑神经的检查比较次要,可按常规进行。

2. 其他神经系统检查 有的医生对锥体束征只检查 Babinski 反射,而忽略了其他检查项目,例如腹壁反射(对幼儿)、提睾反射、肛缩反射可能更较敏感。另外,对可疑器质性精神障碍者,可进一步进行神经心理学测验。

3. 特殊仪器检查 包括:脑电图、脑地形图、CT、MRI 等等。值得注意的是,有的癫痫患者,脑电图及脑地形图检查阳性率不高,尤其是精神运动性癫痫,可能需要多次或 24 小时检查;另外,有的癫痫伴发分裂样精神障碍时,其脑电图反而转为阴性,当其精神病态缓解后，脑电图则恢复为阳性；对这种"反转"情况，应当注意。

四、关于器质性精神障碍分类问题的探讨

目前对器质性精神障碍的分类有以下两种模式。

（一）主要以临床症状来分类

如 ICD-10，除了对少数器质性精神障碍的原发疾病（包括：阿尔茨海默病、脑血管病、匹克病、克-雅病、亨廷顿病、帕金森病、艾滋病）注明之外，其他则一律按症状来分类。包括：F04 遗忘综合征、F05 谵妄状态（或朦胧状态）、F06.0 器质性幻觉症、F06.1 器质性紧张症、F06.2 器质性妄想症（包括：器质性偏执状态、器质性分裂样精神病等），F06.3 器质性情感障碍，F06.4 器质性焦虑障碍，F06.5 器质性分离性障碍（癔症样发作），F06.8 器质性其他精神障碍……这样一来，精神科医生就省事多了，既不需要追查其原发病因，只要根据患者的症状进行分类编码就行了。如果需要原发疾病的诊断编码，就必须去查 ICD-10 中内外等科各卷的内容，这对国内绝大多数精神科医生是有一定困难的。因此笔者认为还是采用我国的 CCMD-2-R 或 CCMD-3 的分类模式比较妥当。

（二）以原发疾病与临床症状并重的模式来分类

如我国的 CCMD-2-R 及 CCMD-3。它们对各种脑病、躯体疾病、外伤或应激、物质中毒等等病因引起的精神障碍皆有明确的诊断分类。

只对病因不明的器质性精神障碍，才采用 ICD-10 的模式。这样分类模式，对于探索病因、提高医疗质量、临床科研、资料统计，都有明显好处。上海市精神卫生中心于 2000 年6 月，在参考了 ICD-10、CCMD-2-R 的基础上编制了 SMD-2（《精神疾病诊断、检查、治疗等编码索引，第二版》的英文缩写）。此书，对器质性精神障碍的诊断分类，要比 CCMD-2-R 及 CCMD-3 更加细致一些（如对：肝豆状核变性症、系统性红斑狼疮、白塞病、希汉病、甲亢或甲低、Turner 综合征、Klinefelter 综合征等等，都有明确的诊断编码），因此，该中心一直使用至今。

（贾谊诚）

参 考 文 献

[1] 王善澄. 器质性精神障碍的临床和进展. 见：刘昌永. 内科讲座：精神疾病[M]. 北京：人民卫生出版社，1983，115~128.

[2] 王善澄. 器质性精神障碍的若干临床问题[J]. 上海精神医学，2000，12（增刊）：22~24.

[3] 王善澄. 血管性痴呆的近代概念[J]. 上海精神医学，2002，14：247~249.

[4] 吴志华. 现代皮肤性病学[M]. 广州：广东人民出版社，2000，342~383，399~406.

[5] 郑瞻培. 颅脑外伤的精神病学问题[J]. 上海精神医学，2001，1：40~42.

[6] 郑瞻培. 精神科疑难病例鉴析[M]. 第二版. 上海：上海医科大学出版社，2004.

［7］ 郑瞻培,卞茜.颞叶癫痫患者的精神障碍及治疗.见:江澄川,俞丽云,洪秀.颞叶癫痫[M].上海:上海复旦大学出版社,2003.

［8］ 贾谊诚.染色体畸变与躯体精神障碍[J].上海市精神病防治院,精神病学资料,1981,4:144~149.

［9］ 贾谊诚.简明英汉/汉英精神医学辞典[M].北京:人民卫生出版社,2002.

［10］ Barcia D. Delirium, dementia and amnesic and other cognitive disorders. In: Gelder Metal. New Oxford Textbook of Psychiatry [M]. New York: Oxford University Press, 2000, 379~387.

［11］ Collinge J. Prion disease of humans and animals: their cause and molecnlar basis[J]. Ann Rev Neurosci, 2001, 24: 519~550.

［12］ Erkinjuntti T. Vascular dementia: an overview [M]. In: O'Brien J. Dementia, 2nd ed. London: Arnold, 2000, 623~634.

［13］ Gross G, Huber G. Psychopathologie organischer psychosyndrome. In: Schuettler R. Organische psychosyndrome [M]. Berlin: Springer, 1993, 29~39.

［14］ Harper PS. Huntington's Disease [M]. 2nd ed. London: Saunder, 1996, 1~30.

［15］ Hewer W. Mental disorders and internal medicine. In: Henn F. Contemporary Psychiatry vol. 2 [M]. Berlin:Springer, 2001, 179~195.

［16］ Jacobson R, Kopelman M. Organic psychiatric disorder. In: Stein G, Wilkinson G. Seminar in Adult Psychiatry vol. 2 [M]. London: Royal College of Psychiatrists, 1998, 954~1026.

［17］ Lauter H. Die Organischen Psychosyndrome. In: Bearbeitet von Assal G. Organische Psychosen [M]. Berlin: springer, 1988, 4~56.

［18］ Lishman WA. Organic Psychiatry [M]. 3rd ed. London: Blackwell, 1998.

［19］ Maj M, Tortorella A. Mental health problems and psychiatric disorders in subjects with human immunodeficiency virus infection. In: Henn F. Contemporary Psychiatry vol. 2 [M]. Berlin: Springer. 2001, 213~221.

［20］ Mckeith IG. Report of the second "dementia with Lewy body" international workshop. Consortium on Dementia with Lewy body [J]. Neurology, 1999, 53: 902~905.

［21］ Meier U. Signs, symptorns and course of normal pressuse hydrocephalus in Comparison with cerebral atrophy [J]. Acta Neurochir(Wien), 1999, 141(10): 1039~1048.

［22］ Mosimann UP, Mckeith IG. Dementia with Lewy bodies - diagnosis and treatment [J]. Swiss Med Wkly, 2003, 133: 131~142.

［23］ Naarding P, Janzing JGE. The Neuropsychiatric manifestation of Huntington's disease [J]. Current Opinion in psychiatry, 2003, 16: 337~340.

［24］ Prusiner GD, Hsiao KK. Human prion disease [J]. Annals of Neurology, 1994, 35: 385~395.

第五章
精神活性物质所致精神障碍

第一节 阿片类物质

毒品是对海洛因、可卡因、大麻等非法药物的俗称。通常把使用这些非法物质称为吸毒。阿片类药物等非法药物的滥用和依赖(吸毒)在人类历史上历时已久,近几十年来,由于交通发达、信息沟通迅速、化学合成技术日益精湛而扩展了毒品的类别并提高了纯度,致使贩毒集团化和国际化,加之现代社会人们价值观的多元化,社会压力、精神应激的增加,非法药物的滥用与成瘾日益严重。据联合国 2000 年统计,除烟酒等社会性成瘾物质外,全球非法药物滥用者已高达 2 亿多万,占全球总人数的 3.3%,占 12 岁以上人口的 4.7%。非法药物滥用和依赖已严重地威胁到人类健康和社会安宁,成为当今世界最严重的社会问题和公共卫生问题之一。

我国在新中国成立后不久,在 1950 年开展了轰轰烈烈的肃清鸦片烟毒运动,短短 3 年间,烟毒在我国销声匿迹,令世人瞩目。20 世纪 80 年代改革开放以后,随着国际贩毒分子的活动猖獗、不断开辟新的贩毒路线,毒品在我国死灰复燃,且有愈演愈烈之势,据统计,至2003 年底,我国登记在册的吸毒人数已超过 100 万,以阿片类药物中的海洛因滥用为主,受害者大都是 15～30 岁的青少年,男性高于女性,静脉注射使用毒品者日益增多,占 1/3～1/2 不等。吸毒不仅耗资,更严重的是它破坏生产力、破坏家庭和社会安定、增加犯罪率、传播艾滋病等恶性疾病,凡此种种,毒品对国民经济、人口素质和社会安定的危害是无法估量的,吸毒问题已成为影响我国人们身心健康及家庭社会的公害。

一、阿片类药物

阿片类药物指任何天然的或者合成的、对机体产生类似吗啡效应的药物,属中枢神经系统麻醉剂。阿片类药物通过作用于阿片受体而产生致欣快、镇痛、镇静、解痉、止泻、止咳等作用,也具有很强的依赖潜力。滥用阿片类药物能引起耐受性、精神依赖性和躯体依赖性,严重影响身心健康,损害家庭社会功能,阿片类药物是我国目前主要滥用的毒品。

(一) 天然阿片类物质

包括罂粟、阿片、吗啡等。罂粟是制造吗啡和海洛因的原生植物,属罂粟科两年生草本植物,夏季开花,花谢两周后结出椭圆形的蒴果,在成熟的果实上切割,渗出白色浆汁,凝固后刮下、阴干后呈棕色或褐色,即为生阿片,阿片中含有 20 余种生物碱。吗啡是阿片中所含的一种主要生物碱,1803年从阿片中分离并提取,吗啡的盐酸盐为白色有丝光的针状结晶,易溶于水。

(二) 人工合成阿片类物质

包括海洛因、盐酸美莎酮、哌替啶(度冷丁)等。

1. **海洛因**　海洛因化学名为二乙酰吗啡,是吗啡的衍生物。纯净的海洛因为白色、有苦味的粉末,水溶性较大,脂溶性也极强,俗称"白粉"或"白面"。海洛因是目前阿片类物质中成瘾性最强的物质,滥用后果非常严重,被各国禁止生产。海洛因主要来源于非法生产,非法生产的海洛因其纯度不同,呈褐色、灰色到白色等不同颜色。在黑市上,通常把阿片称为Ⅰ号,呈黑色或褐色;把阿片制成吗啡这一过程的中间产物叫做Ⅱ号海洛因,也称为海洛因碱,呈浅灰色或深褐色;Ⅲ号海洛因是一种浅灰色或灰色的粗制海洛因,其纯度约为40%,别名"金丹"、"黄砒"、"黄皮"等;Ⅳ号海洛因为精制海洛因,其纯度为90%左右,白色粉末状;Ⅴ号海洛因的纯度高达99.9%以上。海洛因依赖者通常所说和使用的"Ⅳ"号海洛因,并非真正的"Ⅳ"号海洛因,而是在Ⅳ号中加入了各种添加物后,所形成的粉状或块状物,其海洛因含量多在10%左右或以下,在美国,称之为"街头海洛因",我国则称之为"零包"。毒品黑市零售的"街头海洛因"中,添加物种类十分复杂,以盐酸奎宁多见,也有乳糖、果糖、咖啡因、普鲁卡因、烟碱、氰化物、淀粉、滑石粉、红糖、硫酸镁、麻黄碱等,还有巴比妥类、地西泮(安定)、安纳加、柳酸类止痛粉等。在这些添加物中,有的具有药物活性,如咖啡因、麻黄碱、安纳加等为中枢兴奋剂,而巴比妥类、地西泮(安定)、柳酸类止痛粉为中枢抑制剂。在海洛因中添加这些药物可加强或改变海洛因使用后的"体验",以出现海洛因依赖者所追求的某种"特殊效果"。

2. **盐酸美莎酮**　简称美莎酮,为二战期间在德国人工合成的麻醉性镇痛药,属吗啡受体纯激动剂,化学结构与吗啡不同,镇痛作用为吗啡的4～6倍。美莎酮的作用时间较长,口服吸收好,戒断症状较轻,无明显欣快作用,成瘾性较海洛因弱;主要应用于阿片类药物的脱毒治疗和维持治疗,长期使用也可产生依赖。

3. **哌替啶(度冷丁)**　是人工合成的麻醉性镇痛药,目前在临床上应用较为广泛。药理作用与吗啡相同,通过兴奋阿片受体而产生镇痛、镇静等作用,连续应用也会产生耐受性和依赖性。

二、药物滥用的原因

药物滥用是社会、心理和生物学等多种因素相互作用的结果。社会文化氛围、社会对使用药物的态度、同伴的影响、药物的价格、药物的可获得程度、法律等对人们开始尝试使用药物起重要作用;而个体对药物效应的主观体验及使用药物的模式与个性心理因素、个体的生物学基础的关系更为密切。

(一) 社会因素

阿片类药物可获得性决定了使用药物可能性大小。如新中国成立不久,政府采取了一系列的决策禁绝了鸦片,鸦片滥用问题在我国基本上销声匿迹了。20世纪80年代后,随着改革开放,国际贩毒组织利用云南与"金三角"比邻的地理环境,把大陆作为毒品流通中转站;毒品在我国的供应增加,吸毒问题也日益严重。不同的社会文化背景和社会环境对不同药物的使用有不同的看法和标准,如伊斯兰教民族酒依赖问题不严重,而法国、意大利的酒中毒发生率较高。家庭因素也影响药物滥用的产生和发展,父母离异、家庭成员药物依赖、父母教育缺乏、受虐待、过分放纵、家庭交流缺乏等是青少年药物滥用的危险因素;而良好的家庭环境、成功的父母监管、家庭关系和睦等可预防青少年药物滥用。此外,不良同伴的影响和社会压力也是青少年药物滥用的一个重要因素。

(二) 心理因素

开始使用药物存在许多心理因素,如好奇、追求刺激、情绪不良等。有研究提出存在成瘾素质,吸毒者多有明显的个性问题,如反社会性、情绪调节能力差、易冲动、缺乏有效防御机制和应付技能、追求新奇、即刻满足心理、易受挫折等。由于药物的特殊作用,对心理有强化作用,一方面,使用药物后的快感和社会性强化作用对精神活性物质使用起到增强作用(正性强化);另一方面,药物有缓解负性情绪的作用,加之药物成瘾后,由于戒断反应和其他不良后果的出现,需要不断使用药物应对不良情绪、戒断反应及其他不良反应(负性强化)。

(三) 生物学因素

阿片肽系统、多巴胺系统、去甲肾上腺系统、5-HT 系统、免疫系统、内分泌系统等在阿片类药物的强化作用、耐受性、戒断症状的产生中起着重要的作用。不同个体对药物效应的体验、对药物的敏感性和耐受性大小、药物依赖发展的速度等存在较大的差异。个体的代谢速度不同,对药物耐受性不同,成瘾的易感性也不同,如乙醛脱氢酶缺乏的个体对酒耐受性较低,依赖可能性相对较小。大量遗传学研究证实遗传因素在药物依赖中起一定作用,酒依赖后代出现酒滥用者危险性增加,分子遗传学研究发现多巴胺受体和5-羟色胺受体基因多态性与酒依赖易感性有关,阿片受体和多巴胺受体基因多态性与阿片类药物依赖易感性有关。

药物滥用和药物依赖是上述多种因素相互作用的结果,药物的存在和药物的药理特性是药物依赖形成的必要条件;但是否产生依赖和依赖的特点与个体人格特征、生物易感性有关,而社会文化因素和心理因素在药物依赖中起着诱发或阻抑的作用。

三、阿片类药物的药理作用与病理基础

海洛因的药理作用非常复杂,可作用于人体的多个系统,导致一系列病理生理改变,作用于中枢神经系统主要表现为镇痛、镇静、催眠、镇咳、呼吸抑制等抑制效应和欣快、幻觉、惊厥、释放 ADH、缩瞳、催吐等效应。

(一) 中枢神经系统和精神活动

阿片类药物可通过作用抗痛系统对痛觉产生影响,与内源性阿片肽相似。阿片类药物可提高痛觉阈,减弱机体对疼痛的感受而产生镇痛作用。阿片类药物对咳嗽中枢和呼吸中枢有很强的抑制作用,表现明显镇咳和呼吸抑制作用,是阿片类药物中毒致死的主要原因。大剂量的海洛因可改变机体的本体感觉,出现四肢丧失感、嗅觉异常,表现为鼻腔内一过性

的"苹果香味"。另外,海洛因使外周释放组胺,皮肤可产生一种极为舒服的"痒感";海洛因可抑制摄食中枢,出现食欲减退、饮食不规则等。海洛因依赖后,使性欲下降、性功能降低。

阿片类药物具有致欣快作用,使用阿片类药物后机体产生一种特殊的感受和体验,为一种欣快体验。有报道认为是一种类似"性高潮"的快感。有研究认为这种欣快体验与中枢多巴胺递质释放增多有关。海洛因可明显影响人的情绪活动,有缓冲和调节情绪的作用,如减轻或消除烦闷和苦恼、平息冲动和激动、减少空虚和无聊等。

(二)神经内分泌和免疫系统

长期使用阿片类药物,机体神经内分泌和免疫系统功能也受到很大的影响。影响丘脑-垂体-肾上腺皮质功能使促肾上腺皮质激素(ACTH)和皮质醇分泌发生改变;影响丘脑-垂体-甲状腺功能使促甲状腺素(TSH)明显降低,T_3、T_4 增高;影响丘脑-垂体-性腺功能,出现生育能力降低,男性性欲和性功能减退或消失,女性月经紊乱或闭经等。长期使用阿片类药物可导致免疫功能受损,机体抵抗力下降,感染性疾病的发生率增加。

(三)消化系统

阿片类药物具有抑制胃酸、胆汁和胰液分泌的作用,影响对食物的消化和吸收,产生营养不良;阿片类药物能直接兴奋胃肠道平滑肌、提高其张力,导致胃肠道蠕动减弱和食物停留时间延长,加之阿片类药物的中枢抑制作用使便意减弱,产生严重便秘。由于海洛因制作粗糙,掺杂物众多,有的具有腐蚀作用,通过烫吸方式使用海洛因者,可产生口腔黏膜和牙齿损害;注射海洛因使用者,其掺杂物可损害肝脏,产生过敏性反应、中毒性炎症和感染性炎症等。

(四)呼吸系统

阿片类药物抑制呼吸中枢,使呼吸变慢、变浅,机体呈慢性缺氧状态;烫吸海洛因者,海洛因中的掺杂物可沉积于气管、支气管表面,产生局部刺激作用、炎性反应和增生性改变,使咳嗽反射、排痰等呼吸道功能遭到破坏,易发生气管支气管炎、支气管周围炎、支气管扩张、肺组织炎症等呼吸系统病变。

(五)心血管系统

阿片类药物抑制血管运动中枢和引起组胺释放,可引起血压下降、心动过缓;使体内CO_2 滞留和脑血管扩张,引起颅内压升高。长期使用阿片类药物可引起多种心血管系统并发症,如感染性心内膜炎、心律失常等;静脉注射海洛因,其不溶性杂质可引起血管栓塞性病理性改变。

(六)泌尿系统

海洛因中的掺杂物可产生过敏反应,如海洛因使用者可发生急性肾功能衰竭、链球菌和葡萄球菌皮肤感染后的急性肾小球肾炎、伴细菌性心内膜炎的"局灶性肾小球肾炎"、坏死性脉管炎、肾病综合征等。

四、临床表现

长期使用海洛因导致食欲不振、便秘、性功能下降,身体日渐虚弱、营养不良、抵抗力低下,伴发各种躯体感染和传染病。耐药性增加,用药初期的快感减弱,用药剂量不断增加,停药或减少用药后出现戒断症状,迫使用药者不断寻求用药,以避免戒断症状的痛苦,而一次大量使用海洛因可导致急性中毒。海洛因依赖后可出现情绪和人格改变,海洛因依赖者易冲动、暴躁、易激惹、情绪波动大,可有悲观、抑郁、自杀,焦虑、烦躁、空虚、无聊等不良情绪,海洛因依赖者生活的唯一目标就是海洛因,变得孤僻、懒惰、无上进心,除了毒品,对什么都无兴趣,反应迟钝、记忆力下降、整天醉生梦死、行尸走肉,丧失家庭社会功能;为了毒品,不惜撒谎和违法犯罪,失去了人格和尊严,家庭责任心丧失,造成离婚家庭破裂,影响子女成长。

(一) 海洛因的滥用方式和体验

使用海洛因主要有吸烟、烫吸和注射三种方式。吸烟方式是将海洛因放在香烟中吸入,多见于初吸者或滥用早期,随着耐受性增加,吸烟方式很难达到快感或难以控制戒断症状而改用其他吸毒方式。烫吸又称"追龙",即将海洛因粉末倒在锡箔纸上,用火在锡纸下加热使毒品蒸发产生烟雾,同时嘴含吸管将烟雾吸入,烫吸多由吸烟方式发展而来,也有不少吸毒者开始就"追龙",随着耐受性的增加,不久吸毒者会改用注射方式。注射即直接将溶解的海洛因注射到血管或肌内,由于吸毒者的耐受性不断增加,经济日益困难,多数吸毒者会发展到注射吸毒,也有少数吸毒者在其他吸毒者的影响下开始即注射方式使用海洛因。

使用海洛因后起效时间和强度与吸毒方式、海洛因的纯度有关。纯度高比纯度低的作用强,注射方式比吸入方式起效时间快,注射后数分钟即可起效。大部分初用海洛因者并无快感,而是出现恶心、呕吐、头昏乏力、嗜睡等不适,随着吸毒次数增加,不适感逐渐消退而出现快感;也有少数人初用就有快感体验;另外有报道少数人使用至成瘾也无快感体验。

使用海洛因后的快感体验因人而异,以注射海洛因为例,刚注入时出现强烈快感体验,由下腹部向全身扩散。同时伴有皮肤发红和瘙痒,这种强烈的快感持续1分钟左右,继之而来的是似睡非睡的松弛状态,患者的紧张、焦虑、烦恼、恐惧等全部消失,而觉得温暖、宁静、舒适,并伴有愉快的幻想或幻想性幻觉,这种状态持续0.5~2小时,松弛状态后出现精神振作状态,自我感觉良好,办事效率提高,这样维持2~4小时,直到下次吸毒。吸毒后的快感维持不了多久,对海洛因便产生了耐受性和依赖性,这时吸毒后的快感已不明显,吸毒的主要目的是避免出现戒断症状。

(二) 临床类型

根据DSM-Ⅳ分类,阿片类药物有关的精神障碍分两类:① 阿片类药物使用障碍:包括阿片类药物依赖和阿片类药物滥用。② 阿片类药物所致精神障碍:中毒、戒断、中毒性谵妄、精神障碍伴妄想、精神障碍伴幻觉、情绪障碍、性功能障碍、睡眠障碍及其他未分类阿片类药物所致障碍。

1. 阿片类药物使用障碍

(1) 依赖:反复使用阿片类药物引起的人体生理和心理上对此类药物的依赖状态,导致明显的临床损害或痛苦,表现出一种强迫性的用药行为和其他反应,可产生躯体依赖、精神依赖或耐受性。

1) 躯体依赖:长期使用阿片类药物使中枢神经系统发生了某种生理和生化改变,需要持续使用此类药物以维持正常生理功能。如停止使用即产生一系列躯体症状,即戒断综合征,而使用此类药物可使症状立即消失。吸毒者为了避免出现戒断综合征不惜一切寻求和使用毒品。

2) 精神依赖:又称"心理依赖",使用阿片类药物后有愉快满足或舒适感,多次使用后导致吸毒者精神或心理上对海洛因的一种主观渴求状态,俗称"心瘾"。这种对海洛因等阿片类药物的强烈渴求感驱使吸毒者不顾一切寻求毒品,以获得满足感,心理依赖是导致复吸的重要原因。

3) 耐受性:反复使用海洛因可使其效应逐渐减弱,如欲得到用药初期的同样效应,必需增加剂量,耐受性的产生机制是:长期使用海洛因使机体对其代谢速度加快,组织内浓度降低,作用也相应减弱;脑内吗啡受体长期被外源性吗啡类物质抑制,数量减少。海洛因的耐受性产生很快,最早可在用药后的2～3日产生,一般在15～30日产生。海洛因依赖耐受性具有选择性,在呼吸抑制、镇痛、镇静、呕吐中枢、欣快等方面耐受性明显,而对缩瞳、呼吸抑制和抑制肠蠕动方面耐受性不明显。海洛因和其他阿片类药物之间有交叉耐受性。

(2) 滥用:反复使用阿片类药物,导致明显的临床损害或痛苦,但未出现海洛因依赖的症状,如躯体依赖、精神依赖或耐受性。

2. 阿片类药物所致精神障碍

(1) 急性中毒:一次大量使用阿片类药物可急性过量中毒,主要表现为意识障碍、呼吸抑制、瞳孔缩小三大主征。还可出现皮肤湿冷、体温下降、紫绀、脉弱、心率减慢、血压下降、肌肉松弛、下颌松弛、舌后坠、气道阻塞等,呼吸衰竭可引起死亡,肺炎、肺水肿、休克等并发症也可导致死亡。

(2) 戒断:海洛因等阿片类药物使用产生依赖后,在减少或停用时,出现戒断综合征。其轻重程度与海洛因等阿片类药物使用的方式、剂量、用药者的心理状态有关。其产生的机制是中枢内源性阿片肽系统因长期使用外源性阿片类物质而处于抑制状态,停止吸毒后出现功能不足或缺乏,临床表现有戒毒早期的急性戒断症状和戒毒后期的稽延性戒断症状。

急性戒断症状在停止吸毒后8～12小时出现,36～72小时达高峰。主要表现为自主神经系统症状,如打哈欠、流眼泪鼻涕、畏寒、起鸡皮疙瘩等,全身肌肉、关节、骨骼等疼痛症状,焦虑、烦躁、坐立不安、心神不定、抑郁等情绪症状,恶心、呕吐、食欲缺乏等消化道症状,浑身乏力,全身不适,顽固性失眠等。戒断时出现瞳孔扩大、呼吸脉搏加快、心率加快、血压波动等,少数体质差、戒断症状重者可导致死亡。大多数患者的急性戒断症状7～10日可基本消失,继之是持续时间较长的稽延性戒断症状,表现比急性戒断症状较轻,如肌肉和骨骼疼痛、腰酸、全身不适、虚弱、情感脆弱、失眠、焦虑、抑郁、激惹、承受不了挫折和打击等。这些症状是导致复吸的一个重要原因。稽延性戒断症状的出现和严重程度受环境、情绪状态等因素影响,可持续数周到数月不等。在戒断症状的任何阶段,只要恢复吸毒,症状便戏剧性好转。

(3) 中毒性谵妄:阿片类药物中毒性谵妄多发生于高剂量中毒合并使用其他精神科药物者,也可发生于中枢神经损伤或原有脑部疾病者,如癫痫等,表现意识障碍、幻觉、行为紊乱、震颤、抽搐等。

（4）精神病障碍：在阿片类药物急慢性中毒、戒断时，均可出现精神障碍，出现幻觉、妄想等精神病性症状。

（5）情感障碍：长期使用阿片类药物、阿片类药物中毒或在阿片类药物戒断时，均可出现情感障碍，表现为焦虑、易激惹、夸大、躁狂、抑郁等。阿片类药物依赖者在戒断后常有持续数周的抑郁情绪。

（6）睡眠障碍和性功能障碍：长期使用海洛因等阿片类药物可导致睡眠紊乱和性功能障碍，使用海洛因时可有睡眠过多、睡眠节律紊乱。戒断过程中或戒断后期可出现失眠、睡眠浅、早醒等。性功能障碍主要表现为性欲缺乏、快感缺失、阳痿等。

（7）其他未分类阿片类药物所致障碍：阿片类药物依赖可引起多种精神障碍，有的临床表现不符合上述任何临床类型。

（三）海洛因依赖的并发症

海洛因作用于人体多个系统，长期使用海洛因对人体造成一系列的损害，出现多种躯体和精神并发症，严重危害吸毒者的身心健康。

1. 神经精神系统　海洛因本身和海洛因掺杂物中的其他有害成分均可损害神经系统。视其损害的部位和程度不同可表现为嗜睡、昏迷、惊厥、脑水肿等临床征象。长期慢性中毒可出现智力水平下降，情绪、人格改变等。临床上常见的神经系统并发症有惊厥、帕金森病、威尼克脑病、周围神经炎等；精神症状有谵妄、情绪障碍、精神病性症状、记忆障碍、痴呆等。

2. 心血管系统　除海洛因及其掺杂物对心血管系统有直接损害作用外，海洛因依赖者不健康的行为及生活方式也可影响心血管系统的功能，可有多种心血管系统的并发症。在临床上常见的有感染性心内膜炎、心律失常、心肌梗死、心肌炎、肺水肿、血流动力学改变、静脉炎、静脉栓塞等。

3. 呼吸系统　海洛因依赖者同时也是严重的烟草依赖者，烟草和海洛因均可导致呼吸道损害。常见的并发症有呼吸道感染性疾病如气管炎、支气管炎、肺炎、肺脓肿、支气管哮喘、肺水肿、肺结核等。

4. 消化系统　在海洛因成瘾的过程中或者海洛因戒断时均可出现消化系统的症状，如食欲下降、消化不良、恶心、呕吐、便秘等。消化系统的并发症有消化道炎症、溃疡、肠梗阻、急性肝炎、慢性肝炎如乙型肝炎、丙型肝炎等。

5. 艾滋病和性病　吸毒者具有性行为紊乱和不洁注射毒品行为，两者均是艾滋病和性病传播的高危行为方式。海洛因依赖者可合并艾滋病、梅毒、淋病、尖圭湿疣、生殖器疱疹、软下疳等。

6. 其他　皮肤疾病如皮肤感染、湿疹等。外科情况如深部脓肿、皮肤坏死、浅表静脉炎、胃出血、肠梗阻、吞食异物等。可见女性月经紊乱、停经及男性性功能障碍等。

（四）阿片类药物依赖与精神疾病的共病

阿片类药物依赖者的其他精神疾病发生率较高，其中人格障碍和情绪问题最常见。20

世纪 90 年代美国的一项有关阿片类药物依赖住院患者的调查研究发现：除其他药物依赖外，阿片类药物依赖者的其他轴Ⅰ精神疾病的终身患病率为 24％，轴Ⅱ人格障碍的患病率为 35％。1999 年我国一项有关劳教海洛因依赖者的调查研究发现，其他轴Ⅰ精神疾病的终身患病率为 23.6％，轴Ⅱ人格障碍的患病率为 80.6％。阿片类药物依赖与精神疾病的共病将会影响药物依赖的临床表现、预后和治疗，但关于药物依赖与精神疾病的关系尚无公认结论。目前认为药物依赖和精神疾病可能存在以下几种关系：① 精神疾病是药物依赖的危险因素。② 精神疾病可影响药物依赖的临床表现、病程发展和治疗反应等。③ 精神疾病和药物依赖共存。④ 精神疾病是药物依赖的结果。

（五）家庭社会危害

吸毒影响家庭关系和子女的健康成长，吸毒者离婚率高，其子女多出现行为和精神问题。吸毒者常用偷、抢、骗、贩毒等非法手段获得财产或毒品，女性吸毒卖淫者多见。他（她）破坏社会的安定，吸毒导致劳动力丧失，不仅不创造社会财富，国家还得花大量的财力、物力用于与禁毒、戒毒相关的防、治、管理和执法。

（六）病程和预后

使用阿片类药物绝大多数都会导致依赖，极少数人短期内或在特殊的情况下可停留在偶尔使用而未形成依赖。一旦形成依赖，阿片类药物依赖者的生活模式变成以毒品为中心，其生活态度和价值观与主流社会严重背离，出现各种躯体并发症和精神问题，家庭社会功能严重受损，人格衰退，说谎、欺骗，从事违法犯罪行为。虽然其病程和预后受个体的特征、环境、使用毒品模式、毒品种类等因素的影响；但总的来说，阿片类药物依赖呈慢性复发性病程，预后不良。阿片类药物依赖者治疗后复吸率很高，我国调查发现海洛因依赖者复吸率高达 80％以上，大多数患者有多次戒毒治疗史；吸毒者因静脉注射毒品易感染艾滋病、肝炎等恶性传染病；吸毒者因毒品过量中毒或自杀的死亡率很高，因从事违法犯罪行为被监禁者比例较大。美国一项关于非法药物依赖者的 25 年随访研究显示，50％在吸毒-戒毒-吸毒中循环，一直持续或间断使用毒品，25％因违法犯罪进监狱，仅有 25％的患者完全摆脱了对毒品的依赖。

海洛因依赖者戒毒治疗后各种躯体、心理和家庭社会原因均可导致复吸。常见的复吸原因有心理依赖性、负性情绪、稽延性戒断症状、不正确的认知、戒断动机不强、躯体因素、家庭问题、应激事件、经济状态、不良群体影响、维持旧的生活方式等；而家庭社会支持好、有正当职业、生活规律、戒断动机强者、能有效应对各种应激、保持良好情绪状态者的复吸可能性相对较小。

五、诊断和鉴别诊断

（一）诊断

根据使用阿片类药物的病史，结合体检及实验室等辅助检查，诊断较容易确定。由于药物依赖在戒断、急性中毒和慢性中毒时可出现各种精神症状，而且阿片类药物依赖者与其他精神疾病的共病率很高，诊断时需要排除其他器质性和功能性精神疾病。

1. 全面了解病史　内容包括① 海洛因滥用情况：包括首次使用海洛因的时间及年龄、可能的原因、吸毒方式、吸毒后反应、合并使用其他药物情况、使用海洛因的程度、耐受性和躯体依赖产生情况、末次使用海洛因时间等。② 吸毒者的基本情况：包括教育、婚姻、性格、家庭及工作情况、生活模式、违法犯罪史等。③ 既往史：既往躯体情况和戒毒治疗情况。④ 性生活及月经史。

2. 体格检查和精神状态检查　除常规全面体检外，重点检查与海洛因依赖有关的体征，常见的体征：面容灰暗、表情猥琐、唇发绀，俗称"烟鬼样面容"；长期吸食海洛因者可出现牙齿缺失、舌苔发黑；瞳孔缩小见于不久前使用过海洛因者，随着时间延长，瞳孔逐渐扩大，戒断反应时可见瞳孔扩大；皮肤密集的注射针眼瘢痕或条索状瘢痕，可伴有色素沉着或静脉索状硬化，常见于前臂、手腕、颈部、臀部、足部等；注射部位可见皮肤脓肿，常见于上臂、臀部、大腿等部位；手腕或大腿部位烟头状烫伤或瘢痕，吸毒者戒断反应时常自己用烟头烫伤皮肤，以减轻戒断时的痛苦，常见于手腕、前臂及大腿等部位的皮肤；吸毒者自杀或打架斗殴留下的躯体瘢痕；大汗、流涕、哈欠和鸡皮疙瘩等可见于戒断症状出现时；消瘦和营养不良。精神检查可发现患者反应迟钝、精神恍惚，大量吸毒后可见嗜睡、昏迷等，中毒时可有幻觉，思维内容围绕海洛因；有的出现妄想，情绪不稳、敌意，意志活动减退，生活懒散，记忆力下降，人格衰退、人格障碍等。

3. 实验室检查和辅助检查　实验室检查无特异性。海洛因依赖在停用药物后 24～72 小时小便中可检测到其代谢产物吗啡，共用注射器者可能发现 HBV、HCV、HIV 阳性，肝功能异常等，戒断时外周血白细胞和皮质醇可升高，有其他躯体并发症者可发现相应的改变。心电图可发现房室传导阻滞、早搏、房颤等；胸片可发现肺纤维化、肺气肿、肺结核等。

（二）有关阿片类药物精神障碍的诊断标准

中国精神疾病分类方案与诊断标准第三版（CCMD－3）中阿片类药物所致精神障碍包括在有关精神活性物质所致精神障碍中。

1. 有关精神活性物质所致精神障的诊断标准　精神活性物质是指来自体外，可影响精神活动，并可导致成瘾的物质。常见的精神活性物质有酒类、阿片类、大麻、催眠药、抗焦虑药、麻醉药、兴奋剂、致幻剂和烟草等。精神活性物质可有医生处方不当或个人擅自反复使用导致依赖综合征和其他精神障碍，如中毒、戒断综合征、精神病性症状、情感障碍，及残留性或迟发性精神障碍等。

（1）症状标准：

1）有精神活性物质进入体内的证据，并有理由推断精神障碍由该物质所致。

2）出现躯体或心理症状，如中毒、依赖综合征、戒断综合征、精神病性症状，及情感障碍、残留性或迟发性精神障碍等。

（2）严重标准：社会功能受损。

（3）病程标准：除残留性或迟发性精神障碍外，精神障碍发生在精神活性物质直接效应所能达到的合理期限之内。

（4）排除标准：排除精神活性物质诱发的其他精神障碍。

（5）说明：如应用多种精神活性物质，可作出一种以上精神活性物质所致精神障碍的诊断。

2. 有害使用的诊断标准　反复使用精神活性物质，导致躯体或心理方面的损害。

（1）症状标准：有反复使用某种精神活性物质导致心理或躯体损害的证据。

（2）严重标准：社会功能受损。

（3）病程标准：最近1年中，至少有一段时间符合症状标准和严重标准。

（4）排除标准：排除更重的亚型诊断，如依赖综合征、戒断综合征，或精神病性综合征等。如已诊断这些亚型，就不再诊断有害使用。

（5）说明：急性中毒不至于导致明显心理或躯体健康损害（有损害的证据）时，不用本诊断。

3. 依赖综合征的诊断标准　反复使用精神活性物质导致躯体或心理方面对某种物质的强烈渴求与耐受性。这种渴求导致的行为已极大地优先于其他重要活动。

（1）症状标准：反复使用某种精神活性物质，并至少有下列2项。

1）有使用某种物质的强烈愿望。

2）对使用物质的开始、结束或剂量控制的自控能力下降。

3）明知该物质有害，但仍应用，主观希望停用或减少使用，但总是失败。

4）对该物质的耐受性增高。

5）使用时体验到快感或必须用同一物质消除停止应用导致的戒断反应。

6）减少或停用后出现戒断症状。

7）使用该物质导致放弃其他活动或爱好。

（2）严重标准：社会功能受损。

（3）病程标准：最近1年中某段时间符合症状标准和严重标准。

（4）说明：包括慢性酒中毒、发作性酒狂、酒精成瘾、药物成瘾。

4. 美国精神障碍和统计手册第四版（DSM-Ⅳ）所列具体诊断标准　DSM-Ⅳ阿片类药物有关使用精神障碍有：① 阿片类药物使用障碍：阿片类药物依赖；阿片类药物滥用。② 阿片类药物所致障碍：阿片类药物中毒（说明有无感知障碍）；阿片类药物戒断；阿片类药物中毒性谵妄；阿片类药物所致精神障碍伴妄想（说明是否发生在中毒时）；阿片类药物所致精神障碍伴幻觉（说明是否发生在中毒时）；阿片类药物所致情感障碍（说明是否发生在中毒时）；阿片类药物所致性功能障碍（说明是否发生在中毒时）；阿片类药物所致睡眠障碍（说明是否发生在中毒或者发生在戒断时）；其他未分类阿片类药物所致障碍。DSM-Ⅳ所列具体诊断标准如下。

（1）药物依赖：药物依赖是一种适应不良的药物使用方式，导致明显的临床损害或痛苦，在12个月的时期内至少符合下列3条表现。

1）耐受性，表现为以下一条：① 需要明显增加剂量才会中毒或达到预期效果。② 使用原来同样的剂量效果明显减轻。

2）戒断症状，表现为以下的一种：① 所使用药物的特征性戒断症状。② 使用同类药物能够缓解戒断症状。

　　3）实际使用成瘾药物的剂量及时间比打算的要多、要久。

　　4）总想戒断或控制成瘾药物但不成功。

　　5）在获得药物、使用药物或从使用药物引起的效果中恢复过来所花的时间较长。

　　6）由于使用药物，放弃或减少了重要的社会、职业或娱乐活动。

　　7）尽管明白使用药物可引起持续或反复的躯体或心理问题，但仍继续使用。

　　在诊断药物依赖时指明：具有生理依赖（有耐受性或戒断症状的证据，表现第 1 或第 2 条）；不具有生理依赖（没有耐受性或戒断症状的证据，不符合第 1 或第 2 条）。并指明病程：① 早期完全缓解。② 早期部分缓解。③ 持续完全缓解。④ 持续部分缓解。⑤ 接受拮抗剂治疗。⑥ 在限制环境中。

　　（2）药物滥用：药物滥用是一种适应不良的药物使用方式，导致明显的临床损害或痛苦，在 12 个月的时期内至少符合下列一条表现。

　　1）反复使用药物不能履行工作、学习和家庭等重要职责（如因使用药物多次无故旷工、工作能力下降、逃学、被学校开除、不能照顾小孩、家务等）。

　　2）在可能引起躯体损害的情况下仍然反复使用药物（如使用药物的情况下驾车或者开机器等）。

　　3）多次因使用药物导致法律问题（如因使用药物后的行为不端被捕）。

　　4）虽然由于使用药物引起了持续或反复的社会或人际关系问题，仍然继续使用（如由于中毒与配偶争吵、打架等）。

　　上述症状不符合同类药物任何 1 条有关药物依赖的诊断标准，否则应诊断为药物依赖。

　　（3）阿片类中毒：

　　1）最近使用某种阿片类药物。

　　2）正在使用阿片类药物或刚用完之后，出现了临床明显的适应不良行为或心理改变（如先出现欣快随即淡漠，心境恶劣，精神运动性激越或迟缓，判断确损，或社交职业功能受损）。

　　3）正在使用阿片类药物或刚用完之后，产生瞳孔收缩及下列之一：① 嗜睡或昏迷。② 言语含糊不清。③ 注意或记忆缺损。

　　4）这些症状并非由于一般躯体情况所致，也不是由于其他精神障碍所致。

　　（4）阿片类药物戒断

　　1）下列两者之一：① 曾大量长期使用阿片类药物，而目前停用。② 在使用阿片类药物一段时期后，使用某种阿片类药物拮抗剂。

　　2）在 1）之后几分钟至数日内出现下列症状 3 种以上：① 心境恶劣。② 恶心或呕吐。③ 肌肉酸痛。④ 流泪、流鼻涕。⑤ 瞳孔扩大、汗毛竖起、或出汗。⑥ 腹泻。⑦ 打哈欠。⑧ 发热。⑨ 失眠。

　　3）由于 2）的症状，产生了临床上明显的痛苦烦恼，或在社交、职业、或其他重要方面的功能缺损。

4）这些症状并非由于一般躯体情况所致，也不是由于其他精神障碍所致。

（三）鉴别诊断

阿片类药物可使人的认知活动、情感、意志和行为发生改变，阿片类药物依赖者在使用药物、戒断或中毒时均可出现精神症状，而且阿片类药物合并其他药物依赖者比例很高，其他药物依赖也可导致精神障碍。另外，阿片类药物与其他精神疾病的共病率很高，因此阿片类药物依赖者出现精神障碍时，需要详细询问病史、全面的体格检查和精神状况检查及必要的辅助检查来进行鉴别诊断，排除其他器质性或功能性精神障碍。

1. 情感障碍　阿片类药物依赖者在使用药物、戒断和戒断后各时期均可出现抑郁、焦虑等情绪障碍，也可有情感高涨、夸大、欣快等体验。戒断后期多半出现情绪低落、自我评价下降、消极、兴趣减退等，阿片类药物滥用者倾向于隐瞒自己的药物滥用病史，需要详细了解病史进行鉴别诊断。

2. 谵妄　阿片类药物依赖在戒断或者中毒时可出现谵妄状态，多发生于高剂量中毒合并使用其他精神科药物者；也可发生于中枢神经损伤或原有脑部疾病，如癫痫等，表现意识障碍、幻觉、行为紊乱、震颤、抽搐等，应注意与其他原因所致的谵妄鉴别。

3. 精神分裂症和其他精神障碍　阿片类药物依赖者可有幻觉、妄想等精神病性症状，而且可有生活懒散、孤僻、意志活动减退、情感淡漠、对毒品以外的事漠不关心等，临床表现与精神分裂症或其他精神障碍相似。应了解精神症状与药物滥用出现的时间和因果关系，有的患者可多种疾病同时存在。

4. 中毒　海洛因中毒时针尖样瞳孔表现可与其他药物中毒鉴别，但海洛因合并其他药物使用者中毒时症状不典型。应详细了解有无其他药物滥用，进行血液药物浓度及种类分析。

5. 人格障碍　海洛因依赖导致人格衰退，出现各种人格障碍；而且既往有人格障碍者药物依赖危险性高，需与原发人格障碍鉴别。

6. 其他药物滥用　阿片类药物依赖者合并使用其他精神活性物质比例较高，需详细询问病史，明确其他精神活性物质使用的种类和程度，有无多种药物滥用和依赖的情况。

六、阿片类药物依赖的治疗

现代对阿片类药物依赖的治疗采取医学、心理与社会多方面综合治疗措施。治疗阿片类药物成瘾包括三个方面：首先是终止滥用毒品并治疗其戒断综合征的脱毒治疗，使成瘾者初步摆脱毒品的羁绊；然后进行躯体、心理及社会康复治疗，矫正依赖的行为模式防止复吸；最后进行善后辅导、再训练或扶植其劳动就业，实现重新回归社会，保持毒品戒断。

（一）脱毒治疗

1. 美沙酮（methadone）　美沙酮为合成的阿片类镇痛药，属阿片受体激动剂，口服后能在 24～32 小时中有效地控制戒断症状。美沙酮的常见的副作用有便秘、出汗、性欲抑制、妇女有时出现下肢浮肿，美沙酮可与其他中枢抑制剂协同作用强化镇静效能。美沙酮治疗过程中可受阿片受体拮抗剂的催促而诱发戒断症状，它也有致欣快作用，但无海洛因强烈，具有依赖性。

美沙酮替代递减治疗用于各种阿片类药物成瘾的脱瘾治疗。国内多采取2～3周的脱毒治疗方法。开始时,以适宜的剂量控制戒断症状,美沙酮的初始剂量须参考成瘾者滥用毒品的纯度、滥用量、滥用途径以及戒断症状严重程度和身体状况综合考虑。一般静脉滥用海洛因在1g以上的,美沙酮初始剂量为30～40 mg/d,而吸入滥用者可10～20 mg/d开始。首次剂量后应根据戒断症状的控制程度、瞳孔的变化及对美沙酮的耐受情况上下调节剂量,以5～10 mg/d进行调整。一般在2～3周内逐渐减少至完全停止用药,减药原则是先快后慢。当戒断症状控制得较稳定时,可以每日20%的用量减少,减至10 mg/d时可放慢减药速度,每1～3日减1 mg;最后在规定的时间内坚决完全停止用药,停药后对稽延性戒断症状用其他药物来对症处理。

2. 丁丙诺非(buprenorphine) 丁丙诺非是阿片受体部分激动剂,兼具激动和拮抗阿片受体的活性。它的激动活性可用来作为阿片类成瘾的替代治疗,缓解戒断症状;它的拮抗活性决定其依赖活性比纯激动剂轻。有研究报道,丁丙诺非自身的依赖潜力很低,与纳曲酮相似,在治疗中具有阻断海洛因的致欣快作用,从而减轻心理渴求。

丁丙诺非有注射和舌下含服两种剂型。使用方便,有效时间长,对轻、中度戒断症状可基本控制。根据依赖者症状的轻、中、重程度不同,平均每日分别给予丁丙诺非3.0 mg、4.0 mg和6.0 mg舌下分3～4次含服,最大剂量不超过8 mg/d。充分治疗期为4日,然后递减,至第7日停药。

3. α_2 受体激动剂 包括可乐定和洛非西定。可乐定原为抗高血压药物,现已获得公认能有效抗阿片类戒断症状。用于脱瘾治疗有以下特点:作用快,系阿片类的不成瘾药物,不致欣快,脱瘾的成功率高,可较快地过渡到纳曲酮治疗。可乐定常见的不良反应为口干、倦怠、头晕、便秘和直立性低血压,不适于年老体弱者,禁用于心、脑血管病患者或肝肾功能障碍者。

可乐定脱瘾治疗的用量根据患者的年龄、体重、健康状况、吸毒史、毒品用量及对本药的耐受性而定。一般住院治疗时最高日量以14～17 μg/(kg·d)为宜,可达1.2～1.5 mg/d,每日3次分服,以8小时1次最佳。第1日剂量不宜太大,约为最高日量的2/3,第2日增至最高日量,从第5日开始逐日递减20%,第11日或第12日停止给药。可乐定治疗需在住院条件下,由有经验的医生执行治疗,治疗时应注意护理,治疗前4日应使患者尽量卧床休息,避免活动,治疗时不要突然改变体位,应缓慢进行。头昏者应有人照料,出现头昏、眼花、心慌、脸色苍白或晕倒时应使患者平卧,置头高足低位,如连续发生直立性低血压或卧位血压持续低于12.0/6.7 kPa(90/50 mmHg),应减少日剂量的1/4并注意观察。治疗过程中应注意监测血压,尤其对于体重较轻、进食不佳、基础血压偏低、对本药敏感者更需注意观察护理。

洛非西定(lofexidine,商品名:凯尔丁)是可乐定的同类药物,同属 α_2 受体激动剂。洛非西丁的药理作用与可乐定相似,同样具抗阿片类药物的戒断症状的作用,起效迅速,能全面控制戒断症状。它虽然也有降低血压和镇静的作用,但与可乐定相比,副作用较轻,血压下降不严重。

4. 梯度脱毒治疗　目前认为梯度脱毒治疗是一种科学有效的脱毒治疗方法,即在脱毒治疗早期使用阿片受体激动剂美沙酮,中期使用阿片受体部分激动剂丁丙诺非,后期使用可乐定或洛非西丁等非阿片受体激动剂。

5. 其他中、西药物对症治疗　抗精神病药、曲马朵、东莨菪碱、镇静催眠抗焦虑药、抗抑郁药等,作为对症治疗药物有一定的效果。一些中成药戒毒片剂或口服液如福康片、灵益胶囊、一安口服液、济泰片、扶正康冲剂、安君宁微丸、正通宁冲剂等对阿片类戒断症状有一定的疗效。

6. 阿片类药物中毒的治疗　对阿片类药物中毒的治疗基本与其他药物中毒的治疗相同。基本原则是保持呼吸道通畅、吸氧、调节水盐及电解质平衡、严密监测生命体征、对症支持治疗等。由于阿片类药物中毒一般以注射毒品为主,因此一般不需要洗胃;一旦确定阿片类药物中毒,应尽早、足量给予阿片受体拮抗剂纳洛酮进行治疗,并可反复使用和维持足够的治疗时间。意识障碍较轻者首剂量 0.4 mg 肌内或静脉注射,意识障碍明显者首剂量 2 mg 静脉注射,必要时可重复使用,总量可到 20 mg/d,持续观察时期不少于 24～48 小时,使用纳曲酮可能诱发戒断反应,出现烦躁、焦虑、行为紊乱等,应加强护理、严防意外。

(二) 康复治疗

1. 药物治疗

(1) 躯体康复治疗:包括对脱毒后稽延性戒断症状、躯体并发症和共患精神疾病的治疗,主要以内外科及精神科药物对症治疗为主。如使用抗精神病药治疗幻觉妄想,使用抗抑郁药物治疗抑郁,使用锂盐治疗双向情感障碍等,使用这些药物时要注意它们与依赖药物的相互作用。

(2) 纳曲酮(NTX)防复发治疗:纳曲酮(naltrexonehydrochloride,简称 NTX)是纯粹的阿片受体拮抗剂,对脑内的阿片受体有很强的亲和力,可阻断阿片类药物作用于这些受体,当阿片类药物依赖者经过脱瘾治疗消除躯体依赖性后,给予纳曲酮治疗,使之与阿片受体结合;此时如再用阿片类药物,因阿片类受体被阻,便产生不了快感,阿片类药物便失去了强化剂的作用。也可在吸毒后不致产生躯体依赖,减弱负性强化作用;复吸的可能性由此减少,纳曲酮服用者不再有强烈的求药行为。另外,使用 NTX 可以有助于稽延性戒断症状的消退。使用 NTX 后可出现无力、疲乏、不安、焦虑、失眠、食欲不振等不良反应。大剂量的 NTX 可出现中毒性肝损害,出现转氨酶升高等。还有报道 NTX 可诱发情绪障碍,如心境恶劣、抑郁状态等。

NTX 的治疗程序:纳曲酮治疗前,阿片类药物成瘾者必须进行充分的脱瘾治疗,催瘾实验阳性者不能开始 NTX 治疗。开始 NTX 治疗时应缓慢加药,开始时给予 25 mg,观察 1 小时,如确定无戒断症状,再加 25 mg,即给足首日治疗量 50 mg。巩固治疗剂量以 50 mg/d 开始,已能起到阻断阿片激动的作用,每周一至周五间,每日服 50 mg,每逢周六服 100 mg。另一种巩固治疗方法是每隔日给药 100 mg 或每 3 日给药 150 mg。据研究,给药间隔时间越长,阻断作用越轻。近年国外的给药方案为每周一和周三各服 100 mg,周五服 150 mg。

（3）美沙酮维持治疗：人工合成阿片类药物如美沙酮、长效美沙酮等作用时间长、无明显欣快作用，依赖潜力较低，长期使用这类药物可降低对非法药物如海洛因的需求，可改善工作能力，降低非法药物使用导致的违法犯罪，减少 HIV 传播等。

2. **心理社会康复治疗**　阿片类药物依赖是生物、心理、社会等因素综合作用所致，依赖后导致一系列心理行为问题和人格改变，影响了家庭社会功能，多种因素均可导致复发。药物依赖的康复是一个从开始放弃使用药物，通过改变自身和人际间的行为模式，最终保持稳定戒断的漫长过程，主要采用以下心理社会康复治疗。

（1）治疗社区：治疗社区（therapeutic community，TC）是一长期住院治疗模式，主要针对较严重的海洛因依赖者。在 TC 中，主要是居住成员自己管理自己，TC 以家庭的形式进行集体生活，各成员均分担不同的角色，强调严格的等级制度，奖罚分明。TC 的目标是协助个人通过集体生活而自我成长起来，改变以往的生活模式。通过各种治疗程序来修正自己的人格问题，改善人际关系，树立对自己行为负责的观点，成员通常应在 TC 中居住 6～12 个月以上的时间。在 TC 中，他们将接受各种辅导，如心理、职业、教育、家庭辅导等，学习各种知识，接受各种技能训练，在 TC 中实现从新社会化，彻底戒断毒品。

（2）认知行为治疗：认知治疗是由 Beck 等最初发展用于抑郁和焦虑治疗的，经修改用于物质滥用的治疗。其理论基础是通过识别并改变患者不合理的认知，来减少或消除不良的情绪或行为（如药物滥用）。对药物依赖者进行认知行为治疗的主要目的在于改变导致药物滥用者适应不良行为的认知过程；对导致药物使用的一系列事件进行干预；帮助患者有效地应付对药物的心理渴求；促进发展不滥用药物的行为和社会技能。

（3）预防复发训练：预防复发训练（relapse prevention）中最常见的模式是从 Marlatt 等应用认知行为技术发展起来的，目的是帮助患者加强自我控制来避免物质依赖的复发。预防复发技术包括：帮助患者识别促发心理渴求的情绪和环境因素；帮助发展和训练应付内外应激以及复发高危情景的方法；探讨导致药物使用的决定过程并帮助患者改变扭曲的认知；帮助患者从偶尔短暂的复发中了解导致复发的因素，发展有效的早期干预的方法；帮助患者发展应付负性情绪的方法，发展社会支持网络；帮助患者建立健康的生活方式等。

预防复吸的原则是明确每人的高危情境；学习应付高危情境的技能；学习放松和应激处理技能；思考成瘾活动短期和长期后果；如果发生偶吸，该采取什么行动；通过训练控制行为；学会观察渴求而不是付诸行动；检验自己的生活方式，发展替代性成瘾行为；建立复吸警报系统，及时发现复吸的危险信号。

（4）动机强化治疗：动机强化治疗（motivational enhancement therapy）是以认知行为治疗、就诊者中心治疗、系统论和社会心理劝说技巧为基础。治疗者运用投情和积极的倾听，讨论患者有关赞成或反对药物滥用的观点，明确患者的治疗目的；探讨要达到这些目的有关的矛盾等，达到帮助患者加强治疗动机的目的。动机强化治疗的主要技巧是促动性交谈（motivational interviewing，MI），其原则是表达通情、发现差距、避免争论、化解阻力和支持自信等。主要技术要点为开放式提问、主动性倾听、找到切入点、支持肯定和进行小结。

（5）行为治疗：行为治疗是通过应用行为医学的某些理论，如经典条件反射、学习理论、强化作用、操作条件反射等，帮助患者消除或建立某种行为，从而达到治疗的目的。

1）操作行为疗法：通过奖励患者出现所期望的行为（如表现出依从于治疗）和惩罚患者所表现的不期望的行为（如与复发有关的行为），来达到消除成瘾行为的目的。如用代币奖励尿检结果阴性者，代币可用来交换一定的物品（如电影票），或者通过家庭成员或同伴的强化，即"社区强化"，来促使患者戒断。

2）奖罚性处理：是一种以合约的奖励或惩罚条件，来奖励药物戒断或惩罚与使用药物有关的行为。对使用毒品的惩罚包括法庭的传票、对雇主或家庭成员的罚款通知单等。条件性处理应定期随机进行有关滥用药物的尿监测，如果惩罚的条件是以配偶、雇主等他人来承担，首先应与患者签订书面的合同。

3）线索暴露治疗：它基于巴甫洛夫的条件反射消退模式，将患者暴露于引发药物渴求而又防止其真正使用药物的环境中，这样反复经历与药物有关的强化来消除对药物的渴求。线索暴露可配合放松技术、拒绝药物训练来促进条件反射性对药物渴求的消退。它可作为预防复发训练的一个内容。

4）心理动力学治疗：主要目的是帮助患者领悟潜在的心理冲突，寻求健康的方式来达到希望和目的，摆脱用成瘾药物满足愿望和需求的方式。

（6）小组治疗：将药物滥用者组成治疗小组，在心理治疗者的引导、启发与帮助下，定期集会，采用各种心理治疗技术，促进药物依赖者保持戒断和康复。集体心理治疗具有如下优势，如可通过成员之间的交流与交往，产生一种共同归属感，能相互理解、认同和接受。这对于战胜因药物滥用而引起的孤独、羞耻、内疚等情感有重要的作用；有利于理解药物滥用对他们生活的影响，加强对自己和他人的情感和反应的理解，学习更健康地交流他们的需要和情感等，增进人际沟通能力。集体也可提供积极的同伴压力，提供社会支持，树立乐观和希望，互相交流学习成功信息和经验；集体可提供模范作用，根据来自集体的信息反馈来调整自己的情绪和修正自己适应不良的行为，促进患者行成健康的行为方式。定期参加集体治疗可使治疗者和其他成员注意到早期复发的症状，并采取相应的措施。

小组治疗的规模为 8～12 人/组，治疗频率为 2 次/周，1 小时/次。辅导员的功能为组织、引导、维持小组。小组技术为保持安全环境、保密、鼓励积极交流、做好联络工作、帮助成员保持在"此时此刻"。小组规则为非评判性接受他人、愿意暴露自我、所有成员参与、尊重隐私、认识小组的重要性、寻求小组支持、尊重他人、愿意接受反馈。

（7）家庭治疗：家庭治疗的各种理论取向包括结构的、心理动力的、系统的、行为的等途径。家庭治疗在脱瘾一段时间后开始进行，它涉及对核心家庭成员、成瘾者的配偶（婚姻治疗）、同胞兄妹、所有家庭成员或主要社会支持人员。治疗者指导他们如何面对成瘾者以帮助他们康复，包括鼓励家庭支持成瘾者操守，向家人提供成瘾者有关药物的态度，要求家人督促成瘾者参加治疗或自助集体，支持成瘾者适应社会和工作；指导他们如何保持婚姻关系和相互交流，如何解决分歧，改善人际关系，如何与药物滥用的同伴接触等。家庭治疗是治疗青少年药物滥用的有效方法之一。

多维度家庭治疗（multidimensional family therapy，MDFT）为 1987 年由美国 Howard

博士等创立,主要针对物质滥用青少年。MDFT 已形成了一整套完整的理论、干预原则、干预策略和干预方法,并有具体治疗及培训手册。MDFT 以发展心理学和发展病理学为理论基础,从多个方面进行干预,促进青少年的各方面功能的正常发展,减少药物滥用和其他行为问题。多维度家庭治疗的疗程一般为 5 个月左右,分 3 个阶段。治疗最初 1 个月的目标是与青少年、父母及家庭外系统建立良好的合作关系,对青少年药物滥用进行综合性多维度评估,了解青少年药物滥用、家庭环境和社会生活环境等情况。第二阶段 2～3 个月,以解决问题为主,促进青少年各方面功能的恢复,帮助青少年学习交流技能、应对应激,提供就业训练等;帮助父母学习如何面对和帮助吸毒者,改善家庭关系,同时与学校、社区、司法系统等合作一起帮助吸毒者远离异常发展的道路。第三阶段约 1 个月,主要是强化在治疗中学习的观点、技能和行为生活方式,为现实生活作准备。MDFT 可有效改善青少年药物滥用和其他行为问题,提高学业和改善家庭功能,MDFT 在美国已得到广泛认可,美国药物滥用研究所(National Institute of Drug Abuse,NIDA)已把 MDFT 作为现代科学有效的治疗方法进行推广应用。

(8) 生活技能训练:生活技能(life skills)是指一个人有效地应付日常生活中的需求和挑战的能力。许多青少年开始使用药物和继续使用药物与生活技能缺乏有关,对青少年提供生活技能训练可预防青少年使用药物和预防复发。其内容有认识毒品、提高自信自尊、善用闲暇时间、应付不良情绪和压力、拒绝诱惑、如何说"不"、找出对你最重要的东西、如何交朋友等,对药物依赖者的预防复吸、帮助其形成健康的生活方式、适应社会有积极意义。

生活技能训练的辅导员是作为激发者和组织者,而非指导者。训练的形式以小组活动为主,内容灵活多样,以训练对象的需求为中心。生活技能训练强调小组参与性和强调重复和强化。生活技能训练的方法丰富多样。例如讲解、示范、使用辅助材料、讨论、头脑风暴、问题树、反馈强化,游戏如姓名解释、聚类、鞋子、破冰活动等。各种小组活动及家庭练习。其他如娱乐活动、体育活动、体能锻炼;放松训练、冥想等。

(9) 自助小组:NA(匿名戒毒协会)类似于 AA(匿名者戒酒协会)的 12 步程序,为康复期的药物滥用者提供定期集会的场所;为他们提供重要的支持,通过集体的力量帮助患者从依赖的药物中自拔出来。NA 为那些前吸毒者和希望戒毒的人员提供集会场所,在同伴的帮助下,他们能相互支持和鼓励戒毒,并劝导其他人不要染上滥用药物的恶习。这种组织不仅为寻求治疗的人提供了动力,而且为前吸毒者进行重新整合提供支持。定期参加这些自助组织,接受同伴的支持,以药物滥用对自己的危害,戒断后健康生活的益处,来反复提醒或鼓励自己,接受避免复发的建议等,保持操守和良好的社会功能。

(10) 善后服务:善后服务(aftercare)是康复程序的一个组成部分,指在初步的治疗和康复后,继续对患者进行各种心理社会干预,促进患者继续康复,保持和巩固所取得的疗效。在实施过程中,其治疗的时间、地点、治疗的种类及治疗者都各自不同。一般是在门诊、中途宿舍或在开放的康复医院进行,善后服务的时间有的固定在 3 个月、6 个月或 12 个月,有的治疗时间较灵活。善后服务包括集体治疗或家庭治疗,心理咨询,个别心理治疗,参加各种自助组织等方式单独或联合进行,提供善后服务的可能是心理学家或社会工作者。

（三）回归社会

阿片类药物依赖者长期脱离主流社会，需要改变既往生活模式、重新回归社会，才能保持长期戒断。回归社会的内容包括心理行为矫正、重塑健康人格、脱离吸毒环境、重建健康家庭关系和健康生活方式、从事正当职业等。回归社会的原则是需要社会各部门的密切配合、改善吸毒者的生活环境、正确对待吸毒者、对吸毒者进行危机干预、吸毒者心理技能的训练以及解决后顾之忧等。

总之，药物依赖的康复是一个长期的过程，可能需要反复多次的治疗。药物脱毒治疗只是整个治疗的第一步，必须进行后期的心理社会康复治疗。药物依赖是一种复杂的疾病，应采取综合性治疗方法，应针对不同的依赖者的特点，采取不同的治疗方法，满足患者的不同需求，如采用药物治疗与心理治疗、行为治疗相结合，或以心理治疗和行为治疗为主。在治疗过程中应定期评估治疗效果，根据治疗对象的需求和问题不断调整治疗计划和治疗方法。治疗时间对药物依赖者的治疗成功非常关键，小于 3 个月的治疗效果很有限，应尽量延长治疗时间；父母和家庭在青少年药物依赖治疗中起重要的作用，应发挥父母和家庭在治疗中的积极作用。心理咨询和其他行为治疗在青少年药物治疗中起着重要作用，家庭治疗和行为治疗是药物依赖治疗的主要手段。药物依赖者合并其他躯体精神疾病者较多，应同时治疗药物滥用和共患的其他精神和躯体疾病。

（赵　敏）

参 考 文 献

［1］张锐敏. 海洛因等阿片类物质依赖的临床与治疗［M］. 太原：山西科学技术出版社，1999.

［2］Sadock BJ, Sadock VA. Kaplan and Sadock's Synopsis of Psychiatry：Behavioral Sciences/Clinical Psychiatry［M］. 9th edition. Baltimore：Williams & Wilkins Publishers，2002.

［3］Sindelar JL, Fiellin DA. Innovations in treatment for drug abuse：solutions to a public health problem［J］. Annu Rev Public Health, 2001，22：249～272.

［4］Sorensen JL, Midkiff EE. Bridging the gap between research and drug abuse treatment［J］. J Psychoactive Drugs, 2000，32(4)：379～382.

［5］Compton WM, Cottler LB, Jacobs JL, et al. The role of psychiatric disorders in predicting drug dependence treatment outcomes［J］. Am J Psychiatry, 2003，160(5)：890～895.

［6］NIDA/NIH monograph. Principles of Drug Addiction Treatment：a research‐Based Guide［M］. NIH Publication No. 99～4180，1999.

［7］殷彬，陈中献. 鸦片类毒瘾及并发症的诊治［M］. 汕头：汕头大学出版社，2000.

第二节　苯丙胺类兴奋剂

苯丙胺类兴奋剂（amphetamine type stimulants，ATS）是一组具有类似化学结构的中枢神经系统兴奋剂,包括苯丙胺(amphetamine)、甲基苯丙胺(methamphetamine,MA,俗称冰毒)、3,4-亚甲基二氧基甲基苯丙胺(MDMA,俗称摇头丸)等。苯丙胺类兴奋剂具有药物依赖性、中枢神经兴奋、致幻、食欲抑制和拟交感效应等药理、毒理学特性。同海洛因、可卡因等传统毒品相比,苯丙胺类兴奋剂具有精神依赖性强、认知功能损害明显等特点。近年国际和国内大中城市的滥用情况十分严峻。2011年联合国世界毒品报道显示,全球15~64岁人群中有3.3%~6.1%吸毒者(1.5亿~2.7亿),苯丙胺类兴奋剂(包括苯丙胺类物质、摇头丸等类似物)年度流行率为0.13%~1.3%,是次于大麻最流行的毒品。既往我国以海洛因为主要滥用物质,但近年来我国ATS滥用比例逐年增高,2009年底,公安系统登记的吸毒人数140多万,其中30%为ATS滥用者。联合国毒品和犯罪问题办事处(UNODC)对全球各个国家和地区调查显示,在全球有3 000多万人滥用ATS,滥用人群更趋低龄化、女性化。我国非法使用ATS的问题也日益严重,临床上因ATS的滥用而导致各种生理、心理及精神障碍者屡见报道。ATS滥用不仅给个人生理及心理带来极大痛苦,而且给家庭及社会带来沉重负担。

根据苯丙胺类兴奋剂化学结构不同及药理、毒理学特性可分为四类:① 以中枢神经系统兴奋作用为主的兴奋型苯丙胺类,代表药有苯丙胺(俗称提神丸、疲倦丸、大力丸)、甲基苯丙胺(冰毒、"溜冰")、卡西酮和哌甲酯等。② 具有导致用药者产生幻觉作用的致幻型苯丙胺类,代表药有二甲氧甲苯丙胺(DOM)、溴基二甲氧苯丙胺(DOB)和麦司卡林等。③ 具有抑制食欲作用的抑制食欲型苯丙胺类,包括苯甲吗啉、苯二甲吗啉、二乙胺苯丙酮、芬氟拉明及右旋芬氟拉明等。④ 兼具兴奋和致幻作用的混合型苯丙胺类,包括亚甲二氧基甲基苯丙胺(MDMA,摇头丸、迷魂丸、狂欢丸)和亚甲二氧基乙基苯丙胺(MDEA)等。目前国内黑市购买到的此类毒品多为苯丙胺类兴奋剂的混合剂。

一、苯丙胺类物质的药理作用与病理基础

苯丙胺类兴奋剂与儿茶酚胺递质结构相似,其进入血液后迅速在体内分布并极易通过血脑屏障进入脑组织,口服、静注、烟吸均能进入脑内发挥强烈的中枢兴奋作用。以苯丙胺为代表的苯丙胺类兴奋剂具有相似的化学结构和药理作用,其毒性作用实际上是药理学作用的加剧。其主要药理、毒理学作用有以下几方面。

(一)对中枢神经系统的影响

苯丙胺类兴奋剂具有强烈的中枢神经兴奋作用和致欣快作用。研究表明,它们大多主要作用于儿茶酚胺神经细胞的突触前膜,通过促进突触前膜内神经递质(如去甲肾上腺素、多巴胺和5-HT等)的释放、阻止递质再摄取、抑制单胺氧化酶(MAO)的活性而间接发挥药理或毒性作用。

1. **去甲肾上腺素受体系统**　苯丙胺类兴奋剂的化学结构与儿茶酚胺类似,可促使去甲肾上腺素释放及抑制其再摄取,从而增加其作用强度和作用时间,造成中枢神经的兴奋作用。

2. **多巴胺受体系统**　苯丙胺类兴奋剂可直接或间接作用于多巴胺系统,引起多巴胺释

放、抑制多巴胺降解酶(单胺氧化酶 MAO)及促使神经细胞内的小泡释放神经递质,造成突触间隙内多巴胺浓度上升,使得多巴胺神经细胞的活性增强,从而产生兴奋、欣快、刻板行为、行为敏感及成瘾等表现。长期大剂量滥用时,由于堆积于神经末梢的多巴胺缺乏相应的转化酶,破坏多巴胺神经末梢,及神经细胞内的小泡神经递质耗竭,导致精神症状及慢性神经系统损害。有研究发现,滥用冰毒可导致大脑纹状体内多巴胺含量长时间减少,酪氨酸羟化酶活性下降,多巴胺的再摄取被抑制,并认为冰毒所致的多巴胺神经毒性与大脑特定区域能量代谢的紊乱有密切关系。

3. 5-羟色胺受体系统 苯丙胺类兴奋剂对 5-HT 的回收产生抑制作用,造成血清素等神经递质的急速消耗,使滥用者出现抑郁、焦虑、注意力不集中、记忆障碍及睡眠障碍等症状。长期滥用将导致 5-HT 能系统发生退化和消失,产生严重脑功能损害。

4. 谷氨酸受体系统 越来越多的研究证据表明,谷氨酸神经传导系统在苯丙胺类兴奋剂致病过程中起主要的作用。长期给予苯丙胺可以调控 NMDA 受体的表现,而这种改变可能是苯丙胺造成慢性神经损害的致病机制之一。

(二) 对周围神经系统的影响

苯丙胺类兴奋剂刺激交感神经 α 及 β 受体从而对外周交感神经产生拟交感兴奋作用。对心血管系统产生兴奋作用可使血压增高、心率加快等;肌肉过度兴奋与收缩所致的外周性产热导致体温升高,甚至恶性高热;作用于瞳孔括约肌,可使瞳孔扩大等。

(三) 其他作用

苯丙胺类兴奋剂刺激延髓呼吸中枢,使呼吸频率和呼吸深度增加;抑制摄食中枢,导致食欲下降。另外,研究还发现苯丙胺类兴奋剂具有免疫损伤作用,并被认为可能直接或间接参与 HIV 感染及发病的病理过程。

二、苯丙胺类物质的成瘾机制

苯丙胺类兴奋剂的犒赏作用和成瘾性与中脑边缘系统(犒赏中枢)的多巴胺通路相关,使用钙离子通道阻滞剂伊拉地平(isradipine)可以阻滞该通路,降低苯丙胺的精神兴奋作用,并能明显减少由苯丙胺类兴奋剂所致的主观正性体验和渴求。大量动物实验和流行病学研究表明,苯丙胺类兴奋剂具有很强的正性强化作用,其特点是即使偶尔或一次单剂量使用即可产生"急性强化效应"(acute reinforcing actions),注射使用后很快出现思维活跃、精力充沛、能力增强感等,并体验到难以言表的快感,即称为腾云驾雾感(flash)或全身电流般传导的快感(rush),这与苯丙胺促进多巴胺、去甲肾上腺素释放并由此导致欣快、增加精力和提高社交能力的毒理学作用有关,因此滥用潜力很大。使用数小时后,滥用者出现全身乏力、精神压抑、倦怠沮丧而进入所谓的沮丧期(amphetamines blues),以上的正性和负性体验期使得滥用者陷入反复使用的恶性循环中,这也是形成精神依赖的重要原因之一。

三、临床表现

苯丙胺类物质滥用的主要临床表现为强迫性用药行为及药物滥用导致的一系列躯体损

害及精神障碍。苯丙胺类兴奋剂的滥用方式有注射、口吸、鼻吸或口服。

（一）戒断症状

苯丙胺类兴奋剂的戒断症状表现与使用方式、频率等有关。突然停用苯丙胺类兴奋剂后其躯体戒断症状和体征通常不是很明显，许多人误认为苯丙胺类兴奋剂无成瘾性，从而尝试使用苯丙胺类兴奋剂并导致滥用和依赖。事实上，往往第一次使用苯丙胺类兴奋剂就可使人体验到"欣快感"，使用数日或数次后就会形成强迫性用药行为及成瘾。研究显示，大多数滥用者在平均滥用 9~12 日或 8~12 次后就会出现强迫性觅药行为，若断续服用就会感到躯体不适或出现戒断症状，说明苯丙胺类兴奋剂具有很强的成瘾性。苯丙胺类兴奋剂依赖者停用后的戒断症状主要表现为用药渴求、焦虑、全身倦怠感、情绪低落或抑郁、失眠或睡眠增多、精神运动性迟滞、激越行为等，其中快感缺失是苯丙胺类兴奋剂戒断的核心症状。但这些戒断症状主要表现在精神和行为方面，躯体反应相对较弱。从停止使用苯丙胺类兴奋剂后的病程发展看，戒断大致可分为早、中、晚 3 个阶段。

1. **早期戒断阶段**　早期戒断阶段（early withdrawal phase）又称"崩溃阶段"（crash phase），在停用滥用药物后出现，与药物滥用导致的相关神经递质耗竭有关，此阶段又可分为 3 个时期。早期"崩溃阶段"指继滥用药物出现的极度兴奋之后出现的阶段，主要表现为抑郁、焦虑不安、筋疲力尽和强烈的药物渴求感，这种状态一般发生在娱乐集会结束时。此后进入中期"崩溃阶段"，主要表现为对药物的强烈渴求，对药物的渴求替代了疲乏、抑郁等症状，此时滥用者可能用饮酒、苯二氮䓬类镇静催眠药或阿片类以帮助睡眠；晚期"崩溃阶段"主要表现为极度困倦和呈嗜睡状态，此期常伴食欲亢进。

2. **中期戒断阶段**　在"崩溃阶段"后，如果滥用者保持戒断状态，未继续使用成瘾药物，便进入与苯丙胺类兴奋剂药理作用相反症状的中期戒断阶段（intermedial withdrawal phase）。症状包括对周围事物丧失兴趣，快感缺失等，这些症状在"崩溃阶段"后 12~96 小时最为严重，滥用者这时很容易重新进入新一轮药物滥用循环，再次滥用药物。

3. **晚期戒断阶段**　晚期戒断阶段（late withdrawal phase）指戒断症状逐步衰减的时期，此时可出现短暂的药物渴求及其他条件反应，如果此期能够保持操守不再使用，复吸的可能性会降低。

（二）急性中毒

一次大剂量或持续使用苯丙胺类兴奋剂可导致急性中毒，表现为意识障碍、谵妄、精神运动性兴奋状态。躯体表现主要为交感神经系统兴奋症状，如血压升高、脉搏加快或减慢、头痛、恶心、呕吐、出汗、口渴、发热、瞳孔扩大、睡眠障碍等。部分使用者可出现咬牙、共济失调、刻板动作。严重者出现心律失常、惊厥、循环衰竭、出血或凝血功能障碍、昏迷甚至死亡。

苯丙胺类兴奋剂中毒时除上述躯体障碍表现外，尚有一部分人表现为突出的精神病性症状，如活动增多，言语增加，自我感觉良好，易激惹，坐立不安，焦虑恐惧，情绪紧张及不稳定，思维散漫；并出现幻觉和妄想，如感到皮肤有虫蚁爬行，听到侮辱性及恐吓性声音，有被人追杀、迫害等妄想体验。言语含糊不清，行为上可出现冲动、伤人、自伤行为。清醒后不能完全回忆。这类案例在司法精神病鉴定中经常遇及。举例如下。

病例

某男性,40 岁,无业。案发前 4 年吸食海洛因,后经戒毒中心治疗,停吸海洛因。2004年 1 月某晚,该例在某休闲中心为自己举办庆祝生日晚会,邀请男女朋友各一人参加,当时看到大家兴致高涨,气氛良好,就吸食了大量摇头丸及冰毒,大家继续尽兴欢乐。该例斜倚在沙发上片刻,突然间跳起来拿起桌上的水果刀乱刺人,从包房内窜到走廊,见人就刺。结果造成所邀 2 人及 1 名服务员当场死亡,并多人受伤。受拘后尿液检出甲基苯丙胺成分。

司法鉴定时自述当时情景:"当时人兴奋了,轻飘飘,不停摇头。后来出现幻觉,很厉害,感到房间里的人都要来打我,很害怕,报警,不知打了多少次(经查打过 4 次,均未说话),看到他们很凶,要害我,瞪着眼睛,个个都要跑过来打我。有人咳嗽,打暗号,都在监视着我。还听到声音说'打他,搞死他'。皮肤上如虫爬似的不适,以为是他们在害我。于是我就只能反抗,用刀看见人就乱刺。"但回忆不完整,自述像做梦一样,抓获后就清醒了,表示后悔。

(三) 慢性中毒

苯丙胺类兴奋剂具有神经毒性作用,长期大量滥用对神经系统造成损害,破坏多巴胺神经末梢及肾上腺素能神经,使长期滥用者常会出现肌腱反射亢进、运动困难和步态不稳等。长期滥用还可导致厌食和长期消耗,体重下降是长期滥用者的一个明显标志。长期滥用还对精神活动造成影响,伴有注意力和记忆力等认知功能障碍。此外,长期滥用者还可出现磨牙动作、口腔黏膜损伤和溃疡、较多躯体不适主诉等。典型的慢性中毒症状有幻觉、偏执观念、妄想,具体分述如下。

1. **精神障碍** 苯丙胺类兴奋剂的神经毒性作用及对中枢神经系统的损害,可影响心理及精神状态。长期滥用或突然增大剂量使用苯丙胺类兴奋剂很容易导致精神障碍,主要表现为意识清晰状态下出现幻觉(以幻听多见)、妄想(被害妄想、关系妄想多见)等感知、思维障碍。由于患者对症状缺乏自知力,在精神症状的影响下可出现明显的攻击行为,睡眠剥夺也使精神症状进一步恶化。

2. **认知障碍** 苯丙胺类兴奋剂对认知功能的急性和长期影响也引起了研究者的关注,已有研究发现苯丙胺类药物会引起认知功能损害,尤其在学习和记忆方面。它对人类记忆、执行功能,特别是抑制及计划都有损伤,并且导致大脑特定部位,特别是额叶、海马、边缘系统灰质、胼胝体结构改变,EEG 有较多慢波活动,并且这些结构和功能的改变与认知功能相关。因此患者表情意志减退、懒散、整日无所事事、情感淡漠、无所谓样。但是,有研究显示在苯丙胺类物质长期戒断(超过 1 年)后执行功能损伤能够部分恢复,特定脑区体积也有增加。

四、诊断

苯丙胺类兴奋剂滥用相关障碍的诊断需结合药物滥用史、临床检查和实验室检查资料进行综合判断,并需经尿、血液或毛发的确诊实验进行诊断。

(一) 诊断标准

在 CCMD - 3(中国精神障碍分类与诊断标准)、ICD - 10(国际疾病分类)和 DSM - Ⅳ

(美国精神疾病诊断与统计手册第四版)等诊断系统中对物质使用障碍相关诊断作了严格的规定,可参照这些诊断标准进行诊断。

1. CCMD-3与ICD-10诊断要点 CCMD-3与ICD-10有关苯丙胺类兴奋剂滥用障碍诊断标准相似,主要诊断要点如下。

(1) 苯丙胺类兴奋剂滥用史:非医疗目的使用苯丙胺类兴奋剂。

(2) 苯丙胺类兴奋剂所致依赖证据:① 强制性和持续性地使用苯丙胺类兴奋剂。② 形成对于苯丙胺类兴奋剂的耐受。③ 停药后出现戒断症状。④ 由于使用苯丙胺类兴奋剂已对个体或社会造成危害。

(3) 苯丙胺类兴奋剂戒断症状:长期且大量使用苯丙胺类兴奋剂,在停用(或减少)用量后数小时至数日内出现焦虑情绪和疲乏、失眠或睡眠增多及精神运动性迟滞或激越等。

(4) 苯丙胺类兴奋剂中毒:使用苯丙胺类兴奋剂后出现精神或行为异常,如:欣快、焦虑、紧张、出汗、呕吐、刻板动作等中毒症状。

(5) 中毒谵妄:苯丙胺中毒过程中出现意识不清,记忆缺陷和定向力障碍,这些异常现象在一日中可有波动。

(6) 苯丙胺类兴奋剂引起的精神病:意识清楚时,在自知力缺失的情况下,使用苯丙胺类兴奋剂后出现幻觉或妄想等精神症状。

(7) 注意点:除参照以上诊断标准外,诊断时还应注意以下几点:① 末次使用苯丙胺类药物48小时内的尿毒品检测结果。② 病史、滥用药物史及有无与之相关的躯体并发症,如病毒性肝炎、结核等,还应注意有无精神障碍、人格障碍等心理社会功能的障碍。③ 患者的一般情况、生命体征、意识状况,有无注射痕迹、有无相关的精神症状。④ 性病、艾滋病和病毒性肝炎等传染病的检测结果等。

2. DSM-Ⅳ诊断标准 苯丙胺类兴奋剂使用障碍包括苯丙胺类兴奋剂依赖、苯丙胺类兴奋剂滥用、苯丙胺类兴奋剂所致障碍的诊断。

(1) 苯丙胺类兴奋剂依赖:一种导致临床意义的损害或苦恼得难以自行调节的物质使用模式,其表现至少有以下3条发生于12个月内的任何时间。

1) 耐受性:指以下两种情况之一:为达到所期待的效应,需要显著地增加苯丙胺类兴奋剂的使用剂量;如果继续使用相同剂量,则效应显著减低。

2) 戒断症状:表现为① 有苯丙胺类兴奋剂特征性戒断综合征。② 可使用类似物质来缓解或避免戒断症状。

3) 使用苯丙胺类兴奋剂的量或时间常常超过自己的预先计划。

4) 长期希望或经过多次努力减少或控制使用苯丙胺类兴奋剂,但屡次不成功。

5) 花大量时间去获取或使用苯丙胺类兴奋剂、需要较长时间从苯丙胺类兴奋剂的效应中恢复过来。

6) 因使用苯丙胺类兴奋剂而放弃或减少了很多重要的社交、职业和娱乐活动。

7) 尽管已经认识到,使用苯丙胺类兴奋剂可能引起持续或反复出现的心理或生理问题或使这些问题加重,但仍然继续使用。

（2）苯丙胺类兴奋剂滥用：引起有临床意义的损害或苦恼得难以自行调节的使用模式，表现为在既往 12 个月内存在以下 1 条或 1 条以上表现。

1）反复使用苯丙胺类兴奋剂导致不能完成正常工作、不能履行家庭和学校中应该承担的责任（如因使用苯丙胺类兴奋剂而反复矿工或工作表现不良，旷课、中止学业或被学校开除，疏于照顾孩子或家务）。

2）在可能对自身造成伤害的情形下反复使用苯丙胺类兴奋剂（如在苯丙胺类兴奋剂引起功能障碍的情形下从事驾驶或机械操作）。

3）反复因使用药物而引发的一些法律问题（如因苯丙胺类兴奋剂相关行为问题而被拘留）。

4）尽管因使用苯丙胺类兴奋剂而引起持续或反复出现的社交或人际关系问题，或使已经存在的这些问题加重，但仍继续使用苯丙胺类兴奋剂。

同时，症状不符合苯丙胺类兴奋剂依赖的诊断标准。

（3）苯丙胺类兴奋剂所致障碍：包括苯丙胺类兴奋剂中毒、苯丙胺类兴奋剂戒断、苯丙胺类兴奋剂中毒谵妄及苯丙胺类兴奋剂引起的精神病性障碍。

1）苯丙胺类兴奋剂中毒：同时符合以下 4 个条目：① 近期使用过苯丙胺类兴奋剂。② 在使用苯丙胺类兴奋剂期间或使用后不久发生具有临床意义的适应不良行为或心理改变，如欣快或情感迟钝；社交能力改变；过度警觉；对人际关系过度敏感、焦虑、紧张、愤怒、刻板行为、判断力障碍、社交或职业功能损害等。③ 在使用苯丙胺类兴奋剂期间或使用后不久出现以下 2 项或 2 项以上症状或体征：心动过速或心动过缓、瞳孔扩大、血压升高或降低、出汗或畏寒、恶心或呕吐、体重减轻、精神运动性激越或迟滞、肌力减弱、呼吸抑制、胸痛或心律失常、意识朦胧、运动障碍、肌张力障碍或昏迷。④ 以上症状不是由其他疾病引起，也不能用其他精神障碍来解释。

2）苯丙胺类兴奋剂戒断：同时符合以下 4 个条目：① 在长期且大量使用苯丙胺类兴奋剂后停止（或减少）用量。② 在条目①发生后数小时至数日内出现以下两项或两项以上改变：疲乏、生动而令人不愉快的梦、失眠或睡眠增多、食欲增加、精神运动性迟钝或激越。③ 条目②中的症状引起有临床意义的苦恼或社交、职业或其他重要功能的损害。④ 以上症状不是由其他疾病引起，也不能用其他精神障碍来解释。

3）苯丙胺类兴奋剂中毒谵妄：符合以下 4 个条目。① 意识不清（即对环境领悟的清晰度减低），伴有注意的集中、维持或转移能力减低。② 认知改变如记忆缺陷、定向不良、言语困难或发生知觉异常，不能用原先存在或正在进展的痴呆来解释。③ 症状在短时期（一般几小时或几日）内发展起来，并且在一日内有波动趋势。④ 从病史、躯体检查或实验室检查的证据能表明（a）或（b）[（a）①和②的症状发生于苯丙胺中毒过程中。（b）苯丙胺使用是出现这些症状的病因]。

4）苯丙胺类兴奋剂引起的精神病性障碍：符合以下 4 个条目。① 突出的幻觉或妄想（注：不包括患者自知是苯丙胺类兴奋剂引起的幻觉）。② 从病史、躯体检查或实验室检查有证据表明（a）或（b）[（a）幻觉或妄想症状发生于苯丙胺类兴奋剂中毒或戒断时。（b）苯丙胺类兴奋剂使用和出现的障碍在病因上有联系]。③ 不能用苯丙胺类兴奋剂引起的精神障碍来解释。以下情况提示,精神障碍可能不是由苯丙胺所致:用药前已有症状;症状在急性戒断或严重中毒后仍持续存在相当长时间(例如,约 1 个月);症状难以从药物类型、用量、持续时间加以解释;其他证据能提示存在独立的非苯丙胺类引起的精神病性障碍(例如,病史中有反复发生的与用药无关的发作)。④ 障碍不仅出现于谵妄病程中。

五、鉴别诊断

(一) 精神分裂症

苯丙胺类兴奋剂所致精神障碍中的大部分阳性症状与精神分裂症的临床表现很难从症状上鉴别,需要考虑整个病史、治疗后随访才能做出诊断。苯丙胺类兴奋剂所致精神障碍一般病程较短,通过治疗大部分患者的精神症状在 10 日内逐渐缓解消失,大约 1/3 的患者精神症状持续时间超过 1 个月,约 28% 的患者精神症状持续时间超过 3 个月。对于精神症状长期持续存在者,到底属于苯丙胺类兴奋剂诱发的精神分裂症或是由苯丙胺类兴奋剂造成的持久损害表现所致,目前仍有各种不同的观点。

(二) 情感性精神障碍

长期且大量使用苯丙胺类兴奋剂,在停用(或减少)用量后数小时至数日内出现焦虑情绪和疲乏、失眠或睡眠增多及精神运动性迟滞或激越等,但这些症状是苯丙胺类兴奋剂的戒断症状和大脑 5 羟色胺系统失调或受损引起的,都继发于使用苯丙胺类兴奋剂之后,故不符合情感性精神障碍。

(三) 氯胺酮(K 粉)所致精神障碍

氯胺酮急性中毒可表现为意识清晰度下降、丰富的幻觉(以幻听、幻视为主)、兴奋躁动、抽搐、惊厥和癫痫样发作。精神障碍多表现为内容恐怖的幻听和幻视,明显的猜疑和被害妄想,情绪易激惹等类精神分裂症症状。但其症状的产生和使用氯胺酮有明显的因果关系,有吸食氯胺酮的行为,尿检氯胺酮呈阳性可鉴别。

六、治疗

苯丙胺类兴奋剂滥用/依赖是一种慢性、复发性脑疾病,其治疗是一个长期过程。目前国际上尚没有针对苯丙胺类兴奋剂滥用或依赖所特有的治疗方案。推荐采用医学、心理、社会等综合措施治疗,包括停止滥用药物,针对急慢性中毒对症治疗、同时治疗长期滥用而引起的相关问题和共患疾病问题、针对心理依赖及其他躯体、心理、社会功能损害进行康复和防复吸治疗,最终实现康复和回归社会。

(一) 急性中毒的治疗

对苯丙胺类兴奋剂急性中毒治疗,首先是保持安静的治疗环境,进行酸化尿液以促进苯丙胺类兴奋剂排泄治疗。常用的酸化尿液的药物有维生素 C,0.1 g/次,每日 3 次;氯化铵 1.0 g/次,每日 3 次;双氢磷酸钠 1~2 g/次,6 小时 1 次等。对轻、中度高血压给予普萘洛尔 (心得安)、地西泮(口服)治疗,重度高血压者给予硝酸甘油、酚妥拉明静滴控制血压。心动过速患者给予普萘洛尔、氨酰心安（口服）治疗。兴奋躁动者可使用苯二氮䓬类镇静抗焦虑药或高效价抗精神病药物治疗，一般是使用氟哌啶醇 5 mg（口服或肌注）合并罗拉西泮（口服）1~2 mg 和 1 mg 抗胆碱能药物（苄扎托品）。最近研究报道，奥氮平或齐拉西酮肌注更加有效。目前对使用苯二氮䓬类或抗精神病药物哪种治疗效果更好，看法仍不一致。

（二）急性戒断的治疗

对于苯丙胺类兴奋剂戒断症状无特殊治疗，早期治疗主要是合理饮食、调节躯体电解质平衡，并采取一些辅助药物进行对症治疗，如伴随明显激越或失眠症状的患者，可以使用一些短效的苯二氮䓬类药物。研究认为戒断症状是长期使用苯丙胺类兴奋剂造成的多巴胺功能亢进所致，有研究者采用多巴胺功能拮抗剂治疗苯丙胺类兴奋剂依赖，但疗效结果并不十分肯定。戒断后的苯丙胺类兴奋剂依赖者心理渴求很强、复发率很高，因此应进行系统的心理行为治疗来预防复发。

（三）苯丙胺类兴奋剂所致精神障碍的治疗

对于苯丙胺类兴奋剂所致精神障碍，药物治疗主要以苯二氮䓬类药物和抗精神病药物为主。在治疗前应对患者进行全面评估，包括意识状态、生命体征、精神症状、精神病史、用药史等，尽量争取患者本人的配合。如患者无明显兴奋、冲动及行为紊乱，首选苯二氮䓬类镇静药物治疗；如果出现明显兴奋激越行为，可选择抗精神病性药物，许多临床研究证实氟哌啶醇 2~5 mg 肌内注射效果比较好，但需要依病情严重程度调整剂量。由于典型抗精神病性药物易引起大量不良反应，因此推荐首选非典型抗精神病药物治疗。

一项有关苯丙胺类兴奋剂所致精神障碍治疗用药的统计研究发现，90% 以上是选择奥氮平、氯氮平、利培酮或喹硫平等非经典抗精神病药物进行治疗，使用这些药物的原理是因为其可阻断多巴胺受体。另有报道米氮平可通过阻断中枢突触前去甲肾上腺素能神经元受体，增加 NE、5-HT 的释放和传递，可有效改善苯丙胺类兴奋剂所致精神障碍患者的焦虑情绪和过度觉醒。目前的研究结果对于临床医生怎样治疗苯丙胺类兴奋剂所致精神障碍未能提供明确一致的答案，有许多问题仍不清楚，例如：当面临兴奋激越等精神症状持续存在时，如何选择苯二氮䓬类药物和抗精神病药物？使用抗精神病药物治疗急性精神障碍应该维持多长时间为好？以及出现症状复燃时的处理对策等，这些都是有待进一步研究的问题。但对于精神症状长期存在的患者，精神药物的维持治疗是必需的，但药物治疗维持多久，是否能停药，目前的报道很少。从循证医学的角度考虑，长期毒品使用后造成大脑器质性损伤是无法逆转的，那么是否说明物质依赖所致精神障碍的患者需要长期用药，有待临床医生进一步研究。

（四）苯丙胺类兴奋剂成瘾的药物治疗

目前还没有发现对苯丙胺类兴奋剂滥用/依赖明确有效的治疗药物。但研究者还是进行了有意义的探索，如通过药物治疗来重建或加强前额叶对脑边缘系统的控制作用，改善某种特殊的认知功能来减少复发，也可以借鉴美沙酮维持治疗的模式寻找苯丙胺类兴奋剂维持治疗的药物。现介绍如下。

1. 丁氨苯丙酮　丁氨苯丙酮（bupropion，安非他酮）属于抗抑郁药，具有多巴胺兴奋作用,有研究显示丁氨苯丙酮结合行为治疗对低/中度苯丙胺类兴奋剂依赖者(过去 1 个月使用日数<18 日)具有较好的疗效,丁氨苯丙酮的治疗原理是它可以减弱苯丙胺类药物渴求所引起的正性强化效果。

2. 莫达非尼　莫达非尼(modafinil)是一种非苯丙胺类兴奋剂,它可以修复苯丙胺类兴奋剂戒断所损害的体内平衡、克服疲劳、集中注意力和提高性能力,在一定程度上,为那些"工具性使用"苯丙胺类人群提供了用于维持治疗的药物。

3. 氯苯氨丁酸　氯苯氨丁酸(baclofen)作用于 GABA 类神经元,通过抑制单突触或多突触兴奋冲动而间接影响多巴胺功能,有研究用于治疗甲基苯丙胺依赖,发现疗效优于安慰剂。

4. 苯丙胺类兴奋剂疫苗　如果研制出某种抗体(疫苗)能阻碍苯丙胺类兴奋剂与脑内受体结合,就可用于苯丙胺类兴奋剂急性中毒的治疗,疫苗还可起到降低苯丙胺类兴奋剂正性强化作用而达到预防复发的目的。目前苯丙胺类兴奋剂疫苗的研发尚处于起始阶段,有研究者担心这种阻断犒赏效应的作用会使滥用者增加使用苯丙胺类兴奋剂的剂量来获得欣快感。

(五) 苯丙胺类兴奋剂所致脑损伤的治疗

苯丙胺可损伤脑部血管和神经末梢以及改变脑部化学成分,研究人员正在研发相关药物,以阻断或逆转由于滥用苯丙胺所致的脑损伤。

1. 司来吉兰(思吉宁)　司来吉兰(思吉宁)是一种选择性单胺氧化酶-B 抑制剂,抑制多巴胺的重摄取及突触前受体,可促进脑内多巴胺的功能。它的神经保护作用可以抵消苯丙胺导致的神经毒性,并能改善有关的认知损害,目前此药已用于可卡因治疗。

2. 双氢麦角碱　双氢麦角碱对多巴胺和 5-羟色胺受体有兴奋效应,对 α 肾上腺素受体有阻断效应,它能增强脑代谢功能,增加脑血流量和对氧的利用,改善甲基苯丙胺所致的认知功能损伤。

3. 自由基清除剂　维生素 E 可提高自然保护性化学物质的产生和延缓自由基造成的脑伤害过程,减轻甲基苯丙胺的神经毒性。

(六) 心理行为治疗

同其他药物依赖一样,苯丙胺类兴奋剂依赖(成瘾)是一种慢性复发性脑疾病,具有复杂的生物学、心理学与社会学病因机制,应采取躯体、心理、社会康复等综合治疗模式来治疗药物依赖导致的各种相关问题。个别(团体)认知行为治疗(cognitive behavioral treatment, CBT)、行为列联管理(contingency management,CM)及动机性促谈(motivation interview, MI)等心理行为治疗方法已经在国外被广泛应用于临床治疗中。上述干预主要是通过纠正成瘾者思维及行为模式、培训生活技能等方式,达到提高治疗依从性,保持操守的目的。尽管心理行为治疗对于患者的康复与预防复发起着非常重要的作用,但是由于药物依赖的治疗是一个长期的、复杂的过程,在临床工作中,应采用药物治疗与心理行为治疗相结合的综合措施来提高治疗效果。

七、预后及防治策略

对于苯丙胺类兴奋剂使用时间短,使用剂量小,精神症状少,人格完整,认知损害程度轻的患者预后较好;对于苯丙胺类兴奋剂使用时间长,使用剂量大,精神症状丰富,人格有缺陷,认知损害程度重的患者,由于治疗依从性差,预后不理想。

由于青少年及女性逐渐成为苯丙胺类兴奋剂滥用的主要群体,针对这些高危人群应采取相应的预防措施,进行相关宣教知识的普及、增加社会支持、树立健康的人生观等;加强对娱乐场所的监管,倡导健康的娱乐方式。针对已经成瘾的滥用者主要帮助依赖人员找出复吸的危险因素,如渴求、戒断症状、某些条件刺激、不良的社会环境及人际关系等,使他们掌握应对不良环境及心理应激的方法,同时结合药物、心理社会治疗,达到预防复吸的目的。

八、问题和探讨

(一) 关于苯丙胺类兴奋剂引起精神障碍的诊断问题

典型苯丙胺类兴奋剂引起急性精神障碍发作的诊断并不困难,只要依靠病史、临床特征及血、尿检测阳性报告即可确定诊断。经常的难点是:① 难以获得吸食苯丙胺类兴奋剂的正确信息。家属经常不了解,本人却出于害怕强制戒毒或拘留而经常否认有此行为,或者表现出尔反尔态度的情况也属常见,因此有时要向知情人调查,获得可靠信息。② 临床表现由于急性发作,迅来骤去,消失后可恢复如常,以及发作时又常伴不同程度意识障碍,因此本人常回忆不完整,如果病史缺乏和检验阴性,就难以确定诊断。发作期间如有对周围人的伤害行为,必然也会受到受害人控诉。为了确诊,收集精神病发作期间的有关证据是非常重要的。例如上例在发作期间有过拨打 110 报警行为,据查证,有过 4 次报警记录,但未讲话,证明该例有过猜疑及紧张的表现。收集诸如的证据,对确定诊断有帮助。③ 尿、血检验结果的影响。吸食苯丙胺类兴奋剂后 48 小时内尿中可验出阳性结果,是确定诊断的可靠证据。如超过此期限,诊断就有了难度。有时为了找到诊断依据,法医学常收集相当数量头发进行毒理鉴定,可以进行定量及推算吸食兴奋剂的大致日期。至于其他部位的毛发及指甲等的测试方法尚在研究中。

苯丙胺类兴奋剂急性精神病发作的持续时间可几日,大部分在 10 日之内缓解。至于超过 1~3 个月,甚至更长时间持续存在精神病性症状;或者已经停止吸食苯丙胺类兴奋剂后出现精神病性症状;或者开始的精神病性症状发作是紧挨在吸食苯丙胺类兴奋剂之后,经治疗后缓解,以后又再次发作的案例(无复吸)。这样的案例究竟如何进行诊断,是诊断苯丙胺类兴奋剂引起的精神障碍,还是精神分裂症或偏执性精神障碍,请思考如下病例。

患者,男性,32 岁,个体老板。患者 2006 年在他人诱骗下吸食冰毒,逐渐出现脾气不好,不关心家人。2007 年患者使用冰毒后出现情绪低落,莫名其妙送陌生人东西,耳闻人语等表现,曾在某医疗机构门诊治疗,服用精神科药物,症状好转。2009 年 4 月患者使用过冰毒后,向家人反映"我脑子糊涂",一会儿又称"我做了几百万的生意,我现在出门有警车开道"。家属觉其表现异常,又门诊配帕利哌酮治疗。2009 年 4 月 30 日患者突然出现不语不食,消极自伤等情况,5月1日家属无法管理送来自愿戒毒中心住院治疗。患者入院后完善各项检查,尿检甲基苯丙胺阳性,脑血管多普勒检查:脑血管痉挛,乙肝阳性,其余检查无特殊。入院后患者缄默不语,数问不答。第2日查房时,患者接触改善,引出明显的言语性幻听,被洞悉感,被害妄想和被跟踪感,情绪显低落,自知力无。给予患者服用奥氮平和帕罗西汀治疗,帕罗西汀每日20 mg,奥氮平缓慢加量至每日20 mg,14日后患者精神症状消失于2009年5月14日显效出院。患者出院后坚持门诊随访,规则服药,没有再饮酒和吸食毒品。患者病情稳定3个月后,药物逐渐减量至停药。停药3个月后,患者精神症状又反复,入院前1周出现胡言乱语,自笑,动作怪异,突然有冲动攻击行为,家属陪同于2009年12月28日第二次住进自愿戒毒中心。入院尿检阴性,磁共振检查有轻度脑萎缩。入院精神检查接触交谈合作,有明显的命令性幻听,情感协调,自知力无。经奥氮平每日10 mg,治疗4日,精神症状明显改善,家属因家中有事要求患者出院。出院后患者门诊随访,遵医嘱服药,病情稳定,药物逐渐减量。予每日2.5 mg奥氮平维持,情况稳定,患者自觉记忆及反应能力比发病时明显改善,但与正常时相比仍差。

该例医院的诊断是精神活性物质所致精神障碍。在平时精神科急诊或门诊中,经常会碰到急性发作的类精神分裂症患者,不要急于下精神分裂症的诊断,在排除器质性精神障碍后,还要鉴别精神活性物质所致精神障碍(对其进行毒品检测,询问吸毒史),才能下诊断。另外,在精神活性物质所致精神障碍的治疗中,如果精神症状消失,精神药物要维持治疗多久?精神药物是否可以停用?还需要进一步临床研究。目前还是建议第一次治疗情况稳定后可减药至停用,但停药后在没有吸毒的情况下如果精神症状反复,需重新进行药物治疗,并维持治疗更久。最后还要提醒患者,不能饮酒,因为饮酒能增加毒品复吸危险,加重脑损伤,引起精神症状的反复。

对于苯丙胺类兴奋剂所致慢性精神病状态的案例,历来有两种不同诊断认识,一种观点认为苯丙胺类兴奋剂可影响神经系统,造成神经损害,故可以导致急性和慢性精神活动改变,包括人格改变、认知缺损及精神病性障碍,停止苯丙胺类兴奋剂的继续吸食仍可持久存在精神活动改变,甚至产生复发;另一种观点认为苯丙胺类兴奋剂一次大量或持续吸食或戒断可引起急性精神病性障碍,经过短期治疗即会恢复正常,持续性病情可能为苯丙胺类兴奋剂诱发的精神分裂症,如有复发更宜考虑精神分裂症诊断。以下鉴别表5-1可供参考。

表5-1 苯丙胺类兴奋剂所致精神障碍和精神分裂症鉴别表

项目	精神障碍	精神分裂症
意识混浊	轻度	无
偏执观念	明显	存在
妄想解释	明显	存在
妄想内容	与环境有关	荒唐无稽
被动体验	主要为被影响妄想	狭义的被动体验

续表

项目	精神障碍	精神分裂症
自我意识障碍	一过性	持续性
情感淡漠	少见	有
人际沟通性	保持	有障碍
对人态度	反应灵敏	有障碍
慢性化	少见	存在
抗精神病药效应	明显	不充分
再发	有	有

苯丙胺类兴奋剂所致精神障碍与精神分裂症（或偏执性精神障碍）的鉴别，在临床精神病学并不非常重要，但在司法精神病学中却由于刑事责任能力的评定不同，可以认为是生死攸关，因此诊断时需要非常严谨。

（二）关于苯丙胺类兴奋剂引起精神障碍的法律问题

司法精神病学鉴定中对于此类病例不仅存在诊断上的困难（尤其是慢性迁延性及复发病例），而且在对作案行为（常为凶杀、伤害案件）的刑事责任能力评定常出现分歧，对于自愿吸毒所致急性精神病性发作的刑事责任能力评定可出现 3 种意见：一种认为吸用毒品是法律禁止的，是自陷行为，虽然因精神病性发作导致发生危害行为，仍主张评定完全刑事责任能力；另一种认为作案行为受到精神病性症状的直接支配，丧失辨认和控制能力，主张评定为无刑事责任能力；另一种意见认为看待这类案例的辨认和控制能力应从整体出发，其在吸毒阶段，原因是自由的，属于自陷行为，存在辨认能力；但在作案阶段，由于毒品引起精神病性障碍，作案行为不受自我控制，丧失辨认和控制能力，因此从整体辨认能力和控制能力考虑应属于不完整的，主张评定为限定刑事责任能力。我国多数司法鉴定人主张此观点。但由于此类案件的特殊性，法院采信也不完全相同，有待今后法律界研究。鉴于上述情况，因此我国司法精神病学界提议司法鉴定阶段只作精神状态鉴定，确定诊断及分析作案行为与精神活动关系，不提出刑事责任能力评定意见。我国司法部于 2011 年 3 月 17 日颁发《精神障碍者刑事责任能力评定指南》（SF/Z JD0104002－2001）4.2.5 规定"对毒品所致精神障碍者，如为非自愿摄入者按 4.1 条款评定其刑事责任能力；对自愿摄入者，暂不宜评定其刑事责任能力，可进行医学诊断并说明其案发时精神状态。"这是今后司法鉴定人对自愿吸毒引起精神障碍者评定刑事责任能力的法律依据。

（孙海明　郑瞻培）

参 考 文 献

[1] 联合国毒品与犯罪办公室.《2011 年世界毒品报告》,纽约:2011.

［2］国家禁毒委.《2010 中国禁毒报告》,北京:2010.

［3］沈渔村.精神病学[M].第五版.北京:人民卫生出版社,2010.

［4］江海峰,赵敏,孙海明.苯丙胺类兴奋剂滥用的治疗研究进展[J].中国药物依赖性杂志,2008,17(4):259～262.

［5］刘志民.苯丙胺类中枢兴奋剂滥用防治[J].中国药物滥用防治杂志,2002,(3):100～110.

［6］王石斌,陈晗晖,孙海明,等.冰毒滥用伴发精神障碍的临床特征分析[J].中国药物滥用防治杂志,2007,13(2):79～82.

［7］杜新忠.实用戒毒医学[M].北京:人民卫生出版社,2007.

［8］江开达.精神病学高级教程[M].北京:人民军医出版社,2009.

［9］Ling W, Rawson R, Shoptaw S, et al. Management of methamphetamine abuse and dependence[J]. Current Psychiatry Rep, 2006, 8(5): 345～354.

［10］Hoffman WF, Moore M, Templin R, et al. Neuropsychological function and delay discounting in methamphetamine - dependent individuals [J]. Psychopharmacology (Berl), 2006, 188 (2): 162～170.

［11］Iudicello JE, Woods SP, Vigil O, et al. Longer term improvement in neurocognitive functioning and affective distress among methamphetamine users who achieve stable abstinence[J]. J Clin Exp Neuropsychol, 2010, 32(7): 704～718.

［12］Cherner M, Suarez P, Casey C, et al. Methamphetamine use parameters do not predict neuropsychological impairment in currently abstinent dependent adults[J]. Drug Alcohol Depend, 2010, 106(2～3): 154～163.

［13］Salo R, Nordahl TE, Galloway GP, et al. Drug abstinence and cognitive control in methamphetamine dependent individuals[J]. J Subst Abuse Treat, 2009, 37(3): 292～297.

［14］Rapeli P, Kivisaari R, Kahkonen S, et al. Do individuals with former amphetamine dependence have cognitive deficits[J]. Nord J Psychiatry, 2005, 59(4): 293～297.

［15］国家司法部.《精神障碍者刑事责任能力评定指南》.2011.

［16］郑瞻培.精神疾病司法鉴定实务[M].北京:法律出版社,2009.

第三节 酒 精 中 毒

饮酒在人类已有悠久历史,在我国广阔的土地上,各地饮酒已形成各种特有的风俗和习惯,并称之为"酒文化",但饮酒对个体的身心健康而言,其危害性已十分明显,尤其在我国部分地区,饮酒问题比较突出,本节重点讨论酒中毒有关概念及临床诊断相关问题。

一、几个基本概念

酗酒和嗜酒是通俗用名称,前者指没有节制地饮酒,后者指有饮酒的嗜好和习惯。

1. 酒中毒(alcoholism) 此名称虽在习惯中经常使用,但对含义的认识并不一致,因它可具有多种不同含义,即可指习惯性饮酒,也可指因超量饮酒而所致的躯体、精神与社会功能损害,也有认为是一个特殊疾病单元,因此概念比较含糊。

2. 酒滥用　所谓滥用是指"胡乱地、过度地使用"。饮用者不顾饮酒给个体带来的种种不利影响,但仍不加节制地饮用,如经常因饮酒影响劳动纪律,或常因酒后开车被罚款或造成交通事故,或因饮酒造成躯体或精神损害等。ICD - 10 称为有害性饮酒(harmful use),指饮酒引起个体躯体性的或精神性的损害,强调了饮酒的医学后果;并特别指出如果存在依赖综合征,则不应诊断为有害性饮酒。因此酒滥用包括了过度饮用及带来后果的意义。有些出于社交需要的人群,也可能经常饮酒,偶尔也会醉酒,但一般不经常造成不良后果,而且多能自加节制,与酒滥用不同。

3. 酒依赖　指一种带有强迫性的饮酒行为,个体对酒有强烈的渴求心理,或饮酒行为已失去控制,饮酒成了生活中优先于其他事情的选择。一般具有下列特征。

(1) 精神依赖:患者有强烈地难以自控的渴求饮酒的愿望,为了达到饮酒目的,可以不纳任何劝告,不考虑一切社会及健康后果,把饮酒视为生活中的头等大事。

(2) 耐受性:饮酒需要量随着时间推移不断增加,但耐受性形成也存在个体差异,有的人长期饮酒,饮用量仍可停留在原来水平或稍有增加。

(3) 对饮酒行为失去控制:常见在任何场合下,只要一端起酒杯,就失去节制能力,非醉不休,而造成屡屡误事,但不吸取教训。

(4) 躯体依赖:停止饮酒或骤减酒量,会出现躯体戒断症状。但也发现,有不少酒依赖者可以具备其他特征,然不一定存在躯体依赖。有人报道在酒依赖者中仅 5% 有过严重戒断症状的体验。因此,在临床上有人主张把躯体依赖视为诊断酒依赖的充分条件,但并非是必备条件。

(5) 出现各种并发症:当酒依赖进展到一定程度,全身各器官系统会受到损害。

DSM - Ⅳ 所提出与酒相关障碍之概念比较明确,而且列出了诊断的具体标准,较为实用。该诊断项目下分为两个大类,第一类为酒使用障碍,包括酒依赖与酒滥用;第二类为酒所致障碍,包括酒中毒、酒戒断反应和酒中毒所致的神经、精神及其他障碍。以下为 DSM - Ⅳ 所制订有关障碍的诊断标准。

(一) 酒滥用(alcohol abuse)(305.00)诊断标准

1. 导致有临床意义的损害或苦恼的适应不良饮用模式　其表现至少有下述一项,并且总是发生于 12 个月期间内。

(1) 反复饮酒导致不能履行工作、学习或家庭的主要职责(例如多次旷工或工作质量低下;引起旷课、停学或被开除;忽视照顾子女或家务)。

(2) 反复在对躯体有危险的情况下仍继续饮酒(如躯体有损害时驾车或操作机器)。

(3) 反复因饮酒发生法律问题(如妨碍治安而受拘)。

(4) 尽管饮酒引起持久的或反复发生的社交或人际关系问题或被这些问题加重(如为醉酒而与配偶经常争吵、打架),但仍继续饮用。

2. 症状从不符合酒依赖诊断标准。

(二) 酒依赖(Alcohol dependence)(303.90)诊断标准

一种导致有临床意义的损害或苦恼的适应不良的酒饮用模式,其表现至少有下列 3 项,并且是发生于同一个 12 个月期间的任何时间。

（1）有耐受性。

（2）出现戒断症状。

（3）饮酒的量或时间超过原来打算的用量或时间。

（4）长期希望或多次努力减少或控制酒的饮用，但未成功。

（5）竭力去满足饮酒需要。

（6）由于饮酒而放弃或减少了重要的社交、职业或娱乐活动。

（7）尽管知道长期饮酒很可能引起持久的或反复发生的躯体或心理问题或使这些问题加重，但仍继续饮酒。

ICD‑10 提出的酒依赖定义和诊断标准基本与此类似。定义认为依赖是继反复饮酒几个月或几年后所产生的一组心理综合征，因此称为依赖综合征。根据 ICD‑10 的诊断标准，如果患者过去某个时间同时出现下列症状中的 3 个或 3 个以上，可成立诊断。

（1）对饮酒有强烈的渴望感。

（2）无法控制饮酒行为。

（3）停饮或减少时出现戒断症状。

（4）有耐受性证据。

（5）因饮酒而逐渐忽视其他的快乐或兴趣。

（6）不顾其明显的危害后果而坚持继续饮酒。

二、急性酒中毒

指一次大量饮酒所引起的行为和心理状态改变，关于急性酒中毒的分类，各学者观点并不相同。英美学者采用二分法，即普通醉酒（单纯醉酒）和病理性醉酒；ICD‑10 把病理性醉酒定义为：患者酒后突然发生侵犯性、往往为暴力性行为，这种行为不是患者清醒时的典型行为，且患者所饮酒量在大多数人不会严重中毒（F1X.07）。德、日学者采用三分法，把急性醉酒分为 3 种类型，即普通醉酒、复杂醉酒和病理醉酒。我国司法精神病学者普遍采用三分法，并应用于司法鉴定实践中。因此，可以认为急性酒中毒类型中的普通醉酒和病理醉酒的分类地位基本明确，对复杂醉酒尚存争议。

（一）临床表现

根据文献，将 3 种醉酒的基本临床表现分述如下。

1. 普通醉酒（common drunkenness）［又称单纯醉酒（simple drunkenness）］　发生在一次大量饮酒后，发生及其表现与血中酒精浓度有密切关系，随着血中酒精浓度升高，逐渐出现下列表现：开始时出现脱抑制现象，如兴奋话多、情绪欣快、易激惹、控制能力减弱，如与人争辩、容易发生争殴及性轻率行为、交通肇事等。有的表现情感迟钝、动作缓慢、反应不敏、嗜睡。躯体可出现酩酊现象，如手、唇颤抖，走路蹒跚（醉步），口齿不清，面色潮红或苍白、呕吐等。继之进入睡眠状态。清醒后对过程有不同程度遗忘。

归纳普通醉酒的诊断条件一般有以下几种。

（1）出现在一次大量饮酒后。

（2）醉酒的精神和躯体改变逐渐发生与发展，与饮酒量增加有关。

（3）行为和言语内容与其平日的性格、思想及现实环境有密切联系。

（4）存在躯体运动障碍。

（5）对过程能基本回忆或不同程度遗忘。

2. 复杂醉酒（complicated drunkenness）　与普通醉酒是量的差别，与普通醉酒相比较，复杂醉酒时的意识障碍较为严重，通常还出现幻觉、错觉和片断妄想，有较为明显的精神运动性兴奋表现，事后遗忘也比较严重。具体特征：

（1）出现在一次大量饮酒后。

（2）随饮酒量增加而逐渐出现明显的精神运动性兴奋。

（3）行为特征与其原来性格和现实环境有一定联系。

（4）病前多有异常人格基础。

（5）存在明显的意识障碍，有错觉、幻觉、片断妄想及狂暴行为，可产生原始反应或短路反应，而酿成攻击、伤害事件。

（6）存在躯体运动障碍。

（7）发作后对过程大部分遗忘。

（8）可反复发生。

3. 病理醉酒（pathological drunkenness）　有的临床医生有一种误解，认为这是一种程度严重的醉酒状态，这种认识是错误的。所谓病理醉酒指的是一种特殊的醉酒形式，发生与个体特殊素质有关，饮用小量酒后便可发生，突然性地出现严重意识障碍，呈现朦胧或谵妄状态，伴有错、幻觉及恐怖性被害妄想，可发生无目的的攻击行为，多为凶杀。

4. 其他类型

（1）宿醉：是一种急性醉酒后症状缓解不完全状态，醉酒后睡过一夜，次日仍处于轻度酩酊状态，并有某些精神及躯体变化。

（2）泥醉：是一种深醉状态，全身衰弱无力，意识处于昏睡程度，往往先经过其他醉酒状态或阶段发展而来。

（3）短暂记忆缺失：又称酒精中毒性黑矇（alcoholic blackout），这是一种特殊的酒后状态，患者饮用一定酒量之后，当时意识清醒，言谈举止大体如常，事后却对饮酒期间及酒后一段时间内发生的事丧失记忆，遗忘时间跨度数小时或数日不等。Goodwin 等（1965 年）曾收集 64 名该类病例，大多在狂饮之后并无明显精神异常，少数出现了神游状态，走出很远距离后突然清醒，而不明其来由。

（二）病理醉酒的诊断及相关问题

由于病理醉酒是一种特殊的醉酒类型，在司法精神病学鉴定方面具有重要意义，诊断为病理醉酒的案例，一般评定为无责任能力，但对于其概念的理解和具体诊断条件的掌握，每个鉴定人员的认识并不完全一致，因此有必要加以细述，以取得一致的认识。

1. 概念的发展　19 世纪末、20 世纪初已有不少学者对确立病理醉酒的概念作出了很大贡献,尤其是 Cramer(1903 年)明确提出病理性醉酒之名称,并提出诊断三大条件:① 有某种明确的病理基础证据。② 有对醉酒发生起促发作用的诱因。③ 发作时症状表现有心情沉闷、谵妄、错觉、运动障碍、瞳孔变化及发作终止后的睡眠状态等。并具体指出所谓病理基础包括有先天性和后天性的,如癫痫、精神发育迟滞、脑外伤、老年性精神病早期、器质性脑疾患、慢性酒精中毒、神经衰弱、神经质、人格异常等。作为诱因的有过度疲劳、传染病恢复期,性生活过度、气温剧烈变动、暑热、中毒、情绪激烈变化等。他指出,病理性醉酒的起病形式多种多样,有突然发生的,持续时间几分钟至 15 分钟,偶有达 1 个小时以上;发作后深睡,清醒后有记忆缺损,但不一定完全遗忘。

Cramer 还认为,普通醉酒与病理醉酒之间存在移行状态,但他没有进一步指出移行状态的特征及具体名称,此外,他还认为病理醉酒时所出现的各种意识障碍表现均可见于普通醉酒时(Zeihen,Bonhoeffer 也特有同样见解)。

以后,其他作者对病理醉酒补充了一些症状,如称病理醉酒时可见到刻板运动(如手足有节律性的反复运动)或单调、刻板的思维内容。与普通醉酒不同,病理醉酒患者即使已卧在床上,但仍持续兴奋,不能入眠。Krafft - Ebing,Bonhoeffer 指出,在普通醉酒时所通常出现的言语障碍、步态蹒跚在病理性醉酒时并不存在。心境上除了常见为沉闷外,也有出现欣快、抑郁、自杀意念、夸大妄想的。持续时间可达数小时,甚至 1 日以上。

Binder(1935 年)通过对一组醉酒的研究,提出了醉酒的详细分类法,并对各类醉酒的临床表现作了详尽描述。他把急性醉酒分为:① 单纯醉酒(即普通醉酒)。② 异常醉酒:包括复杂醉酒及病理醉酒,后者又分为朦胧型和谵妄型。

他认为复杂醉酒与单纯醉酒仅是量方面的差异,而病理醉酒与单纯醉酒存在质方面的不同。

Binswanger(1935 年)把介于普通醉酒与病理醉酒之间的类型称为异常酒精反应,他认为三者之间都不过是量方面的差异,指出病理醉酒缺乏明确诊断标准,表明了他持怀疑态度的立场。

Janzarik(1955 年)把病理醉酒的范围限制得相当严格,认为病理醉酒是指这样一种例外状态,即饮用平日不引起醉酒的小量酒精后,出现了精神病理学异常表现,而缺乏普通醉酒时的躯体症状表现。并认为该时所出现的瞳孔强直并不是一种躯体症状反映,而系高度精神兴奋状态所致。

Rauch(1974 年)对病理醉酒之命名持反对意见,认为在病理醉酒时所见到的所有症状都可以在普通醉酒时出现。

Ochernal,Szewczyk(1978 年)从现象学角度出发,把普通醉酒与病理醉酒之间的状态称为轻症病理醉酒,认为与病理醉酒的原因是同样的,仅为症状程度的差别,轻症者即轻症型、未成熟型、顿挫型。

《国际疾病分类》第 10 版(ICD - 10)称为"病理性中毒"(F1X. 07),并特指明此名称仅适用于酒。

美国《精神疾病诊断统计手册》第 3 版(DSM - Ⅲ)(1980 年)和修订第 3 版(DSM - Ⅲ - R)

（1987 年）把病理醉酒命名为酒精特异反应性中毒（alcohol idiosyncratic intoxication），编号都为 291.40。强调躯体耐受性与病理醉酒发生的关系（DSM-Ⅳ 未出现此诊断名称）。

2. 临床特征及诊断

（1）发病个体有脑部疾病（如癫痫、脑功能硬化、脑外伤等及素质基础，也可发生在一定诱因条件下。

（2）引起中毒的饮酒量不大。

（3）意识障碍发生非常突然，一经发生立即达到高峰，多见暴力性行为。没有其他类型醉酒的渐行过程。

（4）发作时思维、情感和行为之间缺乏内在联系，行为脱离现实，无目的性，行为对象无选择性。行为特征与其本人平素人格倾向缺乏联系，也与当时的处境无关。

（5）发作持续时间数分钟、数小时不等，偶尔可持续几日。之后伴以深睡，对发作过程不能回忆。

（6）发作时无躯体运动障碍表现。

3. 有关问题探讨

（1）关于引起中毒的饮用酒量：对于这个问题有不同认识，有的学者不主张强调引起病理醉酒的饮酒量；ICD-10 把病理性中毒的饮酒量描述为"对于大多数人来说不会产生中毒"。但是大多数人的平均酒量究竟多少为限，根据国家、地区和民族而言，相差很大，因此这样的描述显然不切实际，难以掌握。笔者主张诊断病理醉酒还是应该坚持小量饮酒原则，小量的标准根据对自身较合适为度，即"饮用平日不引起醉酒的量"。是否可能发生在大量饮酒的条件下，如果存在，也只能认为是一种例外，否则容易造成病理醉酒与其他类型急性醉酒的诊断混淆。

（2）关于普通醉酒向病理醉酒的移行问题：笔者认为，由于病理醉酒的性质是个体对酒精的特异性反应，因此病理醉酒与普通醉酒具有本质方面的差异，如果认同两者的移行过程，必然会造成病理醉酒的概念混乱和诊断扩大化结果。病理醉酒是极少发生的病理现象，诊断上宜严格掌握标准。

（3）饮酒试验的诊断价值：饮酒试验对病理醉酒的诊断价值在学术界中尚存争议，加藤认为，病理醉酒时测定血中酒精浓度是有困难的，因此设想创造同样的饮酒条件以促使出现精神症状，并多次定时测定血中酒精浓度，用以判定事件当时是不是属于病理醉酒状态。饮酒条件包括与事件当时饮用同类酒、同样酒量、同样速度、同样的饮食时间间隔及食用同样食物等。饮酒试验过程中密切观察精神状态表现及测定血中酒精浓度。结果发现，病理醉酒与普通醉酒不同，饮酒开始时，血中酒精浓度上升与饮酒量相比呈低值，但在一定时间后突然垂直性上升。

但某些作者认为，病理醉酒的出现一般是一次性的，很少有再现的可能，因此饮酒试验显得不实际。对单纯从血中酒精浓度来推测精神症状是病理性的还是非病理性的，有不少学者认为是不准确的。虽然如此，但不能就认为饮酒试验对病理醉酒的诊断毫无价值，从以上所发现的现象，结合当时的脑电图检查结果，尚可作为诊断的参考指标。

三、酒戒断反应(或戒酒综合征)(alcohol withdrawal)

发生在长期饮酒者突然停饮或减少酒量后,是躯体依赖的表现,戒断反应的严重程度不一,轻度者发生在戒酒 6～28 小时内。酒戒断反应按出现时间及严重程度分为 3 个阶段,第一、第二阶段患者意识是清醒的,可出现震颤、烦躁、失眠、躯体不适及一过性幻觉等,DSM-Ⅳ的诊断标准如下。

(1) 长期大量饮酒后停饮(或减少酒量)。

(2) 在戒酒或减少酒量后几小时或少数几日内发生至少 2 个下述改变:① 自主神经功能紊乱(如出汗、心率加速)。② 手震颤加剧。③ 失眠。④ 恶心或呕吐。⑤ 一过性幻觉或错觉。⑥ 精神运动性激越。⑦ 焦虑。⑧ 癫痫大发作。

(3) 有上项症状引起有临床意义的苦恼或者社交、职业或其他重要功能的损害。

(4) 症状不是由于躯体情况所致,亦不能用其他精神障碍来解释。

震颤谵妄是酒依赖者的严重戒断症状表现,可发生在停酒或明显减少饮酒量之后数小时至数周内出现,最常见是停酒 2～3 日后出现。但有时也可发生在持续饮酒的个体。主要临床表现如病名所示,即震颤及谵妄。多在夜间急性起病,部分患者在数日或数周前可出现前驱症状,如睡眠障碍、焦虑、震颤、虚弱等。发病时有大量生动、形象的幻觉和错觉,幻觉以幻视为主,如看到恐怖的面孔及奇怪的小动物等,小动物在地上爬行,或钻天入地;幻听多为指责性的,也可出现其他幻觉。在感知障碍影响下,可引起片断的被害妄想,情绪显得恐惧、紧张,双手乱抓乱划,并可出现逃跑、攻击等行为。

震颤多出现于手指、面部、舌头,也可累及全身,性质粗大。可伴发热、大汗、心率加快等症状。

病程一般持续 3～6 日,以睡眠告终,醒后不能记忆发作过程。也可有持续时间较长的,尤伴有其他器质性疾病者。本症的诊断在病史不详的病例有时会有困难,笔者曾诊治过一例外国患者,至今颇有印象。患者在我国访问期间,某夜突然醒来,言语失态,见人不认识,动作不协调,口齿含糊,由外地送来上海,急诊入院,当时无法接触患者,言语明显不连贯,行为极度紊乱,在床上翻动,又突然钻到床下,陪者提供原来该国习惯于喝烈性酒,到了我国只喝啤酒。次日患者出现全身性粗大震颤,大汗淋漓。诊断考虑为震颤谵妄,经过 5 日积极治疗,突然清醒,对于发病过程全然不能回忆,仍遗留手指轻度震颤。此例提醒我们两点:① 病初起可有典型幻觉体验,严重时仅表现为剧烈的精神运动性兴奋。② 震颤与谵妄不一定同步出现。

如果未能及时治疗,可因高热、衰竭、感染、外伤等原因导致死亡。

四、酒中毒所致神经、精神障碍

酒依赖者由于长期饮酒(经过 10～20 年),除了引起内脏器官损害外,还常引起神经、精神方面的改变。长期饮酒引起脑损害可能与下列因素有关:① 乙醇对神经细胞(尤其是细胞膜)的直接作用。② 乙醇对神经递质、受体及第二信使系统的作用。③ 进食及吸收不良,发生维生素(主要是维生素 B_1、维生素 B_6 及烟酸)缺乏。④ 乙醇引起的代谢性改变。⑤ 长期饮酒使脑血流减少。⑥ 酒依赖对其他器官的损害(如肝、心)间接影响中枢神经系统。

酒依赖者出现神经、精神障碍时究竟命名为"酒中毒所致",还是"与酒相关",各学者主张不一,提倡后者名称的根据是鉴于这类并发症并不一定是酒的毒性所致,因为有的障碍与酒的关系尚不明确,如果从这个角度出发,此名称有其合理性。本书为保持与现行标准化的诊断名称一致,(ICD-10,CCMD-3)本书仍采用"酒中毒所致"或"酒中毒性"之用词。

(一) 神经障碍

(1) 柯萨可夫综合征(Korsakoff 综合征)。

(2) 威尼克脑病(Wernicke 脑病)。

(3) 陪拉格脑病。

(4) 酒中毒所致小脑变性症。

(5) 酒中毒所致多发神经炎。

(6) 酒中毒所致肌病。

上述与精神科有关的疾病是柯萨可夫综合征及威尼克脑病,可由震颤谵妄发展而来,威尼克脑病主要表现为眼肌麻痹、眼球震颤、共济失调及意识障碍,在精神科所遇到的病例不一定典型,需要追溯病史及详细神经系统检查发现。柯萨可夫综合征主要表现为近事遗忘及虚构、错构,但有的人并没有突出的虚构,需与其他脑器质性疾病鉴别。

(二) 精神障碍

在长期饮酒的背景上可出现精神活动改变,如人格改变、智能改变、焦虑障碍、睡眠障碍、心境障碍及精神病性障碍。

1. 酒中毒所致人格改变　大部分酒依赖者存在不同程度的人格改变,不能很好照料自己,也不关心别人,社会责任心减退,情绪不稳定;生活内容以酒为中心,为了满足饮酒需要,可以置家人的生活于不顾。对于自己的缺德行为,抵赖是通常的事。有的常在大量酒后"撒酒疯",虐待和殴打家人,有的家人不堪忍受时,可能出现反击或杀害行为,而引起法律问题。

2. 酒中毒所致智能障碍　发生率约占酒依赖者中的 8%,轻度认知改变可见于酒中毒所致精神障碍的其他类型,当认知功能全面衰退时,可发展成为痴呆,此时生活也不能自理,但因常常酩酊大醉,难以区别该时所表现的状态属于醉酒还是痴呆。

3. 酒中毒所致精神病性障碍　具有代表性的是长期饮酒背景上发展的幻觉和妄想状态,一般称为"酒中毒性幻觉症"和"酒中毒性(嫉妒)妄想症",前者多发生在突然停饮(或减量)之后,以幻听、幻视为主要表现,并有继发性被害妄想,意识清醒,持续数小时至数日后自然恢复。也有的发生在长期持续饮酒的基础上,有一例酒中毒性幻觉症患者这样自述:"睡前喝了 1 斤半白酒,听到很多人在房外说话,说要把我干掉,包括我的二哥及妹妹,当时我害怕极了,想这么许多人在房间外,我肯定会被他们打死,我立即起来用饭桌把门顶住,自己拿了一把菜刀站在房门内。整个晚上都听到很多人说要把我打死的声音,我打'110'报警,没理我。到了早上开门想逃,跑到邻家,我对她说有人要追打我,跪下求她,希望救救我,她说根本没有此事,把我赶出去。"有的患者幻听可较长期存在。后者以嫉妒妄想为主,也可有被害妄想,时间持续可数日,也可多年持久不变。持续存在的精神病性障碍会发生与精神分裂症的鉴别诊断困难。

五、诊断及鉴别诊断

(一) 诊断步骤

目前我国大部分地区,酒滥用及酒依赖还未成为突出问题,因此在临床病史的采集上,常存在注意不够的缺点,有的缺如,有的不详。确实的饮酒史对本类疾病的诊断具有决定性意义,因此仅自述有酗酒史等是远远不够的。在记述饮酒习惯时,要详细记载下列内容:如从何年(或几岁)开始饮酒? 是间断性的还是持续性的? 每日饮用酒量、酒类及饮食方式如何? 是否经常发生醉酒? 醉酒时的状态如何? 是否有过戒酒决心? 突然不饮酒有何感受? 平日有无人格及认知功能改变? 本次发病有什么饮酒背景(如大量饮用或停饮、少饮)等。

临床医生为了对患者的饮酒呈递做到心中有数,了解下表 5-2 有助于判断。

表 5-2 几种常用酒类中的酒精含量

种类	啤酒	糯米甜酒	葡萄酒	黄酒	清酒(日本)	杜松子酒	白兰地威士忌	伏特加	茅台酒	白酒
纯乙醇量(%)	3～5	7	10～15	12～17	15～20	35～50	45～55	50～70	55	50～65

1. 精神检查 对本类疾病患者进行精神检查时,首先要了解定向力情况,严重损害时容易判断,问题是在轻度损害时,必须进行深入细致的观察。这类患者涉及自己的饮酒行为时,对于家属所反映事实的隐瞒和抵赖是经常的事,因此经常会出现病史和精神检查结果不符的现象,医生不要轻信患者的陈述。此时在核实病史的同时,要对患者进行细致的思想工作,并观察其平日的言行表现。例如有嫉妒妄想的患者,尽管经常对其配偶盘问及跟踪,但精神检查时可以信誓旦旦地声称对配偶千百个放心。否认幻觉的情况比较少见,描述得一般也很生动、形象,过后却可以抱着半信半疑态度,并不像精神分裂症患者那样坚信不疑。要想通过精神检查了解患者是否确实存在人格改变是一件难以做到之事,绝大多数患者会加以否认,并指责家人诸多不合情理及待之不恭之事实,因此这一方面的判断只能主要依靠病史。

2. 体格检查及辅助检查

(1) 体格检查:注意面部有无蜘蛛痣、酒渣鼻、伸舌震颤;血压、心率有无变化,心脏有无扩大;有无肝脏肿大;神经系统腱反射是否正常、病理体征、四肢震颤及步态表现;眼部有无眼球震颤或眼肌麻痹。

(2) 辅助检查:尽可能采用多项神经心理学测验方法,酒依赖者一般智力及语言能力保持良好,但抽象思维能力、解决问题的能力、视觉空间及感觉运动能力等可存在不同程度损害。

头颅CT检查1/2～2/3酒中毒者有脑萎缩和(或)脑室扩大(Lishman,1987年)。CT所见与临床症状严重程度并无密切关系,而且据很多学者研究,发现戒酒后随着时间延长,上述异常变化可获改善。

EEG变化并无特征性,慢性中毒者可见低电位倾向及对激活试验的反应阈值低下,对诊断缺乏明确意义。

3. 诊断的确立 根据可靠病史、精神检查及辅助检查发现,对于典型病例的诊断一般并无很大困难,但诊断名称使用上应尽可能做到具体和严格。有的临床医生习惯于采用笼统的诊断名称,如发现与酒依赖有关的精神障碍时,一概都诊断为酒中毒所致精神障碍。这种诊断方法并不适当,笔者主张在诊断大项目下要细加分类,例如确定是否存在酒依赖情况;目前的精神障碍是属于急性的,还是慢性的;下属哪一种具体类型等,并且分别列出诊断依据,这样才有利于临床水平的提高及开展有关的研究。

(二) 鉴别诊断中的实际问题

关于酒中毒性精神病与精神分裂症等内因性精神病的关系,在精神医学发展史上有个认识过程,根据较古典的认识,BleulerE认为,酒中毒性幻觉症乃是与酒相关的精神分裂症外显化表现,其根据是这些患者与一般人相较,其近亲中精神分裂症患病率高;Bowman及Jellinek等认为酒中毒性幻觉症是内因性精神病发病时的一种症状,并称为"精神分裂症酒徒""schizophrenic drinker"。

以后随着精神医学的发展,特别是诊断标准化之后,对酒中毒性幻觉症或妄想症和精神分裂症已分别制订了诊断标准,两者可以根据诊断标准进行鉴别。但现在最大的诊断困难是在酒依赖基础上,所发生持久性妄想、幻觉状态病例,这种病例有可能出现3种诊断考虑:① 属于慢性酒中毒性精神病。② 酒中毒诱发精神分裂症。③ 酒中毒与精神分裂症合并存在。

ICD-10对精神活性物质(包括酒)所致精神病性障碍规定了病程标准,典型病例在1个月内至少部分缓解,而在6个月内痊愈。

DSM-Ⅳ在药物滥用(包括酒)所致精神病性障碍的诊断标准项目下是这样描述的:

(1) 明显突出的幻觉或妄想。

(2) 从病史、体检或实验室检查,有证据表明下列两者之一:① 在物质中毒或物质戒断时或其后1个月内出现1项症状。② 所滥用的药品或物质是本障碍的病因。

(3) 更多证据表明此种障碍并非物质滥用所致之精神病性障碍,如症状出现于应用该物质之前;症状在急性戒断或严重中毒之后仍持续相当时期;或症状远超过该物质所用的量及时间,与之不相称;或者有其他证据表明那是一种与物质滥用无关的精神病性障碍。

(4) 此障碍并非发生于谵妄之时。

根据以上描述,笔者建议对此类病例进行鉴别诊断时可参照下述原则。

(1) 收集详细病史以了解精神病性障碍发生的背景,如果在饮酒之前已确有精神病史的,则所发生的精神病不必勉强与酒中毒联系起来。

（2）尽力寻找存在酒中毒的客观依据，包括实验室的与心理学的。

（3）从精神病症状学方面进行分析。据有些报道，酒中毒性精神病早期患者对自身的精神症状可以保持一定自知力，而且较少出现形式思维及其他典型的精神分裂症症状。

（4）进行随访观察。大部分酒中毒性精神病患者经过一段时期戒酒观察后，精神症状可以消失；如果仍持续长久存在，而且继续恶化，应考虑独立精神病状态的诊断。

（三）病例思考

男性，34 岁，无业。该例从 1992～1996 年已先后 6 次住某地精神病院，诊断均为精神分裂症，使用过奋乃静、氯氮平、氯丙嗪等抗精神病药治疗。入院原因是与妻子吵架、离家外出，有拳打脚踢行为，乱花钱，说话散漫，自夸自大，有时说看见神仙下来，称自己是从天上下来的神，要改变大地。晚上经常不眠，东触西摸，手指不断摆弄，冲动打家人，怀疑家人害他（包括妻子及邻居），家里每因管理困难而陪送入院。

刚入院时精神检查发现定向完整，思维有散漫现象，有被害妄想，认为邻居、妻子要害他，结构不严密，回忆有时晚上看见神仙、鬼怪，情感基本协调，智能障碍。经过 7～14 日后，上述精神症状消失。

个人史记载"平时有烟、酒爱好"。

每次出院时精神状态均恢复正常，但好景不长，一出院就不肯坚持服药，因此几次三番要住院治疗。由于上述精神症状常见反复，家属感到困惑，特陪同来上海诊断。

笔者通过详细了解，其父已亡，生前嗜酒严重。患者从幼受到父亲影响，也喜爱喝酒，以后日渐严重，17 岁起已酒不离身，自述："我每日必喝白酒 1 斤左右，或啤酒 6～7 瓶，分两顿喝，家人要管我，我把酒东藏西匿，每喝必抱一醉方休的愿望，否则控制不住。酒喝多了要发脾气、骂人、毁物，有几次家人阻止我，我就外出几日，找几个人天天喝得烂醉，到了晚上特别兴奋，不想睡觉，有几次看见神仙从天上飘下来。"问其如何认为有人对其迫害，称："这是酒醉后的糊涂话，我爱人是千正万确的规矩人。我已经有心脏病，胃也不好，有几次下过戒酒决心，但就是戒不掉，一看见酒就出现'一醉方休'的强烈愿望。"患者面部潮红，轻度酒渣鼻，两手有轻度震颤，四肢腱反射活跃，智能记忆良好，言谈有序，有自知力。

该例的诊断属于酒滥用、酒依赖、酒中毒性幻觉症。

至于为什么会出现这样严重误诊的教训是很清楚的，因为经治医生对酒所致精神障碍的问题缺乏足够认识，以致仅听任家属所提供关于其行为方面的异常改变，而对于其造成的原因，仅轻描淡写地提上一笔："平时有烟、酒爱好"，这样的教训其实在临床上并不少见，值得引起广泛注意。

六、酒依赖的药物治疗

酒依赖的根本治疗需要综合性的措施，本书重点介绍药物治疗。

（一）戒酒综合征的治疗

酒依赖的戒酒原则尽量遵循渐行原则，逐渐减少酒量，但有些患者仍可出现一些不适反应。作为一般戒酒综合征，使用药物主要是苯二氮䓬类药，这类药物与酒精具有交叉耐受特征,一般以采用半衰期较长的本类药物为主。有交感神经功能亢进者,可用β肾上腺素能阻断剂如普萘洛尔(心得安)10～20 mg,每日 3 次。

震颤谵妄属于精神科急诊状态,有生命危险之虞,应进行积极有效的治疗,方法有以下几种。

(1) 支持疗法,保持营养摄入,防止水和电解质紊乱。

(2) 必要时采取保护性约束措施,防止意外情况发生。

(3) 控制谵妄可使用丁酰苯类药(如氟哌啶醇)或苯二氮䓬类药物,如地西泮 10 mg,每日 3 次,或劳拉西泮 2 mg,每日 3 次,以后剂量逐渐减少。

(4) 有癫痫发作者,可口服苯妥英钠,持续发作者,可缓慢静注地西泮 10 mg,需防止呼吸抑制。

(二) 戒酒的巩固治疗

治疗目的是为了巩固戒酒的效果,目前国外较普遍使用的是酒增敏药物,代表性的是戒酒硫(disulfiram,antabuse)又称双硫醒、酒畏等。戒酒硫进入体内后通过阻断乙醇代谢过程而发生效用,使体内乙醇蓄积,从而引起一些症状,称为乙醇-戒酒硫反应,主要表现自主神经症状,如面部潮红、胸部发憋、头痛、出汗、恶心、呕吐、直立性低血压、心律失常、头晕、口渴等,严重者可出现意识模糊、抽搐,甚至死亡。这些反应一般出现在饮酒后 15～20 分钟,持续 0.5～1 小时,过程自限,一般不必作特别处理。由于戒酒硫有这些特征,所以重新饮酒者就会反复经历到这种难受体验,从而产生恶性条件反射,而达到戒酒效果。

通常使用剂量每日 250 mg,一般在晚上服用,排出缓慢,用药期间,甚至在停用后 1～2 周内,若再饮酒都会出现这些不良反应。对于这些特点和规律,需对饮酒者详情告知,患者在充分接受的前提下,才可以使用这个方法。持续使用戒酒硫最长时间不要超过 3～6 个月。这种治疗方法如果没有其他心理社会性治疗措施,其效果是有限的,而且危险性较大。

此药在国内尚未生产,所以主要还是依靠其他方法。催吐治疗有一定效果,常用有阿扑吗啡、吐根碱等,反应较大,需患者高度配合。

近年来,人们对酒依赖的神经生化研究发现,5-羟色胺(5-HT)及多巴胺对酒滥用及酒依赖形成有一定影响,所以有人试用 5-羟色胺重摄取抑制剂(SSRIs)及多巴胺受体激动剂(如溴隐亭,bromocriptine)对酒依赖者进行治疗,但其前景尚待观察。

(三) 酒中毒性神经精神障碍的治疗

(1) 对于威尼克脑病及柯萨可夫综合征,现认为其形成与维生素 B_1 及其他维生素缺乏有关,因此治疗上仍采用补充维生素 B_1 及其他多种维生素。

(2) 有妄想、幻觉等精神病性症状患者,需要采用抗精神病药治疗,由于该类患者可能存在多种躯体疾病,对药物耐受性也差,应尽量选用副作用小的药,如奋乃静、舒必利,或第二代抗精神病药,剂量掌握宜比一般人小,逐渐递增。

酒中毒所致精神病性障碍,一般持续时间不长,抗精神病药毋须长期应用。如果持续存在,其药物维持时期可能需要较长。

（3）酒依赖者会经常出现情绪变化,如不稳、易激惹、抑郁、焦虑等,可以使用抗抑郁剂及心境稳定剂。

（郑瞻培）

参 考 文 献

［1］汤宜明.饮酒、酒滥用及酒依赖.见:姜佐宁.药物成瘾的临床与治疗［M］.北京:人民卫生出版社,1997, 193～228.

［2］三浦四朗衛.アルコール関連障害と精神障害［M］.島薗安雄.保崎秀夫编集.アルコール関連障害.東京:金原出版,1983,65～69.

［3］中田修.精神鑑定と供述心理［M］.東京:金剛出版,1997,131～160.

［4］纪术茂,张湖.酒依赖及酒中毒.见:李从培.司法精神病学［M］.北京:人民卫生出版社,1992, 285～298.

［5］郑瞻培.关于病理性醉酒的概念与诊断［J］.中华精神科杂志,1990,23(2):114～116.

第六章
精神分裂症

·

精神分裂症在精神病中患病率最高,也是造成精神残疾的主要精神疾病,据世界卫生组织 1975 年在 12 个国家和地区进行的精神疾病流行病学调查,发现精神分裂症的年患病率为 2‰～4‰。我国于 1982 年进行了全国 12 个地区流行病学协作调查,发现在 15 岁及以上人口 38 136 人中,精神分裂症的总患病率为 5.69‰(包括已愈和现患者),时点患病率为 4.75‰。又据我国 1993 年 7 个地区抽样调查结果,各类精神疾病 19 种(神经症除外),患病率为 13.47‰。精神分裂症是上述 19 种精神疾病中患病率最高的精神病,患病率为 6.55‰,占 19 种精神疾病总体患病率中的 48.6%。精神分裂症患者中 80% 遗留有不同程度的精神残疾,精神残疾中的 82.5% 为精神分裂症。因此,精神分裂症无论对个人,还是对家庭和社会都是有严重影响的精神疾病,对精神分裂症的及时诊断及采取有效干预措施,是精神科临床工作的重要内容。

第一节 概 述

与 20 世纪 70 年代以前相比,近二三十年以来,精神分裂症的研究有了很大发展,这些研究发现了新问题,提出了新观念,也给我们临床实际工作出了许多难题,主要反映在以下几个方面。

一、研究进展

(一) 脑影像诊断研究

精神分裂症传统上归属于"功能性精神病",但随着现代诊断技术的进步,已有很多研究发现,精神分裂症患者脑部存在器质性改变,主要发现为有以下几种。

1. 脑结构显像　Johnstone(1976 年)首先报道了 CT 检查 17 例长期住院的精神分裂症患者的脑室较年龄相当的正常人明显扩大,且与既往治疗无关。以后有人发现急性患者也有脑室扩大。Weinberger 等(1979 年)发现精神分裂症患者有脑室扩大、脑沟增宽及小脑蚓部萎缩,这些变化与住院时间长短、病期长短和抗精神病药剂量大小均无关系。

MRI 研究也发现本病患者有脑室扩大,额叶及小脑结构较小,左侧海马较小等。

2. 脑功能显像　PET 和 SPECT 可以通过发现局部血流量(γ-CBF)情况,以了解脑局部代谢和耗氧率状态,很多学者研究发现精神分裂症患者额叶功能低下,尤其前额叶;还有学者发现前额叶功能的低下状况与病情发展和恢复有关。还有人发现功能低下部位与精神分裂症有一定关系,Liddle(1992 年)发现以阴性症状为主的精神分裂症患者前额叶皮质 γ-CBF 下降;有妄想、幻觉的患者左额叶 γ-CBF 下降。

功能性磁共振成像(fMRI)是 20 世纪 90 年代以来影像学的一项新发展,不仅能显示脑区的功能激活状况,而且还能直接显示脑区的激活部位及程度,实现功能与结构的融合,很多研究已发现本病患者前额叶的激活较低。

以上研究发现,均证明本病患者存在额叶(尤以前额叶)的结构与功能异常;此外,还发现有小脑结构异常,过去小脑在精神分裂症发病中的作用未被重视,近年研究认为小脑与前额叶有明显解剖联系,与认知功能有关。

(二) 神经递质理论的发展

精神分裂症的神经递质理论是随着精神药理学的进展而不断发展的,20 世纪 60 年代,提出了精神分裂症的多巴胺(DA)假设,认为精神分裂症患者中枢神经 DA 呈功能亢进状态,因而对 DA 受体有拮抗作用的药物能改善精神症状,最早的氯丙嗪是如此,而后的氟哌啶醇更是如此,于是在一个时期,精神分裂症的 DA 受体假设出现登峰造极的状态。但以后的情况却证明不完全是如此。如有研究发现,用抗精神病药治疗效果差及阴性症状明显的患者,其中枢神经的 DA 功能呈低下状态,大脑前额叶萎缩与脑脊液中的高香草酸(HVA)浓度呈负相关。而且还发现以阴性症状及认知功能损害为主的本病患者,中脑皮质 DA 功能低下(D_1、D_5 受体),提示提高 D_1、D_5 受体功能可能有利于改善阴性症状及认知损害。这些问题的发现,对多巴胺假设提出了新的挑战,即精神分裂症患者脑内的 DA 受体有的部位呈亢进状态,有的部位却呈低下状态,而且现已发现 DA 受体有 5 种亚型(D_1、D_2、D_3、D_4、D_5),各亚型在脑内的分布与作用都不同。

新型(非典型)抗精神病药的问世是对 DA 假设的又一轮挑战,氯氮平的主要药理机制是拮抗 5-HT_{2A} 受体及 D_4 受体,该药临床证明对本病的阳性和阴性症状都有效果。因此,有人推测精神分裂症发病的生化机制可能是脑内不同部位 DA 受体和 5-HT 受体的失衡状态。从此,5-HT 在精神分裂症病因及治疗中的地位愈益受人重视。有人进一步发现 5-HT 作用于 5-HT_{2A} 受体可能促进 DA 的合成和释放,5-HT_{2A} 受体拮抗剂可减少中脑皮质及中脑边缘系统 DA 的释放。经过这样一转弯,引起精神分裂症的罪魁祸首又好像是 DA 在作怪了。如果说 5-HT 与本病病因有关的话,究竟是独立的作用呢? 还是要这样转个弯? 到现在尚难阐明。因此,作为新型抗精神病药的研究来说,要发现能分别增加和降低大脑不同部位和不同受体功能的药物实在是难题一个。

(三) 认知功能障碍

20 世纪 90 年代之后,人们对精神分裂症的认知功能障碍研究明显增加,据统计,1993 年有 7％的论文与神经认知障碍有关,1997 年有 24％的论文与此有关。近年出现这样明显变化的原因可能与功能性神经影像技术、神经心理学研究及精神药理学发展等有关。

有人调查,将近 95％精神分裂症患者在首次发病的一年之内精神症状可以缓解,但 2/3 残留认知功能障碍。这个调查可能有些极端,但至少说明一个问题,对精神分裂症的预后来说,认知功能损害情况比其他精神症状更为严重,而这一点恰恰在以往是被人忽视的,认为只要把精神症状(尤其是阳性症状)控制了就完成了治疗任务,至于是否"治好了疯子,变成了傻子",一般就不太重视了。现代治疗强调改善患者的认知功能,不能不认为是一个极大的进步。

1. **精神分裂症认知功能障碍的表现**　认知损害主要反映在注意、记忆和执行功能方面,具体表现以下几方面。

(1) 注意障碍:如① 注意涣散,易受许多无关刺激的吸引而造成对单一任务的注意集中困难,注意力很容易从正在做的事情上转移到另外的、无关的事情上。② 注意集中与转移困难,过度关注原有信息而难以将注意转移到新的信息上去。③ 选择性注意障碍,有意识加强相关信息的注意能力及排除干扰工作过程的无关信息的能力减退。④ 觉醒度降低。

(2) 记忆障碍:存在广泛的记忆损害,而非选择性的,包括听觉记忆、视觉记忆和言语记忆。有人发现,精神分裂症患者记忆损害主要表现在对词汇表的回忆,或对词组的联想以及再现等方面,其记忆损害主要与记忆编码有关,而不是保持能力,再认的受损也不明显。

(3) 执行功能:是精神分裂症认知功能损害的核心,所谓执行功能是指管理个体行为执行过程的能力,通过调节注意,管理其他的复合技能和应用抽象能力而达到管理控制行为的目的。正常的认知模式能将当前刺激与以前输入并已被储存的信息进行整合,形成和制定计划,在执行过程中对计划加以完善充实,并不断纠正错误,最后完成目标性任务。精神分裂症患者由于存在信息整合及抽象思维障碍,以致难以制定计划和执行任务。

2. **精神分裂症认知功能障碍的性质**　过去认为精神分裂症的认知障碍继发于抗精神病药物,但随着现代医学发展及实验室检查方法的进步,很多研究证明结论并不是如此简单,而有着疾病的器质性基础。

那么,认知障碍是属于症状表现,还是属于疾病的过程现象。关于这个问题的认识仍然存在分歧,有人认为精神分裂症症状除了阳性和阴性症状之外,认知功能障碍也是一个疾病症状,这样就成了三大组症状;有人则持否定态度,其依据是:

(1) 症状是疾病的表现形式,其出现是伴随疾病而出现,精神分裂症在症状出现前已存在损害迹象,甚至发现其在幼年已存在阅读及数学方面的缺陷,注意受损也较多。认知障碍不仅存在于病程冗长的患者;即使首次发病、病程短暂者,在恢复后仍然有一部分人存在认知障碍。而且精神分裂症的非病现象也可同样存在这些认知障碍。这些发现提示认知障碍不符合由疾病引起的特点,而是认知障碍对疾病发生有一种"奠基"作用。

(2) 症状的表现形式具有外显特征,可以直接发现,而认知障碍需通过特殊检查才能认定。对于精神分裂症通常的阳性和阴性症状,可以通过临床检查方法来发现它的存在及评定其严重程度;而认知障碍具有固有性,稳定性特点,即使治疗亦不变。传统性抗精神病药治疗可使阳性或阴性症状(尤其阳性症状)获得改善,但有的患者的认知障碍却依然"我行我素",还不乏加重者。一般批评为"老药"的确实所在。新型抗精神病药对认知损害的影响虽认为比"旧药"少或轻,但究竟对精神分裂症"固有"的认知障碍在治疗上会有多大效果,尚待研究。

抗精神病药治疗的药理机制虽从拮抗多巴胺递质发展到多巴胺和 5-羟色胺平衡理论，但认知障碍似乎仍悠然处于"世外桃源"，此一现实也值得令人思考。

现代研究认为精神分裂症的认知功能障碍与大脑额叶和颞叶功能损害有关。

关于认知功能的影响机制，除了上述的脑病理学之外，目前报道较多的还是神经生化方面的研究，但结果并不完全一致。一般认为与下列神经递质有关：

（1）M 样胆碱能受体：已有很多研究发现拮抗 M 胆碱能受体的药物能损害患者的学习和记忆功能；相反，使用胆碱能受体激动剂，可以改善患者的记忆功能。

（2）多巴胺受体：有人发现，精神分裂症患者前额叶 D_1 受体数量减少，提示前额叶皮质 D_1 受体数量的减少及多巴胺递质更新的下降是本病患者执行功能受损的基础。动物试验也发现破坏前额叶皮质的多巴胺能投射可诱导实验动物的工作记忆下降。

（3）5-羟色胺（5-HT）受体：研究尚不充分，研究发现 5-HT 受体各型的功能并不相同，因此其对认知功能的作用也不尽相同。

（4）α 肾上腺素受体：有研究发现 α_2 受体激动剂有明显提高认知的作用，动物实验提示去甲肾上腺素在工作记忆中起调节作用。有些抗精神病药对 α_2 受体有较强拮抗作用，这类药物对工作记忆可能起到损害作用。

3. 认知功能障碍的干预措施　上述研究尽管提供了很多有价值的资料，但究竟还很不完善，某些病理性发现仅存在于部分研究病例，生物化学研究还有不少自相矛盾的结果，因此在精神分裂症的病因迄今未明之前，认知障碍的神秘面纱尚难说已完全揭开。作为当前之计，还需进行综合性考虑，包括疾病症状的相互影响、社会适应因素及抗精神病药使用的不良后果等。治疗上也需采取相应综合性干预措施，包括：

（1）提高对认知功能障碍严重性的认识，用整体观念治疗患者。

（2）选择合适的抗精神病药物，尤其新型（非典型）的抗精神病药。根据目前已发现影响认知功能的可能机制，开发更合适的抗精神病药。

（3）严格控制抗胆碱药的使用。

（4）重视康复治疗对疾病恢复的积极作用。

（5）根据可能机制，适当使用某些药物，如脑代谢药，α_2 受体激动剂如可乐定（clonidine）等。

（6）认知治疗。

（7）社会支持和社会技能训练：动员家庭和社会介入，可以提高患者的应付策略和社交技能，如指导患者如何独立去解决问题、处理人际关系、选择职业等。

二、精神分裂症临床表现的时代变迁

临床医生都有这样感觉，现在诊断精神分裂症比过去困难得多，在门诊可以遇到许多不典型病例，精神症状互相交叉和重叠，既像强迫症、抑郁症，又有生活事件的应激因素，或伴人格方面的改变，因此医生在不同时期会作出不同诊断，治疗方案则根据各人的诊断结果和经验，屡屡更改。就是住入医院，各级医生的诊断认识也可各异，见仁见智，即使在病例大讨论会上,医生可各抒己见,但诊断结论可能大相径庭。引起诊断困难的原因是多方面的,包括疾病概念的发展、诊断的标准化要求,及精神分裂症临床特征的时代变化等。临床表现特点的变化主要反映在下列方面。

(一)非典型化

近些年来,精神分裂症典型的亚型在减少,紧张型明显减少,而未定型在增加。青春型比前减少,妄想型则有所增加。Morrison(1974 年)比较了 1920 年和 1966 年的分裂症病型,发现青春型减少 1/5,紧张型减少 1/3,并发现据最后 4 年的统计,未定型占 50% 以上。Klaf(1961 年)比较了 1850 年和 1950 年的未经治疗的精神病患者的精神症状,发现急性症状-精神运动性兴奋明显减少。

(二)轻性化

据报道,作为分裂症诊断指标的 Schneider 一级症状也有减少趋势,Huber(1967 年)对比了药物引入前后的一级症状出现率,发现从 72% 减到 42%。M. Bleuler 提及,呈多样性症状的分裂症减少,而少症状者增加。还有些患者从发病开始,持续数年都保持着对疾病的一定自知力,有人称此为"内省型"。

此外,从疾病的转归也发现精神分裂症的轻性化趋向,Kraepelin 时代的"早发性痴呆"病例已不多见,很多病例可长久保持这样不典型状态,而不出现精神衰退。M. Bleuler(1973 年)指出,当前那些青年期亚急性起病,不缓解直到发展成为慢性重病的精神分裂症病例减少,而急性起病,病程起伏的轻症慢性分裂症患者增加,预后良好的分裂症也增多,特别是妄想性及边缘性患者。因此,如果持着老的观点,试图根据病例的随访结果所发现的衰退表现作为确定诊断依据,已变得不实际起来。

(三)神经症化

主要表现有疑病症状、抑郁症状及强迫症状的增加,疑病症状常表现为对躯体不安的观察及异常体感。伴有强迫症状的精神分裂症患者现已成为当前诊断上的突出问题。而且这些患者的病程常较迁延,表现特征性症状又常不明显,因此,早期常易误诊为各种类型的神经症。

因此,精神分裂症临床表现的轻型化和不典型化已是不争的事实,究其原因,可能与下列因素有关。

1. 社会和心理因素的影响 精神分裂症的临床症状内容与社会、心理变化有密切关系,社会竞争促进了社会发展,但也带来了许多社会和心理问题,如复杂的人际关系、人的多样化价值观、心理应激的加剧等。例如青少年时代的学习压力、不良习惯及家庭人员之间的冲突,使这个年龄段的本病患者较多反映对学习的态度及不良行为模式;成年人处于创业的社会竞争中,常使症状表现染有抑郁色彩;老年人的孤独、"空巢"、"代沟"使症状多包含家庭内容等。

2. 人们对心理卫生的重视 虽然人们对精神病的偏见仍较严重,但不可否认,现代人对心理卫生问题远较过去年代重视得多。精神卫生知识正在日益普及,心理咨询机构已普遍设立,如学校、社区、综合医院等都设有专职的心理咨询人员,通过心理咨询,使早期的心理问题得到及时干预,也提高了人们的精神卫生知识。但由于基层的心理咨询人员一般缺乏系统的精神医学理论和实践经验,一方面可能使精神分裂症早期病例受到忽视,另一方面早期干预的效果也可能使精神分裂症临床表现变得不典型及掩盖起来。换句话说,精神分裂症患者由于受到社会偏见影响,早期不敢进入精神专科医院大门,又在基层接受心理咨询,使症状变得隐隐现现,错综复杂。

3. **药物的影响**　近些年来,精神药物的发展非常迅速,尤其抗抑郁剂的使用十分广泛,精神分裂症的早期患者在接受精神专科医生诊疗前,可能已经接受过多种精神药物治疗,有的症状已经(或部分)消逝,或被掩盖起来,药物副作用倒又起到了混淆视听作用,例如药源性抑郁、强迫症状等。

由上可见,精神分裂症临床表现的轻型化和不典型化使本病的早期诊断面临很大挑战,因此,临床工作需要树立新概念,并严谨诊疗步骤。

三、诊断标准化及相关问题

由于精神分裂症病因不明,因此用什么标准去诊断精神分裂症就成为临床上的核心问题,先辈们为此作出了许多重要贡献,如 Kraepelin(1896 年)强调这是一组预后不佳的疾病,这一概念至今仍广泛影响着医学界及社会人士,并被实践证明有重要意义;E. Bleuler(1911 年)提出的精神分裂症基本症状和附加症状的诊断概念,长期以来被临床重视;Schneider 提出 11 项首级(一级)症状诊断精神分裂症的理论,已被吸收作为现代诊断标准中之症状学内容。因此,现代诊断标准化之形成乃先辈研究结果之综合。回顾精神分裂症之诊断历史,20 世纪中期曾出现过扩大化倾向,由于当时缺乏严格的诊断标准,医生在临床工作中(尤其住院病例)又面临大多数为精神分裂症患者的印象,所以出现精神分裂症诊断的“宁滥勿漏”现象。同世纪 70 年代开始,国际上就重视制订精神分裂症的诊断标准,即使临床诊断有严格约束,又有利于研究工作的开展及国际交流。目前所形成的 ICD‐9、10,DSM‐Ⅲ、Ⅳ 及国内的 CCMD‐2、3,不仅包括症状标准和严重程度标准,又有病程标准,这应该认为是时代的进步,精神医学的重大发展。

(一) 诊断标准化及注意问题

1. **克服简单化工作方式**　当前医疗工作管理强调规范化,要求精神分裂症诊断必须做到“有据可依”,这就需要每个精神科医生熟悉诊断标准,例如诊断标准中罗列了许多症状标准,面对许多实际病例,要求逐一找出症状“座位”,但在繁忙的日常事务中,这并不是件简单的事情,因此出现勉强地去对“座位”,以做到“有据可依”,常见的如在判断妄想和幻觉存在上,有时即使患者仅作出似是而非的回答,医生并不重视追究其肯定程度,更不讲究其心理背景,而轻易地作出判断,其原因是由于妄想和幻觉在症状标准中有着重要的“座位”,而且是典型的精神病性症状。诊断反复的结果告诉我们,有的误诊实际上是由于工作中的武断态度所导致。例如有的患者称“耳朵嗡嗡作响”,“在紧张时像听到过有人唤我的声音”,“我喝水苦,怀疑在水中放了药(由于患者不肯服药,家属确实在饮料中放入过药片,这不属于被毒妄想)”等。还有时患者注意力较涣散,或讲话较啰嗦、重复,或在讲话中突然想到别的事情,中间作了停顿,被轻易地判断为思维散漫或思维中断的也不属少见。这些错误在熟悉症状学概念的基础上,加上认真的观察态度,应是可以避免的。

2. 正确判断精神症状 CCMD-3列有诊断精神分裂症的9项症状标准,如何正确判断精神症状,需掌握下列环节。

(1) 正确发现精神症状:这涉及精神检查技巧问题,例如要发现患者是否真正存在思维贫乏,必须以患者配合精神检查为前提,如果患者对检查不合作、注意力不集中,其所表现的言语减少,不能就认为是思维贫乏;如果处于缄默状态,他不讲话等于没有话。还有要发现患者是否存在思维松弛或破裂,必须让患者有充分表达机会才能确定,不是一问一答式的检查可以发现,通常容易把患者在漫不经心状态作出的答不切题,或者赘述,或者意念飘忽等误判为思维松弛。

(2) 正确理解有关精神症状的定义:为了正确地对上症状"座位",对于各种精神症状的定义都需有完整的理解,否则难免坐错位子,张冠李戴,这些精神症状定义在本书的精神疾病症状学章及其他精神医学专著都有详细描述,但在采纳作为精神分裂症诊断时,还需严格把关。例如CCMD-3规定的幻听,是要求符合"反复出现的言语性幻听",即谓患者偶尔出现的、特殊状态下出现的(如在睡眠催眠相时)及仅听到的"耳内嗡嗡声"等都不能勉强凑合为诊断的症状标准之一;还有如精神检查时仅发现患者的表情平淡、缺乏变化,就不能轻易判断为"明显的情感淡漠"。

(3) 结合病史作完整理解:发现精神症状的主要方法无疑是通过精神检查,但还不能认为是唯一的方法,还需结合患者在日常生活中的表现,包括家属提供的病史内容及住院观察期间的行为表现,例如有的患者在精神检查时可以显得对答如流,但家属反映在家无所事事,对周围发生的一切漠不关心,对个人前途全无打算,或者在住院观察中发现其孤僻少语,对病房环境及治疗、出院等切身相关问题漠然置之,这样的患者仍需考虑有"明显的意志减退或缺乏"。

3. 如何判断自知力状况 近些年来的文献都把自知力对精神分裂症诊断提高到很重要地位,有的还认为是精神分裂症与其他精神疾病鉴别的分水岭(尽管不完全如此),因此精神分裂症的诊断标准把自知力障碍列为严重标准之一。困难问题是如何理解本病早期患者的自知力,例如很多具有强迫症状的患者能诉述自己有强迫症状,也主动要求治疗(甚至住院治疗);也有的伴有神经症症状的患者,门诊时也诉述自己有许多心慌、紧张、失眠等不适;部分有幻听症状的患者,也可以反映备受幻听干扰的苦恼心情。对于这些患者,如果仅把自知力理解为对自身精神疾病的认识能力,即他们承认自己有病,能描述病理体验,并要求治疗,他们似乎具有自知力。但如从另外角度观察,例如除了对令他们"苦恼"的症状之外,对其他精神病理现象有否认识(如推理荒谬等),还有关于由于他们的疾病造成他个人和外界影响的认识程度等。不妨举个例子,有一个精神分裂症病例,荒废学业数年,经常门诊诉述一大堆"不适",至于医生对他的诊断并不介意,配给的药物服用不规则,家属为医治他的病花去巨额费用,他既不关心自己的前途,又面对家属的悲伤心情,他虽目睹却无动于衷,如果对这样的患者评定他具有自知力是不全面的。因此,评定自知力要从多维度考虑。还有在临床工作中,当评定自知力时,最好能完整地说明评定自知力状态的依据,不要简单地称自知力恢复、自知力不全等。特别对于自知力不全患者,要说明哪些方面证明他有自知力,哪些方面证明他还无自知力。遗憾的是,病历中有这样记载的并不多见。

4. 需要重视的诊断线索　以下列举的精神活动表现在精神分裂症诊断的症状标准中无适当"座位",然而是精神分裂症常见的重要表现,对于有这样症状的患者,需要进行严密观察,并重视精神分裂症的诊断可能性,因此称其为"线索"。

(1) 自言自语及无故发笑:属于患者的行为表现,偶尔的自言自语可出现在正常人,例如处于孤独环境的人、老年人、或者心怀不满的人,他们借几句自语以自慰,或发泄不满;也见于神经症患者,焦虑发作时,坐立不安,同时也会发出自语之声。但处于以上状态的人都理解自己有自语存在及理解其意义,而且也能自我控制。精神分裂症的自言自语却完全不同,他们频繁地发生,没有可理解的心理基础,别人发现后指出还矢口否认,其病理背景多数受到幻听影响,或与幻听对话,然而有一部分患者说不清自语的原因,发现这种情况需要严重注意精神分裂症的诊断可能。

无故发笑的情况也同样。正常人尤其青年人富有幻想,观看电视时较为投入,也会出现独自发笑现象,询之可以发现其原因所在。也有的人偶尔在想到可笑情景时,也会不由自主地笑出声来。但独自发笑作为正常人而言,应该是偶然现象,有其可理解的心理背景,当事人也理解事实的存在。精神分裂症患者的独自发笑常频繁存在,多数没有客观原因可追溯,没有情感基础,有的可暴露乃受到幻听的影响,因此临床上常使用痴笑之用语,毫无原因频繁地出现痴笑是精神分裂症的重要迹象。

(2) 矛盾现象(ambivalence):或称为"病理性犹疑不决",Bleuler. E 认为是精神分裂症的基本症状之一,如果仔细观察,精神分裂症患者中的存在并不罕见,只是常被人忽视而已。患者存在相互对立的观念、情感和意向,但没有意识到,也无摆脱的愿望,这与正常人的矛盾想法和意向不同。例如有一名患者手持一把扇子,究竟是让哪只手持着却矛盾不定,结果只能两手同持;还有一名患者吃饭时对用哪只手持筷子举棋不定,结果两手持筷以进食。归纳精神分裂症患者的矛盾现象特点:所对待的事物对自己缺乏明显意义,患者对所存在着的状态不理解,也没有痛苦体验。很多处于木僵状态的患者,在症状缓解过程中如果进行仔细观察,常可发现其欲行又止的行为特点,这实际上也是矛盾意向的表现,遗憾的是常被人忽略。这种特殊症状有时容易和强迫症状混淆。如强迫性对立思维,但如果根据患者对现象的自知力状况及有无痛苦体验,还是可以相鉴别的。笔者曾经遇到过一病例,经常为先吃桌上的面包还是牛奶感到犹豫不定,无从下手;出门时为究竟先迈出左脚还是右脚疑惑不决,这例长期被诊断为强迫症,进行抗强迫药物治疗,但无效果,经过仔细的精神检查,发现该例对这种现象的存在感到很自然,没有任何痛苦体验,本人也能陈述自己确实存在这特殊现象,但无合理解释。这是一例精神分裂症患者,这种症状属于矛盾意向。

有一点需要提醒,现在有的医生对此症状的理解和应用有不适当现象,尤其是在看待感情问题上。实际上正常人在恋爱过程中,对于异性对象的认识常会出现矛盾感情,欲爱欲弃常摇摆不定,爱和恨常交织存在,这属于正常的感情冲突现象,不要任意把这种感情矛盾错误地判断为矛盾现象而作出精神分裂症的不合适诊断。这在司法精神病鉴定的"情杀"案件中类似的感情冲突十分常见,有的误诊关键就在对此症状的不当判断。

(3) 内向性又称孤独性(autism):患者处于自我沉思状态,失去与现实的联系。患者以一种特有的很难描述的形式沉浸于他的体验中或他的内心世界中,与世隔绝。孤独性可表现为被动、淡漠,几乎毫不关注周围的事件;亦可表现为全心全意地投入于幻想世界之中,在具体观察中,可发现患者在与人相处时一言不发,或发言时间过长且文不对题。有时可提出一些无法实现的要求,提出后却并不期望答复,或当其提出的愿望被允许之后却表现无所适从,例如有的住院患者每日纠缠医生要求出院,但当医生一旦允许时,他却变得意外起来,显得不知所措和漠然。孤独性的这种表现只有通过细致观察才能发现。

(4) 窥镜(mirror sign):精神分裂症早期常发现患者有窥镜现象,有时家属会主动提供此异常表现,有时经医生一提醒,家属会回忆起这种不寻常现象的存在。窥镜现象可见于精神分裂症患者,但并不具有特异性,在判断时要加以注意。

追溯窥镜症状描述的历史,最早是在 1927 年,法国医生 Abélyǒ 在复习既往文献的基础上,首先提出窥镜症状(signe du miroir)的定义为:"频繁地、长时间地观察反映在镜面里自身姿势的一种欲望"。窥镜的工具可为窗玻璃及镜子等。2 年后 Achille Delmas 发表了"早发性痴呆的窥镜症状"论文。1930 年俄国学者 Ostancow 也发表过关于窥镜症状的论文,但以后却少有记载。Abélyǒ 收集过 30 例具有窥镜症状的患者,其中 22 例为分裂症,6 例为更年期抑郁症,慢性躁狂症及精神衰弱各 1 例。以后的研究也肯定,窥镜症状对分裂症的诊断及预后都有重大意义,而且认为莫名其妙的窥镜是诊断分裂症的重要线索,此症状一般出现在疾病的前驱阶段,一旦精神症状明朗化之后,窥镜症状逐渐消失,此与我们的日常观察发现是相一致的。但很多学者通过研究也发现窥镜现象并非分裂症的固有症状,也可见于其他精神疾病,特别是强迫症与社交恐怖症。并认为分裂症的窥镜症状特点是怪异的,难以令人理解,说不出其行为的心理背景;而神经症者常可通过其心理背景得到理解,例如社交恐怖症的窥镜常出于感到自己面部表情不自然,而力图在众人面前保持自然表情,以致出现强迫性的窥镜行为。疑病症者可感到面部不对称而反复对着镜子进行检查,有躯体变形障碍者更可出现此种现象。分裂症窥镜行为也有出于感知综合障碍、疑病妄想、幻觉等,但更多见的是对自己频繁出现的窥镜行为否认,即使承认了也说不出其行为动机。

医生在向病者家属了解有无窥镜现象存在时,要讲究方式及掌握家属的理解程度,如果简单地向家属提问病者有无窥镜表现,家属在不了解意义的情况下,随口会答一句:"有的。"绝不能据此就作出有窥镜症状的判断。因为照照镜子是人们通常的习惯,尤其是青年女性,出于观察自己的美与丑、胖与瘦、打扮是否得体等,不但在家庭里,就是在公共场所、车子上都可发现有很多人大方地对着镜子照面孔,这是常人的爱美和礼貌现象。只有当家属了解医生提问的含义,并且对窥镜背景过程及动机等作出肯定描述后,才具有诊断学上的"线索"意义。

(5) 关于"直觉体会":医生有时一见到患者,就会有一种"这是分裂症患者"的印象,同道在交换看法时,称"feeling"这就是所谓"直觉体会",Jaspers 称人们有时对精神分裂症诊断之所以有一致意见,就在于对精神分裂症的一种"直觉体会",而这种体会却又是无法用任何精确的文字加以描述。Schneider(1925年)曾说:"医生在检查一个精神分裂症患者中,他所感到的那种缺乏人和人之间关系的感觉,实在是最可靠的作诊断的症状之一。"这种"直觉体会"的形成可能与患者存在的多种精神病理症状有关,如情感淡漠、内向性、沟通困难等,总之有格格不入感觉的通称。这种"直觉体会"对诊断的可靠性是存在疑问的,在提倡诊断标准化的现代,不提倡医生凭这种"直觉体会"去进行诊断,自然并无症状标准之"座位"。不过话又得说回来,在强调诊断标准化的同时,还得要尊重前人的经验,Mayer-Gross(1960年)有过这样一段话:"这当然是一种主观的印象(指'直觉体会'),不过在初次遇到一个可疑为精神分裂症的患者时,除了观察其一般症状外,也应当注意到这一点。这种最初的印象是有其本身的价值的,而且是在以后难以发现的。它对的时候多,错的时候少,当然,经过深入了解,听取了患者的想法和说明之后,它可能会证明是误入歧途,或者会被放弃。"这一段话说得很深刻,也比较客观。目前很多年轻医生对此尚缺乏体会,建议在今后工作中多去领会和体验,相信实践工作久了,这种体会可能会自然地积累起来。

四、临床实践诊断中的两难境地

诊断标准化使研究工作及临床诊断更加规范,但目前临床实践中经常遇到这种情况,即许多病例尚难发现明显的精神病性症状,在情感、意志活动方面的障碍又不够"明显",因此尚不符合精神分裂症的症状标准,但临床现象倒又像是精神分裂症,以CCMD-3的严格标准而言,这些属于精神分裂症的"疑似"病例,需要进行随访观察。问题是,这种病例可能几月或几年保持这样状态,何年何月才能进入"座位"不得而知,对于这样病例如何在诊断上有个说法,是一个非常实际的难题。

在认识上既要坚持诊断规范化,全面理解精神分裂症各项诊断标准的意义,以严谨态度进行诊断;另一方面要依靠全面的临床知识和经验对具体病例进行细致、深入观察,做到实事求是。

对于这样"疑似"病例,在具体处理上建议采取以下对策。

(一)精神现象学上的再观察

很多属于这种类型的"尴尬"病例,多属阴性精神症状为主的病例。在CCMD-3的症状标准中属于阴性症状的列有3条,即思维贫乏或思维内容贫乏、明显的情感淡漠、明显的意志减退或缺乏。这其中的某些病例,如果医生不仅仅满足于眼前的精神检查发现,而是通过收集详细的病史了解,可能会发现他们在日常生活和工作、学习中已经存在较为明显的思维、情感和意志障碍,例如有的病例表现抑郁或强迫症状,在精神检查中可以口述自己有情绪不好或不能控制的"强迫现象",似乎有一定的"自知",但通过家属可能了解到他们已有学习和工作的效率下降,对周围漠不关心,对家人缺乏感情,生活显得疏懒,对个人前途缺乏打算等。因此,对于这样病例一定要向家属深入了解病史,才能更有助于诊断的明确。

(二)采用过渡诊断名称

有些病例临床上很可疑是精神分裂症,但一时又难以满足诊断标准的各项要求,可以采取保留性的诊断方法,如"精神分裂症可能";DSM-Ⅳ建议在尚无足够资料作出肯定诊断时,可标明为"暂定",以表示诊断的不确定性。或根据临床主要表现采用过渡诊断名称,如抑郁状态、强迫状态、神衰样状态、猜疑状态、兴奋躁动状态、激情状态、木僵状态、性格问题等;有时还可在过渡诊断之后,加上"精神分裂症可能"或"精神分裂症?"之用语,外加括号,以表明自己的诊断倾向。这样可以有个临时性的交代,因为这类病例有的可能属于精神分裂症,有的可能并不属于精神分裂症。

(三) 诊断为"分裂型障碍"

这是 ICD-10 推荐的名称(F21),但并不提倡普遍使用,其内容包含:边缘状态精神分裂症、潜隐型精神分裂症、精神病前精神分裂症、前驱型精神分裂症、假性神经症型精神分裂症、假性病态人格型精神分裂症等。该症以类似于精神分裂症的古怪行为以及异常思维和情感为特征,但在疾病的任何时期均无明确和典型的精神分裂症性表现。诊断时要求患者应至少 2 年持续性或发作性存在所列 9 项特征中的 3~4 项。

该症为慢性病程,病情波动,偶尔可发展成为精神分裂症。在 CCMD-3 中并未列入,必要时可根据 ICD-10 分类进行临床诊断。

对于以上处于两难境地病例的治疗有两种意见,一种意见认为最后诊断尚未阐明,不宜使用抗精神病药,以随访观察其本来面目;另一种意见认为既然已怀疑为精神分裂症,宜使用抗精神病药以干预疾病的发展。笔者主张后者意见,这样符合早期干预原则,如果坐观其发展,一旦诊断明确为精神分裂症,已然耽误了疾病早治机会,当然对于这样病例的药物选用应该慎重,以选用新型抗精神病药为宜,尽量避免药物副作用。在治疗同时,尽可能不影响其正常学习、工作和生活。另外,为了保障精神障碍者的权益,在出具疾病证明时要特别权衡利弊,谨慎把关。

第二节 精神分裂症的早期发现与诊断

关于早期诊断问题,Gillies(1949 年)有这样一段话:"当治疗方法只限于住院管理和工作治疗的时候,早期诊断是并不重要的,但自使用近代物理疗法,并发现在早期患者中可以得到最好效果以后,从疾病一开始就能认识它这一点,就变为头等重要的事情。"在化学疗法迅速发展的现代,实施这句话就变得更加实际,更加可能。现代已公认,精神分裂症如能早期发现,及时采取干预措施,就有可能及时阻止疾病的发展,阻止发生继发性的阴性症状,保持相对正常的社会功能,因此对本病的早期诊断和早期干预具有至关重要的意义。当然,情况并不都是如此简单,有的患者当出现早期症状时,或者患者家属警惕性高,一发现患者有异常表现,就到精神病专科诊治,医生也及时地使用了抗精神病药,但患者的病情可能迟迟难以控制,继续发展,这样的病例实际上也不少。理由很简单,精神分裂症的病因尚未阐明,现用的化学治疗方法尚不能根治。在病因未明的今天,出现这样的病例并非意外,不能就此否定早期干预的意义。

一、早期精神分裂症的概念

何谓早期,有两种理解,一种理解是根据发病后的时间来界定,那么发病几年内才称早期呢？有的患者起病隐袭,搞不清究竟何年何月才算起病；有的患者一经起病,症状就长期持续不愈,如何在这持续过程中去划上一刀,称此前的阶段为早期？因此很多学者认为根据发病后的时间进行界定是不科学,且不实际的。

对早期的另一种理解则是根据症状表现来定,即在精神分裂症典型症状出现之前的阶段,相当于疾病的潜伏期或前驱期。很多患者当确诊为精神分裂症时,回顾一下,发现有一段时期出现过一些"隐晦"症状,没有引起重视,常常作为很多医者和患者家属的"后悔",叹息地说:"能在那时进行治疗就好了！"时期的长短并不一致,短者数日数月,长者数年,很多学者认为对早期的这样理解比较科学和实际。

Yung 等(1998 年)曾提出精神分裂症早期的各个阶段:即病前期、前驱期、首次发病期。最需要重视的是前驱期,这期表现的症状是非特征性的,包括注意力下降,始动性减退,抑郁心烦,睡眠障碍,焦虑,社交退缩,社交角色功能减退,易激惹,性格改变,敏感多疑,某些神经症样症状等。出现了前驱期症状的人并非一定都会发展为精神分裂症,取决于下列因素:早期采取干预措施,个体的应付能力,社会支持等。

二、精神分裂症的"早期"表现与诊断误区

与早期精神分裂症的概念不同,这里指的是已存在精神分裂症症状和具有精神分裂症诊断依据的病例,却由于病史收集不全面和精神检查不深入,或由于对精神症状缺乏辨识能力,而导致漏诊的精神分裂症病例,其漏诊的时期可能长达数年,因此这里的"早期"实际上并非疾病的早期,而包含着及早作出诊断的意义。

本病早期被错误判断的常见情况有以下几种。

(一) 学习态度的改变

在校的青少年患者逐渐出现学习不认真和成绩下降,回避上学,不参加集体活动。患者自感上课注意力不集中,严重者上课打瞌睡；考试前不温习功课或无故不参加考试,于是成绩下降,不及格；不愿去学校,有时逃学；在校表现孤僻,与同学疏远。

家属方面对以上表现常推测原因大致包括:患者对专业不感兴趣；对学校环境不适应,学习跟不上、老师过严、校风不好等；患者着迷于电脑游戏机；与同学关系不好,受到同学欺侮等。

医生误诊的疾病常见为:学习困难,神经衰弱,适应障碍,社交恐怖症,抑郁症等。

(二) 工作态度的改变

原来工作表现良好的职工突然不遵守劳动纪律,工作不认真,上班时打瞌睡、聊天、闲走；违纪时受到批评或表现不服,或无所谓；经常无计划地调换工作；无故提出辞职要求等。

家属方面解释的原因常有:对工作环境不适应(如工作紧张等)、领导处理问题不公正、同事关系紧张等。

医生误诊的疾病常为:适应障碍、神经衰弱、人格障碍等。

(三) 生活规律的改变

表现在家无所事事,睡眠规律改变——晚睡迟起;生活料理不主动(包括洗漱、饮食等);整日看电视,但并不专心于某个节目,而是面对电视机不断地转换频道;经常无目的外出闲游,或坐车,或步行,晚上迟迟不归;特别热衷于玩电脑游戏,无视家属的干涉,也不考虑面临的学习和工作任务;饮食不规则,有时暴食,有时不食,尤不喜欢与家人共餐,经常外出就餐;在家喜欢独处一室,一到家就关上房门,拉上窗帘,讨厌亲人来访;与家长交流减少,见了也说不上几句话。

家属通常认为是:睡眠不好,工作或学习劳累,贪玩电脑游戏,对家人有意见,"代沟"等。

医生误诊的疾病常为:睡眠障碍,抑郁症,"电脑迷综合征",适应障碍等。

(四) 情绪改变

表现情绪变幻不定,动辄发脾气,有时沉默不语,与家人一语不合,就要动手殴打父母,过后可能自认不对,向父母认错道歉,但过后仍然旧习不改,而对于其他亲人和外人却显得温文尔雅,所以在外人看来,似乎并无异常;与同胞之间相处,虽无怨恨可言,却视若仇敌;激怒发作时加以劝说是无效的,反会激起严重反感,毁物者不罕见,进而对家人拳打脚踢,弄得家人遍体鳞伤,苦恼不已;有的患者可有消极厌世情绪,甚至出现冲动性自杀行为。

家属通常认为是:脾气任性,父母教育不良,"轧坏道",心境不好等。

医生误诊的疾病常见为:适应不良,品行障碍(或人格障碍),情感性精神障碍,性格问题等。

(五) 其他行为改变

除了上述在学习和工作方面的行为改变外,还可出现无目的的外出漫游,数日不归,害得家人遍寻无着;购买许多与本人学习和工作无关的书籍,买来后却置之高阁;热衷钻研哲学、宇宙等学问,而这些学问与其过去的兴趣和志向并无关连;有的屡屡出现违纪违法行为,如偷窃、非法性行为、打架、说谎、酗酒等。有的出现敏感、猜疑,家人讲话总认为在议论自己,如讲他不工作、不学习、性格不好、好吃懒做等,从而对家人更加怀恨在心,成为殴骂的理由。家属通常认为是:脾气任性,思想问题,教育不良等。

医生误诊的疾病常见为:品行障碍(或人格障碍)。

(六) 其他

有的患者表现为类神经症症状,如神经衰弱综合征,癔症样表现,疑病表现,类强迫症状等。家属通常陪同去综合医院或心理咨询门诊,疑患有神经症。医生误诊通常也为相应的神经症诸类型,尤多见为强迫症。

值得注意的是,处于精神分裂症早期阶段的患者大多仍具有一定的自知力,可以主动要求去心理咨询门诊,也可以主动诉述自己的异常体验,例如诉述情绪控制不住,学习时注意力不集中,人际关系的种种矛盾及对环境的不适应情况等,也会要求医生给予心理治疗,叙述时大多言语有序,难以发现情感不协调、妄想、幻觉等精神病性症状,医生一方面参考家属提供的看法,另一方面发现患者存在对疾病的自知力,有求治要求,又未发现足以确定本病诊断的精神病性症状,考虑诊断为其他精神疾病是十分可以理解的。

三、精神分裂症早期诊断方法

为阻止精神分裂症病情的进展,需要重视早期诊断工作,并采取有效干预措施,需要做好下列工作。

(一) 全面收集病史

所谓全面是指系统的、多方位的,不仅从主要家属方面进行了解,而且要从患者的"知情者"的方方面面进行调查。诚然,患者主要家属所提供的情况是最重要的病史来源,但医生要有这样的理解态度和思想准备,因为精神分裂症最容易受到社会人士的歧视,所以在家属的心里,十分害怕自己的家人患有精神分裂症,家属通常理所当然地把情况反映的重点在其他方面,而不是突出在精神分裂症。例如强调患者可能是性格问题,环境不适应(如换学校后学习压力大,同学陌生等;调动工作想不通及遭受工作压力等),不能忍受心理应激,或者是可能患上了抑郁症、神经症等。作为医生要避免偏听偏信,不要受家属"重点"供史的影响而误入歧途,遇到这种情况时,要有针对性地从各个方面进行深入询问。例如,反映有性格问题,则要了解是否一贯如此,还是有所发展,显得变本加厉,不可理喻,患者对性格改变的解释及认识如何等;如反映存在环境不适应及心理应激问题,则要了解具体的环境状况,应激的内容和强烈程度,患者的心理耐受能力如何,病情发展和环境、心理因素的消长关系等;如提供有抑郁症或神经症病史的,则要了解发病时的具体表现,及治疗的经历和效果,其社会功能适应状况等。除了认真听取家属提供的病史内容外,还要询问有无其他与以上内容并无联系的异常精神活动表现,如怪异行为、自言自语、独自发笑、窥镜等,如果存在,要追根究底地问清青红皂白和来龙去脉。经验告诉我们,家属通常不愿主动透露以上现象,需要经提醒后才能回答,原因很简单,怕戴上精神分裂症"帽子"。

家属有时还抱有一种心理,就是不愿把患者过去的诊断过程轻易向医生透露,其动机是为了让医生不带有诊断框框,所以医生常要主动询问,并且事先要解除家属的顾虑。

(二) 深入精神检查

就是要深入了解患者内在的精神活动体验,精神分裂症患者通常缺乏自知力,因此不合作是常见的态度,所以医生首先要掌握患者不合作的心理基础,然后有针对性地去进行交谈,前述的精神检查技巧都是适用的,这里特别要提醒一点,就是要善于透过现象看本质,例如有的学生的突出表现是回避去学校,自谓到了学校就想到害怕,如果不深入检查,会轻易地诊断为"社交恐怖症"。深究一下其害怕去学校的原因,可以答称:"我觉得同学好像在注意我。"出现这样回答时,有几个精神病理症状可能:恐怖情绪、强迫怀疑、关系妄想等。接下去要肯定一下他的体会,问:"同学究竟是在注意你吗?"如果回答:"那肯定的。"这样的追问常常是需要的,因为有的患者通过这样一问,态度会显得不肯定起来,说"好像有这样感觉"。当遇到无论是肯定的或疑问的回答,接下去的提问应该对其"被注意"的感觉进行展开,例如"为什么有这样感觉"、"有哪些具体现象可以证明"、"有多少人(包括同学和老师)在注意你"、"他们为什么要注意你"、"这种被注意印象是你自己的感觉、情绪,还是客观存在"等。通过这样细致检查才能肯定究竟是社交恐怖,还是妄想在作祟。

这样的病例在青少年的心理咨询中甚为常见,把这样的精神分裂症患者误诊为社会恐怖症的关键所在是仅停留在患者的害怕体验,而对于为什么害怕的原因缺乏深究,以致忽略了妄想的发现。因此精神检查时不要被表面现象迷惑。为了做到这一点,与患者进行多次、个别的谈话必不可少。当然,在对其突出行为进行了解同时,还必须主动询及有关情、志、意方面的体验,并注意它们的协调性。

(三) 严谨的症状分析

在全面掌握病史及精神检查发现基础上,面对一大堆精神现象,医生要善于对各种精神症状进行确定及病理意义分析,了解这些症状的心理背景,及与有关症状进行鉴别。要做到这一点,临床医生首先要熟练掌握精神病理学基础,然后就是结合个案例实际情况进行细致分析,才能了解所发现症状对诊断的具体意义。

(四) 科学的诊断方法

随着检查技术的进步及心理学测验方法的普及,处于精神分裂症早期的患者通常已在各级心理咨询机构进行过心理测试,这些测试结果对诊断有一定参考价值,但最终诊断的确定还是得依靠临床。面对现实病例的复杂情况,诊断上切忌简单化,对其他诊疗单位的诊断意见要用辩证的观点去看待。一时难以作出明确诊断结论时,不要牵强附会的为难自己,可以进一步向家属了解病史,反复多次进行精神检查。如有必要,为了对病家负责及提高自己,应向有经验的医生请教,直到作出心中踏实的诊断结论为止。

(五) 加强随访

精神分裂症早期病例诊断困难确是事实,因此随访工作显得非常重要,希望青年医生一定要养成这个习惯,遇到疑难病例逐一记录下来,长期地亲自随访,工作时期一长就会积累丰富经验。早期病例的随访通常还会遇到一种特殊现象,即使诊断有错误,采取了相应的治疗方案,有时病情也会有暂时好转,但好景不长,久之又会呈现"庐山真面目"。这是由于:① 各种抗精神病药物并无绝对严格的适应范围。② 疾病早期可有自动缓解。③ 心理治疗和药物治疗对表面症状的暂时效果。笔者曾遇到这样一个病例:有一名初中女学生,害怕去学校上课,诉述上课时注意力不集中,看见同学害怕,到了学校门口就心跳起来,因此休学在家。家长十分细心,把患者的日记翻出来给医生参考,日记里记述许多消极悲观的想法。根据以上情况,考虑诊断为抑郁症,予抗抑郁药治疗,数周后情绪好转,害怕情绪减轻,重新返校上课,据说成绩尚可。约半年后(未停抗抑郁药),患者又拒绝上学,整天在家睡觉,不敢出门。再予精神检查,患者暴露在学校里很多同学都用特殊眼光注视她、议论她,因此使她见人害怕,而产生消极悲观情绪。此时令人恍然大悟,原来她存在关系妄想,才产生继发性畏学及消极情绪,改用抗精神病药治疗,以上症状才逐渐消失。这个病例至少告诉我们两点:① 发现有抑郁情绪及社交恐怖现象时,要追究其内心的心理活动,有无妄想存在,这样教训在实际工作中并不少见。② 病情有暂时性缓解并不一定说明当时诊断正确,需要进行较长期随访。

第三节　精神分裂症的鉴别诊断

一、强迫症

可以这样认为,强迫症与精神分裂症的鉴别困难已成为近几年来精神科临床诊断上最突出的问题之一,无论在门诊患者或在住院患者中,甚至在会诊中,医生各持己见,以致最后无法定论的病例实在太多见,由于诊断意见不统一,治疗方案必然处于车轮大战状态。患者家属出于心切,不得已花费大量费用,辗转就诊于全国各地的著名专家,但仍可能诊断意见不一,或处于模棱两可状态。

(一) 诊断困难的原因

大致可归纳下列几个方面。

1. 精神分裂症可以出现强迫症状　这是许多学者久已认识到的事实。国外有学者报道,精神分裂症患者中出现强迫症状的可占 15%～25%。国内于清汉氏报道强迫症状出现在精神分裂症病程中分为 3 个情况:① 发生在精神分裂症早期,开始表现为强迫症状,以后发展为精神分裂症。② 在精神分裂症病情进展期呈现强迫症状。③ 精神分裂症缓解期出现强迫症状。无论在哪个病程阶段,如果强迫症状较明显,而精神分裂症的典型症状又欠"典型",那么这种鉴别上的困难必然会出现。

2. 对病史的采集不够详细　从患者家属立场出发,总希望自己的家人所患非精神分裂症,因为精神分裂症在人们的眼光里仍普遍认为是令人害怕的疾病,听到医生诊断为强迫症,心里感到坦然得多,因此供给病史常强调所发现的强迫症状,而忽视其他异常心理活动的存在。如果医生亦不加追究,偏听偏信,那么其所掌握的病史必然局限在强迫现象方面。

3. 精神检查和观察欠深入、欠全面　这与医生的经验与工作态度有关,家属所提供病史既已局限,如果精神检查又未能深入展开,仅停留对于强迫现象的了解上,缺乏对其他心理活动的细致观察,也很容易陷入诊断的误区中去。

4. 精神症状的判断错误　当患者暴露了一大堆精神症状之后,如果对各种精神症状的本质掌握领会不确切,也同样会导致诊断失误。

(二) 正确鉴别的要领

1. 全面了解病史　如上所述的原因,医生在采集病史时,首先要打消患者家属的顾虑,希望能提供全面的病史,如果家属仍然重点提供强迫现象,这时要补充询问:患者对强迫现象的认识和态度如何? 有无痛苦体验? 患者的求医欲望及对治疗的依从性如何? 对于自己的学习、工作和生活态度如何? 与周围人的感情有无变化? 对未来前途的打算等。

2. 精神检查要细致、深入地展开　除了环绕其所表现的强迫现象进行有关询问之外,还要对其他心理活动进行深入了解。针对强迫现象重点询问:"你认为这样做是否必要,有无意义?""是否努力设法予以抵制?""抵制时有何心情体验?""希望医生如何对你进行帮助?""你自己准备如何配合医生?"等等。在询问中如果发现有些内容含糊的回答,还要深入追究下去,以进一步与有关的精神病症状鉴别。

3. 要注意鉴别下列精神症状

(1) 强迫性思维与妄想:妄想如果已经固定了下来,鉴别上一般不会有困难,问题是当妄想还处于形成初期的半信半疑阶段,此时就容易与强迫性怀疑混淆起来。如有一名患者数年来就是这样一个症状:总是不放心某中央领导人会打击他、迫害他,有时说"想想不可能的,这位领导人已去世了"。有时却说"想想也许可能,我说过一些对他不利的话"。谈这些问题时,并不焦虑,也不为此苦恼,能正常地工作,但想到时经常向家属问上几句有关以上内容的话题,家属不予理睬或作些劝说之后,也就作罢。笔者认为该患者的想法已属于妄想性质,而非强迫性怀疑,因缺乏强迫症状的基本特征,按精神分裂症治疗,据家属反映好转,但并未完全消失。

(2) 强迫性思维与强制性思维:强制性思维是精神分裂症的常见症状,如能辨别明确,有助确定诊断。强制性思维的出现具有偶然性,患者对此感陌生和意外,内容多样,多变化,不由自主地突然涌现出来,深入了解,患者还会暴露是受到外力影响或控制,思维不属于自己。强迫性思维与强制性思维的不同点在于:前者① 出现较经常,并非偶发的、突然的。② 内容较重复,并不是千变万化。③ 认为思维是属于自己的,而不是受外力影响。④ 有强烈的抵制愿望,经常为此感到烦恼不已。有强制性思维者有时也存在一定摆脱愿望,同时也可伴有烦恼情绪,但与强迫性思维相比较,显得不强烈,通常在强制性思维出现时烦恼一阵,过后就变得心安理得,也没有强烈的要求治疗愿望。

(3) 强迫性表象与假性幻觉:有一名患者长期来存在一种诉述:"我脑子里经常会出现音乐声音,想到时出现,做其他事情不去想时不出现。"有的医生诊断为假性幻觉,按精神分裂症治疗,用过多种治疗方法,但未获效果。以后经过对这个患者的症状细加追究,发现有下列特点:① 脑内的音乐声出现在他"想到"之时,与他的注意力有关。② 所谓音乐声是"我感觉到",而非听到,感受并不鲜明。③ 有强烈的摆脱愿望,病者经常独来门诊,要求医生给予治疗,并愿意承受"一切痛苦的方法"。④ 社会功能保持良好,除上述异常感受外,生活和工作都能正常进行。因此这个患者的精神症状属于强迫性表象,诊断应为强迫症,但经过抗强迫治疗后效果仍不明显,如果根据治疗效果而否定强迫症的诊断并不是公正的,因为强迫症的治疗到目前为止,尚无"药到病一定能好"的治疗方法。

(4) 强迫性意向与冲动行为:有些精神分裂症患者在急性精神症状消失之后,持续存在不能控制的冲动行为,如打人、毁物、撕衣等,发作前还会主动要求医护人员给他保护约束起来,一段时间后,请求可以解除约束。这种行为确有一定强迫性特点,与强迫性意向不同点在于:① 强迫性意向是经常、反复的存在,而非发作性的;冲动行为多是突然发生的。② 强迫性意向仅停留在意向阶段,能够克制而不付诸于行动,如怕把小孩从高处抛下,怕用尖刀伤人等;冲动行为的冲动克制不住而造成后果。

(5) 强迫意向与矛盾现象:在临床实践中,经常可以遇到这样病例,他们对于某些日常行为存在模棱两可意志,例如行走时难以决定首先应该先跨出哪个脚、吃饭捡菜时停停放放,因此他们变得寸步难行,吃饭要花上好长时间,询其体验,也认为苦恼,有的患者还会主动向医生请教治疗方法,遇到这样病例,医生的诊断结论可能徘徊在强迫症候与精神分裂症之间。鉴别时需要弄清下列几点:患者对这样行为认为有无意义;有无强烈的抵制愿望;本人是否有真正的痛苦体验等。精神分裂症患者常对其矛盾现象的意义理解含糊,虽口称有痛苦体验,但不强烈,多数在家属督促下才就诊,否则也听之任之,得过且过地度日。再结合其他精神活动表现,如有无生活疏懒,对家人感情冷漠等,确定诊断。

(三) 认识和处理精神分裂症强迫症状的几个实际问题

1. **强迫症状内容的荒谬程度在鉴别诊断中的价值** 许多学者已注意到,这项特点在两病鉴别上的价值是相对的,因为有些强迫症患者的强迫形式和内容,表面看来十分荒谬离奇,但一经追溯其发生根源却是可以理解的。所以当我们遇到其有荒谬内容的强迫症状时,一定要追溯其发生根据,及从其内心深处了解患者对该种状态的真实认识和态度。患者是引以为苦,还是相安无事。

2. **客观地评价强迫症患者的行为表现** 强迫症患者症状严重时,可以出现生活疏懒、不主动料理、不愿参加学习或工作,因为有时强迫症状的严重存在已妨碍他们的正常活动,使之无法动弹,那么干脆就不去作为了。如有些患者强迫洗手及仪式性动作使其难以按时上班,难以完成日常工作,有时感到上班时因强迫行为无法实施而心情苦恼,或以为自己的怪癖会被人取笑而不愿见人,闭门不出。这种怀疑被人注意的想法如果不从其心理实际去分析,可能被认为是关系妄想,结合以上表现,很容易误诊为精神分裂症。

3. **强迫症患者是否都是积极主动地要求治疗** 应该说,大多数患者属此,但也有例外。作者曾收住过一名患病多年的强迫症患者,长期在门诊治疗,也住过院,但效果不显,于是她失望了,产生了消极想法,决定拒绝治疗和进食,家属无法,强行送她住院,住院后极不合作,拒绝服药,用胃管喂食。后经深入交谈,原来出于这番心思。

4. **合适评价患者对疾病的焦虑心情** 典型的强迫症患者大多伴有焦虑及抑郁情绪,但也有例外,一部份强迫症患者虽然内心对强迫现象感到痛苦,但不一定从外观上可发现出有明显的焦虑、抑郁情绪,这种情况的存在有下列几种可能:① 病前个性的关系,例如有的患者病前个性内向、胆小、听话、顺从,一旦有了强迫现象,就不一定会忧形于色,而采取竭力自我克制态度,不愿去干扰别人,以致表面看来,似乎缺乏痛苦心情。还有一点也是很重要的,因为病程长、疗效差、缺乏信心,时间一长关心的心情也会淡薄起来。② 药物的影响,镇静剂的应用会消除患者的焦虑心情,而影响患者焦虑、抑郁体验的表露。③ 智能的影响,有的患者智能偏差,造成对思维内容、情感表达等的影响。

5. **对病理现象的全面评价** 某些患者的精神病理症状有阶段性特点,一段时期有行为怪异、妄想幻觉等,另一段时期表现明显的强迫症状,因此造成医生会以横断面去分析,有的诊断分裂症,有的诊断为强迫症。遇到这种情况,最好不要仅从横断面所观察到的特点进行诊断,而宜从整个疾病现象去进行全面分析,如果患者过去已出现过明显的精神病性症状,分裂症的诊断应予肯定,以后出现的强迫症状,可能是分裂症的一个症状组成(已如前述),或者可能是药物的影响(尤其氯氮平)。

6. **了解患者对强迫症状来源的体会对明确诊断具有决定性意义** 对很多具有强迫症

状的患者,如果能进一步追问其强迫症状是如何产生的,典型的精神分裂症患者常会说是受外力影响造成的,或回答不出症状为何造成的,或回答的态度似是而非。

7. 治疗方案　往往十分棘手,原则上说如果是伴有强迫症状的精神分裂症,理该使用抗精神病药物,但究竟使用哪一种抗精神病药为宜,很难根据针对阳性症状和阴性症状的方法来选择,通常是使用"广谱"的抗精神病药,但从目前经验来看,尚未发现哪一种抗精神病药对这类患者特别有效。因此,有的医生主张合并使用抗强迫药,如氯米帕明、SSRIS 类药等;有的医生则反对这样用法。因为目前尚无成熟经验可言,只能各行其道,等待探索到一定经验之后再来总结。但要注意一个问题,因为根据近年来的临床报道,认为有些抗精神病药在治疗过程中容易出现强迫症状,尤其报道氯氮平较多,选用时需要谨慎。

(四) 病案思考

这是一个诊断有争议的病例,在此发表的目的是供大家思考,而不是示范,因为这样的病例在临床实践中十分常见,经常在各地医院、各医生间转辗,诊断结论各异,即使举行一次专家讨论会,也可能出现众说纷纭的局面。

这个病例已经有 18 年病程,前后 7 次住入本院,有 4 次诊断为精神分裂症,有 3 次诊断为强迫症。

1. 病史摘要及诊治经过

患者,女性,31 岁,2003 年 6 月第七次住本院。

(1) 第一次住院(1987 年 3 月 11 日～1987 年 6 月 15 日):1985 年,该时为中专一年级学生,第二学期开始自感学习困难、思想难以集中,理解问题缓慢,学业完不成,晨起穿衣、叠被要半个小时。次年睡眠不正常,夜间少睡,白天几乎整天睡觉,有时饭也不能按时服,反复洗手,怕脏。每次洗过手后反复检查,只要手上沾一点东西就要洗。吃饭时要一粒粒地将米饭放入口中,且常常将米饭往外吐出,经常往桌上、父母的身上和脸上、地上或他人的碗中吐,吃一顿饭要两三个小时。饭前规定要洗手几次,漱口几次,碗用开水冲几次,甩碗几次。入院前 3 个月,不但自己要做重复动作,而且要母亲、妹妹也这样做,母亲未允,则要在母亲身上捏几次,弄得母亲身上多处青紫,且以粗鲁言语骂母亲,事后又追悔自己不好,向母亲道歉,痛哭流泪地说:"我不是不孝顺,只是不这样做,我心里很难受。"

以后这类重复动作更加扩散,如暖瓶上放瓶盖也需几次,站起时做站起动作几次后方能让自己站起来,走路时要做走路动作几次才能朝前走。此外,穿裤子、系组扣等都是如此。因此,严重影响日常生活。别人干预则要骂人,事后会认错。此外,怀疑家人对她不好。门诊诊断强迫症收住入院。

病前个性内向,不善交际,少语,敏感多疑。

入院精神检查时询及其对重复动作的体验,回答:"自己感到痛苦,但没办法,控制不住。"说不清是为什么要做的原因。问对打母亲的认识,称是因为欺侮她,因此恨她。问其对住院和治疗的要求,问医生"明日能出院吗?"未查及妄想及幻觉等。

住院期间发现其接触不主动,对疾病缺乏认识,没有痛苦体验,自称患了强迫症,控制不住自己行为。关于学习问题,解释"总是洗手,没时间复习";"反正考不好,不去上课算了"。

经讨论拟诊为精神分裂症,但又觉得不完全符合精神分裂症诊断标准。予氯丙嗪、三氟拉嗪等治疗,获显著疗效,出院时反复动作消失。出院诊断精神分裂症。

(2) 第二次住院(1988年7月14日～1988年9月10日):出院后服药不规则,反复洗手减少,但吃饭数米粒、吐唾沫、穿衣前抖动衣服数次仍断续出现。1个月前在外院门诊,诊断为强迫症,嘱停三氟拉嗪,以后病情愈加严重,起床时头要在枕头上点几下才能起床,站立时要做站立动作几次才能站起来,穿鞋时脚要穿进脱出几次,动作时口中数数,直到认为满意才能进行动作,否则感到放心不下,为此自感很痛苦。

入院后精神检查:患者强调认为自己有病,认为这些动作没有必要,但苦于纠正不了,未发现其他精神症状。问其反复洗手原因,答称"手上不干净","不洗不放心,洗了觉得很舒服";又解释"拉抽屉要拉三下,饭前吐唾沫喜欢吐三次、六次或九次","一、三、五、七、九单数不好,四是要死,六最好,我妈说六要'落掉',八是要'铐进去',现在不敢了。"经讨论诊断为强迫症,予氯米帕明治疗。出院时病情好转。

(3) 第三次住院(1988年12月28日～1989年5月3日):出院后能坚持上学,重复动作减少,生活自行料理。2个月前停服氯米帕明,重复动作又复出现,如吃饭吐唾沫,穿衣、穿裤数数字及起床时在枕头上下点头等。并命母亲与她一起计算,如果与自己数的不符合,则要重数,直到符合方罢休,由于无法自行控制,又住院治疗。

入院后精神检查:能陈述病情,知道要反复做动作"抖衣服是想弄干净点,数二个九,一个三,不抖不行。病已2年多了。"未发现其他精神症状。诊断仍为强迫症,予氯米帕明治疗。出院时反复动作减少。

(4) 第四次住院(1990年8月8日～1991年1月19日):出院后虽病情有好转,但仍未敛迹,入院前三四个月又加重,反复洗手、计数,洗浴要其母帮其来回擦洗几十次,影响日常生活又住院治疗。

精神检查:接触较被动,思维迟缓,自感重复动作无必要,是病态,同时又感"内心并不怎么痛苦,但也不开心"。要求治疗,但不迫切。解释对数数字的看法:"6这个数字好,20正好并头并脑,16次也可以,46次其中有个4字不吉利,66次太多了。"

期间有几次护理记录:"患者生活疏懒,督促她无动于衷。喜呆在厕所间,劝阻则用很多理由搪塞。对住院反感,否认有病,称其他病员对她很凶,'我洗手都不可以','我没有病,洗手是因为手脏才洗。'别人指出其行为时,不是矢口否认,就是低头不语。"

讨论诊断为强迫症,予氟哌啶醇、奋乃静等药物、电痉挛治疗10次,无效果。

(5) 第五次住院(1991年4月22日～1991年10月15日):出院后仍有重复动作,不能按时服药。以后又出现吃饭吐唾沫,及挑出米粒中黑色的米,称黑米吃下去会生病,走路开步前反复移动脚步,同时计数。家属要求再予住院治疗。

精神检查:询及其数字的选择,答称:"38,83,91,1最好,"问为什么数字"1"最好,答"1是第一名,"进而问为什么不都做1次,答"我也不知道"。讨论认为病者对数字选择前后矛盾,症状多变,生活疏懒,诊断为精神分裂症(假性神经症型)。予氯氮平+氯米帕明治疗。疗效进步。

(6) 第六次住院(2002年5月30日～2003年1月6日)：出院后反复动作,反复计数未消失,当坐下或起立时要数到6才能行动,还有计数38,138,238。家属希望能进一步诊治。

精神检查：发现病者除了强调以上不必要的重复动作外,还有关系妄想,认为很多路人奇怪地盯着她,电视里上演过她幼时的事情。再问对数字的选择,称"是改变着数的,39、20、61都数,""走路要走6个来回,6表示六六大顺,不这样做心里不舒服,""路上觉得有人看我,走在路上还是走两个6次,共12次;16次、22次也是好的,人家看我是不是有毛病。"病房经几次讨论诊断为精神分裂症,服用氯米帕明、利培酮、氯氮平等治疗,疗效进步。

(7) 第七次住院的基本病史如前。

精神检查发现：进入检查室入座前先坐下站起几次,然后坐在椅子的边上,问其病情,称"穿衣服时要抖几次,洗手、漱口都要重复几次,知道没有意义,但不这样做不行。"问其内心是否痛苦,有无抵制的努力,答"也没有感到什么痛苦,就是不做不行,没有想过办法去抵制。"问其是如何选择数字的,答了一大堆数字,说这个数字不好,那个数字不吉利等,并不固定于选择某个数字。问对治疗的要求,答"医生说我是具有强迫症状的精神分裂症"。问其对此病性质的理解,答称"我也不知道,随便你们诊断"、"希望把我毛病治好"。整个接触过程中,态度合作,情感不协调,对长年累月的病情折磨显得无所谓,对疾病缺乏实质性认识,只称"不这样做不行,"缺乏痛苦的体验,无强烈的治疗要求,检毕问其对医生有何要求,答"听医生的",随即离座而去。根据以上表现,诊断为精神分裂症。

2. 评析与讨论　归纳对本例的诊断看法有3种。

(1) 强迫症：根据是患者反复诉述："知道没有意义,但不这样做不行"、"希望把我的毛病治好"等,符合强迫症患者的疾病体验,而且病程已18年之久,无精神衰退现象出现。

(2) 分裂型障碍：患者7次住院的主要临床相是强迫症状,病例的某些临床相难以完全用强迫症解释,然又不具备精神分裂症的诊断标准,建议根据ICD-10的"分裂型障碍"进行诊断,这个诊断名称内也包括了过去所谓"假性神经症型精神分裂症"病例。

(3) 精神分裂症：认为该例的强迫症状不是典型的强迫症,笔者主张这个观点,理由有以下几点。

1) 她的强迫症状产生,似无源之水,无本之木,1985年无原因出现学习困难、思想不集中,并同时穿衣叠被重复,无任何心理原因可追溯。

2) 强迫动作和行为的表现比较怪异。如果她把洗手理解为怕手脏,还可以理解,因为一般来说,强迫动作和行为是继发于强迫观念的,例如因为怕灰尘、怕细菌感染,就把手洗个不停。那么她吃饭时一粒粒地数米,还要吐唾沫,其意义令人费解。而且以后还涉及日常动作的方方面面,如穿衣、穿鞋、站起、走路等,内容过于广泛。

3) 强迫动作和行为与某数字联系起来的强迫症患者确实不少,具体数字的确定一般与传统习惯、迷信观念或个人经历等有关,某数字确定下来之后也很少变化,而该患者所认为令她满意的数字都是千变万化,而且先后经常矛盾。

4) 患者的情感体验,从住院第一次开始就被人怀疑,从未出现一般强迫症患者所特有的因强迫与反强迫的冲突所导致的焦虑抑郁情绪,而是抱着与强迫现象"和平共处"的平静态度,她的所谓"不能控制、自感痛苦"等仅是医生问及时谈谈而已,并不代表她真正的内心体验,这在以上所摘录的护士记录中可见一斑。因此她的情感属于淡漠。

5）该患者的自知力实质上是不完整的,虽当医生问及时,能勉强答上"是毛病,控制不住,"但再观察一下其平日的言行,可以发现。① 几次住院并不是她的主动要求,乃是其家属发现其生活料理发生困难才屡次送其住院,只不过她并不坚持反对而已。② 并不关心医生对其疾病诊断和治疗打算。③ 对于住院持无所谓态度,有时还称"希望早些出院可以去玩",对护士声称无病,也缺乏对治疗的迫切要求。

6）对前途缺乏打算。学习不能完成而停学,对此并不焦急,推说不喜欢此专业,将来可以做做营业员等,虽说如此,也并无具体打算。

综上所述,患者所表现的强迫症状并不符合强迫症的特征,而具有怪异、多变、荒谬的特点,情感淡漠、不协调,自知力不完整,意志要求减退,缺乏强烈治疗愿望,因此符合精神分裂症诊断。第一次住院时经治医生有这样一段病史记录:"患者的强迫行为较广泛,虽有治疗要求,但不确定,也不迫切。对强迫行为的产生解释不清楚,且有莫名其妙的感觉。缺乏感情上的交流和共鸣。但目前查不出精神分裂症的主要症状。"这段话反映了该医生当时的真实体验,说明他已注意到该例临床上的不典型性,但也反映了他在诊断上存在的困惑。

二、情感性精神障碍

这也是当代与精神分裂症鉴别诊断困难的最常见疾病之一,在 20 世纪 60～70 年代,对情感性精神障碍的诊断条件掌握很严格,凡发现存在精神病性症状的都毫无保留地划入到精神分裂症的诊断范围中去,在临床工作中较少发生两病的诊断纠纷。80 年代之后受到国际诊断潮流的影响,情感性精神障碍的诊断标准放宽了许多,因此就出现了这样的实际问题,即在同一病期内既表现有情感性症状,又有分裂性症状的病例如何诊断的难题。1933年 Kasanin 提出分裂情感性精神障碍的诊断概念之后,我国在 1970 年及以后使用较广。后未针对这个名称使用过滥的倾向,在诊断标准上又作了严格规定,临床上仅是少数病例才符合这个标准。

（一）鉴别困难的几种情况

1. 躁狂急性发作期与精神分裂症的鉴别　典型的轻躁狂一般不会引起鉴别诊断上的困难,问题是传统上所谓急性躁狂症,此病发生迅速,发病时严重兴奋躁动,日夜不安静,行为非常紊乱,乱吐口沫,撕衣毁物,裸体外跑,言语增多且散漫,严重时呈破裂性思维,无法进行交流沟通。这种病例乍一看,极易诊断为青春型精神分裂症。遇到这种情况时,即时诊断宜谨慎,鉴别时可作如下观察。

（1）恢复过程:即时采用抗精神病药治疗,进行短期观察,如为躁狂症,过几日就可发现一旦急性状态过去之后,就表现为典型的躁狂症症状,对急性状态的过程不能回忆或部分遗忘;精神分裂症的兴奋症状往往恢复较慢,经过治疗,虽然程度减轻,但仍可发现有情感不协调、思维散漫、行为紊乱等症状。

（2）自知力恢复情况:急性躁狂症患者一旦急性状态过去,即对自己的当前精神状态有充分的认识,认识到自己的病态所在及恢复的程度,并有主动的治疗要求;精神分裂症患者却不同,即使严重的兴奋症状已消失,但自知力迟迟难以恢复。

(3) 疾病的残留症状:急性躁狂症患者发病如暴风骤雨,发作过后雨停天晴,没有残留症状;精神分裂症患者恢复过程中多数还残留部分症状,如情感淡漠,不协调,意志减退等。

(4) 有无精神病性症状存在:急性躁狂症恢复后一般不存在精神病性症状;精神分裂症在急性状态过去之后,可呈现"庐山真面目",人是安静了下来,但妄想、幻觉、思维障碍、情感不协调等精神症状却明朗起来。

2. 抑郁症状与精神分裂症症状的交织　这是指的这样一种情况,在发病过程中可发现存在一定抑郁症状,倾向于抑郁症的诊断,但又感到不典型;或通过一个阶段的抗抑郁治疗,获得短时好转,但恢复不完全。可能作出下列不同的诊断,如抑郁症、不典型抑郁症、早期精神分裂症等。

以下列举一个病例,供思考。

患者男性,17岁,高中学生。2年前一次大考成绩不理想(过去一直为班级前3名)出现心情抑郁,自卑,不愿上学,怕见人,胆小易紧张,失眠,注意力不集中,无故烦躁,不愿与家人共餐,责怪家人不关心,看电视时不断按遥控器转换频道。勉强动员去上学,一到校门口就紧张,怕同学看不起他、欺侮他。在上课时有几次突然想拿刀戳其他同学,未出现行动。晚上常独自外出几小时,称出去解解闷。

在外院心理咨询门诊,诊断有学校恐怖症、抑郁症等,用百忧解治疗,情绪经常性起伏,有时好转,但经常喜怒无常,回家后仍与父母态度对立,不愿言谈,家属还发现其经常窥镜,在家不复习作业,缺课较多,考试不愿参加,自称高兴不起来,有时暴露消极厌世想法,持续用抗抑郁药治疗。如此历经2年,家属发现病情不见好转而转到精神专科医院门诊。

笔者与其作个别深入交谈,情绪低沉存在,暴露出精神病性症状,称有时上课时会想到用刀戳人,"希望看到血",又称"这是有人想破坏",有受外力控制感。认为班上同学对他不友好,用言行讽刺他,"他们搞明争暗斗"。有时又感到同学表露出特殊眼光,暗示他很伟大。还暴露偶尔在脑内听到"有一堆人自言自语",坚信这些体验是真实的感受,同时又诉注意力不集中、失眠、对生活、前途没有信心等。根据以上精神症状,诊断考虑精神分裂症,换用奥氮平每日5 mg治疗,一个半月后随访,以上精神病性症状消失,情绪正常。

类似的病例在临床中是很多的,由于对精神病的偏见,因此这样的病例早期总是在学校、社区的心理咨询部门或综合医院的心理咨询科门诊,大多诊断为抑郁症或其他精神疾病,长期治疗后效果不明显,才转到精神专科医院门诊。该例有下列几点值得重视。

(1) 起病时的大考成绩下降可能是疾病的结果,而不是疾病的一种原因,由于家属未能提供进一步情况,难以阐明。如有可能,应予追问。

(2) 早期确有抑郁症状,但有某些与抑郁症不协调的表现,如与父母对立的态度,有几次突然想到要用刀戳同学,情绪的变幻不定、有窥镜现象等。遇到这类现象要引起诊断警惕。

(3) 精神现象本质的深究,该例在后来的精神检查中发现较确定的有关系妄想、受外力控制感、假性幻听等，在精神检查中患者暴露抑郁情绪的引起与关系妄想等有关，那么其在开始起病阶段是否有思维障碍存在，还是开始仅为情绪症状，以后才发展起精神病性症状，由于已事隔 2 年，患者也不能确切辨别。这里提醒我们一点，凡遇到类似情绪障碍时要进一步了解其有无其他病理背景存在，这一点被疏忽是很常见的，笔者发现很多精神分裂症早期病例被误诊为抑郁症的关键实在于此。

（4）治疗上要注意总结经验：古来有句话："碰壁转弯"，在精神疾病的治疗过程中，如果药物选择得当，经过足量足程的治疗，仍未取得效果的，不要先忙于频繁换药，不妨再探究一下自己所作出的诊断是否正确。该例通过 2 年左右的抗抑郁药治疗，病情未完全缓解，反而出现某些令人不解的精神症状，其症结值得思考。

3. 抑郁症状与精神分裂症症状的交叉　精神分裂症早期表现为抑郁症状的病例并不少见，Wassink（1999 年）曾对 5 年内首次发病并能随访 5 年的住院精神分裂症患者 70 例进行分析，发现有 24 例（34.3％）符合抑郁发作的诊断标准，患者入院时诊断为抑郁症，并多按抗抑郁药治疗，这种情况的误诊是无可避免的。但反过来说，这类病例的性质究竟如何论定呢？是抑郁症的诊断错误呢，还是精神分裂症的诊断错误？另外，是否是两种疾病的并存？这一点有待今后的研究。

在实践中需要重视的问题是，如何确定患者所表现的精神症状是抑郁症状，还是精神分裂症的阴性症状。例如当病例出现了孤独少语、懒于动弹、整日卧床不出、生活料理被动、注意力不集中等表现时，我们要通过深入观察和精神检查方法，去探索其内在的情感体验，对于这样病例要舍得花时间，与他们进行反复系统的深入交谈，才能真正领悟出其精神本质，不要被表面现象迷惑。

如果精神分裂症发作后表现为抑郁症状时，不要轻易推翻过去的诊断，要考虑到下列疾病或状态的可能性。

（1）精神分裂症后抑郁状态：首先由 Mayer‐Gross（1920 年）提出，20 世纪 60～70 年代后逐渐受人重视，抑郁症状主要出现在精神分裂症急性期发作之后，以初次发病或第二次发病者为多见。临床表现与抑郁症类似，遇到这种情况很易造成人们迷惑，而怀疑原来精神分裂症诊断的可靠性，有的医生干脆推翻原来精神分裂症的诊断，更改诊断为抑郁症。

精神分裂症后抑郁状态（postpsychotic depression，PPD）的发生并不罕见，过去已有过不少报道和综述，本文不拟详述。遇到这种情况时要注意疾病诊断的全面思考，鉴别上可作以下考虑。① 通过复核病史及进行精神检查后，可能会发现过去精神分裂症的诊断确是一种错误。② 是否属于分裂情感性精神障碍？③ 目前的"抑郁症状"可能是精神分裂症的未恢复或残留性表现，即属于情感淡漠和意志减退。④ 是否是药源性抑郁。⑤ 因患过分裂症后认为低人一等而产生的心因性抑郁。

（2）药源性抑郁：药源性抑郁在传统的抗精神病药使用过程中有较多报道，还有的药物副作用使患者动作呆滞、反应迟钝、思维阻滞、兴趣缺失、终日想睡，继之对前途缺乏信心。这种直接由于药物使用过量引起的负效果并不少见。也有些并非药物过量所致，而是抑郁作为药物治疗过程中的一种现象出现，这是真正意义上的药源性抑郁，其中伴有静坐不能的不少,现象学表现类似抑郁症。

（3）抑郁症状乃心理因素所致:精神分裂症患者恢复之后,常会遇到许多现实问题,如被人歧视、职业和婚姻挫折、生活困难、家庭和人际关系不睦等,都会使恢复理智了的患者产生自卑、消极、不满、羞愧、失望等心理反应,从而出现抑郁症状,其本质属于心因性抑郁。

（4）抑郁症状是精神分裂症的组成部分:已有很多研究证实,抑郁症状可以是精神分裂症的组成部分,通过有效治疗,可以使两组症状都获得治疗效果。抑郁症状出现时期包括:精神分裂症症状充分暴露前、与精神分裂症症状伴存及出现在精神分裂症缓解期。

（二）临床鉴别的方法

1. **诊断思维要全面、客观、实事求是**　要认识到这种病理状况的鉴别往往并不容易,不要过分自信,有时多作几番调查,多作几次深入精神检查,多进行详细观察,多作几次讨论,多请教几位同道,常对明确诊断是有益的。

要避免两种倾向,一种倾向是不顾精神状态的新发展、新发现,而固执地坚持某一诊断;另一种倾向是过分频繁的改动诊断,发现了抑郁症状,就想到是抑郁症;以后发现了精神分裂症症状就轻易推翻过去诊断。随着诊断的不断更改,治疗方案也像走马灯式的变动,结果可能自己也不知道真正应该诊断什么病,宛如误入诊断的迷宫之中。遇到这种情况最理智的做法是"推倒重来",取得家属配合,重新收集详细病史(包括治疗反应),与患者作系统的、深入的接触交谈,在此基础上,实事求是地、客观地进行再诊断,固执己见,或者仅根据一时片刻的局部所见下诊断,则可能长久地被困在迷宫之中。"推倒重来"的主持人可以是原经治医生,也可以"另请高明",也可以采用会诊形式。

诊断中容易使人误入歧途的另一个因素,是疾病不典型的临床表现。例如有的表现为抑郁症状的精神分裂症早期患者,家属的愿望是偏向抑郁症诊断,因此会提供诸多的抑郁现象,患者的暴露又不充分。通过一个阶段观察后才发现其不可理喻的表现或对周围的猜疑等,诊断才逐渐明朗起来,这种情况在青少年中较多见。还有一种是在抑郁的长期病程中,夹杂着激越、敌视、过多性交往、不愿接受治疗等不典型表现,患者动辄激怒毁物、殴人、拒绝家属和医生关心、经常欲外出、漫游等。这类病例从现象学分析,很类似精神分裂症,然经过一个时期抗精神病药物治疗后,这些症状会很快消失,而显现一派抑郁心境,这种情况可能属于真性抑郁伴有的恶劣心境,或者可能是所谓激越性抑郁症。这样病例在临床上并非罕见,需要引起注意。

目前,有不少医生遇到了这样难解难分的病例,习惯上选用"双管齐下"的治疗方法,既治疗精神分裂症,又治疗抑郁症。这样做是出于一时无奈,但不是合理的诊治途径。

2. **重视疾病的纵向观察**　究竟从纵向观点还是横向观点来观察精神疾病的诊断,在诊断历史上有过曲折的过程,尤其反映在精神分裂症与情感性精神障碍的诊断过程中,Bleuler 强调精神分裂症症状在诊断中的重要作用。Schneider 进一步强调某些特征性症状在精神分裂症诊断中的作用,即所谓 11 项首级症状,试图精神分裂症诊断可以根据某些所谓特征性症状而一锤定音。这种观点在 20 世纪 80 年代后已受到挑战,现在国际和国内已大多摒弃单纯用横断面来鉴别这两种疾病,而主张用纵向的、动态的观点来进行鉴别,包括:

① 重视过去有无情感性精神障碍发作史(即使不典型)。② 病前社会适应状况。③ 起病形式:情感性起病较快,而分裂症起病较隐袭,有一个逐渐发展过程。④ 病程特点:情感性恢复快,缓解彻底。分裂症缓解较慢,可有一定残留症状。⑤ 对治疗的反应。⑥ 病前人格及家族史对诊断有一定参考价值。

3. 进行横向观察的要点　强调纵向观察的重要性,并不排除横向观察的实践意义,否则遇到具体病例就会束手无策。在进行横向观察时要注意到下列几点。

(1) 自知力状况:对鉴别情感性精神障碍及精神分裂症极具价值。情感性精神障碍者的自知力状况,疾病初起时多保持,发病期也多少保持,疾病缓解后自知力迅速恢复。精神分裂症则不然,发病期自知力完全丧失,病初起时已经受到影响,恢复后精神症状已消失,但自知力恢复却姗姗来迟。

(2) 情感性症状的强烈性和鲜明性:情感性精神障碍者不论其伴有的分裂症症状多么离奇,多么无联系,但始终存在明显的情感性症状,特别是其生动性、感染性和现实性。分裂症的情感性症状不鲜明、不生动、无感染性。

(3) 精神活动的协调性:包括两个方面,一方面反映在内部精神活动的协调性,即情感性精神障碍者在其情感症状占优势的同时,保持与思维、行为的协调性,缺乏思维形式障碍及离奇内容。精神分裂症者其精神活动不协调较明显。

另一方面是指患者与周围环境的关系,情感性精神障碍者与周围环境保持良好接触,与医护人员较易沟通。精神分裂症患者则常孤僻,与环境格格不入,与医护人员之间缺乏疏通性,因此对环境漠不关心,行为上我行我素。

(4) 情感性症状与分裂症症状的时间关系:在两组症状交织的患者,其消长虽不呈完全的平行关系,但典型的情感性患者当明显的情感性症状消退时,分裂症症状亦渐退不见。如果情感性症状已消失,分裂症症状持久存在时,要重视精神分裂症的诊断。

还有一点要提醒的,当原诊断为情感性精神障碍抑郁相患者,在应用抗抑郁剂治疗过程中出现了明显的分裂症症状,则后者的诊断应予重视;相反,原诊断为精神分裂症患者,在应用抗精神病药治疗过程中出现了抑郁症状,抑郁症的诊断也应予重视,当然也要排除前述的几种可能性。

三、疑病症

精神分裂症早期病例持有疑病想法,遍找医书,到处求医者并少见,此时他们对"所患疾病"非常关心,看到医生也经常诉说很多。精神分裂症患者的疑病常见有下述形式:① 怀疑身体某器官或系统有病变,如肿瘤、坏死、性病等。② 精神性失眠,多见于本病恢复期患者。③ 泛泛的主诉,如感到紧张、害怕、心慌等。疑病观念是一种超价观念,与疑病妄想的区别十分困难,因为疑病观念本身就有不切实际的特点,患者坚信,而且可以持续保持长久,要说自知力,具有疑病观念的患者可以保持相对完好的社会适应能力,但要一说到"病",就会"一疑到底",很难据理说服,所以要单纯根据疑病这一症状去鉴别是疑病观念还是疑病妄想有时会显得很困难。鉴别的大致思路可参考超价观念与妄想之鉴别方法。

（一）疑病症与精神分裂症之鉴别

可根据下列几点。

1. **病前人格特点**　疑病症患者具有疑病人格特点，如敏感多疑，强迫固执，对健康过分关切，要求十全十美等；精神分裂症患者一般无此人格特点。

2. **产生的环境和心理基础**　疑病症患者的疑病观念产生有一定现实基础，如曾经出现过某些身体不适，检查发现过不大不小的疾病，或者听到、遇到过某种疾病的危害后果，因此担惊受怕起来；精神分裂症患者之疑病妄想产生突然，毫无来源地认为自己患上了癌症、艾滋病等，有时与各种幻觉有关（如幻嗅、幻触、本体幻觉、幻听等），或与被毒、被害妄想并存，也可以是思维障碍的表现。如有一例称自己的血液已经停止流动，询之暴露有一次在饮食店吃了一碗由眼光怪怪的服务员端来的面条后就感到血液停止了流动；有的患者感到体内心脏被毁、肠管扭转等。

3. **疑病内容**　疑病症患者的疑病内容多较现实，多为人理解；精神分裂症者的疑病妄想内容多古怪离奇、多变、荒谬。

4. **精神活动的协调性**　疑病症者的想法与行为保持协调性，如怀疑患有胃病的人，摄食时总是小心翼翼。怀疑有肝病的人，对服用药物特别谨慎，生怕药物损害肝脏；精神分裂症患者却不是这样，如口称胃已烂掉的人，进食时却狼吞虎咽，反映其思维与行为的明显不协调。

5. **对疾病的态度**　疑病症者对自己所患疾病忧心忡忡，情绪焦虑、抑郁，有强烈的求治欲望；精神分裂症患者虽声称自己已患上不治之症，但情感无所谓，不追究所患疾病的状况和预后，显得泰然自若，根本不关心医生对自己疾病的医治态度和效果。

通过以上几点可以进行大致鉴别，诊断时更需细心发现伴有的其他精神症状，不要被其突出的疑病症状所掩盖。

（二）躯体变形障碍与精神分裂症

这类患者在精神科门诊并非罕见，患者诉述身体某一部位有改变，要求进行整形手术，遇到不负责任的整形外科医生，迁就地进行手术；负责的医生会建议去精神科门诊。这些大多数为青少年或成年早期患者，他们坚信自己身体的某一部位有畸形或丑陋。最常发生的部位是鼻子、面部、女性胸部等，但客观上并没有或者只有微不足道的异常发现，有时会固执地要求手术矫正治疗。这种现象在精神医学上称为形象丑陋恐惧（或 Thersites 综合征），或称畸形恐怖症（dysmorphobia），如果从病名去顾名思义，容易误解该属于恐怖症范围。ICD-10 及 DSM-Ⅳ 把这种现象归在躯体化障碍中，具体作为疑病症的一种表现，称为躯体变形障碍（body dysmorphic disorder）。美国精神障碍案例集（DSM-Ⅵ case book）介绍了一名非常有兴趣的男性病例——"象鼻人"，患者自称他的鼻子上有很多大麻窝，奇形怪状，称自己"像象鼻人一样丑陋"，"15 年来天天想它，做噩梦也梦到它"，"我每日花几小时照镜子看这些麻窝，我耽误了许多工作，我不再和朋友或女友外出，因此只好戴一顶棒球帽，拉下帽舌遮住前额和部分眼睛"。他看过皮肤科医生，要求做磨皮手术，但被拒绝。后来在非常绝望的情况下，自杀过两次。该书编者认为这是一名典型的躯体变形障碍病例，程度比较严重，其职业、社交及其他重要功能已受到严重影响。

临床上遇到具有这样诉述的病例,首先要从精神病理特性进行鉴别,有体形感知综合障碍的患者,感到自身的体形发生了改变,如头额部变大、肢体变长等,但其实质是感觉到身体形状发生改变,是属于感知障碍;恐怖症患者害怕自己面孔发红(赤面恐怖)、害怕身体某部位变丑,这是出于一种害怕,并不认为身体确实发生了某种变化,这是一种强迫性情绪;躯体变形障碍患者有一种先占观念,认为躯体外形确实发生了某些变化,不是"感觉",不是"害怕",因此这种属于思维范畴内的障碍。所以对于有这样诉述的患者,通过精神检查深入了解其内心体验的基础,才有助于进一步明确诊断。

躯体变形障碍分为非妄想性与妄想性,非妄想性躯体变形障碍属于躯体化障碍之疑病症范围(ICD－10 编码,F45·2)(DSM－4 编码,300·7);妄想性躯体变形障碍属于妄想性障碍(躯体型)。两者的鉴别,实质上是疑病观念与疑病妄想的鉴别,根据 ICD－10 所列鉴别诊断标准,认为如果患者坚信其外观令人不快或躯体形状发生了改变,应归入妄想性障碍。DSM－Ⅵ也把自知力列为两种疾病鉴别的核心,认为非妄想患者对"缺陷"的想像性质或歪曲性质的自知力一般是存在的,而妄想性患者缺乏自知力,坚信躯体变形是真实存在的,并深信自己对躯体异常的看法没有歪曲。但在实际工作中,两病的鉴别仍然存在很大困难,因为即使是非妄想性患者,其自知力通常不良,为了解决这一问题,DSM－Ⅵ采取了灵活的解决方式,即非妄想性躯体变形障碍患者只接受一个诊断,而妄想性躯体变形障碍患者将接受两个诊断:躯体变形障碍及妄想性障碍(躯体型),这种重叠性诊断方法认为该类患者既是疑病症,又是妄想性障碍,其合理性有待进一步研究。

精神分裂症患者也可以出现类似体验,但他们除了坚信躯体变形之外,还会存在其他精神活动障碍,例如有一名患者,他在一次游泳前冲洗身体后突感面部凹陷变形,而不断窥镜,经五官科、口腔科等门诊,医生告知无畸形发现,但患者仍坚信,以后采用冲水方法企图使面部恢复旧貌,后者的推理显然不合情理。因此,其存在思维推理障碍,但尚能保持一般社交功能,诊断考虑为精神分裂症,经过一段时期的抗精神病药物治疗,患者已不再关心其躯体变形。当然,像这样病例究竟诊断为妄想性障碍合适,还是宜诊断为精神分裂症,还是个值得探讨的问题。

四、应激相关精神障碍

原称反应性精神障碍,据国内外有关报道,与精神分裂症的交互误诊比较常见,如据 Faeregeman(1963 年)所著"心因性精神病"一书记载,住院诊断为本病的 160 例中,经随访更改为精神分裂症的 43 例,占 26.9%。国内有关作者报道,本病更改为精神分裂症的误诊率为 19%~48.8%。可见对该两种精神疾病进行鉴别在临床工作中的意义。

(一) 误诊的原因

1. **调查工作的缺陷**　很多精神分裂症患者确是在受到一定精神创伤后发生,家属在供史上一般也过于强调患者个性及心理诱因对疾病发生的作用,有时会把微不足道的心理诱因,或者与患者起病在时间上不相干的心理诱因牵强附会地联系起来,或者把发生在现实生活中的事件(如学习和工作劳累、考试成绩不好、调动工作、邻里矛盾等)想象为引起发病的实际的心理诱因。医生如果根据家属所提供想当然出来的病史不加分析地进行诊断，势必陷入误诊歧途。

还有一些所谓是在受到心理诱因后发病的患者，实际上在病前已存在精神分裂症的早期症状，不过是未引起家属的充分注意而已；或者是已经忘了，未向医生提供。这种情况当涉及法律诉讼时更加重要。

2. 精神检查不全面　接受家属片面供史基础上，如果精神检查仅停留在对心理诱因有关内容方面的了解，而未注意把精神检查引向深入，特别是这些患者可能在短时间内保持较良好接触，同时暴露较多的与心理因素有关的精神症状内容，这种场合最容易误导医生从表面上认识症状和进行诊断。

3. 诊断认识的片面性　除了上述两个因素之外，在误诊病例中还可以发现下述环节上的缺陷，即单纯从病程经过去确立诊断，例如有的染有心因性色彩的精神分裂症病例，经过治疗后精神症状迅速缓解，自知力也有一定恢复，此时医生会以简单的思考方法去推翻原来已经确诊的精神分裂症诊断，一时似已经自圆其说，但过了一段时期后，病例的复发证明此前的判断是错误的，因为复发时所表现已然是一派非常明显的精神分裂症迹象。在强烈心理诱因下首次发作的精神分裂症病例除可呈现一般的精神分裂症的疾病过程外，也可有一种特殊形式，即其病程短暂（数周或数月），发作后的缓解比较完全，有人认为是精神分裂症的一种特殊类型。

4. 病例本身的难度　这种情况下的误诊有时难以避免，例如有的患者确实在受到强烈精神创伤后发病，而病前的精神功能健全，发病症状完全环绕着精神因素，经治疗后缓解也较完全。对于这样的病例诊断为反应性精神障碍自然合乎情理，但随访结果却发现是精神分裂症；又例如有一些遭受明显精神创伤后发病的病例，以妄想为主要精神症状，对象却有一定泛化，还存在某些对精神分裂症诊断具有特征意义的精神症状，如被洞悉、被控制体验、物理影响妄想等，情感又较为协调，类似如此病例，临床诊断可能会产生分歧看法。40年前曾经诊治过这样一个病例，中学教师，临床表现为上述那种，病房诊断为妄想型精神分裂症，经过全院讨论诊断结论更改为反应性妄想症，单纯采用个别心理治疗，获痊愈出院。此例对笔者印象颇深。

（二）鉴别诊断中应掌握的几点

1. 精神创伤强度和确实性的认定　作为应激相关精神障碍的诊断，实际存在的足够强度的精神创伤是必须条件，但有时家属供史时所反映的精神创伤是凭想象的，或者完全是听患者说的，在临床中经常会遇到这种情况，家属滔滔不绝地陈述患者在单位中如何受到欺侮、受人议论和排挤、领导处理如何不公等。问其如何了解到这些情况时，他却说是听患者回家后讲的，其实这个患者存在明显的被迫害妄想及牵连观念，家属听之信以为真，把病者的病态感受误认为是客观上存在的精神打击。例如还有的家属把很久前发生的邻里纠纷或病者所遭受过的殴打事件，牵强附会地与患者发病联系起来，称患者多年来之所以出现闷闷不乐、寡言少语、生活懒散、不安心工作等异常表现，与以前纠纷或受殴事件有关。近年来，还多涉及老师体罚学生事件，这些事件很多涉及追究老师责任和索赔纠纷，如果认定不当，会造成错案。例如有的家长发现自己的子女有段时期出现学习成绩下降,害怕上学,听课不专心及某些品行问题,回溯地认为与以前该学生曾在课堂上受到过老师的严厉责骂或体罚有关。

为了避免误诊,我们在收集病史时,一定要把所谓精神创伤具体内容、强度和发生时间等进行详细调查,并记录在案,不要仅笼统地记录一笔,这样的教训是很多的。

2. 深入了解患者对所受精神创伤的心理体验　要阐明这种体验是否深刻和真实,因为应激相关精神障碍的发生除了客观上存在明显的应激事件外,作为受罹个体本人,必然对此应激原产生强烈的心理反应,两者结合起来才成为发病条件。这种心理体验虽可在病史中得到反映,但主要需通过深入的精神检查去进行体会。经常发现,病者家属振振有词地认为患者发病与所受精神创伤有关,但患者对此十分漠然,对近期或远期所发生过的事件均漠不关心,或者根本就不视为一件切身有关之事,或者称已经忘记,经提醒后对此才有一些回忆,患者的这些表现显然说明他对所谓的精神创伤缺乏心理体验。有时患者对此可能会暴露某种程度的心理体验,但不强烈,有一例学生患者害怕上学,称是怕受老师处罚,但进一步追问却又称对学习不感兴趣,在家里打打游戏机更好玩,再问是否害怕老师,则答:"老师批评也对的,事件也过去了。"其实,该患者的情感淡漠已经非常明显,对学习及生活显得漠不关心,但家属总认为学生的行为变化与受老师体罚有关。

实际工作中的复杂情况还很多,例如有的患者入院后表现只有兴奋躁动,行为紊乱,乍一看很像青春型精神分裂症表现,经治疗没过几日,患者安静下来,心情沉闷,经深入了解,暴露出对所受精神创伤的许多心理体验,最后诊断为反应性精神障碍。也有另外一种情况,某例在受到邻居殴打后2个月左右发病,表现行为紊乱,外出拦汽车,在家无故打父母,有时独自发呆,也口称害怕,称有很多人迫害他,在其他医院诊治,诊断为精神分裂症,经抗精神病药治疗一年后好转,但仍然生活疏懒。当前精神检查发现患者自称害怕,谓自己的病是受到邻居殴打引起的,至今仍回忆着当时被打的情景,还偶尔听到有邻居的骂声(此时实已迁家,属幻听)。其家属认为患者之病由于受邻居殴打所致,向法院诉讼要求对方经济赔偿。此时的诊断意义不仅关系到临床治疗,而且也涉及疾病与伤害的因果关系评定,最后有关法院的正确判决结果。对这样的病例,诊断应作全面的考虑,不能仅根据当前一时的精神检查发现,否则容易引起误诊,该例的诊断仍应属于精神分裂症,理由:① 生活事件的程度属一般的邻居纠纷,强度不大。② 被殴后仍正常上班,该期间并无生活事件引起强烈心理反应的客观依据。③ 发病距事件已有2个月间隔。④ 初期发病的精神症状内容与生活事件无密切联系。至于当前的精神症状内容虽部分与生活事件有关,乃属于是患者在精神病缓解期对现实问题的心理反应,不能说明全部的疾病过程,也不能排除家属态度对患者的影响。

因此,要明确患者是否真实存在深刻的心理体验,不能仅依靠病史,也不能光凭一时的表面观察,需进行深入的精神检查,能否做得很完善,是医德,更是水平和技巧。

3. 遭受精神创伤前个性特征、心理素质及精神状况的调查　要了解患者病前的个性特征、心理素质及精神状况,只有通过详细的病史了解,调查对象除了家属之外,还应包括有关知情人员,因为有时家属无法了解患者的全面情况,如在学校及在工作单位表现。家属的态度常比较偏重于患者所受生活事件与发病的关系,那么此生活事件对患者究竟具有何等程度的意义？又如何会遭受生活挫折的？精神分裂症患者在生活事件之前往往已经存在诸种不正常行为表现，正是由于此种种异常导致生活挫折的发生，这其中的因果自然是很清楚的。

但要针对临床实践中的具体病例进行发病过程的前因后果调查也不是一件很简单的事情，尤其当涉及法律责任的认定时更是如此。例如在老师体罚学生致病的纠纷中，家长供史可能夸大地反映老师对学生的态度是多么可恶，而该学生在受体罚前是一个如何优秀的学生（可能已观察到某些异常行为，此时往往也隐瞒不说）；当调查到老师，出于推诿责任的动机，往往也难以了解到老师体罚学生真实的严重程度；要调查同班同学吧，有时学生可能出于种种顾虑，也不敢全面反映真实情况。因此，调查结果可能会发现所反映事实截然相反的看法，面临这种情况，医生必须要对调查材料进行可靠性分析，决定取舍。医生对这样病例即使作出了诊断，也可能受到某一方面的非难，认为医生是偏听偏信，这样的困境当前比较常见。这里，医生有一个原则，为了做到正确诊断，必须对病例发病前的精神状况进行全面调查，排除干扰，亲自参加，客观公正，去伪存真。

4. **精神症状内容的质变问题**　应激相关精神障碍患者的精神症状内容大致环绕着应激事件，无论是反映在情绪方面，还是反映在精神病性症状方面，如果发现有些"出格"（即不是严格环绕应激内容）表现，在诊断思路上一般还是主张从主流方向去理解。但在临床实践中，这些所谓"出格"、"质变"症状确实也给我们诊断带来过许多麻烦，有些病例的随访证明，正是由于医生忽视了这些"出格"症状，结果导致精神分裂症的漏诊。有一个病例，被人严重殴打后（无脑外伤）出现精神异常，表现紧张、害怕、失眠，耳内经常闻到声音，讲："打他，打他"，外出时觉得有人跟踪、迫害，并认为是受到殴打者的指使，因此不敢外出。同时家属又反映，患者在家有时自语，听不清内容，经常发呆，频繁窥镜。当时根据其有严重受殴史，精神症状基本环绕心理因素，诊断为反应性精神病，治疗后效果较好。但出院后半年，疾病复发，出现外出乱跑，大量杂乱内容的听幻觉，无故发笑及自言自语，完全丧失自知力，诊断更正为精神分裂症。从该例的前后疾病过程分析，宜诊断为精神分裂症，开始所导致的误诊教训，可能是忽视从整个心理过程进行观察，没有重视初期暴露出来的"出格"症状。但要进一步阐明哪些"出格"症状具有诊断学上的意义，倒也是个很困难的问题，在掌握上应对具体病例进行全面思考，例如应激源的强度、病前个体的心理素质和对刺激的耐受性、发病过程、对应激因素的心理体验程度、精神症状的主流内容等，同时对所表现的或发现的"出格"症状进行分析，深入了解病例对这些"出格"表现的心理体验和认识，有些病例一经追究，可能暴露大量属于"质变"的精神症状内容，此时的诊断思路就不宜单纯地停留在表面的"主流"症状上去进行思考。反应性妄想症病例，其妄想内容主要与应激有关，对象即使有一定泛化，也不影响诊断；但这些病例一般不存在思维联想障碍，如果发现有很多怪异的、非逻辑性的联想，应激相关精神障碍的诊断就应打个问号。

5. **全面理解病程**　在明显应激因素作用下起病的精神分裂症患者，发病一般较急骤，初期的精神症状与应激因素存在不同程度的联系，治疗效果往往也较好，多在短期内缓解。由于有这样一个疾病过程特点，所以经常造成错误判断，把初期精神分裂症症状暴露较明显的患者,根据其治疗效果及缓解过程,武断地更改诊断为应激相关性疾病,直至发现疾病复发又回过头去总结教训。

还有一种很少见的情况,精神分裂症病例经过治疗处于缓解阶段,但在受到精神创伤后又发病,表现的精神症状内容与应激因素密切相关,此时如果不作严密思考,可能出现两种错误倾向:① 轻易推翻过去精神分裂症诊断。② 忽视应激因素对本次发病的重要作用,仍维持精神分裂症诊断。其实,对于这样的具体病例应作具体分析,不要采取非这即那的态度,对于过去的诊断可以重新进行讨论,但一定要实事求是;对于新发生的情况,也要不拘一格地作全面考虑。在少数病例,可能属于亦这亦那的诊断。

总之,精神分裂症与应激相关精神障碍的诊断鉴别,在临床上十分重要,诊断结果不仅与宜采取的治疗措施有关,而且经常涉及法律纠纷,对于这一点,临床医生要有充分思想准备,要善于从法律意识高度去认识问题,如果一时诊断困难,建议充分开展讨论,并重视病情随访工作,避免勉强地下结论。

五、与文化相关精神障碍

这是我国疾病分类学上的一种特色性疾病,尽管对这个疾病分类地位存在一定争议,但CCMD-2、CCMD-2-R、CCMD-3均保留了这类疾病的分类地位,由于这类精神障碍有其独特的文化背景,临床表现较为复杂,所以临床上也较易与其他精神障碍发生诊断交叉,如癔症等,也容易与染有宗教、迷信内容的精神分裂症产生鉴别诊断困难。

一般来说,与文化相关精神障碍和精神分裂症的鉴别通常属于下列两种情况。① 精神分裂症患者具有一定的文化背景,症状内容较多染有宗教、迷信内容。② 气功所致精神障碍与精神分裂症的鉴别。

(一) 特定文化相关精神障碍与精神分裂症

这里所谓的特定文化是指有宗教或迷信信仰的人,这些人信仰笃深时可发生精神症状,据单怀海调查70例迷信巫术和宗教相关所致精神障碍的症状内容:意识狭窄10%,人格转换或自我意识障碍35%,幻视20%,幻听72%,附体感55%。受到这些症状影响,患者可出现很多异常言语和行为表现,如思维散漫,奇异思维内容,对空自语,怪异行为等,也可出现如夸大妄想、被害妄想、变身妄想、附体妄想等。如果离开其特定文化背景,根据精神分裂症的症状学诊断标准,完全符合精神分裂症诊断。这里进一步提醒我们,当在判断精神症状意义及根据标准化进行诊断时,不要采取机械的、古板的态度,而应对具体病例进行整体分析,整体分析包括其生活经历、文化背景、心理背景、心理基础、人格特点及各种精神症状之间的关系(如协调性)等各个方面,在这样基础上得出的诊断结论才更加科学,更加客观。

精神分裂症发病时染有宗教、迷信内容等精神症状的患者并不少见,如有人自称是星宿下凡,可以统治天下(夸大妄想);认为有精灵、神仙附在体内,因此出现夸大妄想,或发生怪异语言及声调;认为世人嫉妒他的伟大,而处处迫害于他(被害妄想);也常有听到神仙对他讲话声音(幻听),看到神仙从天上飘下来,栩栩如生(幻视);认为神仙、精灵魔力控制他的一举一动(被控制感)等。像这类染有神秘症状的患者,如果家庭及环境还有一定的文化信仰背景,容易被诊断为"与文化相关精神障碍",这样的情况在临床上并非罕见。

在进行鉴别时,需要注意下列几点。

1. 环境、文化和信仰背景 与文化相关精神障碍患者,其精神障碍发生有特定的心理基础,即其精神障碍是在其特定心理的基础上发展起来的,这些患者不仅有其周围环境及家庭背景,而且其个人也长期以来对某种信仰极为虔诚,这可以在其以往的行为及本人的体验中得到证实,而并不是人们所推想出来的。精神分裂症患者发病前缺乏这些背景,或者仅有某些可有可无的信仰基础,发病后突然出现具有强烈文化色彩的症状,如外出远处要求出家,声称神仙、鬼妖与其讲话、看到许多奇怪头像,或者整日吃素拜佛,或者滴水不进,奢求立地成佛,或者称有魔力支配自己,或者称自己法力无边,可以控制别人,可以征服全世界等。其症状来源不能用其心理社会背景解释。

2. 精神症状之可理解性 CCMD-3关于"与文化相关精神障碍"的特点之一指出:"被特定文化或亚文化范畴所理解接受"。笔者曾遇到过这样一个病例:在某一个农村,有一天一名青年用刀砍伤了两位老年妇女,既往与这两位妇女并不熟悉,谈不到什么深仇大恨,事后据这名男子称砍人动机由于认为这两妇女欲加害于他,当地医院认为有被害妄想,行为莫名其妙,诊断为精神分裂症。后经深入到该地调查,当地人普遍相信某些长相丑陋的老年妇女可以通过"点穴"方法加害于人而超度来世,经了解这名男子原患性功能障碍,经治疗无效,无奈之下,去求巫医,巫医告诉他可能受到人的陷害,被人"点穴"了,于是回想起曾经在路途遇到过这两名老妇,发现长相较丑,见他经过时曾作出过怪动作,从此相信自己之病乃受该两老妇之害,遂起意报复。此例确存在被害想法,但其想法的形成可以从其环境得到理解,而且他的特殊想法在当地人看来并不感到奇异,不过认为"过分"而已,也正是因为"过分"才认为他存在精神障碍,因此这是属于非妄想性巫术观念,这例的诊断宜考虑为"与文化相关精神障碍"。

因此,所谓的可理解就是指可为特定的文化或亚文化范畴所理解,也可从病者本人的经历、文化、信仰背景等得到解释。"与文化相关精神障碍"之疾病本质属心因性疾病,作为心因性疾病的一大特点,是精神症状与心理因素相关,可理解性相当于这层意思。

以上所述精神分裂症患者的宗教或迷信症状,不仅仅是怪异,而且缺乏可理解性。

再举一些附体症状的例子,常可听到病例这样陈述,称"这些话不是自己讲的",那么是谁讲的,及谁叫他讲的呢? 真正的附体症状患者进而会说:"魔鬼附在我身体内,这些话是魔鬼利用我的嘴发出来的。"如果他说:"魔鬼附在我身体内,它控制我的一切活动,包括讲话,使我无法反抗。"那么这病例不仅有附体症状,并且存在被控制感,是一种异己体验。但如果他听到菩萨声音(幻听)叫他做某某事,于是服从命令听指挥的去做了,这并不是被控制感。发现异己体验(alien experiences)的存在对精神分裂症诊断具有重要意义,当然还要结合其他条件进行诊断。

3. 疾病的转归 与文化相关精神障碍是心因性疾病范畴,同时具有癔症发作类似特点,因此病程较为短暂,经过治疗后,精神症状能较快消失,恢复也较完全。精神分裂症的病程则相对比较迁延。临床也有这样的例子,开始诊断考虑为"与文化相关精神障碍",但经治疗迟迟不愈,而且精神症状愈来愈丰富,以后出现了许多精神分裂症典型症状,随着也当然地更改了诊断。

(二) 气功(巫术)所致精神障碍与精神分裂症

我国练气功有悠久历史,普遍作为强身治病的手段,但近些年来不乏有人练功过切而"走火入魔"者,因此气功所致精神障碍者在精神病院及气功研究所常有遇及,一时诊断也出现过过滥倾向,但随着研究工作的深入,发现诊断气功所致精神障碍的病例中有些实际为精神分裂症患者,于是两者的鉴别亦成为临床工作中的一个常见问题。不论诊断的最后结果为何,有一点是事实,即凡染有气功相关症状的精神分裂症患者,曾经有过不同时期和程度的练习气功史,精神症状的发生常陈述如何与气功有关,精神症状内容常涉及如感到气在身体内窜动、手脚发麻等。如何看待这些关系及临床现象,是本节讨论的重点。

下面列举一个病例的诊治过程。

患者女性,43 岁,干部。

患者有练气功爱好,长达 6 年,1993 年 1 月中旬应朋友之邀参加某气功讲习班,同月下旬出现精神异常,夜眠差,夜里起来练功,也叫家人一起练,上班不遵守纪律,不时练功,言语增多,大说气功理论,购置气功书籍,并称要研究气功理论,要建立气功实验基地。练功时手舞足蹈,称她的气功师父在美国,经常给她发来信息,称信息发来时脑子会有感应发生,并觉得周身有气体乱窜。

精神检查时夸夸其谈,称自己主要是相信气功,要进行气功研究,否认有精神病,有内感性不适,感到气在身体内窜动。

门诊诊断:气功所致精神障碍,后予入院治疗。

入院后观察:患者兴奋眠少,白天常独自手舞足蹈,谓在练气功,并称受到美国老师的支配,脑子里会出现言语声及出现不受自制的想法,认识到并不属于自己,认为是一种气功现象。认为自己有特异功能,能给人治病,称"咳嗽不用服药,可以通过气功传导信息,入肺经。"自称自己的目标为实现人类健康在努力。谈话时思维内容时时离题,显得散漫而无中心;情感不协调,时笑时哭,说不出何因,有时称是受到信息控制。否认有精神病,也否认与气功偏差有关。

经过反复讨论,认为不属于气功所致精神障碍,诊断为精神分裂症,因为患者虽有长期练气功史,起病前并无不适当训练过程,发病时精神症状丰富:有思维散漫、被控制感、强制性思维、夸大妄想、情感不协调等,且无自知力。经过抗精神病药治疗,5 个月后恢复出院。

以下归纳气功所致精神障碍与精神分裂症的鉴别诊断要点。

(1) 气功所致精神障碍的患者有引起偏差的明显原因,以过度追求出功者居多,因此精神障碍的出现常在练功不久的时期里,长期练功者一般较为稳重,且遵守练功科学性;精神分裂症的发生常在缺乏这些气功偏差的背景上发生,本例就是如此。

(2) 气功所致精神障碍者常有接受暗示和自我暗示的人格倾向;精神分裂症者常缺乏。

(3) 气功所致精神障碍者的精神症状很少出现怪诞的妄想、幻觉及思维形式障碍,情感一般较协调,显得丰富、生动,精神症状环绕气功内容;而精神分裂症可见怪诞妄想、思维形式障碍、情感不协调,精神症状内容与气功联系不紧密。本例就有这些特征。

(4)气功所致精神障碍者对疾病的发生和发展有不同程度体会,认识到与气功偏差有关;精神分裂症者丧失自知力。

(5)气功所致精神障碍者常有躯体不适体诉,如感到气在体内流动,上冲下窜,肢体运动不能自控等,认为这些改变与气功有关;精神分裂症者此种体验不多,有者亦有认为是受到外力影响。

(6)气功所致精神障碍的病程短暂,一般不超过3个月;精神分裂症多在3个月以上。

(7)气功所致精神障碍经治疗后缓解彻底;精神分裂症缓解较慢,部分患者有残留症状。

六、人格障碍

人格障碍与精神分裂症之间发生交叉误诊的情况是比较多见的,上海市精神卫生中心曾在1963年对精神分裂症误诊为人格障碍的病例作过一次调查,共调查72例,发现误诊病例10例,并分析了造成误诊的原因。

人格障碍与精神分裂症之间的病原学关系问题,精神医学的发展史上有一番争议,如Kraepelin认为人格障碍是一种症状不明显的精神病,Jaspers是第一个在人格发展和疾病演进之间划出明确界线的学者,他认为人格发展是一系列可以理解的变化过程,它与正常反应非常接近,这一点对于在临床实践中鉴别人格障碍与精神分裂症是很有意义的。而且他还提出很重要的一点,即认为由于疾病过程所造成的人格变化,表现有某种全新的和奇异的内容,它不能从已知的人格、年龄和生活环境中推论出来。这些观点阐明了人格障碍表现的可理解性特点,又描述了精神病后人格改变的判断标准,在临床实践中是很有价值的。

(一)人格异常与精神分裂症疾病过程的关系

两者关系大致有下列几种情况,

1. 人格异常可以是精神分裂症的早期表现　这是造成误诊的最常见情况,尤其是青年人,早期表现如学习不专心,与人打架,逃学,说谎,偷窃,在家与父母对峙,情绪变得不稳定,动辄对父母动怒,甚殴打致伤,无目的外出,家人为此经常外出寻人,十分令人烦恼,事后有时会后悔和道歉,并表示改过,或称发怒时心烦,要发泄,家庭内虽频频寻事生非,然在陌生人面前却会表现得规规矩矩,因此不易被外人发觉。在司法鉴定中,案例会突然暴怒,无故伤人或杀人,但深究之又发现不出动机所在,当时也常难以发现精神分裂症的典型症状,这些常属司法鉴定的疑难案例,直到劳教或服刑数年后,精神分裂症的症状才明朗起来,这种误诊实在难以避免,只能提醒一句,对于类似案例,要提高精神分裂症的警惕,加强观察和随访。

发现有人格异常表现的病例,应用Jaspers的可理解性原则十分重要,如果诊断精神分裂症的条件尚不具备,不要勉强地、过早地作出精神分裂症的诊断。

患者男性,16岁,高中学生。休息天经常外出,有一次在超市被人发现偷拿衣服及鞋子,由家长领回教育。此后家长经常注意他的行踪,有几次发现他书包中有本新小说书,追问下承认是从书店里偷拿的,原因是喜欢这几本书。在上学中屡屡缺课,回家不做作业,谓做不出习题,上课听不进,为此还发现有多次逃学。由于他有偷拿东西"习惯",家长对他的行为倍加注意,有几次发现他偷拿了别人的笔记本及书籍,问之并不抵赖。家长怕今后有连累,陪去心理咨询检查,诊断不一,有说是"品行障碍",有说是"偷窃癖",经过教育及某些药物治疗,他承认错误,表示今后不犯,但好景不长,以后又出现偷拿同学练习本及校服现象,家长感到十分伤脑筋,陪其到心理门诊。经详细了解,在出现这一系列行为二三年之前家属已发现有些异常改变,在家无所事事,生活懒散,对家人缺乏感情交流,有几次外出拎回来一大包旧塑料袋,称是从路上捡来的,讲不出有何用处,因为事情无关紧要,家属也不当它是一回事。精神检查中发现该病例对这些行为表示极无所谓,述说中不时低头发笑,解释其偷拿同学练习本原因,答称:"我上课听不进,向同学借练习本又不肯,我只能拿他们的练习本回家抄。"问为什么要偷书本,答:"他们有时把笔记内容记在书上。"问为什何偷校服,答:"我没有校服,多偷几件好挑合身的。我趁上体育课,同学把校服脱在教室里的机会拿的。"问其偷了人家笔记本及书籍,假如被人发现了如何办? 答:"不会的,因为每个同学都有几本练习本。再说课本少了,他们也不会怀疑到我。"再问其对行为后果的认识及今后打算,随便回答:"我今后不拿就是。"根据其屡屡发生的缺乏目的的行为及显著的情感淡漠,符合精神分裂症单纯型的诊断,而缺乏品行障碍及偷窃癖的基本特征。

2. 精神分裂症发病阶段的人格异常表现　发病阶段除了存在精神分裂症特征性精神症状外,还可伴有其他如冲动行为、偷窃、纵火等表现。这些异常行为常缺乏明确动机和目的,容易鉴别。同时伴有冲动控制障碍的病例并不少见,这些冲动行为并非受到妄想、幻觉支配,而是独立存在,患者对这些行为的发生过程可作一定描述,如称发作前自感有胸口憋闷,"要发泄","发作后心里好过",有时也可有治疗欲望。如果这种症状突出,而其他精神症状尚欠典型时,可能会造成鉴别上的困难,可能被诊断为"冲动控制障碍",再如混杂些其他非典型症状,如强迫症状等,鉴别诊断上的难度可能会更大。

3. 精神分裂症遗留人格改变　此时精神分裂症的典型症状已消失,遗留自私、幼稚、对家人不关心、挥霍钱财、偷窃等个性变化,个别者以冲动控制障碍为突出表现,例如有一个患者,精神分裂症经治疗后明显症状已消失,但住在病房内长期不能出院,原因是他不定时地会出现莫名其妙攻击、毁坏行为,伤害对象包括工作人员及其他患者,发作前会自称:"我将要控制不住了,快给我保护约束起来。"护士知其发作规律,听罢此言立即采取行动,约束四肢,约半小时或一个小时后,患者又自称:"可以给我解除约束了。"护士才敢解除保护。不发作时一如常人,如果任其发作,后果不堪设想。这样病例,如果不对其整个病情进行了解,也可能误认为是人格障碍。

4. 精神分裂症发展有原来的人格基础　这种现象的存在并不代表 Kretschmer 的观点,该氏认为分裂性人格、分裂样人格和精神分裂症之间完全可能找到逐步变迁的过程。现在主流认为人格障碍和精神分裂症是两种不同的精神疾病,后者不属于前者演变的结果。但临床实践并非如此简单,特别是病前存在明显分裂样人格特征的精神分裂症患者,如何从其原来已然存在的孤独、与人疏远、待人冷漠等个性特征基础上来确定有无精神分裂症(单纯型)的发展,有时是个十分困难的问题。鉴别的方法大致可根据:① 一贯性:即分析了解其后来的精神状态发展是否在原来基础上变本加厉,还是"原封不动"。② 自知力状况。③ 有无社会功能的严重受损,还是仅存在适应不良。

(二) 如何避免人格障碍和精神分裂症的交叉误诊

两种疾病的交叉误诊十分常见,无论在临床精神病学与司法精神病学实践中都常遇到,误诊的结果涉及医疗效果自不待言,而且还常涉及法律纠纷,如把偏执型人格障碍者误诊为精神分裂症强制收住入院,其结果必然导致侵权诉讼,医院成为被告;相反,如果把精神分裂症误诊为反社会型人格障碍,其结果常使患者受到行政处罚或法律处理,甚至断送生命。必须清醒地理解到,这两种精神疾病在临床鉴别上有相当难度,一旦误诊又可能出现不良后果,因此临床工作中务须提高对这两种精神疾病基本概念的认识,在具体诊断过程中做到慎而又慎,遇到难度时,多请会诊是明智的,千万不要过分自信,前人的经验和教训实在太多,不胜枚举。

1. 造成交叉误诊的常见原因　大致有以下几个方面。

(1) 精神症状的交叉:这两种精神疾病都可以出现某些共有的精神症状,如情感冷漠不稳定、冲动行为、超价观念、甚至片断妄想等,有时很难区别尚属于正常范围内的猜疑与妄想。

(2) 方法上的问题:如调查病史不全面,精神检查不深入,客观检查不充分等。

(3) 认识上的问题:如对这两种疾病的基本概念理解不深刻,对某些精神现象仅从表面上去认识,没有从其心理本质去进行深究;没有重视患者个体对异常行为的体验和态度等。

2. 正确进行鉴别的几点思考

(1) 全面了解病史:病史了解不全面是发生交叉误诊的最重要原因,因为作为这两大类精神疾病的最大特点之一是:其异常行为模式属于是持久的、固定的,还是有一个发作期。在理解上,所谓持久的和固定的并不是指行为模式是一成不变,实际上很多人格障碍患者存在起伏过程,即有时异常行为不突出,有时与环境发生冲突时却显得比较明显。病者家属往往会把令家属烦恼的,即在明显时期的异常行为表现向医生反映,如果医生忽视其过去的一贯性表现,就会断章取义地抓住某一时期的行为特征进行诊断,片面认识自然地会出现。这一点对于精神科临床医生来说,确会有一定困难,因为有时病史的来源相对比较局限,仅依靠某一部分人的反映,例如由患者配偶陪同来院的,其所反映的只能是结婚后的一些发现,至于婚前的情况,尤其是 18 岁以前的情况并不一定了解,也不排除某些患者父母有意对配偶隐瞒了患者结婚前的行为特征,原因很简单,怕婚姻失败。这一点,在司法精神病学鉴定中的例子尤多,因为司法鉴定有工作方便之处,鉴定人有权利对各方面人进行调查取证,有时临床诊断为精神分裂症的病例,经过深入、细致的调查,却发现了过去临床医生未能掌握的资料。因此,司法精神病鉴定医生对这方面的知识肯定会比临床医生全面,诊断的经验更为丰富。在临床工作中如果有时发现诊断属于"四不像"的病例,其中有的可能属于人格障碍者,因为人格障碍的临床表现十分多样,可以类似于某种精神疾病,但仔细观察一下,可能又会显得不十分像,产生犹豫时不妨反问一下自己:是否该患者人格有问题? 还是智能有问题? 凡遇到可疑病例,一定不要采取简单化做法,而应该坚决地向有关人员进行调查,必要时亲自参加,最后大多会水落石出。

(2) 深究异常行为的环境及心理背景:人格障碍的亚型虽然很多,但大多数患者的异常行为出现都有其环境和心理背景基础,而不是完全"不可理解"、"脱离现实"的。例如反社会型人格障碍者从幼起就出现违法乱纪行为,造成人际关系上的亲叛众离,如果精神检查合作的话,他们会对其所作所为回报出各种"道道"来,并为自己进行辩解(当然其中不乏对医生也谎言连篇者)。这些特征与精神分裂症患者的行为表现并不相同,精神分裂症的行为缺乏环境及心理背景的可理解性,或者可以发现与精神病理症状的密切联系,因此在进行精神检查时不要忽视从这方面去进行突破。当然,有时遇到某些精神分裂症患者对所暴露的行为可以作"合理化"解释,但其特点是对客观行为进行辩解或加以否认。精神分裂症早期患者异常行为可以发现有一定的环境和心理背景,例如认为校风不好、受同学欺负而不去上学等,此时需结合其他临床表现进行全面分析。

(3) 正确理解精神病理症状:发现精神病理症状是确立精神分裂症诊断的重要依据,但当发现类似现象时不要匆匆地一抓就住,其实很多所谓精神病理症状在诊断学上具有不同的病理学意义。例如被洞悉感可见于人格障碍者,也可见于精神分裂症,但仔细分析其心理实质并不相同。最困难的要称是超价观念与妄想的鉴别,偏执型人格障碍者经常持有超价观念,并不断地予以诉讼,甚至倾家荡产在所不惜,如果不经仔细了解,容易错误判断为妄想。许又新认为,超价观念与妄想有下列不同之处:超价观念有相当的事实依据,推理大体上合乎逻辑;与人格的其余部分相协调一致;带有强烈的情感和动机;持续时间比较长久;发生往往有强烈情感的事件为基础。如果根据这样观点去鉴别超价观念和妄想,还是较为实用的。在实际工作中,把超价观念误诊为妄想的情况比较多见。

总之,当发现精神病理症状时要对症状内容、来源及与人格的联系等进行细致分析研究,然后再决定在诊断学上的意义。

(4) 关于自知力状况:精神分裂症患者多数缺乏自知力,关于人格障碍者的自知力问题,各种亚型的情况并不一致,例如分裂样、冲动型、强迫型人格障碍者大多数认识自己确具有过分内向、与人难以疏通、"感情—冲动难以控制"及过分仔细等人格缺陷,有时还可以为此感到十分苦恼。但偏执型及反社会型人格障碍者一般并不认为自己人格上有问题,而往往把困境的原因归咎别人,强调自己为人正确。但与精神分裂症患者相比有一个特点:认识到自己从来就是这样性格,对其所思所为进行"一贯正确"的辩解,并能阐明其作为的环境和心理根源,虽不认为是病态,但能从其人其道的特点为人理解。精神分裂症的情况就不是这样,既不否认其行为上的异常,又说明不出其动机和背景所在,但就是否认是病态表现,这就属于无自知力表现。

(5) 关于社会适应能力状况:根据 CCMD-3,精神分裂症诊断的严重度标准为社会功能严重受损,而人格障碍为社会适应不良,两者并不相同。人格障碍者虽有行为模式偏离正常表现,但一般仍能保持相当社会功能,他们不但能自理生活,有的还能良好适应工作和学习环境,完成相应任务,其中甚至不乏为杰出的天才,但与常人的社会功能比较,在人际关系及某些社会功能方面可以存在某种缺陷。精神分裂症的社会功能状况却明显不同,严重时可以整日疏懒卧床,生活料理被动,一般者也会因受到精神病理症状影响而屡屡发生危险及冲动行为,或对自己前途缺乏打算,不能胜任原来的工作和学习,而导致社会功能严重受损。

总之,人格障碍和精神分裂症在诊断鉴别上存在相当难度,容易发生交叉误诊,但如能在临床实践中掌握以上几点,可能对减少误诊有一定帮助。

七、器质性精神障碍

在精神疾病诊断学的角度而言,把器质性精神障碍与"功能性"的代表性疾病——精神分裂症相鉴别是头等重要之事,这可以认为是一个原则性问题,治疗方法与预后各异。然在实践中相互误诊,或者鉴别困难之事经常存在。这里所谓的器质性包括脑器质性与症状性精神障碍,临床上较多遇及与精神分裂症发生诊断困难的脑器质性精神障碍有:脑炎、脑外伤、脑肿瘤、癫痫等,较少见的有:脑萎缩性及血管性疾病、脱髓鞘脑病、肝豆状核变性等。较多见的症状性精神障碍有:各种内脏、内分泌疾病、胶原性疾病等。

(一) 发生交叉误诊的常见情况

1. 把器质性精神障碍误诊为精神分裂症 多数情况是没有完全了解病史,或体格检查的疏忽,例如家属供给病史不全面,只重视精神方面的异常,忽视全面反映患者的躯体疾病。或者医生忽视患者的躯体症状。例如有些脑瘤的误诊患者,复习病史发现患者已经常诉说有头痛,病史上虽有记载,但未引起医生的充分重视。有一例肝豆状核变性患者,临床表现为紧张症状群,正拟进行电休克治疗时,忽有医生提醒,该例肌张力较高,是否有肝豆状核变性可能,结果进行全面体格检查时,发现眼部有 K-F 环,实验室检查结果也得到了证实。有些脑炎患者,感染症状并不明显,临床表现兴奋躁动,初始诊断为精神分裂症,后经反复神经系统检查,发现有不固定神经系阳性体征出现,经过 EEG 及脑脊液检查,诊断才明确为脑炎。有一例糙皮病患者,表现为精神分裂症症状,经过详细体检,发现有对称性皮损存在,给予烟酸治疗后,获得痊愈出院。忽视甲状腺体征之存在而误诊为精神分裂症的并非个别。

还有不少误诊是由于患者先表现精神症状,以后才发现患有某种器质性疾病,这种病例早期确诊较为困难,多见慢性过程的器质性疾病,如胶原性疾病、内脏病变、脑肿瘤等。记得有一病例表现为典型的单纯型精神分裂症,入院时体格检查无阳性发现,经过电休克治疗数次后,发现患者愈益呆滞、反应极为迟钝、呈恍惚状,神经系统检查发现一侧病理体征,经过气脑检查发现有额叶肿瘤。

2. 把精神分裂症误认为器质性精神障碍 发生这种情况多数是由于发现患者存在器质性"迹象",如智能或意识障碍,客观检查的某种阳性发现等。如有一病例数日间处于兴奋躁动状态,白天和夜间都无间歇,根本无法进行接触,大小便也溺于床上,可疑存在意识障碍,一直疑有器质性疾病可能,但客观检查都无阳性发现,后经过几次电休克治疗,患者恢复安静,对患病过程回忆不全,当时处于幻觉先占状态,最多见的是诊断为精神分裂症的病例,在快速的氯氮平增量过程中出现了意识障碍,EEG 检查发现有弥漫性慢波,就疑为脑炎,其实这种临床改变是很可以理解的,因为氯氮平在快速增加剂量或急骤停药过程中很容易出现意识障碍,而且氯氮平引起脑电图改变非常明显,多为弥漫性慢波,有时还可见痫样放电,因此对于这样病例,不能简单地根据治疗过程中所发生的意识障碍及 EEG 改变,就随便诊断为脑炎。还有 CT 或 MRI 发现有轻度脑萎缩,特别在 50 岁以上患者,不能单纯根据这些发现就否定精神分裂症的诊断,因为精神分裂症患者有脑萎缩已经由现代很多研究证实。

（二）发生交叉误诊的原因

1. **病史了解欠全面** 精神症状明显的患者,家属供史时一般强调患者的精神活动方面,对于过去存在的躯体症状一般并不重点反映,如果医生比较疏忽或者听了也不重视,那么患者的所患躯体疾病并不一定能被掌握。

2. **体格检查欠细致** 精神科工作久了之后,往往对体格检查不很重视,很多年轻医生对神经系统检查并不熟练,也常欠规范,因此不能有效发现阳性体征的存在。而且有些患者所患器质性疾病的神经系统体征可能有不固定性特点（尤其是脑炎）,因此,上级医生查房时,对于可疑病例一定要亲自进行体格检查的复查。

3. **精神症状欠熟悉** 意识障碍是急性脑病的特征性症状,智能及人格改变是慢性脑病的特征性症状。意识障碍时常见定向力障碍,但定向力障碍并不是意识障碍的唯一标志,在轻度意识障碍的场合,白天和晚间的定向力常有波动,医生查房多在上午,可能发现定向力正常,但到了晚间,患者可能出现找不到自己床位及地上小便等异常行为,当发现这种状况,仍需要引起重视。

4. **客观检查欠重视** 近年来,医生对患者的客观检查比较过去重视,过去很多器质性精神障碍的误诊病例,与不重视客观检查是有关的,特别是 EEG、CT。客观检查的重要性不仅反映在精神疾病的鉴别诊断方面,而且能及时发现患者所伴有的躯体疾病,如用药过程中的心脏、血糖改变等。过去曾有一个病例,诉述吃饭吞咽不便,医生草率地解释为药物反应,未予重视,若干月后,经过食管钡餐检查,发现是食管癌。

5. **诊断思维欠客观** 当同时存在躯体疾病（或症状）和精神症状时,如何进行联系,是涉及诊断思维问题。记得过去年代里曾出现过一种倾向,先是发现漏诊了躯体性精神障碍病例,以后变得风吹草动起来,当一发现同时存在躯体疾病和精神症状的病例,都一概诊断为躯体性精神障碍,因此,在一个时期内,这种诊断十分时髦。这两种情况,有时可能有因果联系,有时可能属于两码事。又如同时存在客观检查的阳性发现和精神症状时,应该如何作客观联系,也属同样性质,精神分裂症患者在氯氮平使用过程中出现了 EEG 异常改变就是一个例证。

（三）鉴别时的掌握点

1. **基本认识** 精神医学的研究和诊断工作近二三十年来虽有长足进展,但有一点还是和过去一样,就是把器质性精神障碍和其他精神疾病的鉴别列为首要地位,对于 50 岁以上的患者首先仍要注意排除器质性精神障碍。

2. **重视病史采集和全面检查** 对于每个患者的病史采集,仅了解精神病表现是不够的,有必要收集患者在其他临床各科诊治的病史资料。神经系统检查必须做到全面、规范及重复进行检查,针对当前年轻医生神经系统检查掌握不熟练的弱点,要进行必要的指导和训练,这也是精神科医生必需的基本功。体格检查也必须全面地进行,并且有针对性地进行各项辅助检查,如 EKG、EEG、CT、MRI、血糖测定等。

3. 重视器质性疾病的诊断线索　器质性精神障碍患者可能表现精神病性症状,这些症状与传统的"功能性"疾病相比并无特殊性可言。但下列几点有诊断价值。

(1) 观察是否存在意识障碍:严重时并不难识别,轻度时可有日轻夜重的特点,表情上可见呆滞、目光惘然恍惚;定向力受损,不严重时用时日推算方法可以发现其记忆、注意损害及定向力的不完整情况;夜间可见行为异常及睡眠障碍。

(2) 在意识清楚时是否有尿失禁:临床实践证明,这一点是很有意义的,曾经诊治过的几个脑炎患者,外院排除脑炎诊断,认为是精神分裂症转来本院,检查时发现有神志恍惚,家属提供白天有小便溺身情况,特别有 1 例在外出购物途中不由自主地尿裤,当日即予 EEG 检查,发现有弥漫性慢波,收住入院后不久即出现明显意识障碍及神经系统阳性体征。还有 1 例住院患者,究竟是癔症还是器质性脑病诊断意见不一致,据护士报告该例有几次尿床,后来经过神经科大会诊,诊断为脱髓鞘疾病。

(3) 记忆障碍:大多数精神分裂症患者对发病过程都能完整回忆,如果发现患者对自己的行为过程遗忘,要警惕有无器质性疾病可能。例如有一例独自外出淋在大雨中,事后不能回忆;有一例癫痫患者,原诊断为精神分裂症,发作时表现兴奋躁动,数日后突然缓解,但不能回忆发病过程,后经 EEG 证实是癫痫。

4. 病程观察　凡器质性脑病有两种病程可能:① 间歇性。② 持续发展。有 1 例脑室肿瘤患者,呈发作性木僵,木僵发作时表现典型的紧张症状群,存在病理体征,几日后突然缓解,一如常人,但对发病过程回忆不起,不久又出现同样发作,经过气脑检查(当时尚无 CT)确诊为脑室肿瘤。因为脑室肿瘤随着体位改变,肿瘤的位置也发生移动,阻塞的脑脊液通路重新恢复畅通。还有几例诊断不明的住院病例,均为 50 余岁,患者强调有明显记忆损害、表情夸张、假性痴呆及异常步态,有的诊断癔症,有的认为不能排除器质性脑病。EEG 检查发现有边缘性异常。以后随访中发现该几例的记忆损害越显严重,屡屡出现尿失禁,EEG 异常变化更明显,CT 呈现脑萎缩,神经科会诊未能确定诊断,但在以后发展中,患者不能自行起床活动,呈痴呆状态,生活不能自理,最后死亡。这些病例死后均未进行病理解剖,确切的疾病性质尚不明确,但可以肯定是属于器质性脑病。因此提醒我们,对于一时诊断不明的病例,进行必要的观察随访是重要的。

5. 治疗试验　对于诊断一时难以阐明的病例,有时可以采取治疗试验以资鉴别。如曾遇到过如糙皮病、艾迪生病、癫痫等病例,临床表现类似精神分裂症,医生对究竟是两种疾病,还是属于器质性精神障碍的认识有分歧,后来通过治疗试验,单纯使用烟酸、皮质激素及抗癫痫药治疗,疾病获得完全缓解,通过治疗试验证明所患都属器质性精神障碍。

6. 如何认识不同状态的因果关系　临床上较多遇到这样病例,例如所患精神病已久,数十年来多次住院,诊断为精神分裂症,但以后发现患有脑肿瘤、脱髓鞘疾病等,并且得到嗣后病理解剖结果的证实,那么这几十年的精神障碍性质是属于这些脑病的精神症状的表现,还是各成系列,遇到这种情况经常是议论各异,无法统一。我们主张在临床诊断上尽可能用一元化方法去思考,不得已时才作出两个或以上的不同诊断,但有一个前提,要考虑到这脑病的性质和特点,例如多发性硬化的病程具有长期且有发作性特点,其临床表现可以多样,可以呈现精神分裂症表现。再以精神障碍伴同甲状腺功能亢进症的患者为例,如果甲亢患者的实验室指标及临床表现都很典型,那么病例的抑郁或者妄想一般都可以理解是由于甲亢引起;反之,如果甲亢患者的实验室指标正常又无甲亢的临床症状,如何去理解同时所存在精神症状的因果关系呢? 通常的诊断原则也宜认为两者有关,因为外在的表现正常并不一定代表脑内一定无任何改变。当然遇到类似情况时,各家见仁见智的情况十分正常,读者需独立思考。

第四节 精神分裂症的药物治疗

现把主要用于治疗精神分裂症的药物统称为抗精神病药。根据目前已有的药物大致可以分为传统的抗精神病药与第二代抗精神病药两大类,前者按照化学结构分成若干类型。第二代抗精神病药具有代表性的为:氯氮平、利培酮、奥氮平、喹硫平、阿立哌唑、齐哌西酮等。抗精神病药现在主要用于治疗精神分裂症,但也常用于治疗其他精神疾病,如情感性精神障碍(躁狂症及激越性抑郁症)、偏执性精神障碍、器质性精神障碍、应激相关精神障碍、癔症等。

一、药物选择

根据下述情况选用不同药物。

(一) 精神症状类型

严格地说,不同精神症状类型并无绝对的相对应有效药物可言,因为各类抗精神病药的药理机制大同小异,但由于各药物的药理作用强度和特点并不完全相同,所以临床医生还是需要针对不同精神症状类型选择药物,并非不加选择地仅使用一种药物试着去控制所有不同的精神症状。

以兴奋躁动症状而言,一般选择具有强镇静作用的药物,如氯氮平、氯丙嗪、氟哌啶醇、奥氮平等。镇静效果有的属于药物的治疗效果,有的属于药物的不良反应表现。通过治疗,患者安静下来,睡眠也得到改善。氟哌啶醇并无强大的镇静效果,但能控制兴奋躁动。

对于以淡漠、被动、退缩等阴性症状为主的患者,需要选用具有激活作用的药物,如舒必利、三氟拉嗪、氟奋乃静及第二代抗精神病药。氯氮平、奥氮平等虽有较强的镇静作用,但也可治疗阴性症状。

对于缄默、木僵等紧张症状群患者,舒必利静脉滴注的效果已经得到证实。利培酮也初步证明有效。

妄想、幻觉及思维障碍等症状则并无严格的适应药物,常因人而异。临床实践告诉我们,氯氮平对幻觉的治疗效果比较显著。

根据精神症状类型选择药物时,有一点需要加以注意,即需要通过严密观察,了解精神病理症状的实质内容,例如有的患者的兴奋躁动或冲动行为是由听幻觉引起的,那么通过药物控制幻听之后,兴奋及冲动现象也随之消失,这一种药虽无镇静作用仍可有效,而仅依靠某药的镇静作用可能不一定起到效果。同样,对于缄默、木僵症状或其他精神症状都需做到这一点,才能更加有的放矢。

(二) 药物不良反应对躯体情况的影响

应该说,过去用药对这一方面并不是十分重视,总认为医生的任务是尽快把患者的精神症状控制住,而至于药物副作用对躯体造成的损害和对生活质量影响并不认真地去考虑。现在的治疗要求比过去高得多,不仅要迅速、有效地控制精神症状,而且要保证药物对躯体无损害或无严重损害,要做到这点必须注意下列几方面。

(1) 全面了解各药物的不良反应内容。

(2) 全面了解患者的躯体情况及所患疾病。

(3) 充分估计所使用药物对患者躯体情况的影响。

(4) 当发现有躯体情况变化时,及时调整药物及剂量。

为了做到知彼知己,根据患者的躯体情况选择合适的抗精神病药,熟悉下表 6-1 可有帮助,特别是当受邀参加综合科会诊时更需掌握有关知识。

表 6-1 抗精神病药不良反应

不良反应	吩噻嗪类		哌啶	硫杂蒽类	丁酰苯类	氯氮平	利培酮	奥氮平	喹硫平
	二甲胺基	哌嗪							
镇静	+++	0	++	+++	0	+++	0	+	+-++
EPS	++	+++	+	+	+++	0	+	0	0
抗ACH	+++	+	+++	++	+	+++	0	0-+	0-+
心血管	++	+	+++	+	+	+++	+	0-+	+
SGPT	+++	+	+	++	+	0-+	+	+	0-+
白细胞	+	0	+	0	0	+++	0	0	0
抽搐	+	+	+	+		+-+++	0		
催乳素	+++	+++	+++	+++	+++	0-+	+++	0	0

(三) 患者的个体和环境条件

通常对老年人来说,不宜选用镇静作用强及其他不良反应较明显的药物;对儿童来说,某些药物尚缺乏临床使用经验。此外,现代有一个很突出的问题,有的精神分裂症患者病刚初起,病情程度也不很严重,同时又必须继续工作或学习,目的为了维持工作或学籍,不愿让人知道患上了精神病,于是只能边治疗边工作或学习,这样无疑必须选择不良反应很小的药物,否则工作和学习时打瞌睡、发呆、动作迟钝等,不但影响工作和学习效率,而且被人一眼就可发现不正常,会影响前途。对于这样病例,选用新型抗精神病药无疑是明智的。

新型抗精神病药虽然不良反应较小,但一般价格较昂贵,如果经济条件不宽裕,而难以负担,尤其精神分裂症患者一般需长期用药治疗,更成为具体的困难,因此选择药物必须考虑到经济条件。还有工作要翻班的、结婚隐瞒精神病史的、家庭缺乏人照顾的等,选择药物都要考虑到种种影响,不良反应小、使用方便是个原则。

（四）患者以往的用药特点及家庭成员的药物效应

医生在选用药物之前,了解患者以往用药经验是很重要的,千万不要自以为是,主观武断。如经了解,患者过去对某药治疗反应良好,由于擅自停药而导致疾病复发,在这种情况,选用原药进行治疗是合适的。有的患者称过去的医生已用过许多药物,均无效果,问之可报出一大堆药品名称来,一时会使经治医生一筹莫展。面对这种情况,追问个究竟是重要的,如所用过药物的剂量和疗程如何?有哪些反应?停药或换药的原因是什么?等等。经过一番了解,可以发现有的确为难治患者;有的却属于用药不当,如未满足足量足程要求、期望过高而朝三暮四的换医生、因药物不良反应或经济原因造成用用停停等。通过这样深究,一般可以理出重新选药的头绪。有时患者和家属反映过去用某种药时曾出现过一些反应,对这样的问题千万不可马虎,一定要充分了解所发生反应的具体情况,因为经验告诉我们,有的患者以后出现的治疗意外及医疗纠纷,常与此有关。

根据药物遗传学原理,家庭成员间患精神疾病的用药反应常常有类同之处,因此了解家庭成员的用药特点有助于对患者选用合适药物。

（五）医生的用药经验和习惯

在临床实践中可以发现,各医生都有不同的用药"嗜好",有的医生"嗜好"用氯丙嗪、奋乃静、舒必利、氯氮平等,有的习惯于用五氟利多,有的医生容易接受新信息,喜欢选用新型抗精神病药,这样做是否科学呢?其实这并不奇怪,因为迄今为止,精神分裂症的病因未明,抗精神病药物使用效果还谈不到根治,各抗精神病药的临床治疗作用又大致相仿;而且用药的经验是需要积累的,医生在长期临床工作中通过治疗大量病例已对某药比较熟悉,包括其效用及不良反应,因此对某药特点掌握得比较充分,使用时能得心应手,经验虽然有主观成分,但长期的经验应该说也有其科学性的一面,因此对此规律无须多加挑剔。

但下面两种情况应当加以纠正。① 固执地使用某药,不论患者的具体情况,对其他药一概采取排斥态度。② 为接受回扣而用药。

（六）其他

下列情况适合选用长效抗精神病药:① 拒药者。② 对多种抗精神病药治疗缺乏效果,有明显精神症状者。③ 缺乏家属照顾者。④ 慢性期及维持治疗期的患者。

二、发病期药物使用

（一）药物的剂量

各种药物虽都有治疗剂量范围,但这只说明一般情况,具体病例要因人而异,有的患者低于平均剂量即可收到治疗效果,有的患者却需要超过平均剂量。问题是如何判断对具体患者的剂量掌握程度,测定血浓度无疑是最可靠、最科学的方法。但问题有两个:① 很多地方没有血浓度测定的条件。② 药物血浓度与疗效并不平行。因此,多数场合还是依靠临床来判断,在刚开始使用氯丙嗪的时代,临床上根据患者是否出现锥体外系反应来判断,在剂量递增过程中,发现患者出现锥体外系反应,一般认为剂量已达差不多的程度,再加用抗胆碱药苯海索(安坦)。氯氮平使用过程中多出现流涎不良反应,有时也作为判断剂量程度的标志。新型抗精神病药既少锥体外系反应,也没有流涎,因此判断剂量掌握就成为问题,唯一的是根据药物其他不良反应及疗效。

过去曾有一个时期,提倡有超剂量的"冲击疗法"或"快速疗法",由于不良反应大、安全性差,目前普遍已不采用。

用药剂量的掌握还需根据以下几点。

1. 治疗的不同阶段　治疗期与维持期剂量不同。

2. 过去用药史　过去已用过该药的,掌握剂量可以大些;初次用药一定要从小剂量开始,逐渐递增。

3. 病情状况　症状明显,剂量可适当大些,递增快些;住院患者比门诊患者剂量可以大些;病程长、长期用药者剂量可以偏大些。

4. 健康状况及年龄、性别　成年体壮者剂量大些;年老者剂量宜小,一般男性比女性剂量大些。

5. 药物不良反应　不良反应明显者剂量掌握小些。

总之,不管任何情况,必须强调足够的剂量是取得良好疗效的保证,很多病例之所以成为慢性或难治病例,在开始治疗阶段的剂量不充分是关键,当然原因是多方面的,有医生方面的原因,也有患者及家属方面的原因。有的医生对足量治疗的重要性缺乏认识,遇到困难时缩手缩脚;患者则可以出于病情原因而不配合治疗,有的家属可由于种种顾虑及听信传言,如害怕药物成瘾、怕对身体造成损害、对患者所患疾病的严重性认识不足、缺乏精神卫生知识,及由于担心经济负担等。新型抗精神病药的使用过程中,治疗剂量不足是普遍问题,原因很简单,主要是顾虑经济负担。

(二) 疗程

药物足量是关键,足够疗程也是关键,很多患者的剂量是充分的,但家属求治心切,几日或1～2周过去了,病情依然,就急于要求换药,因此在不长时期内,频繁地换过多种药物,像蜻蜓点水一样都没有完成足够疗程。现有的抗精神病药,除了控制兴奋躁动较快以外,对于其他精神症状的控制,都需要有一过程,一般4～6周,因此使用一种药物时,达到治疗剂量,维持4～6周是必需的。这里指的4～6周是指治疗剂量,而非开始剂量,需要注意。

治疗过程一般可分3个阶段。第一个阶段为治疗期,保持有效剂量4～6周。第二个阶段为巩固期,如明显精神症状得到基本控制,但自知力未恢复或恢复不全,此时仍需维持治疗剂量,该时期究以多长为宜,说法不一,有的主张1～2个月,有的主张至少6个月,笔者主张以自知力恢复为准,如自知力完全恢复,则原剂量维持1～2个月即可,否则时间可能要长些。第三个阶段为维持期,剂量可为治疗剂量的20%～50%,时间长短根据患者的具体情况而定,可以是2～3年,也可能需终身服药。

(三) 使用方法

1. 剂量增减　对于从未接受过治疗的患者,开始剂量一定要小,年老、体弱及有躯体疾病者更甚,然后在1周左右递增到治疗剂量。但要注意,某些药物说明书把剂量增加方法提得过分具体,特别是有些新型抗精神病药,其资料来源于国外或文献所述,国人有时生搬硬套而引起麻烦者并非罕见。在增量过程中,一定要严密观察药物不良反应。

药物减量的过程亦然如此,需要遵循逐渐原则。对于门诊患者,医生需要把这些知识全面告知患者和家属,并告知这种药物可能会产生什么不良反应,当出现不良反应时该如何办等,家属一时还搞不清的,可以另用一纸写明具体增减方法、服用时间及处理不良反应方法。至于详细情况,可通知家属阅读药物说明书。用药不合作的患者,家属有时可能采取偷给的方法,同时又恐怕患者发现,于是用药不规则的情况经常产生。医生必须掌握这些特点,不可一厢情愿地加药。

2. 服药时间　剂量大时需一日分 2～3 次,剂量不大时可以一日分 1～2 次,剂量小时,每日 1 次即可。服用时间则根据药物特点及患者的生活习惯,有镇静作用的一般安排在晚间,影响睡眠的应该在白天服用。有的药物个体差异很大,可向患者告知自行掌握合适的服用时间。有些药物会引起胃部不适,可安排在饭后服用。

3. 用药途径　病情不严重的患者一般采取口服法。注射用药适用于:① 精神症状较严重者。② 口服法效果不佳。③ 患者不合作。目前已有针剂的药物:氟哌啶醇、氯丙嗪、舒必利等,采用肌注或静脉都可以(静注法过去有采用,但易引起意外,慎用为宜)。肌注时注意几点:① 注射于肌肉深部,而且要经常调换位置。② 以不超过 1 周为宜。③ 同时合并东莨菪碱 0.3 mg,以防引起急性锥体外系反应,有的未做到这一点,患者注射后出现动眼危象、斜颈及角弓反张现象而去综合医院急诊。④ 注射前后注意血压变化,注射后需要卧床片刻。

对于兴奋躁动患者可采用氟哌啶醇或氯丙嗪静滴方法,效果较佳,但偶见意外,需慎重掌握。对于木僵患者,舒必利静滴可取得快速效果,每日 1 次,剂量 0.1～0.3 g/d,7 日为 1 个疗程。

利培酮已有口服滴剂,适用于不合作及老年患者。

4. 抗胆碱药物的使用　主要用于对抗药源性锥体外系不良反应,苯海索(安坦)是典型代表药,现在不主张预防性用药,一旦并用后也不需要长期使用,过 3 个月后可试行停用;但很多患者有一种错误认识,认为这类药物是用以"解反应"的,怕停用后会出现反应,所以不敢停服。医生对这些患者要解除其顾虑,但也要实事求是,如果一旦停用仍有锥体外系反应出现,可继续服用,剂量以最小为度。

各医生关于抗胆碱药的服用时间掌握并不一致,有的认为锥体外系反应一般白天较明显,晚上睡眠时自然消失,所以主张白天服用;有的认为要从患者方便出发,例如抗精神病药安排在晚上服用者,白天特意安排服用一顿抗胆碱药,似有不便。特别在服药不合作者,苯海索(安坦)与抗精神病药一起服用可少些麻烦。另外静坐不能反应一般在晚上表现较明显,因此仍主张晚间与抗精神病药一起服用。两者各有利弊,掌握时可根据患者的具体情况出发,并无严格利弊可言。

应用长效制剂的患者开始用剂量一定要小,告知家属如何观察药物不良反应(尤其EPS),并备用抗胆碱药,一旦出现 EPS 就要及时用上。有时患者用药后出现了急性肌张力障碍,家属一时无措而送到综合性医院急诊,以为是患上了什么严重疾病;而其他科医生一般也不熟悉此种药物反应,通过一系列检查却未能发现异常,最后请了精神科医生会诊才得以明确。为了减少病家的徒劳奔波,医生在给药时应把可能出现的不良反应对病家说清楚。在长效药使用过程中,一定时间内仍需维持服用抗胆碱药,特别在剂量增加阶段。经过一段时间之后,药物剂量调整已趋稳定,此时可试行停用抗胆碱药以观察。

抗胆碱药是治疗抗精神病药 EPS 不良反应的主要药物,主要品种有苯海索(安坦)、东莨菪碱等。目前常用苯海索,由于此类药物都有抗胆碱作用,所以不适用于某些患者,如青光眼及老年患者等。因此,当抗精神病药治疗出现 EPS 时,有时需要选用其他类药物,如金刚胺(amantadine),这是一种抗病毒药,同时具有释放多巴胺或延缓其破坏的作用,可用以治疗僵直和震颤,剂量每日 200 mg,分 2 次口服(每次 100 mg)。

近年来,由于新型抗精神病药的问世,EPS 的严重急性肌张力障碍及震颤已不多见,静坐不能已成为 EPS 的最常见表现,严重时患者感到极度痛苦,可以导致发生自杀,需要引起高度警惕。治疗方法除了使用抗胆碱药之外,其他如普萘洛尔(心得安)、苯二氮䓬类等药物均有不同程度效果,苯二氮䓬类中以长效者为合适,最常用的药物是地西泮(安定)。也有人报道,认为抗组胺药赛庚啶(cyproheptadine)16 mg/d 对静坐不能者有改善效果。该药有5-HT 受体的阻断作用。

总之,抗胆碱药使用要遵循以下原则,即不宜预防性使用抗胆碱药,在门诊场合,要向病家告知有关药物常识,并备用一些抗胆碱药。等到药物剂量已经稳定,根据个体情况,应尽可能早地减少或停用抗胆碱药。为使病家了解这样做法的重要性,应使他们充分了解抗胆碱药的使用利弊,说明该类药物有下列缺点:① 周围抗胆碱作用可引起诸多躯体不适,并影响依从性。② 会影响认知功能。③ 药物的交叉作用,影响抗精神病药的血浓度。

(四) 药物换用

1. 错误的换药　出于对疗效的期望过高,在未足量或足程情况下,频繁地换用药物是不合理的,已如上述,出现这种错误换药的原因:可由于医生的临床经验不足,也有其他原因,如病家经济条件的限制,特别在使用新型抗精神病药时较多发生,由于该类药价格较昂贵,加量时缩手缩脚,观察疗效时又急于求成,未达到足够疗效,就急于换药。还有如病家对疗效的期望过高,频繁地换医生,不同医生可能出于经验或习惯,随意换用自己擅长用药,这样做的结果,经常使患者的病情处于"夹生饭"状态,为了避免这类错误,医生宜注意下列几点。① 充分认识足量足程是取得治疗效果的关键。② 选用药物时考虑要全面,包括病家的经济忍受能力状态。③ 不要坚持只选用某药的习惯,面对具体患者,要对过去药物的治疗过程及效果进行全面了解,在此基础上才决定是否适宜换上自己所习惯用的药物。临床上这种教训并不少见,正由于医生的错误习惯,而使用药处于车轮大战状态。

2. 合理换药的原则　大致有下列情况。

(1) 对原来药物的反应不佳或欠佳:经过足量足程治疗,发现原药效果不佳或疗效稳定性不理想。

(2) 原药的不良反应严重:这里的所谓严重是广义的,包括药物严重不良反应造成患者痛苦(如 EPS、药源性精神不良反应——强迫症状等)、影响患者的躯体状况等;也包括不良反应造成患者生活质量的明显影响,例如认知功能损害及血催乳素增高所引起的严重乳汁分泌、性功能障碍等。

（3）其他:如病家不堪负担药物的昂贵价格;患者由于生活或工作、学习原因感到服药不方便,需改用长效制剂等。

3. 换药的方法

（1）不换用属于同类化学结构的药物。

（2）新药的选择必须慎重,三思而行。因为这类患者已有原药的前车之鉴,或由于疗效不佳,或由于不良反应严重,所以选用新药时必须顾及由此种种,一旦决定选择,再不要三心二意地进行更改。

（3）换药过程要遵循逐渐原则。换用药物有两种方法,即交叉滴定法(在逐渐增加第二种药物时,逐渐减少第一种药物)和叠加减量法(在逐渐增加第二种药物时,第一种药物保持原剂量不变,直到第二种药物达到治疗水平,然后逐渐减少第一种药物)。无论采用何种换药方式,原药和新药的增撤都需遵循渐行原则,增减的速度因人而异。要考虑到原药的剂量大小、个体的躯体状况、新药的不良反应等,一般情况可每隔 2～3 日增减 1 片(粒),同时注意有关反应,包括撤药反应及不良反应,因此换药过程必须有一个交替阶段。有时医生疏忽,忘记把这个过程特点告知病家,病家不了解,竟然把原药完全撤去,立即把新药加到治疗量,以致造成"翻船现象"——撤药反应,这个错误必须竭力避免。换药时最好能把原药完全撤去,但有一个例外,经验告诉我们,氯氮平完全撤去常有一定困难,容易产生不良反应,必要时仍得保留少量,待以后再见机行事。

（五）药物的联用

单一用药是普遍主张的原则。

1. 不合理药物联用的弊病

（1）药物的交互作用影响疗效及增加不良反应。

（2）造成对躯体的损害。

（3）出现特殊不良反应时难以分清谁是"罪魁祸首",例如皮疹等。

（4）浪费财物。

但也有人认为,小剂量多药联合使用不但没有坏处,而且还能增加治疗效果及减少不良反应,因为在疗效上能起到协同作用,又各药的剂量都较小,可以减少不良反应的发生,像治疗高血压时的药物使用一样,有人提倡抗高血压的"鸡尾酒"用药原理。实践也证明,在这些医生经治的患者中,感觉上的效果据说还可以,病家也比较欢迎。但这样用法显然缺乏科学依据,这其中还有一个很实际的问题,即在多药联合使用的场合,如何才算是足量? 药物的折算方法,通常是用于科研工作的,并不代表临床上足量的含义。另外,有一点必须明确,即使主张联合用药,亦应做到有的放矢,有理论依据或实践经验,而不应是盲目的凑合。

2. 联合用药的适应证

（1）单种药物治疗效果不完全:这是最常见的情况,当单种药物经过足量足程治疗未能取得完全效果时,毫无疑问需依靠其他种类药物以相助。如果属于某种药治疗无效的病例,按理而论,原药应该"靠边站",而让另一种药物"披挂上阵",免得两者合在一起造成作用混淆。如果属于原来药物治疗效果不完全,那么应该肯定该药有一定效果,不宜轻易加以排斥,其未尽之力可加用其他抗精神病药;但新加的药物不应与原药同属一类化学结构,而且根据部分未愈精神症状的特点进行选择。如此联合用药会面临一个非常实际的问题,即两种或两种以上的药物联合时个别的剂量如何掌握。如果几种药的剂量都用到足量,那么总剂量会否太大? 不用到足量,会否又有剂量不足之嫌,这个问题很难说清楚,总之具体病例具体掌握。我们的做法是,原药剂量适减,使既能巩固原有成果,又为新加药的节节升高创造条件。新加用的药则根据患者的耐受情况逐渐递增,尽可能增加剂量至能充分发挥效果。因为如果两药都用不阴不阳的剂量,又可能产生效果的"难产"。但这个意见并不成熟,供作参考。

(2) 存在不同类型的精神症状:近年最常见的是精神分裂症伴有的抑郁、焦虑、强迫、疑病、睡眠障碍以及冲动行为等症状,对于这样病例在决定联合用药之前,前提必须明确这系列症状是精神分裂症的症状组成,还是另属一类。看来简单,但临床实践的掌握却往往十分复杂,因为面对一个具体病例,对许多症状非此即彼地归纳得清清楚楚,实非易事。更何况各种抗精神病药都各有其精神药理作用的特点,不可能面面俱到地对所有症状都有效应。以强迫症状为例,虽明知某病例的强迫症状是其疾病的组成症状之一,但现有的抗精神病药中很少对强迫症状有独特效果,因此对伴有强迫症状的精神分裂症患者多数场合联合使用抗强迫药。当使用无镇静作用的抗精神病药时,如果患者存在睡眠障碍,合并使用安眠药自是情理中之事。再说抑郁症状,抑郁症状可以是精神分裂症的症状组成,但如果一个妄想型精神分裂症患者同时有严重抑郁症状,虽按理而论,抗精神病药起效时不但控制妄想症状,又会治疗好抑郁症状;但事实证明,对这类患者在使用抗精神病药同时联合使用抗抑郁药,能起到较快的控制效果,并防止意外发生,这样的治疗方法还是对患者带来好处。当然这应有一个前提,即抑郁症状与妄想无直接关系,如果已很明确抑郁是妄想直接引起的,那么理该全力以赴控制妄想症状,不必另加抗抑郁药。

攻击行为可为精神分裂症发病时的症状之一,又可以是妄想、幻觉支配下的行为表现,也可作为精神分裂症的残留症状之一。前两者宜用抗精神病药控制,后者宜联合使用其他对攻击行为有效的药,如心境稳定剂。

针对不同精神症状的常用联合方案有以下几种。① 伴抑郁症状:抗精神病药＋抗抑郁药,注意某些抗抑郁药可能激活精神症状,如氯米帕明(氯丙咪嗪)、米帕明(丙咪嗪)、瑞波西汀、安非他酮等。另外,抗精神病药＋氟西汀,可能容易引起锥体外系反应。② 伴焦虑症状:抗精神病药＋抗焦虑药(如苯二氮䓬类、多虑平、丁螺环酮等)。③ 伴强迫症状:抗精神病药＋抗强迫药(如 SSRIS、氯米帕明等)。④ 伴睡眠障碍:抗精神病药＋苯二氮䓬类。⑤ 伴攻击行为:抗精神病药＋心境稳定剂(如卡马西平、锂盐等)。

(3) 因单种药物的不良反应、躯体疾病等影响足量治疗:如果出现严重不良反应,如血液 WBC 减少、肝功能或心肌损害、严重皮疹等无疑立即停用原药;如果属于一般性反应,但影响药量的增加,或者因为已存在的躯体疾病使原药难以达到足量。对于这样病例,为了取得充分疗效,可以联合使用其他抗精神病药以协助,选择后者时应考虑到不良反应小、对原躯体疾病基本无损害。

如果发现原用药物不仅不良反应大,而且疗效也不明显,则应该停药,换上新药也是可行的。

(4)其他:临床中有的采用新药+老药的用药法,其动机一般是出于经济的考虑,新药不良反应小,但价格昂贵,因此不敢用足量,而借助老药发挥作用,试图通过联合用药达到效果相加的目的,而不增加不良反应。这种做法虽较实际,但科学性值得研究。

三、维持期治疗

由于抗精神病药治疗精神分裂症还不能达到根治效果,因此患者经过急性期治疗,病情获得了缓解之后,还应继续维持期治疗。实践证明,许多已经恢复的患者,病情之复燃很多与擅自停药有关,因此必须重视维持期治疗。关于维持期治疗的时期需多长,各家的说法不一,因为精神分裂症的病因不了解,有的患者经过治疗恢复后,疾病从此一去不复返,即使停药也一生平安;有的患者却一旦停药病就复燃。这个命运很难料定,但有几点可资参考:病前个性较健全、起病有心理环境因素诱因、发病较快、恢复完全、社会支持良好者复发机会较少;反之,复发机会较多。

(一)影响维持期治疗的几个误区

1. 医生指导不力 有些患者出院不久就停药,家属常推说的原因是医生没有说明要进行维持治疗,这里可能是家属的托词,也可能是医生的疏忽;如果是后者,医生有义务对患者及家属说明维持治疗的重要性及具体方法。

还有些家属发现患者服用西药有些不良反应,就听信传言或根据广告的宣传,盲目信仰某种"特殊疗法",因为据称该疗法如何神奇,可以停止所有药物,并保证永远不发,因此远道求医,因擅自停药而导致疾病复燃者屡见不鲜,这也是医生的指导及精神卫生宣传方面的不力所致。

2. 剂量掌握不当 过大或过小,有的患者出院后恢复良好,但仍保持较大剂量,以致患者在家整天睡觉、生活不能主动料理、行动呆滞、反应迟钝、无法正常生活,更无法参加工作或学习。有的剂量过小,以致未能起到维持效果,引起病情波动。

3. 对治疗的依从性差 患者恢复后的自知力状况是维持治疗成功的关键。有的患者虽经治疗后出院,但缺乏自知力,称"我根本没有病,是家属硬送进来的。"这样患者其服药如果没有家属督促,必然擅自停用,或"偷工减料",复发的危险性很大。更多的患者是由于药物不良反应影响了其生活质量,而不愿继续再服药,特别是有些希望早日恢复工作或学习的患者更是如此。这些不良反应常见如锥体外系反应、血糖增高、性功能减退、肥胖等,尤其是一些女青年患者,眼看自己长得越来越胖、月经不来、乳汁外溢等,让人一看就会觉得怪怪的,无奈之下停服药物。

4. 经济来源不济 维持治疗需长期坚持,积累起来的药价支出并不菲,尤其是一些自费患者。使用新型抗精神病药的患者经济的负担更重,因此出于这个原因而停药的也大有人在。

5. 社会支持的问题　较多是家庭环境不好,对患者缺乏关心,如果患者的自知力缺乏或恢复不全,或因为对治疗依从性差,不规则服药的情况很容易发生。有的学生患者病好后去住读复学,服药无人督促,也容易使维持治疗不能持久坚持。另外,社会上对精神病患者还存在偏见,如果患者本人又因为药物的某些不良反应而自惭形秽起来,在这种心理背景下也可能擅自停药。

(二) 维持期治疗的具体实施

1. 药物剂量　以最低的有效剂量为宜,剂量掌握因个体而异,一般相当于治疗剂量的20%～50%,由于剂量较小,一般主张在晚上 1 次服用。

2. 抗胆碱药　由于治疗用药物剂量已小,因此抗胆碱药一般都可撤去,但经过一段时期应用之后,患者可能有一种心理作用,怕停去"解反应药"后会出现反应。针对这种心理状态,停用抗胆碱药前必须做好劝导工作,说明道理,为了使其放心,必要时可以备用一定量的抗胆碱药。

3. 药物的停用　上已述及,维持期治疗需多久尚无统一规定,有说半年、1 年,也有说二三年或更长,也有说终身服药。其实在对病家说明时不必说得很具体,要根据具体情况,例如说坚持 2 年,但过了一年疾病复发了,那肯定要延长维持期,这样 2 年的说法就没有依据;有的医生对患者说需要终身服药,患者听了十分悲观,有的患者一听此说就痛哭不止,甚至扬言还是死了算了。其实这终身之说确实会引起患者的悲观心理,不如笼统地说需要坚持多年倒较容易为人接受。

经过若干年的维持治疗之后,如果病情十分稳定,可以考虑停药,停药的方法有下列几种:① 一次性停用:适用于剂量小者。② 逐渐停用:每隔 3 日减 1 次量,直到减完。③ 假日给药:作为停药的过渡,先是每周服用 6 日,休息 1 日,然后每周服 3 日(隔日服),再逐渐到完全停用。

4. 停药后观察　停药不等于治疗结束,医生要叮嘱家属注意观察病情变化,如有复发预兆,需及时就诊,发现下列情况应注意复发可能:① 无原因连续睡眠不好。② 猜疑增加。③ 生活失去规律性。④ 出现怪异行为。⑤ 经常沉思。⑥ 无故情绪波动等。

5. 长效制剂的使用　适用于下列恢复期患者:① 患者自知力恢复不全,服药不自觉。② 因为工作或学习原因,每日服药不方便。

现用长效制剂有下列几种:① 五氟利多:口服,主要不良反应为锥体外系反应,尤常见静坐不能,剂量每周 20～40 mg,每周服用 2 次,每次 10～20 mg;或可间日 1 次口服。剂量个体差异很大,大多数患者适合上述剂量范围,小者每周 10 mg 已够,大者可达每周120 mg,使用必须从小剂量开始,逐渐加大,出现锥体外系反应时,加服抗胆碱药,药物剂量稳定后可考虑撤去。制剂:每片 10 mg、20 mg。② 氟奋乃静癸酸酯(FD):每 2 周 1 次肌注,每次 25～50 mg(开始时每次 12.5 mg),主要不良反应是锥体外系反应,可用抗胆碱药拮抗。③ 哌普嗪棕榈酸酯:每月肌注 1 次,每次 50 mg,不良反应同上。④ 长效利培酮微球:每 2 周肌注 25～50mg。⑤ 帕利哌酮棕榈酸酯:每 4 周肌注 75～150mg。

四、新型抗精神病药的使用和评价

近年来,国内新型抗精神病药不断上市,较为常用的有氯氮平、利培酮、奥氮平、喹硫平、阿立哌唑、齐拉西酮及氨磺必利等。这几种药中除了氯氮平已广为所熟悉外,其余几种或由于上市时间不长,临床应用经验尚需不断积累,或由于经济原因,使用上受到一定限制。新型药物的问世,使临床医生有更多选择机会,不仅提高了治疗效果,而且较少不良反应出现,提高了患者对治疗的依从性及健康质量。以下提出的几点看法,是笔者在临床实践中的某些体会,因为比较直觉,所以也难免有门户之见,但其宗旨主要是使临床医生能更合理地使用新药,避免陷入误区。

(一) 客观评价

由于精神分裂症的病因迄今未明,因此近代上市的各种新型抗精神病药都不属于根治性的,各药用以解释疗效的神经递质假说仅是精神分裂症病因假设之一部分,所以现在要说那一种药是绝对"优秀",尚很难定论。因此我们在看待各药的疗效上也不要期望过高,也不要想象某药一定如何安全,不出现不良反应。生产新药的药厂出于宣传的需要,必然收集对己方推荐药品有利的研究资料向医生介绍,并自荐是"第一线用药"。这些资料应该有一定科学依据,但可能由于研究中各个环节的问题(如研究统计、样本来源、处理方法等)及人为因素,在进行同样两种药物的疗效和不良反应比较时,可以出现截然相反的研究结论。这种现象经常会出现,医生需对这些资料抱着客观态度,科学地去进行理解。

在认识上要避免肯定一切和否定一切的倾向,不要根据一些资料介绍就以为某新药一定"十全十美","放之四海而皆准";也不要发现某药在治疗过程中出现了一些不良反应,就彻底放弃。这种绝对化认识倾向现实中是经常发生的。以氯氮平的发展过程为例,刚上市时,发现其疗效迅速,有人曾提出可以作为第一线用药的主张;以后发现不良反应较多,如嗜睡、流涎、便秘、心血管变化等反应,及致命的白细胞降低或缺乏,产生畏惧心理。近年更有人提出现在新型药物多了,氯氮平可以功成告退。利培酮的疗效虽然现在已经普遍肯定,但在开始使用时也经历过同样过程,初期认为该药适用广泛、有效安全、不良反应小,因此剂量增加十分迅速,而且接受国外过大的剂量建议。以后在实践中发现,情况并不完全如此,特别某些患者静坐不能的反应严重,影响睡眠,整日坐立不安、徘徊,甚至有自杀企图,受到病家的埋怨,有的医生也就此认为该药不好而从此弃用。

因此建议药厂的宣传要恰如其分,不仅要宣传该药的疗效,而且要让医生了解该药的适用范围,尤其不能忽视该药可能有哪些不良反应及如何进行处理。如果把某药宣传得神乎其神,什么情况都适用,那么这样的药只能引起人们的疑惑。医生参加各项药厂活动后,一定不要盲从,要实事求是,要经过实践的检验,并在实践中进一步去发现该药的特点和规律,这才是真实爱护新药的正确态度。

(二) 合理使用

1. 合适掌握适应证　各种新型抗精神病药的化学结构及药理作用并不完全相同,虽说都是广谱,但各具特点,例如以镇静作用而言,强度依次为氯氮平、奥氮平、喹硫平、利培酮,因此对于剧烈的兴奋躁动患者,首选利培酮并不合适,虽然也有人主张合并苯二氮䓬类药,但究竟不是该药的优势。新型抗精神病药是否适合治疗情感性精神障碍,虽有人主张,但有待实践。除了用以治疗精神分裂症外,已试行治疗其他精神疾病的精神症状,如攻击行为、抽动秽语综合征等。由于这类药物(除氯氮平外)不良反应较小,因此对于老年患者通常是适用的。还有在联络精神病学上,用于治疗躯体疾病所致精神障碍的患者应该具有广阔的前途。

表6-2所列各新型抗精神病药的受体作用比较,可以在一定程度上帮助理解各药物的特性,可资参考。

表6-2　新型抗精神病药受体作用比较表

受体	氯氮平	利培酮	奥氮平	喹硫平	齐哌西酮
D_1	高	低	高	低-中	低
D_2	低	高	高	低-中	高
D_3	高	高	高	无	高
D_4	高	高	高	无	中
D_6	高	中		无	中
D_7	高	高		无	
$5-HT_{1A}$				低-中	高
$5-HT_{2A}$	高	高	高	低-中	很高
$5-HT_{2A}/D_2$ 比率	高	高	高	高	很高
$5-HT_{2C}$	高				高
$5-HT_3$	高		高		很低
$5-HT_{1D}$					高
$5-HT_6$	高		高		高
$5-HT_7$		高			高
α_1	中-高	高	中-高	中-高	中
α_2	中	高	低	中-高	中
H_1	高	高	高	高	中
M_1	高		高	无	很低

注: Janicak PG et al. principles and practice of psychopharmacotherapy. 1997:105.

2. 及时处理不良反应　一种新事物出现,开始时往往对其特性和缺点熟悉不够,这是人类认识的一个必然规律。对于新药的使用也是这样,新药的宣传往往只讲好的方面,究竟可能有哪些不良反应常需要医生在实践中去发现,去总结,一经发现还需要及时采取对策。积累了近20年的经验,氯氮平的不良反应大家已比较熟悉,也有了一系列早期发现及处理的方法。利培酮应用初期常见的锥体外系不良反应为静坐不能,一经发现可以通过减少剂量、加用抗胆碱药或苯二氮䓬药以消除,一般有效。经过一个阶段之后,这种不良反应渐会消失,然后再增剂量,以后可以撤去抗胆碱药等。喹硫平不良反应一般不多见,但某些患者可以出现激越现象,患者变得易激惹、冲动,难以管理,此时可减少剂量,加服小剂量奋乃静等药,常能奏效。奥氮平及喹硫平白天服用,可以有不同程度嗜睡现象,因此最好安排在晚上服用,或者白天剂量小,晚上剂量大些。

新型抗精神病药的心血管反应除氯氮平外,一般并不严重,但血压偏低者需注意体位变化。抗胆碱不良反应除氯氮平外,其他药几乎不出现。

至于内分泌及代谢方面的不良反应,如血催乳素增高、体重增加、高糖血症、性功能障碍等,各药都有不同特点,另节细述。

3. 剂量掌握个体化 利培酮初期应用阶段,曾走过一段弯路,即推荐剂量偏高,现已纠正。其实,剂量个体化是临床工作的一个原则,各患者由于年龄、体质、精神症状类型等差别,剂量可以相差悬殊。以利培酮而言,有的患者 2 mg/d 已能达到充分疗效,有的患者 8 mg/d 仍无任何反应。因此死板地扣住剂量范围或加药速度是不实际的。有关资料所列各药的有效剂量范围是指一般情况,具体患者应该具体掌握。而且药物递增速度还取决于患者的耐受性等情况,特别在门诊患者更需慎重。

(三) 知情同意

由于一般认为新型药物的不良反应少,所以普遍不重视知情同意工作,有时引起一些医患纠纷,重点要做好下列几点。

1. 经济状况 这是一个非常实际的问题,大多数新型抗精神病药价格较贵,因此事先必须了解患者是医保,还是自费;大致的药价开支匡算。应向病家说明抗精神病药的使用要达到足够剂量及有一个相对长期的过程,要有"持久战"的思想准备,免得在以后使用过程中缩手缩脚,停停用用。

2. 疗效 告知时留有余地,不要把疗效预料过高,要让病家明白花费很大一笔钱,不一定都收到效果;这样以后万一无效,也不至于难以接受。

3. 不良反应 不要笼统地说这些药物如何安全,一定要把可能发生的不良反应详细告知,并指导不良反应出现时的处理办法,无疑对于患者的躯体疾病状况务必要做到心中有数。为了做到这一点,在用药初期,门诊患者最好多与医生保持联系,一旦出现不良反应就向医生请教,或配给一些备用药,指导在什么情况下如何使用。

(四) 未来课题

新型抗精神病药中除了氯氮平外,其他药物应该说还处于不断熟悉之中,未来在临床工作需要重视总结的有下列几个方面。

1. 进一步了解各药的适应范围 例如某药治疗精神分裂症哪些症状比较合适,哪些症状不太合适。除了精神分裂症外,还可用于哪些精神障碍方面(包括症状和疾病)。

2. 研究不良反应的处理方法 已发现的新型药物某些不良反应不但会影响患者的治疗依从性,也会影响患者的生活质量,因此研究和总结不良反应的处理方法已成为当务之急,包括采用中西医结合进行综合治疗。

3. 长期效果观察　包括长期用药的疗效巩固及不良反应,例如 TD 发生率,对认知功能影响等。

（郑瞻培）

参 考 文 献

［1］Tölle R. 实用精神病学（中译本）［M］. 第 10 版. 北京：人民卫生出版社,1997.

［2］郑瞻培主编. 精神科疑难病例鉴析［M］. 第二版. 上海：上海医科大学出版社,2000.

［3］许义新著. 精神病理学［M］. 长沙：湖南科学技术出版社,1993.

［4］江开达. 精神分裂症. 见：徐韬园主编. 现代精神医学［M］. 上海：上海医科大学出版社,2000.

［5］杨彦春. 早期精神病的临床干预［J］. 临床精神医学杂志,2000,10(3):174～176.

［6］李华芳,翁史旻,顾牛范. 精神分裂症与认知功能［J］. 上海精神医学,2000,12(4):219～221.

［7］Janicak PG, Davis JM, Preskorn SH. Principles and practice of psychopharmacotherapy［M］. 2nd ed. Baltimore：Williams & Wilkims, 1997, 105～106.

［8］Yang AR, Philips LJ, Mcgorry PD. Prediction of psychoses［J］. Br J Psychiatry, 1998, 172(suppl. 33)：14～16.

［9］Wassink TH, Flaum M, Noponlos P. Prevalence of depressive symptoms early in the course of schizophrenia［J］. Am J Psychiatry, 1999, 156(2)：315～316.

［10］汤浅修一. 精神分裂病. 见：新福尚武等主编. 精神医学书［M］. 东京：金原出版株式会社,1983.

第七章
情感性精神障碍

$\cdot$

第一节　概　　述

一、病名

情感性精神障碍(affective disorder)这一疾病名称,是我国《精神疾病分类方案与诊断标准,第2版修订本》(CCMD-2-R)中曾使用的。在20世纪50～70年代,数十年来一直称为躁狂抑郁性精神病或躁狂抑郁症,这两个名称把"躁狂"和"抑郁"两种状态都包括在内,实际上很多是单相抑郁,国内后来又认为存在单相躁狂,如果把躁狂和抑郁连在一起,似乎患者都会出现这两种状态,容易引起误解,有些患者(尤其是轻性抑郁症患者)和家属不大愿意接受。不论躁狂时的情绪高涨和抑郁时的情绪低落,都属于情感障碍,因此改称为"情感性精神病"。1984年曾在我国黄山召开一次全国性学术会议,即称为"情感性精神病学术讨论会"。在会上就有与会者提出,这一名称还是不妥,它混淆了精神病与非精神病性精神障碍的界限;本病患者大多数只是以情感障碍为其主要表现,而并不出现精神病性症状,还称不上是"精神病"(psychosis),属于精神病性的患者最多也不会超过半数。Pope等综合英国18篇本病的资料,共3 200例,发现有精神病性症状(分裂样症状)的占20%～50%。Taylor等报道52例中,Schneider一级症状的出现率为12%,紧张症状为14%。Pope等还报道一级症状在躁狂症的出现率为8%～23%,而抑郁症为16%以上。由此可见,笼统地一概称为"精神病"并不合适,何况现在的分类中把环性心境障碍(cyclothymia)和恶劣心境(dysthymia)等也归入在内;而这些均应属于非精神病性精神障碍范畴,若以"精神病"冠名,则就不能归入了。

有人提出,命名为"情感性障碍"即可,内加"精神"两字,实为画蛇添足,大可不必。可以认为"情感性精神障碍"是专指某一类疾病,有其特定的范围;而"情感性障碍"可能理解为一种综合征,一种状态,范围更较广些;如激素所致的躁狂状态,是一种情感性障碍,但不宜划入情感性精神障碍的范围之中。另一个原因可能还照顾到名称使用的习惯,由"精神病"改称为"精神障碍",似乎比较顺理成章。

国际上,ICD-10和DSM-Ⅳ的分类中,均把本病改称为"心境障碍"(mood disorder),ICD-4还在"心境"之后以括号注明为"(情感)",似乎心境和情感是同义字;这样我国CCMD-3亦称为"心境障碍",后亦以括号注明为"(情感性精神障碍)"。似乎前者是正规名称,推荐使用的名称,后者为保留名称,目前还允许使用的名称,这样既照顾到习惯的用法,又可与国际命名接轨。若咬文嚼字,仔细推敲来考虑问题,用于病名,"心境"比"情感"更妥帖些;因为在心理学上这两个词的含义是有区别的,根据这些区别,对精神疾病来说"心境障碍"似乎比"情感性障碍"更确切些。

(1)"心境"所表现的内心体验常持续时间较长,可数日、数月,甚至数年。作为疾病来说,常持续一定时间,很多在诊断标准规定上有病程标准,如躁狂发作"至少持续已1周",抑郁发作"至少持续已2周",持续性心境障碍病程"至少已2年"等,均非几分钟或几小时的情感反应。

(2)"心境"所表现的内心体验可轻可重,大多缓和而微弱,有时甚至难以发现,而不仅是一时有强烈的暴怒或悲观,而且作为疾病来说,症状可轻可重。轻躁狂和轻抑郁程度均较轻,环性心境障碍和恶劣心境程度更可轻到不符合"躁狂发作"和"抑郁发作"标准的程度。

(3)"心境"是一种无明确定向的、弥散性的心理体验,只在心理上形成心理反应的背景,而并非单纯地指向某一事物。这也更符合本疾病的特点,躁狂症并非专对某一好消息而情绪高涨,兴高采烈,抑郁症也并非专对某一不愉快而心情低沉,痛不欲生。

(4)引起不同心境可有某些原因,多为持续较久的生活事件,有者可不一定有明显原因,或只是日常的细小改变,如阴雨霏霏、花开花落等。有者还与个体的主观世界,如性格、理想和世界观等有关。不像情感反应多由一定境遇所促发,有的情感性精神障碍可由一定的社会心理因素所诱发,有的却不明显,如反复发作的躁狂症或抑郁症,没有什么明显原因也会复发。恶劣心境更常与性格有关。

但考虑到"情感性精神障碍"这一名称,早已为人们所习惯使用,患者和家属一般也比较愿意接受,也不见得有严重的不科学,因此本章仍以此命名。

二、流行病学

情感性精神障碍的流行病学研究可显示本病的患病率,以及一定时间内的发病率,并了解本病的危险因素;不仅为情感性精神疾病的预防提供信息,也为其诊断和治疗提出参考资料,也会有所帮助。

国内外对情感性精神障碍流行病学调查的结果,所报道数据的差距很大,其原因也很值得研究。以下列举出一些调查报告的资料。

(一)国外资料

各种类型的情感性精神障碍的流行病学调查都有很多报道。

1. 非双相性抑郁症 根据美国、瑞典、丹麦、冰岛等北欧国家的报道,终身患病率为 $6.0\%\sim18.0\%$,其中男性为 $2.1\%\sim12.3\%$,女性为 $4.7\%\sim25.8\%$。有的调查应用了精神分裂症与情感性精神障碍检查提纲(SADS)和研究用诊断标准(RDC),因此结论相当可靠,大致终身患病率为男 $2\%\sim12\%$,女 $5\%\sim26\%$。时点患病率报道更多,美国、欧洲、澳大利亚、亚洲和非洲某些国家的报道为 $0.49\%\sim10.8\%$,其中男 $1.0\%\sim3.2\%$(个别为 14.3%),女 $1.0\%\sim11.2\%$(个别为 22.6%)。

非双相性抑郁症主要有两种：(重性)抑郁症与心境恶劣(相当于抑郁性神经症)，前者的时点患病为 10.3％，后者为 7.5％。抑郁症的精神病性抑郁症调查比较困难，因此结论不一，高的为 3.7％(男 2.6％，女 5.0％)，有的仅为 0.35％。

年发病率也有很多报道，纵向研究结果为 162/10 万(男 82/10 万，女 247/10 万)；病例登记研究结果为 110/10 万～519/10 万(男 130/10 万～201/10 万，女 320/10 万～500/10 万)；精神病性抑郁为 97/10 万(男 65/10 万，女 128/10 万)。

2. 双相情感性精神障碍　根据欧美一些国家报道，终身患病率为 0.24％～1.6％，女 0.91％～1.7％，时点患病率为 0.05％～0.2％，日本报道也为 0.2％。据欧美一些国家报道年发病率为 2.8/10 万，其中男 2.4/10 万～15.2/10 万，女 3.2/10 万～32/10 万。

总的看来，国外的资料显示患病率和发病率均较高，女性更高于男性，而各报道间的差距也很大。

(二) 国内资料

20 世纪 50～70 年代已有不少地区对情感性精神障碍进行流行病学调查，患病率为 0.002％～0.17％，仅为国外报道中的数字的数十分之一至数百分之一。20 世纪 80 年代全国调查协作组组织精神疾病流行病学调查，采取了国际上较先进的科学合理的抽样方法和流行病学调查用的诊断标准，引进国外 DSM 和 ICD 当时的诊断系统，流行病学调查结果的数字就有所增加，有 8 篇关于情感性精神障碍的终身患病率的报道，为 0.09％～12.00％，时点患病率为 0.06％～0.89％。可见调查方法的改进，使患者减少遗漏，患病率显著提高，且比较正确，但与国外的数字比较，仍明显较低，且各报道差距也很大，表明仍有较大的调查误差。

我国台湾地区报道 1946～1948 年调查躁狂抑郁症的患病率为 70/10 万，1961～1963 年为 50/10 万，也显得很低。国内外调查结果差距如此巨大，其原因可能与以下几点有关。

(1) 人群生物学特征和社会文化背景不同。

(2) 对情感性精神疾病的概念不同，所设定的调查范围不同，诊断标准不同；在相当长的时间里，我国对精神分裂症的诊断过宽，对情感性精神障碍的诊断过严。

(3) 调查方法不同。

(4) 在国内，当时进行流行病学调查认为抑郁性神经症和反应性抑郁症分别属于神经症和心因性障碍的范围，未列入于情感性精神障碍中，国外大多流行病学调查均列入。当时我国诊断为神经衰弱的患者甚多，美国 Kleiman 认为大多符合 DSM－Ⅲ抑郁症的诊断标准。

(5) 我国对抑郁症患者常不认为是情感障碍，而且发现较多各种躯体症状，有的因有述情障碍(alexithymia)，指情感表达不能或情感难言症。更难发现有抑郁等情绪障碍低落症状。除这些以外，还有一条十分重要的原因，我国社会中对精神疾病的认识普遍欠缺，对抑郁症，尤其是轻度的往往不易发现，不受重视，甚至因抑郁症而自杀者，公众还不认为是精神疾病所致。

在农村和文化落后地区更是如此，但即使在大城市，也难免有这种现象。此外，我国对精神疾病讳疾忌医的思想十分严重,精神疾病在社会上受到偏见和不公正待遇,也是十分常见的;因此即使有病也力加隐瞒,对外以"保密"为上,不愿去精神科就诊,流行病学调查时必然采取回避态度。

（三）危险因素

哪些情况是情感性精神障碍的好发因素？这在流行病学调查中也获得很多资料,对疾病的防治有所帮助。

1. 性别　女性患病率约为男性 2 倍,日本山岛认为若包括抑郁性神经症和反应性抑郁症在内,男女之比可达 1：4～1：5。日本新福认为 25 岁以下、60 岁以上的男女患病率均无显著差异,明显的差异仅发生在青中年时代,这可能与妇女的月经、妊娠和生育有关。近年来,男女在社会中地位差距缩小,患病率差距也在缩小。有报道认为双相情感性精神障碍的男女患病率差距不大。

2. 年龄　好发年龄为 21～50 岁,有人认为 25 岁左右和 50 岁左右为两个发病高峰期,还有报道于 1～3 月份出生者患病率较高。

3. 社会阶层　非双相性抑郁症社会各阶层患病率相仿,双相情感性精神障碍以较高的社会阶层患病率较高。

4. 家族史　先证者亲属的危险度约为对照组的 1.5～3 倍。

5. 婚姻　单身和离异者的患病率明显较高,但有人认为此系疾病之"果"而非"因",不能因果倒置。

6. 童年经历　童年失去双亲,以后可能较易发生抑郁症。

7. 人格特征　有人认为缺乏活力、有不安全感、内向、缺乏自信和依赖性强等,常是抑郁症的人格特征。

8. 学历　文化程度较高者抑郁症可能较多。

9. 地区　各报道不一,有的认为城市高于农村;有的相反,农村抑郁症的患者症状以躯体不适为多,城市以类神经衰弱或精神症状为多。

10. 分娩与绝经　女性在此期间,抑郁症的发病率增加。

三、范围与分类

按照我国 CCMD-3 中情感性精神障碍的范围是指原发性的,其发病可与遗传、生物化学、神经递质、电生理、性别、年龄等生物学因素以及生活事件、社会环境、性格、文化等心理社会因素有关,而不是继发性的,既不包括脑和躯体疾病所致或伴发的躁狂或抑郁状态(如帕金森病所致抑郁、甲状腺功能亢进所致躁狂等),也不包括非体内产生的外来物质所致精神障碍(如酒中毒所致抑郁、激素所致躁狂等),并且也不包括其他精神疾病引起的情感障碍(如精神分裂症后抑郁、焦虑症伴有抑郁等)。这样规定的范围与国外不同,如美国 DSM-Ⅳ就把躯体疾病所致情感障碍也归入"mood disorder(心境障碍)"这一章内,范围就要广泛得多。

按照 CCMD-3 情感性精神障碍的大体分类很简单,符合躁狂发作或抑郁发作的疾病,就是躁狂症、双相障碍和抑郁症 3 种,不符合躁狂或抑郁发作、症状较轻并持续较久的为持续性心境障碍,其中包括环性心境障碍;又把过去 CCMD-2-R 等列入在神经症中的抑郁性神经症也归入其中,称为"恶劣心境",另加其他,即包括了情感性精神障碍的全部内容。

CCMD-3 进一步与国际上的精神疾病分类接轨,这次分类就要比过去的 CCMD-2-R 细得多,即把患者的目前情况、病情轻重和有无精神病性症状都分了出来放在诊断名称中。

国外对心境障碍的分类,更为详细庞杂,如 ICD-10 把有无躯体症状、病情轻、中或重都放到分类中去。我国 CCMD-3 则不把这些细分,而以第 5 位编码表明,如意识障碍(谵妄),伴躯体症状,慢性和缓解期等。

其他分类的方法还很多,上述的都是现行的情况,而在历史上对情感性精神障碍有过形形色色的理论和分类方法:如 Adolf Meyer 及其学生 Lewis 等后继者提出一元论分类方法,把各种抑郁状态视为一个连续谱;各种各类不多细分,只不过区分急、慢、轻、重而已。重性木僵性抑郁在连续谱的一端,轻或慢性在另一端。根据情感、思维和精神运动抑制的程度将抑郁症分为 4 类:① 轻性抑郁症。② 慢性抑郁症。③ 急性抑郁症。④ 木僵性抑郁症。

很多学者提出将抑郁症按二分法进行划分,但具体分法各有不同。

1. **按病因分类** 分为反应性和内因性,或原发性和继发性两类。

2. **按症状分类** 分为精神病性和神经症性,或激越性和迟钝性两类。

3. **按病程分类** 分为双相和单相,或发作性和慢性两类。

4. **按理论分类** 分为纯粹抑郁和抑郁谱系,或生物性和征象性两类。

5. **按年龄分类** 如更年期、老年期等。

早在 1962 年 Leonhard 提出,躁狂症分成单相、双相两类,Augst 和 Perris 等认为有躁狂发作者,不论其有无抑郁发作,均为双相,只有仅为抑郁发作者才为单相。Dunner 等主张双相病例可进一步分成Ⅰ、Ⅱ两型,前者躁狂较为明显,而后者为轻躁狂。还有人提出抑郁症患者本人无躁狂发作,而有躁狂发作的家族史,称为双相Ⅲ型。

我国夏镇夷认为如只有躁狂发作,且缓解 8 年以上,也可作为单相。以后国内也有不少仅有躁狂发作的病例。因此 CCMD-3 仍保留"复发性躁狂症"的名称,这是与国外分类不同的。有人将本病分为生物性和征象性两方面,前者指从家族史、神经生化与神经内分泌、神经生理、神经解剖发现和治疗等方面,后者指从起病、病程、转归、症状及严重程度等方面进行研究。

第二节 临床诊断基础——症状判断

情感性精神障碍诊断强调基本症状,即"三高"与"三低",在临床诊断时应全面掌握这些基本症状的特征,再注意与相关症状进行鉴别。

一、情感高涨

情感高涨是情感性精神障碍中躁狂症的常见症状和典型症状，表现为情感活动亢进、欢欣喜悦、兴高采烈、轻松愉快、得意洋洋。但也常伴有情感不稳定、易受激惹、顷刻间转喜为怒、翻脸不认人，为小事而大发雷霆；有的把几秒钟前还作为好朋友的人顷刻之间视作仇敌，时而把对方称作英雄人物，时而又说成一无是处。应与以下症状相鉴别。

1. **欣快症** 是一种器质性的情感反映。患者常面露笑容、欣然自得。初看起来，似乎也有躁狂的色彩，但若仔细观察，就会发现两者有不少区别：① 情感高涨常富有感染力，患者的兴高采烈，常会使周围在场的人似乎也会感到欢快喜悦，患者的戏谑言语会引得大家哄堂大笑。当然，患者的情感转为气愤，易激惹时又会使大家感到难以解释，不欢而散；欣快症只是患者脸上嬉笑，而缺乏内在的情感体验，也没有感染力，看了只感到患者的呆板、幼稚、"笑也笑得让人不舒服"。② 情感高涨常伴有言语增多、思维奔逸、内容夸大、随境转移等特点；欣快症则多为沉默少言，思维迟缓，内容贫乏、缺少变化。③ 情感高涨者症状变化较多，与周围环境有较多联系；欣快症则症状少变，持续甚久，与环境缺乏联系。④ 情感高涨者智能无障碍，而欣快症可为痴呆的合并症状。⑤ 躁狂症多无原发器质性疾病的基础，欣快症是器质性症状，可查到相应的体格和实验室阳性检查结果。

2. **情感暴发躁狂症** 发作时可表现为易激惹、发怒，伴冲动及攻击性行为。情感暴发可为癔症及急性应激障碍的临床表现，脑器质性疾病者有时也可以发生。躁狂症的易激惹、发怒存在持续的内心体验基础，可为外界的细微动因促发雷霆大怒或狂暴行为。发作时如能转移患者注意，或做适当引导就可能"雨过天晴"。癔症或急性应激障碍的情感暴发有一定的或较明显的心理诱因，情感暴发是疾病发作的一种表现，心理治疗常可获效。由器质性疾病引起的，主要是情感不稳定，易从一极端变为另外一极端，如欣快转变为激怒，不一定由明显诱因引起。

精神分裂症也可有情绪激动、敌对、攻击性行为和冲动破坏等表现，大致有两种情况：一为受幻觉、妄想等其他精神症状的影响而引起，则可从这些存在的症状中找到原因，而且出于这些原因可反复发作。如有一偏执型精神分裂症患者打骂父母，认为是父母要害他、在他饮食中放了毒，又如一青春型精神分裂症患者常摔坏碗盘茶杯，经了解是受命令性幻听支配所致。另一为无目的冲动、攻击，则常为紧张型精神分裂症的激动所引起。这些都是精神分裂症患者本身存在的精神症状，并非对周围环境的即时反应。他们的行为常较怪异，有不可理解性和不可预见性、无联想加快、夸大自负等症状，而可有作态、扮鬼脸等；可能会带来更大的危害，发作时间较持久，单纯的解释和心理治疗常难以解决问题。

鉴别诊断的要点大致如以上所述，但具体的病例还得具体分析，有时遇到比较困难的，应详细了解情绪高涨或易激惹的前因后果以及其他方面精神症状和检查结果来综合判断。如有一位患者，50岁，平时并无情感高涨症状，但好恶作剧。常突然在人背后大叫一声，或猛然拍人肩膀，使人吓一跳，他也不表示高兴或气愤，而向人呆望或悄然走开。问他为何如此，答称"你们做医生的太舒服，也让你们吃一惊"。体格和实验室检查无阳性发现，病史中有乱花钱、乱请客、好管闲事等表现，但未发现有分裂性症状。最后还是考虑为躁狂症的不典型症状（恶作剧）。

二、思维奔逸

是躁狂症患者常有的症状。患者联想很快，典型者出现意连或音连症状，随境转移也是常可发生的，其特点是思维活动过程虽然敏捷快速，但其上下文之间总有一定联系或与环境有一定联想；但程度较重时，言语明显增多，这种上下文之间的联系会变得不紧密，有的是受患者思维活动快捷的影响，患者在谈话时想到或感到其他事情时，言语内容也会随之转变，看起来，语言间联系也会不明显，这时容易与思维散漫混淆，严重时甚至会与思维破裂或思维不连贯混淆。

思维散漫与思维破裂是精神分裂症的常见症状，一般认为意识障碍时可发生思维不连贯，与思维奔逸有以下几点不同。

（1）思维散漫、破裂和不连贯时，语速并不增快，甚至迟钝缓慢，有的似乎考虑良久才说出一句不相干的话来，或与上文没有含义上、发音上有任何联系，有时上下字句虽有一定联系，但内容在整个意义上另有所谈，使谈话失去中心内容，另辟新题，与环境也没有什么联系（可与随境转移相鉴别）；使人听了摸不到要领，难以理解患者要说明什么问题，因此与精神分裂症患者谈话，中间似乎隔有云雾薄膜，模糊不清，这就是患者存在思维散漫的后果。

有一位患者，企业管理研究生，原来口才很好，能言善辩，病后摘录一段谈话如下："企业管理说难也不难，但也不容易，世上本来无难事嘛，问题在于你怎么去看，唯心主义行不通。我就这么认为，哪怕在美国，看问题也得实事求是，不同国家、不同民族，本质是一样的，要背叛也不行，学问再好也没用"。这段话虽然说每句之间不能说一点联系也没有，每个句子也没有语法错误，但结构十分松散，缺乏中心含义，虽能使人听懂每一句话的意义，但不能理解这段话能说明什么，这就是思维散漫而不是思维奔逸。

（2）思维奔逸常与高涨的情绪反应联系在一起，内容大多具有自负、夸大、洋洋自得、自以为是，谈话时不愿被人打断，有的还拖长音、打官腔，也在乎听者反应，若不听他会有意见，要求大家注意听他的"高论"。思维散漫或破裂则不然，患者自归自说，不关心周围环境，不注意是否有人注意倾听，甚至自言自语也无所谓，更不在乎听者能否理解其谈话内容，常缺乏相应的情感反应。

（3）思维奔逸程度较轻时，如患者的接触还是好的，能与之对话，回答问题切题，至少头一二句能切题回答，以后再转移到别处去；如问他"姓什么"，答称"本人姓张，张，张。姓张的有其伟大之处，所谓纲举目张嘛，做事都应有个纲领……"思维散漫，尤其是思维破裂、不连贯者，其接触大多是有障碍的，不能集中注意与之对话；或若有所思以致可发生答非所问的情况，你讲你的，他讲他的，难以沟通。

（4）有意识障碍者的思维不连贯，则谈话可无完整句子，并有定向障碍、记忆受损、情感淡漠或困惑，有错觉、幻觉等症状，一般在思维奔逸时并不存在。如有一位脑炎患者，自言自语说："叫人来，天啊，来去，可以来不行，叫人来……"虽然话也较多但绝非思维奔逸的表现。

三、语量和动作增多

躁狂发作时语量和动作均可增多,这是 CCMD-3 等诊断标准作为症状标准所列出的;但躁狂发作时也并非每个患者都增多,增多也不一定就是躁狂发作,因此出现这一症状时需要鉴别。躁狂患者的言语和动作增多常具有以下特点。

(1) 与周围环境有密切联系,看到什么就讲什么、做什么。如在谈话时看到工人在扫地,就会转移话题,说"清洁工不怕脏,不怕累,打扫卫生为大家,环境干净人舒畅,看来平凡,实在伟大",边说边拿起扫帚也帮忙扫起来。这就是随境转移和好管闲事的表现,也是躁狂症的典型症状。

(2) 言行内容有夸大、自负、乐意助人的表现,显得过分、不可信和戏谑性,以及有始无终、虎头蛇尾、难以完成目标、不负责任;或给人带来麻烦和不良后果,如挥霍浪费等。

(3) 常伴有情感高涨、精力充沛、不需休息等症状。

(4) 在不满意时易转变为易激惹、乱发脾气。

癔症和心因性障碍患者的言语增多,其内容多倾诉不愉快经历或内心不满,以争取别人的同情和支持,因此重复噜苏,或带有做作性、夸张性。

精神分裂症有系统妄想者的言行增多,均围绕其妄想进行,固执己见,意志亢进。青春型患者话多时则内容多杂乱,与环境少联系,行为受幻觉、妄想等支配;或本能活动亢进,对周围无感染力。紧张型患者的重复、刻板等言语和行为,则属于紧张综合征的范围,无目的性,言行多而单调。

意识障碍时言语和行为也可增多,但与周围环境更缺乏联系、无目的性,可为自言自语、重复动作、冲动行为等。对有些不典型病例的鉴别会有困难。

现举 1 例:女性,26 岁,家庭妇女,3 日来无特殊原因显得话多,尤其喜欢讲一些与性有关的事;说起来就眉飞色舞,滔滔不绝,并拍手蹬脚,有时扮鬼脸。约 2 个月前也有过类似发作,但伴有发热,体温约 38 ℃。当地医院使用抗生素、激素后约 1 周恢复。这次发病以来,并无发热,能完成家务事,照顾好 3 岁的儿子。饮食起居正常,性欲也不亢进,未发现幻觉、妄想等精神病性症状。

开始时考虑为轻躁狂,因:① 过去有类似发作,恢复后无后遗症状。② 急性起病。③ 话多,好谈性的问题。④ 谈话时眉飞色舞,表情丰富。⑤ 动作也增多。但考虑到有些地方不符合躁狂表现:上一次发作伴有发热,原因未查清;说话虽多,内容较单一(性的问题),不丰富;行为与言语内容不相称,"拍手蹬脚""扮鬼脸"等动作不可理解,并与周围环境脱节;喜欢谈性的问题而性欲并不亢进而与躁狂不符;就进一步为患者作某些检查,结果发现脑电图有较多的 δ 波,脑脊液细胞有 $41×10^6/L$,神经系统有可疑的锥体束征,2 日后又有轻度发热,体温 37.6~38.1 ℃,血白细胞 $10.5×10^9/L$。患者还有错认人、尿失禁等意识障碍症状,最后诊断为病毒性脑炎。

这一病例表明有些器质性疾病如病毒性脑炎症状可较复杂,在一定时间内情感症状可为其首发症状及主要症状,以后再逐步出现意识障碍和阳性检查结果,且有复发可能。因此对语量和动作增多的病例,应仔细观察和分析,躁狂症并非唯一可能的诊断。

四、谵妄

严重躁狂发作时可有意识不清,呈谵妄状态,称为谵妄性躁狂,而谵妄是急性器质性精神障碍的常有症状,因此需加以鉴别。

谵妄性躁狂的患者是病情重笃的表现,常有严重的精神运动性兴奋,可达到狂暴的程度,躁狂的基本症状如情感高涨、言语增多加快、思维奔逸、随境转移、行为鲁莽等均已消失不见;代之以定向障碍、行为紊乱、无目的性、冲动破坏、难以控制。常伴有各种幻觉,以视幻觉较多,思维不连贯,躯体可出现消耗性衰竭症状。

有一位患者,捆绑入院,约束在床上,面红耳赤、不断自语、声音嘶哑、内容凌乱,如"啊,好啊,去去去,好极了,一伙流氓,天不怕,地不怕,啊,我好欺侮",接着转为连续地"啊! 啊!"叫声,思维不连贯,问话不答,对环境无接触,极不合作。体格检查口焦舌燥,体温 37.8 ℃,脉搏每分钟 102 次。在不合作状态下,体格检查心肺等无明显异常发现,给人的印象只能是"谵妄状态,性质待定"。

经询问病史,患者一贯性格开朗,豪爽。其父年轻时有过躁狂发作,近半个月来患者精神状态已不正常,无明显原因认为现任的工作没意义。不上班也不请假,每天起得很早,外出"锻炼身体"(过去从未如此),基本上整天外出,在家呆不住,与陌生人也有说有笑,也易发生争执,有一次与人不知为何原因打架,左颞部及左眼角皮下出血。不断向家中要钱,不管给他多少,回家时都身无分文。几日前把一乞丐带回家,请他喝酒,说"要永远乐于助人",坚持要把自己的新衣服送给他,家人不允就大叫"我要排除万难去争取胜利"。话越来越多,这几日已到了一刻不停的地步;因此声音已经嘶哑,晚上不睡,也想外出。来行之日更是乱冲乱砸,伤人破坏严重,急诊来院。

因为患者呈谵妄状态,先进行相关检查,以排除器质性疾病的可能。经体格、神经系统、心电图、脑电图、脑 CT、胸部摄 X 线片、血生化检测等检查,结果均无明显异常。在排除器质性疾病后又考虑与紧张型精神分裂症的鉴别,结合病史、病前性格和家族史等情况,精神分裂症的证据不足,初步考虑为情感性精神障碍。经电休克治疗 3 次,并肌注氟哌啶醇等治疗后,病情豁然开朗,意识转清,接触良好,待人有礼。除有些健谈、情绪略显欢欣外,已无明显精神症状,对病中和来院情况大多不能回忆。以碳酸锂维持治疗,病情稳定。

至于谵妄状态时伴有精神运动性兴奋,常有幻觉的意识障碍,由躁狂症程度严重而引起者不多,大部分由器质性疾病所致,因此对有谵妄的患者再不合作,也要尽力做好各项有关检查,是诊断和排除器质性疾病所必需的。其次应考虑两点,可作为参考:① 病史中症状的演变过程,是始终以意识障碍为主要表现,还是以分裂症状或情感症状为主要表现。持续时间长短也有参考价值,一般谵妄状态不致长年累月地持久存在;也就是说,对病情还需作纵向观察,患者发病前后的躯体情况、有无躯体症状(如发热、头痛、呕吐等)也应加以注意。② 患者的过去史、个人史和家族史等,有时也有参考价值。

五、情绪低落

情绪低落是抑郁状态的基本症状,程度可轻可重,抑郁发作的诊断标准表明可以从闷闷不乐到悲痛欲绝,甚至发生木僵;而"恶劣心境"等精神障碍,常只是心境不良而已,达不到"抑郁发作"诊断标准所规定的程度。

最容易与情绪低落相混淆的是情感淡漠,后者是精神分裂症的常见症状,E. Bleuler 称其为基本症状之一,也可发生于慢性器质性疾病、分裂性人格等疾病。与情绪低落主要的区别有以下几个方面。

(1)情绪低落者的内心活动是苦闷、压抑、悲伤、烦恼、消极等负性情绪,仔细观察其表情,可发现有愁眉苦脸、郁郁少欢的脸。情感淡漠则多伴有思维贫乏,内心活动犹如一张白纸,既不高涨,也不低落,面无表情,即使遇有足以使一般人引起高兴、悲哀或忧虑之事,也无动于衷。

(2)情感淡漠者多伴有意志减退,不想活动,缺乏动力,一切事情都显得无所谓,对今后没有抱负,也没有打算,而情绪低落虽也可行动减少、缓慢,但意志不一定缺乏,对今后也可有看法和打算。如认为前途已无希望,害苦了家庭和亲友;或打算一死了之,自杀观念在脑中盘旋,或自责自罪,因内疚而有"赎罪"观念。

(3)情感淡漠大多持续时间较长,何时起病,何时可以消除常遥遥无期,十分缓慢。而情绪低落起病急缓不一,随着抑郁症病情程度而起伏。

精神分裂症与情感性精神障碍常会相互误诊,其原因之一即为情感反应的观察有误。情绪低落与淡漠在实践工作中有时鉴别十分困难,需进行耐心观察,与患者多方面谈话,看其相应的情感反应来分析。

如有一位患者,平时总是低头不语,面无表情,入院时常说"我不要住院,我要回家",回家似乎是他期望的事。就问他"给你早些回家好不好",患者仍无情感反应,说"也好",问他"昨天领导来看你,给你带来什么",患者平淡地回答"随便",似乎是个淡漠无情的人。后又问他"你孩子多大了",患者低下头来,不回答,后见他慢慢地流下泪来,说明在触及其不愉快事情时,仍会有哀伤的情绪反应。原来他是因为 5 岁的孩子病重住院,为之着急而逐渐起病,无表现闷闷不乐,后不愿意暴露思想内容,表面看来似无明显不良情绪的流露,而实际上仍是抑郁状态而不是情感淡漠。

情绪低落常并有相应的思维迟缓,消极悲观,行为减少,甚至企图自杀等情况。若有哭泣、叹气,却言语增多,内容凌乱或荒谬怪异,行为不可理解,则不一定是抑郁状态,而可能为精神分裂症的情感倒错等情况。

六、思维迟缓

抑郁症患者常有联想困难,思维缓慢,有些患者自己会感觉到"考虑问题没过去灵活,脑子好像生锈了",说话也声音轻微,速度缓慢,数问一答,以沉默为多,这种情况常需与以下情况相鉴别。

（一）痴呆

有一位患者近 2 个月来终日呆坐少语,反应迟钝,有时愁眉苦脸,叹气,自称"人活七十古来稀,自己七十有三,再活下去有什么意思,七十三,八十四,这是人生两个关,何必苦苦在这里支撑",说着竟流下眼泪来。并伴有胸闷、心慌、出汗等躯体症状。患者对这些症状自认为病重,"治不好,也不想治",有疑病表现,但不要求治疗,体格检查无阳性体征发现。

初看起来,这个患者有较典型的抑郁症状,应当考虑有老年性抑郁的可能;但进一步追问病史,其子女称此老人原来精于下象棋,近 2 年来棋艺越来越差,原来可让人一"车"还能赢棋,后以输棋为多,甚至下不过一般中学生,近一年来已不再下棋。近半年来,外出会迷路。下午记不清有没有吃过中饭,打电话给亲友常拨错号码。作 Wechsler 智力测验及记忆测验因不合作未成,询问其近时记忆及计算均较差,但一般常识尚可。头颅 CT 检查见脑沟增宽,脑室扩大,有以额叶为主的脑萎缩,其他实验室检查阴性,诊断为老年性痴呆。

从这一病例表明抑郁症状可在痴呆患者中出现,甚至是比较突出的症状,与痴呆的鉴别要点为以下几个方面。

（1）只要仔细了解和检查,能发现智能减退的病史和证据。

（2）智能障碍常缓慢起病,长期存在,逐渐加重,预后不良。而抑郁症状起病急、缓不一,有的可逐渐好转或时轻时重,或在疾病某一阶段存在。原发疾病加重时可被基本症状替代,如老年性痴呆在早期时伴有抑郁,后只见到越来越重的痴呆症状。

（3）痴呆的发生多无精神因素为诱因,抑郁症则常有。

（4）痴呆有相应的实验室检查的阳性结果。

（5）在患者合作时进行检查,所发现患者的智能和记忆等情况可资鉴别。

（二）思维中断

有人形象地描写思维迟缓和思维中断的不同,思维活动有如管道中流动的液体,思维迟钝是所流的液体黏滞浓稠,缓慢行进,但却绵绵不绝;而思维中断所流液体清淡如水,流动通畅,但突然关闭,"流水中断"。精神分裂症患者可出现思维中断,有的可诉说思维的不由自主性,似有外力突然闯入,"再也想不下去了"。精神分裂症患者还可能受妄想、幻觉等其他精神症状的影响,使原来正在进行的思维和言语不能继续下去,如命令性幻听的突然产生,患者就不再继续谈话。

七、动作缓慢

典型的抑郁症患者,动作常迟缓呆板,甚至自主动作完全消失,达到木僵的程度。与其他疾病的动作缓慢的鉴别如下。

（1）智能减退时因行动能力减退,有的需一再考虑后才会付诸行动,有的失去快速作出行为反应的能力。如有一颅脑外伤患者,外伤后意识丧失约 4 小时,以后抽象思维能力半年来仍未恢复,一切行为都显得笨拙缓慢,注意力不集中,记忆力下降,近期发生的事多记不住,但表情平淡而非情绪低落。根据有明显颅脑外伤史,治疗困难,难以恢复等都与抑郁症时动作缓慢不同。器质性疾病可检查到阳性躯体和实验室检查的阳性结果,可资鉴别。在诊断抑郁症时,应充分排除器质性疾病所致抑郁症状的可能。

(2) 强迫症患者难以摆脱的强迫观念和强迫动作,也会表现动作缓慢。强迫症患者的动作缓慢是由于动作的重复,明知不必要但不能控制。抑郁症的动作缓慢表现在对日常的所有动作是缓慢而不是重复,自身的体验是"快不起来"。

(3) 精神分裂症患者动作也可迟缓,直至发生木僵或亚木僵状态,如紧张型精神分裂症患者行为刻板,也会显得似乎缓慢,有的患者好沉思冥想,可表现为发呆和动作迟缓,有的患者受幻觉、妄想等支配,不仅思维可以中断,而且动作也可受影响。单纯型精神分裂症或慢性患者,可有后遗懒散等症状,无所事事、不想活动、缺乏动力、意志减退,也会动作缓慢;也可伴有兴趣减退、怕烦、不愿与人交往、睡眠和食欲障碍等抑郁症症状,此时需与抑郁症作鉴别。但精神分裂症患者还有其他精神症状,而缺乏情绪低落、悲观消极等抑郁症状。

如有一青年大学生,数月来上课时发呆,听不进课,下课不做老师布置的作业,还说:"没意思"。因此成绩下降,考试不及格。家属督促、批评,他抱无所谓态度,又说:"做人都没多少意义,考试还有什么意义"。常发呆,有时叹气,不愿接触人,包括过去要好的同学和家中人,曾考虑为抑郁症,经服氟西汀等抗抑郁药无效。以后孤僻淡漠等症状更加剧,后考虑为单纯型精神分裂症,改为利培酮治疗,约1个月后有所好转,但仍不想学习。

(4) 心因性障碍时患者思维可黏滞于病前的精神因素,以致动作缓慢,并可有心灰意懒、消极悲观等抑郁症状;但其思想内容多与心理因素有关,预后较好。症状可因环境而变,与抑郁症所致的动作缓慢有所区别。

八、木僵

抑郁症病情严重时可发生木僵,但木僵患者不一定是抑郁症。常见可引发木僵的疾病有5种:器质性疾病、精神分裂症、心因性障碍、癔症和抑郁症。一般认为木僵是一种精神病性症状,这5种疾病若出现木僵,就到了精神病性的范围,是病情较重的表现,它们之间鉴别的要点有以下几个方面。

(1) 器质性木僵和精神分裂症的木僵一般程度较重,可以脸面毫无表情,目的性动作完全消失,口中满蓄口水。不吐出也不咽下,大小便潴留,或可伴有蜡样屈曲。其他3种原因引起的木僵大多不致如此,面部可有悲苦、忧虑等表情痕迹。

(2) 拨开眼睑、器质性和精神分裂症的木僵时眼球多保持不动,癔症多眼球上翻。

(3) 器质性木僵由器质性疾病所引起,可检查到体格和实验室方面的阳性结果,其他几种则无明显阳性结果。

(4) 癔症性木僵与周围环境尚可有一定联系,如人多围观、周围人们大惊小怪,就会症状加重,时间延长,并易接受暗示,心因性和抑郁性木僵可能感知周围情况,恢复后可回忆,但木僵时对环境改变缺乏反应。器质性则与环境无联系,也不能感受环境变化,恢复后不能回忆。

(5) 癔症性木僵可为发作性,突然而来,骤然而止,一般时间持续较短。心因性木僵也是急性发作,可数分钟至数小时恢复,少复发。精神分裂症木僵起病可急性或亚急性,持续较久。抑郁性木僵的起病与病程随抑郁症病程而定。

（6）癔症性木僵对暗示治疗有效,有的患者表现双目紧闭,全身僵住不动,如在肌内注射一次注射用水,患者当即醒复,转为大哭大叫。其他几种木僵则多无效。

（7）麻醉分析对癔症性木僵不但可能解除木僵状态,有的患者还能与之交谈,让其疏泄心中郁闷而达到治疗目的。心因性木僵对麻醉分析也可能有效,有助于心理治疗获得成功。对抑郁性木僵和精神分裂症木僵进行麻醉分析也有成功可能,使患者木僵消除,可与其交谈;但以后还可能再次进入木僵状态。器质性木僵则麻醉分析不能成功。

（8）器质性木僵可伴有意识障碍。其他几种木僵虽不言不动,但一般意识清晰。不同原因引起的木僵状态,预后不同,治疗不同,鉴别十分重要。否则若误诊,甚至可引起严重的医疗事故,给患者造成不可弥补的损失。

有一位年轻女患者,农民,结婚后婆媳不和,多口角,丈夫常因此责怪她,心中十分不满。近1周来与丈夫为此争吵后,有大哭大叫发作,发作时并高声诉述心中不满,以哭腔的唱代替说话:"爹妈你们害了女儿一辈子啊,嫁到这种人家活着还有什么意思啊,大姨妈（去世不久）你带我这个苦命的走吧……"之后闹得更厉害,摔坏茶杯,骂人,不睡,后不言不动、不进饮食,劝说无效,先疑为癔症性木僵发作,但测体温有发热（38.4 ℃）,左上肢 Hoffmann 征和左下肢 Babinski 征阳性,脑脊液细胞54个。器质性病变（脑炎）已成为主要矛盾,虽有明显心理因素和近期的发作表现,但诊断仍考虑为脑炎所致木僵状态。

另一例男性患者,68岁,近一年来不想出门,常在家中呆坐,也不愿意亲友来访,表现不热情,只是随便应付一下,话少,注意力不集中,晚睡眠时间明显减少,有时睡3～4小时,多梦,常想到死亡之事,并写下了遗嘱。近2日来不言不动,喂食时也不张口,表现为木僵状态,但面露愁容,双眉紧皱,体格及实验室检查无异常,颅脑CT见有轻度脑萎缩,余无重要发现。因患者年龄较大,病情较长,首先考虑有无器质性疾病的可能,但经舒必利静脉滴注等治疗,病情日见好转,虽然话仍较少,语流缓慢,但可交谈,患者自述心境恶劣,消极悲观,感到死期将近,万念俱灰,活在世上只是受罪,已毫无意义。患者虽然颅脑CT有轻度脑萎缩改变,但可能系老年性生理性改变,又一再检查患者智力,均属正常,因此器质性疾病引起的木僵显得证据不足,仍考虑为老年期抑郁症,经米氮平等抗抑郁剂治疗逐渐好转。

九、睡眠障碍

可能引起睡眠障碍的原因很多,环境因素（如噪声、寒冷、高温、震动等）,物质因素（如浓茶、咖啡、兴奋剂等）,躯体因素（疼痛、咳嗽、胸闷等）,心理因素（如激动、忧虑、气愤等）和精神疾病均可引起。

可以说大部分精神疾病都可能出现睡眠障碍,而情感性精神障碍时的睡眠障碍常有其特点。

（1）躁狂发作时因情绪高涨、行为增多、夸大自负、意志亢进而致睡眠减少。自认为不需要睡眠而致睡眠障碍,因此患者不愿上床,上床后因想做某些事而又起来运动,而这些活动虽是病态,可是都具有目的性。与精神分裂症的不协调性精神运动性兴奋不同,后者患者行为紊乱,多无目的性。与器质性疾病时的意识障碍也不同,如在谵妄状态时兴奋不安,或因有恐怖性幻视而恐惧叫喊或有自语、乱动以及在空中重复抓摸等无意义动作,而且常昼轻夜重,晚上难以入睡。

(2) 抑郁发作时睡眠障碍几乎为所有患者所共有,典型表现为早醒,比平时要提早清醒2～3小时或更多,但也可表现为不易入睡、睡眠浅表、多梦等。少数抑郁症患者的睡眠障碍可表现为另一种形式——睡眠过多,甚至整日睡在床上,入睡时间也比平时多3～4小时或更长。

若做多导睡眠图检查,则抑郁症的睡眠障碍常有睡眠潜伏期延长,总睡眠时间减少,觉醒增多、早醒、睡眠效率下降,第一阶段百分比增加,δ睡眠减少和睡眠期相转换增多等。

以上这些多导睡眠图的改变,其他精神疾病也有可能发生。对抑郁症来说,特异性可能不高,而抑郁症尚有其特征性改变:REM 潜伏期缩短。正常成人平均 REM 潜伏期为70～90 min,抑郁症患者平均 REM 潜伏期只有40～50 min,较正常人明显缩短,这一改变几乎所有抑郁症患者都有,且不受年龄和药物影响,而与疾病严重程度有关,是抑郁症具有特征性的生物学标志。典型的抑郁症 REM 潜伏期呈双峰分布,一个高峰在入睡后20 min 之前,另一高峰在入睡后40～60 min。

抑郁症患者多导睡眠图的另一特征是 REM 睡眠密度相关,REM 同期数与抑郁发作次数相关,患者发作缓解后 REM 同期数也随之减少。Kupfer 等(1978年)用 REM 潜伏期和密度的差异,对原发性和继发性抑郁症进行鉴别,准确率为81%;若结合 δ 睡眠百分率对抑郁症中精神病性与非精神病性进行鉴别,准确率为75%。有人以 REM 潜伏期结合 REM 睡眠百分比进行抑郁症与广泛性焦虑症的鉴别,准确率为86.7%。老年性非妄想性抑郁症的 REM 潜伏期明显缩短,第一个 REM 睡眠周期延长和睡眠维持率极低,在与老年性痴呆的鉴别中具有重要的参考意义。

(3) 其他精神疾病引起的睡眠障碍也可各有其特点,多与其原发疾病有关。如广泛性焦虑常因焦虑情绪而致失眠。惊恐障碍可因害怕发作而失眠。精神病患者可因妄想、幻觉等症状而继发失眠。神经衰弱患者惟恐失眠、情绪紧张不安而结果更导致失眠,且对睡眠问题过于重视,总嫌睡眠时间不足、深度不够、梦境过多、影响第2日精神活动等。

十、自杀

自杀的原因很多,CCMD-2-R 中列出5种主要原因为:① 悲观绝望。② 委屈抗议。③ 畏惧罪责。④ 迷信驱使。⑤ 精神障碍。这说明有自杀行为和自杀意念者不一定都是患精神疾病,精神状态正常的人也会因境遇和信仰等因素的影响而发生自杀。因此,对自杀这种行为应作有病还是无病的鉴别诊断。

非精神障碍性的自杀,在行为前情绪可以低落,需与抑郁症相鉴别,区别的要点除前者无其他精神症状外,还在于行为有可理解性,与其思想方法、文化背景、个性特征和环境遭遇等是相称的;而抑郁症的情绪低落与境遇不相称。某些原因引起自杀,行为前还可有情绪气愤、恐惧、激昂、固执等表现,则与抑郁症不同。

但精神疾病自杀率终究是很高的,有报道各类精神疾病总的自杀率约为 51/10 万,较一般人口高 6～12 倍。因精神疾病自杀者占全部自杀者的比例,各家报道不一。有人认为包括酒精中毒、药物依赖在内,占所有自杀者的 20%～30%,但也有报道占 90%以上的。引起如此巨大差异的原因很多,如不易识别精神疾病,自杀死后作回顾性的诊断不一定可靠。同时选样的方法也很有关系,到精神科诊治的自杀者有精神疾病者自然较多,到综合医院接受治疗的企图自杀者,精神疾病的比例就明显较低。

在各种精神疾病中,抑郁症的自杀率最高,而且患者大多死意坚决,自杀的成功率高。有报道因精神疾病自杀者,抑郁症的自杀率为 650/10 万,高于一般人口(12/10 万)的 50 倍,约有 15%抑郁症患者死于自杀,女性抑郁症患者自杀率更高于男性,重症女患者较无精神疾病者自杀率可高出 500 倍。而恶劣心境(抑郁性神经症)虽也有情绪低落,有自杀意念和企图,但抑郁症状较轻,常想死而又怕死,瞻前顾后,自杀态度不坚决,致死者少。抑郁症的自杀风险因素包括未婚、单独生活、早年丧亲,既往有自杀未遂史和自杀意念等。躁狂症一般不发生自杀,但双相患者由躁狂相转为抑郁相时可发生自杀。

抑郁症有自杀未遂史者比例更高,至少有过一次者占患者的 25%～50%,女性也高于男性。

社会上很多自杀的报道,包括不少知名人士的自杀,找不到自杀的原因,使人们乱加猜测。有些媒体更是渲染得沸沸扬扬,其实若能收集到自杀前的病史,多可发现有情绪低落、郁郁寡欢等抑郁表现,只是程度较轻,不致引起人们注意,或虽已有所觉察,但缺乏精神卫生知识而未引起重视,也有是受到名人心理的作怪,由于其特殊的社会身份,不愿接受心理障碍的事实。

有某一大型综合医院的外科主任医师,学术上颇有造诣,医德高尚,深受外科患者的好评。但近数月来情绪不高、兴趣缺乏,任何场合都高兴不起来。精神科医师已考虑他患有抑郁症,给服氟西汀。而患者的爱人(会计)认为外科医师不应患"精神病",不愿带其到精神科就诊,也不按精神科医师医嘱,按规定给患者服药,而片面地认为心理安慰就能使其好转,生活上对其百般照顾,又带外出旅游。单位保健医师也不重视精神上的问题,结果于某晚患者趁人熟睡,自己用剪刀戳入胸腔,刺破心脏自杀身亡。

除抑郁症外,其他精神疾病也可能引起自杀。酒精中毒所致精神障碍在精神疾病中自杀率占第 2 位,对有自杀意念和企图者应了解有无饮酒嗜好和有无酒精中毒的表现,海洛因等毒品依赖和戒断都可能引起自杀。脑外伤、癫痫、脑炎、帕金森病、Huntington 舞蹈病等器质性疾病,不但可引起患者情绪低落,而且也可能发生自杀行为。

精神分裂症的自杀率较高,是本病患者死亡原因之一(占精神分裂症患者死亡 10%～13%)。抑郁症状在精神分裂症的全过程中都可能伴有,不论急性发作期、康复期和慢性期均有自杀的可能。而且精神分裂症患者的自杀,不一定是抑郁情绪所致,幻觉、妄想、逻辑倒错、冲动行为等均可能导致自杀行为。如强迫症、疑病症等神经症,因精神上深受疾病折磨之苦,医治无效,感到难以自拔,不堪忍受而自杀的。甚至人格障碍、神经性厌食症、贪食症等非精神病性精神障碍,自杀率也高于一般正常人群。

其他疾病引发自杀意念和企图,应与抑郁症鉴别而采取相应的有效治疗和预防措施。

第三节 鉴别诊断和诊断中的相关问题

一、需要鉴别的情况和疾病

(一) 正常人

有无精神障碍的界限有时候是很难划分的,正常人的精神活动和行为方式也各种各样、变化万千,与一般人有所不同的想法和做法不一定就是病态。而很多人共有的情况不一定都是正常的。精神障碍患者所表现的某些精神症状,正常人在特定的条件和状态下也可能会不同程度地出现;而患者也并非一切精神活动都是病态的。人们因为性格特点、文化背景、性别、年龄、思想方法、道德品质、风俗习惯和宗教信仰等的不同,完全可出现各自不同的精神活动表现而都属于正常的范畴,故很多精神疾病常需与之相鉴别。

情感性障碍有时也需与正常人的情绪变化相鉴别,尤其是轻型的抑郁症和躁狂症,这些患者缺乏教科书所描述的“三高”“三低”的典型症状。至于也属于情感性精神障碍范畴的环性心境障碍和恶劣心境,则连躁狂或抑郁发作的诊断标准都不符合,程度往往更轻,更需与正常人鉴别。

任何正常人都有七情六欲,都有喜怒哀乐的情感反应,情绪高兴(包括易激惹)和情绪低落也都是经常可能发生的,应该如何与病态的患者相鉴别呢? 以下几条都难以成为鉴别的依据。

1. 程度轻重 以情绪障碍作为主要症状的疾病,一般地说程度都比较严重,但实际上并非绝对如此,国内外的分类和诊断标准都表明症状可轻可重,不一定时时处处都有突出的情绪异常。而正常人在特定遭遇下,也可发生较明显的情绪反应,如“人逢喜事精神爽”,情绪难免高涨;“屋漏偏遇连夜雨”,情绪难免低落,甚至可达痛不欲生的地步。

2. 损害社会功能 患者对工作、学习和生活等的社会功能,因为受情绪障碍影响,会受到损害。但轻度患者,不论是躁狂症还是抑郁症,诊断标准中的严重程度标准都写明“社会功能无损害或轻度损害”,而因恶劣环境引起不良心境也可使注意力涣散、记忆减退、思维迟缓而影响社会功能,家有重大不幸的人做事会丢三忘四,不关心自身饮食起居和个人卫生都是常有的事,但不一定就是抑郁症。

3. 自知力 患者对疾病可缺乏认识,而无自知力,但情感性精神障碍不一定出现精神病性症状,达到精神病的程度,自知力也不一定完全丧失。轻抑郁症患者有的也感觉到“自己的情绪不对头,总是高兴不起来总不是办法”,也愿意到医院就诊。或是去心理咨询,也愿意接受某些治疗。现行的诊断标准也没有像精神分裂症那样,把“自知力障碍”作为必备的严重标准。

4. 合并有其他精神症状 非精神病性症状如睡眠障碍、食欲减退、躯体不适、注意力不集中等,患者可以具有,非精神障碍的正常人在情绪低落时也可具有;而精神病性症状,患者中也是有的出现,有的并不出现,不能以此区分是否属于精神疾病。

作为主要区别很重要的在于一句话,那就是看情感活动的表现是否与个体的境遇相称。在"躁狂发作"或"抑郁发作"的诊断标准中,一开始就都注明"与其处境不相称",也就是患者的情绪高涨或低落,不能以他的处境来解释。没有原因或为细小因素而终日郁闷、消极悲观,首先应考虑抑郁症;丧偶后的苦闷烦恼,则可能是正常的情绪反应。

有不少自杀者,死后引起周围人群甚至社会的震惊,不能理解他(她)为什么要自杀,自杀前看来生活美满,不应有什么担忧和烦恼的事,可是自杀致死的现实终究发生了。经了解其生前表现,尤其是其情绪状态的流露,很可能是患了抑郁症,这一方面说明疾病可以较轻,不引起人们注意,一方面也说明人们对抑郁症的不理解;人们会说"他还在上班,那会有什么抑郁症"、"他性格就是内向、少说话、好考虑问题,看不出会是抑郁症",这就表明了情感性精神障碍与正常情绪反应有时不易区别,有病就不易及早发现和诊治。

就躁狂症而言,情绪高涨为其核心症状,常伴有话多、喜交友、行为增多、联想快等表现;而正常人在心情佳良时,也会有类似某些轻度躁狂症样的表现,有时也需要鉴别。

(1)正常人情绪愉快有一定原因引起而可以理解,患者则不一定有明显原因。

(2)正常人情绪状态:对不同环境能恰当对待,乐观而不盲目;患者不问环境,盲目乐观,始终兴高采烈,或为小事而转喜为怒。

(3)自我评价恰当,不夸大是正常人所应有的;患者则夸大其词,目空一切。

(4)正常人心情好时也较健谈,但能注意和考虑到他人反应;躁狂患者则话多而不顾别人,把别人话打断,"包场"发言。

(5)正常人思维活动可在心情良好时较活跃,但谈话仍有条理,不离题;患者则话多,可能滔滔不绝、联想快、随境转移。

(6)正常人行为能权衡利弊,适可而止,善于交往,对人有利;目的明确,行动有计划性,能适当安排休息,有进取心。躁狂患者则与之相反,行为多盲目性,少预见性和计划性,随心所欲,做事心血来潮、不顾后果、喜欢交往;但对人没有真正帮助,甚至妨碍别人,休息和睡眠需要均减少,无真正的进取心。

(7)正常人兴趣可增加,但专一;患者广泛而多变,不能持久。

(8)正常人在情绪好时能提高效率,对环境有好的影响;患者动作加快、增多,但实际上效率反而降低,乱提意见,对环境造成不良影响。

总之,表面上看虽然都显得情绪高涨,但病与非病,有着实质上的区别,必须严格区分。

(二)器质性精神障碍

大部分器质性障碍都可能出现有情感性症状,以抑郁为多,少数也有表现为躁狂症状。这些应该都是原发性器质性疾病临床症状的一部分,而并非躁狂症和抑郁症,因此应与原发性情感性精神障碍相鉴别。

我国的医生,包括精神科医生,一般都比较重视和强调疾病与症状的划分。躁狂和抑郁是两种临床症状,可以由很多种不同的疾病所引起。躁狂症和抑郁症就是两种疾病,也可以说是两个独立的疾病单元。国外的分类如 ICD‐10 和 DSM‐Ⅳ,就不大计较临床症状(或综合征)与疾病的区别,常笼统地称为"disorder",如谵妄、痴呆、遗忘和认知障碍等都是症状和综合征。在 DSM-Ⅳ中却与精神分裂症、心境障碍等疾病在分类中是平行关系;在心境障碍中,把躯体疾病所致的情感障碍也与抑郁性障碍、双相障碍相并列,反正都是障碍(disorder),不再去推敲和仔细划分。

国外的这种做法确也有其道理,因为很多的精神疾病(障碍)病因不明,在很多情况下也很难分清是"症状"还是"疾病"。如我国 CCMD-3 中的第一章,阿尔茨海默病是一种疾病,那与其平行的脑血管病所致精神障碍是不是一种疾病呢?按理说只能是一些症状而不是疾病,不然脑血管病是一种病,"所致精神障碍"又是一种病,难道这个患者同时就患有两种疾病吗?又所谓的"疾病单元"也难下定义,若躁狂症和抑郁症都是疾病单元,那"情感性精神障碍"是不是疾病单元呢?因此,有人提出,使用"诊断单元"比"疾病单元"更为恰当。

再谈器质性疾病所致情感障碍与情感性精神障碍的鉴别,器质性情感障碍的临床表现可能与"非器质性的"情感障碍无异,除"排除标准"外,也可完全符合躁狂发作或抑郁发作的全部标准,其实是否器质性也只能说现水平的理解而已,恐怕谁也不能保证现在认为"功能性疾病"的就绝无器质性改变?情感性精神障碍中可能存在的生物化学物质——神经递质的改变就肯定不是器质性改变?因此问题只能按现有理解水平而言。

器质性精神障碍的特点,是有原发的器质性疾病,可以是脑部病变也可是躯体疾病,可查到体格和实验室检查有阳性结果作为依据。因此,情感性精神障碍患者,不论其临床表现如何典型,躯体状况似乎十分健康,也应该作详细的体格和实验室检查。如有某种器质性疾病可能时更应作进一步相关的检查,还应仔细观察患者除情感障碍外,还有没有其他精神症状;再研究其情感症状是原发器质性疾病所致的还是伴发的,还是同患者无直接相关的两种疾病?还是用药引起的?问题并不是如此简单,临床上经常遇到下列情况。

(1)有些器质性精神障碍可能一时难以发现有阳性体格和实验室检查结果。有时精神障碍是疾病的首发症状,开始出现时查不到器质性的依据。如帕金森病可以无任何阳性体征时首先出现抑郁症状。Santamaria 报道 34 例帕金森病,有 15 例以抑郁为首发症状;也有人报道抑郁症状发生半年至 1 年后,方出现神经症状。方雍生等报道上海精神卫生中心的455 例 Alzheimer 病患者中,早期缺乏明显的痴呆症状而可出现情感状态:有 38 例(8.4%)表现为躁狂状态,17 例(3.7%)表现为抑郁状态。多发性硬化可以各种精神障碍作为首发症状,情绪欣快和抑郁都有可能出现。少数甲状腺功能减退可单独出现抑郁症状。

(2)部分器质性疾病表现不典型,有些常见的阳性体征和实验室改变可不明显。如病毒性脑炎时发热、血白细胞增高、脑电图改变等不一定每一个患者都始终存在。

(3)有些器质性疾病患者的阳性发现时隐时现,可仅有正常情况也偶可出现的软体征,不易肯定其病变性质。

要明确区分和排除器质性疾病,应注意以下几点。

(1)了解病史要详细、全面而可靠,患者的家属很多只重视患者的精神症状,较少注意患者的躯体症状。如一位患者家属反复诉述其冲动、伤人和喃喃自语的情况,而不谈先有高热、烦渴等情况。经分析肯定其冲动伤人和喃喃自语均系意识障碍所致,最后诊断为病毒性脑炎所致精神症状。有些病史需医生主动询问家属才能获得,而有些现象对诊断是否器质性精神障碍颇为重要。如有无躯体症状、疼痛、发热、两便失禁、不认识人、无目的动作、智能减退、迷路、近时记忆障碍、性格改变和收藏废物等。若有这些情况,就应进一步了解和分析更好地排除器质性疾病。

（2）器质性精神障碍可出现各种各样的精神症状,包括情感症状在内,但有两种症状的出现,就应首先考虑器质性障碍,非器质性疾病是较少发生的。① 意识障碍:观察有无意识障碍及其性质和程度常较困难,定向障碍是其重要的表现,但绝不是唯一的表现。意识障碍时会影响个体的整个精神状态,且各不相同而必须全面了解、综合判断;如可有全面的认知损害和感觉迟钝,可出现错觉和幻觉(幻视更应引起重视),思维不连贯、抽象思维缺乏、理解力障碍。也可能有妄想(但多片断、凌乱)、即刻记忆和近时记忆受损、精神运动性障碍、语流增快或减慢,又可有惊跳反应、情绪倒错及淡漠、睡眠觉醒周期紊乱,症状日夜可有波动,恢复后遗忘或部分遗忘。② 智能障碍:要结合患者的生活经历、文化程度等特点,了解其记忆、计算、理解、判断等能力,可与智力测验的结果综合起来评定。

（3）体格检查和实验室检查既要全面考虑,又要有的放矢,选择性地进行。对其结果,应与临床表现结果一起来分析,又应与正常值、常模或对照组相比较;若有异常,要考虑是正常的可能变异还是病态,再作疾病的诊断分析。

（4）精神检查应全面。有器质性精神障碍可疑时,需跟踪作纵向观察,看其演变过程。对体格和实验室阳性结果也是这样,并分析临床症状与其关系;一般会随着器质性疾病的好转或恶化而起伏,两者有依存关系。

精神科医生易犯的错误是片面重视患者的精神障碍而忽视他的躯体疾病,把器质性疾病漏诊或误诊为功能性的。如有一定性格特点和心理因素引起躯体功能障碍的,轻易地诊断为癔症,不作进一步检查,就是十分危险的事。

有一位患者年轻力壮,受领导批评后垂头丧气,家人总见他叹气、流泪,也听他说过"活着没意思"的消极言语。2 个月后渐不食不动,整天卧床不理人。入院后患者无接触,问话不答,呈木僵状态,诊断为抑郁性木僵。作电休克治疗,隔日 1 次,3 次后患者剧烈呕吐、血压下降、心跳微弱、脉搏快速;呈休克状态后才检查眼底,发现视乳头水肿并出血,抢救无效,2 日后死亡。尸体解剖病理诊断为大脑胶质母细胞瘤。这一例的严重误诊,就是片面考虑患者受批评,有抑郁症状,渐进展为木僵;一时未发现有颅内占位性病变的症状,未作进一步检查,连眼底也未检查。对患者在受批评以前有无异常,整个病程中有无躯体情况等均未引起重视,也未进一步询问和检查,这些都是沉痛的教训。

（三）物质所致精神障碍

精神活性物质及非成瘾物质所引起的精神障碍皆有可能出现类似躁狂或抑郁的症状,应与情感性精神障碍相鉴别。

酒精中毒在我国已越来越多见,饮酒习惯已遍及全社会,很多人只看到酒能助兴作乐的一面,而对其危害性往往认识不足。出现精神障碍时,若医生不追问饮酒的历史,家属常会忽略不提,以致发生误诊。

情绪高涨或低落是酒精中毒时常出现的症状。在诊断情感性精神障碍时,应常规性地询问患者家属关于有无饮酒的有关情况。很多临床总结论著和药物验证,都注明"排除严重躯体疾患和酒精依赖"。国内外通用的精神障碍诊断标准,在"心境障碍"中将这一条作为排除标准,可见其在鉴别诊断中的重要性。下举数例来说明。

例1 一位患者,男性,由110警察送来就诊。因乘坐出租汽车,认为驾驶员多绕了路,而不肯付钱,应是××路是捷径而不走,是驾驶员欺诈行为。驾驶员告诉他××路是单行道不能逆向行驶。患者不服气,当众大声评理,似在发表演说,引起众人围观,造成交通堵塞,据警察称,他所说的话似是而非,全是歪理,如"单行道? 凭什么要搞单行道? 我怎么不知道? 政府是为人民服务的,交通也是为人民服务的,不给人民走路算什么? 不管官大官小,有真理才能走遍天下,我这个人追求的就是真理,名利我都无所谓,知足常乐,大家说对不对?"问其地址、家庭电话都不肯说,警察见其精神异常,即送来院。后找到其爱人询问病史,知过去也有类似发作2次,自以为是,与人争执而打架,有一次被人打伤,脸上缝了4针。

初看起来,这个患者很像躁狂发作,但其爱人反映上2次发作,每次1~2日即自愈,与一般躁狂症的病程不符。再问方知每次发作都在饮酒后,患者酒量不大,平时不饮,饮白酒约2两后即兴奋话多,睡醒后也不恢复,精神异常可再持续1日。此次也是晚上有人劝酒后才如此。早晨醒后意识尚未恢复独自外出而发生以上情况,经休息数小时后渐恢复,最后诊断为急性醉酒所致躁狂状态。

例2 男性,41岁,有长期嗜酒史20余年。每日饮酒2~3次,每次白酒2~3两。1个月前下岗,其父母均退休。家庭经济困难,数日来家人均不准他饮酒,逐渐情绪低落,3次企图自杀,均经及时阻止或发现后抢救脱险。入院后终日愁眉苦脸,低头少语,长吁短叹,自责,称"是我害了一家,我死了可让他们活得好些"。睡眠很差,每晨3时左右即睡不着想要起床。食欲不振,体重较1个月前减轻4千克。对任何事物都失去兴趣,动作迟钝;亲友来访,不多说话,只是哭泣,表现似为典型的抑郁发作。考虑其有长期饮酒史,抑郁症状可能系戒酒所致。试给恢复饮酒,症状即好转,诊断为酒精依赖并戒断反应。一般酒精成瘾者突然停酒时,常出现的是意识障碍、行为紊乱、震颤和其他躯体症状。以情绪低落为主要表现者较少见,此例可称不典型病例。

例3 男性,50岁,因患阑尾炎住外科作阑尾切除术后2日,突然话多,乱提意见,无理取闹,与医务人员争执,摔坏办公室电话机;以后惊叫、乱动,转为谵妄状态。原来此患者在酒厂工作多年,平时嗜酒成性,住院后不能喝酒而出现以上情况。开始时也类似躁狂发作,因此详细可靠的病史和病程演变对患者的诊断十分重要。

其他精神活性物质所致精神障碍也可引起躁狂或抑郁的症状,如海洛因等阿片类毒品、大麻、可卡因和苯丙胺等兴奋剂、致幻剂等毒品在形成依赖后均可出现精神症状。除人格改变、睡眠障碍和各种躯体不适外,躁狂也是较为常见的症状。如中、低剂量可卡因、苯丙胺、大麻等毒品,可引起愉快感、警觉性提高、精力旺盛、不知疲倦、兴奋话多,听、视、触觉等各种感官的灵敏度增高,自信亢进,食欲减退、睡眠需要减少均与躁狂发作有相仿之处。吸毒为法律和社会所不允,患者(甚至其家属)会对吸毒加以隐瞒,因此诊断时需加以注意。

很多精神活性物质在戒断时,焦虑和抑郁也是常见的精神症状。其严重程度完全可达到抑郁发作的标准,有的可出现消极观念和自杀行为,需与抑郁症相鉴别。

镇静催眠剂多属于第 2 类精神药品,滥用后容易成瘾,尤其是苯二氮䓬类药物,虽然不是毒品,但也是精神活性物质,滥用现象十分普遍;甚至不问是何种精神障碍都加用若干作为"辅助治疗",处方数量已为各种药物之首。美国占全部方量的 15%,我国同济大学附属医院在一段时间的统计,苯二氮䓬类药物处方量占该院镇静药中的 91.1%。姜佐宁等在北京入户调查,苯二氮䓬类药物使用率是调查人口的 6.18%。不仅神经症患者使用、失眠患者使用,其他如精神分裂症、情感性精神障碍、器质性精神障碍、人格障碍等都在相当普遍地使用,因此成瘾现象已相当多见。医源性依赖大多程度较轻,最多出现的情感症状,以焦虑、易激惹、抑郁烦恼和紧张等较多见,与不典型的轻躁狂和抑郁症有时需要鉴别。

苯二氮䓬类等药物戒断时更易出现情绪障碍,可有抑郁、焦虑、失眠等症状,也可伴有各种躯体症状和其他精神症状,若以抑郁、焦虑为突出表现者,就需要与抑郁症相鉴别。

有一位失眠患者,3 年余以来先服阿普唑仑 0.4 mg,每日 2 次,0.8 mg,每晚 1 次;后效果减退,渐加量,近 1 个月来服 0.8 mg,每日 2 次,每晚 0.4 mg×(6~8)片。听说此药会成瘾,就急忙停服,很快引起烦躁不安,并感到内心十分郁闷。自以为前途茫茫,"苦海无边",总想以一死来寻求"解脱",考虑为抑郁状态;但了解到有阿普唑仑长期服药史,乃建议暂且复用。以后再逐步缓慢减量,后使用舍曲林和丁螺环酮等药物,症状即逐渐好转。

很多药物如肾上腺皮质激素等均可引起情感障碍,此外某些食品(如蕈类)等非成瘾性物质也会引起躁狂状态。其形式与典型的躁狂或抑郁发作十分近似,仅以症状表现常难区别,必须详细了解病史,方可有正确的诊断。

(四) 精神分裂症

情感性精神障碍与精神分裂症是精神科临床工作中最常遇到的疾病,在诊断上存在很多困难。在精神科疑难病例讨论会上,医生常常为诊断问题而争得面红耳赤,还不一定能得出正确的结论。这两种疾病都是精神科的常见病,一般占住院患者中的头两位。

1. 两者鉴别困难的原因

(1) 两者一般都没有肯定的体格和实验室的阳性结果,诊断主要依靠病史和精神检查;而这两者的可靠性和全面性以及对结果的看法又因人而异,各有不同。

(2) 两者的临床表现可以相互重叠、渗透。精神分裂症常伴有情感症状,情感性精神障碍也可有分裂症症状。

(3) 病程变化较多,早期、急性发作期、康复期等的表现均不相同。若仅作横向观察,会"只见树木,不见森林",引起混淆。

(4) 按照诊断标准(包括我国的 CCMD-3),不一定能把这两种病严格地区别开来。这两种疾病的症状标准不一定都具备和符合,别的疾病也可能出现。精神分裂症在早期时还没有诊断标准可以对照,而"恶劣心境"和"环性心境障碍"的诊断标准规定并不符合躁狂发作和抑郁发作的症状规定,与某些精神分裂症的临床表现不易划分,对诊断标准的理解也各有不同。

（5）常见于这两种疾病的一些症状有时不易分清，需要依靠丰富的临床经验。如情感低落与情感淡漠、思维迟缓与思维中断、动作缓慢与发呆、情感高涨与情感倒错、抑郁性木僵与精神分裂症木僵等；前者常见于情感性精神障碍，后者却常见于精神分裂症，需要仔细认定。又如冲动、激惹、自杀意念与行为等都是这两种疾病常见的症状。

（6）很多患者家属不愿患者患有精神病，尤其是精神分裂症，对"情感性障碍"、"抑郁障碍"、"心境障碍"之类的名称，还比较容易接受。社会上对精神病的偏见和歧视也是无处不在的，精神分裂症往往首当其冲，为人们所恐惧和嫌恶。一旦患上精神分裂症常会造成上学难、婚姻难、工作难、与人交往难，甚至病已痊愈还是如此。因此患者家属常会对患者的精神分裂症性症状讳莫如深，不向医生如实提供病史。有的虽不是有意隐瞒，但按自己意愿和期望看问题，按神经症或抑郁症的症状来提供病史，有的对患者长期发呆、傻笑等好发于精神分裂症的症状不重视，而对患者偶尔说过一句"做人没意思"的话十分关切，使人们按照情绪低落以及有消极观念的抑郁症上多加考虑。

（7）受精神科诊断潮流的影响，20世纪70、80年代以前，国内很多精神科医生把精神分裂症的诊断扩大化。"精神分裂症可以伴有情感性症状，而情感性精神障碍不可能出现分裂性症状"，"一旦发现患者有分裂性症状，就可诊断为精神分裂症"。因此精神分裂症诊断大为增加，常占某些精神病院住院患者的90％，甚至95％以上。而情感性精神障碍却似乎是凤毛麟角，很难见到，后来这种错误倾向得到纠正，但某些地区和医院又出现矫枉过正的情况；情感性精神障碍的诊断又十分流行，精神分裂症却退居后位了，这两种倾向都会引起群体性的误诊。

（8）有些误诊与精神科医生的诊断思路、处事方法有关。有的医生认为诊断应首先考虑较重的疾病。精神分裂症属于重性精神病，常常病程冗长，预后不良，可导致人格衰退，而情感性精神障碍就相对较好。两者鉴别有困难时，就先下精神分裂症的诊断。而有的医生却相反，认为精神分裂症为患者、家属和社会所难容，一旦诊断为精神分裂症，患者和家属就会"抬不起头、直不起腰"；社会还对其另眼相看，"对象难找、工作难保"，给患者带来不公正待遇。因此，决不轻易下精神分裂症的诊断，若有情感症状者，常先归入"情感性精神障碍"。

（9）常用的症状量表，可以评定某些症状之有无及其严重程度，对疾病的诊断只有参考价值而没有确定作用。如 GAS、BPRS、SADS、PANSS、BPMS、HAMD、MADS 等，这些与这两种疾病关系较大的量表，其检查结果对这两种疾病也只能起参考作用。现在国内外制定的诊断量表，诊断意义较大，但内容繁杂，进行费时，在临床上难以推广；一般仅用于科学研究，而精神分裂症与情感性精神障碍的鉴别主要还得依靠临床。

（10）有些分裂性症状，如妄想、幻觉等，不易分清是原发性的还是继发性的。若为继发性的是否继发于情感高涨或低落，有的也难分清症状出现时间的先后。而这些情况的界定，对区分精神分裂症和情感性精神障碍常有较大帮助，若未能确定，也会引起这两种疾病的鉴别困难。典型病例，如精神分裂症只有分裂性症状而无情感症状，或情感性精神障碍只有情感高涨和低落，而没有分裂性症状，诊断就不困难。但多数患者具有这两方面症状，或同一时间可发现,或先后可发现;尤其这两方面症状均相当突出,甚至对诊断标准中的精神分裂症症状标准和情感性精神障碍中躁狂发作或抑郁发作的症状标准同时都能符合,则鉴别就颇为困难。

2. 两者的鉴别　主要考虑以下 4 个方面。

(1) 主导性:看问题抓主要矛盾,虽同一患者表现出有两种疾病的症状,那得看哪一些症状是主要的、持续的(至少是经常出现的),程度严重的,并影响患者整个精神状态和行为动作;哪一些是次要的偶尔的(至少是时有时无的)、程度轻微、并对患者没有或很少造成整个精神活动和行为的影响。首先应考虑具主导性症状的那种疾病下诊断。

如有一位患者具有系统的、固定不变的被害妄想,认为其领导在千方百计打击他、陷害他,整天考虑如何应付这种危害。他写了很多控诉信、求救信寄发有关领导部门和公安机关,家中门窗始终紧闭,出门要戴帽子、太阳眼镜和口罩,观察是否有人跟踪;反复查看家中上下各处,看有无对其进行监视、监听的窃视、窃听器。还经常叹气,家属有一次发现他躲在房子里嚎啕大哭,说:"这样活着没意思了,死吧、死吧"。情绪有时紧张不安,有时苦闷低落。

这一位患者还有其他不少症状,但主导性症状是被害妄想,因此诊断为偏执型精神分裂症而不诊断为抑郁症。

(2) 原发性:看哪些症状是原发症状,哪些是继发于原发症状基础上的继发症状。原发症状常有更大的诊断价值。如患者有原发性妄想,那是精神分裂症具有的特征性的症状。若并无何原因而出现情绪高涨、兴奋话多,则躁狂状态的可能性就很大。同样,若无原因地情绪低落、苦闷压抑、消极悲观,则抑郁状态的可能性就很大。这里所说的"原因",既可为境遇所致,也可为其他精神症状所致,那就是继发性而不是原发性的了。

例 1　患者近 1 个月来心情特别好,喜欢请客。包中常放整条香烟,见人随便散发。花钱如流水,工资到手后不到 1 周即花完。话多,好向家人和科室领导、同事提意见,如写"卫生常识 12 条"贴于墙上。后在家休息,领导不让其上班,患者很有意见,在家中话更多,称"领导自己没本事,看不惯我的正直,妒忌我的才华,打击我的积极性,阻碍我的光辉前程",认为领导派人在窗外窥视他。有一次还听到窥视他的人的耳语声。这个患者有夸大妄想、被害妄想和可能的幻听,但都不是原发的,而是继发于情绪高涨,躁狂发作的情绪障碍是他的原发症状,因此诊断为躁狂症而不诊断为精神分裂症。

例 2　患者有明显的逻辑障碍,整日沉湎于"高深学问",关门不出,一叠白纸 1 支笔,埋头"写作"和画图,近又研究"太阳系小行星计数法",自认为研究有进展时就打开房门,对家人滔滔不绝地介绍其"研究成果",兴高采烈,眉飞色舞,话多而不允许别人打断,要家人"买些酒菜好好庆祝庆祝",当自认为研究失败时垂头丧气,长吁短叹,告诉家人"我做人做得一无是处,的确对不起你们每一个人",这一患者虽然分别有情感高涨和低落的表现,但都与其自以为"研究""成功"和"失败"所致,属于继发症状,再结合其他症状,这一患者最后诊断为精神分裂症而不是情感性精神障碍。

(3) 先发性:所患精神疾病的主要临床症状常较先出现,如精神分裂症有原发性妄想,可伴有相应的情感反应,可因妄想的不同内容而表现为情绪高涨或低落,则妄想总是在情感症状之先。反过来说,若患者因有情感高涨或低落的症状,而引发夸大、钟情、罪恶、被害等妄想或有关内容的幻觉,则应先考虑为情感性精神障碍,而后再考虑有无不典型精神分裂症的可能。

如有一患者不爱活动,兴趣不多,思想常会想到不愉快的过去和不幸的遭遇,顾虑今后前途无望。近2～3年来经常愁眉苦脸,好叹气,悲观,认为命运不济、处处不得意、不如人、不称心。遇到环境中有些挫折,则以上症状更明显、更严重,甚至想到过死。遇到高兴事如拿到较高奖金、女儿考试第1名、听到领导表扬和赞扬性谈话,以上情况就会好些,甚至会露出笑脸。近1个月来又进入情绪低落时期,而且感到周围人看不起他,连邻居小孩看到他都走开了。领导讲话在不指名地指责他(实与他无关),有很多牵连观念但未发现其他更多的精神症状;牵连观念在后,而长期先有的为间歇性情绪低落症状。因此,诊断为恶劣心境(过去的"抑郁性神经症")而暂不考虑精神分裂症,是否今后会有不同演变,则有待追踪观察。

(4) 时间性:按 CCMD-3 诊断标准规定,则症状持续时间的长短,是鉴别精神分裂症与情感性精神障碍的关键。CCMD-3 中有关的规定是这样的:"若同时符合分裂症和情感性精神障碍的症状标准,当情感症状减轻到不能满足情感性精神障碍症状标准时,分裂症状需继续满足分裂症的症状标准至少2周以上,方可诊断为分裂症"。躁狂发作则"可存在某些分裂性症状,但不符合分裂症的诊断标准。若同时符合分裂症的症状标准,在分裂症状缓解后,满足躁狂发作标准至少1周。"抑郁发作则"若同时符合分裂症的症状标准,在分裂症状缓解后,满足抑郁发作标准至少2周。"

从这些规定可以看到,符合哪一种疾病症状标准,持续时间超过另一种疾病2周(躁狂发作为1周),则可诊断这种疾病而不再诊断虽也符合标准但持续时间较短的那种疾病。

以上4个方面若严格按照 CCMD-3 诊断标准下诊断,则第4方面(时间持续长短作比较)是最主要的。如有的患者自起病以来,一直同时存在分裂性症状和情感症状,且同时都符合精神分裂症和躁狂发作(或抑郁发作)的症状标准;在继续观察中,情感症状减轻,已不能满足躁狂发作(或抑郁发作)的症状标准,而分裂症的症状标准仍符合,且时间超过2周,则诊断为精神分裂症。反之,若精神分裂症症状消退,不再符合分裂症症状标准,若情感症状仍符合症状标准2周(躁狂发作为1周),则诊断为情感性精神障碍。

3. 精神分裂症和情感性精神障碍鉴别时应注意以下几点

(1) 了解供史者对患者和疾病的期望、顾虑和看法,做好解释,使其能正确而全面地提供病史。

(2) 对病史中的症状,需分别了解哪些先有,哪些后发,相互间的关系如何,是否有原发和继发之分,哪些是主要的、严重的、经常或持续存在的,哪些是相对次要的、较轻的、偶尔或短暂出现的,对患者整个精神状态、行为、生活和对周围环境的影响分别是怎样的。

(3) 对观察到的症状要正确分析。

(4) 分析应全面系统,不仅考虑当前症状,而且还应考虑整个病程中的纵向表现。有的还需继续进行随访观察,应重新考虑过去史中的发作情况和治疗情况等。

(5) 仔细对照国内外所公认的诊断标准。可参考量表测定、MMPI、EPQ 等人格测定等,若患者有一定文化程度的合作者也可提供诊断参考。

（6）需了解病前性格等个人史、遗传情况等家族史均需了解,以供参考。

（7）两病治疗反应不同。抗抑郁药常对抑郁状态有效,碳酸锂常对躁狂状态有效,而对精神分裂症均无明显效果。

现举一病例,在一次查房中曾引起剧烈讨论,摘要如下。

患者男性,40 岁,平素性格内向,谨慎怕事。其父生前系银行会计,未受冲击,但见到当时行长等受到迫害,十分害怕和不平;上吊自杀,被说成"贪污犯、畏罪自杀",后经查实,并无贪污而平反昭雪。约 20 年前患者发作过一次精神异常,据其爱人称他整日哭泣,诉"父亲蒙冤而死,自己也会遭受坏运","蒙冤而死还不如趁早自己走路"（意为自杀）,亦曾用裤带套窗栏上企图上吊,被及时发现阻止。又认为当时领导与他过不去,在整他的"黑材料"上报,自己会有口难辩,蒙受不白之冤等,当时在精神病院住院约 1 个月,诊断为偏执性精神分裂症,服氟哌啶醇等治疗,痊愈出院;无残留症状,但仍服氟哌啶醇,每日 8 mg,约 2 年余后停药。

此次系第 2 次精神异常发作,近 1 个月来自认为有特异功能,但并非气功所致,而是先天存在,时有时消,有特异功能时思想特别敏捷,记忆力也特强,可回忆起过去学过的所有知识,如写出数学的"反 1＋1＝2 论",来驳倒陈景润。写出"消除台风的科学手段",认为可使台风在刚生成时即被消除等,实际上所写的材料杂乱无章,毫无意义。平时话不多,孜孜不倦地握笔深思"研究"。不再上班,也很少外出,劝说他或督促他吃饭、睡觉,搞个人卫生等时会发脾气,说"打断我的思路你负得了责吗? 我不研究对国家带来多大损失你知不知道"。晚睡眠也很少,不修边幅。

讨论中主要有两种意见,诊断为精神分裂症者主要的理由是:① 过去也发过病,诊断即为偏执型精神分裂症。② 过去使用抗精神病药氟哌啶醇有效。③ 患者性格内向,较好发精神分裂症。④ 上一次发作认为领导与他过不去,在整他的黑材料,自己会有口难辩,属于偏执型精神分裂症的常见症状——被害妄想,由此派生出哭泣、企图自杀等情感症状,因此后者只是继发症状。⑤ 此次思想怪异,不合逻辑,自称有特异功能,搞"研究发明",实则想入非非,脱离现实。⑥ 话不多,无躁狂发作时的情感高涨,行为动作也不多,并无随境转移等表现,发脾气也只是为了阻碍了他的"研究"。⑦ 不上班,也少外出,除搞"研究"外,行为减少,不像躁狂发作时那样,乱花钱、好管闲事等行为增多。

诊断为躁狂症者的主要理由为:① 有遗传史,其父自杀致死,很可能是抑郁发作,与躁狂症同属于情感性精神障碍。② 情感性精神障碍并无特定的病前性格,内向性格者所患的也不一定就是精神分裂症。③ 上次在当地精神病院住院,诊断为精神分裂症,那是在 20 年前的事,当时精神分裂症的诊断扩大化在社会上仍处于高潮时期,不一定正确;而当时患者整日哭泣,曾企图自杀,消极悲观,还是具有很多情绪低落的抑郁症状,虽以氟哌啶醇治疗,但仅住院约 1 个月即告痊愈,且无残留症状,就不大像精神分裂症,而抑郁发作不能排除。④ 此次发病,虽无典型的躁狂发作那样兴奋、话多、思维敏捷、动作增多等"三多"症状,但夸大妄想相当突出,并有易激惹表现,也是躁狂发作较多见的。⑤ 若诊断精神分裂症,现行的诊断标准也不甚符合。

后经继续观察,患者出现各种语言性幻听,并有被害妄想,认为有一集团在偷窃他的科研成果,在破坏他的特异功能等。MMPI 测验显示 Sc,Pa,Pd 等多项高分,Ma 分却不高,使用抗精神病药有效,乃最后诊断仍为偏执型精神分裂症。

(五)　应激相关障碍

1. 急性应激障碍　　在受到急剧、严重的精神打击后,可出现精神运动性抑制,甚至木僵状态。有时需要与严重的抑郁症相鉴别。这两种疾病的鉴别一般并不困难,主要有以下几点。

(1) 抑郁症也可以某种精神刺激因素为诱因,引起发病;但急剧应激障碍是必然以极其严重的精神打击为直接原因,一般性的刺激不致发病。

(2) 急性应激障碍发病极其急骤,紧接于受严重精神刺激之后;抑郁症的发病与精神刺激的关系不会如此密切。

(3) 木僵状态发生于急性应激障碍者程度较轻,仔细观察可伴有惊恐、痛苦等的情感反应,持续时间短暂;抑郁症运动抑制程度较深,可伴有悲哀的情感反应,持续时间较长。

(4) 应激源消除后,急性应激障碍相应好转,历时短暂,预后良好,缓解完全;抑郁症则病程较长,且易复发。

但应注意有这样的病例,在急性、严重精神刺激后突然发病,出现精神运动性抑制症状,缓解后表现为创伤后应激障碍,且持续甚久不愈;抗抑郁剂有效,缓解后又复发,最后仍诊断为抑郁症。

如有一位女患者,30 岁,其上中学的独子因交通事故致死,闻讯后僵住,倒在地上不动,面露惊恐表情,两眼圆睁,经针灸治疗后苏醒,嚎啕大哭;经一再劝说,并使用地西泮肌内注射,后又服阿普唑仑,一直情绪低落,眼泪汪汪,反复在纸上写其儿名字,每次写几十遍,失眠,常梦见儿子而哭醒。经服抗抑郁药马普替林等,并作心理治疗后逐渐好转,约半年后恢复工作(教师),能完成任务,1 年后又生一子,对过去不幸遭遇已淡却,2 年后无明显原因又有情绪低落发作。最后诊断为抑郁症。

2. 创伤后应激障碍　　CCMD - 3 引进国外 PTSD(Post Traumatic Stress Disorder, PTSD)这一诊断名称,代替 CCMD - 2 - R 的延迟性应激障碍,其实是同一疾病。本病也可有情绪低落、消极悲观、兴趣减少,自责内疚,可伴有妄想等精神病性症状,均与抑郁症相仿,应加以鉴别。

本病与抑郁症的鉴别要点在于:

(1) 创伤后应激障碍,顾名思义,病前必有"创伤"(所指系精神创伤而不是躯体创伤);而且这种精神创伤有一定强度,CCMD - 3 描写为"异乎寻常的威胁性或灾难性的",例如重大灾害、家破人亡、亲人病故等。而作为抑郁症诱因的精神刺激可轻可重,甚至可以没有。

(2) 引起创伤后应激障碍的"精神刺激"与发病在时间上有密切的联系(CCMD - 3 为了在遭受创伤后数日至数月后发生,罕见延迟半年以上才发生);抑郁症与所遭遇的生活事件时间联系不紧密,有的精神刺激长期存在,成为一种慢性的心理压力,有的在事件后较久才发生。

（3）创伤后应激障碍的精神症状反映和围绕这个刺激，精神刺激若能消除，症状也可缓解和消失；抑郁症则不然，症状表现与精神刺激的内容常较少相关性，且与境遇不相称。

（4）创伤后应激障碍患者可以发生与精神创伤内容有关的妄想和幻觉，但不会引发躁狂，缺少抑郁症患者可有的某些生物学改变，无晨重夕轻的节律性。

（5）创伤后应激障碍的治疗主要在于尽量消除应激源，解决所遇到的生活事件中问题。心理治疗是主要的治疗，抗抑郁药疗效不一定能满意；抑郁症药物治疗是主要的，心理治疗是辅助性的，在疾病康复期进行可有帮助。

创伤后应激障碍的症状既然反映和围绕引起发病的精神刺激，因此有其特点，与抑郁症主要仅为情绪低落与其派生症状，以及部分有焦虑易激惹不同。前者的主要精神状态表现为以下3方面。

（1）重现：以一定形式重现创伤性事件或处境，如① 不由自主地反复回想不幸的境遇。② 常做噩梦，内容多与创伤性事件有关。③ 出现与创伤事件有关的错觉或幻觉。④ 若遇到创伤事件相仿或有关的境遇，会引起触景生情的精神痛苦，也可伴有明显的自主神经功能失调：如心悸、胸闷、呼吸迫促、出汗、脸色苍白等。这种"有关的情境"可为患者亲人死亡周年日，目睹死者遗物，或电视节目中有类似内容等。

（2）警觉：患者可表现为持续的警觉性增高，如① 易激惹、烦躁。② 过分担惊受怕，一有动静就"心惊肉跳"。③ 注意力不集中。④ 入睡困难，易惊醒。

（3）回避：对与病因相似的精神刺激或有关的情境就努力加以回避，如① 尽量不想与创伤性经历有关的人和事。② 回避引起痛苦回忆的地方，不参加与之有关的活动，如1女患者，其独子死于儿童医院，以后避免经过儿童医院门口，宁可绕远路也不去那里。③ 对人冷淡，不愿交往。④ 对创伤事件有关的兴趣均消失。⑤ 选择性遗忘。⑥ 心灰意懒，对未来失去信心。

这些情况是抑郁症所很少产生的。创伤后应激障碍与抑郁症一样，可以出现妄想，则过去称为反应性精神病，其内容也与抑郁症不同；前者与创伤事件有关，可表现为被害妄想、关系妄想、妒忌妄想等，而后者继发于抑郁情绪，主要表现为罪恶妄想或贫穷妄想。

现举1例，以探讨这两种疾病的鉴别。

患者，男性，32岁，系独子，幼年丧父，当时家境十分困难，由其母艰苦劳动所得菲薄收入度日。其母把患者视为"命根子"，千辛万苦，节衣缩食给患者上完大学；患者也知恩图报，对其母十分孝顺，母子相依为命。结婚后夫妻感情尚可，均参加工作，儿子上小学，夫妻两人收入足以温饱。其母近年来患肺结核，身体虚弱，正在治疗中。约半年前家中失火，逃生时其母在楼梯上跌下，当时昏迷，急送医院抢救无效死亡。患者大为悲恸，数日中常在泪水中度过，不思饮食，难以入眠，对火灾时未照顾好其母深感内疚；经多方劝解后渐又好转，恢复工作，但近2个月来又好哭泣，整日很少说话，问话多以叹气相对，先有罪恶感、自责；后渐加剧，成为罪恶妄想，认为不但害了母亲，而且还每月拿工资和奖金，而自己工作中出过差错，怎能对得起大家，去公安局自首。其"认罪书"反复地认为"害了母亲，还搞错账目，对领导顶撞"等，"判死刑也应该"，写"自白书"多次，并有数次企图自杀的行为。

这一位患者由其母死亡起病,与母生前感情十分深厚,可称是一个异乎寻常的精神创伤。起病后主要表现为情绪低落,内疚、哭泣、影响食欲和睡眠,比较符合创伤后应激障碍的诊断。后一度好转,且已恢复工作,而数月后又有情绪低落,出现罪恶妄想,多次企图自杀;有些思想内容已与其母死亡关系不大,且在病情缓解后又重新发生,就难以用创伤后应激障碍可解释。经电休克及西酞普兰治疗后病情缓解,现仍在服药并休养,诊断考虑为抑郁症。

3. 适应障碍 是由生活环境有明显改变或应激事件后心理上不能适应而产生的,是一种精神疾病。也应归之于应激相关障碍(心因性精神障碍)这一大类之中。抑郁反应是其常见的症状,因此需与抑郁症相鉴别。CCMD-3为了与ICD-10的分类和诊断标准靠拢,把本病分为若干亚型,其中短期抑郁反应、中期抑郁反应、长期抑郁反应、混合性焦虑抑郁反应以及其他恶劣情绪为主的适应障碍均有明显的情绪低落的症状,有时与抑郁症颇难区别。

适应障碍在生活环境改变时发生,并与社会文化背景和个性特征有关,如个性较脆弱、依赖性强、固执守旧、胆怯、敏感、适应性差的人常易发生,这样性格的人如在离家入学、参军、出国居住、退离休、下岗、工作变动等时均可引起,但程度一般较轻,需要住院治疗者不多。据北京安定医院统计,在20世纪90年代中的5年半时间里,共13010住院患者中诊断为适应障碍者34例,占0.26%。男女相仿。适应障碍与抑郁症的主要鉴别要点如下。

(1) 有明显生活环境变化或应激事件,在3个月内起病;抑郁症则不一定如此。

(2) 除抑郁、焦虑、害怕等情感症状外,并多有适应不良的行为障碍,如退缩、怕见人、不注意卫生、生活无规律等。常伴有生理功能障碍,如睡眠和食欲障碍等,但无妄想、幻觉等精神病性症状。而抑郁症主要为内心深处的痛苦,悲观消极、常有自罪自责,甚至出现罪恶妄想。精神运动性抑制,严重时可呈木僵状态,还可伴有幻觉等精神病性症状。抑郁程度可较重,有自杀意念和行为,因此致死者较多。这些内心的抑郁与环境改变和应激事件的关系并不密切。症状可晨重夕轻,可有某些生物化学改变。有既往史和躁狂发作史等均可与之鉴别。

(3) 适应障碍预后良好,在患者对境遇有所适应后即可逐步缓解,病程不超过6个月,不致复发。抑郁症则病程长短不一,也有成为慢性者,并可反复发作。

举例说明:

患者,男性,62岁,因年龄关系2年前退休回家。退休后整日无所事事,有空虚感和寂寞感,几次去原工作场所看看,受到冷遇,连坐处都没有;很少有人与他说话,更感精神痛苦,长吁短叹,坐立不安,想做些事又做不下去。如做家务事剥豆子,不到一刻钟就感到不耐烦,没意思,外出逛商店,不久即认为"没什么可买的,还不如在家呆着";但回家后又感坐不住,又想出去转转,自己也不知如何是好,并感到心慌,自数脉搏有时每分钟超过100次,还发现有早搏,心中很紧张,但又不想去医院看。失眠,每晚仅睡2～3小时,胃口大减,"吃什么也没味道",经心理治疗,晚服抗焦虑药以帮助睡眠;且动员其参加老年大学,学习书法及绘画,与退离休的老人下棋聊天,生活大为丰富,病情也就很快缓解。诊断适应障碍。

(六) 焦虑症

有抑郁症状的患者常兼有焦虑,有焦虑症状的患者,也同样常有抑郁。因此有人说抑郁与焦虑是"一对姊妹症状",经常合并出现,抑郁症与焦虑症的临床表现也可交叉重叠,有时鉴别比较困难。

现有人提出共病的(co morbidity)概念,认为抑郁症和焦虑症可在同一患者身上发生。有的患者抑郁和焦虑症状都十分突出,可单独成立一种疾病,成为一个新的诊断单元——抑郁焦虑症。如同精神分裂症和情感性精神障碍两种疾病症状都很明显,且长时间分别符合这两种疾病的诊断标准,可诊断为分裂情感性精神病。这种观点不少人认为难以苟同,有人指出:"就现状诊断而言,只要够抑郁症的诊断标准,便诊断为抑郁症,不论焦虑有多严重,这称为抑郁优先于焦虑的诊断原则。换言之,在等级制诊断系统里,抑郁与焦虑相比,是高等级的"。等级不同,岂能混为一谈。抑郁症与焦虑症的鉴别大致有以下几点可供参考。

(1)抑郁症以情绪低落为主要症状,焦虑症以情绪不安为主要症状,两者虽可合并,交叉存在,但一般均有主次之分。

(2)有些焦虑症是一阵较短时间的发作,在发作间歇期,除害怕再发作外,无明显症状。如惊恐障碍为焦虑症的一个亚型,发作迅速开始,很快达到高峰。发作时表现强烈的恐惧、焦虑及明显的自主神经症状。抑郁症病情可以起伏,典型者有晨重夕轻的节律,但无短时间的暴发。

(3)抑郁症由失落性的生活事件诱发较多,焦虑症由危害危险性的生活事件诱发较多。

(4)两种疾病均常有睡眠障碍,焦虑症为入睡困难,睡眠浅而多梦,早醒并非其典型症状,若有以早醒为特征的睡眠障碍,常提示为抑郁症的继发症状。

(5)焦虑症常表现为警觉性增高,可伴有运动性紧张,如颤抖、肌肉抽动、惊跳反应、精神紧张和危机感等。抑郁症虽也可有焦虑不安,但一般不致如此严重,而多为精神阻滞,兴趣缺失。

(6)有报道焦虑症患者缩胆囊素升高,抑郁症则无。

(7)有些抗抑郁药对焦虑症也可有效,如文拉法辛和帕罗西汀,而有些主要仅对抑郁有效,甚至有的引起焦虑不良反应,如氟西汀;有的抗焦虑剂,对抑郁症也有一定疗效,如阿普唑仑,但疗效终究有限,不能代替抗抑郁剂。因此这两种疾病的药物治疗是不同的。电休克治疗只对抑郁症有效,不主张用于焦虑症。

(8)抑郁症患者可出现精神病性症状,双相患者可有躁狂发作,焦虑症则不会。

现举1例,以说明焦虑与抑郁两种症状同时存在时的诊断考虑。

患者,女性,24岁,在银行工作。一年余来与一男性有恋爱关系,已议及婚嫁,但近2个月来男方在争取出国。患者认为若出国前先结婚,以后成为"留守女士",自己也出国的希望又极其渺茫,若不结婚即让男方出国,又不放心;为此开始失眠,常做噩梦而惊醒,以后对很多事都有顾虑,如在工作中怕会错账,怕男友会突然决定出国,使自己为难。再以后常感莫名其妙的恐惧、紧张,心烦意乱,并出现死的念头,认为"死才是真正的归宿","活在世上千难万难,只有死才是一张白纸,彻底解脱"。不愿上班,说"反正自己已是个没用的人,何必去现人眼","自己本来工作能力就差,这么多的账难免会出错,对不起生我养我的父母,也对不起国家"。告知其男友"我不再来影响你的前途了,你赶紧出国去吧"。不想吃饭,体重明显减轻,也不愿接触人,不接受劝说安慰,常在室内来回踱步,说"心中烦恼,坐不住"。

这一患者虽然思维和行为均未见有抑制现象,但情绪低落,且有明显的焦虑表现,先发症状似更以焦虑症状为主,但以后出现消极、悲观、自责、内疚、自我评价过低。食欲减退、兴趣减少等抑郁症状,且在临床中已占有主要地位,因此诊断考虑为抑郁症,伴有焦虑而不诊断为焦虑症,先用苯二氮䓬类及丁螺环酮等抗焦虑药,均无明显疗效,后改用帕罗西汀后约半月,症状渐有减轻。

(七) 强迫症

强迫症是一种以强迫症状为主的神经症,临床表现与抑郁症相差甚远;但与抑郁症有些地方却关系密切,症状可相互因果和重叠,两者有一定联系。

(1) 氯丙咪嗪是一种三环抗抑郁药,对强迫症也可有效。某些 SSRI 类抗抑郁剂如氟西汀、氟伏沙明、帕罗西汀等也对强迫症有效。

(2) 有人认为强迫症状是抑郁症的变异形式,如抑郁症可表现为躯体化障碍一样。Lewis 报道 61 例抑郁症患者,其中 13 例有明显的强迫症状,占 21.3％。

(3) 有些强迫症患者有阶段性发作的倾向,经长期随访,证实系抑郁症。

(4) 强迫症与抑郁症有一定遗传关系,据报道强迫症患者的父母中,8％患有"情感性精神障碍",与其他神经症不同。

(5) 强迫症患者也可有抑郁症状,有人认为其情绪基础是抑郁和易激惹。

(6) 抑郁症的 MMPI 强迫分也常较高。但两者终究有很多不同之处,常见的有以下几种。

1) 病程不同,抑郁症每次发作病程一般较短,抗抑郁药疗效较好;强迫症一般病程冗长,药物治疗和心理治疗虽可有一定疗效,但很多患者疗效不能满意。

2) 抑郁症可有精神病性症状,可有情感、思维和行为的全面抑制;强迫症则没有。

3) 抑郁症可有昼夜症状节律变化,强迫症则无。

4) 抑郁症有生物学指标改变,如 T3、T4 水平,DST 测验,睡眠脑电图等;强迫症则无。

5) 抑郁症与躁狂症为一疾病实体,强迫症与躁狂症则难有联系。

6) 多数抑郁症不伴有强迫,而其他疾病却常可伴有强迫症状,如精神分裂症。

7) 电休克治疗对强迫症一般无效,而对抑郁症有效。抑郁症伴有强迫症状是不多的,若情绪低落明显,已够抑郁发作的诊断标准,虽有些强迫现象,仍应诊断为抑郁症。恶劣心境由于其性格基础的关系,也可伴有强迫症状,则根据突出症状下诊断。强迫症因症状严重,引起患者精神痛苦,情绪可以焦虑、抑郁,则后者为其继发症状,诊断仍考虑为强迫症。因此症状哪些是原发性,哪些是继发性,对鉴别诊断也常有较大意义。

(八) 躯体形式障碍

在 CCMD-3 的神经症中,新引进国外的一个病种,即躯体形式障碍,其定义为是一种持久地担心或相信各种躯体疾病,反复就医,各种医学检查阴性和医生的解释均不能打消其疑虑。即使存在某种躯体疾病,也不能与其诉述相符,经常伴有焦虑或抑郁情绪。

1. **躯体化障碍** 根据 CCMD-3,躯体化障碍是躯体形式障碍的主要一种类型,躯体化障碍患者常有抑郁或焦虑的情绪,而抑郁症常以这两种症状为主要症状,有时需加以鉴别。

抑郁性疾病也常伴有躯体症状。恶劣心境,相当于过去的抑郁性神经症,有抑郁情绪外,体诉众多,患者自感有种种躯体不适为特点;躯体症状之多,甚至在一定程度上和某些时间里成为患者注意的焦点和主诉,曾称为"隐匿性抑郁"者,即以躯体症状为主要诉述,掩盖了作为疾病本质的"抑郁"。

抑郁症也是可以伴有躯体症状的,ICD-10 对抑郁症的分型中,还分出"伴有躯体症状"和"不伴有躯体症状"两种,CCMD-3 以第 5 位编码(3×.××2)来标明抑郁症伴躯体症状,具体说明"在抑郁发作中,有显著的躯体症状与自主神经症状,而无相应的躯体疾病可以解释,有时甚至掩盖了抑郁症状"。

躯体化障碍和抑郁性疾病的症状既有如此重叠,因此两者的鉴别有时就有难度,他们间的主要鉴别有以下几个方面。

(1) 仔细观察和分析躯体化症状和抑郁症状在大部分时间内以何者占优势。有些患者不愿意、不重视或不理解自己的情绪障碍,在相当长的时间内,关注和诉述躯体症状而忽视抑郁症状,"述情障碍"者即可如此,则需医生来适当地询问和启发(但不能暗示和不正确诱导),可查到其抑郁情绪,以后甚至居主要地位。

(2) 分析两种症状何者在先,是原发性的,何者在后,是继发性的;是因有种种躯体症状,引起患者精神痛苦而致情绪低落,还是情绪低落、顾虑多而产生种种躯体症状,前者是躯体化障碍的特征,后者是抑郁症可具有的。

(3) 抑郁症的躯体症状,多较笼统、含糊,常难以明确地指出是何脏器、何部位不适,变化较少,如感无力、困倦、无精打采、头昏、注意力不集中、胸闷、睡眠障碍等症状较多;而躯体化障碍是一种以多种多样、经常变化的躯体症状,症状可涉及任何系统或器官,最常见的如胃肠道不适(如疼痛、打嗝、反酸、呕吐、恶心等)、异常的皮肤感觉(如瘙痒、烧灼感、刺痛、麻木感、酸痛等)、皮肤斑点及月经方面等症状。

(4) 即使患者否认,若经仔细了解,躯体化障碍患者常有长期存在的心理社会因素,由某些生活事件所诱发;抑郁症则可能有,也可能不存在,尤其在复发病例,不一定有心理因素为诱因。

(5) 心理测试结果两病可能有所不同,可作为诊断的参考。如 HAMD 量表检查,躯体化障碍可以躯体化因子分明显增高,抑郁症则以情绪低落的评分增高为特征。HAMA 测定也可有参考价值。MMPI 检查中,躯体化障碍以 Hs 分明显增高为多,抑郁症则需以 D 分明显增高为特征。

(6) 躯体化障碍患者因十分关注和顾虑其躯体症状常诉述较多,反复纠缠医生,迫切要求治疗;抑郁症患者即使有疾病自知力,求治之心也不如躯体化障碍那么迫切。

(7) 抗抑郁药对抑郁症疗效较好,对躯体化障碍疗效较差。电休克治疗对抑郁症常有良好的疗效,对躯体化障碍大多无效,甚至有害。躯体化障碍则以认知性心理治疗为主,抑郁症在某些时期接受支持性心理治疗可能有帮助。

(8) 躯体化障碍属于神经症范畴,系非精神病性精神障碍,无精神病性症状,也不会有躁狂发作。而抑郁症严重者可出现妄想、幻觉、木僵等精神病性症状。双相情感性精神障碍患者则既可有抑郁发作,也可有躁狂发作。

(9) 典型抑郁症有思维迟钝和动作减少等症状,躯体化障碍则无。

(10) 典型抑郁症可晨重夕轻,躯体化障碍可有症状波动,但无一定规律。

现举一病例,以说明这两种疾病的鉴别。

患者女性,33 岁,家庭妇女,平时关注身体情况颇多。长年服"太太口服液"等滋补品,有些伤风感冒之类疾病,即去大医院看专家门诊,要求服贵重药品,其实其家境并非十分富余。有 1 个女儿,从小不明原因而智力较差,在小学上学,考试常不及格,老师希望其自动退学或转学,为之十分烦恼。1 个月前其爱人患消化性溃疡出血住院,患者因此又着急、又劳累,开始失眠、多梦;据称每晚只能睡 2~3 小时,自叹命运不济,婚姻和女儿都不称心,情绪低落日益明显。同时感上腹部饱胀、食欲不善,有想吐而吐不出的感觉,反复在消化科就诊,做过胃镜等很多检查,结果均为阴性。但患者仍不放心,想去北京或上海大医院名专家处去看,但其爱人的病情又较重,暂不能离开,为之焦虑不安,自感腹胀越来越重。怕自己得了胃癌或其他恶性肿瘤,认为"会死在爱人之前,爱人病重,女儿不懂事,以后怎么过"。又听信不可靠的消息,怪自己过去长期服"太太口服液",会不会其中有致癌物质,又怪自己服补品花费过多,连累家庭,感到内疚,想一死了之;但又想到丈夫和女儿,又觉得自己不能死。

这一位患者有明显心理因素,女儿智力差,学习成绩不好,恐怕难以继续上学;爱人有病,家庭经济状况欠佳,以后出现以上腹部为主的躯体症状和情绪低落症状。患者长期以来,过分关注自身健康,过多服用补品,以后因心理因素难以消除,躯体症状也日益加剧。甚至怀疑患有癌症,不相信医院检查结果;虽相应的有苦闷、焦虑、自责、内疚、消极等抑郁症状,但继发于对身体的关注和某些躯体症状,因此诊断考虑为躯体化障碍。经心理治疗,并服用抗抑郁药——文拉法辛缓释剂,其爱人也病愈出院,恢复工作,患者的病情也有显著好转。但仍有时感到上腹部轻度发胀,胃口仍较差,还想去上海大医院查一下,以排除腹部肿瘤,不然还是有些不放心。

2. **疑病症** 是一种以担心或相信患严重躯体疾病的持久性优势观念为主的神经症。CCMD-3 已把此病归入躯体形式障碍,其症状与躯体化障碍十分相似。但疑病症患者对自身躯体疾病的怀疑,多集中于某一系统、部位或器官,较少变动;认为自己已身患绝症,重视自身疾病的诊断,因此可情绪低落,消极悲观。抑郁症,尤其是恶劣心境,常有疑心病症状,也可认为自身患有躯体疾病而无可救药,两者有时需要鉴别。

鉴别的要点在于哪种症状是较早存在的原发症状,哪种又是以后派生的继发症状,常有重要的诊断意义。不能因为疑病症者有焦虑就诊断焦虑症,有抑郁症状就诊断抑郁症,有失眠症状就诊断失眠症,这样就会造成对症状的认识主次不明,使诊断发生混淆现象。

疾病的严重程度也是鉴别诊断中需考虑的一个方面,需严重到符合诊断标准才能下诊断,抑郁症如此,疑病症也如此,疑病症状可轻可重,许又新指出可分 5 级。

(1) 对身体感觉过分注意和觉察,如自感心跳、咽下不畅。

(2) 轻微担心患病。

（3）对疾病害怕、惶惶不安，如 SARS 流行时，很怕自己也会染上，但不认为自己也患有此病。

（4）患病概念在思想中占主导地位。

（5）疑病妄想。

认为只有第 4 级才考虑有疑病症的可能。第 1～3 级在受性格和环境等影响的正常人，也会发生，不一定是病。第 5 级则属于精神病性症状，也超越了疑病症的范畴。

疑病症常具特有的人格基础，与抑郁症不同：① 注重养生之道。② 注意自身躯体感觉。③ 对医药知识一知半解，生搬硬套。④ 自认为身体素质差，或"先天不足"，或"后天失调"。⑤ 对生物学性质的危险十分警惕和害怕，如细菌、环境污染、传染病患者等。⑥ 易紧张，好烦恼。⑦ 自主神经功能不稳定。⑧ 父母和周围人对其过分关心、照顾，给患病的暗示。

疑病症的发生尚有其特殊诱因，如周围人患病或经常谈论某种疾病，或医源性所致，亦与抑郁症不同。

（九）神经衰弱

神经衰弱这一诊断名称，在美国 DSM 系统的诊断分类中，已不复存在。ICD‐10 因照顾我国等的意见，虽然还保持着，但位置已明显压低，把它放在"其他神经症性障碍"之中。我国 CCMD‐3 还尊重传统习惯，仍保留其诊断名称，但其位置也压低至神经症的最后一种疾病。

我国精神科医生对这一诊断名称，已较 20 世纪 50～80 年代明显少用；但神经内科医生以及综合医院中各科医生很多仍使用着这一名称，这是一个诊断概念问题，也是个习惯问题。在 20 世纪相当长的时间里，神经衰弱在我国存在明显扩大化的倾向。这主要由于：① 长期以来受前苏联学派的影响，将神经症分为癔症、强迫症和神经衰弱三类；除前两种外，将绝大部分的其他类型神经症，甚至其他精神疾病（尤其是抑郁症）有神经衰弱症状者也归为此病。还有把一时找不到体格和实验室检查阳性发现，而患者有各种躯体化诉述者，也笼统地诊断为"神经衰弱"。② 习惯做法，难以改变。③ "神经衰弱"这一名称，为社会上大多数人所愿意接受。④ 中医常有"虚"、"亏"、"弱"、"衰"之类的医疗用语，与之较为吻合。

神经衰弱虽可有情绪症状，其中也可包括有情感低落症状，但终究不是它的主要症状和基本症状。不像抑郁症那样，以情感低落为原发性、主导性的症状，在病因、临床表现、病程、预后和治疗等方面都有很大的不同。两者的鉴别一般并不困难，困难的是恶劣心境患者也有很多躯体诉述，抑郁症状在一定程度上被掩盖，病程也多漫长，服抗抑郁剂都不一定有满意效果，因此有时鉴别就十分困难。

我国诊断为神经衰弱的病例，美国精神病学家 Kleiman 按 DSM‐Ⅲ诊断而认为其中绝大部分应改变诊断为抑郁症，其实主要的就是恶劣心境。两国精神科医生之所以有如此巨大的区别，主要是诊断概念不同所致。

各种神经症都有其核心症状，其他症状可由此核心症状所继发、所派生，是附属症状。核心症状也是这种疾病的主要矛盾，治疗后消除了就是这种疾病的缓解。如焦虑是焦虑症的核心,强迫是强迫症的核心症状,疑病是疑病症的核心症状。抑郁性神经症的抑郁症状虽可程度较轻,在病程中有时有短暂缓解,但也是此病的核心症状。而神经衰弱呢,CCMD-3认为其核心症状是"脑和躯体功能衰弱",诊断神经衰弱需具备下列5个方面症状之两个,也就是说这5个方面的症状彼此是平行的,只要出现其中任何2种,即可诊断;也就是说缺少哪一种都可以,并无必须具备的症状,这是与抑郁性神经症在临床表现上不同之处。这5方面症状是情感症状、兴奋症状、疼痛、睡眠障碍和其他生理障碍。

神经衰弱虽也可有情绪低落,但多程度轻微,一带而过,不居症状的主导地位。神经衰弱的情绪症状,大多表现为烦恼和易激惹,往往自感痛苦、好诉述症状、有一定对象和目标的烦恼,非常想摆脱和控制而又不能实现,因此更烦恼。易激惹可有现实性,可有弥散性的敌意。心情多为紧张而不是低落,不能放松;但又无一定指向的焦虑,只有紧迫感、负担感、效率下降感,力求自控而不能,结果更紧张,这些都是恶劣心境所少见的。

在神经衰弱5个方面症状中,兴奋症状也是其中之一。它的表现并不像躁狂症那样的语言和行为兴奋,而多表现为杂乱的联想和回忆,也是情感性精神障碍所少见的。

神经衰弱这一诊断名称在我国虽未被取消,但按上述的症状来看,范围较过去已大为缩小,诊断的要求已大为严格,因此精神科医生已很少诊断。

(十) 人格障碍

人格障碍是人格特征明显偏离正常。患者有特殊的行为模式,严重影响生活风格、与环境的协调和人际关系。适应不良的行为通常开始于童年或青少年期,长期持续发展至成年或终身。因此具备长久以来、难以改变的特点,一般与情感性精神障碍有明显的不同,不会发生误诊。但以下几种情况需注意加以鉴别。

1. 冲动型人格障碍 有情感暴发和冲动行为,易与人争执。尤其在他的冲动行为受到阻碍或批评时,心境反复无常,做事缺乏计划性等表现与躁狂症夸大、自以为是、做事有头无尾相像。无计划性、目空一切、易激惹、为小事可大发雷霆。受阻碍或批评时会强词夺理以及诡辩等症状。两者在一定时间内有类似之处。

2. 表演性(癔症性)人格障碍 富于自我表演性,有夸张言行,以吸引他人的注意力为特点。也与躁狂症的某些表现有类似之处。

3. 自恋性人格障碍 患者有自以为是、好突出表现自己为特点,有夸大的思想内容,夸夸其谈,狂妄自大的行为表现,也应与躁狂急性发作相鉴别。

躁狂症无人格障碍患者所有的人格基础,病程多呈发作性,碳酸锂等药物及电休克治疗等大多有效;并有话多、兴奋、好管闲事,症状富有感染力、思维敏捷、语言奔逸、随境转移、精力充沛、不感疲乏等一系列躁狂症状。可出现妄想、幻觉等精神病性症状,双相患者可有抑郁发作等都是各种类型的人格障碍所没有的,因此只要详细了解病史,仔细观察症状和疾病过程,鉴别一般不会困难。

有人在人格障碍中列出"抑郁性人格障碍"这一类型,主要表现为情绪抑郁,仅需与抑郁症相鉴别,但这一类型已不被公认。ICD-10认为可包含于"恶劣心境"之中,不再作为人格障碍的一般类型,因此不再赘述。

二、常见的误诊原因

情感性精神障碍这一疾病在临床上误诊者还是比较多见的。有的是将本病误诊为其他精神疾病，有的是将其他精神疾病误诊为本病。常见的误诊原因主要有以下几个方面。

（一）轻性症状

有些躁狂症或抑郁症，症状严重程度很轻，在 CCMD-3 的分类中，分别称为轻性躁狂症（轻躁狂）和轻性抑郁症（轻抑郁）。这些患者的社会功能可以不受损害或仅受轻度损害，可继续上班或上学，照样能完成任务或学业，或仅稍受影响。周围人可认为他只是"情绪不大好"、"没什么病"；而任何人仔细寻找，总可找到一些烦心之事，就认为是"××事情使他心烦"来解释，因此会造成漏诊。

防止漏诊和误诊应注意的是：① 了解所遇的事，是否是引起情绪改变的原因，要探索患者的内心体验。也有这样的情况，别人认为他因×事而引起心烦，而患者自己却认为对×事毫不在乎，使他苦恼的事自己也说不清，只是"无名的忧愁和烦闷"。② 比较患者一贯以来的性格、情绪状态和现状，看有无明显的变化。③ 作纵向观察，看其症状演变。④ 必要时使用药物治疗，观察其疗效及反应。

恶劣心境更易被漏诊，或只认为是患者的性格问题，更需作长期而仔细的观察。抑郁量表评定有时可供诊断参考。

（二）传统描述

在 20 世纪的相当长的时间里，情感性精神障碍的诊断过于严格，很多都被误诊为精神分裂症等其他疾病。在过去的教科书里，以典型病例作标准，强调躁狂症有"三高"症状——心境高涨、思维奔逸和精神运动性兴奋；抑郁症有"三低"症状——情绪低落、思维迟缓和精神运动性抑制。但实际上很多病例并不全面地出现这样的"三高"、"三低"，而只在某些方面有所表现，程度也可较轻，则易被漏诊。而某些其他疾病，有时也可出现这样的"三高"、"三低"症状，若不仔细考虑其病因、症状演变过程等，则又会容易造成误诊。

现在 CCMD-3 所讨论的诊断标准，就表明程度可轻可重，不一定完全具备这样的"三高"、"三低"。躁狂发作的症状标准，在情绪高涨的基础上，列出 8 条症状，只要符合其中 4 条即可诊断，如注意力不集中、语速增快、不感疲乏、睡眠减少、性欲亢进等均是。抑郁发作在心境低落的基础上列出 9 条症状，也只要符合其中 4 条即可诊断，如精力减退、自觉思考能力下降、睡眠障碍、食欲降低、体重减轻和性欲减退等都不一定符合"三高"、"三低"的典型症状。因此诊断范围就放宽了，改变了过去对精神分裂症诊断过宽、对情感性精神障碍诊断过严的倾向。若坚持必须以"三高"、"三低"作为本病的诊断标准则会漏诊不少患者。有的受习惯观点影响，心目中时时不忘"三高"、"三低"，也可能造成诊断偏差。

至于持续性情感障碍，如恶劣情感，则程度更轻，连抑郁发作的症状标准都不能符合，其间还可有一定时间的缓解期，就更难以符合抑郁"三低"的典型症状了。

又如过去长时间来，本病称为"情感性精神病"或"躁狂抑郁性精神病"，患者均以"精神病患者"看待。其实在 CCMD-2-R 等的描述性定义中已经表明："发作症状较轻者可达不到精神病的程度"，CCMD - 3可能认为这一条已众所周知，不再重写，这也是引起误诊的原因之一。

（三）诊断标准

制定诊断标准使疾病在诊断上有规范可循，有依据可对照，对提高诊断的正确率很有帮助，用于科研、教学、流行病学调查、司法、康复医学等领域，都可有统一的标准，有科学性和可比性。我国精神疾病分类和诊断标准CCMD系统的建立和更新，为精神疾病的诊断与国际接轨也起了重要的作用。但任何诊断标准由于不同国家和地区文化背景、传统习惯和对精神疾病的概念有别，也不一定都能在全世界完全适用。"放之四海而皆准"的事，总是不容易做到的。诊断标准还因为种种原因，会出现某些局限性和不适用性，有人提出现行的诊断标准常有以下缺点。

（1）重视横断向表现，较少注意纵向观察。

（2）国外诊断标准强调按症状分类，对心境障碍属于原发性和继发性的较少注意，把躯体疾病所致和应激因素所致的，与原发性的相并列，也归入于情感性（心境）障碍这一章之中，扩大了本病的诊断范围。

（3）CCMD - 3对情感性精神障碍中的"恶劣心境"，诊断标准订得颇为笼统，应用对照时信度较低。

诊断标准在诊断中是必须加以应用和参照的，但这种应用和参照必须在可靠的病史和临床观察的基础上进行，参照时还应作具体分析，而不是绝对地生搬硬套，否则也易发生诊断偏差。

如有一位患者，有失眠、食欲差、性欲减退、自觉思考问题不如过去等症状，凭这4条，有些医生就认为已符合抑郁发作的诊断标准，可诊断为抑郁症。但若不考虑其境遇和引起这些症状的原因，排除器质性因素，不考虑患者还存在其他什么症状，那么这样的诊断是很不恰当的。

（四）病程演变

对精神疾病的诊断，不仅要看当时情况，而且还应长期地、纵向地进行观察。对过去情况要结合病史，对今后演变需进行随访，才能有比较正确的诊断意见。过去史、个人史和家族史也常有重要的参考价值，如过去情感性精神障碍的发作情况及用药情况，对确定疾病类型就很重要。

病程对情感性精神障碍的诊断是重要方面之一，诊断标准中明确订立有病程标准，即表明此点：如抑郁发作病程至少2周，躁狂发作至少1周，就可排除短时间有躁狂或抑郁发作的其他疾病和情况；如正常人的情绪波动可能与之混淆，女性癔症患者有做作性、情绪不稳定，也易引起误诊。

病程持续时间对多数躁狂和抑郁患者来说，也多有一定限制。如躁狂症一般持续3～6个月，抑郁发作常持续3～12个月。虽然有的慢性患者病程可大大延长，难治性等病例病程也不一定局限于此，但多数患者大致如此；经药物等有效治疗后，病程更可缩短，这就与人格障碍等疾病病程漫长，甚至延及终身者不同。

（五）不典型症状

任何疾病症状表现可不典型，而影响疾病的诊断，情感性精神障碍也不例外。如有些患者的精神病性症状十分突出，就易误诊为精神分裂症等精神病性疾病。有些患者躯体症状甚多，对自身躯体症状十分重视，迫切要求治疗，到处就医，纠缠医生，易误诊为神经症等。还有些患者容易引起人们注意的并非他的情感症状，而是强迫症状、恐惧症状、焦虑症状等，则均应由表及里、去伪存真地作全面考虑，从症状的原发性、主导性、持续时间等多方面来分析，否则即易误诊。

例1 患者家属称他2个多月来常听到有人叫他去死，教他各种自杀的方法。近1周更为严重而带来就诊，希望医生在他耳朵上扎针，不再听到这种声音病就好了。此外，患者常有发呆、生活懒散、自言自语等情况。初看起来，这个患者的主诉是幻听和行为异常，当即考虑诊断为精神分裂症。后经追问病史，其家属方称约半年来患者即有情绪低沉表现，有几次发现他偷偷流泪，平时工作尚可，但半年来总说"自己能力不行，不出错是大幸，今后迟早要出问题，那怎么能对得起人"；在单位中特别勤奋，说"多干一些也心安理得一些"，常早醒。而自称"每日早上是我最痛苦的时间"。在作精神检查时，获悉患者幻听的内容为指使他自杀，并与情绪低落、思想悲观和内疚有关，如听到"你一事无成，活下去有什么意思"、"早些死还少欠人债"、"死只痛苦一时，活着要痛苦一辈子"等。时常发呆也是在想死的问题。自言自语的声音虽然很轻，但说的却是"死吧、死吧"等。可见过去所认为的精神分裂症症状只是继发的、表面的、后来才发现的，抑郁症状却是先发的、原发的、主导性的，因此更正诊断为抑郁症。

例2 患者主诉甚多，如反复要考虑一些自知无意义之事，如"我要是犯了法，这一家怎么过下去"。他经常检查家中存折和现款有否收好（强迫现象），怕看到锋利菜刀，怕会拿来自杀（恐惧现象），又感到胸口有时闷气，睡醒时间感到像有重物压在胸口上，怕会不会得了重病（疑病现象）。有时焦虑，但又不愿去医院看病，家属伴来后与其深入交谈，方得知患者虽然症状较多，出现很多类型的神经症性症状，但主要的还是性格极其内向、抑郁，凡事总往坏处想，自有记忆以来30余年间一直如此。近2~3年来因爱人下岗，儿子外伤后一足残疾而走路跛行，其母病故以及父有老年性痴呆症状，心中长期郁闷、担忧，心情很坏，大多数时间高兴不起来，对事物多不感兴趣。这例患者虽夹杂不少神经症性症状，但情绪长期低落为其基调，最后考虑为恶劣心境。

（六）个体差异

情感性精神障碍的临床表现个体差异很大，有的躁狂症患者话并不多，只是内心存在不切实际的夸大，甚至达到妄想程度。如有一位年轻患者，大学助教。病后不愿上班，领导批评和家属督促均置若罔闻，对劝说也不作回答。来诊后在医生启发下方谈出"跟这些人没什么讲头，他们又不懂，还看不起我，其实我早有计划，要搞就搞个大型开发公司，在郊区买进几百亩地，盖高层商品房，必定大有作为"；问其"资金何在"，答称"那问题不大，一年前认识一外国留学生，他父亲是美国富豪，富人排行榜上有名，可以资助我"。又认为自己像棵珍珠，现在被泥土蒙盖着，总有一天，擦去污物，就会显出无限光辉，平时忙于写"发展计划"，实际上全是空中楼阁。最后诊断为躁狂症。这一患者原来性格内向,发病后表现可能也受有性格差异的影响,服碳酸锂及氯丙嗪后好转。

因个体差异,躁狂症和抑郁症都可有十分不同的临床表现,如抑郁症典型者表现为以早醒为特点的失眠,但有的却是睡眠过多,日夜嗜睡。多数患者表现食欲减退、体重减轻,但有的患者却表现为食欲和体重均增加。药物治疗后的反应个体差异也可很明显,如多数躁狂症患者对锂盐有效,个别的不但无效,某些症状反而恶化等。

(七) 器质性疾病的影响

脑或躯体患器质性疾病时常有情感性症状,使用药物等某些物质后也有可能引起,则应分清两者的关系:是器质性疾病所致情感障碍,还是伴发情感障碍,还是情感性精神障碍为器质性疾病所诱发。

器质性疾病本身就可引起情感症状,甚至是首发症状,在一定时间内是突出的主要症状。可以说任何情感性精神障碍患者,体格检查和相应的实验室检查都是必须进行的,以排除器质性疾病的可能。器质性情感障碍的症状一般与原发疾病相平行,随其严重程度轻重改变,症状可随之而起伏,痊愈后也多可缓解。有的则应因患器质性疾病而引起种种心理应激,以致发生情感障碍,即使原发疾病已愈,心理因素也不一定消除,心因性抑郁或创伤后应激障碍就不能排除。

若原有情感性精神障碍,后又发生器质性疾病,则对原有的情感性障碍的症状也可发生影响,可变得不典型,或增加更多的躯体化症状。两种疾病共存时会增加诊断的复杂性,鉴别时更应注意。

(八) 性别与年龄

男女患者的情感性精神障碍临床症状可表现不完全相同。如躁狂症时男性行为鲁莽、食欲增加、激惹性高、尚武好斗者更多。女性则以过分装饰,自夸美貌,卖弄风骚、性欲亢进者更多。年龄对疾病的影响更大,无论躁狂症或抑郁症,儿童期、成年期、更年期和老年期等表现均各有不同,若不考虑其特异性,也易发生误诊。

(九) 患者与家属的态度

1. 患者家属　家属或其他病史提供者,由于种种原因,不能正确地叙述患者的种种表现,病史不可靠常影响诊断的正确性。

(1) 对情感性精神障碍的常识不了解,认识不到情绪过分高涨或低落也可能是不正常的病态,情感障碍是一种精神疾病,而把患者当作是"脾气变了"、"碰到不高兴事情,心里烦的"、"近来在闹思想问题","心理有牢骚,怪不得乱花钱,吹大牛"等,把疾病误认为是思想问题、性格问题、环境遭遇问题等,所提供的病史就会不真实,对诊断起误导作用。

(2) 受社会上对精神疾病患者偏见的影响怕亲属患精神疾病不光彩,学习、工作、生活和婚姻等受影响,被人们看不起,"葬送了前途",因此先不愿就医,更不愿到精神科来看病。等患者疾病严重至无法管理或有危险性时才来,还尽力隐瞒病情,避重就轻,按自己的心愿(不愿患者有病,或所患的病很轻)来把真实病情描写得很轻,只重视躯体不适、睡眠障碍、食欲不好等,而忽略情感高涨或低落,消极悲观,企图自杀等严重症状。

（3）强调发病诱因，尤其是病前的精神因素，涉及法律或赔偿问题者更会如此。

（4）个别家属为了让患者能得到照顾，如在家休息，不上夜班，获得补助，调动工作，可以住院等，就扩大病情，如把思维、行为和生活能力等基本正常者说成全身无力，整日卧床，常想自尽等，说成似乎是个症状严重的抑郁症患者。

2. **患者**　有时患者的叙述和行为表现与实际病情有距离而造成误诊。

（1）患者不合作，缄默不语，或冲动吵闹，严重的躁狂症出现谵妄状态，检查困难，无法了解其思想情况和作详细的身体等检查，从而影响诊断。

（2）与患者的家属一样，讳疾忌医，隐瞒病情。个别的采取相反态度，扩大病情。

（3）有述情障碍的患者，不能很好地表达自己的内心体验和情感，而仅以躯体不适等诉述来代替，易使人把情感性精神障碍误认为神经症，恶劣心境患者更易如此。

（4）自知力缺乏，不认识自己疾病的症状所在，不认为异常的情感反应是病态，不但不能叙述，反而否认、辩护或回避。

（5）有些患者出现代偿性症状，如抑郁症患者可表现特别勤快，不停劳动，与一般的抑郁症无力、少动不同。有些抑郁症患者不仅没有愁眉苦脸的表情，反而有时似乎面带微笑，有人称之为"微笑型抑郁"，以强作欢笑的面容来掩饰内心的悲苦，甚至可为企图自杀的先兆。

（6）严重的躁狂症（如谵妄性躁狂）和抑郁症（如抑郁性木僵）在恢复后不能完全回忆病中情况，叙述时有片面性和想象性，若完全相信作为诊断依据，也可能造成误差；如有一位抑郁木僵患者，醒来后称当时想到自己成为有特异功能宇航员，不需具备任何设备就可在太空中游览，即被误认为是"夸大妄想"。

（十）医生的诊疗态度

归根结蒂，疾病的诊断是医生作出的，发生误诊，关键的问题也在于医生，病史不准确，症状不典型，患者不配合，检查不全面等都可能是误诊的原因。医生如果相信这些，靠不可信、不完整的信息资料作依据进行分析，结果难免有误。医生值得注意的问题有以下几个方面。

（1）以自身的性别、年龄、思想、文化、信仰、习惯、性格和素质等为"典型"，来与患者相比，有明显不同和差异者即考虑为病态，如自己性格内向，寡言少语，看到有人好高谈阔论、狂妄自大的就认为是躁狂症；自己性情良好，兴趣广泛，看到患者悲悲切切，不愿多谈，即认为是抑郁症。这样就可能发生诊断偏差。应根据患者的具体情况和过去的一贯表现来考虑诊断问题。

（2）医生应有广泛的知识面和扎实的精神科的基本功，对症状的识别和疾病的鉴别有丰富的理论知识和实践经验，并善于科学地、全面地分析问题，尽力避免主观成分，诊断的正确性就会提高。

与其他各科相比，很多精神疾病由于缺乏肯定的生物学依据，诊断主要依靠的是病史和精神检查，因此诊断时思维要客观，实事求是。应该在精神疾病的诊断上也反对两个"凡是"，即"凡是过去诊断过的都不能改变，凡是上级医生分析过的都不会错"。

（3）责任心不强，对家属或患者的叙述偏听偏信，不加分析和论证，不作全面、详细检查而"想当然"，对诊断工作草率了事。

（4）只片面重视一时一事的横断面观察，"瞎子摸象"似的考虑患者诊断，不作纵向的病程演变研究。

第四节　某些相关类型及有争议的类别

一、恶劣心境

国外 DSM-Ⅳ 和 ICD-10 的精神障碍分类，把恶劣心境（dysthymia）归入于心境障碍（mood disorder）一章之中，一般认为"恶劣心境"相当于国内过去的"抑郁性神经症"在 CCMD-2-R 中，这一疾病归于神经症中。而 CCMD-3 由于向国际分类接轨等原因，改放在心境障碍（情感性精神障碍）一章之中。对此尚有各种不同看法，各抒所见，莫衷一是。

其实抑郁性神经症这一名称，还是美国人首先创造的。1934 年美国精神病学会的分类中，即有"神经症性抑郁症"这一诊断名称。美国 DSM-Ⅰ（1952 年）把这一名称作为反应性抑郁症的同义语，与精神病性抑郁症相并列。DSM-Ⅱ（1968 年）即改称为"抑郁性神经症"，是神经症中的一个类型。DSM-Ⅲ 和 Ⅳ 又将与之相当的心境恶劣障碍（dysthymic disorder）诊断名称归入情感性（心境）障碍一章之中，并在其后也说明："包含抑郁性神经症和神经症性抑郁（持续 2 年以上）"等，似乎即系抑郁性神经症的同义词。

这里涉及的有下列几个问题，即恶劣心境是否适合作为疾病诊断名称，又恶劣心境是否是抑郁性神经症的同义词。接着的问题是抑郁性神经症是否可纳入抑郁症之中，还是属于神经症之一种。从 ICD-10 的分类可以发现，其所指的恶劣心境（F34.1）包含抑郁性神经症、抑郁性人格障碍、神经症性抑郁等。实际上可以理解主要是为了把抑郁性神经症从神经症中分离出来而纳入抑郁症之中而设定的诊断名称。这种分离概念是否合适，国内外学术界颇存争议。如 France 及 Miglioreli 认为心境恶劣有原发和继发之分，心境恶劣可继发于其他疾病，因此认为心境恶劣是一种综合征，而抑郁性神经症是一种疾病单元，是原发的。Kocsis、Lopez Ibor 都认为抑郁性神经症与心境恶劣障碍不是同一概念。Hirschleld 认为抑郁症、心境障碍和抑郁性人格障碍三者是不同的疾病实体。仔细比较 ICD-10 及 CCMD-3 关于恶劣心境的概念也并不相同。如 ICD-10 指出恶劣心境包括抑郁性人格障碍，而 CCMD-3 把抑郁性人格障碍作为恶劣心境诊断的排除标准。

也有人主张抑郁性神经症（恶劣心境）可归为抑郁症范围。Akiskal、Freeman 等均主张此说；国内陈远岭等对符合 CCMD-2-R 诊断标准的 23 例抑郁性神经症患者和 43 例抑郁症患者做对照，并做随访观察，结果除人为规定的病程和严重程度有不同外，两者并无本质上的差别，认为把抑郁性神经症归入心境障碍是合理的。

根据我国的传统认识及临床工作的实际性，把抑郁性神经症归入心境障碍并不合适，还应属于神经症范围，这样才符合我国精神疾病分类以病因分类为主，症状分类为辅的原则，也符和等级诊断的原则。以下列举抑郁症与抑郁性神经症的区别。

（1）抑郁症是内因性疾病，发病原因以内因为主，虽与心理社会因素也可有某些关系，但根本的病因在"内因"；而抑郁性神经症是心因性疾病，心理社会因素是发病的主要因素。

（2）抑郁症常有明显的家族遗传因素；抑郁性神经症有人认为可能与遗传因素有些关系，也有人认为无明显关系。

（3）抑郁症可在一定诱因（如精神因素）后发病，但也可没有明显诱因而发病，尤其在第二次或多次发作时，发病前常无显著精神因素等诱发；而抑郁性神经症发病与心理因素关系多明显而密切。彭昌孝等报道 50 例抑郁性神经症，全部有诱因而发病，其中 37 例为精神刺激因素，5 例为躯体疾病，8 例两者都有。

（4）抑郁症患者常有在实验室检查中发现有某些生化物质的改变等；而抑郁性神经症很少改变。

（5）抑郁症终身皆可能发病，但一般认为以 24 岁以上为多；而抑郁性神经症 18 岁以前发病较多。

（6）两种疾病的人格基础不同，抑郁症可为内向或外向，或有循环性格，或有人所描述的特殊性格；而抑郁性神经症性格多为内向，多疑善感，甚至与抑郁型人格障碍难以区别。

（7）临床表现也有很多区别：

1）抑郁症患者兴趣普遍减少，甚至对所有事物均毫无兴趣，完全消失；而抑郁性神经症患者对周围事物的兴趣虽也可减少，但程度较轻，或是部分的，减退而不丧失，如对以往感兴趣的事物仍保留一定兴趣。

2）抑郁症患者感到前途已到绝望程度，一团漆黑，毫无希望和出路；而抑郁性神经症患者对前途也抱悲观态度，但失望而不绝望，且可接受周围环境影响。

3）抑郁症患者多有运动性抑制，动作迟钝、缓慢，最严重时可出现木僵状态；而抑郁性神经症运动性抑制多不明显，不严重。

4）两种疾病的患者自我评价均可低落，认为自己没用处、没出息、不如人，但也有所不同。抑郁症患者可为此而自感羞愧，自责、内疚，严重时甚至发生罪恶妄想；而抑郁性神经症患者虽也自我评价较低，但仍愿接受鼓励、赞扬，可因此在一定时间内有所提高。

5）在与人交往方面，抑郁症患者主动和被动接触均减少，既不愿意主动外出与人交往，即使亲友来访，也感烦恼苦闷而不愿参加社交；而抑郁性神经症患者虽不大愿意主动与人交往，但仍能较好地接待亲友，尤其愿意接受同情、被动交往仍较好。

6）抑郁症患者思想内容多消极悲观，常有自杀观念和行为，自杀成功率是所有精神疾病中最高的；而抑郁性神经症患者虽也情绪低落，可有消极观念，但自己想死而又怕死，因此瞻前顾后，矛盾重重，自杀意念多而行动少，自杀的意志多不坚决，自杀成功者更少。

7）抑郁症轻症患者虽也可有一定疾病自知力，但多不完整，也可缺失；而抑郁性神经症可较大程度地存在，有的还求治心切，主动找医生，希望使用良好办法和药物能早日治愈。

8）抑郁症患者可有节律性变化，有些患者表现晨重夕轻；抑郁性神经症症状则无此节律变化。

9）抑郁症患者不仅情感反应抑郁，思维和行为均可发生抑制现象，如思维迟缓、反应缓慢等；而抑郁性神经症患者仅有情绪低落，思维和行为多无明显抑制。

10）抑郁症患者多责备自己，自感内疚，对不起人；而抑郁性神经症患者虽也可发生自责，但更多的是内心不满意别人，可认为正因周围环境和人们对他不公，才会使自己没能耐，没前途。

11）相当多的抑郁症患者食欲可以减退，使体重有明显下降，只有少数患者出现多食的症状；而抑郁性神经症患者食欲多无明显改变，或不变，或稍有减退，一般不致影响体重。

12）在生活方面，抑郁症患者多受明显影响；而抑郁性神经症患者一般都能自己很好地料理生活，不受严重影响。

13）抑郁性神经症患者常较明显地反映环境对临床症状的影响，有良好处境、亲友规劝、安慰和鼓励一般可发生较好影响，使患者的情绪有所开朗（即使是一时的）；而抑郁症患者却始终情绪低落，难受影响，甚至对这些安慰反而感到烦恼。

（8）抑郁症有的可出现精神病性症状，如妄想、幻觉、木僵状态者，CCMD-3等分类在抑郁症中还特为列出有精神病性症状者，有人称之为"精神病性抑郁"；而抑郁性神经症属于非精神病性精神障碍，是不应该发生精神病性症状的。

（9）躯体化症状在这两种疾病中均可发生；但抑郁性神经症中更多，甚至可掩盖情感症状而成为患者的主要诉述。

（10）抑郁症可有躁狂发作或轻躁狂发作，则为双相情感性精神障碍；而抑郁性神经症不会出现躁狂发作。

（11）这两种疾病的病程和预后也有所不同：抑郁症每次发作病程可较短，但易复发；抑郁性神经症的病程多较迁移，很多通行的诊断标准（如CCMD-3）规定为至少2年，其间虽可有缓解期，但为时短暂。

（12）药物治疗的效果对这两种疾病也是不同的。一般抑郁症对各种抗抑郁药，包括三环抗抑郁剂、四环抗抑郁剂、SSRIs、SNRIs、NaSSA等均有相当疗效、多数患者可有不同程度的进步；而这些药物对抑郁性神经症来说，大多疗效难以满意，或一时有效，而不能持久，甚至只起安慰剂的作用。

（13）电休克治疗对大多数抑郁症患者，只要能排除禁忌证，疗效良好；而对抑郁性神经症患者则弊多利少，甚至有弊无利，不宜进行。

（14）心理治疗对这两种疾病的进行方法和效果也有所不同。抑郁症在疾病急性发作期、病情严重时不适合做心理治疗，而在疾病恢复期可配合进行，应以支持治疗为主，使患者了解药物治疗的重要性，服从医嘱进行治疗；抑郁性神经症则应以心理治疗为主要治疗，可贯彻于整个病程，内容应以认知性心理治疗为主，使患者对其本人所患疾病有所了解，提高主观能动性，消除对疾病等的各种顾虑，改善环境，适当参加体力活动、文体活动和各种有益的活动，而不依赖药物，医生应与患者共同商讨治疗问题等。

在CCMD-2-R中，抑郁性神经症未被取消，其诊断标准制订得颇为详细而具体，基本上符合上述的与抑郁症的鉴别要点。先表明抑郁的程度为轻度至中度，后再列出7项症状标准,每一项有两句话,前一句表示存在抑郁症状,后一句表明本病的特征,向抑郁进一步,又退半步,一前一后,表达相当完整。

(1) 兴趣减退,但未丧失。

(2) 对前途悲观失望,但不绝望。

(3) 自觉疲乏无力或精神不振(是患者自己感觉的,并非抑郁症的精力明显减退、无原因的持续疲乏感)。

(4) 自我评价下降,但愿接受鼓励和赞扬。

(5) 不愿主动与人交往,但被动接触良好,愿接受同情和支持。

(6) 有想死的念头,但又顾虑重重。

(7) 自觉病情严重难治,但主动求治,希望能治好。

接着罗列了排除标准,把抑郁症所特有的症状排除。

(1) 明显的精神运动性抑制。

(2) 早醒和症状晨重夕轻。

(3) 严重的内疚或自责。

(4) 持续的食欲减退和明显的体重减轻(并非躯体疾病所致)。

(5) 不止一次自杀未遂。

(6) 生活不能自理。

(7) 幻觉或幻想。

(8) 自知力缺损。

总之,最后再列出病程标准,就表明了对本病的临床要点。

精神疾病的分类方案和诊断标准是在不断发展中的事物。相信随着科学的发展和临床经验的积累,会变得更加完善起来,亦更加切合实际。

现举 1 例:

男性,32 岁,中学教师。自幼聪明,在中小学学习时,成绩优秀,往往名列前茅,深受家长及老师好评和喜爱。在师范学院学习时也是如此。自己抱负很高。希望毕业后考研究生,或出国深造。但因家庭经济困难等原因,未能如愿,且身体虚弱,有高度近视,应聘失意,最后到一小城市郊区中学任教。自感不得志而长时闷闷不乐,不愿与人多交往,孤僻好静,常在独自居住的小室中看书。有人说他"其实也没有看进去多少书,只是在发呆、沉思","孤芳自赏",至今未婚。2 年前因错改某学生考卷,受到校长在某次教师会上不点名批评。此后情绪更低落,常叹气,天气阴暗、寒冷时有 2 次呆望天空流泪,当时有人叫他,就赶快掩饰,说是"冷风吹得眼睛流泪水,并不是什么不愉快"。更少与人交往,但有同事找他谈心,可尽吐心声,倾谈甚久,似乎把满腔牢骚一吐为快,承认没实现自己抱负而整天高兴不起来。又认为世上不平事太多,自己所受到的就是不公平待遇。但教学工作仍很认真,对待同事和学生都能以礼相待,课堂上讲解清晰,批改作业一丝不苟,深受同学们好评。有一次被评上县先进教师,十分激动,向校长等校领导一再讲"以前都是我的错,上次搞错学生考试成绩更是对不起他,以后一定好好干"。此后也参加一些旅游、晚会等活动,也能看到他的笑脸。但好景不长,约 1 个月后又故态复萌,低落的情绪反应,愁眉苦脸的样子又成了他的主流。服阿米替林等抗抑郁药,有一定效果但不能持久。

此患者以情绪低落为基调,病期甚长。有性格特点,既自责而又抱怨环境,思维与行为未受抑制。工作能力不减退也无自杀意念和行为,受环境影响较大,药物治疗效果不理想。最后诊断为恶劣心境,亦即 CCMD - 3 抑郁性神经症。

二、分裂情感性精神病

在国内精神分裂症诊断标准概念扩大化的时期里,认为精神分裂症可以伴有情感性症状,而情感性精神障碍却不允许有分裂性症状。这种错误倾向得到纠正后,有一时期某些医生又把兼有分裂性格和情感症状的疾病,一概归之于分裂情感性精神病,又把这个诊断扩大化了。按 CCMD - 3 对本病所制订的诊断标准,则必须符合以下各项。

(1) 不仅有分裂和情感两方面症状,而且都相当突出,同时能符合精神分裂症和情感性精神障碍两种疾病的症状标准。

(2) 分裂和情感两方面症状同时存在至少 2 周。

(3) 分裂和情感两方面症状符合症状标准的时间差距,不能超过 1 周(躁狂)或 2 周(抑郁)。

个别病例一次发作诊断精神分裂症,另一次发作只符合情感性精神障碍的诊断标准,那就得按当时的情况下诊断。过去的发作只作为过去史的内容,而不能诊断为分裂情感性精神病。目前对分裂情感性精神病的概念还有不同意见,认识仍不一致。大致有以下几种看法。

(1) 本病是一种过渡状态,继续随访观察,大多不是归入精神分裂症,就归入情感性精神障碍。

(2) 是不典型的精神分裂症。

(3) 本质上是情感性精神障碍。

(4) 是精神分裂症与情感性精神障碍的合病,如同抑郁症可与焦虑症合病,称为"焦虑抑郁症"一样。

(5) 是一独立的疾病单元,诊断上与精神分裂症和情感性精神障碍都是平行的。

病例

患者,男性,34 岁。近 2 个月来话多,自称精力特别旺盛,尤其是脑力已超过以往任何时期;正在攻克陈景润没有能搞成的 1＋1＝2 问题,已经完成了 90% 以上,很快就会一鸣惊人,为国争光。并称有两派人物,分别来自太空中不同星球,一派支持他,经常传授他 1＋1＝2 问题中的关键,通过耳语让自己记录下来;另一派则加以破坏,控制他的思想和行动,好几次使他脑子混乱,透不过气来。平时又喜欢做"好事"、管闲事,自称 1＋1＝2 问题研究成功后,有的是钱。又讲:"现在要钱做什么",因此工资到手就乱请客,一次买 10 条香烟,在工作单位发烟,男的每人 2 包,女的每人 1 包;称"你自己不抽可给你家里人抽",若拒绝他就会发火,"看不起我,你要负全部责任","影响我的科学研究,你将成为民族罪人"。晚上常不睡,认为"不需要像猪一样睡那么多",要独自外出"寻找灵感,与支持他的外星人求沟通"。

经抗精神病药和碳酸锂治疗,并做无抽搐性电休克治疗 6 次,约 1 个月后症状逐渐好转,诊断为分裂情感性精神病。

三、环性心境障碍

除恶劣心境外,另一种主要的持续性心境障碍为环性心境障碍。它与恶劣心境相同的是:① 也有情绪低落,但不符合抑郁发作的诊断标准。② 社会功能受损较轻。③ 病程长,至少 2 年。④ 可有心境正常间歇期。⑤ 发病与性格因素密切相关。⑥ 属于非精神病性精神障碍,无精神病性症状,自知力完整或较完整。但与恶劣心境有不同之处,即环性心境障碍有时以心境高涨的形式出现。既以情感高涨和低落为其基本症状,但又不符合轻躁狂和抑郁发作的症状标准,那么,其临床表现是怎样的呢?

1. *抑郁发作时的主要症状*　有以下几个方面。

(1) 精力下降或活动减少,但生活和必要的活动仍存在,更不会发生木僵状态。

(2) 失眠,但不一定是早醒。

(3) 自信心丧失或感到自信心不足,但并不绝望,认为尚有努力成功的余地。

(4) 集中注意困难。

(5) 社会退缩,但基本社交仍能保持。

(6) 在性活动和其他乐事中失去兴趣和乐趣,但对过去有浓厚兴趣者有时仍愿参加。

(7) 言谈比平日减少,但不致出现缄默症。

(8) 对前途悲观或悔恨过去,但自杀意念少而不很强烈,有此行为而致死者极少。

2. *轻躁狂发作期中主要症状*　有以下几个方面。

(1) 精力和活动增加,但不致精疲力竭为止。

(2) 睡眠需要减少。

(3) 自我评价过高,但不致发生夸大妄想。

(4) 思维敏捷或具有不同寻常的创造性,但不致滔滔不绝,口干舌燥。

(5) 比平日更合群,一般不给他人带来危害。

(6) 比平日更善变或更诙谐,但不严重脱离现实,可盲目地强词夺理。

(7) 兴趣增加,对性活动或其他乐事的兴趣增强,但有一定自我控制能力。

(8) 过分乐观或夸大既往成就。

总之,程度较抑郁或躁狂发作为轻,有时不经仔细观察,还不一定发现属于病态的情感障碍;一般与平时的精神状态相比较,就可发现有所改变。

四、更年期抑郁症

CCMD - 3 等国内外精神障碍分类中已找不到本病的名称,可能认为本病与抑郁症并无本质上的区别,只是更年期发病症状有些特点而已。但这一名称过去使用已久,因其临床症状除情绪抑郁外,尚有忧虑(忧虑及焦虑)十分突出,故称为更年期忧郁症(involutional melancholia),本节略作介绍。

本病初发于更年期,男性为 50～60 岁,女性为 45～55 岁。人们进入更年期后,常有以下情况发生。

(1) 老年期逐渐迫近,生理上常开始出现改变,如女性绝经、内分泌功能变化、好发于老年的疾病开始出现,如高血压和动脉硬化、肥胖、糖尿病及听、视能力减退等。

(2) 环境发生改变,如面临退休、工作岗位逐步为年轻人所替代、子女不满意或外出工作、老伴有病等都比较常见。

(3) 自感老之将至,有"日落西山""夕阳无限好,可惜近黄昏"之感;回顾以往岁月,不堪回首,瞻望今后前途,十分茫然,心境容易苦闷、烦躁。

(4) 常有躯体疾病、亲人亡故、子女远离、工作变动等生活事件作为发病诱因。

这些也是本病的有关发病因素,有以上情况者就容易发病。本病的临床症状与其他抑郁症一样,以情绪低落为基调,但常有以下情况为其特点。

(1) 早期有神经衰弱样表现及自主神经功能紊乱,患者常体诉较多,如失眠、乏力、精神萎靡不振、头痛、头昏、记忆减退、注意力不能集中等。

(2) 好回忆往事,一是想起过去辉煌,事业有成,但现在已一落千丈;年过半百、精力衰退、力不从心,将被社会所淘汰、所遗弃,怎能靠子女生活而"只会吃饭,不会做事,生不如死"。另一种是常想过去自身的缺点和错误,并予无限扩大、自责自罪、内疚不已;如"老母有病,我没有日夜陪她,使她心中不安,实际上就是我害了她","用公家信纸信封写信,等于贪污,至今还没有交代","为小事与邻居争吵,现在他们因此生病住院,今后还有什么脸见他们"等。可因此形成罪恶妄想,也可认为周围人因此会厌恶他、辱骂他、甚至谋害他,出现被害妄想和相应的幻觉。

(3) 焦虑不安十分明显,坐不住、站不定、惶惶终日、不知如何是好,自杀意念和行为也颇为常见,而行为抑制不明显。

(4) 过分注意和关心身体情况,对细微感觉都十分敏感;总觉得自己健康状况日益减退,死亡已经临近。进一步可发生疑病妄想,认为自己血枯脏烂,头脑变空,无可救药。

(5) 人格解体和虚无妄想也较常见,认为一切均已变得虚无缥缈,包括自己躯体也已不复存在,或只剩下一具有形无实的躯壳。

(6) 生理功能减退,如内分泌失调、食欲减退、口干、便秘、腹胀、血压和心率改变、四肢麻木、性欲减退、睡眠障碍等。

(7) 女性多于男性。

近年研究认为本病患者家族中情感性精神障碍遗传史也不乏其人,但亦在更年期发病者并不多见;既认为病因与内分泌改变有关,但以内分泌制剂治疗无效,以抗抑郁剂、抗焦虑剂治疗则多有效而与其他抑郁症相仿,因此认为把本病作为一疾病单元看待意义不大。

五、老年性抑郁症

(一) 原因

在老年期发生的抑郁症,除抑郁症的基本症状——情绪低落外,还有其一系列的特点。

这主要是由于其他原因所致。

（1）老年人生理功能减退，常有感觉迟钝、记忆力差、步态不稳、代谢障碍等情况，躯体疾病也明显增多。

（2）心理状态也常有改变，如性格改变、说话啰嗦、行为幼稚、精力不足等。孤寡老人生活无着，缺少照顾的老人，因心理上的不良刺激和精神压力更多更重，情绪抑郁的表现就更为突出。

老年人心境不良、自我评价过低、消极悲观既可能是老年性抑郁的表现，也可为老年人躯体疾病所引起和伴发的症状，还可能是正常老人不良环境的情绪反应；必须详细观察其症状、病程演变、与现实的关系和体格、实验室有关结果等来综合考虑，这样方能诊断。

（二）特点

老年人的精神运动性迟缓是老年人的正常生理性改变，还是老年性抑郁等精神障碍，还是老年慢性脑器质性综合征如脑动脉硬化、早期老年性痴呆等，均应仔细鉴别。老年性抑郁主要有以下特点。

1. **情感障碍**　常长期存在，慢性抑郁症较青年人为多。症状表现多不典型，以自感孤独、寂寞、无用、绝望等为多，常以"心里难受"、"提不起精神"等诉述来表达其抑郁的内心体验。焦虑、烦躁、激越也较多见，可表现为敌意和易激惹，据统计约占老年性抑郁症患者的70%以上。

2. **思维障碍**　自感脑力迟钝，反应缓慢，思想内容以好回忆往事、不愉快的联想为多；无端贬低、丑化和否定自己，自责自罪而致消极厌世。约30%患者出现疑病、罪恶和贫穷等妄想。

3. **认知功能减退**　记忆力、计算力、理解力和判断力均减退，但若不是器质性疾病的早期和伴发症状，则与痴呆不同，有可能经过治疗后好转，但需与真性痴呆相鉴别，后者可有意识不清、定向障碍、近事遗忘和人格衰退等，而老年性抑郁多起病较急、违拗、悲伤、激越和焦虑不安等症状可能更为突出。

4. **意志和行为障碍**　患者依赖性强、生活懒散、好犹豫、少主动性、行动缓慢、回避社交，常卧床，生活不能自理，似处于无欲状态；有的则焦虑不安，自杀率可高达10%以上。

5. **躯体症状**　情感症状可转化为躯体症状，如腹胀、便秘、胸闷、心悸、食欲不振、乏力、头昏、头痛等，常成为突出的躯体性焦虑，表现为"隐匿性抑郁"形式；可因此产生疑病妄想和虚无妄想，并常有体重减轻。

老年性抑郁症病程较长，平均持续在1年以上；很多成为慢性抑郁症，预后较差，治疗困难。

六、儿童抑郁症

儿童的情绪表达与成人不很相同。儿童即使有抑郁情绪，也多不能很好叙述，因此有人认为儿童抑郁症多很隐蔽，可称为"抑郁等位症"。由于年龄的影响，儿童抑郁症的主要症状可表现在以下几个方面。

（1）易激惹、敏感、好发脾气、哭闹、不安、违拗等。

（2）孤独、退缩、认为自己没有价值、愚笨、丑陋、见不得人、自我评价低、快感缺失。

（3）表情淡漠，抑郁的情绪藏于深处，难以发现，但患儿也可消极悲观而出现自杀、自伤行为，因此儿童自杀者很可能患有抑郁症。

（4）行为障碍，如逃学、多动、攻击别人、打架、犯罪、学习成绩差。Weinbey 观察 72 例儿童行为问题和学习困难者，其中有 45 例（62.5%）可诊断为抑郁症。Chiles 等在 120 例犯罪儿童中，有 28 例（23.3%）符合 ROC 诊断标准中的重性抑郁症。

（5）躯体症状，如睡眠障碍、食欲不振、胸闷气促、疲乏无力、遗尿遗粪等。Wing 报道 25 例严重头痛患儿中，10 例可诊断为抑郁症。Cantwell 等认为 1/3 的神经性厌食患者可符合情感性精神障碍的诊断标准。

儿童抑郁症平均病程约 9 个月，一般预后较好，但也有的到青春期时发展成为双相情感性精神障碍。

七、婴儿抑郁症

是婴儿与其母亲早期分离的情绪和行为障碍，也称为"依附性抑郁"（anaclitic depression）。主要表现为啼哭不止，如已能行走和讲话，则四处寻找父母，多动，易激惹。以后可接着表现为抑郁、退缩和绝望，对周围无反应、无兴趣、表情苦闷、沮丧、哭泣，又食欲差、体重不增加、身体瘦弱、精神运动性迟滞，可因营养不良而夭折，一般发生在出生后 6 个月左右。

八、老年躁狂症

因受年龄影响，老年人患躁狂症时，行为一般不明显增加，只是话多、喋喋不休、啰嗦而重复，感染力差，思想内容不及年轻人患躁狂症时那么丰富；有的老年躁狂症表现老气横秋、一本正经、严肃有余、风趣不足、好教训人。

老年躁狂症的症状多不典型，情绪高涨、意念飘忽、行为增多、性欲亢进等多不明显。而可有情感不稳定、易激惹、出现妄想和攻击性行为，动作较笨拙，有幼稚、愚蠢的表现，病程可延长甚久，成为慢性躁狂症。由于老年躁狂症症状多不典型，诊断比较困难，并需充分排除脑动脉硬化等器质性疾病。

九、儿童躁狂症

儿童躁狂症颇为少见，因思维过程较为幼稚，情感体验较为单调。

1. 临床症状　与成人躁狂症有很多不同，主要有以下几种情况。

（1）多破坏、攻击行为，注意力不能持久集中、时时转移，活动也增多，容易闯祸、影响环境和他人，需与儿童多动症相鉴别。

（2）喜欢喧闹、欢叫，自觉高兴，但感染力差。

（3）对批评不接受、对挫折不耐烦，容易引起愤怒和反抗。

（4）可伴有精神分裂症症状，如妄想、幻觉、奇特行为等，有时也可伴有抑郁症状。

2．儿童躁狂症的主要特点 有以下几种。

（1）情感障碍易激惹、目空一切，傲慢无礼，较成年人更易出现抑郁症状，可突然自杀。

（2）思维障碍自以为是，夸大，注意力不集中，易受外界影响而分散注意。

（3）精神运动性兴奋可为协调性或不协调性的，举止轻浮、惹是生非、蛮横无理、攻击性强、行为冲动。

（4）心身症状进食过多或过少，腹痛，失眠等。

儿童躁狂症常有其特殊的人格素质，多数属外向性人格，或有环性性格基础，情感易波动。病程中可反复多次发作，也可有双相发作。

十、难治性抑郁症

难治性抑郁症是指抑郁症治疗效果不佳，并非单独的疾病类型，而只是治疗过程中的一种现象，又称为阻抗性抑郁症（treatment refractory depression，TRD，或 treatment resistant depression）。

抑郁症治疗到什么程度效果不良方能称为"难治性"，各家的定义不一。Goodman 认为"经一种标准的抗抑郁剂的一次充分治疗而无反应或反应不良的重性抑郁症"，即为"难治性抑郁症"。所谓"充分治疗，系指某种对一般病例有效药物的足剂量、足疗程治疗。"

难治性指的是原发性抑郁症。若系继发性的则其原发疾病和病因未能去除，因此疗效不好，不能以"难治性"来考虑。对于抗抑郁剂足够剂量的理解也各有不同。大致的各种常用药物的足量可初步定为丙咪嗪、阿米替林和多塞平均为 $\geqslant 250$ mg（血药浓度 $\geqslant 200$ μg/ml）。氟西汀，西酞普兰和帕罗西汀均为 $\geqslant 40$ mg，舍曲林为 200 mg，氟伏沙明为 300 mg，三唑酮为 $\geqslant 300$ mg。电休克治疗为 12 次。

难治性抑郁症的发生率各人报道差距很大，一般认为占全部抑郁症的 10%～30%。以下几种类型抑郁症，较多成为难治性的。

（1）慢性抑郁症老年人较多，久治不愈，抑郁症状持续 2 年或更长的时间不缓解，可为一次或多次抑郁发作后的遗留。慢性抑郁症成为难治性者，除抑郁情绪外，尚多有神经症症状和躯体不适症状。有人认为单相抑郁症较双相障碍更易成为慢性难治性的。

（2）妄想型抑郁症即精神病性抑郁症，治疗常较困难而成为难治性的。患者的妄想常发生于抑郁情绪的基础之上，可持久而系统。Quitkin 等和 Spilker 等认为妄想型抑郁症是单相抑郁症的一个亚型，对三环类抗抑郁药疗效不良，而对电休克治疗联合三环类抗抑郁药或抗精神病药则反应良好。年龄较大者易发。

（3）快速循环型对碳酸锂反应不满意，频繁发作，且迁延多年不愈，严重影响社会功能。其中很多属于难治性者。

难治性抑郁症治疗有其特殊性，将在治疗一节中叙述。

十一、双相混合状态

躁狂和抑郁双相交替发作颇为常见,但两者同时发生于同一个患者身上,则十分罕见;但临床上也有不少报道,有的是躁狂和抑郁两种形式迅速交替,甚至数小时已经转相。还有的患者表现这两种症状同时存在,而且都十分突出,如说话滔滔不绝,口若悬河,动作也多敏捷,但思想内容却消极悲观,认为前途暗淡、生不如死;这种患者自杀意念强烈而易于付诸实施,最为危险,也有如患者动作迟钝、语言减少,但思想内容却夸大其词,自命不凡,如用轻微而缓解的语调说"大家决不能看不起我,我很快要大鹏展翅,因为我有才有能力,没有什么好怀疑的"。

十二、快速循环型

在双相型情感性精神障碍中,有一种特殊亚型——快速循环型,它的临床表现、预后和治疗都与一般的不同,以躁狂与抑郁两种形式交替发作为特点,其间可无明显的情感正常间歇期。约占全部双相型患者的1/10。女性多于男性,有人更按其发作情况作进一步的分类。

(1)早发型(首次发作后即呈循环发作)和晚发型(在多次发作后方进入快速循环),以后者为多,约占80%。

(2)典型快速循环型(≤3个月发1次,或每年发作≥4次,每次发作48小时)和超快速循环型(每次发作≤48小时,发作更频繁)。

(3)自发型(无明显发病诱因)和诱发型(由抗抑郁药治疗、碳酸锂、雌激素等药物、月经周期、甲状腺功能减退和心理应激因素等诱发)。

有人认为此型并非双相情感性精神障碍的一个亚型,而是一种比较少见的独立疾病,如Dunner和Fieve提出:每年至少有4次发作(或至少两个循环周期)的精神疾病。但一般认为仍属双相障碍的特殊亚型,常常治疗困难,预后较差。常常对碳酸锂反应差。某些抗癫痫药如卡马西平、丙戊酸钠、托吡酯等可能有效,甲状腺素也可能有效;而一般抗抑郁药可诱导躁狂发作("转躁"作用明显),停用可能使循环消失,但可继以抑郁发作,有人认为确诊为此型者,抗抑郁药以不用为宜。

十三、隐匿性抑郁症

CCMD-3对这一诊断名称有个说明:"在抑郁发作中,有显著的躯体症状与自主神经症状,而无相应的躯体症状可以解释,有时甚至掩盖了抑郁症状,有人称为'隐匿性抑郁症',这一名称未获国际公认,本分类系统亦不列入。"表示对这一名称抱否定态度。

在20世纪80年代前后,这一名称颇为流行,认为很多有各种躯体不适诉述的患者,虽然不一定有明确的抑郁症状,却是抑郁症的一个类型,定其名为"隐匿性抑郁症",其根据主要有以下几点。

(1)有些患者,并无抑郁症状,但以躯体症状代替了抑郁情绪又可名为"抑郁等位症",躯体症状即为抑郁的一种形式,好像癫痫患者的精神运动性发作,精神障碍代替了抽风一样。

（2）有的患者,不愿意叙述自己的抑郁症状,而只强调了躯体症状,有述情障碍(alexithymia)者情感的表达有障碍,不宜说出内心的心境体验和情绪反应,而以躯体不适的诉述来代替。

（3）虽无抑郁症状,但使用抗抑郁剂有效。

但这些看法连同"隐匿性抑郁症"这一诊断名称,遭到很多学者和临床工作者的反对,其理由主要有以下几点。

（1）抑郁症必须以情绪低落等抑郁症状为基本症状和核心症状,既无抑郁症状,何来抑郁症? 好像既是文盲,怎能称为学者。

（2）抑郁症有其诊断标准,若无抑郁症状而仅有躯体症状,肯定不能符合症状标准。

（3）抗抑郁剂有效也不一定就是抑郁症,很多抗抑郁剂如氯丙咪嗪、帕罗西汀、氟伏沙明等都对强迫症有效,对焦虑症也有效,有的抗抑郁剂还对儿童遗尿症有效,这些并非都是抑郁症。

（4）若仅有躯体症状而排除器质性疾病即可诊断为隐匿性抑郁症,则无法与躯体形式障碍相区别,两者就混为一谈了,尤其是有些躯体形式障碍患者对某些抗抑郁剂也可有效。

所谓"隐匿性抑郁",只能是先以躯体不适的诉述占显著地位,甚至是主导地位,但经仔细、深入地观察,就应有可符合诊断标准的抑郁症状存在,方可诊断抑郁症,只不过要发现和证实这些抑郁症状比较困难、费时,需要丰富的临床经验而已。

夏镇夷对本病归纳了几项辅助诊断的意见:① 抑郁症状的出现。② 病态的基础人格。③ 过去疾病病史及疾病过程。④ 家族史及遗传因素。⑤ 抗抑郁药物治疗的反应。许又新认为:隐匿性抑郁并不是抑郁的一种特殊形式,这个名称只是提醒医生,对于以躯体症状为主诉而又查不出躯体疾病的人,要考虑到有抑郁症的可能,如此而已,并没有其他意义,一旦确诊为抑郁症,也就不成其为隐匿性的了。

某些抑郁症状量表可测试患者有无抑郁存在及其严重程度,若患者能合作,则对发现抑郁症可能有所帮助。

"隐匿性抑郁症"的抑郁症状虽可在一定时间内隐晦不现,抑郁症状一般较轻,但也有较重的病例,有时也会发生严重后果,值得引起注意。

十四、抑郁谱系

有人提出某些精神疾病存在谱系,如精神分裂症和情感性精神障碍早在 Kraepelin 时代就认为是两种性质不同的疾病,但后有人认为是同一疾病谱系的两端,一端为精神分裂症,另一端是情感性精神障碍,中间是这两种疾病的过渡状态,如分裂情感性精神病即是,靠近某一端可为这一端疾病伴有另一端疾病的症状。Winokur 等(1971 年)则提出另外一种含义,抑郁症也有属于一个家族性的谱系,酒精中毒和反社会人格可看作是这一谱系的另一端,却与抑郁可构成有遗传关系的谱系障碍。有些发病较早的女性抑郁症,亲属中男性较多酒精中毒和反社会人格,与家族遗传性有一定关系,与这种"谱系"相对的称为"纯粹抑郁",

患者多晚发(40 岁以后发病),家族中抑郁症患者男女一样多,而没有酒精中毒和反社会人格者。这种说法不一定恰当,也未获得公认,但确有个别女性抑郁症病例,其亲属中女性也是抑郁症患者,男性有反社会性人格障碍的表现。

例 患者女性,38 岁,反复发作情绪低落已约 20 年,每 3～4 年发作 1 次,每次持续 1～2 个月不等,春夏季易发,至今已发作 4～5 次,并曾企图投河自尽 1 次,服毒 1 次,曾使用电休克治疗,服阿米替林,每日 150 mg,均可有效,但未按医嘱坚持服药,而几次复发。其伯父之女(堂妹)25 岁,今年也有类似发作,均诊断为抑郁症,索引病例为反复发作病例,其侄女为首次发作病例,索引病例之弟,贪图享受,不愿正常工作,被开除,自开饮食小店又不善经营而倒闭,常有偷窃和诈骗行为,被判刑在押,叔父饮酒成性,好夸大,好与人斗殴,人格也有问题,是否属于 Winokur 等所谓的"谱系",可供讨论。

十五、季节性情感障碍

由 Rosenthal 等于 1984 年命名,认为是情感性精神障碍的一种亚型,多在秋末冬初发病,春夏节时常能自发缓解,或转为躁狂相。可每年如此发作,至少连续 2 年。据称好发于纬度高的地区,如北欧国家,那些地区气候严寒,四季中昼夜长短变化很大,冬天时白天甚短,多在漫长夜晚中。此种特殊类型的发作,与松果体的褪黑激素(melatonin)的季节性节律改变有关;各种这些地区日间时间甚短,褪黑激素生成减少,从而反馈性抑制 5-HT 合成,使神经突触间隙 5-HT 水平降低,因此引起抑郁发作,发病与其他心理社会因素关系不大,女性较多,抑郁程度以轻至中度为多,除情绪低落外,常伴有疲乏、头痛、嗜睡、喜食碳水化合物、体重增加等症状。可以强光照射来补充日照的不足来治疗,据称可以有效,有关这一类型的研究尚不很多,还待继续进行。

十六、阈值下抑郁

这是一种未获得公认的诊断名称,在 CCMD-3 等诊断标准中都没有它的位置,但既有人提出,值得今后进一步研究。

阈值下抑郁主要指的是患者有抑郁症状,且造成社会功能损害,但不能符合抑郁发作的症状标准。持续性心境障碍如恶劣心境也不能符合抑郁发作的标准,但与阈值下抑郁概念有所不同,后者是病程冗长的疾病,常有性格基础和精神因素作为发病诱因,但阈值下发作病程在 2 周以上,不一定很长。Lewis 把阈值下抑郁称为"亚综合性症状性抑郁(subsyndromal symptomatic depression,SSD)",为它下的定义是:"至少 2 周内的全部或大多数时间里,同时存在 2 个或更多个抑郁症状,又不符合抑郁发作和恶劣心境的诊断,但造成了社会功能障碍。"

另一种类型的阈值下抑郁表现为符合抑郁发作的诊断标准,但持续时间不足 2 周。有些人抑郁反复发作,每次持续时间不过数日,却每月至少要发作 1 次,发作时工作能力严重受损,Angst 将这一类型称为反复发作的短暂性抑郁(recurrent brief depression,RBD),每次发作时间一般不超过 1 周,平均为 3 日,无发病诱因和先兆,间隔不规律,抑郁程度较重,符合抑郁发作的症状标准,2/3 可达中度抑郁,另 1/3 患者可达重度抑郁,间歇期可彻底缓解。ICD-10 的分类中将归入"F38.10 其他心境障碍"。

DSM-Ⅳ的心境障碍分类中有轻性抑郁这一类别,其症状标准为至少存在有 2 个,但不超过 5 个抑郁症状,其中之一必须是心境抑郁、悲伤或沮丧,或是对大多数活动失去兴趣或愉快感,症状持续时间不少于 2 周,则与 SSD 有部分重叠。SSD 患者中,约有 1/3 符合这一诊断标准,称为 SSD 伴有心境紊乱,另外,2/3 患者称为 SSD 不伴有心境紊乱。

Boadbead 认为阈值下抑郁即为较轻性抑郁(minordepression)。他进一步划分为伴或不伴有心境紊乱两种亚型。伴心境紊乱的患者指有一个或多个抑郁症状,其中之一必须是 DSM-Ⅳ重性抑郁 A 项标准中的一条(即心境抑郁、悲伤或沮丧,或兴趣或愉快感丧失);不伴有心境紊乱者指有一个或多个抑郁症状,但不符合 A 项标准。

总之,阈值下抑郁这一诊断类别是否可以成立,还有研究余地,但应引起重视,尤其是反复发作的短暂性抑郁在发作时也可出现自杀意念或行为,发生率虽不及抑郁症那么高,但因其抑郁程度也可较重,必须引起警惕。

十七、单纯居丧反应

人在与亲人生离死别之后,出现情绪高度低落、沮丧,称为单纯居丧反应(simple bereavement),表现与抑郁症极为相似,而其中大部分是正常人的强烈情感反应,而并非病态反应。有的已成为应激相关障碍或其他精神疾病的诱因。

第五节　情感性精神障碍的诊断思路

对情感性精神障碍的诊断,可按照以下的思路,有步骤地对患者进行分析。

(一) 有无高涨或抑郁情绪

情绪反应的归纳,一般并不困难,人的喜怒哀乐大多是容易被观察到并加以确定的,但有时也会混淆,如情绪激动、话多、高声诉述对方缺点、总是认为自己有理。这种情况既可发生于人格障碍、心因性障碍、偏执性精神障碍等患者,也可出现于正常人的生理性激情状态,但都不是躁狂时的情绪高涨,就需与躁狂状态时易激惹状态下的兴奋相区别。躁狂症患者在受到激惹时也会气愤,强词夺理,自以为是,目空一切,嘲笑甚至辱骂对方。则要结合其他症状,情绪激动的原因,和发作前后的精神状态,以及病史、检查等情况来综合考虑。

抑郁状态时的情绪低落时言语动作均减少,有时需与情感淡漠、呆滞等相鉴别,若仔细观察表情,探索思想内容,鉴别一般也不致困难。

(二) 判断是正常还是病态

若有情感高涨或低落要判别是正常的情感反应还是病态表现? 正常人在逢喜事时也会精神舒畅、欣快话多,遇到不称心、受委屈、遭劫难时也会情绪低落,需衡量其程度和持续的时间、前因后果、对环境和他人的影响等,分析其情感反应是否与境遇相称,是否可被正常理解。

有时情绪改变前现实遭受一定的生活事件,那属于正常的情绪反应还是病态的精神症状呢？如患某躯体疾病后情绪低落，正常人也可因对疾病的顾虑，疾病引起的躯体痛苦和不适、怕经济难以负担、影响工作学习、给家庭造成困难等，表情苦闷抑郁，也是常情，并与其性格、文化、思想状态等也有关系。但若程度超越可理解的程度，抑郁反应与躯体疾病情况不相称（如病已痊愈，但仍抑郁，或病前早已有抑郁，或病已较久，病情稳定时，抑郁却突然产生等）则应考虑躯体疾病所致（疾病引起）和伴有（因心理因素等引起）抑郁。

（三）排除其他疾病原因

躁狂状态和抑郁状态都是综合征的名称而不是疾病的名称，均可由其他躯体疾病和精神疾病所引起，某些物质，包括药物和食物也可引起，则是继发性的躁狂状态或抑郁状态，则需详细检查和分析，系何种疾病所引起，治疗应针对病因为主，症状治疗为辅，在本章中不属于情感性精神障碍的范畴。

排除继发性情感障碍后，属原发性的，则为情感性精神障碍。

（四）分清类别

情感性精神障碍有各种分类，应诊断属于何种类别，必须了解病史，过去发作情况，以确定单次发作还是反复发作，单相还是双相，是否快速循环型等。

（五）了解疾病的程度

按照 CCMD‐3 等对情感性精神障碍的分类，对躁狂症和抑郁症虽已符合躁狂发作和抑郁发作的诊断标准，但尚需表明程度，程度较轻者为轻躁狂和轻抑郁，则患者的社会功能受损程度对鉴别十分重要，轻度者对社会功能无损害或仅轻度损害，很多量表（如 SDS，HAMD 等）对症状严重程度的评定很有帮助，可作参考。

（六）亚型划分

虽均属情感性精神障碍这一范畴，但判断其是否符合躁狂发作或抑郁发作的诊断标准也十分重要，若符合，考虑为躁狂症，抑郁症或双相障碍。若不符合，则应考虑是否持续性心境障碍。其中又分为环性心境障碍和恶劣心境两种，则主要需按病程和临床症状来做鉴别。

（七）有无精神病性症状

在病史和精神检查中，应注意患者有无精神病性症状，现行诊断标准，如 CCMD‐3，ICD‐10 等要求在诊断中标明。

（八）从治疗效果探讨诊断的可靠性

实施治疗一方面为了治好疾病，另一方面对鉴别诊断有时也有帮助，如碳酸锂常对躁狂症有效，抗抑郁药对抑郁症有效而对精神分裂症一般疗效不佳。

第六节　治　　疗

一、抗抑郁药的选用

（一）用药原则

抗抑郁药是治疗各种抑郁状态的主要治疗方法，对抑郁症而言，是病因治疗，大部分患者可获不同程度的进步,有效率为 70%～80%,对由于各种原因引起的继发性抑郁而言,是对症治疗,且对其原发疾病也可能有辅助治疗作用。但疗效与安全性与能否适当地合理用药关系十分密切。选用抗抑郁药时主要有以下几点原则。

1. **诊断明确**　如抑郁症状是否已达到了精神障碍的程度,为什么发生抑郁状态,是器质性的、心因性的还是原发性的抑郁症,有无其他精神疾病伴发抑郁症状的可能等。抗抑郁药虽然对各种原因引起的抑郁症状,只要能排除禁忌证都可使用,但更重要的是对不同原因引起的,处理时必须以病因治疗为主,如器质性疾病所致抑郁,应尽可能治疗原发的器质性疾病。帕金森病常伴有抑郁,若不治疗帕金森病,而只给各种抗抑郁药,常常疗效不理想,而且不良反应增加。心因性抑郁应尽量去除心理因素,做好心理治疗,精神分裂症伴有抑郁虽也可考虑使用抗抑郁药,但主要的治疗用药还是抗精神病药。

现举 1 例,20 世纪 70 年代的患者,说明抗抑郁药不能解决所有患者的抑郁问题。

患者 58 岁,在"文革"中受冲击,后虽平反,心中总是不快,血压升高至 24/14 kPa 左右,心脏科医生给服复方降压片,血压有所下降,但心情恶劣日益加剧,约 2 个月后感到末日已将来临,惶惶不可终日,经常长吁短叹,不愿与人交往,兴趣丧失至尽,食欲明显减退,体重较 2 个月前减轻 8 千克,失眠,多噩梦,会从梦中哭醒,给服阿米替林剂量逐步增加至每日 225 mg,病情反而加重,总认为已无法摆脱苦恼,只能自我毁灭以谢世,曾 1 次服阿米替林 50 余片,复方降压片 30 余片,经及时发现抢救脱险,但 3 日后又悬梁自尽。这一病例虽有一定精神因素,但基本上已属过去,而病情却不断加重,很可能系复方降压片含有利舍平可使神经突触间歇 5-HT 耗竭而导致抑郁状态,发生后又未及时停药,虽经较大剂量阿米替林治疗,病情反而日益加剧,最后自杀致死,是个沉痛的教训。

2. **用药个体化**　患者和家属有时会提出:到底哪一种抗抑郁药效果最好而不良反应最小? 其实没有一种抗抑郁药能完全如此。因用药个体的差异性很大,有些药用于甲患者疗效良好,无不良反应,用于乙患者不但无效,不良反应也难以忍受,而另外一种药却可能正好相反。药物并不一定是"越贵越好",也不一定是"越新越好",得从治疗实践中去了解各种药物的疗效和不良反应情况。个体差异常有以下因素所引起。

(1) 年龄:老年人药物代谢变慢,剂量稍大就不能耐受。儿童用药也有其特点。

(2) 躯体状况:如体重,健康状况,有无合并症等对药物代谢和作用都会发生影响。

(3) 药物耐受性:各人差距很大,有过敏反应者很小剂量就会引起严重反应,各种药物都有不同的不良反应;每种不良反应又都有一定的发生率,哪些人会发生不良反应在用药前往往难以预测(过去用药情况可作为参考)。

(4) 病因和症状:抑郁的发生与器质性因素和心理因素密切相关者,病因能否解除与疗效就很有关。抑郁症状表现(如严重程度、木僵、伴有精神病性症状、伴有躯体症状或焦虑等),药物的需用种类和剂量疗效以及不良反应也会有所不同,用药时均需适当考虑。

(5) 药物遗传:抗抑郁药的疗效和不良反应可能还与患者的家族遗传因素有关。

下举 1 例说明药物无肯定、普遍的优劣性,而存在显著的个体差异。

患者,男性,55 岁,过去也多次发作抑郁、情绪低落、反应迟缓,每次发作情况相仿,每次使用丙咪嗪,每日剂量为 150～200 mg 均能有效,用药后 1～2 个月痊愈、恢复工作。每次复发与停药有关,此次发作约 3 月余,诊断为复发性抑郁症。临床表现与过去发作大致相仿,先使用氟西汀治疗,患者反而更加焦虑不安,失眠加重,改用帕罗西汀及文拉法辛治疗,大小剂量均无明显效果,有恶心等消化道反应。再改用一贯使用的老药丙咪嗪治疗,剂量逐步加至每日 175 mg 时,病情日益缓解,丙咪嗪的应用已近半个世纪,新一代的抗抑郁药不断问世,但对这一患者反而疗效差而不良反应大,与多数患者不同,这只能以患者的个体差异来解释。

3. 剂量　由小到大,逐步递增,以尽量使用较小剂量能有效而不产生较大不良反应为原则。用药剂量也存在较大的个体差异,不能一概而论,而需边用药边观察(滴定),来确定各个患者的最佳剂量,但应注意的是疗效的出现总有一定过程,见效时间各不相同,如帕罗西汀多需 2 周后才见效,氟西汀可能要更久一些,只要没有严重不良反应和临床症状(如自杀企图),还得在加强监护观察下耐心等待,过快加量并非良策。

4. 尽可能单一用药(指只用一种抗抑郁药)　但需使用至足量,足够时间,若再无效,方能肯定此药对这个患者疗效不佳,考虑换药,如氟西汀有些患者需用每日 40 mg,甚至 60 mg,舍曲林需用每日 100～150 mg 等,换用同一类药(如均为 SSRIs)或另一类药都是可以的,但换药过程中应注意药物的相互作用,如 MAOIs 停用至少 2 周才可换用 SSRIs。

5. 积极治疗合并存在的躯体疾病和其他精神障碍(如焦虑等)　在适当时机配合心理治疗也十分重要。

6. 服药期间应密切观察疗效和不良反应　还需注意有无诱发躁狂("转躁"),若一旦发生,应立即停用抗抑郁药。

7. 抑郁症急性期治疗　应尽量达到痊愈水平(HAMD 评分＜7 分),巩固治疗一般需 6～8 个月,过早停药,复燃的风险很大,以后酌情进行抗抑郁药的维持治疗。

(1) 单次发作,症状轻微可不用维持治疗。

(2) 2 次或多次发作(尤其是 5 年内发作不止一次),青少年发病,有精神病性症状,病情严重,自杀意念强烈,有家族遗传史等应长期维持治疗,一般为 2～3 年,多次复发者需时更长,甚至终身,若考虑停药,应缓慢逐步减量,而不宜骤停,以防撤药综合征。

(二) 患者和家属需知

治疗时应尽量提高患者的依从性,让患者知情合作,还需家属充分理解,密切配合和监护,及时了解和反映情况,防止意外,患者和家属需知的主要有以下几个方面。

(1) 抑郁症是一种可以治疗的疾病,其中药物治疗是主要的。若系恶劣心境或心因性疾病,心理治疗就十分重要,如解除患者的心理刺激和压力,丰富生活,培养主观能动性,正确对待和处理矛盾,消除不必要的顾虑等均有很大帮助。但若确诊为抑郁症,则单纯的"调剂生活","多加劝慰","陪患者去寻欢作乐"是难以解决问题的。抑郁症与高血压一样,体内已有某些物质上(如神经递质)的改变,单从心理上帮助,虽或有所助益,但难以完全解决问题,而必须用药才是主要的治疗手段。

(2) 当尽量选用可能有最好疗效和最小不良反应的药物,但不一定一选就绝对正确,患者有个体差异,很多难以预测,还得"摸着石头过河"边治疗边观察调整。有俗话说:"是药三分毒",表明没有一种抗抑郁药是绝对没有不良反应的,只是各人不同而已。因此治疗中应密切观察,随时与医生联系,报告情况。

(3)见效时间得有一定过程,还需耐心和加强监护,防止意外。

(4)了解抑郁症的有关常识,懂得治愈后巩固治疗和某些患者长期维持治疗的重要性,以及观察患者的方式方法等。

(5)很多抑郁症属于非精神病性精神障碍,而未到精神病的程度,应消除顾虑,正确对待。家属应耐心照料,防止意外,决不可有怨恨、责怪、歧视、疏忽等态度。

二、心境稳定剂的选用

心境稳定剂是指对躁狂或抑郁发作具有治疗和预防作用,且不会促发转相或导致躁狂或抑郁频繁发作的药物,其使用原则主要有以下几点。

(1)诊断必须明确,主要用于躁狂症和双相情感障碍。

(2)用药前应作全面体格检查和必要的实验室检查。

(3)根据患者情况选用药物,如年龄、过去治疗效果和不良反应、药物相互作用、症状特点、躯体状况和经济承受能力等来考虑。

(4)对急性躁狂和轻躁狂发作,可首选锂盐治疗,若不能耐受锂盐不良反应,可改用丙戊酸盐或卡马西平。

(5)若锂盐无效,可改用或加用丙戊酸盐或卡马西平。

(6)若再无效,可加用候选的心境稳定剂或增效剂。

(7)对双相障碍,可选用拉莫三嗪,若表现为抑郁相,可考虑短期使用抗抑郁药,但注意防止"转躁"。

此外,对难治性和快速循环的双相障碍,下列药物与心境稳定剂合用,可增加效果,促进病情好转。

1. 钙通道拮抗剂 如维拉帕米(verapamil,异搏定)和尼莫地平(nimodipine),对躁狂发作有效,也有报道对抑郁症状有一定疗效。

2. 甲状腺激素 主要有三碘甲状腺原氨酸(T3)和甲状腺素(thyroxin,Tc),可用于难治性情感障碍的辅助治疗,也可用作抗抑郁药的增效剂治疗,双相Ⅱ型的抑郁相患者。使用时心率以每分钟不超过120次为度,用药时间不宜超过4~6周。

3. 吲哚洛尔(pindolol,心得静) 据报道可增强SSRIs的抗抑郁作用。

三、特殊类型的治疗

(一)难治性抑郁症

治疗前应先考虑到以下一些问题。

1. 有无误诊 如精神分裂症伴有抑郁的患者,使用再多的抗抑郁药也难有满意疗效;器质性疾病伴发抑郁若不解决原发疾病,单纯使用抗抑郁药也难奏全功。

2. 是否伴有精神病性症状　如患者有妄想、幻觉或抑郁性木僵等精神病性症状，只使用抗抑郁药也常难有满意疗效，必须合并采取其他措施。

3. 患者依从性如何　若患者拒绝服药，未遵守医嘱治疗，则疗效不良是可以想象的，门诊患者更需加以注意，有些患者和家属听信不正确传闻，或自作主张，不按医嘱用药。有些患者因不良反应不能耐受，使剂量不能加至有效治疗量，从而影响患者依从性。

4. 疗效评定是否正确　有些患者不来医院接受医生检查，服药后情况仅凭家属观察后提供，使疗效评定不正确。

5. 是否存在其他干扰因素　有些患者症状的好转和加重，与周围环境存在密切关系，如恶劣心境患者心理压力和应激因素不能去除。

若有以上情况，很可能就不是真正的难治性抑郁症，应先作相应的调整，然后根据情况采取应对治疗措施。治疗原则有以下几个方面。

1. 增加剂量　若无明显药物不良反应，在治疗剂量范围内增加原用抗抑郁药的剂量，增加至治疗量的上限，如舍曲林可至每日 200 mg，氟伏沙明可至每日 300 mg。但大剂量用药时应密切观察可能发生的不良反应，尤其是心血管等有严重危险的不良反应；有条件的应监测血药浓度，使保持在安全范围内。大剂量用药的患者以住院观察为宜。

2. 合用增效剂　每晨加服三碘甲状腺素(T3)25 mg，1 周后可适当加量，也可能在 1～2 周后见效，偶有心动过速、血压升高、面红、焦虑等不良反应。或加服丁螺环酮，开始量为 5 mg，每日 2 次，逐步加量，最大量可为每日 30～60 mg，分 3 次口服；不良反应较小，但见效较慢，对伴有焦虑的患者可能疗效较好。或加用苯二氮䓬类药物，如劳拉西泮、阿普唑仑、氯硝西泮等，可缓解焦虑，改善睡眠。或加用第 2 代抗精神病药，如奥氮平(每日 5～10 mg)、利培酮(每日 1～2 mg)和喹硫平(每日 100～200 mg)等，对有精神病性症状的难治性抑郁症可能较好。或加用抗癫痫药，如卡马西平(每日 0.2～0.6 mg)、丙戊酸钠(或其长效制剂德巴金)(每日 0.4～0.8 mg)。

3. 改用另一种或另一类抗抑郁药　可在同一类药物中更换，也可换另一类别；如使用氟伏沙明足量足够时间无效，可改用另一种如 NASSA 类的米氮平等。

4. 抗抑郁药联合应用　如白天用 SSRIs，晚上服阿米替林，但会引起后者血药浓度增高，需密切观察可能发生的药物相互作用。也可考虑三环类抗抑郁药与安非他酮联用。

5. 电休克治疗与抗抑郁药合并治疗。

(二) 伴有精神病性症状

无论躁狂症或抑郁症，若伴有妄想、幻觉等精神病性症状，预后就较差，治疗也常较困难，单纯使用抗抑郁药如不能获得理想效果，常用的治疗措施有以下几种。

1. 合用抗精神病药　有些患者合用第一代抗精神病药后也能见效，如奋乃静、氟哌啶醇等，有的合用第二代抗精神病药如氯氮平、利培酮、奥氮平或喹硫平后见效。但合用时抗精神病药剂量不宜过大(一般小于治疗精神分裂症时)，当精神病性症状消除后，可以逐步减量至撤药，单纯的抑郁症状仍可以抗抑郁药治疗。

2. 合用电休克治疗　有 1 例女性，情绪低落已 3 个月余，日益加重。近 1 个月来认为自己杀过2个活泼女孩,罪大恶极,要去司法机关自首。其理由为"做过一梦,见有2个活泼女孩被自己推下河了",并认为"过去似乎有这个经历,只是记不清了,说明梦境是真实经历的再现";坚持自己杀过人,不应再活在世上,整日以泪洗面,满脸愁云,多次想碰头自杀,诊断为伴有罪恶妄想的抑郁症。经阿米替林、文拉法辛、赛乐特和噻萘普汀等治疗皆无明显疗效,管理困难。后经电休克治疗,隔日1次,6次治疗后妄想消失,知道"做梦不是事实,不可信",后继续以抗抑郁药巩固疗效。

(三)伴有强迫症状

有不少抗抑郁药对抑郁和强迫两方面症状均可有效,如氯米帕明、氟西汀、氟伏沙明、舍曲林、帕罗西汀和西酞普兰等,因此用以治疗合并这两种症状都可以有效。但一般使用的剂量要比治疗抑郁症为大,如氯米帕明常需加至每日200~300 mg方可有效,又强迫症状常是比较顽固难消的症状,因此即使有效,也需较长时间,配合心理治疗可能较好。

(四)伴有激越症状

可选用镇静作用较强的抗抑郁药,或兼有抗焦虑作用的抗抑郁药,如帕罗西汀、短效或长效的文拉法辛、阿米替林、氯米帕明和曲唑酮等。原则上不使用氟西汀等可能引起激越的药物。也可在短期内合用罗拉(每日1~4 mg)、氯硝西泮(每日2~4 mg)等,待激越症状缓解后撤除,继续使用抗抑郁药治疗。

(五)快速循环型

单用锂盐疗效常较差,其治疗原则如下。

(1)如为抗抑郁药所诱发,应停用抗抑郁药。

(2)已用锂盐无效者可加用或改用另一种心境稳定剂,如丙戊酸盐、卡马西平、拉莫三嗪、托吡酯或加巴喷丁(gabapentin)。

(3)若仍无效,心境稳定剂适当加量,必要时联用两种心境稳定剂。

(4)抑郁发作时不使用抗抑郁药,除非是双相亚型发作,或既往抑郁发作持续时间超过4周。可在足量心境稳定剂基础上加用抗抑郁药,缓解后逐步停药。

(5)若再无效,考虑多种心境稳定剂联用,或加用一种第2代抗精神病药,或加用甲状腺素40 mg,每日2次,脉搏宜控制在每分钟120次以内。

(6)若再无效,考虑作电休克治疗,每周1~2次。经4~6次治疗后,再继续给药物治疗。

四、电休克治疗

自从Cerletti和Bini于1938年首创以电流诱发抽搐,用于治疗某些精神疾病以来,这种电休克治疗一直沿用至今。在这大半个世纪里,对电休克治疗的褒贬不一,大相径庭。提出尽量使用其他方法治疗而不用电休克治疗的理由,大致有以下几点。

(1)治疗突然使患者失去知觉,抽搐,治疗方法过于强烈,使人们难以接受;尤其是患者和家属,若了解这一治疗的实际情况,依从性差。

(2)可引起记忆障碍、意识障碍等急性脑器质性反应,也可发生骨折、脱臼等合并症。

（3）精神药物已有长足发展，尤其是抗抑郁药和心境稳定剂，新的药物不断问世；对躁狂和抑郁症而言，已可代替电休克治疗。

（4）疗效多不巩固，仍需继续使用药物治疗。但实际上直到今天，电休克治疗之所以经久不衰，总有其优点和长处，主要有以下几个方面。

1）电休克治疗有其独特的疗效，其见效时间比任何一种精神药物为快。对躁狂症和抑郁症而言，一般在1周内治疗2～3次后精神状态可大为改观，而药物至少也得1～2周后才起效。

2）有效率高，对抑郁症的某些症状，如悲观失望、消极苦闷、思维迟缓、自杀企图、食欲减退或拒食、体重减轻、睡眠障碍、焦虑不安、自我评价过低等均有良好反应，对躁狂症的兴奋、冲动、话多、情感高涨等疗效也较满意。有不少大样本的研究报道，电休克治疗抑郁症与抗抑郁药治疗作对比，结果多认为以电休克治疗明显较好。20世纪60年代时电休克治疗抑郁性疾病明显有效率为76%而接受三环类抗抑郁药和单胺氧化酶抑制药分别为49%和50%。英国的一项研究结果也与之相仿，对于抑郁症的治疗，电休克治疗有效率为51%，三环类抗抑郁药为52%，单胺氧化酶抑制药为30%。Avery等1977年一项大规模回顾性研究报道，获明显进步者，电休克治疗为90%而抗抑郁药为74%。

3）只要严格选择病例，排除禁忌证，对治疗有规范化操作，电休克治疗的不良反应和合并症是可以避免的，至少是极少的和轻微而可逆的；尤其是改良电休克治疗问世以来，接受治疗者不发生全身性痉挛，安全性大大增加。

有报道以大量动物研究证实：测定由于本治疗引起痉挛发作和电流引起的神经元损害，结果表明，只有远远超过临床实际应用的电量时，才可能出现器质性神经元的改变。即使是有痉挛发作，也不致引起神经元的改变。

4）只要向患者和家属说清情况，绝大部分是可以取得合作，愿意接受本治疗的，依从性大部分是好的。

应该先用药物治疗还是先作电休克治疗，应该根据患者具体情况而定。若可排除禁忌证，征得患者家属同意，以下情况可考虑先做电休克治疗，或与药物合用。

（1）严重抑郁，有强烈自杀、自伤企图。

（2）曾用足量足够时间的药物治疗效果仍不理想，尤其是难治性病例。

（3）伴有幻觉、妄想等精神病性症状的抑郁症或躁狂症、抑郁性木僵或严重躁动、难以管理的躁狂症、谵妄性躁狂。

（4）对药物治疗有禁忌证或产生过严重不良反应。

（5）情感性精神障碍伴有某些躯体情况，如脱水、营养不良、衰竭、某些躯体疾患和药物治疗不能耐受者。此种情况的电休克治疗选择应严格把握，衡量利弊关系，防止不良后果。

（6）药物治疗效果不理想的情感性精神障碍快速循环发作。

对一般情感性精神障碍患者，还是先用药物治疗，这也符合一般的习惯，即使是应用电休克治疗，药物治疗也宜同时进行；剂量可适当减少，病情好转后，药物巩固治疗和维持治疗也是必要的。

20 世纪 50 年代,不引起痉挛的电休克治疗问世是本治疗发展中的一大进步,又称为改良电休克治疗。治疗中使用肌肉松弛剂对骨骼肌的神经肌肉接头有选择性阻断作用,使骨骼肌松弛,治疗中不再出现痉挛而大脑内依然有癫样放电,同样可有治疗效果而不良反应大为减少。有人认为这种治疗并无绝对禁忌证,但某些疾病可增加治疗的危险性,原则上应加以避免,至少需十分慎重的进行,如颅内压增高、颅内出血、动脉瘤、有功能障碍的心脏病、嗜铬细胞瘤、视网膜脱落以及麻醉会引起危险的疾病,其他如严重呼吸系和肝肾疾病等。

虽然电休克治疗有不少优点,至今应用十分广泛,但还应该对治疗抱谨慎态度;治疗前必须明确诊断,严格排除禁忌证,做好相应的治疗准备,按治疗有关的操作规程进行,以防可能发生的治疗合并症和不良反应,更不应滥用,有抑郁情绪就不一定是本治疗的适应证,如心境恶劣障碍(抑郁性神经症)等若作本治疗,很可能有弊无利,有害无益。

现举数例,说明恰当使用本治疗的效应和不严格按照应有规程操作,引起严重后果的教训。

例 1　患者男性,38 岁,中学文化,因病被解雇并离婚已十年,因发作性话多、夸大和苦闷、想死相交替约 15 年而住院。在情绪兴奋时喜交友、见面即如同老朋友,喜欢吹嘘自己的才能和财富,称要搞一家开发公司,经营新开发区的房地产;有时称"活到老,学到老",要到哈佛大学去考博士学位,有时又称"全面的城市发展规划,当一个政府的特别顾问"。持续时间不一,长约 2 周,短仅 1~2 日,有时基本恢复正常,但对疾病无明确认识,不愿再谈,或说:"开个玩笑有什么大惊小怪的",或发脾气。有时转为蒙头大睡,1 日中可睡 18 小时以上,或无精打采地闷坐、叹气、怕烦、不愿讲话和接触人,常说"做人没意思""没味道",曾企图跳楼自杀,幸被及时阻止。每月有躁狂或抑郁发作 2~3 次,曾使用碳酸锂、丙戊酸钠、甲状腺素、阿米替林、氯丙咪嗪、马普替林、氟西汀、帕罗西汀、米氮平等多种药物治疗,有一定疗效;能缩短发病时间,但不能阻断和防止其发作,住院后经改良电休克治疗,每周 3 次,4 次后症状缓解,以后又发作 6 次。并继续服药,发作时间也较短暂,但仍未能获得完全不发的效果。诊断为双相情感性精神障碍,快速循环发作。

例 2　患者女性,24 岁,未婚,因失恋诱发情绪低沉,终日眼泪汪汪,愁眉苦脸,不愿见人,1 周后出现严重自杀企图,曾用刀割腕、流血甚多;又要悬梁自尽,已被及时发现 3 次,家中日夜有人看护,但还乘人不备,以头撞墙,使人防不胜防而入院治疗。即作电休克治疗,每周 3 次,3 次后情绪好转,再做 4~5 次后不再叹气、哭泣,消极观念消除,继续以泊罗西汀治疗,每日 20 mg。病情巩固,出院后随访半年,每日以泊罗西汀 20 mg 维持治疗,未再复发,诊断为抑郁症。

例 3　患者男性,30 岁,大学文化,干部,因情绪低落约 2 个月而住院。表现卧床不动、不语、愁眉苦脸,有时可见泪痕,诊断为抑郁性木僵。在服阿米替林同时进行电休克治疗,隔日 1 次,在第二次治疗(晨 10 时)前 3 小时 20 分钟时曾鼻饲牛奶 450 ml;在治疗抽搐时即呕吐,呼吸恢复缓慢,脸色发绀约 5 分钟。当晚体温 39.7 ℃,经检查系吸入性肺炎所致,抢救无效,2 日后死亡。这个病例的教训在于操作不够规范,饮食后相隔时间不够长即进行治疗。尤其对拒食的木僵患者,食物在胃中不易吸收,应引以为戒。

五、心理治疗

（一）作用

心理治疗对情感障碍常有良好的作用,有的可起主要治疗作用,有的可为药物治疗的重要辅助手段。心理治疗可有以下几方面效能。

（1）情感性精神障碍的发病常与心理社会应激因素有关,如这些因素对恶劣心境和心因性抑郁是与发病有关的主要因素,也可成为躁狂症和抑郁症的发病诱因。心理治疗可减轻和缓解这些因素所带来的心理压力。

（2）使患者对本身疾病有所了解,提高治疗依从性。

（3）恢复期患者常会顾虑受社会的偏见和歧视,可因此引起各种不良的情绪反应,甚至导致疾病复发,心理治疗可缓解不良的心理社会后果。

（4）帮助患者恢复社会功能,回归社会。

（5）与药物等治疗相结合,促进疗效,预防复发。

有不少研究指出,在药物治疗的基础上,以心理治疗为辅助,无论对单相抑郁和双相障碍的患者都有帮助;表现服药依从性提高,病情较稳定,再住院少,社会功能较好。对抑郁的效果较对躁狂更为明显。

（二）支持性心理治疗

对所有患者均能适用,现举 1 例说明其效能。

患者女性,35 岁,约 15 年前患面神经瘫痪,遗留口角歪斜,有自卑心理,特别害怕在人前露出笑容,怕面部歪斜明显遭人耻笑。其父母重男轻女,看不起患者,在其初中毕业后即认为家庭经济拮据而辍学,重点培养其弟至大学毕业。结婚 10 年来婆媳一直不和,关系紧张,认为其爱人也不能理解她,长期来心情一直不好。近 3 年来常感胸闷、气促、食欲不振,去内科门诊又查不出什么病,自感精力不振,全身乏力。有时冒出"这样活着还有什么意思"的消极观念。2 年前自工厂下岗,常受其公婆冷嘲热讽,内心更加痛苦,有时流泪叹息。但亲友、弟弟均很同情她,给她安慰后就好些,能正常操作家务,并参加一些居民委员会组织的集体活动。但总以情绪低落的时间为多,经诊断考虑为恶劣心境,给予氟西汀、文拉法辛缓释剂(怡诺思)等治疗,开始时感好些,后又恶化。住神经症病房后,医护人员给予充分的支持性心理治疗,同时做好家属工作,使其公婆、丈夫能转变观点,给患者以同情和温暖,具体采取了以下措施。

1. 倾听　认真听取患者诉述,让其畅所欲言,详述"受气"过程,患者的倾诉过程就能感受到人们对她的理解和关心。

2. 解释　对其躯体和精神状况给予客观的、科学的解释,如胸闷、气促等躯体症状,说明已经医院检查,并无器质性病变,可消除顾虑,而这些症状与精神状态很可能有关。再说人际关系总难免发生矛盾,问题在于如何正确和处理,并讲解心理卫生知识。

3. 疏泄　患者对医生能充分信任后,会主动谈及内心郁闷和想法。谈及激动时使情绪充分发泄,哭泣流泪、切齿痛恨等,这些都是患者情绪的疏泄,可减轻其精神痛苦。

4. **保证** 使患者对克服疾病有充分信心,对改善人际关系也抱很大希望;并愿为之努力,树立主观能动性。

5. **鼓励患者** 加强自我心理功能的调节能力,能适应环境,与周围人们处理好人际关系;并鼓励患者积极参加集体活动、文体活动和劳动,丰富生活内容。

6. **其他** 阶段评估,肯定成绩,与药物治疗相结合,两者相辅相成,病情日益好转。HAMD 由 43 分降至 6 分出院。

(三) 精神动力学治疗

一般使用短程精神动力学治疗,每周 1 次,以 10～20 次为 1 个疗程。这是改良的弗洛伊德精神分析治疗,让患者自由联想,随心畅谈,从中发现内心症结,解决患者的内心焦点冲突;使患者能自我感悟,对内心冲突有新的认识,掌握情感表达方式。

(四) 认知治疗

通过认知治疗,可帮助患者重建认知,矫正对自身疾病和境遇等的不良认知和偏见。通过言语交谈与行为矫正,帮助患者识别、检验和纠正被曲解了的观念,因此又称"认知行为治疗"。认知治疗使患者能应用恰当的思考方式,使症状和不适得到改善。对抑郁性疾病,尤其是心理因素占有重要位置的心因性抑郁、恶劣心境等更有作用,可减轻或消除功能失调性活动,加强适应功能。

(五) 行为疗法

抑郁性障碍常用的治疗方法有以下 3 种。

1. **自控学习** 监察自我,逐步增加有意义的活动。学会制定切合实际的目标,学会认识成功和失败的原因,增强有积极意义的活动。

2. **社会学习** 记录每日情绪和活动,指导患者做一些愉快的事,改变环境。对患者进行示范和自信心训练、增加社会活动、鼓励患者的积极想法等。

3. **社交训练** 建立良好的自信,帮助患者掌握交谈技巧。并在实践中进行操作,训练患者能积极地评估和强化自己的言行。

(六) 家庭治疗

改善患者在家庭中的心理适应功能,提高家庭和婚姻生活的满意度,改善家庭成员相互作用。

(七) 心理治疗在维持治疗中的作用

病情缓解后药物维持治疗对巩固疗效,防止复发十分重要。心理治疗可与其起相辅相成的作用,但单纯的心理治疗不能代替药物治疗,应以两者相结合。

心理治疗在维持治疗中可增强患者的依从性,使患者努力保持情绪正常,可减少情感障碍的病情波动和复发。在患者康复期进行心理治疗,可解决患者很多的心理社会问题,认知治疗和行为治疗就常常十分有效。

(姚芳传)

参 考 文 献

[1] 中华医学会精神科分会. 中国精神障碍分类与诊断标准[M]. 第三版(CCMD-3). 济南:山东科学技术出版社,2001.

[2] American Psychiatric Association. DSM-Ⅳ[M]. Washingdon DC:American Psychiatric Association,1994.

[3] 世界卫生组织(范肖冬等译). 精神与行为障碍分类(ICD-10)[M]. 北京:人民卫生出版社,1993.

[4] 姚芳传. 情感性精神障碍[M]. 长沙:湖南科学技术出版社,1998.

[5] 杨德森. 基础精神医学[M]. 长沙:湖南人民出版社,1994.

[6] 杨玲玲,左成业. 器质性精神障碍[M]. 长沙:湖南人民出版社,1993.

[7] 姜佐宁. 现代精神病学[M]. 北京:科学出版社,1999.

[8] 陈彦方. CCMD-3,相关精神障碍的治疗与护理[M]. 济南:山东科学技术出版社,2001.

[9] 韩春美. 精神疾病误诊学[M]. 北京:人民军医出版社,2003.

[10] 陈学诗,张继志. 现代精神疾病治疗学[M]. 济南:山东科学技术出版社,1997.

第八章
偏执性精神障碍与急性短暂性精神病

第一节 偏执性精神障碍

一、概述

偏执性精神障碍的历史可以追溯到 19 世纪初,德国医生 Heinroth 首先描述了一类以持久的妄想为特征的病例,他用希腊词语 para noya 为其命名,意思是"自身以外的精神"。1863 年,另一德国医生 Kahlbaum 将这类病例正式命名为 paranoia(偏执狂),他认为这是一类以系统性的被害妄想或夸大妄想为特征的慢性精神疾病,与不良人格特征有关,而在持续的病程中并没有幻觉等其他精神病性症状,而且不会导致精神衰退。

Kraepelin 先是使用 dementia paranoides(偏执性痴呆)来描述只有严密而系统化的妄想症状,不具有幻觉等其他精神病性症状的障碍,并将这类障碍与他定义的早发痴呆(preacox dementia)相区别。其后他又以 paraphrenia 来定义伴有幻觉的偏执性精神障碍,认为这是介于精神分裂症和偏执性痴呆之间的一种类型。Bleuler 则将其命名为 paranoia schizophrenia(偏执狂分裂症),肯定这类患者的症状中也可以有幻觉。现在的观点认为,这类障碍患者即便有幻觉,也历时短暂且在总体临床相中表现并不突出。北欧和东欧的学者常常使用"偏执性精神病性反应"(paranoid psychotic reaction)来命名这类障碍,他们认为这些患者通常是在各种应激状态下慢性起病的,属于"反应性"或"心因性"精神障碍的范畴。

可以说迄今还没有任何精神障碍有过像偏执性精神障碍这样复杂的概念与病名变迁。在最近几十年里,该障碍就曾有过"偏执性精神病"、"偏执性障碍"、"妄想障碍"等诸多病名,其诊断亚型或相关问题的名称更是令人眼花缭乱,如"偏执狂"、"类偏狂"、"偏执状态"、"妄想痴呆"、"Capgras 综合征"、"嫉妒偏执狂(Othello 综合征)"、"Clerambault 综合征"、"Fregoli 综合征"、"敏感关系妄想(Sensitiver Beziehungswahn)"、"诉讼妄想症"、"改革家妄想症","移民精神病"、"监狱精神病"和"文化精神病",等等。

历史上,偏执性精神障碍曾作为精神分裂症和情感性精神病之外的第三大类功能性精神疾病,在分类学上具有非常重要的地位,自 1890 年以后的精神科医生通常都对该病持有如下一些共识。

(1)该障碍以妄想为特征,病程相对稳定。

（2）是一种原发性障碍，而非继发于其他精神疾病。

（3）属于慢性障碍，许多患者的症状可以持续终身。

（4）妄想具有逻辑结构性和内在一致性。

（5）属于单狂性质的障碍，即妄想主题单一而且持续。

（6）除了单一妄想的特质，不同患者的疾病症状具有不同的内容，包括被影响、被迫害、夸大等。

（7）患者常自我夸大，对自身重要性有不切实际的认识。

（8）无智能障碍，且偏执症状并非继发于抑郁，但在病程中可能会出现情感症状。

（9）可以出现幻觉，且幻觉可使某些患者的妄想症状加重。

（10）妄想的存在不会干扰患者的总体逻辑推理，一般也不会导致行为紊乱。

（11）许多患者是在明显的异常人格基础上发展成为该障碍的。

（12）发病率不详，但该障碍由于表现特殊，常令人印象深刻。

（13）致病理论很多，但确切病因仍存在争议。

1950 年以后，该障碍在欧美国家的诊断学地位曾一度逐步下降，1970 年，Winokur 建议将此类障碍更名为"妄想障碍"（delusional disorder），但直到 1987 年美国 DSM‐Ⅲ‐R 中才再次将其作为一个独立诊断单元，并以"妄想障碍"命名。其后的 ICD‐10 和 DSM‐Ⅳ 也都采用了这个概念。CCMD‐3 命名为偏执性精神障碍，其内包括偏执狂和偏执状态。

有关偏执性精神障碍有两个误解需要得到澄清：一个误解是认为该病较为罕见，临床医生的确不常见到该症患者，因为患者很少主动求治，实际上，在精神科医生最后见到这类患者之前，他们可能在社会上其他很多地方表现过症状了（比如在信访部门、劳动保障部门等）。另一个误解是，认为该病很难治疗，但实际上，随着现代精神药理学的进展以及心理治疗方法的极大丰富，该病的治疗已经有了很大的改观。

二、流行学、病因、病程

该病的患病率不详，据国外统计，其时点患病率为 0.03%，终身患病概率为 0.05%～0.1%，但也有人认为该病较为常见，可占精神科患者数的 1%～4%。该病男女患病比例总体上相仿，但多数学者认为可以因妄想内容（亚型）的不同而有性别差异，比如国外有统计发现钟情型以女性较为多见、嫉妒型和被害型则以男性较为多见。在起病年龄上，学者们的观点是基本一致的，即这类障碍大多在中年以后起病，起病年龄多在 35～55 岁。从病前社会功能看，已婚者较其他重性精神疾病患者多，但患者多数出自较低的社会经济阶层。该障碍在特殊人群（如海员、军人、聋哑人、移民等）中较常见。常合并的精神障碍包括抑郁症、强迫症，以及偏执、分裂样或焦虑性人格障碍等。

该病病因至今未明，研究发现与遗传因素的关系不如其他精神障碍来得密切，有人发现患者的一级亲属中分裂症和人格障碍比例较高；此外，调查发现该病与偏执型人格障碍有一定联系，约 40% 的中年以后起病的偏执性精神障碍患者的病前人格可以达到偏执性人格障碍的诊断标准。该病与分裂样人格之间的关系则不太密切。心理社会刺激因素可能是该病较为重要的诱发因素。

　　该病的病程差异较大,从数月到持续终身。但按照 ICD - 10 的标准,病程至少要持续 3 个月以上才符合该障碍的诊断。其病程特点可以是缓解与复发交替,但无论怎样,该病预后普遍较差,相对来说,嫉妒型的预后较被害型为佳。此外,研究表明初次发病在 6 个月以内缓解良好者总体预后显著好于病程 6 个月以上者。因此在国外通常将 6 个月作为划分"急性"与"持久性(或慢性)"偏执性精神障碍的分界线。

三、临床表现

　　偏执性精神障碍的主要临床表现是系统的、占支配地位的、通常是不泛化的、非离奇怪异(nonbizarre)的妄想,而人格特征相对保持完整,长期患病后精神状态不发生衰退。这里,"占支配地位"有两重含义:其一,妄想症状在患者的精神活动中占据支配地位,因而常常会左右其思维活动和行为;其二,妄想症状在患者的精神症状中占支配性地位,很少或几乎没有其他精神病性症状。对于"怪异"或"离奇"(bizarre)的理解,有人认为,妄想症状本身都是荒谬而脱离现实的,但实际上,临床上本病许多患者的妄想如果仅从其内容本身看,可能是现实世界中"能够"发生的事物(尽管作为妄想,它并不真的如患者所坚持的那样"已经"发生),比如患者坚信受到他人迫害(被害妄想)、其配偶有外遇(嫉妒妄想)等。这类妄想虽脱离现实,但并不怪诞。相反,如果患者的妄想内容是在他体内被人安装了窃听器,且安装过程并未通过任何手术方式,或者是有人整天在用电磁波影响其举止行为(物理影响妄想),这就可以理解为是"怪异"或"离奇"的妄想。这一点在区别偏执性精神障碍和精神分裂症时尤为重要。

　　该障碍的妄想内容通常是单一的,一般不会泛化。美国直到在 1990 年以前还只把表现为被害和嫉妒妄想的患者诊断为该障碍,如 DSM - Ⅲ 诊断标准的第一条就是:"持久的被害妄想或嫉妒妄想";而我国和许多欧洲国家的学者则认为各种非怪异妄想均可见于此障碍。现行的 DSM - Ⅳ 已经作出了改变,按照妄想内容的不同将此障碍分为被害型(以被害妄想为主)、嫉妒型(嫉妒妄想为主)、夸大型(夸大妄想为主)、疑病型(疑病妄想为主)和钟情型(钟情妄想为主)等主要亚型。

　　尽管偏执性精神障碍患者人格和适应能力相对保持完好,在不涉及妄想时行为和外表可完全正常,但其心理社会功能还是可能有很大变化,例如,牵连观念在这类患者中一般较为常见,而妄想信念本身也可能直接导致社会功能的减退(如患者因害怕被"迫害者"暗害而不敢外出工作)。此外,虽然智力和职业功能受损不明显,但社交和婚姻功能可能受损较严重。此外,患者还有时会出现较为明显的情绪或行为问题,如激惹、烦躁,以及暴力、诉讼、反复就诊等行为。

四、诊断和鉴别诊断

(一) 诊断

本病以系统妄想为主要症状,其他心理活动可保持正常,病程持久而不衰退。

典型病例诊断并不困难。过去根据妄想结构的严密程度及有无幻觉存在区别为偏执狂与偏执状态(或类偏狂)。但有时临床上会遇到两者的鉴别困难,并且也无实际价值,因此目前分类倾向已不再加以区分,而总称为偏执性精神障碍,这种方法比较切合实际。

这里需要提一下"偏执状态"的名称使用问题,目前仍存在不同理解,有的医生理解为偏执性精神障碍中的一个亚型;有的医生使用此名称时具有过度诊断的意义,例如某患者存在以妄想为主要症状的精神病,但究竟归入反应性或分裂症等感到困惑时,就暂时使用"偏执状态"名称作为诊断,这种做法虽比较方便,但为了避免诊断概念上的混乱,建议还是按照标准化名称进行诊断。认为属于偏执性精神障碍范畴的不必再区分出此亚型;如果临床以妄想为突出症状,在疾病归类上有困难时,根据 CCMD-3,可以诊断为"精神病性障碍"(29,F28)而避免诊断为"偏执状态"。

妄想是这类疾病最常见、也最典型的症状表现,对临床医生来说,发现或识别偏执性精神障碍者的非怪异奇特的妄想有时也非常困难,一方面可能多少有些现实性因素掺杂其中,另一方面这类患者常有着很强的自我保护,不愿暴露其妄想。近年来人们开发了一批专门用于评估妄想症状的工具,如"妄想体验维度量表(DDE)"、"信念固定性评定量表(FBS)"、"妄想特征评定量表(CDRS)"、"MacArthur Maudsley 妄想评估表(MMDAS)"等,使用这些工具可以从不同的维度检查患者的妄想信念,如 DDE 可以评估妄想的确信度、压力感受度、泛化度、系统性、怪异离奇度等;MMDAS 可评估确信度、负性情感、行动程度、节制程度、先占观念、泛化度以及易变性等 7 个维度。Kendler、Appalbaum 等通过因子分析将这些维度归纳为 2 因子模型:① 妄想卷入(也称强度与广度因子),包括确信度、泛化度、先占观念、系统性与易变性等。② 妄想构成(也称情感与行动因子),包括怪异离奇度、压力感受度、负性情感、行动程度与节制程度等。这样,妄想的严重程度与妄想支配下的行为便可以很好地得到解释或预测,例如持被害妄想的患者如果在负性情感和行动程度上得分较高,就很可能会表现出暴力攻击行为;而持物理影响妄想的患者如果负性情感得分低而节制程度得分高,则很可能不会有妄想支配下的行为表现。不过,对于具偏执特征的精神疾病患者来说,一旦明确是妄想,则患者对自身症状的自知力对于诊断、鉴别诊断、治疗和预后判断等意义可能就显得更加重要,目前也有一些工具可用于这方面的评定,如"未察精神障碍评估量表(SAUMD)"、"Brown 信念评估量表(BABS)"等。这些工具在鉴别诊断中的作用也已受到重视,如 BABS 不仅用于精神病性障碍的评定,而且也可被用来评估强迫症等非精神病性障碍的病态信念,从而有助于它们之间的鉴别,而且该量表对于评定药物治疗的疗效也有较大的参考价值。

(二) 鉴别诊断

最需要进行鉴别的有下列疾病。

1. **偏执性人格障碍** 当偏执性人格障碍出现超价观念时,有时与妄想的鉴别甚为困难;而且一旦诊断失误,通常紧跟着就会发生一系列法律纠纷(主要是涉及侵犯人权问题)。由于超价观念与妄想不仅存在理论上差异认识,而且在实践工作中各人对具体情节的掌握和判断可以不相一致,因此各临床医生间出现诊断倾向的见仁见智情况是经常发生的。为此,当遇到这类临床问题时需抱着严谨态度,切忌草率。诊断时注意下列几点。

（1）全面调查：包括患者的病前人格特征及成为异常想法起因的客观事件真相等。调查对象包括患者家属、单位领导及同事、知己朋友等，对调查结果要进行客观、全面评价。此外，要尽可能多地把患者的书写材料收集起来，这对于诊断往往具有重要参考价值。

（2）细致检查：关键要让患者充分暴露想法内容，由于不愿暴露真实想法是这类患者的普遍特点，因此检查者要有非常的耐心和精湛的技巧去发现症状，当患者愿意暴露想法时要"一鼓作气"到底，务必让其把想法暴露无遗，而且要了解各细小环节。不要带着框框去进行一问一答式的检查，或者经常转移话题，这常是检查这类患者时的失败原因。患者在暴露想法过程中，切忌去进行解释、说服，始终要掌握多听、多引导的原则。

（3）客观分析：检查者要站在客观立场，用客观态度去进行分析。症状分析的重点是鉴别超价观念与妄想，这在本书症状学章已有详细阐述。对于具体病例还可通过分析其想法的合理程度及其所提出解决问题的要求方式等去进行鉴别，例如偏执性人格障碍的想法多环绕现实生活中的事情，如职称晋升、经济待遇、居住条件、工作环境等，所要求解决的限于具体的人和事；而偏执性精神障碍者的想法脱离实际，认为有许多关系人物环绕着此具体事件勾结起来对他进行迫害，因此他要求解决的不限于具体的人和事，而是要"戳穿政府阴谋"、"追究集团黑手"等。

（4）完善记录：要把所发现的精神症状客观地、完整地记录下来，不要仅记录症状术语，一定要把患者的原话记录下来，这样才可能在发生诊断异议时经得起考验。

2. **精神分裂症**　分裂症妄想型患者，其他心理活动也可相对保持正常，与本病的鉴别主要根据如下。

（1）妄想的严密性和现实性：分裂症的妄想缺乏严密结构，内容也可以较荒唐、离奇，在旁人听来，不需深入了解，就会感到其想法不切实际；妄想对象也相对广泛。而妄想结构严密系统，对象相对固定是偏执性精神障碍的基本特征。

（2）幻觉的频度和内容：分裂症的妄想可继发于幻觉，尤其是听幻觉；幻觉发生频繁，而且有与妄想缺乏联系的幻觉内容，例如争论性、评论性、命令性幻觉等。偏执性精神障碍可有幻觉，但不占重要地位，内容多与妄想内容有关。

（3）思维形式障碍与及被动体验：分裂症患者可有怪异的思维推理及各种被动体验。偏执性精神障碍者却不存在。

（4）情感和意志状态：分裂症患者情感相对淡漠，随着时间的推移，其意志状态也会相对减退。偏执性精神障碍者情感保持协调，在妄想影响下意志亢进。

3. **反应性精神障碍**　主要是与反应性妄想症的鉴别，因为偏执性精神障碍的起病常有一定的生活事件作为心理诱因，妄想内容又多涉及现实内容，故需与反应性妄想症发生鉴别上的困难。鉴别可根据以下几点。

（1）生活事件的强烈程度：反应性妄想症的生活事件程度较为强烈，足以引起精神障碍；而偏执性精神障碍的生活事件程度较为一般，充其量不过起到诱因作用。

（2）妄想特点：反应性妄想症的妄想对象局限，缺乏严密的推理过程，妄想缺乏系统性；偏执性精神障碍的妄想对象经过层层推理后逐渐扩大，包括涉及的相关人员，结构亦愈加严密和系统。

五、治疗

1980 年以前,偏执性精神障碍的药物治疗涉及许多抗精神病药物,而 1980 年以后,绝大多数这类患者在西方国家是使用匹莫齐特(pimozide)治疗,而且往往是单一用药治疗。Munro 等通过对 209 例的荟萃分析发现,总计达 80.8% 的患者对治疗有效。其中,90.9% 的患者用匹莫齐特治疗有效,而用其他抗精神病药物治疗组仅 67.9% 有效,两组之间有极显著差异。此外,也有研究发现洛沙平、氯氮平等药物对以妄想为主的精神病性症状有较好疗效。

匹莫齐特剂量范围每日 2～40 mg,常用剂量在每日 2～16 mg。研究还发现,躯体化型偏执性精神障碍的药物疗效较其他亚型好,但其中一个重要的原因可能在于,该亚型的患者对治疗的依从性较其他亚型佳。因此,依从性是该病治疗中一个极其重要的因素。

治疗一般需要先有一个疗程使患者信任医生并答应接受药物治疗的试验。患者往往会采用各种各样的方式拒绝服药,但医生冷静地坚持劝说往往还是能使一些患者最终配合治疗。匹莫齐特剂量可从每日 1～2 mg 开始并缓慢增加,这样可减少因不良反应而中断治疗的风险,并提高依从性。一般在几日之内可以看到一些微小的变化,如激越性降低、信心有所提高、睡眠改善或对妄想的先占观念减少等。据观察,持续足量治疗 2 周后,妄想会有显著的减轻,少数患者需要 6 周或更长时间。一旦患者对医生产生了信任,则其依从性会非常高,与其之前的拒绝治疗态度一样显著。

此外,国外的观察还发现,一旦这类患者开始康复,则其康复速度会很快而且彻底,患者的社会功能也会恢复得很好,因此有专家甚至认为,某些患者病前存在的偏执性人格特征可能不过是偏执性精神障碍本身长期的前驱期而已。

第二节 急性短暂性精神病

指一组起病急骤,以精神病性症状为主的短暂精神障碍,又称急性短暂精神病性障碍(F23)。多数患者能够缓解,因此预后通常良好。这组疾病包括分裂样精神病、旅途性精神病、妄想阵发等。

一、疾病的临床特征

(一) 分裂样精神病

分裂样精神病的概念由 Langfeldt 于 1939 年首次提出,指一组症状与典型的精神分裂症相同但病程未达到诊断标准要求的精神障碍。病程标准在诊断这类障碍中显得非常重要,但不同的诊断体系要求却颇为悬殊,有的要求 1 个月以内、有的要求在 6 个月以内,我国目前对这一概念的描述是病程不足 1 个月,或者社会功能受损不明显,但具有精神分裂症明显症状的精神病性障碍。照此定义,该症的临床意义更像是作为一过度诊断,或者是精神分裂症的早期阶段。但也有人认为其是"急性精神分裂症"或"预后良好的精神分裂症"。

据国外报道,该病的终身患病率约 0.2%,年发病率为 0.01%。其中 2/3 的病例发展成为精神分裂症或者分裂情感性精神病,约 1/3 可在数月内经过治疗缓解或一直未达到分裂样的程度。

与精神分裂症相比,该病患者病前的社交、职业社会等功能较好,起病也较急。其临床特点包括分裂症的各种症状,如特征性的思维联想障碍、情感不协调、言语行为紊乱、幻觉、妄想及紧张症状群等。疾病过程中患者的社会功能或职业功能可以不受明显影响,但也可以在某些方面出现缺损。患者可表现出某些心境障碍的症状,但遗传学研究表明其与分裂症之间的联系明显超过与心境障碍的联系。

多数患者仅有 1 次发病,但该病也可以多次发作,发作之间可以出现缓解完全或不完全的间隙期,但每次发病均不超过 1 个月。

(二) 旅途性精神病

以一过性精神病性症状为常见的临床相,因该病的防治具有特殊性,故我国的诊断标准中将其单独分类,以利于开展相关研究。国际上主要的分类系统(如 ICD、DSM)中均没有此诊断。

该病均发生于旅途之中(少数可紧接在旅途结束时发病),起病突然。以长途火车旅行最为多见,也见于远洋航海,洲际航空以及长途汽车的旅行中或刚刚结束旅行时。患者多为青壮年男性,多生活于边远农村,首次出远门者多见。发病率和患病率资料不详。发病与精神刺激、躯体状态及环境因素等综合作用有关,其典型的心理社会因素包括初次出门,对目的地陌生,前途未卜,或旅途单调枯燥,不安全感等;病前人格特质可能也与发病有关。

该病的发生也与环境因素密切相关,这些环境因素包括过度超载、活动空间受限、通风不良、颠簸摇晃、气压变化、温度湿度异常、供水不足、照明缺乏等。

躯体状态如体质虚弱、过分疲劳、慢性缺氧、水电解质紊乱、酸碱失衡或原有慢性躯体疾病等也是诱发因素。

该病的一过性精神表现常见的有意识模糊,定向力部分障碍;恐惧性的错觉及幻觉;被追踪、被监视的猜疑以及被害妄想;情感异常如紧张性惊恐发作等;冲动性攻击伤害行为;事后不能回忆或者大部分遗忘。病程短者,上述症状仅持续数小时,有的也可持续 1 周左右,多数可自行缓解。

(三) 妄想阵发

又称急性妄想发作,以突发的妄想为主要临床相,可伴有幻觉及言语行为紊乱,但不如妄想症状那么突出,而且其内容紧密围绕妄想信念。起病急骤,缓解彻底,但可以复发,预后一般良好。

该病大多起病于青壮年,儿童或老人少见。病前人格多无特殊异常,且发病前多无明显心理社会应激诱因或躯体诱发因素。起病突然,数日内迅速达到高峰,部分病例数小时内症状就趋明朗。临床上以妄想为主要症状,妄想结构较偏执性精神障碍者松散,且内容变换不定,类型多种多样,可为被害、夸大、嫉妒、宗教妄想等。发作时可出现迷惑、恍惚等,部分患者可表现得似乎既生活在现实世界、又生活在妄想世界中,但他们并没有意识障碍。发病期间可伴有错觉及短暂的幻觉,以幻听多见,偶见人格解体,这些症状均可以从其妄想信念加以解释。可伴有兴奋激越、欣快喜悦或忧郁焦虑等情感体验。言语行为紊乱也常是妄想的支配,少数病例可出现紧张症状群。发作时患者对病态表现缺乏批判能力,社会功能严重受损,难于接触,不能自理生活,有些病例可出现暴力攻击或其他危险行为。明显的妄想症状一般持续数小时到数周,持续病程一般不超过 3 个月。常易复发,但对症处理后可较快缓解,一般预后良好。

二、诊断和鉴别诊断

根据 CCMD-3,诊断急性短暂性精神病需符合下列条件。

1. 症状标准　存在精神病性症状,符合下列 1 项以上。

(1) 片断妄想或多种妄想。

(2) 片断幻觉或多种幻觉。

(3) 言语紊乱。

(4) 行为紊乱或紧张症。

2. 严重标准　日常生活、社会功能严重受损或给别人造成危险或不良后果。

3. 病程标准　符合症状标准和严重标准至少已数小时到 1 个月。

根据此诊断标准进行理解,分裂样精神病即使有多次发作,无论总病程多长,仍宜诊断为分裂样精神病,而不是根据总病程长短去"进位",多次发作后就改变诊断为精神分裂症。需与下列疾病进行鉴别。

1. 癫痫精神运动性发作　可出现与本类障碍的类似临床表现,根据过去癫痫发作史、EEG 检查进行鉴别。

2. 精神活性物质或非成瘾物质所致精神障碍　可出现上述精神病性障碍,因此病史调查要细致,如发现有相应背景,首先要进行排除。

3. 脑器质性和躯体性精神障碍　可出现意识障碍和精神病性症状,进行必要的病史了解和检查,有助于鉴别。

三、治疗

1. 精神药物治疗　精神病性症状明显时,必须使用抗精神病药物,如氯丙嗪、奋乃静、氟哌啶醇、氯氮平等,其他新型抗精神病药也适用。由于该类疾病起病急骤、病程短暂,所以以选用起效迅速、作用强烈的药物为合适,必要时采用注射用药。妄想阵发有发作性特点,所以在一定时期内给予维持治疗有时必须;使用卡马西平等药物是否能防止复发,有待探索。苯二氮䓬类药有镇静及改善睡眠效果,可以合并抗精神病药同时使用。有抑郁症状者可用抗抑郁剂。

2. 心理治疗　尤其对于旅途性精神病适用,因为该病发作常有较多的环境、心理因素存在。

(谢　斌　郑瞻培)

参 考 文 献

[1] Opjordsmoen S. Reactive psychosis and other brief psychotic episodes[J]. Current Psychiatry Report, 2001,3:338~341.

[2] Cadenhead KS. Vulnerability markers in the schizophrenia spectrum: implications for phenomenology: genetics, and the identification of the schizophrenia prodrome[J]. Psychiatric Clinics of North America, 2002,25:837~853.

[3] 中华医学会精神科学会. 中国精神障碍分类与诊断标准(CCMD-3)[M]. 济南:山东科学技术出版社,2001.

[4] Appelbaum PS, Robbins PC, Roth LH. Dimensional approach to delusions: comparison across types and diagnosis[J]. American Journal of Psychiatry, 1999,156:1938~1943.

[5] Goldman HH. Review of General Psychiatry[M]. Los Altos: LANGE Medical Publications, 1984.

[6] Munro A. Delusional Disorder: Paranoia and Related Illnesses[M]. Cambridge: Cambridge University Press, 1999.

第九章
应激性精神障碍

·

这是一组迄今为止疾病概念、分类地位尚存争议，诊断标准又十分难以掌握的疾病，临床工作经常遇到的问题较多，本书把传统的认识和近年来的概念结合进行讨论，尤着重于探讨临床实践中的相关问题。

第一节 概　述

一、分类地位的沿革

传统意义上的反应性精神障碍是否能作为一个独立的疾病单元，各国学者看法并不一致。1913 年 Kraepelin 指出本类精神障碍的精神症状出现取决于患者的不健康的素质基础，且常与神经症密切相关。Wimmer(1916 年)在收集大量病例基础上，首先提出心因性精神病诊断名称。Jasper 和 Schneider 都赞同认为本病是一个独立的疾病单元。反应性精神障碍的分类地位在北欧(尤其是挪威和丹麦)、德国和前苏联诸国都比较确认。与此相反，英国和美国并不重视本病的独立存在。不过美国《精神障碍诊断和统计手册》(DSM)第三版(1980 年)及以后的版本开始出现了应激障碍的诊断名称；与此有关的 WHO《精神与行为障碍分类》第九版(1977 年)及第十版都列入了应激障碍的有关诊断名称。尽管从这以后，应激障碍的诊断名称开始问世，但对于应激障碍的具体分类地位及诊断命名改动较多，可以认为是处于相当不稳定状态。

我国精神病学界对反应性精神病的见解较为一致，查阅一下我国从新中国成立后出版的大多数具有代表性著作，可以发现都把反应性精神病列为单独疾病单元，并区分为急性与慢性(或持久性)两大类，其下再列为若干亚型；1978 年中华医学会召开的第二届全国神经精神病学术会议所拟定的精神疾病分类，反应性精神病也正式列为独立疾病单元。只是在1989 年《中国精神疾病分类方案与诊断标准》第二版(CCMD - 2)以后为了与国际疾病分类法靠拢，虽保留心因性精神障碍的独立疾病单元地位，但名称有了某些改动，开始引入应激障碍及相关名称，CCMD - 3 则改以应激相关障碍代替心因性精神障碍。

由上述分类地位沿革可以发现，国际上正在逐步重视反应性精神障碍的分类地位，但处于不断变革状态。我国则在传统性的反应性精神病分类概念基础上出现了新的问题，即如何与国际的分类系统接轨，在此过程中出现了两方面的突出问题，一方面是由于国际分类及诊断上的不稳定性给我们的分类工作带来的困难，另一方面是我国关于反应性精神病的传统概念如何与新概念相适应的问题。

二、疾病名称

本障碍常出现以下 3 种诊断名称：反应性精神病（reactive psychosis），心因性精神病（psychogenic psychosis）及应激相关障碍（stress related disorders）。应激（stress）是 20 世纪 50 年代以后出现的名称，应激障碍指由于各种过强的不利刺激所引起的生理、行为及主观反应，在现代分类中较为常用。心因性精神病有两种理解，一种认为相当于反应性精神病；另一种认为心因性精神病的涵义较广，除反应性精神病外，还包括神经症。习惯上常把两者统称为心因性疾病，其理由是认为反应性精神病与神经症虽在临床症状和病情程度上表现有所不同，但两者之间有共同之处，即起病存在不同程度的精神刺激，且与内在素质有关，并且在临床实践中两者的划分有时较为困难。前苏联学者基里雅罗夫斯基在《精神病学》一书中还特别强调这两类疾病在临床问题上及发病机制方面，有许多类似之处，因此不主张对每一类进行单独的描写，而必须把两类合起来，用对照与比较的方法来描写。还认为这两类精神障碍之间的相互关系，以癔症最为典型，癔症传统上认为是神经症的一种类型，发作时除了通常的神经精神方面的表现之外，有时还可达到反应性的精神病状态，此时与反应性精神病就难以区分。

另外，根据国际疾病分类的发展趋向，例如 ICD－9 把反应性精神病（其他的非器质性精神病，298）与神经症（300）分列为两类疾病；而 ICD－10 把神经症性、应激相关的及躯体形式障碍同归一起（F40－F48），这种趋向似乎反映新的分类概念正在接近上述关于心因性精神病的含义。我国 CCMD－3 也反映了同样趋向，即把癔症、应激相关障碍、神经症同归于一个疾病范围，这是一种值得引起注意的发展趋向。

由于反应性或心因性这一类精神疾病跨度较大，各患者的病情程度相差悬殊，因此疾病命名上采用"障碍"比"病"更为合适，例如反应性精神障碍（或心因性精神障碍）、应激相关障碍比反应性精神病合适。但在具体诊断时，不能满足于笼统的诊断名称，应尽量做到划分出亚型。

应激反应与应激障碍并不是同一概念。应激反应指短期的正常反应；超过一定强度和持续时间的限度，并对个体的社会职业功能和人际交往产生影响时，构成应激障碍。有的分类把两个名称混用，这样命名方法容易引起概念混乱，不值得提倡。

第二节　临床表现及类型

一、临床表现

应激相关精神障碍的起病形式与遭受精神刺激的形式和强度有关，急性和强烈的精神刺激引起急性起病，病程短暂；遭受慢性、持久的精神刺激一般起病较慢，病程持续也较久。起病有的紧接在遭受精神刺激之后，有的则可延迟发生，即所谓"延迟性应激障碍"。临床表现主要有 3 组精神症状:意识障碍、情绪障碍(主要是抑郁、焦虑)及妄想、幻觉(以被害内容较多)。

二、类型

我国传统性的关于反应性精神病的类型划分,与近年国外(ICD 及 DSM)的分类相比较,可以发现差别是很大的,CCMD - 3 关于应激相关障碍的分类又相应显得过分简单,因此本书在描述上要包括各种观点是十分困难的事。从临床实践出发,把本类精神障碍的类型划分为精神病性与非精神病性障碍更为重要,尤其对司法精神病学鉴定实践更为实用。以下的类型划分是根据这个原则,把传统的分类法与国外的分类概念相结合来进行描述。

(一) 精神病性障碍

本类型的精神刺激比较强烈,精神异常状态达到精神病程度。又可分为以下几种。

1. 急性应激性精神病 以急剧、严重的精神刺激为直接原因,在受到刺激后迅速发病,病程短暂,一般持续几小时至 1 周,通常在 1 个月内缓解,有下述表现。

(1) 木僵状态:表现精神运动性抑制,多伴有意识障碍。

(2) 朦胧状态:意识模糊,行为具有自动症性质,有的表现神游,无目的外走,情感体验与精神刺激内容有关。

(3) 兴奋状态:表现情绪兴奋,话多,躁动不安,行为冲动等。

2. 慢性(或持久性)应激性精神病 精神刺激相对强烈或持续,发病后持续时间较长,发病不仅取决于精神刺激的强度和持续的时间,而且也取决于患者的个体素质及对当时环境的主观态度。有下述表现。

(1) 反应性抑郁症(传统名称,新的分类法已归入抑郁症):以严重的情绪抑郁为主,常伴焦虑,较少精神运动性抑制表现。

(2) 反应性妄想症(传统名称):以妄想为主,伴幻觉,妄想内容以被害妄想为多见。妄想、幻觉内容与精神因素有密切联系。

(3) 拘禁性精神病:是在拘禁状态下发生的应激性精神病,表现形式多样,精神障碍的程度不一,轻者称为拘禁反应,不属于精神病性。

(二) 非精神病障碍

该类型的精神刺激强度不一,有的可能很强烈,有的可能属于一般,内在素质在发病中起着不同程度作用,病程长短也不一定,但精神异常状态未达到精神病程度。可分为以下几种。

1. 创伤后应激障碍(posttraumatic stress disorder, PTSD) 我国应用较为广泛的 CCMD、ICD 和 DSM 3 个诊断系统都有 PTSD 的特点描述及诊断标准,内容基本一致,本书不作细述,可参考有关资料。引起本障碍的精神刺激强度可能异乎寻常,但精神症状特点主要是环绕不良体验的神经症样表现,并未达到精神病程度。DSM - IV 把 PTSD 归在焦虑障碍内。上述均说明 PTSD 属于非精神病性障碍。

有的患者发生本病并不是紧接在遭受精神刺激之后,而是延迟出现,因此又称为延迟性应激障碍。

2. 适应障碍(adustment disordes)　　明显的精神刺激是本病发生的诱因,但患者的人格对于发病起着几乎同样重要的作用。临床表现以抑郁、焦虑等情绪改变为主,也有表现品行方面的障碍。CCMD-3 列有具体的症状标准、严重标准及病程标准,病程标准指出:"应激因素消除后,症状持续一般不超过 6 个月。"这一点对于掌握本病诊断十分重要。在临床实践中发现有的病例,精神因素已经消除,但精神症状却长年累月地存在,此时提醒我们要谨慎地进行重新诊断。

3. 情绪反应　　指受一定强度的精神刺激后发生的情绪状态改变,主要表现为情绪抑郁、焦虑、烦躁、易激惹及饮食、睡眠障碍,但这些障碍的程度多不严重,也不明显影响其社会功能,持续时间长短取决于精神因素的持久程度和患者的人格特点。

4. 神经症性反应　　在遭受一定强度精神刺激后所出现的神经症样症状,需与神经症鉴别。

第三节　诊断及鉴别诊断

一、诊断基本原则

Jasper 所提出对本病的诊断原则已被广泛接受和采用,可归纳为下列几点:① 事件的发生与精神症状出现必须有时间上的密切联系。② 精神刺激必须具有一定的强度。③ 产生精神障碍必须具有一定的意义,如为了逃避或防御或为了满足愿望等。④ 精神症状内容必须反映精神刺激特点。⑤ 精神症状随精神刺激的消除而消退。

二、如何进行正确诊断

1. 避免误诊的教训　　据国内外报道,本病的误诊率为 23%～50%,如 Faergeman(1963年)对 160 例住院诊断为心因性精神障碍病例进行追踪观察,发现误诊率为 41.3%;McCabe(1975 年)随访 58 例,发现误诊率 34.5%;上海(1977 年)随访 93 例,发现误诊率为24.7%。分析误诊的原因有下列几点。

(1) 过分重视精神刺激在起病中的作用:社会上一般比较重视精神障碍的发生与精神刺激有关,因此患者家属较重视收集精神因素的存在,并在供史中强调精神因素对患者发病的作用,容易误导医生的诊断倾向。

(2) 忽视患者个体对精神刺激的主观体验和反应程度:应激反应是通过外界刺激与内在反应相结合而产生的,有时精神刺激似乎强烈,但患者对此并无相应主观体验,此时也不构成应激性精神障碍的发病条件。

(3) 对精神症状缺乏全面和细致分析:只从表面上认识患者的精神症状似乎与精神因素有联系,而没有深究其联系的紧密程度及精神症状内容的发展,对于某些缺乏可理解性及荒谬症状不重视;只抓住"主流"而忽视"支流"上暴露出来具有诊断意义的蛛丝马迹。

（4）片面强调病情的迅速缓解：缓解良好是本病的特点之一，但某些在精神刺激下发病的其他精神病（尤其是精神分裂症）往往缓解也较快，恢复也较完全（尤其第一次发病）。有些医生发现患者的病情有缓解快的特点，就轻易地诊断为本病，而忽视对疾病的全面观察，这种教训十分常见。

2. 重视对于病前状况的了解　忽视病前状况了解而导致诊断错误的病例并不少见。有的病例在遭受精神刺激前已经有精神异常表现，却没有被人重视，或事后家属加以隐瞒。还有如病前人格特征、智能水平等对正确诊断都有重要意义。

三、鉴别诊断

（一）精神分裂症

据国内外研究报道，与应激相关精神障碍病例的随访，最多误诊的是精神分裂症，约占本类精神障碍误诊者中的 75％，误诊原因已如上述，在本书精神分裂症章已作了详细叙述。

（二）情感性精神障碍

本类精神障碍表现为情感症状的颇为多见，这就经常引起与首次发病的情感性精神障碍的鉴别困难，如 McCabe 报道对 58 例反应性精神障碍病例的随访，发现更改为情感性精神障碍诊断的占 10 例，误诊率为 17.2％。

1. 兴奋状态　在遭受急性剧烈精神刺激后出现应激性兴奋状态，其临床表现与躁狂症类似，但分析精神刺激的强烈程度、对起病的密切关系及精神症状内容表现，一般可以与躁狂症鉴别，而且该时表现的以兴奋症状为主，缺乏典型的情感高涨，及自我感觉亢进的体验。

2. 抑郁状态　鉴别的难度较大，其中最突出的困难是关于抑郁症的现代概念问题，因为现代分类中无反应性抑郁症之名称，而抑郁症的范围又比较扩大，例如 ICD-10 关于情感（心境）障碍的抑郁发作，就指明包括心因性抑郁或反应性抑郁，如果按照这个分类概念，就没有对反应性抑郁症与内因性抑郁症进行鉴别的必要，而实际上根据我国的传统分类仍认为两者属于不同性质的疾病，还是认为应该对两者进行鉴别。鉴别时主要可根据以下几点。

（1）抑郁发作前是否存在明显的精神创伤，及抑郁情绪是否与精神创伤内容有密切关系。

（2）抑郁症状特点：是否有全面的精神运动性抑制、有否晨重夜轻及早醒的规律。

（3）有关参考条件：如家族史、过去发作史、病前人格特点等。

（4）治疗试验。

（三）神经症

应激性精神障碍的某些类型具有神经症样症状表现，包括 PTSD 及适应障碍，但神经症的发生其所遭受的精神创伤并不强烈，而且有突出的个性基础，还有各神经症类型所特有的临床症状，一般不会造成鉴别上的很大困难。

最常涉及的疾病是癔症与应激性精神障碍的鉴别问题，因为引起两者起病的精神创伤都可能较为强烈，鉴别时可根据下述几点。

（1）病前性格：癔症一般具癔症性格特点。

（2）发作性：发作性是癔症的病程特点。

（3）精神症状内容：应激性者严格环绕精神因素。癔症的症状形式多样，有夸张、做作性。

（4）躯体障碍：应激性者无。癔症可有躯体运动或感觉障碍。

（5）暗示性：癔症暗示性明显。

（四）人格障碍

人格障碍者遇到不良刺激或环境挫折时可表现染有心因色彩的症状，此时如果不细致掌握其人格特点，仅从表面上进行观察，容易因果倒置地误诊为应激性精神障碍，特别是误诊为 PTSD，这种教训十分常见。例如有 2 个案例均具有偏执性人格特点，1 例为了一次外科手术，手术创口愈合较慢，并留有较大瘢痕，从此就经常心情烦恼、易激惹、失眠，整日思念手术不顺利之事，并发展到屡屡上访，状告该外科医生对其不负责任，有意陷害于她（自称没有给医生"好处"），有的医院诊断其为 PTSD，之后就变本加厉，提出要求赔偿巨额精神损失；还有 1 例由于工作不负责任，受到领导批评及经济处罚，之后一直心怀不满，并联系自己在单位所受其他遭遇，如调动工作部门、工作劳累等，经常去找领导评理，并写信向上级领导反映该领导的"不正之风"，上级领导为此派调查组进驻，未查出问题，就进一步认为上级领导有意包庇，有的医院认为单位领导对她的思想工作简单，处理过分严厉，诊断为反应性精神障碍。通过仔细调查及分析，该 2 例实际上都属于偏执性人格者，并不属于应激性精神障碍。

第四节　治　　疗

急性应激性精神病病程短暂，支持性心理治疗适用，如有焦虑或睡眠障碍，可服用抗焦虑药和改善睡眠药物。

创伤后应激障碍的治疗是心理治疗合并药物，除了个体的心理治疗外，社会的支持十分重要；药物治疗包括 MAOI、三环类抗抑郁剂及 SSRI 类药物，考虑到这类患者对药物的耐受性，以选择服用方便及不良反应少的药物为主。有报道哌唑嗪（prazosin，脉宁平）对治疗 PTSD 的梦魇有效，此药为 α_1 受体阻断剂，有抗高血压作用，每次 2～5 mg，睡前服。

适应障碍有抑郁剂焦虑症状时可用抗抑郁剂；品行障碍有攻击行为的，心境稳定剂可有帮助。但这类患者的人格问题较为突出，应予心理矫治，以提高心理适应能力。

第五节　问题与探讨

本类精神障碍在临床实践中存在的未决问题是很多的，无论在诊断名称使用方面，还是在诊断标准的掌握方面，经常会使临床医生感到困惑，在司法精神病鉴定方面的问题更多，不仅要明确临床诊断，而且要阐明发病与精神刺激的因果联系及程度，最终涉及的是法律处理与经济赔偿,因此应激性精神障碍与法律的关系也非常密切。这也提醒临床医生对于应激性精神障碍在日常工作中不仅要解决具体的诊治问题,而且要从法律意识的角度去认识本病的诊断意义。以下列举几个主要的临床问题进行讨论。

一、关于精神刺激致病意义的评估

应激性精神障碍的发生必须具有精神刺激的前提,但何种程度的精神刺激才会导致本病的发生,在具体评估上有很多问题有待研究。

(一) 精神刺激的种类

大致有以下几类。

1. 灾难性事件　如战争、自然灾祸、飞机失事、严重车祸、身受酷刑、暴力犯罪的受害者(如被奸、伤害)等。

2. 悲痛事件　如亲人的生离死别、罹患重病、失恋等。

3. 生活中的困难或不愉快事件　如家庭矛盾、邻里冲突、同事纠纷、失恋、经济困难、生活挫折、事业失败等。

4. 长期的心理压力　如遭受歧视、蒙受冤屈、慢性疾病、内疚等。

5. 其他　如移民、社会隔离入狱等。

(二) 精神刺激对个体的致病意义

从上述精神刺激种类可以理解这些刺激类型的严重程度相差很大,如灾难性事件对个体来说可谓是异乎寻常的打击,对每个人来说,普遍具有精神刺激的性质,但其他的种类并不这样,因此是否构成刺激、引起发病,还要根据个体的具体情况进行具体分析。同一性质的精神刺激,对于不同的人,可以形起不同的反应,取决于个体下列情况。

1. 个体的价值观念　由于每个人的社会教育、个人经历、风俗习惯、家庭传统等不同,可以形成不同的价值观念与行为准则,不同的愿望与情感倾向,以及由此引起的思想感情上的特殊敏感点。例如对有的自卑心理严重、自尊心特强的个体来说,受到当众侮辱,可怀恨终身而念念不忘。

2. 个体所处的生理和心理状态　个体所处不同的生理和心理状态,可能会对相同的精神刺激具有不同的意义,例如患躯体疾病及生理变化期间可使个体对精神刺激的耐受性减低,易于致病。个体所处的不同心理状态对精神刺激的耐受性也同样具有重大意义,单个人受到打击与大批人都受到打击的心理体验是不同的。

3. 个体的人格特点　个体的人格特点决定其行为反应模式,对应激性精神障碍的发病具有重要意义,特别对于某些类型的应激性精神障碍,这在以后还会进行进一步讨论。

(三) 精神刺激程度的具体评估

对各种精神症状和药物不良反应使用量表进行评估是近 20 年来精神医学的重大发展,精神刺激强度目前也可使用生活事件量表进行评估,早在 1967 年,T Homes 和 R Rahe 合作推出了"社会再适应评定表"(socialr eadjustment rating scale,SRRS),并于 1983 年引进我国,进行了修改增删,此后国内学者根据中国情况编制了"生活事件量表",可以作为精神刺激强度的评估参考。但在实际应用上受到一定限制。

（1）受到受测试者合作程度的影响，特别在涉及赔偿纠纷时，患者会出于"疾病获益"心理动机，对测试会采取不真实的或夸大的态度，从而影响测试结果的正确性。

（2）个体对精神刺激反应的强烈程度不仅与精神刺激的强度有关，而且还取决于个体对刺激的意义认识和评价，测试结果只具有参考价值。

因此，在实际工作中应尽量做到客观，充分利用标准化工具，但在具体评估精神刺激对个体的作用时，必须结合其他条件进行。

二、正确诊断 PTSD

（一）防止诊断扩大化

PTSD 作为一个诊断类别始见于 DSM-Ⅲ（1980 年），以后 DSM-Ⅲ-R 及 DSM-Ⅳ作了相当幅度修改。我国 CCMD-2-R 和 ICD-10（1993 年）都包含了这一类别，CCMD-2-R 采用延迟性应激障碍名称，与 PTSD 同义。目前这一诊断名称的应用已相当普遍，凡遇到与诊断标准类似的病例都会自然地想到 PTSD 的诊断，这种诊断倾向目前临床上比较普遍，需要引起关注。

PTSD 诊断扩大化的现状还反映在司法精神病学鉴定工作上，由于诊断掌握不严谨，因此在法律关系评定上也出现比较随意的现象。PTSD 的诊断是以存在异乎寻常的超强的精神刺激为前提，因此一般来说，在因果关系评定上属于直接因果相关，对方应该承担相应责任，但问题是在确立诊断时是否严格符合 PTSD 的诊断标准，诊断的扩大化必然导致因果相关评定的滥用，很多法律纠纷的引起是与这个环节所存在的问题有关。

（二）诊断 PTSD 的条件

ICD-10 及 CCMD-3 关于 PTSD 的诊断标准都强调了下列条件。

1. *存在异乎寻常的威胁性或灾难性应激事件*　这种事件普遍地会使每个人产生痛苦。并对灾难性事件的存在作了特殊的强调，认为是诊断的必要条件。还认为人格特点或神经症病史等易感因素虽可减低 PTSD 发生的阈值或使病情加重，但用这些易感因素解释症状的发生既非必要也不充分。

2. *存在特殊的临床表现*　CCMD-3 列出了诊断 PTSD 的症状标准，即反复重现创伤性体验、持续的警觉性增高，对与刺激相似或有关情况的回避。这些症状是有机地结合在一起的，是个体对遭受超强精神刺激后必然发生的心理反应。如果症状不典型或不充分，例如有的表现为神经症样症状或癔症表现等，就不宜诊断为 PTSD。

3. *病程的掌握*　CCMD-3 在病程标准上强调两点。

（1）精神障碍发生在极其严重的创伤性事件后 6 个月之内。

（2）符合症状标准至少已 3 个月。

有的患者虽在遭受严重精神刺激后发病，短期内存在 PTSD 典型的临床表现，但持续时间不长（<3 个月），而后长期存在神经症样症状，这种病例也不宜诊断为 PTSD。PTSD 的诊断过程中，如果符合以上 3 条，属于典型的或"经典"性病例，但在日常临床工作中，医生

遇到更多的却是那些不典型病例,如临床表现和病程符合 PTSD 诊断,然而精神刺激的强度达不到"异乎寻常"的程度,例如邻里间的互殴事件、老师体罚学生等,如何看待这样病例,医生间的诊断可以互有差异,尤其在司法精神病学鉴定中遇到这样的情况更多。例如老师体罚学生,学生发生了精神障碍,对于这样病例,诊断上有人认为精神刺激强度不大,不构成 PTSD 的诊断条件;有人则认为体罚事件虽并不具备异乎寻常的刺激强度,但对于学生这一特定群体来说,由于他们往往更在乎老师对其态度,因此不恰当的体罚也会导致发生精神障碍,主张可以诊断为 PTSD。我们认为 PTSD 作为应激性精神障碍的一种类型,其发病同样取决于外因与内因关系,外因是通过内因起作用的。即使同样处在遭受灾难性事件的条件下,发生 PTSD 的人究竟在少数,这其中也有内因问题,但由于这种条件下的外因已具有压倒一切的程度,因此 PTSD 诊断标准已强调其内因条件是微不足道的。体罚学生事件如果体罚程度属于是一般性的,该时精神障碍的发生,作为个体主观态度的内因条件相对处于重要地位,如果临床表现典型符合应激性精神障碍诊断,但是否诊断 PTSD,有待商榷。但无论诊断结论如何,因果关系的评定需要慎重,力求做到实事求是,客观公平,这一般属于司法精神病学界研究问题,临床工作不必一定去十分追究。

三、临床诊断如何做到"对号入座"

从反应性精神障碍的分类沿革可以发现传统分类与现代疾病新概念之间的矛盾,根据医院规范化工作要求,诊断必须做到有据可依,目前我国普遍根据 CCMD-3 制订的分类与诊断标准进行诊断,但 CCMD-3 的应激相关障碍内容只包括急性应激反应(急性应激性精神病),创伤后应激障碍及适应障碍,而临床上所遇到反应性精神障碍的实际类别很多,这就造成临床实际工作与现代分类方案的严重矛盾,在具体处理上建议做到以下几点。

(1) 尽可能根据标准化分类方案,诊断名称到位。

(2) 对无法诊断到位的病例采取下列方法。

1) 根据传统分类方案命名,如反应性妄想症、反应性精神病、反应性抑郁症、拘禁性精神障碍等。这种命名法虽在 CCMD-3 无据可依,但在我国各精神医学著作中都有具体记载。

2) 采用大分类命名法:即诊断为"应激相关障碍"。

3) 可归入 CCMD-3"其他或待分类的应激相关障碍"(41.9)。

(3) 参考上海市精神卫生中心的《精神疾病诊断分类、检查、治疗及有关项目的编码索引》第二版(SMD-2)(贾谊诚教授主编)。该分类把应激性精神障碍(F43)分为急性应激反应、延迟性或慢性应激反应及适应障碍三大类。应激反应内既包括有精神病性障碍,也包括非精神病障碍(如情绪反应、神经症性反应等),临床上所常遇到的各种反应性精神障碍病例几乎都可归入相应的诊断地位。这个分类方案由于内容具体、实际,已经受到各地重视,可供诊断时参考。

(郑瞻培)

参 考 文 献

［1］张明园.反应性精神障碍.见：夏镇夷.实用精神医学［M］.上海：上海科学技术出版社,1990,
　　165～178.

［2］贾谊诚.简明英汉(汉英)精神医学词典［M］.北京：人民卫生出版社,2002,796.

［3］蔡伟雄,汪建君.创伤后应激障碍及司法精神病学鉴定［J］.法医学杂志,2003,19(3):167～169.

［4］郑瞻培.应激障碍的司法精神病学鉴定［J］.上海精神医学,2003,15(1):56～58.

第十章
神 经 症

第一节 恐 怖 症

"我的心脏开始跳得如此之快……它好像要爆炸似的。我的喉咙被堵死了,不能呼吸。我开始感到窒息,双手也开始出汗。我感到一阵阵眩晕,需要扶住家具或墙壁以避免跌倒或昏倒。我知道我快要死了。我想逃,但不知道要逃到哪儿才好"这是恐怖症患者常常遇到的心理感受。

恐怖症(phobias)是一种以对特殊物体(如蜘蛛)、活动(如上飞机)或情景(如当众吃东西)产生强烈持久的惧怕为特征的焦虑障碍。恐怖症状的共同特点是:① 这种恐怖一定由外在的某些物体或情景引起。② 常伴有明显的自主神经症状,如头晕、心悸、颤栗、出汗、呼吸急促、面色苍白等。③ 即将面对恐怖的物体或情景之前(可以数日、数周),出现焦虑情绪,谓之预期焦虑(anticipatory anxiety)。④ 采取各种办法试图回避恐怖的物体或情景,是恐怖症最突出的行为特征。⑤ 知道这种恐怖与实际威胁不相称,是过分、不合理和不必要的(儿童不具备这一点),但这种反应不由自主,也无法控制。⑥ 恐怖情绪、回避行为和可继发的抑郁等使患者存在明显的心理痛苦,妨碍其学习、生活和工作等社会功能。所以恐怖症患者常常进行自我治疗,酒和物质滥用的危险率也就大大增加。

不同国家,有关恐怖症的患病率报道相差甚大,如美国国立精神卫生研究所(National Institute of Mental Health)报道恐怖症的患病率为 5.1%～12.5%。它是各年龄段女性中最常见的精神障碍,是 25 岁以上男性的第二种常见的精神障碍。而 1982 年,我国精神疾病流行病学调查,在 15～59 岁居民中恐怖症的患病率为 0.59/1 000,显然不是我国患恐怖症的人数较少所致,而与采用了不同的诊断标准和调查方法等有关。

依据恐怖反应和回避的对象可将恐怖症分为社交恐怖症、广场恐怖症和特定恐怖症 3 种类型,均有中度关联的遗传成分。

一、社交恐怖症

社交恐怖症(social phobia),又称社交焦虑障碍(social anxiety disorder,SAD),是以当处在公共场所或与人打交道时出现显著而持久的害怕,怕被别人注视或否定地评价,担心在他人面前出丑或遭遇尴尬,因而尽力回避为特征的一种焦虑性障碍。

（一）病因学

SAD 的确切病因不明了。它的发病可能是由遗传生物因素、环境因素和精神刺激等多种因素相互作用所致的结果。遗传和环境因素可能与 SAD 病因更为相关，而神经生物学和心理因素则与其病理生理机制和治疗的关系更为密切。

SAD 尤其是广泛型患者的一级亲属患此病的风险明显增高，提示 SAD 有遗传的可能。美国学者 Kendler 等（1999 年）的大样本研究发现，SAD 单卵双生子同病率（24.4％）高于双卵双生子（15.3％），遗传度估计为 30％。美国国立精神卫生研究所（NIMH）资助的一项研究发现了与大鼠习得性恐怖相关的基因位点。

脑内杏仁核是 SAD 发病的重要解剖部位，因这一部位恰恰与对恐怖事物的感知和控制恐怖情绪有密切关系。神经影像学研究初步显示，SAD 患者可能存在基底神经节和纹状体等区域的多巴胺功能障碍。已经发现 DA，5-HT 和 NE 等神经生化系统在 SAD 发病和病理生理改变中有重要的作用。DA 与中枢神经系统的动机和奖赏机制有关。社交兴趣的增加、群居和自信可能反映了脑内 DA 的活动；SAD 对拒绝批评过敏说明其大脑 DA 可能异常。三环类抗抑郁剂（TCAs）对 SAD 的效果不如单胺氧化酶抑制剂（MAOIs），可能是因为后者对 DA 系统也有显著的影响。没有证据表明 SAD 存在 HPA 轴异常。

有一部分患者可能生来就有焦虑气质，从小就怕人，一见人就表现行为抑制。SAD 可以通过观察他人的社交模式而习得。社交恐怖的父母对孩子通常是排斥的、感情冷淡或过度保护的，往往向孩子传达一种负性的社交体验。

许多研究发现 SAD 患者对有关恐怖对象或情景方面存在认知偏差。Stopa（1993 年）研究发现 SAD 对自身当众演讲的操作，更倾向于被苛刻评价。他们认为如果自己有些过失或表现紧张，别人就不喜欢或会被视作无能（愚蠢）。因此，他们常常因为社交焦虑而回避社交场合，从而失去了检验其想法是否正确的机会。在有效治疗后，这些偏差能够得到纠正，但不清楚究竟是认知偏差导致了恐怖形成和发展，抑或它仅仅是 SAD 的表现之一。

（二）流行病学

美国、加拿大、法国和德国等发现 SAD 的终身患病率均在 10％以上。如美国国立精神卫生研究所（National Comorbidity Survey，NCS，1996 年）的同病率调查显示，SAD 为 13.3％，年患病率 7.9％，仅次于重性抑郁症（17.4％）和酒精依赖（14.1％），居第三位。女性多于男性（11∶4），但男性求助专科服务的更高。

（三）临床表现

当患者处于社交场合或与人打交道时，如被介绍给他人、被仔细检查、被取笑或批评、成为注意的中心、在他人注视下做事情、会见权威或重要人物、与陌生人相遇或在小型聚会上谈话等，都可以引发明显而持久的害怕，害怕自己出丑或尴尬。成人能够认识到这些恐怖是过分和不必要的，但无法控制。伴随恐怖情绪的躯体症状有脸红、心跳加快、口或咽喉部干燥、吞咽困难、全身颤抖或肌肉抽搐、出汗、恶心或呕吐等。最常见的是害怕当众说话和操作性恐怖，如当众弹琴、表演、书写、吃东西或喝饮料等。他们自觉脸部潮红，不敢抬头，不敢与人对视，自感局促不安，无地自容，想借机逃跑。不得已而要继续呆在社交场合时，往往要不停地检查、饮茶、摸纽扣或只顾吃饭等,以避免被发现他正处于尴尬之中。对批评和拒绝表现敏感,但又不敢表达自己的观点,常常出现自尊不足(low self esteem)。为了减轻这些恐怖反应,最终回避这些社交场合。预计在恐怖情景到来之前,往往要担忧数日或数周,可以继发抑郁症状,使得他们工作、上学或社交都存在明显的困难。

儿童恐怖症则主要表现为害羞、行为黏滞、发脾气甚至缄默。通常学习成绩有显著的下降,经常拒绝上学和回避同龄人的集体活动。他们害怕的对象主要是同龄人,成人陪伴可使他们更舒适。

SAD有两种亚型:广泛型和特定型。广泛型SAD患者害怕并回避多种社交情境或者在他人前进行操作的场合,严重者甚至长期脱离社会生活,无法工作。特定型SAD患者害怕一种或两种场合或情境,通常是操作性恐怖。最典型的是歌手或演员在表演时手脚不听使唤致使无法完成表演,有的甚至操作前就已经惧怕得瘫软下去了。一般情况下可以完全没有症状,其焦虑症状只是担心会遇到害怕的社交场合,或在已经进入害怕情境时才会出现。所以广泛性SAD对社会影响及职业损害更重,更易合并抑郁症及酒精依赖。

70%～80%SAD患者终身至少有另外一种精神疾病诊断。常见的是情感性障碍、其他焦虑障碍、饮食障碍、物质滥用障碍等。70%的共病诊断之前就已经存在SAD,提示某些共病可能是SAD的适应性结果。SAD的共病现象可以增加自杀危险。

（四）病程与预后

SAD发病于青少年早期或更早,30岁以后可达到高峰;而这一阶段对于学业发展、人际交往对职业选择具有很重要的影响。一般发病年龄在11～19岁,很少超过25岁后发病。通常为隐渐起病,无明显诱因。也可能有一次经历羞辱的社交经历后急性起病者。倾向于慢性病程,平均病程大约20年。约1/4的患者随年龄增长而缓解。受教育水平高、发病年龄晚和不合并其他精神障碍者预后较好。

（五）诊断与鉴别诊断

如果患者针对社交场合而出现明显持久的恐怖体验伴有生理上明显的自主神经兴奋症状,有显著的回避行为,但独处时又基本正常,就应考虑SAD的可能。

1. 诊断　CCMD-3中SAD的诊断标准如下。

（1）符合恐怖症的诊断标准。

（2）害怕对象主要为社交场合(如在公共场合进食或说话、聚会、开会,或害怕自己做出一些难堪的行为等)和人际接触(如在公共场合与人接触、怕与他人目光对视,或怕在与人群相对时被人审视等)。

（3）常伴有自我评价低和害怕批评。

（4）排除其他恐怖障碍。

儿童恐怖症的症状要求至少持续6个月。

2. 鉴别诊断

（1）正常人:尽管SAD经常有害羞的想法,但与正常人的害羞不同。正常人的害羞是当周围存在很多人时,感觉有些不舒服,没有明显的预期焦虑,也不回避那些羞怯的社交场所。大多数人都有过社交焦虑或回避的经历,如害怕上台演讲。但这种害怕是可以被理解的,不会妨碍社会或职业功能,故不诊断为 SAD。

(2) 回避型人格障碍(APD):APD 的某些症状与广泛型 SAD 有所重叠。APD 是主动分离的人格模式,也就是说是怕遭到羞辱或尴尬而故意回避他人。Widiger(1992 年)回顾了 3 个研究后指出广泛型 SAD 和 APD 存在共同的病理学基础,但 APD 的社交焦虑更为严重。这与它形成更早,社交抑制更广泛有关。大多数 APD 是满足广泛型 SAD,而广泛型 SAD 未必满足 APD。

(3) 惊恐障碍:SAD 的惊恐发作类似于惊恐障碍的特征,但后者在没有尴尬或窘迫危险下发生,具有不可预测性。惊恐障碍也可以有尴尬体验,但多数是在发作之后。SAD 的焦虑性躯体症状很少有头晕或呼吸症状。

(4) 广场恐怖症:广场恐怖症也经历害怕的反应和回避一些特定的社交场合,但其回避主要是因为害怕在人群或社交场合会有惊恐发作或怕失去控制,而使其不能迅速逃离现场,或者害怕一些社交场合,是认为要从这些场合逃离太令人尴尬或根本不可能,而不是对这些场合本身的害怕。广场恐怖症的"脸红"症状不常见。鉴别的核心是两者的临床表现、害怕或回避的原因不同。

(5) 广泛性焦虑障碍(GAD):其特征是不可控制的担心,其中包括对社交情境的担心。如果对社交场合的担心只是众多担心中的一种模式,更倾向于广泛性焦虑障碍的诊断。另外,GAD 患者总是担心会出现一系列的负性结果,而 SAD 患者只是关注被别人评论或审视。

(6) 抑郁症:抑郁症患者也存在社交抑制和缺乏自信,但其核心是愉快感的丧失和情绪的明显低落,更有可辨识的起病时间,而 SAD 可潜隐多年而没有明显的起病期。

(7) 强迫症:这类患者也有对社交场合的回避,这种回避是源自自我形成的强迫观念或害怕别人发现其强迫性动作。SAD 患者回避源自外界的社交场合,以避免被人注视或丢脸。强迫动作、强迫思维是鉴别诊断的要点。

(8) 精神分裂症:可有被他人注意或审视的妄想,通过仔细询问病史及精神检查可做出正确的诊断。SAD 没有思维障碍、情感淡漠或幻觉等典型的精神分裂症症状。

(9) 身体畸形恐怖障碍:源于自认为自己身体存在畸形或缺陷的先占观念,怕被别人注意而回避社交,常常伴有不愉快感,但没有在他人面前的尴尬情绪反应,可以区别。一些 SAD 患者社交恐怖信念可能很坚定,如认为自己的体味异常,或身体的某部分变形或丑陋引起别人的注视或否定评价。如果存在这样的妄想,可以附加妄想性障碍的诊断。

(10) 创伤后应激障碍:此前有创伤性事件,社交回避是为了增加安全感和避免创伤性再体验。

(六) 治疗

1. **心理治疗**　对 SAD 只采用药物治疗是不明智的。不同形式(如个别和小组)的认知——行为治疗已经证明其对 SAD 有很好的治疗效果。需要强调的是,任何心理治疗的成功都必须激起患者相当的兴趣、支持和理解。他在理解接受心理治疗的同时,也需要其家庭成员的支持。因为在家庭成员看来,患者的任何躯体检查都没有发现异常,很难理解患者的痛苦,而这些痛苦恰恰是患者实实在在的心理现实。还有家庭成员可督促患者完成布置的"家庭作业",鼓励其在日常生活中实践再实践。另外,任何一项治疗启动以前,都要对患者进行仔细的评估,这也是本着患者最大的受益和循证医学所要求的。目前认知——行为治疗(CBT)包括暴露疗法、认知重建、放松训练和社交技能训练。

(1) 暴露疗法:包括想象暴露(imaginary exposure)和实景暴露(real life exposure)两个主要部分。暴露疗法的目的是帮助患者面对他们害怕的情境,并适当地使其恐怖等焦虑反应维持一定时间后,通过自然的条件作用过程使这种害怕的程度逐渐降低。对大多数治疗师而言,实景暴露是主乐章,想象暴露最多只是序曲。实景暴露远较想象暴露有效,一定程度的想象暴露可提高实景暴露的依从性。暴露疗法对各型恐怖症都起效快、疗程短、疗效稳定而持久,尤其对特殊恐怖症和社交恐怖症是首先考虑的。不过也可能导致患者恐怖和不适暂时性加重,因此,暴露疗法需要患者有强烈的求治动机,或者帮助其树立起治疗的信心。有了这种动机后,患者才可能使自己全身心投入害怕情境之中,充分体验,允许不可避免的焦虑发生。患者集中注意于恐怖情境可提高暴露技术的效果。

操作时注意点:① 每次暴露治疗的间隔时间相对较短则效果相对好些。② 每次暴露治疗的时间尽可能长些。③ 间隙期鼓励患者面对恐怖的对象而不是回避。④ 采用渐进式暴露治疗还是冲击疗法,要因人而异,一般来讲,前者的依从性更好。⑤ 渐进式暴露治疗的暴露等级设置要同患者讨论可以接受的最大等级跳跃,过多过少的等级都会影响治疗的进行和效果。⑥ 最好对恐怖症的其他共病,如抑郁发作、广泛性焦虑症、惊恐障碍,特别是惊恐障碍,需要药物明显控制之后才采取暴露疗法。⑦ 是否合并抗焦虑剂,应该辨证分析(抗焦虑剂可以减少预期和操作性焦虑,可以增加治疗依从性,但也存在过度镇静和影响认知的不良作用,可降低治疗的效果)。

(2) 认知重建:既然 SAD 存在着认知偏差,就力求让患者识别焦虑发生之前、当中及发生之后的一些负性想法(如认为如果自己有些过失或表现紧张,别人就不喜欢或会被他人视作无能);和患者一起讨论和评估这些想法是否合理;试图以合理替代不合理的想法。古人云"知易行难",何况成人都有自己若干年来相对固定的认知模式,要在短时间让患者内化这些合理的认知不是一件容易的事情,所以要同行为干预紧密结合起来,让患者在实践中慢慢体会和内省,治疗双方都需要些耐心。

(3) 放松训练:患者在经历或想象恐怖事件时,通过练习不同的肌肉群学会放松。首先在治疗室训练,以后作为家庭作业在家练习。患者集中注意于某一特定肌肉群,紧张 5~10 秒钟,这样可以使血压升高而需要预防昏倒发生。然后在有节奏的深慢呼吸的配合下,通过注意紧张与放松之间的不同感受,着重体会伴随放松出现温暖、沉重的感觉。之后可训练放松更多更大的肌肉群,以获得快速的放松。逐渐过渡到学会暗示控制训练,如"放松"一词应反复与放松状态联系起来,然后在日常活动中通过暗示开始较快的放松。进而学会在引起焦虑的场合运用放松技术。

(4) 社交技能训练:包括治疗师示范、角色扮演、纠正反馈、社会强化和布置家庭作业等教会患者一些基本的社交技巧(如怎样开始和一个陌生人谈话),然后运用于实践。可以将这些社交实践拍成录像,让患者自己观看在做些什么和表现怎么样。这种训练能有效地减轻焦虑,但要彻底纠正其社交缺陷(如不敢与人对视,缺乏会谈技巧),不是一蹴而就的,应该让患者看到自己前后的变化,以增加训练的信心。

认知——行为小组治疗(CBGT)的核心技术同上,但采取方式主要不同在于治疗师可以引导患者从个别暴露到角色扮演,模仿每个患者恐怖的情境。

影响 CBT 和 CBGT 治疗效果的是抑郁情绪越重、回避人格特征越明显,治疗时间越短,则效果越差。社会交往中负性想法可能不具备预测作用。

2. 药物治疗　首先是对 SAD 伴发的抑郁症及其共病的治疗(因为影响 SAD 的治疗效果)。其次,选择耐受性好、可以长期应用的药物以提高服药依从性。一般从小剂量开始,减量要缓慢,以防止症状反弹。对孕妇,要和患者讨论药物可能对胎儿的危害。对不严重的 SAD,可以加强心理治疗,以逐渐停用药物。对严重的 SAD,医生只有建议其暂时终止妊娠,当然最终决定权仍交给患者本人及其家属。药物治疗不仅可以缓解对恐怖性的焦虑情绪和继发的抑郁,减少回避行为和减轻生理症状,而且还可以总体上改善社会功能和生活质量。急性期治疗可以使得 25%～35% 的患者至少有较大程度改善。在治疗的头几个月就终止,约 70% 的会复发。维持 6 个月将使复发大大减少。

(1) MAOIs 类抗抑郁剂:存在较为明显的不良反应,例如失眠、直立性低血压、性功能下降、体重增加等,与含酪胺的食物相互作用还可导致致命的高血压,从而限制了其临床应用;但其中的苯乙肼是最被看好且疗效确切的药物,可能对其他药物治疗效果不好的 SAD,也可能产生奇妙的效果。总有效率为 63%～75%。苯乙肼起始剂量每日 15～30 mg(3 日后)→每日 45 mg(第 2 周)→每日 60 mg(第 3 周)。如果耐受性好的话,可以给到最大剂量每日 75～90 mg。

(2) SSRIs 类:如帕罗西汀、舍曲林、氟伏沙明和氟西汀都能够有效的缓解症状,头 2 周效果最明显,但治疗需要持续 8～12 周。帕罗西汀是 FDA 唯一认证治疗 SAD 的药物。3 个为期 12 周的多中心研究证明帕罗西汀对 SAD 治疗是明显有效的,急性治疗后的有效率是 50%～75%。国内张岚等(2001 年)开放性实验证明帕罗西汀治疗 8 周后的总有效率 83.3%。由于其安全和不良反应较容易耐受,帕罗西汀已被视作一线用药。

(3) 苯二氮䓬类(BDZ):主要有氯硝西泮、阿普唑仑和溴西泮用于控制焦虑症状效果好。并且起效快,剂量调整迅速,也可临时应用。但不能够有效阻止惊恐发作。长期使用可能会产生药物依赖,也可导致过度镇静、运动协调障碍和记忆问题。这类药物慎用于酒和药物依赖的患者。

(4) 操作前服用 β 受体阻滞剂:如普萘洛尔、阿替洛尔,可以有效减轻 SAD 的躯体症状(如心跳加快、颤抖、出汗等)。优点是应用方便,很少损害注意和协调能力,没有药物依赖性。

对特定型恐怖症的治疗研究很少,SSRIs 和 MAOIs 似乎效果不好,偶尔使用苯二氮䓬类和 β 受体阻滞剂可能有用。TCAs 类对 SAD 治疗几乎无效。

二、广场恐怖症

广场恐怖症(agoraphobia)是指对所处场所的忧虑,害怕在这些场所被禁锢或得不到帮助,致使在离家外出、进入公共场合时出现显著的焦虑与痛苦,可表现为惊恐发作或惊恐样症状。"广场"一词取自希腊语"agora""会议广场"之义,不是物理学上"空旷"的概念。事实上,广场恐怖症更多指的是对惊恐发作的害怕,而无论它是否发生在家庭、工作单位或拥挤的超市等这些并不一定"空旷"的地方。有的地方把它译作"场所恐怖症",为尊重原文字面意思,这里仍然按"广场恐怖症"描述。

(一) 流行病学

美国的同病率调查(NCS,1996年)显示,该病的终身患病率为6.7%。女性多于男性,男女之比为1:2.2。起病在成年早期,发病高峰年龄在25～30岁,也有少数40岁以后发病的。

(二) 临床表现

患者主要表现为害怕单独离家外出或单独留在家里;不敢到喧闹拥挤的地方如商店、剧场、车站、餐馆等;害怕乘坐公共交通工具如火车、公共汽车、飞机、地铁等;不敢坐电梯,不敢站在桥上等;害怕到空旷的场所如旷野、公园。患者担心从这些场合脱离是困难的,令人尴尬或不可能,为此产生极度焦虑、紧张不安,出现明显的头晕、心悸、胸闷、出汗等自主神经症状,发作时常伴有抑郁、强迫、人格解体或晕厥。一些患者尚能面对这种情境,但非常痛苦而充满恐怖地忍受着。有人陪伴,这些症状会减轻一些,是广场恐怖症的一大特点。由于常难以忍受这些焦虑症状,许多患者在一种难以控制的冲动驱使下迅速逃到安全的地方,大多数都是逃回家中,随之出现回避行为,严重者甚至不敢出门,显著影响其社会及家庭功能。

患者通常在经历过惊恐发作之后,广场恐怖症才逐步形成。也有的广场恐怖症之前从无惊恐发作,也没有自发性的惊恐发作,只是经历害怕的场所或情景时才出现惊恐样发作。正由于惊恐发作是3种恐怖症亚型中出现频率最高,以致DSM-Ⅳ中的诊断价值甚至超过了广场恐怖症本身,出现了反客为主的局面。而一旦广场恐怖症发展后,而惊恐症状可以继续发生,也可以停止。例如,如果患者回避害怕的情境,焦虑就减轻,惊恐症状发生的频率就会减少甚至消失。然而,由于存在对惊恐的预期恐怖,即使惊恐发作或惊恐样症状消失了,广场恐怖症也会持续存在。也有患者同时有广场恐怖症和惊恐障碍,可考虑两者为共病状态。

(三) 病程和预后

广场恐怖症是一种慢性迁延性疾病,可以在此基础上出现发作性的恶化或加重,其恐怖的对象经常出现在日常生活中,由于常引起严重的功能受损,所以其就诊的时间要短于单纯恐怖症。若有共病现象,其慢性化以及波动情形会加剧。

(四) 诊断和鉴别诊断

患者害怕单独外出或到喧闹拥挤的场所,伴有预期焦虑和回避行为,可伴有或不伴有惊恐发作。

1. 诊断　CCMD-3 诊断标准如下。

（1）符合恐怖症的诊断标准。

（2）害怕对象主要为某些特定环境，如广场、闭室、黑暗场所、拥挤的场所、交通工具（如拥挤的船舱、火车车厢）等，其关键临床特征之一是过分担心处于上述情境时没有即刻能用的出口。

（3）排除其他恐怖障碍。

2. 鉴别诊断

（1）社交恐怖障碍：社交恐怖障碍患者也有回避外出或公共场合，但主要是害怕被人审视或别人的负性评价；而广场恐怖症患者的回避是害怕不能从这些场合逃脱，或害怕惊恐发作。

（2）精神分裂症：具有被害妄想的患者可有类似广场恐怖症的回避行为，但仔细检查会发现他回避的原因坚信街上等有人要伤害自己。没有预期焦虑，也没有因此而出现的痛苦感，故无求治欲望。

（3）特定恐怖症：其恐怖的对象比较单一，一般局限于某一特定的事物或情境，不泛化，一般不伴惊恐发作。有人陪伴时症状不会缓解，与广场恐怖症不同。

（4）强迫症：某些强迫症患者害怕被感染而回避一些场所，这种回避与患者自我的强迫观念有关，其痛苦感也主要来源于自我强迫与反强迫。一般不伴惊恐发作和预期性焦虑。

（5）创伤后应激障碍：患者也常回避某些场所，但这些场所与其严重的精神创伤事件密切有关，回避的目的是为了避免触景生情。

（6）离别焦虑障碍：离别焦虑障碍的儿童常对某些场所产生恐怖和回避，其主要是害怕离开家庭和亲人，而不是害怕所处场所本身。拒绝上学可称为学校恐怖症。

（五）治疗

广场恐怖症的治疗主要是心理治疗和药物治疗相结合，针对具体患者，治疗措施可能有所侧重。药物治疗的原则与 SAD 的基本一致。SSRIs 类药物的安全性和耐受性好，仍然是临床的首先选择。有惊恐发作的患者，首先应选用抗惊恐药物治疗，这方面 TCA 类如丙咪嗪和 MAOIs 类如苯乙肼的效果比较肯定。TCA 的用量要比情感性障碍治疗量小些。惊恐发作的减少是广场恐怖症恢复的关键因素。

SAD 心理治疗的原则在此仍然适用。需要指出的是，采用一般性心理治疗的目的是增强患者治疗的信心，减轻预期焦虑。如果一味强调患者"不要怕，要大胆面对"只会徒增患者的恐怖感。所以应该和患者讨论可以接受的心理治疗方式。允许治疗过程出现恐怖反应，特别是冲击疗法，反应可能还相当大。有些患者强烈要求停止，称自己"真的不行了"，治疗师不要告诉他"不要怕"（其实这在暗示他），而是讲"还能够这么清楚的说话，没事的！"这样以使他尽可能长时间暴露于恐怖环境。

应该注意的是，有些器质性疾病如二尖瓣脱垂，可以伴发惊恐样发作，也可以同时存在广场恐怖。在治疗原发病的同时，采用认知治疗较为合适，而不宜用暴露疗法。

三、特定恐怖症

特定恐怖症（specific phobia），又称单一恐怖症（simple phobia），指对某一特殊的情境、物体或活动，产生持续的、过度的、不合情理的恐怖。这种恐怖与实际危险或威胁不相符合，患者为此苦恼并显著影响其日常生活，常导致回避行为。

（一）流行病学

特定恐怖症平均起病年龄是 15 岁，而且发病年龄因不同类型的恐怖对象而有一定差异。如动物、血液恐怖症始于少儿期，恐高则开始于青春期；而情景型的年龄分布有两个高峰，一个在儿童期，另一个在 20～30 岁。女性略多于男性。美国的同病率调查（NCS，1996年）显示，该病的终身患病率为 11.3%。

（二）临床表现

可能之前就有创伤性事件，如曾被蛇吓住就可以引起与蛇相关的特定恐怖症，担心再次遇到而惶恐不安（预期焦虑）；当面临蛇时可以出现惊恐发作，表现如心率加快、头晕、虚脱、呼吸困难、出汗等反应，因而采取回避蛇或相关的情景。明明知道这种恐怖是过分的，不合情理的（儿童可能没有这一点），但是无法控制，给患者造成很大痛苦，并显著影响其日常生活。谓之"特定"，就是指特定恐怖症的症状比较稳定，恐怖对象也多限于某一特殊的物体或情景，不泛化。但也有部分患者，可能在这些特定对象上更替，如失去对蛇的恐怖之后，又开始恐怖高空飞行。

根据恐怖的对象不同可以分为① 动物型：因动物或昆虫引起的恐怖，最常见。② 自然环境型：恐怖因自然环境中的事物所致，如高度、黑暗、风、雷电、水。③ 血液-注射-损伤型：因看到血或外伤或接受注射或其他损伤性治疗手段引起的恐怖。④ 情景型：因特殊情景如公共交通工具、隧道、桥梁、电梯、封闭空间等所致。⑤ 其他型：害怕一些可能导致窒息、呕吐或染有疾病的场所等。

血液-注射-损伤恐怖可见于至少 5% 的人群，有高度的家族性。当患者面临这些恐怖情境时，最初表现为交感神经兴奋（"战斗或逃逸"反应），随后快速表现为强烈的血管迷走神经反应，致使心动过缓和血压下降，导致晕厥（即血管迷走神经性晕厥）。

（三）病程与预后

开始于儿童期的恐怖随着年龄增长倾向于自然消退。当症状持续到成年或较晚发病者，常常发展为慢性，但一般不会引起严重的功能损害。所以恐怖症的病程可能以特定恐怖症最长，病情最稳定，主要是因为恐怖的对象或情景较为局限，日常生活容易回避的缘故。

（四）诊断与鉴别诊断

特定恐怖症害怕的对象常限于一个或少数特殊物体、情境或活动。回避的动机是担心会产生严重后果，而不是害怕惊恐发作时无人帮助或遭遇尴尬。当不接触或不想到恐怖情境时，则无焦虑反应。可合并惊恐障碍和广场恐怖症。

1. 诊断　CCMD-3 的诊断标准如下。

（1）符合恐怖症的诊断标准。

（2）害怕对象是场所恐怖和社交恐怖未包括的特定物体或情境,如动物(如昆虫、鼠、蛇等)、高处、黑暗、雷电、鲜血、外伤、打针、手术或尖锐锋利的物品等。

（3）排除其他恐怖障碍。

2. 鉴别诊断

（1）正常人的恐怖情绪:对应当恐怖而没有恐怖感者自然是"智力低下"、"对危险识别不足"。毒蛇、猛兽人皆惧之;对黑暗、旷野、闪电雷鸣、居高临渊,人人都有不安全感;儿童妇女中害怕老鼠的也为数不少。无疑,强调恐怖的程度与实际危险是否相称,症状是否严重及有无回避行为是鉴别的要点,但有时候这种情况不一定奏效。如犯罪率较高、战乱不断的地方,正常人也心存恐怖,明显回避甚至影响社会功能。所以要从恐怖的是什么对象、发生频率、是否真正过分、回避的原因等仔细加以评估。尤其注意的是正常人回避的是客观现实,不是内心的现实。这种策略性回避是为了更好地保全自己。而恐怖症的回避是避免焦虑症状的出现,往往持久。

（2）惊恐障碍(伴或不伴有广场恐怖):特定恐怖症也可有惊恐发作,但惊恐障碍的首次惊恐发作通常无法预测(即自发性),并且也不总是对特定情景的反应,回避这些场合是害怕再次惊恐发作。特定恐怖症的惊恐发作是针对害怕的对象,发作次数少于伴有广场恐怖的惊恐障碍,也没有自发的惊恐发作。

（3）疑病症:疑病症的"疾病恐怖"是某种不合理地担心自己患有一种严重的疾病,如肿瘤或传染性疾病,如艾滋病、肝炎、梅毒、麻风等。特别是性病门诊常遇见性病恐怖症,一般有不洁性接触史,不相信多次化验均为阴性的结果,把身体细微的不适都归于性病症状,到处求医,实际上应归于疑病障碍。

（4）社交恐怖症:对某种情境和活动的回避是由于害怕丢脸或别人的负性评价,而不是害怕社交场合本身,只是害怕在这种情境中会产生的后果。有人陪伴时,症状可以减轻,这与特定恐怖症不同。顺便提及,某些病程迁延而且严重的恐怖症患者恐怖的对象和情景相当广泛,很难在三种恐怖症中进行区分。

（5）强迫症:强迫症的强迫性恐怖源于自己内心的某些思想或观念,害怕失去自我控制,并非对外界事物本身恐怖,害怕和回避特定活动和事物以避免害怕的后果(如避免上厕所是害怕被污染)。

（6）创伤后应激障碍:患者回避和创伤事件有关的特定情境或事物是为了预防再度体验创伤性事件,常伴有抑郁等负性情绪。

（五）治疗

大多数特定恐怖症常常不引起严重的功能损害而未给予治疗,即使症状很严重并明显影响正常活动,认知行为治疗和教育仍可以产生良好的效果。特定恐怖症对心理治疗反应是焦虑障碍中最好的一种。

治疗前对病情进行评估,如评估暴露恐怖情景时的焦虑程度;对焦虑进行一般心理治疗,解释焦虑的本质,过度换气在焦虑中的作用等;认知治疗时,识别负性想法,并用更合理的想法取代之。放松训练时,特别对血液-损伤-注射恐怖患者出现的晕厥反应进行特别干预:训练患者在晕厥反应刚出现时有意识地紧绷大的肌肉群(如大腿和腹部),这种技能可以有效地减少快速副交感反应导致的血压下降。

逐级暴露是主要的治疗方法,如毛毛虫恐怖的患者,可以先看照片→触摸照片→远看真实的昆虫→触摸假的昆虫→隔着玻璃触摸真实的昆虫→想象真正触摸后的感觉→触摸无毒昆虫。

由于心理治疗效果好,药物治疗探讨得少。大多数认为药物治疗不是恰当的选择。选择性 SSRI 类如氟西汀和帕罗西汀,或抗焦虑药物如地西泮等,可能对某些特定恐怖症如飞行恐怖症患者有效。不应该用镇静剂或酒精等应对恐怖情景。对伴有惊恐发作者,应给予抗惊恐药物治疗。

【附】病例介绍

患者男性,32 岁,傈僳族,已婚,大学文化,企业员工。因到超市、公园等场所感到紧张、心慌、出汗 4 年余,加重伴回避 2 年。

4 年前,患者和同事打麻将作弊被发现,当场一女同事非常不满地说:"怎么,没有想到你这么高的文化也来这个?"其他男同事没有吱声,但患者明显感觉到面红耳赤、心跳加速,觉得他们都在用异样的眼光讽刺着自己,顿觉无地自容,甚是羞愧。回到家中,仍觉烦躁、心慌、手心有些出汗。妻子在不知缘由的情况下表示安慰、鼓励,心情逐渐平和下来。第 2 日上班,一看见同事就心慌、头晕,怀疑他们会说他"没有牌德",遂不愿正眼看他们;或者被迫要交谈,也自觉慌张,口干,怕这种情况加重而被视为"做贼心虚",所以总是找理由回避他们或不停地抽烟以使自己镇静一些。但见到陌生人则没有什么异常感觉。约 1 周后,发现自己到超市去购物,到公园去玩,甚至到家周围散步,也怕遇见熟人,明明知道遇见也没有什么,但紧张、心慌、头脑发热、胸闷甚至手脚麻木等困扰着他,使他甚感难受。一旦离开这些场合,感觉轻松多了。不得已要面对时,患者总是感到特别痛苦,怕自己不适的感觉会明显起来而让自己尴尬,总想找机会离开。之后,即便是要去这些场所之前几日,就开始出现担心、烦躁,内心难以平静,抽烟或有妻子等陪同,会感觉要好一些。

近 2 年来,患者几乎没有再独自去超市、公园、美丽的风景区。让他不能接受的是,自己曾经酷爱体育运动,也因为这种紧张不适的体验而很少参加了。有时候,甚至坐车、电梯等也让他有一些心慌、出汗的情况。由此,患者郁郁寡欢,常常借烟酒消愁。自认为有心理问题,主要是这些问题使得他无法再有信心去坚持工作,感到特别苦恼,前来就诊。病程中,无明显兴奋、无发热、头疼呕吐、意识不清或抽搐。饮食好,大、小便正常。

病前性格较内向,否认精神病及相关家族史。

体格、神经系统和实验室检查均无阳性发现。

精神检查:意识清楚,接触合作,注意集中,回答切题。自诉"打牌作弊之后的一段时间,怕见熟人"、"但后来情况变了,害怕见熟人,到了那些场所也感到害怕、有时手脚发麻"、"回避那些场所,是我怕有那些不舒服的感觉,说不出的难受"、"烟酒是有些效果,但不长久,肯定是心理问题"。表情焦虑、紧张、自诉情绪不太好。情感体验与内心一致。没有发现有幻觉、妄想症状。自知力完整,求治心切。

诊断分析：① 青年男性，总病程 4 年，加重 2 年。② 起病有一定诱因。③ 主要症状是遇到多种场所会出现明显的焦虑情绪，伴有明显的自主神经兴奋症状，如出汗、口干、手脚发麻。回避是为了避免这些症状，但有家人陪伴要好些。④ 有抑郁情绪，但属于继发症状；有怕见人，主要是熟人，怕自己"打牌作弊"的事被传闻，但不涉及其他社交场合，随着病情的演变，也不构成主要临床相，与 SAD 主要怕陌生人有明显差别。⑤ 有采用烟草滥用应付焦虑反应的不良行为。⑥ 明显感到痛苦，影响到社会功能。⑦ 可以排除精神分裂症、情感性障碍和器质性精神障碍。

主要诊断：广场恐怖症。

每日予以帕罗西汀 20 mg 控制焦虑和继发的抑郁，合并认知行为疗法，特别是针对焦虑反应前后和物质滥用不良行为中出现的负性想法采取认知治疗；也采用渐进式暴露治疗。3 个月后症状明显缓解。药物逐渐减量维持 3 个月。6 个月后，患者恢复如常。

（黄国平　张亚林）

第二节　焦　虑　症

一、概述

焦虑是一种内心紧张不安、不愉快的情绪，是因为预感到似乎将要发生某种危险的情况又难于应对所致。几乎所有的人都曾经有过焦虑的体验，如考试前、乘坐交通工具前的等待、一次重要会见的前夕，常常可能体验到焦虑。严重的急性发作的焦虑则称为惊恐（panic）。从某种意义上说正常的焦虑是一种保护性的反应，一定程度的焦虑会使人们紧张，提前做好准备，以应付即将发生的事件。只有当焦虑过度或者与现实极不相称的时候才可能是病理性的，即成为精神医学的问题。焦虑症（anxiety）即焦虑性神经症（anxiety neurosis），以广泛和持续性焦虑或反复发作的惊恐不安为主要临床特征，这种焦虑的产生与恐怖症不同，没有具体的对象，一种并非因实际威胁或危险所引起的提心吊胆、惊恐不安和紧张的心情，并常常伴有自主神经功能紊乱（如头晕、胸闷、心悸、呼吸困难、口干、尿急、出汗）、肌肉紧张和运动性不安的症状或体征。也就是说，患者的焦虑情绪没有客观对象或具体观念，而且其紧张和恐慌的程度与现实环境很不相称。焦虑症在临床上主要表现为两种形式：广泛性焦虑障碍（generalized anxiety disorder，GAD）与惊恐障碍（panic disorder），后者又被称为急性焦虑发作。

焦虑广泛地见于许多躯体疾病，更是许多精神疾病的突出症状之一。焦虑症的诊断名称是弗洛伊德（S. Freud）1895 年从神经衰弱中分离出来并首次命名，当时的焦虑症包括有恐怖症和惊恐发作。此后的 100 多年来，对焦虑症的诊断名称更换频繁，到目前为止至少也有十几种，诸如心脏神经症、激惹心脏、战士心脏、努力综合征、Da Costa 综合征、血管运动性神经症等。至今，虽然对焦虑症的研究比以前系统而深入，但各国的学者对焦虑症的内涵界定不尽相同。如美国的诊断分类系统(DSM-Ⅳ)中则使用焦虑障碍,其中包含了惊恐障碍、广泛性焦虑、恐怖症、强迫症、急性应激障碍、创伤后应激障碍、躯体疾病和成瘾物质所致的焦虑障碍;国际疾病分类第10版(ICD-10)焦虑障碍涵盖了恐怖性焦虑及其他焦虑障碍(惊恐障碍、广泛性焦虑);而中国精神疾病分类与诊断标准第三版(CCMD-3)中的焦虑症只包括广泛性焦虑及惊恐发作。

二、流行病学

近20年来,我国没有大规模的有关焦虑症流行病学调查。1982年我国12个地区的流行病学调查资料显示,焦虑症(年龄为15~59岁)的时点患病率为1.48/1000,男性少于女性,约为1:2。美国1994年Kessler的流行病学调查显示,两个类型焦虑症的患病率均较国内为高,其中广泛性焦虑症患病率为6.3%(男性为2.0%,女性为4.3%);惊恐发作的患病率3.5%(男性为1.3%,女性为3.2%)。上述结果显示,不同国家之间焦虑症患病率不同,其原因可能与不同的国家使用诊断标准的不一致有关。广泛性焦虑症发病年龄大多在20~40岁,而惊恐发作的发生年龄稍早。

个体素质在很大程度上影响焦虑症的预后,如治疗及时得当,大多数患者能在半年内好转。一般来说,病前个性无明显缺陷、病前社会适应能力好、病程短、症状较轻者预后好;反之,预后不佳。一部分学者认为,若发作具有下列特征者常提示预后不佳,包括晕厥、激越、人格解体、癔症样症状群及自杀观念。

三、发病机制研究

(一) 遗传学假说

已有的研究资料表明患有惊恐障碍的一级亲属,其惊恐障碍的患病机会要比一般人群的患病率明显升高(约为20%)。研究发现双生子间惊恐障碍的患病一致率较高(Kendler,1992年),且同卵双生子的共病率为41%,远远高于异卵双生子(4%)的共病率(Slater和Shields,1996年)。虽然目前认为基因与引起惊恐障碍有关,但并不是问题的全部,其遗传度约为30%。

(二) 神经生物学假说

广泛性焦虑多项研究显示,苯二氮䓬GABA能、NE和5-HT等神经递质以及促肾上腺皮质激素释放激素与焦虑的产生、维持和消除均有直接的关系,在精神药理的研究中发现众多影响上述递质的药物对焦虑障碍有治疗作用或诱发加重焦虑。新近的研究认为蓝斑核在焦虑的发生过程中主要是对警觉和信号处理起调节作用,而海马系统在焦虑的产生中具有核心作用。

近年来,Gorman(1989年)等提出了有关惊恐发作的神经生物学假说之后,有关焦虑障碍的神经递质研究逐渐变成一个热门领域,重点多集中在NE、5-HT能神经递质系统,并试图解释药物治疗和认知行为心理治疗为什么都是有效的治疗方式。目前认为,动物对条件性恐怖的刺激反应是由脑内的"恐怖网络"传递的,后者再以杏仁核为中心,并涉及内侧额叶前部皮质和下丘脑互相作用,最后从杏仁核到下丘脑和脑干的投射而产生了条件性恐怖反应。在人类的惊恐发作反应无论是生理和行为后果均与动物表现出惊人的相似性,故此认为患者也可能存在相似的神经网络。其中证据之一是抗抑郁药物可使投射网络系统(从杏仁核到下丘脑和脑干)脱敏;神经影像学研究资料表明,有效的心理社会治疗也可以降低与左侧额叶前部皮质和下丘脑相关的恐怖和认知曲解。其二是遗传因素和应激生活事件与惊恐障碍的发生有关,特别在青年早期。

(三)乳酸盐假说

对焦虑症的早期研究发现静脉注射乳酸盐可引起惊恐发作。后来又有不少研究者发现:吸入 5% 的 CO_2 混合气体或 5%~35% 的二氧化碳混合物(有人将这些物质称为呼吸性惊恐发作诱导物质 respiratory panic inducing substance)也能引起患者惊恐发作。上述现象的发生机制不明,目前认为的可能机制有:① 这些物质使体内产生酸碱平衡紊乱和有氧代谢异常,增加中枢化学感受器敏感性及外周儿茶酚胺释放,过度激活 β 肾上腺素的功能。② 当乳酸盐进入体内后最终代谢成为 CO_2 和水,CO_2 穿过血脑屏障进入脑内使其浓度增加,触发患者出现过度换气,最后由蓝斑核等结构诱发惊恐发作。③ 这些物质通过作用于心血管的压力感受器,然后由迷走神经将信号传入经弧束核至大脑髓质而产生一系列相应的症状。

(四)惊恐障碍的环境假说

有研究提示对早期失去父母的关怀与此后惊恐障碍的形成有关。据报道,10 岁前父母去世、或与父母分居的成人患惊恐障碍的比例几乎是正常人群(无此经历者)的 4~7 倍;也有人提出,儿童期与父母分离可能是惊恐障碍的危险因素之一。另外,有证据表明惊恐障碍的患者在起病前较正常对照组有较多的生活事件,由此认为经历创伤性或负性生活事件与惊恐障碍的发生有关。

(五)脑解剖和影像学

有研究认为惊恐障碍与脑干特别是蓝斑的功能异常有关(Gorman 等,1989 年)。磁共振(MRI)研究发现急性焦虑的患者颞叶尤其是海马存在结构上的改变,如皮质萎缩等。

(六)心理社会因素

大量的临床研究显示,特别是当生活事件持续存在时较容易引起广泛性焦虑。也有研究认为童年的经历可能是广泛性焦虑的易患因素之一。但目前尚无定论。因为焦虑是儿童常见的情绪障碍,但绝大多数的焦虑儿童均能成长为健康的成人。另外,并不是所有的焦虑症都源自于焦虑儿童。

四、临床表现

(一)惊恐障碍

惊恐障碍(或惊恐发作)即急性焦虑发作。这是一类严重的急性焦虑,发作突然、中止迅速、不可预测,患者常体验到将发生灾难结局性的恐怖与害怕,有濒死感。临床上常常被误诊为心脏病。惊恐障碍占焦虑症的 41.3%,临床上并不少见。有学者统计约有 20% 的成人至少有过一次惊恐发作的体验。但是，仅有 1%～3% 的出现惊恐障碍（反复发作而符合惊恐的诊断标准），女性较男性高 2 倍。

患者常在日常生活中无特殊的恐怖性处境时，突然感到一种突如其来莫名的惊恐体验，常常伴濒死感或失控感以及严重的自主神经功能紊乱症状。患者自觉濒临末日、即将死去、将要窒息、快要发疯了，或奔走、惊叫、四处呼救、迫切想逃脱，伴有呼吸困难或过度换气、窒息感、胸闷、胸部压紧感或疼痛感、晕厥、视物模糊、心动过速、心悸、头痛、头昏、眩晕、四肢麻木和感觉异常、出汗、潮热或寒颤、全身发抖或全身无力等自主神经功能紊乱症状。其特点是起病急骤，终止迅速。一般历时 5～30 分钟，很少持续 1 小时，但不久可反复发作。发作期间始终意识清晰，警觉增高，发作后仍心有余悸，产生预期性焦虑，担心下次再发，无法控制而精神失常。不过此时焦虑的体验不再突出，表现为虚弱无力，若干日后恢复。

（二）广泛性焦虑症

是焦虑症最常见的表现形式，约占焦虑症的 57%。常缓慢起病，其主要临床特点是经常或持续存在的、无明确对象或固定内容的焦虑不安，包括紧张、害怕、过分担心等。这些表现与现实环境很不相称，患者常知道是自己过分忧虑，但仍然感到十分痛苦难受且无法摆脱，这种心情几乎占据了个体的整个思维活动，伴有自主神经功能紊乱症状，主要表现交感神经系统功能活动过度的表现，临床上根据不同的症状可概括为以下几种。

1. **精神性焦虑** 主要是对未来几乎不可能发生的事件，表现出过度担心和害怕。表现出一种无名的或是自由浮动性的焦虑（free-floating anxiety），患者自己根本不知道他们担心或害怕什么；患者的感觉经常是提心吊胆，坐立不安，紧张而不沉稳，心烦意乱，没有耐心，稍遇小事则六神无主，惊慌失措；任何事情均喜欢往坏处去想，连休息时也表现为坐卧不宁，担心横祸飞来。例如经常担心小孩放学会发生车祸，亲人外出会遇上强盗或骗子，甚至小孩哭泣时担心会窒息等。这种焦虑的程度及持续的时间与现时的情况严重不符。多数患者自诉这种焦虑紧张的情绪是自己过分担心所致，而害怕又找不到任何对象，总是担心未来会出现不好的结局，有人将其称为预期性焦虑（anticipatory anxiety）。这种情绪与烦恼不同，烦恼主要是针对过去的事情后悔和对现时的不满。还有部分患者表现为激惹易怒、无端发火、注意力不集中、记忆减退和工作能力下降；有些患者对周围刺激的耐受性很差（如光线、声音等）。严重者终日惶惶不安似"热锅上的蚂蚁"。

2. **躯体性焦虑** 主要表现为自主神经功能的障碍和运动不安的症状。自主神经功能症状如口干、出汗、心悸心慌、胸前区不适感、气急或窒息感、尿频尿急、腹部不适、头痛头晕、耳鸣、轻微震颤、皮肤刺痛感，或出现月经不调、阳痿、早泄等症状。运动不安的症状包括舌头、嘴唇、指肌的震颤，搓手顿足、坐卧不宁。有部分患者表现为肢体发抖、肌肉跳动、肌肉血管紧张性疼痛等运动症状。

3. **睡眠障碍** 常表现为入睡困难、辗转反侧、躺在床上总是担心而难以入眠，可伴有一些不愉快的梦境体验。有的则睡眠间断，出现夜惊、梦魇、常常从噩梦中惊醒而紧张害怕。次日精神不佳、疲乏无力、头脑昏昏沉沉、没有清新的感觉。

4. **其他症状** 广泛性焦虑的患者经常合并有抑郁、强迫、疲劳等症状。但是，这些症状只是次要的、继发的,而不是主要临床相;否则,应该考虑另 1 个诊断或者是 2 个诊断。

五、诊断与鉴别诊断

(一) 诊断

1. 惊恐障碍 尽管典型的惊恐发作诊断并不困难,但大多数病例并不是一开始就能确诊。其主要原因是由于该疾病需要与许多严重的躯体疾病相鉴别,不能过早的肯定诊断;再者早期患者首次就诊,多数去综合医院的急诊科,容易被通科医生忽视,结果造成误诊;同时也失去了早期发现和治疗的时机,造成疾病的预后较差和患者社会功能的损害。如能及时诊治,多数患者在数周至半年内好转,部分患者表现为慢性发作性病程。预后的好坏与患者的病前个性关系密切,一般认为病前有特殊个性和频发生活事件者预后较差。有资料表明,女性患者、病程短、症状轻、病前性格良好及社会适应能力强等提示预后较好;反之,预后较差。DSM-Ⅳ将惊恐障碍分为两类,即惊恐障碍伴有或不伴有广场恐怖。根据 CCMD-3,惊恐障碍的诊断标准如下。

(1) 符合神经症的诊断标准(具有神经症的共同特征)。

(2) 惊恐发作为主要临床相。发作时主要表现为强烈的恐怖、焦虑,以及严重的自主神经症状,并伴有人格解体、现时解体、濒死恐怖,或失控感等痛苦体验。

(3) 发作无明显诱因、无特定环境、不可预测。

(4) 发作间歇期,除害怕再发外无明显症状。

(5) 发作时间短暂(一般不超过 2 小时),发作期间明显地影响日常活动。

(6) 1 个月内至少发作 3 次,或首次发作后继发害怕再发的焦虑持续 1 个月。

(7) 排除其他精神障碍,如癔症、恐怖症、抑郁症等继发的惊恐发作。

(8) 特别应排除心血管疾病、癫痫、内分泌疾病、低血糖和药物戒断反应等所出现的类似发作(继发的惊恐发作)。

2. 广泛性焦虑症 广泛性焦虑是一组以焦虑的情绪体验并伴有运动系统和自主神经系统的综合征。绝大多数 GAD 的患者并不认为自己所患的是精神疾病,尽管症状也很严重,或许已经损害了一定的社会功能,而他们仍然不能意识到。因此,多数患者是去综合医院通科就诊而非精神科(或心理咨询室),而来精神病医院(心理咨询机构)就诊的患者多数是经通科治疗效果不佳或无效,或是反复发作的患者。大部分患者都经过较为系统的检查,临床上诊断不太困难。

根据 CCMD-3,广泛性焦虑障碍的诊断标准如下。

(1) 符合神经症的共同特征。

(2) 以持续的广泛性焦虑为主要临床相。表现符合下述两项:① 经常或持续的无明确对象或无固定内容的恐怖,或提心吊胆。② 伴自主神经症状或运动性不安。

(3) 不符合强迫症、恐怖症、抑郁性神经症的诊断标准。

(4) 排除甲状腺功能亢进、冠心病、高血压等躯体疾病的继发性焦虑;排除兴奋药物过量,镇静催眠药物或抗焦虑药的戒断反应。

（二）鉴别诊断

正常人亦会有焦虑,而常人的焦虑总能找到某些可以解释的客观原因,且主观感受未达到痛苦而不能控制的程度,同时社会功能保持完好;临床上典型的焦虑症病例的诊断不难,关键在于临床医生对于焦虑的症状学描述应有正确的理解。焦虑症症状应包括焦虑的情绪体验、结合躯体性运动不安和自主神经症状两个方面,很多焦虑症患者往往只向医生诉述其躯体症状而经常被误诊为躯体疾病。

更年期和老年患者容易出现焦虑症状,但多数是继发的而非焦虑症,一般认为 40 岁以前没有任何可疑的神经症病史,那么 40 岁以后首次患神经症的可能性较小。因此,对老年人诊断焦虑性神经症必须慎重,除非有充足的理由,否则就不诊断焦虑症;反之,就有可能延误器质性疾病的治疗。对发作经过不能清晰回忆的或有明显遗忘的也不能诊断为惊恐发作。另外,既往的病史对焦虑症患者的诊断是十分重要的。

在临床实践中的鉴别诊断思路是首先区别焦虑是正常的心理反应还是病理性的情绪,其次要判断焦虑是原发的还是继发的症状(躯体疾病或精神疾病的伴发症状),最后才考虑焦虑症的诊断。

1. **躯体疾病伴发的焦虑**　临床上许多躯体疾病可以伴发焦虑症状,常见的心脏疾病有急性心肌梗死、冠心病、阵发性心动过速、高血压、二尖瓣脱垂、充血性心力衰竭等。内分泌疾病包括甲状腺疾病、低血糖、经前期综合征。临床上很多肿瘤如胰岛瘤、嗜铬细胞瘤。某些神经系统疾病如脑炎、脑血管病、老年性痴呆症、亨廷顿病、偏头痛、抽动障碍、Wilson 病及系统性红斑狼疮等。呼吸系统疾病中常见哮喘、肺部梗死或栓塞、阻塞性肺病等。鉴别诊断的基础是必须熟悉这些疾病的特有症状和体征,方可作出判断。临床上对初次就诊、年龄大、无心理应激因素、病前个性素质良好的患者,要警惕焦虑是否继发于躯体疾病。鉴别要点包括详细的病史、体格检查、精神状况检查及相关的实验室检查,必要时进行相关疾病的特殊检查,避免误诊。

2. **药源性焦虑**　长期使用某些药物以及突然停用或撤药过程中可出现焦虑情绪。如长期应用激素、镇静催眠药、抗精神病药物,某些拟交感药物苯丙胺、可卡因、咖啡因及阿片类物质等。特别是使用成瘾物质后或戒断时均可出现自主神经功能紊乱,甚至出现典型的惊恐发作。临床医生要熟悉药物引起焦虑障碍的特征。

3. **精神障碍伴发的焦虑**　在许多精神障碍中常伴有焦虑情绪,如精神分裂症、情感障碍、疑病症、强迫症、恐怖症、躯体形式障碍、创伤后应激障碍等常可伴焦虑或惊恐发作。其要点如下:在询问病史或精神检查时发现患者除焦虑症状外,还有精神病性症状,原则上应排除焦虑症的诊断。在患情感障碍时抑郁和焦虑经常有共病的现象,当抑郁与焦虑严重程度的主次分不清时,应先考虑抑郁症的诊断,以免耽误抑郁症的治疗而造成自杀等严重的不良后果。其他神经症伴发焦虑时,焦虑症状常是次要或继发的临床相。

4. **广泛性焦虑与神经衰弱的鉴别**　焦虑症的紧张性头痛和失眠,常常容易被误诊神经衰弱,这种现象在我国综合医院中比较常见。神经衰弱可伴有焦虑的症状,但不是主要的,既不突出也不持久。神经衰弱的基本症状是脑力活动的减弱,记忆力下降,注意力不集中,易兴奋易疲劳。而焦虑症则是突出的焦虑体验，明显的自主神经系统功能紊乱和运动性不安。

5. 惊恐发作与恐怖症的鉴别　近些年来，一些研究认为惊恐障碍与恐怖症可能存在某些特殊的联系。如乳酸钠诱发实验表明，103 例恐怖症患者中有 63 例出现惊恐发作，远远高于正常对照组。另一些研究发现惊恐障碍的患者发作时具有一定的情景，并对某些场所、环境产生恐怖和回避。美国的 DSM-Ⅳ 将这两种疾病组合为① 惊恐障碍伴有广场恐怖。② 惊恐障碍不伴有广场恐怖。③ 广场恐怖不伴有惊恐障碍史。目前国内多数学者仍主张区分这两类疾病，发作时有特定恐怖对象并伴有回避行为的诊断为恐怖症，符合恐怖症诊断的不再诊断为惊恐发作。

六、治疗

（一）心理治疗

1. 一般性心理治疗　心理治疗在焦虑障碍中有着无法替代的作用。因此，一般性心理治疗常采用解释、鼓励以消除患者的疑虑，并给予适当的保证。如保证患者不会"发疯"或不会因焦虑发作而死去。另外，在与患者的交谈和接触中应该建立良好的医患关系（或心理咨询、心理治疗关系），取得患者的信任；在此基础上让患者清楚地了解焦虑症的实质乃功能性疾病而非器质性疾病。而焦虑症患者的躯体症状则更容易让患者担心自己的健康状况，并可能误认为焦虑（多种不适感）是因躯体疾病所致，如果没有及时向患者解释清楚，常常会影响疗效。

2. 认知行为治疗　在针对性的心理治疗中，认知行为治疗常被用于焦虑症患者。由于焦虑患者有一定的个性特征如对现实不满意、对人生期望过高、凡事往坏处想、总担心结局不妙；而时常处于一种高度警觉状态之中，产生一些歪曲的认知，这是造成疾病迁延不愈的原因之一。同时，患者往往有焦虑引起的肌肉紧张、自主神经功能紊乱引起的心血管系统与消化系统症状。强化歪曲的认识，使得焦虑症状恶性加重。因此，应用认知方法改变患者对疾病性质的歪曲认知，若能适时的给予行为治疗如放松训练、系统脱敏等处理焦虑引起的躯体症状，可收到事半功倍之效。

中国道家认知治疗是建立在老子和庄子哲学理论基础上的我国本土化的心理治疗方法，其中提倡及采用的清静无为、顺应自然的处世的养生之道，乐观的人生观念，能帮助改善患者的焦虑情绪。据张亚林（1989 年）等研究显示，可巩固苯二氮䓬类抗焦虑药物疗效，而远期疗效更佳。

3. 行为治疗　其理论基础来源于经典或操作条件反射，主要目的是运用行为方法和技巧，改善异常的焦虑和行为。临床上常用于治疗焦虑的方法有放松疗法、系统脱敏治疗、冲击疗法（也称满灌疗法）等。值得注意的是放松治疗，无论是对广泛性焦虑还是急性惊恐发作均是有益的。当个体全身松弛时，生理警觉水平全面降低，心率、呼吸、脉搏、血压、肌电、皮电等生理指标出现与焦虑状态逆向的变化。众多的研究提示，全身的肌肉松弛与心理放松呈现正相关。如生物反馈治疗、音乐治疗、瑜伽术、静气功等均有一定的放松效果。

(二) 药物治疗

1. 苯二氮䓬类 苯二氮䓬类药物是临床上最常用的抗焦虑药,抗焦虑作用强、起效快、安全,很少有药物间的相互不良作用。其药理作用是缓解焦虑、松弛肌肉、镇静、镇痛及催眠。研究显示它对抗抑郁药有增效作用。根据半衰期的长短可将其分为长程作用药、中程作用药及短程作用药。一般来说,发作性焦虑选用短程作用药物;持续性焦虑则多选用中、长程作用的药物。治疗时一般从小剂量开始,逐渐加大到最佳有效治疗量,维持 2～6 周后逐渐减少药量,停药过程不应短于 2 周,以防症状反跳。

新型抗焦虑药物丁螺环酮没有镇静、抗惊厥和肌肉松弛作用,是一个较为理想的抗焦虑药物,其药理机制不明。可能作用于海马的 $5-HT_{1A}$ 受体及 DA 受体。降低 $5-HT$ 功能而产生抗焦虑作用。大剂量时具有一定的抗抑郁作用。用于广泛性焦虑症,开始剂量可从每日 10～15 mg,分次口服,每周可增加 10～30 mg。抗焦虑的有效剂量为每日 15～45 mg,一般不宜超过每日 60 mg。用量达每日 60～90 mg 时有一定的抗抑郁疗效。老年患者应减量使用。起效比苯二氮䓬类缓慢。连续应用至少 6 周以上才能判断该药是否有效。

2. β 肾上腺素能受体阻滞剂 最常用为普萘洛尔。这类药物对于减轻焦虑症患者自主神经功能亢进所致的躯体症状如心悸、心动过速、震颤、多汗、气促或窒息感等有较好的疗效,但对减轻精神焦虑和防止惊恐发作效果不明显。临床上一般与苯二氮䓬类药物合用。常用量为每次 10～30 mg,每日 3 次。注意有哮喘史者禁用。

3. 抗抑郁药物 由于抗抑郁剂的三环类如多塞平(doxepin)、氯米帕明(clomipramine)和选择性 5-羟色胺再摄取抑制剂(SSRIs)类抗抑郁剂对某些焦虑患者有良效,且无成瘾性,所以临床上常常使用。近年来抗抑郁新药的不断开发上市,为我们选择药物提供了较大的空间,如文拉法辛、米氮平、噻奈普丁钠等药物均有一定的抗焦虑作用。不过,有些患者服用 SSRIS 类可引起焦虑、失眠,这类患者就不宜使用。

联合用药:选择性 5-羟色胺再摄取抑制剂和丁螺环酮抗焦虑作用起效慢,故临床上早期多合并用苯二氮䓬类抗焦虑药,然后逐渐停用苯二氮䓬类药物。很少单独应用苯二氮䓬类药物作为一种长期的治疗手段,以防依赖和耐药。

【附】典型病例

患者女性,38 岁,高中文化,已婚,教师。头痛、头昏、失眠、心烦意乱、坐卧不宁多年,阵发性心悸、气促、惊恐,反复发作 1 年余。

首次发病年月不清,患者只记得素来性情急躁,易于激惹。常常心烦意乱,头痛头昏,很少有心情安稳的时候。等公共汽车时不停地走下人行道翘首张望,即使没有急事也难做到像旁人那样悠闲自在地静待。拨电话、调收音机时心急手抖,极无耐性,恨不得砸烂机器。热心工作、爱护学生,但却常为一点小事大发雷霆,事后自己后悔,学生和家长也有意见。患者经常担心有什么不幸将要来临,上课时担心家中被盗;学生放学回家,担心途中出车祸;学校评比担心自己落后(实际上经常是先进)。经常失眠、多梦,月经也不规则,一遇事便要上厕所小便。2 年前为了文凭上函授中专。家中反映患者脾气更大,整日双眉紧锁,坐立不安,常诉胸痛,在某医院检查不见特殊异常,诊断为"神经衰弱",给服脑乐静、天麻九及ATP等药,患者服用几次,未见好转便不再服用。1年多前途经某菜场时突发性心慌心悸、呼吸困难,患者极度恐惧,好像"周围没有空气","天要塌下来了",大声尖叫,抱头鼠窜;最后死死抱住一根电杆,浑身战栗、大汗淋漓、瘫软下来,持续约30分钟。患者事后回忆起来也莫名其妙,不知为何如此惊慌和恐惧。

此后发作频繁,每次发作十多分钟,程度较首次为轻,多为突然心慌、胸闷,出现濒死感,抓住亲人的手惊叫"不得了!不得了!"。发作后疲乏无力、脸色苍白。否认既往重大躯体疾患史。

病前性格耿直、急躁、好胜心强,急于求成。结婚17年,夫妻关系一般,一儿一女均体健。家族病史不详,自称"一家都是急性子"。

体检:体温37.1℃、脉搏90次/min、呼吸20次/min、血压120/84 mmHg。心肺听诊阴性。神经系统未见特殊异常。

精神检查:神清合作、年貌相符、略显憔悴。讲话急切、偶有口吃。情绪明显焦虑不安,一再询问:"我会不会疯","会不会死"。不断长吁短叹、搓拳顿足。未发现幻觉、妄想,智力正常,自知力充分。

实验室检查无特殊发现。

诊断:① 广泛性焦虑症。② 惊恐发作。

(王国强　张亚林)

第三节 强 迫 症

强迫症又名强迫性神经症(obsessive compulsive neurosis),是以强迫观念、强迫冲动或强迫行为等强迫症状为主要临床相,其特点是有意识的自我强迫和反强迫并存。两者冲突使患者焦虑和痛苦。患者体验到的观念或冲动来源于自我(有别于关系妄想,关系妄想来源于外界)。反复出现的强迫观念是强迫症的基本特征。

一、病因与发病机制

(一)神经生化

不少证据支持强迫症是5-HT异常与多巴胺功能亢进的结果。强迫症5-HT含量较正常人高,背侧缝核(DRN)5-HT的功能增强可能是强迫症的主要生物学基础之一,经药物治疗后,强迫症状好转,5-HT含量亦逐渐下降。强迫症的动物模型显示多巴胺激动剂可引起动物类似强迫行为,如拟多巴胺药苯丙胺和可卡因可引起强迫症状,提示强迫症与多巴胺功能亢进有关。故多巴胺/5-羟色胺的比率对强迫症的诊断和治疗具有重要的意义。

(二)神经内分泌系统

有研究认为强迫症患者皮质醇活性增高,催乳素和生长激素反应迟钝,抗黑变激素浓度降低。但也有相反结果的报道,可能与取样有关。

(三) 氨基酸与强迫症

强迫症患者的兴奋性氨基酸谷氨酸浓度较高,应激可使多巴胺和谷氨酸释放增多。强迫症的氢化可的松(糖皮激素的一种)亦较正常对照组高,而糖皮激素可抑制 5 - HT 转运子蛋白(5HTT)的表达,从而使 5 - HT 细胞浓度减少。

(四) 神经解剖学

有许多器质性疾病易产生强迫症状,如脑炎、脑外伤、癫痫、风湿舞蹈病等。有资料显示额叶边缘系统基底节功能紊乱造成强迫症遗传易感性和神经递质失调作用。功能性磁共振(MRI)显示,当强迫症状加重时,双侧额叶眶区、前颞部、扣带回、豆状核、右尾状核活动加重。

单光子发射计算机扫描(SPECT)显示强迫症右下顶叶梗死,皮质高灌流,左基底和颞叶低血流灌注,且右侧额叶眶部功能明显高于左侧。经治疗后,随着症状的缓解该部位功能也趋于正常。此外,额叶眶部的代谢灌注可作为患者对药物或行为治疗的预测指标。如治疗部位代谢值较低,则对药物治疗反应良好;如代谢值较高,则对行为治疗反应较好,这表明不同代谢模式的强迫症可用不同的治疗方法。

正电子发射断层扫描(PET)显示强迫症患者眶内侧前额皮质和基底节静息代谢活动增强,PET 还显示强迫症大脑皮质及尾状核头部和额叶眶区的葡萄糖代谢率高于正常对照组,药物治疗后,代谢降低。通过想象暴露而强迫症被诱发时,右侧额叶及尾状核区域脑血流(γ - CBF)增高,临床症状的改善与右侧尾状核的活动下降呈正相关。自身免疫异种蛋白抗体滴度下降,则症状缓解。

(五) 心理学

精神动力学观点者认为,强迫症与儿童早期经历(如认知、精神创伤等)有关;行为学派认为是"刺激反应"过多重复导致强迫症的产生。

二、临床特征

(一) 强迫症的亚型

目前的强迫症是按症状学分类,但很多现象表明强迫症是一组异源性症状群。如不同的强迫症对 SSRI 的疗效明显不同表明其可能有不同的生化学病因基础。目前强迫症的亚型主要分类方法如下。

1. 急性与慢性强迫症　证据显示成年强迫症患者病程多为慢性,发作性病程也可能为强迫症的一个亚型。

2. 早发性强迫症与晚发性强迫症　首次强迫症发病年龄小于 10 岁者称为早发性强迫症,首次发病年龄大于 10 岁者称为晚发性强迫症。研究发现,早发性强迫症右侧丘脑、左侧前扣带回的局部脑血流(γ - CBF)减少,双侧下前额皮质与晚发性强迫症有关。与正常对照组比较,早发性强迫症左侧前扣带回、前眶下缘的 γ - CBF 减少,右侧小脑的 γ - CBF 增加;而晚发性强迫症右侧前眶下缘的 γ - CBF 减少,右侧楔前叶的 γ - CBF 增加。而严重的早发性强迫症状与左侧楔前叶的 γ-CBF 相关。故早发性强迫症和晚发性强迫症可能存在不同的脑机制。

3. **伴抽动障碍与不伴抽动障碍的强迫症** 另外一个假说认为共患慢性抽动障碍的强迫症是强迫症的一个亚型,可能与风湿热有关。

4. **存在自知力与缺乏自知力的强迫症** Marazziti 等的研究发现,大约 50% 的强迫症自知力完整,15% 的强迫症缺乏或仅存少部分自知力,自知力有无与临床症状无关。自知力与药物疗效及病程有关。无自知力的强迫症病情严重,且对 5-羟色胺重摄取抑制剂(SSRI)治疗效果差;自知力完整的患者对 SSRI 治疗效果好。儿童没有自知力,在反复发作的疾病期间,大部分时间患者并不能认识到强迫观念或强迫行为是过分或不合理的。目前有学者提出有无自知力的强迫症可能有神经生理学及认知特点的差异。

5. **难治性强迫症与非难治性强迫症** 多数学者目前把难治性强迫症定义为符合如下条件:① 经过至少两种有效剂量的口服药物治疗无效,其中一种为氯米帕明($\geqslant150\ mg/d$)治疗,另一种为 SSRI 类药物治疗:氟西汀($\geqslant20\ mg/d$)、氟伏沙明($\geqslant200\ mg/d$)、舍曲林($\geqslant150\ mg/d$),或帕罗西汀($\geqslant40\ mg/d$)。② 每种药物疗程至少 12 周。③ 把无效定义为经治疗后 YBOCS 分下降至少 35% 以下。

6. **从严重程度上分类** Yale-Brown 强迫症量表(YBOCS)评分<16 分为轻度强迫症;16~23 分为中度强迫症;评分>31 分为重度强迫症。强迫症平均 YBOCS 分为 23~25 分。

(二) 强迫症的临床表现

强迫症的基本症状是强迫观念和强迫行为。

1. **强迫观念** 强迫观念是强迫症的原发症状和核心症状。常表现为不必要的思想、想象和冲动等反复侵入性地进入患者的思维之中。患者至少在早期阶段努力抵抗,企图减少这些思想出现的强度和频度,并为此而感到非常痛苦。强迫观念的内容常常使患者感到不愉快,经常纠缠在一些缺乏实际意义的问题上不能摆脱。强迫观念的临床特征是害怕和不确定的痛苦体验,或者有不正确或不完美感。

(1) 强迫性穷思竭虑:患者对日常生活的一些事情或自然现象,寻根究底,反复思索,明知缺乏现实意义,毫无必要,但又不能摆脱。如反复思索 1 加 1 为什么等于 2 而不等于 3?水为什么是由氢氧两种元素组成? 有时达到欲罢不能,卧不安眠,无法解脱。有时患者表现与自己的头脑在欲罢不能地进行无休止的争辩,分不清谁是谁非,是一种没有强迫行为的强迫观念。

(2) 强迫联想:见到一个字或一句话,或脑海出现一个观念,就不由自主地想到另一个字句或观念,但联想的字句或观念不一定与原来意义相反。如想起生病,就会马上联想到细菌等。

(3) 强迫性对立思维:见到一个字或一句话,或脑海出现一个观念,就不由自主地想到另一个字句或观念,且联想的字句或观念与原来意义相反。如想起漂亮,立即联想到丑陋等。由于对立观念的出现违背患者的主观意志,常使患者感到苦恼。

(4) 强迫性回忆:患者意识中不由自主地反复呈现出经历过的事情,无法摆脱,感到苦恼。如在吃饭时,反复出现一些见过的、令人恶心的肮脏场面。

(5) 强迫性表象:在头脑反复出现生动的形象性视觉体验(表象),常具有令人厌恶的性质,无法摆脱。

(6) 强迫性怀疑:患者对自己言行的正确性反复产生怀疑。明知毫无必要,但又不能摆脱。如出门时怀疑门窗是否关好了,反复检查多遍还不放心等。伴随怀疑的同时,常伴焦虑与不安,因而促使患者对自己的言行反复检查。

2. 强迫性情绪　又称强迫性恐怖。患者害怕丧失自我控制能力,害怕发疯,害怕得病,害怕违法或做有悖道德之事等,明知毫无必要或不合理,但又不能摆脱,这种意向很少会付诸行动。与强迫意向区别在于没有要行动的内在驱使或冲动。

3. 强迫意向　又称强迫冲动。患者反复体验到,想要做某种违反自己意愿的动作或行为的强烈内心冲动或内在驱使感。患者明知这样做是荒谬的、不合理的,努力控制自己不去做,但却无法摆脱这种内心冲动。如走到高处,有一种想跳下去的内心冲动;看到异性有一种想要拥抱、亲吻的冲动。尽管当时这种内心冲动十分强烈,但却从不会付诸行动。

4. 强迫动作和强迫行为　是指反复出现的、刻板的仪式动作;患者明知不合理,但又不得不做。通常继发于强迫观念,可以是外显的行为或隐蔽的对抗思想,这样是为了减少强迫观念引起的焦虑的各种活动。但强迫症患者也可以没有强迫观念而单独存在强迫行为。少部分患者由于慢性的强迫症病程,强迫行为前的强迫性解释可能在病程发展中消失,而强迫行为成为一种习惯方式,因而丧失自知力,无焦虑和苦恼,不再要求治疗。

(1) 强迫性缓慢:此类患者相对少见。患者过分强调事情的精确性和完美性,从而导致强迫性缓慢。如起床要花 2~3 小时等。而患者否认有任何导致这种行为的强迫性观念。可因仪式化动作而导致行动缓慢。但也可以是原发的,例如,看书时目光常停顿在第一行第一个字,不能顺利阅读以下内容。这种现象可能源于患者不能肯定自己是否已经看清或看懂了这一行字,因而停滞不前。这类患者往往并不感到焦虑。

(2) 强迫检查:为强迫症状最为常见的症状之一。患者为减轻强迫性怀疑引起的焦虑而采取的措施。如出门时反复检查门窗是否关好了等。

(3) 强迫清洗:为强迫症状最为常见的症状之一。患者为了消除对受到脏物、毒物或细菌污染的担心和怀疑,常反复洗手、洗澡或洗衣服。

(4) 强迫询问:强迫症患者常不相信自己,为了消除疑虑或穷思竭虑给患者带来的焦虑,常反复要求他人不厌其详地给予解释或保证。有的患者可表现为在自己的头脑里,自问自答,反复进行,以增强自信心。

(5) 强迫性仪式动作:这是一些重复出现的动作,他人看来是不合理的或荒谬可笑的,但却可以减轻或防止强迫观念引起的紧张不安。如出门时要先向前走两步再后退一步才敢出门等。

(6) 强迫计数:也属仪式动作。计数台阶、计数窗格……本身并无现实意义,患者完成计数,只是为了解除某种担心或避免焦虑出现。有的患者只在自己的头脑里计数,或重复某些语句,以解除焦虑,是一种精神性强迫行为。

强迫动作还可分为屈从性强迫动作（如强迫性怀疑引起的反复检查或核对）及对抗性强迫动作（如患者为了对抗纠缠的强迫观念而反复背诵道德箴言等）。

强迫症患者对强迫症状的态度一般表现为：① 患者自感不合理，无意义，力图摆脱，有求治愿望。② 由于这种病态精神活动难以摆脱，常继发抑郁、焦虑和紧张情绪。③ 患者体会到症状是属于自己病态的精神活动，而非外力所致。患者的自我强迫和反强迫是同时发生的，两者构成强迫现象的两个侧面。但大约50％的强迫症自知力完整，15％的强迫症在反复发作的疾病期间缺乏或仅存少部分自知力。

此外，有时患者（特别是儿童强迫症）摆布自己的父母也参与到自己的动作中来，如要父母回答同样的问题或做同样的强迫动作，若父母不同意这样做，则患者会变得十分焦虑，甚至冲动。

（三）强迫症的认知功能损害

强迫症存在不同程度的认知功能损害。强迫症的认知功能损害程度与病程、严重程度、起病速度、合并症状及强迫症状类型，即是强迫观念还是强迫行为有关。慢性病程、病情严重，强迫观念者则认知功能受损明显。合并慢性抽动障碍和Tourette综合征患者存在更多的注意障碍。强迫症的认知功能表现在下述方面。

1. 记忆障碍　强迫症患者存在视觉记忆、空间再认、工作记忆、非言语性记忆和数字瞬时再认的损害。强迫症患者可能更多注意事件的细节而影响其记忆功能。有学者认为瞬间记忆是继发于执行功能障碍，是由于记忆的编码的损害。

2. 注意障碍　强迫症存在视空间注意损害，其转换能力受损，患者把注意力过于集中于不相关的刺激，而对相关任务的选择性注意减退。

3. 执行功能障碍　强迫症患者在做神经心理学测验时，由于对测验正确的过分关注和强迫思维插入的扰乱，使之进行缓慢，此可能与前额下皮质系统有关。强迫症患者的威斯康星卡片分类测验（WCST）测验中错误次数、持续性错误、完成分类数明显较正常对照组差。当其出现错误时，患者在变换解决问题的方法和检查下次是否正确的问题上需花费更多时间。

三、诊断与鉴别诊断

（一）CCMD-3的诊断标准

1. 症状标准

（1）符合神经症的诊断标准，并以强迫症状为主，至少有下列1项：① 以强迫思想为主，包括强迫性的观念、回忆或表象、对立观念、穷思竭虑、害怕丧失自控能力等。② 以强迫行为（动作）为主，包括反复洗涤、核对、检查或询问等。③ 上述的混合形式。

（2）患者称强迫症状起源于自己内心，不是被别人或外界影响强加的。

（3）强迫症状反复出现，患者认为没有意义，并感到不快，甚至痛苦，因此试图抵抗，但不能奏效。

2. 严重标准　社会功能受损。

3. 病程标准　符合症状标准至少已 3 个月。

4. 排除标准

（1）排除其他精神障碍的继发性强迫症状，如精神分裂症、抑郁症或恐怖症等。

（2）排除脑器质性疾病，特别是基底节病变的继发性强迫症状。

（二）鉴别诊断

典型的强迫症诊断并不困难。但有些慢性病例可对其症状不再感到苦恼，无求治欲，无自知力；有些强迫症症状常多变而泛化，内容亦常是荒诞不经；有些强迫症合并其他精神症状等。需要与之鉴别的疾病有以下几种。

1. 恐怖症　主要指强迫症中强迫性恐怖与恐怖症的区别。强迫观念和行为常起源于患者的主观体验，其回避行为与强迫怀疑和担心有关，强迫症的害怕并非疾病本身的特点，而是疾病的结果，且处心积虑的信念系统围绕强迫仪式；而恐怖症的恐怖对象来源于客观现实，在于对特殊环境或物体的恐怖，有回避行为，不伴强迫观念，对现实缺乏批判力，缺乏自我克制愿望。这两种疾病也可同时存在。

2. 强迫性人格障碍　强迫性人格障碍的核心是力图保持自身和环境的严密控制，多注意细节，追求完美，刻板固执。强迫性人格障碍与强迫症的关键差异是强迫性人格障碍其体验和行为的自我和谐性质，并没有要求其他人与其标准一致的欲望。患者往往习惯于自己的行为方式，并不认为有任何异常，极少主动求医。该患者往往缺乏明确的强迫性思维或动作，往往能较好地学习、工作。

3. 抑郁症　可根据优势症状、症状出现的先后及"继发与原发"来鉴别，如难以判断两类症状的发生先后且症状严重程度差不多时，应优先考虑抑郁症诊断。

抑郁症与强迫症有 3 种关系状态。

（1）强迫症合并抑郁症状：强迫症是一种严重造成社会功能损害的疾病，并妨碍患者的家庭、工作和社会生活，致患者感到非常不快乐，这种痛苦可能达到诊断为神经症性抑郁的程度。但抑郁情绪常因强迫症状的减轻而好转。

（2）抑郁症合并强迫症状：Kendell 及 Discipio 发现住院的抑郁症 20％以上有强迫症状和强迫特征。一般认为强迫症状与抑郁症状同时发生或出现在抑郁之后，强迫观念多为伤害他人的内容，抑郁症状的加重或减轻一般会伴有强迫症状严重程度的平行变化。

（3）强迫症与抑郁症共存：慢性强迫症合并抑郁症。

4. 精神分裂症　慢性强迫症可出现短暂精神病性症状，精神分裂症也可合并强迫症状。精神分裂症伴强迫症状时强迫症状仅为症状的一部分，具有下列特征：① 强迫症状刻板、重复及内容离奇、多变。② 缺乏自知力，缺乏明显的焦虑情绪，无求治欲。③ 强迫症状出现缺乏明显的心理诱因。④ 还存在精神分裂症的其他症状。但有些强迫症症状常多变而泛化，内容亦常是荒诞不经，有鉴别价值的是强迫症状的"属我"性，及对症状的批判力；精神分裂症的强制性症状或关系妄想则为"非我"性，常归咎于外力所强加，且不具批判力。慢性强迫症患者，病情加剧时可出现短暂的精神病性症状，不久即可恢复，不宜认为此时已发展为精神分裂症。

5. **神经性厌食**　3%～83%神经性厌食患者伴强迫特征或症状,主要涉及对体象的过度担心和关注。但神经性厌食对病态没有自知力,也缺乏强迫症的担心、害怕和不完美感。行为的目标是维持或加速期望的目标,没有真正的强迫行为。强迫症患者体验到与食物污染伴随的恐怖时可有明显的体重下降,但患者并无真正典型的对体象的担心,并能认识到这种状态的荒谬性。

6. **多发性抽动秽语综合征**　强迫症中有发音和运动抽动的患者占20%,抽动是对紧张和不舒服的反应;强迫动作是为了减少强迫观念引起的焦虑。

7. **脑器质性疾病**　中枢神经器质病变,特别是基底节病变,可出现强迫症状。此时依据中枢神经系统疾病的病史、体征和实验室检查,鉴别不难。

8. **氯氮平所致强迫症状**　某些服用氯氮平患者可出现药源性强迫症,鉴别要点是有明确的氯氮平服药史,服氯氮平前无强迫症状,停用氯氮平后其强迫症状减轻或消失。

四、发病特点、病程和预后

强迫症大多缓慢起病,发病于成年早期。75%的患者起病于30岁以前,45岁以后首发强迫症状者,其诊断需要慎重。尽管仪式行为是7～8岁儿童正常发育的特征,但在儿童期强迫症发病罕见。女性更多地表现为强迫性清洗及回避行为,而男性更多仪式性检查。

54%～61%的病例逐渐发展;24%～33%的病例呈波动性病程;11%～14%的病例有完全缓解的间歇期(Black,1974年)。约2/3的患者能在1年内缓解,病情超过1年,通常呈持续性病程,可达数年,但如缺乏有效治疗,很少自发缓解。

强迫症是十大残疾原因之一,常有中度及重度社会功能障碍。据荷兰的一项调查发现,75%的强迫症患者家庭关系不和睦,62%交友能力受损,58%不能完成学业,47%工作能力受损,40%长期失业。强迫症对需要阅读能力和维持注意力的工作影响尤为明显。强迫症患者的生活质量与其年龄、发病年龄、婚姻状况、性别和受教育程度无关。强迫症预后不佳的主要因素为:① 起病年龄早,病程长,症状严重,强迫行为频繁出现等。② 病前有强迫人格。③ 存在持续性的心理社会应激。

五、治疗

(一) 治疗原则

强迫观念以药物治疗为主,强迫行为以行为治疗为主。药物治疗和心理治疗合并使用往往可以取得较佳效果。

1. **药物治疗**　以对5-HT再摄取有抑制作用的氯米帕明和SSRIs疗效最好,SSRI类药物的治疗日剂量较用于治疗抑郁症时为高;焦虑明显可合并用苯二氮䓬类如氯硝西泮,但对强迫症状一般并无效果;强迫症需较长治疗时间,一般需应用治疗剂量10～12周。

(1) 氯米帕明:对强迫症状和抑郁症状都有治疗作用。首次治疗量可从25 mg睡前服开始,以后逐日增加25 mg,1周内剂量达每日150 mg,分2～3次服。抗胆碱能不良反应明显者,治疗日剂量可稳定在 150～200 mg;不良反应能耐受者,治疗日剂量可增加到 250～300 mg。一般在达到治疗剂量 2～3 周后开始出现疗效,在达到最高剂量之后 3～4 周仍无效果者,可考虑改用或合用其他药物。治疗有效的病例,整个治疗时间不宜短于 6 个月。部分患者需长期服药才能控制症状。一般来说,本药对以强迫观念为主、血小板 5 - HT 含量显著升高者疗效较好;对以强迫行为为主、血小板 5 - HT 含量升高不明显者疗效较差。

(2) 帕罗西汀:治疗日剂量为 60～80 mg,可从每日 20 mg 开始。

(3) 氟西汀:治疗日剂量为 60～80 mg,可从每日 10～20 mg 开始。

(4) 舍曲林:治疗日剂量为 50～200 mg,可从每日 50 mg 开始。

(5) 氟伏沙明:治疗日剂量为 100～300 mg,可从每日 50 mg 开始。

2. 心理治疗　以行为治疗和支持性心理治疗较常用。

(1) 行为治疗:系统脱敏疗法对强迫症状有效,主要采用暴露疗法和反应预防技术。治疗策略是为使患者暴露于害怕的环境,激发起焦虑或不安。然后让患者自愿忍受住不表现出仪式动作或强迫行为。第一步是帮助患者制定逐步地、有系统地进行暴露的计划。如不进行强迫行为时按引起焦虑的程度从小到大把这些活动或情景依次排列出来列成一张清单。第一步最轻,可以是想象如果没有进行强迫动作时的情况,强迫动作的次数也可作为一个制订参数。第二步实施逐级暴露。在逐级暴露过程中指导患者忍受强迫的冲动,直到焦虑或不安明显减少。然后进行下一级的暴露。如在暴露过程中焦虑或不安十分明显,可配合生物反馈或放松训练以减轻焦虑。

(2) 支持性心理治疗:重点有两个方面:一是对患者解释本病既不会演变成其他精神病,也不会失去自我控制,这些正是患者所担心的;二是鼓励患者以意志去克服强迫症,指导患者把注意从强迫症状转移到日常生活、学习和工作中去,有助于减轻患者的焦虑。

(二) 难治性强迫症的治疗

强迫症是一种常见病和慢性病,虽然 5 -羟色胺再摄取抑制剂(SSRI)对强迫症治疗有效,但据估计对其中的 40％～60％ 患者仍无效,其中有 20％～40％ 的患者经数种 SSRI 系统治疗仍无效。难治性强迫症一般症状严重,自知力差,慢性病程;较多合并双向情感障碍、进食障碍、酒或药物滥用及精神分裂症,可采用下列治疗方法。

1. 换用另一种 SSRIs　SSRIs 对强迫症的治疗理论是通过增加区域性脑通路 5 - HT 神经递质而起作用。如果患者对氯米帕明和其中一种 SSRI 类无效,换用另一种 SSRI 有可能取得好的疗效,因为这些药物都有阻断 5 - HT 受体的重摄取,但其亚受体是不相同的。常见的如氟伏沙明、西酞普兰等,大约有 25％ 的患者换药后可取得好的疗效。也可换用有其他作用机制的药物,如文拉法辛等。

2. 加增效剂　如上述方法仍不理想,可在继续 SSRIs 治疗同时加增效剂。加入增效剂有两种办法,第一合用可以增强 5 - HT 功能的增效剂,第二合用低剂量的多巴胺拮抗剂。具体合用哪一种增效剂还需考虑强迫症的亚型和共患症状,共患注意缺陷多动障碍(ADHD)加用兴奋剂作增效剂,共患双向情感障碍加情感稳定剂作增效剂,脑电图异常加情感稳定剂或抗癫痫药作增效剂。具体有下述药物,但经验还欠成熟,需进一步探索。

（1）经典抗精神病药物：有研究报道在 SSRI 治疗剂量的基础上合用小剂量的多巴胺拮抗剂氟哌啶醇和匹莫齐特等对难治性强迫症有效，特别是共患慢性抽动障碍和分裂样人格障碍的强迫症有明显疗效，但其锥体外系不良反应限制了它的应用。有报道对于抗强迫症的一线药物（氯米帕明和 SSRI 类）治疗无效后，合用抗精神病药物可改善其症状，但停用抗精神病药物 2 个月后，83.3% 的患者复发。说明抗精神病药物对难治性强迫症的治疗有增效作用，维持抗精神病药物作增效剂治疗也有其必要性。

（2）非典型抗精神病药物：双盲研究证实利培酮、奥氮平、喹硫平作增效剂对部分难治性强迫症有效。单用氯氮平、奥氮平和利培酮在治疗合并有强迫症状的 25% 精神分裂症时会加重其强迫症状，可能机制是氯氮平通过抑制 $5-HT_2$ 受体活性而使黑质纹状体系的 DA 能脱抑制性兴奋，引起 DA 能增强和强迫症状。但有研究证实氯氮平、奥氮平和利培酮与 SSRIs 合用对部分难治性强迫症有较好疗效，合用利培酮对共患双向情感障碍的难治性强迫症效果更佳。利培酮与氯氮平都是 $DA_2/5-HT_2$ 受体拮抗剂，但利培酮的抗 DA_2 比抗 $5-HT_2$ 的效应比率比氯氮平强，故利培酮能强化 $5-HT$ 回收抑制剂的抗强迫效应。有研究报道加用喹硫平增效剂后，其强迫症状改善，但抑郁症状和焦虑症状并无改善，显示出增效剂的独特改善强迫症状的作用。有药理动力学理论认为非典型抗精神病药物通过拮抗 $5-HT$ 受体而提高 SRI 的活性，由于非典型抗精神病药物的 D_2 拮抗作用，特别是对 $5-HT_{2A}$ 和 D_2 的拮抗作用，使 SSRIs 的治疗范围扩大。

（3）碳酸锂：有若干研究报道锂盐作增效剂对难治性强迫症有效，但在双盲对照研究中与安慰剂组无显著性差异。

（4）抗抑郁药：虽然还缺乏双盲研究证实有效，但氯米帕明在临床中普遍被用作难治性强迫症的增效剂。但在合用过程中要注意 SSRIs 可显著提高三环类抗抑郁药的血药浓度，引起"5-羟色胺综合征（serotonin syndrome）"，出现高热、大汗、意识模糊、抽搐等严重症状。因此，开始用药剂量宜少，加药不宜太快，注意血药浓度监测及临床观察。一旦出现立即停药，给予降温、输液、控制抽搐发作等对症处理和营养支持疗法。

（5）抗焦虑药：个案报道氯硝西泮单用或作为增效剂对强迫症均有效，机制可能是作用于 5-羟色胺。

（6）抗癫痫药：有个案报道氯米帕明合用卡马西平对难治性强迫症有效，特别是在合并有冲动行为的强迫症患者中，但卡马西平能减少氯米帕明的血药浓度，所以卡马西平的增效作用不可能是由于增加了氯米帕明的血药浓度所致，卡马西平可释放 $5-HT$ 可能是解释其增效原因之一。

（7）其他：有报道色氨酸作增效剂有效；甲状腺素作增效剂对重性抑郁有较好疗效，但对强迫症的增效作用尚未证实；加丁螺环酮对难治性强迫症有效。

3. 静滴氯米帕明或西酞普兰　治疗难治性强迫症的另一种方法是氯米帕明静脉用药，Brian A 等研究发现，难治性强迫症经 2 周药物清洗期后改静滴氯米帕明，第 1～2 日为每日 25 mg，第 3 日为每日 50 mg，第 4 日为每日 75 mg，第 5 日为每日 100 mg，第 6 日为每日 125 mg，第 7 日为每日 150 mg，第 8 日为每日 175 mg，第 9 日为每日 200 mg，第 10～14 日为每日 250 mg,静脉用药 14 日后,病情明显改善,然后再换用口服氯米帕明,剂量为每日 250 mg。有报道在氯米帕明静滴前催乳素及可的松血浆水平较低者及静滴 14 日后生长激素水平分泌明显增多的难治性强迫症,对静滴氯米帕明效果较好。Stefano 研究发现,静滴西酞普兰可安全、快速地改善难治性强迫症。剂量用法为第 1~2 日为 20 mg,第 3~6 日为 40 mg,第 7~21 日为 60 mg,从第 22 日后换用口服西酞普兰,剂量为每日 40~80 mg。但要注意其心血管系统的不良反应。

4. 电休克治疗　ECT 的抗强迫作用是令人怀疑的,但在伴有严重抑郁和自杀的强迫症中可用 ECT。

5. 精神外科手术治疗　其指征为症状严重,药物治疗与心理治疗失败,以及自愿接受。精神外科手术治疗是治疗难治性强迫症的最后一个手段。目前的手术主要包括前扣带束切开术、前囊切开术、尾下神经束切除术、边缘前额脑白质切除手术,虽然很难进行对照研究,但其对部分难治性强迫症治疗有效。目前对于该疗法的远期疗效及后遗症等问题颇存争议,因此建议选择病例需严格并加强随访,严格防止滥用。

典型病例

患者,19 岁,男性,汉族,中专文化,会计。反复思考问题、重复做同一件事情 6 年,病情加重伴生活懒散半年。

患者于 13 岁读初中时无明显原因反复思考问题,如反复思索太阳为什么从东方升起从西方落下? 老虎为什么比蚂蚁大? 为此因影响上课和学习而焦虑痛苦,但无法摆脱,一般一日出现 3~4 次,尚能坚持学习,但成绩有所下降。4 个月后又出现怀疑自己的手不干净,反复洗手 4~5 遍,以致手上皮肤裂伤仍忍受刺痛反复洗手。每次进门时必须先退 3 步再进房,后来每次进门时要重复上述动作多次,并要求其父母也做同样的动作,退 2 步退 4 步都不行,如父母按其要求做 3~4 遍则可;如父母不堪忍受而拒绝,则患者痛苦不已,焦虑不安,快步急速来回走动,大汗淋漓,大声叫喊父母去做,父母逃离现场,则患者穷追 2~3 里亦不罢休。明知不必要但无法摆脱,为此而苦恼不已,主动求医,曾在当地医院服氯米帕明每日 75~125 mg,症状稍有缓解但一直未消失。

近半年病情进一步加重,早晨起床要花 2~3 小时,有时仅扣衣扣就要 30 分钟,洗澡也要反复洗 2~3 小时,对自己反复思考问题、重复做同一件事情持无所谓的态度,认为自己的病治不好,已经习惯了,无明显的焦虑情绪和痛苦感。生活自理能力下降,吃饭等需家人督促,有时甚至 3~7 日不洗澡换衣服。

既往体健,否认曾患重大躯体病史。病前个性刻板固执。否认精神病家族史。

体查无异常发现。

精神状况检查:意识清楚,接触基本合作,回答问题缓慢,常要等医生提问后数分钟才回答,如医生嫌其回答问题太慢而离开,患者则一定要追上医生听其说完才罢。仍反复思索太阳为什么从东方升起从西方落下等。每次反复洗手 6~8 遍,每次进门时必须先退 3 步再进房。早晨起床要花 2~3 小时,认为自己的病治不好,已经习惯了,无明显的焦虑情绪和痛苦感。未发现幻觉、妄想等精神病性症状。

实验室检查：三大常规、脑电图、心电图检查无异常。

诊断：强迫性神经症。

（周云飞　张亚林）

第四节　躯体形式障碍

躯体形式障碍（somatoform disorders）是一种以持久地担心或相信各种躯体症状的先占观念为特征的神经症。患者因这些症状反复就医，各种医学检查阴性和医生的解释，均不能打消其疑虑。即使偶尔患者确实存在某种躯体障碍，但不能解释症状的性质、程度或患者的痛苦感觉。这些躯体症状被认为是心理冲突和个性倾向所致，但对患者来说，即使症状与应激性生活事件或心理冲突密切相关，患者常否认心理因素的存在。病程呈慢性波动性，常伴有焦虑或抑郁情绪。在 CCMD-3 中将其分为躯体化障碍（somatization disorder）、未分化的躯体形式障碍（undifferentiated somatoform disorder）、疑病症（hypochondriasis）、躯体形式的自主神经紊乱（somatoform autonamic disorder）、躯体形式的疼痛障碍（somatoform pain disorder）等。本病女性多见，起病年龄多在 30 岁以前。由于各国诊断标准的不同，缺乏可比较的流行病学资料。鉴于临床上疑病症在躯体形式障碍中所占的比重较大，故在此详细介绍疑病症。

一、疑病症

疑病症（hypochondriasis）即疑病性神经症，是一种以怀疑身患疾病为主要临床特征的躯体形式障碍。该类患者对自身健康或疾病过分担心，害怕自己患了某种严重的躯体疾病，或相信自己已经身患一种或多种的严重的躯体疾病，不断要求进行医学检查，怀疑阴性的检查结果，不相信医生的诊断，以致四处求医。即使患者有时存在某种躯体障碍，也不能解释所诉症状的性质、程度，或患者的痛苦与先占观念，常伴有焦虑、抑郁等情绪，呈慢性波动性病程。

临床上精神科所遇到患者往往具有长时间的求医经历、拥有大量临床检查资料、采用过多种药物的治疗，更有甚者曾经采用外科手术效果不佳时才考虑就诊精神科，最终确诊为疑病症的病例。目前全科医生对此类患者的识别率相对较低。

（一）病因与发病机制

1. 遗传　现有的研究结果表明疑病症与遗传易罹素质有关。国外的寄养子研究资料表明，遗传因素可能与该病的发病有关。就现有的研究资料，尚不能做出遗传因素在此疾病的发生、发展过程中究竟起多大作用的结论。

2. 个性特征　研究发现，患者多具有敏感、多疑、固执的个性特征。他们更多地把注意力集中于自身的躯体不适及其相关生活事件上，导致感觉阈值降低，增加了对躯体感觉的敏感性，易于产生各种躯体不适和疼痛，继而强化已存的先占观念。

3. **神经生理** 有人认为,疑病症的患者存在脑干网状结构滤过功能障碍。一般情况下,正常个体不能确切感受人体内脏器官活动,一旦脑干网状结构的滤过功能失调,患者对内脏器官活动的感觉阈值下降,各种生理变化信息不断被感受。一般而言,该类患者对内脏的感觉往往是含糊的、定位不准的。体验常为牵拉、隐痛等。

4. **心理社会因素** 如婚姻的改变,亲友的离别、孤独、生活稳定性受影响、安全感缺乏,均可成为发病的诱因。另外,医务人员的不恰当的言行、态度可以引起患者的多疑,或者医生做出不确切的诊断等,均会加重患者的先占观念。有部分患者,在躯体疾病以后,通过自我暗示或联想而产生疑病。

(二) 临床表现

本病的临床特点正如病名所描述,主要环绕在怀疑自己患上了某种严重的躯体疾病,这种怀疑可建于完全健康的身体情况,即所谓"无中生有";也可以是对原患不很严重的躯体疾病的顾虑,即"添油加醋"。为了证实自己的看法,患者从各种医书中找寻根据,再与自身的感受和想法联系起来,以证明自己确可能患上了某种严重躯体疾病。同时不断地更换医院及医生,要求对他进行更详细的检查。

怀疑可以来源于亲友的患病经历,或从影视、书刊中得到的"启发",或对自己所患躯体疾病的过分"钻研"。也有的患者并未能发现这些来源,怀疑自己患上"癌症"、"艾滋病"等常是当代最时髦的疑病内容。

对自己身体的过分注意和感觉过敏是本病的另一特点,如经常观察自己的面色,注意自己的脑内及循环、呼吸、消化系统等感觉,由于注意力过分集中于身体内部的感受,因此其对异常感觉的描述非常生动、具体,如感觉到血液流动、胃肠扭转、脑部充血等,对外界的关心减退。尽管经过多方检查和诊断,均未能证明患者患有何种严重躯体疾病,但患者不能接受,仍不断地追根究底,医生和家属的解释常无济于事,即使暂时接受,不久又疑惑丛生。这种坚信不疑的想法,就是疑病观念,由于这种观念与患者的个性特点和心理社会背景有关,属于一种超价观念。

患者不仅自己陷入在疑病的痛苦之中,而且还苛刻要求家属对他百般同情,不仅言语和气、态度耐心,而且在行动上要求不厌其烦地陪同他往医院东奔西走。作为家属,与这样的患者朝夕相处,耗去大笔医疗费用尚且不说,要做到长久耐心实在是件不容易的事,有时难免流露出来抱怨及不耐烦的情绪,患者就会感到十分难受;如果此时正好处在他心情烦躁之际,一场你怪我责的争执就不可避免。时间一久,家庭矛盾自然会突出起来。医生在诊治疑病症患者时,经常会听到患者的抱怨之声,事实的来源就在于此。

由于患者终日专心致志于自己的"不治之症",使工作和学习都受到影响,兴趣减退,对前途也显得悲观失望,抑郁情绪日益变得明显起来,但这是继发性的。疑病症的产生是基于对健康的完美要求和对生命的忧虑,因此自杀是少见的,但也不能排除在极端无望及严重抑郁状态下出现的自杀行为,所以对这样患者也需防止自杀。

(三) 诊断

根据 CCMD-3,疑病症的诊断条件如下。

1. *症状标准*

(1) 符合神经症的诊断标准。

(2) 以疑病症状为主,至少有下列 1 项:① 对躯体疾病过分担心,其严重程度与实际情况明显不相称。② 对健康状况,如通常出现的生理现象和异常感觉作出疑病性解释,但不是妄想。③ 牢固的疑病观念,缺乏依据,但不是妄想。

(3) 反复就医或要求医学检查,但检查结果阴性和医生的合理解释,均不能打消其疑虑。

2. *严重标准* 社会功能受损。

3. *病程标准* 符合症状标准至少已 3 个月。

4. *排除标准* 排除躯体化障碍、其他神经症性障碍(如焦虑、惊恐障碍,或强迫症),抑郁症、精神分裂症、偏执性精神病等。

在具体进行疑病症诊断时,要遵循下列诊断步骤。

第一步要排除脑部和躯体疾病的存在。不要首先从精神科专业的眼光去进行诊断,尤其不要疏忽一些不容易诊断的脑部和躯体疾病。有一名经常诉述吞咽不便的患者,经过食管钡剂造影等检查,否定有器质性病变存在,作为疑病症处理,但 1 年后再经食管钡剂造影检查,确诊为食管癌。曾有报道,1 名以反复腿部疼痛为突出体诉的患者,经过很多检查都未发现有器质性病变,后经脑电图检查确诊为癫痫,才得以接受有效治疗。

第二步是要鉴别疑病症是原发的还是继发的。后者是指在脑或躯体疾病,或重性精神病基础上所伴发的疑病症状,这里严格说来疑病只是作为这些疾病的一个症状,而并非疑病性神经症。

第三步要与其他神经症的疑病症状进行鉴别,如抑郁性神经症、恐怖症、强迫症、癔症、焦虑症等,从等级诊断原则来说,疑病症应放在此后考虑。

(四) 鉴别诊断

1. *脑部或躯体疾病伴发疑病症状* 首先是不要疏忽脑部和躯体疾病的存在,通过详细病史和检查一般可以明确诊断;其次是不要被所患有关疾病伴发的疑病症状所迷惑,对于患有脑部或躯体疾病的患者来说,夸大疾病症状的现象是常见的,此时容易被人忽视基础疾病的重要性,从而进行本末倒置的治疗。

2. *精神分裂症* 精神分裂症早期可出现疑病症状,而且以疑病为突出症状的精神分裂症病例往往病程迁延,治疗效果较差。疑病观念具有一定固定性和黏着性,劝说往往无效,也有坚信不疑的特点,这样就使临床上较难区分疑病观念与疑病妄想,因此疑病症与精神分裂症鉴别需要从整体上考虑,可根据下列几点进行鉴别。

(1) 病前个性特点:疑病症患者病前一般有疑病个性特点,表现在:① 恪守养身之道。② 经常注意自身健康状况,对感觉不适比较敏感。③ 对医药知识特感兴趣,服药关心药物不良反应。④ 胆小、固执、刻板。

精神分裂症患者的疑病症状发生往往缺乏以上个性特点。

(2) 起病的环境因素:疑病症的发生可能有躯体疾病基础,也可以发生在经历家人或周围人伤亡事件之后；精神分裂症发生的环境因素可能是微不足道的。

（3）疑病症状的内容：疑病症的疑病观念较具现实性，其内容可以从其个性特点及环境因素追溯来源；精神分裂症的疑病症状内容显得古怪离奇、荒谬。

（4）与其他精神活动的协调关系：疑病症除疑病症状外，常伴焦虑、抑郁症状，与环境协调较好；精神分裂症者经仔细观察可以发现精神活动内在不协调和与环境不协调现象。有时还可发现其他的思维、行为障碍。

（5）对疾病的态度：疑病症者对疑病症状的体验和感受深刻、明确和细致，情感反应强烈而鲜明，有迫切的治疗要求；精神分裂症患者虽表面看来对疑病症状关心，似乎有内省力，要求四处求诊，但对自己状态缺乏真正担心和苦恼，焦虑和抑郁情绪不深刻，求医的目的是证实有病，而不是治疗，因此到处求诊，但不认真服药。

对于仅有疑病症状的早期精神分裂症患者，确诊并不是像以上所述的那么简单，不同医生作出不同疾病诊断的事情是经常有的，因此对疑病患者需要进行跟踪随访，作纵向观察。

3. **躯体化障碍**　躯体化障碍的名称来源于 ICD-10 及 DSM-Ⅳ，CCMD-3 亦予列入。根据 ICD-10，躯体化障碍与疑病症有下列不同。

（1）躯体化障碍者关注的重点在症状本身；疑病症者注意重点在障碍的过程及其将来的后果。

（2）躯体化障碍者诉述涉及的疾病较多，且经常变化；疑病症的先占观念仅涉及 1 种或 2 种躯体疾病，且诉及的病名前后一致。

（3）躯体化障碍者要求通过治疗以消除症状；疑病症者倾向于要求进行检查以确立或证实潜在疾病的性质。

（4）躯体化障碍者中常有药物过度使用，同时存在长期不遵医嘱的情况；疑病症者害怕药物及其不良反应，常频繁更换医生寻求保证。

（5）躯体化障碍者常伴有社会、人际及家庭行为方面长期存在的严重障碍，女性远多于男性；疑病症者没有特殊的社会及家庭背景，两性发病率没有差异。

在临床上两者分辨不清的情况是很常见的，根据以上鉴别要点，大致可以进行诊断，如果鉴别有困难时，多倾向于诊断疑病症，也符合我国传统诊断的习惯；或者笼统地诊断为躯体形式障碍。

4. **神经衰弱**　患者常多体诉，对疾病也常多焦虑，有时难以与疑病性神经症区别，鉴别上的困难还在于如下。

（1）实际病例中，可以同时具有两种疾病的特征。

（2）理论上的未决问题：神经衰弱是否可作为独立的疾病诊断，国内外学术界存在争议，但我国仍承认神经衰弱是独立的精神疾病。

ICD-10 记述了神经衰弱与疑病症的区别，认为神经衰弱的突出特征是患者强调疲劳感和虚弱、为脑力活动和体力活动效率下降而担忧。而疑病症的主宰临床相为有关躯体疾病的体诉和先占观念。具体地说，神经衰弱的疑病症状比较泛化、比较模糊，经适当治疗，躯体不适改善后疾病可减轻或消失；而疑病症却不同，其突出症状为限于一种或几种躯体疾病的先占观念,比较集中和孤立,不泛化,治疗较难奏效。

5. **焦虑症**　两病的鉴别根据如下。

(1) 确定焦虑和疑病症状何者为原发性的,何者为主要症状。焦虑症患者首先表现明显焦虑症状,在此基础上才出现疑病症状,并且程度不突出。疑病症患者首先表现的突出症状为疑病性先占观念,然后继发焦虑,焦虑症状亦不一定严重。

(2) 严格掌握焦虑症诊断标准:CCMD-3述及诊断焦虑症的3个条件,除存在没有明确对象和无固定内容的恐怖紧张外,还必须存在自主神经紊乱症状及运动性不安症状。

(3) 进行较长时期的病情观察:不要只根据某一个横断面进行诊断,因为神经症患者症状多变化,如果仅根据某个横断面的表现进行诊断,容易出现诊断分歧。

6. **抑郁症**　伴有疑病症状并不少见,尤其是轻型抑郁症,隐匿性抑郁症以躯体症状为突出表现,老年抑郁症的特征除有抑郁情绪外,还有明显的疑病体诉。有的抑郁症患者以性功能障碍为突出体诉,到处求医,希望能恢复性功能,虽然经检查未发现器质性病变,但仍不罢休,胡乱投医用药,或求神拜佛。

抑郁症患者的抑郁症状一定比较突出,而且为原发性的,可以存在自我感觉减低、缺乏自信、内驱力减退、有自责内疚罪恶感,有消极厌世观念者主要基于绝望。疑病性神经者以疑病先占观念为原发症状,同时或继发抑郁症状,有强烈的求生欲望,反复求医的意志亢进,而无罪恶感、虚无妄想等症状。此外,过去有无情感性障碍的发作史及家族史可供参考。疑病症状产生的个性及环境条件也有重要的鉴别上价值。

(五) 治疗

1. **建立良好医患关系**　对于疑病症治疗来说,这一点是首先重要的,疑病症患者来诊时经常一话未说,先要求医生看看他带来的一大堆病历和检查单,如果医生没有足够的耐心,未能取得患者的信任,那么任何治疗方法都不会取得效果。因此医生要有同情、耐心的态度,进行解释要注意方法,对患有的疾病和症状不要急于否认,作出解释,也不要迁就患者作进一步检查。

2. **避免医源性影响**　不必要的过多检查和药物滥用都会增强患者的疑病观念,需竭力避免。疑病症患者还经常关心所服药物会出现哪些不良反应,因此医生要注意解释技巧,药品说明书最好避免让他们直接看到。

3. **心理治疗**　本法是疑病症的主要治疗形式,其目的在于让患者了解所患疾病的性质,改变其错误态度,使患者对自己的身体情况与健康状态有一个相对正确的评估。目前常用的有认知治疗、行为治疗与精神分析等,森田疗法对消除疑病观念有时有良好效果,值得试用。

4. **药物治疗**　疗效不理想,有焦虑、抑郁症状者,可以使用抗焦虑、抗抑郁剂,用药原则如下。

(1) 药物品种要少而精,不用不必要药物。

(2) 药物不良反应要小,出现时及时处理。

(3) 药物剂量递增要根据患者耐受性而定,小量开始,缓慢递增。

近年来有报道使用匹莫齐特治疗疑病症有一定效果，Munro 首先报道 12 例，其中 11 例治愈，另 1 例患者自动终止治疗。每日剂量 2～8 mg，每餐服 1 次。

典型病例

患者女性，38 岁，高中毕业，已婚，汉族，下岗工人。主因"首次渐起反复怀疑身患重病，四处就医 2 年余，加重半年"为主诉。于 2002 年 10 月 28 日首次入精神科。

患者于 2 年前夫妇先后下岗，夫妻关系开始紧张。最初感觉腹部不舒服，继而出现清晨腹部胀痛，以右下部甚，大便后胀痛减轻。无恶心、呕吐、腹泻等伴症。病后 2 日到当地县医院做血常规、心电图、腹部 B 超、结肠镜等检查，其中结肠镜结果显示"慢性结肠炎"，其他结果无异常，诊断为"慢性结肠炎"，予以中药治疗（具体不详），1 个月未见效果。自认为检查的结果不准确，诊断有误。后就忙于就医，曾多次到几个医院就诊，又先后做了 3 次结肠镜检查及其他检查，结果均无异常，怀疑检查的医生不认真，认为自己另有隐藏的病变尚未查出。多次要求住院详细检查。渐渐地只要听了别人患了不治之症，就怀疑自己也患此病。同时，翻阅相关的医学书，以便自己诊断。6 个月来病情加重，认为自己身患重病，多次要求到大医院住院进行正规检查和治疗，丈夫认为她没病，拒绝带她去就医。而她四处问药，不关心其他事，整天认为自己患重病而打不起精神，认为自己腹部肿胀。在人劝说下打起麻将来如常人，但一停止打麻将就有觉得腹部不适，又无精打采。不主动与人接触。对生活无兴趣，后来连自己的儿子也不管了，认为自己有病还管别人干啥。有时整日不说话，父母多次叫她吃饭才有回应。曾多次认为自己身患绝症而觉得活着没意思，偶有想自杀的想法，一闪而过，但无行动，继而回想医生的言行，后来觉得医生对她说话不耐心，医生让她好好休息，好好吃饭，对什么食物想吃就吃，她认为可能是自己的病情到了末期。看到书上说大便带血，要警惕直肠癌的存在，就认为自己患有直肠癌（患痔疮多年）。睡眠差，次日上午的情绪尚可，下午就感觉差点。病后多次服中药治疗，效果不佳。为进一步明确诊断，要求来我院就诊。门诊拟诊"抑郁症"收住入院。

精神检查：意识清，年貌相符。接触交谈主动，合作。未引出幻觉与妄想。存在明显的疑病观念，反复诉说自己患了了"结肠癌"，自述"医生检查时反复按压右下部，那不是结肠所在的位置吗？"认为医生检查的不细心，没有发现病变。恳请医生检查时认真些，多次要求"再作一次结肠镜检查吧！到时千万将真情告诉我"。表情紧张，认为医生没有仔细检查就下结论，偶尔觉得身患绝症，活着没意思。求治心切，希望医生早日确诊。

入院后检查：血、尿、便常规无异常，胸透、肝功能、血糖、心电图无异常。

入院诊断：疑病症。

诊断依据：首先符合神经症的诊断标准。临床表现的核心症状为疑病的先占观念，表现为对躯体的疾病过度担心；对清晨腹部胀痛，以右下部为甚（解大便后缓解）和异常的感觉作出疑病的解释。同时使社会功能受到损害，患者有无法摆脱的精神痛苦，有主动的求医行为。病程延续 2 年（大于 3 个月）经过全面检查可以排除器质性的疾病及其他精神疾患。

该患者的原发症状为怀疑身患重病，为此整日奔波，结果并没有支持她"感觉"的依据，在先占观念基础上,继发抑郁情绪。但无论病程(病期)及严重程度标准均未达到抑郁症的诊断标准。因此不符合抑郁症诊断。

在治疗方面,首先应以心理治疗为主。值得注意的是,建立相互信赖的医患关系。真诚地解答患者的问题。初始阶段采用一般性的心理治疗,适时介入认知行为疗法,让患者认识到她的个性在该病的发生、发展中有不容忽视的作用。必要时共同商讨遇事时采用的应对方式。进行心理治疗时,解释疾病的性质,使她对疾病有科学的认识,如她认为"医生说让她好好休息,好好吃饭,对什么食物想吃就吃"而觉得"可能是自己的病情到了末期";就让她尽情地说出疑惑的问题,予以合理的解释。进行心理治疗3周后患者出院。追踪随访发现患者四处奔走的次数较前减少,但还认为自己身患重病,只是现在不影响平时的生活而已。

二、其他躯体形式障碍

(一) 躯体化障碍

是一种以多种多样、经常变化的躯体症状为主要临床表现的神经症。其症状可涉及身体的任何系统或器官,临床上最常见的表现为胃肠道不适和皮肤的异常感觉,也可出现皮肤斑点。另外,以性及月经的障碍为主诉的也很常见,常伴有明显的抑郁和焦虑。病程常呈慢性波动性,同时可伴有社会、人际及家庭行为方面长期存在的严重障碍。女性远多于男性,多在成年早期发病。以多种多样、反复出现、经常变化的躯体症状为该病的主要特点。

CCMD-3中对其诊断有如下的要求:① 符合躯体形式障碍的诊断标准。② 在下列4组症状之中,至少有2组共6项:胃肠道症状,如腹痛、恶心、腹胀或胀气、饮食无味或舌苔过厚、呕吐或反胃、大便次数多、稀便或水样便;呼吸循环系症状,如气短、胸痛;泌尿生殖系症状,如排尿困难或尿频、生殖器或其周围不适感、异常的或大量的阴道分泌物;皮肤症状或疼痛症状,如瘢痕、肢体或关节疼痛、麻木或刺痛感。③ 体检和实验室检查不能发现躯体障碍的证据,能对症状的严重性、变异性、持续性或继发性的社会功能损害作出合理解释。④ 对上述症状的优势观念使患者痛苦,不断求诊,或要求进行各种检查,但检查结果阴性和医生的合理解释均不能打消其疑虑。⑤ 如存在自主神经活动亢进的症状,则不占主导地位。

(二) 躯体形式自主神经紊乱

指的是受自主神经支配的器官系统(如心血管、胃肠道、呼吸系统)发生躯体障碍所致的神经症样综合征。本障碍的特征在于明显的自主神经功能紊乱,在非特异性的症状附加了主观的主诉,并且坚持将症状归咎于某一特定的器官或系统的病变。患者有自主神经兴奋症状(如心悸、出汗、脸红、震颤),同时出现了非特异的,有个体特征和主观性的症状,如部位不定的疼痛、烧灼感、沉重感、紧束感、肿胀感,但经检查这些症状都不能证明有关器官和系统发生了躯体障碍。

诊断标准如下:① 符合躯体形式障碍的诊断标准。② 至少有下列2项器官系统(心血管、呼吸、食管和胃、胃肠道下部、泌尿生殖系统)的自主神经兴奋体征:心悸;出汗;口干;脸发烧或潮红。③ 至少有下列1项患者主诉的症状:胸痛或心前区不适;呼吸困难或过度换气;轻微用力即感过度疲劳;吞气、呃逆、胸部或上腹部的烧灼感等;上腹部不适或胃内翻腾或搅拌感;大便次数增加;尿频或排尿困难;肿胀感、膨胀感或沉重感。④ 没有证据表明患者所忧虑的器官系统存在结构或功能的紊乱。⑤ 并非仅见于恐怖障碍或惊恐障碍发作时。

其类型包括心脏神经症、神经循环衰弱、DaCosta 综合征、心因性吞气症、呃逆、胃神经症、心因性激惹综合征、心因性腹泻、胀气综合征、过度换气症、心因性尿频和排尿困难。

(三) 持续性躯体形式疼痛障碍

是不能用生理过程或躯体疾病予以解释的持续、严重的疼痛。但可以肯定情绪冲突或心理社会问题是导致了疼痛直接原因,经过检查未发现相应主诉的躯体病变。病程迁延,持续 6 个月以上,使社会功能常受损。诊断时需排除抑郁症或精神分裂症病程中的躯体化障碍,以及检查证实的相关躯体疾病与疼痛。

诊断标准如下:① 符合躯体形式障碍的诊断标准。② 持续、严重的疼痛,不能用生理过程或躯体疾病作出合理解释。③ 情感冲突或心理社会问题直接导致疼痛的发生。④ 经检查未发现与主诉相应的躯体病变。

(四) 未分化躯体形式障碍

躯体症状的主诉具有多样性、变异性的特点,但构成躯体化障碍不够典型时才考虑本诊断。

(杨世昌　张亚林　郑瞻培)

第五节　神　经　衰　弱

一、分类地位的变迁

20 世纪 30 年代,美国的精神病学分类把本病列入精神神经症一类。然而,1952 年,神经衰弱却在美国精神疾病诊断分类系统 DSM-Ⅰ中被取消。1968 年,DSM-Ⅱ中恢复了神经衰弱在分类中的地位,1980 年,DSM-Ⅲ中这一病名又消失了。然而,大量研究表明,在临床上确实存在着这样一组患者,他们以慢性疲劳为主诉,体查与相应的实验室检查未发现异常,无明显特征性情绪症状。DSM-Ⅳ中无任何一种精神障碍的诊断,提示神经衰弱作为一种疾病实体,但确实存在于临床实践中。我国精神病学家基于对历史与事实的尊重,在中国精神疾病分类系统(CCMD)中保留了神经衰弱这一诊断,并制定了规范化的诊断标准。国际疾病分类系统 ICD-10,也保留了这一诊断名称。调查表明,神经衰弱仍是常见的神经症之一。

二、病因与发病机制

神经衰弱的病因与发病机制至今尚无定论。归纳以往研究,主要有以下几个方面。

(1) 神经衰弱患者病前常有某些个性特征或易感素质。一些人自童年或幼年起就出现疲劳、无力、精神不振的性格特征,具有这些素质的人到了青春发育期,内分泌变化较大,自主神经不稳定性增加,情绪易波动,尤其到了脱离家庭走向社会开始独立生活时,大多在环境因素的作用下,使这些有神经质的人发生神经衰弱。

(2) 生活事件与神经衰弱的关系几乎已是不争的事实。个人的不幸、家庭的纠纷、人际关系的紧张、生活工作中的激烈竞争,以及生活受挫等引起患者的负性情绪,长时间的内心冲突而导致神经衰弱,而且生活事件的刺激量与患者症状的严重程度呈正相关。或许是精神压力促发了神经衰弱,或许是患了神经衰弱而徒增了许多烦恼,孰因孰果,尚待深究。那么,多数学者认为,神经衰弱系心理社会因素加上遗传易感素质使然,而内在的易感遗传素质因素与外在的社会心理因素可能呈相互消长的关系,即具有易感遗传素质的人,在相对弱的外界因素作用下发病,而没有这种内在基础的人,在很强的外界作用下也可能发病。

(3) 除了上述因素外,神经衰弱还可能与某些生物学因素有关。研究发现神经衰弱的症状可能与 Epstein-Barr 病毒感染存在着某种关系。

神经衰弱的核心症状是慢性疲劳。这种疲劳有别于正常人劳累后的生理性疲劳。可能是因某种病理机制使得个体的能力水平无法通过有效的休息得以恢复至正常状态,而导致精神、躯体活动的效能降低,出现疲劳感等神经衰弱的症状。有研究认为精神疲劳可能与外周氨基酸系统失衡而导致大脑 5-HT 生成量增加有关,而氨基酸又是机体能量的重要来源之一。此类报道将对于以精神疲劳为主要表现的神经衰弱病理机制的研究具有启发与参考作用。

三、临床表现

神经衰弱患者通常表现有多种精神与躯体症状,大致可归纳为 3 个方面,即脑功能衰弱症状、情绪症状、心理生理症状。

(一) 脑功能衰弱症状

脑功能衰弱症状主要表现为精神易兴奋,脑力易疲劳。

1. **精神易兴奋**

(1) 患者的精神活动的兴奋阈值较低,易于发动。周围一些小的无关刺激也能引起患者较为强烈或较为持久的反应,常使患者的注意力涣散,不由自主的联想与回忆增多。在进行指向性的思考或专注于某一主题的同时,思绪却会像脱缰的野马,驰骋于纷乱的联想与回忆之中。患者常诉"注意力不大集中"、"该记的记不住,该忘的又忘不掉",为此而苦恼不堪。

(2) 有些患者可表现感觉过敏,即对机体内外的刺激信号均较为敏感。在正常情况下,一些正常的生理活动通常是感觉不到的,如胃肠蠕动、心脏跳动、肺呼吸、血液流动等。这是因为有脑干网状结构的过滤作用,只让那些与机体关联重要的信息才能被传入大脑皮质,而那些次要的或无关的信息则被拒之门外。这样可免除许多无谓的干扰,保持清晰的头脑、最佳的意识状态和敏锐的思维活动。然而不幸的是,神经衰弱患者恰在此关口出了问题,大量的感觉信号未经有效筛选便直冲而入,而且还多有感觉放大效应。对机体内部信息的敏感导致患者的躯体主诉多,表现为内感性不适症状,继而容易出现疑病心理,担心自己患了相应的躯体疾病。对机体外部的声、光信号亦敏感，患者畏声、畏光，如正常的关门声也让患者心惊肉跳，汽车的喇叭声犹如放炮，阳光下无法睁眼。即使居住环境较为安静，患者仍觉身处闹市。有患者诉"恨不得住在深山老林里，这样才感觉清静"。

2. **脑力易疲劳** 易疲劳是神经衰弱的核心症状。由于患者的非指向性思考长期处于活跃状态，或长期处于诸如上述的大量感觉刺激当中，大脑难以得到充分的松弛和修复，于是脑力容易出现疲劳。患者感到精神萎靡不振、困倦思睡、头脑整日昏昏忽忽、思维不清晰、工作效率下降。同时患者还可能感到疲乏、浑身无力等躯体疲劳症状，即使得到充分休息或消遣娱乐，仍难以驱走疲劳感。

神经衰弱患者的疲劳常伴有情绪症状，有学者称之为情绪性疲劳。它有这样几个特点：① 疲劳常伴有不良心境：常感到烦恼、压抑、苦闷，当心情好转时，疲劳感随之减轻。② 疲劳常有情境性：通常与其兴趣所在有关，在做某些事情时感到疲劳，而在做另一些事情时却能保持较好的精神状态。如一位学生在看自己的教科书时，持续不了多久就开始犯困，呵欠连天，脑子昏沉沉的，想东想西，思绪就是难以集中到书本上来。但看起自己感兴趣的武侠小说，却能津津有味、乐此不疲。③ 疲劳不伴欲望与动机的减退：与抑郁症患者的疲劳不同，神经衰弱患者感到疲劳的同时，想法不少、抱负不小，而且努力也不少，却苦于"力不从心"、"心有余而力不足"，常诉"我要是没有这个病，肯定能做"，并因未能实现自己的目标而感到苦恼。④ 以精神疲劳为主：神经衰弱以精神疲劳为核心症状，可不伴有躯体疲劳，如果只有躯体疲劳而没有精神疲劳，那肯定不是神经衰弱。

（二）情绪症状

1. **易烦恼** 人人都可能经历过烦恼。与正常人不同的是，神经衰弱患者的烦恼常具有弥散性敌意，并非只对某一些无能应对的事情感到烦恼，而是"事事不顺心，人人不顺眼"。患者的烦恼症状明显并持久、扩散且延伸，稍有不顺，不仅怨天还要尤人。故而烦恼此起彼伏、绵绵不绝，大部分时间都处于烦躁与苦恼之中，并为难以走出这种烦恼感到痛苦。

2. **易激惹** 表现为负性情绪较易发动。患者可表现为易愤慨，好打抱不平，且心绪久久不能恢复平静；易伤感、易后悔、易委屈，患者的情绪容易激动，对家人发脾气，而事后又感到后悔，感到委屈。

3. **易紧张** 表现为不必要的、过分的担心和紧张状态，"脑子里像有一根常绷不懈的弦"，这种紧张感让患者经常处于牵挂和匆忙之中。牵挂着未做完的事，很多事情都放不下，总有形势逼人之感，少有平和之心和平静之心。

（三）心理生理症状

神经衰弱患者常有大量的躯体不适感，通常是患者来就诊的主要原因之一。但经体格检查和实验室等辅助检查却很难有病理性的阳性发现。其实这是心理因素引起的某些生理"功能"障碍。最常见的心理生理症状是睡眠障碍和紧张性疼痛。

1. **睡眠障碍** 是神经衰弱最常见的主诉，以入睡困难和易醒为多。患者常诉本已感到非常疲倦困乏，可一躺到床上万千的思绪却蜂拥而至，过去的事、现在的事、将来的事；大事、小事、无关的事，均在脑海里飘忽，既想不清，又挥之不去。想办法以数数、深呼吸等方法来排解,却往往事倍功半,无济于事,甚至适得其反,倒让自己越发清醒,睡神总不肯来光顾。那么就干脆起床吧,可又感觉头脑昏沉沉的,没有精神。折腾半天,好不容易睡着,却又好景不长,不是夜间醒来数次,就是自觉整晚被梦打扰,次日醒后仍不能解乏。有些患者本来睡眠没有大的问题,却由于担心会失眠而导致难以入睡。不少患者将白天的精神和情绪不佳都归因于失眠,这样容易增加对失眠的担心而加重失眠,形成恶性循环。

2. 紧张性疼痛 疼痛部位多表现在头颈部,其次为肩背部。常感觉头部胀痛、沉重等"像带了一个紧箍咒一样"、"两侧太阳穴钝痛"。觉得头脑不清晰,反应不敏捷。也有颈后部、肩背部不适感,常为绷紧酸胀、酸痛感。

3. 其他 除上述外,患者还可出现耳鸣、心慌、胸闷、消化不良、汗多、尿频、性功能障碍、月经不调等症状。

四、诊断

由于它的症状缺乏特异性,几乎可以出现在大多数的躯体疾病和所有的精神疾病之中,曾经一度有诊断泛滥的倾向。所以在诊断时一定要遵照诊断标准,且严格遵循等级诊断的原则。首先,要排除可能出现神经衰弱症状群的躯体疾病和所有其他类型的精神障碍;其次,即使将诊断锁定在神经症的范围内,也应排除其他神经症亚型后,才诊断为神经衰弱。CCMD-3的诊断标准如下。

(1) 符合神经症的共同特征。

(2) 以脑功能为主要临床相,至少有下述症状中的2项:

1) 衰弱症状:脑力易疲劳、感到没有精神、反应迟钝、注意力不集中或不能持久、记忆差、工作效率下降、体力亦下降。

2) 兴奋症状:容易精神兴奋、联想增多且控制不住,主要是指向性思维感到困难,而非指向性思维很活跃伴不快感,但没有言语动作增多,有时对声光刺激敏感。

3) 情绪症状:烦恼、易激惹、伴轻度抑郁或焦虑,但抑郁和焦虑在病程中只占很少一部分时间。

4) 紧张性疼痛:紧张性头痛,肢体肌肉酸痛。

5) 睡眠障碍:入睡困难,为"多梦"所苦,醒后感到不解乏、睡眠感丧失(实际已睡,自感未睡)、睡眠觉醒节律紊乱(夜间不眠,白天却无精打采或打瞌睡)。

(3) 对学习、工作和社会交往造成了不良影响。

(4) 病程至少持续3个月。

(5) 不符合其他任何一种神经症的诊断标准。

五、鉴别诊断

(一) 需要进行鉴别的疾病

由于神经衰弱的症状缺乏特异性,可见于许多躯体疾病和精神疾病,可能是这些疾病早期症状及伴随症状之一,也可能见于这些疾病的恢复期。这时不能诊断为神经衰弱,只能诊断为神经衰弱综合征。

1. **脑部疾病和躯体疾病** 可能出现神经衰弱综合征的脑部疾病,如脑动脉硬化、脑外伤、颅内感染、颅脑肿瘤等。在各种慢性传染病的初发期或恢复期,如慢性铅汞中毒、高血压、消化性溃疡、慢性肝肾疾病、贫血、营养不良、内分泌疾病、耳鼻咽喉科疾病等,也常常出现若干类神经衰弱的表现。40岁以后首次出现神经衰弱症状者,应首先考虑是不是器质性原因所致。及早正确诊断有利于躯体疾病的及时治疗。鉴别诊断主要有赖于全面深入地了解病史、细致的体格检查、必要的实验室检查和相关疾病的特殊检查。

2. **重性精神疾病** 不少精神分裂症或情感性精神疾病患者早期以神经衰弱症状为突出表现,表现为失眠、头痛、容易疲劳、注意力不集中等。但这类患者往往不主动关心自己的健康、求治欲望不强,而且随时间的推移,患者渐渐显现出精神病性症状或病理优势情感,现实检验能力受损。抑郁症患者的疲劳伴有欲望动机的减退或丧失。

3. **焦虑性神经症** 焦虑性神经症也常见有紧张性头痛与失眠,易被误诊为神经衰弱。但神经衰弱的核心症状是脑力活动易兴奋、易疲劳,情绪症状多为易烦恼和紧张,虽然可有焦虑症状,但程度很轻,或持续时间不长。而焦虑症的突出症状是焦虑体验、有明显的自主神经功能失调和运动性不安。

4. **躯体化障碍** 躯体化障碍是以多种多样的躯体症状为主要表现,容易误诊为神经衰弱的心理生理症状。但躯体化障碍以躯体症状明显多变为主导症状,且患者有持续地担心或相信已患某病的优势观念,故常伴有明显的抑郁和焦虑情绪;患者常要求进行各种检查,但检查结果阴性,经医生多方的合理解释均不能消除患者的疑虑。而神经衰弱则是以脑功能的症状为主,躯体症状只是伴随症状。

(二)误诊教训

1. **重性精神疾病间歇期**

例 患者女性,28岁,已婚,教师。独自来诊。自诉入睡困难伴头痛、感心身疲劳乏力、有时想对家人发无名火近半年。诉近来与同事关系较紧张对自己的病有影响。常规的体格检查及神经系统检查未发现异常。精神检查时未发现有阳性精神症状及病理优势情绪,情感反应适切。当时诊断为神经衰弱。一段时间后其夫陪诊。患者自诉症状基本同前次,而无好转。精神检查,查及幻听、牵连观念、被害妄想,自知力不全。追问病史,其夫诉患者半年前曾患"精神分裂症"接受抗精神病药物治疗,1个月余后病情好转,患者便擅自停药。但一直残留"神经衰弱"。问及患者为何隐瞒精神病史时,患者答:我以为"精神分裂症"已经好了,再则你也没有专门问我,所以就没必要再讲了,现在只剩下神经衰弱的病了。

教训:在精神分裂症等重性精神疾病间歇期,部分可残留类神经衰弱症状。该患者当时经过治疗后虽然阳性精神症状消失,但作为精神科医生都明白,药物的巩固与维持治疗对预防重性精神疾病复发的重要性。该病例中,由于医生的疏忽,未问及患者既往的精神疾病病史,使患者未得到及时的药物巩固治疗,以及必要的有关精神疾病全程治疗理念的指导,致使患者症状复燃,病情复发。所以在临床实践中,一定要全面了解病史,问及患者既往是否曾患过精神疾病及其治疗情况。其次,建立良好的医患关系,充分取得患者的信任,以避免患者隐瞒病史及症状，也可以减少误诊或漏诊的发生。

2. 既往有神经衰弱病史，本次叠加躯体疾病

例　患者男性，45 岁，已婚，个体户。反复出现容易烦躁、感头脑昏昏沉沉、脑子不清晰，精力欠佳、睡眠不好 10 年左右，近 10 日症状加重。诉自己到医院看病已有无数次了，都诊断为神经衰弱。每次看病后大多能好一段时间，最长一次好了将近 2 年时间。就是遇不得烦心的事情，一遇事就容易失眠，其他症状也随之而来。近来生意不景气，东奔西走很是劳累，感头昏乏力，头脑有些不清晰，经常算账不清，睡不着。诉自己除此之外，身体都好得很，未患过大病。诊断仍为神经衰弱。当时看患者体偏胖，故想到给他量个血压。结果发现血压 170/120 mmHg，才考虑到患者本次的症状很可能与高血压有关。

教训：在 40 岁以后表现有神经衰弱症状的患者，即使不是首次出现症状，既往已有明确的神经衰弱病史，仍需打开思路，谨防叠加有躯体疾病；所出现的症状可能就是躯体疾病的首发或伴发症状，而不是神经衰弱的复发。千万不能有先入为主的观念，同时，必要的体格检查是不能省略的。

六、病程及预后

神经衰弱一般是缓慢起病，但也有急性或亚急性起病的。通常在某重大的生活事件或持续一段时间的精神压力后，比如天灾人祸、高考失利或持续的紧张人际关系后，出现神经衰弱症状。也有少部分患者似乎"病因不明"。在明显的精神刺激后急性起病者，经过及时的治疗与心理疏导，症状逐渐消失。大多数患者的病程呈慢性波动性，症状的出现或加重与生活事件，特别是负性生活事件的多少呈正相关。一项追踪 8 年的研究发现，40 例神经衰弱患者中有 25 例在 3 年内痊愈，5 例症状迁延，另有 5 例出现精神分裂样症状，2 例呈焦虑状态，3 例呈抑郁状态，其中 1 例死亡。

神经衰弱的慢性波动病程，除了与生活事件有关外，还可能与某些生物学因素有关。如研究发现神经衰弱的症状波动与 Epstein - Barr 病毒感染有关。

七、治疗

（一）药物治疗

目前尚无治疗神经衰弱的特效药物。药物治疗应根据患者的不同症状特点而加以选择。如以衰弱症状即疲劳、白天头脑昏昏沉沉、精力不好为主者，则予以振奋剂和促脑代谢药为主，如适当剂量的咖啡因、哌甲酯（利他林），或喝浓茶、咖啡等。以兴奋症状为主者，如联想回忆增多，则予以安定剂或抗焦虑药物。如果表现为睡眠节律颠倒或症状混合时，如白天以衰弱症状为主，而晚上出现兴奋症状，则白天给予振奋剂，晚上给予安定剂，以改善这种生物节律的颠倒状态。如果有情绪症状或躯体不适症状，可短期使用抗焦虑剂或抗抑郁剂，以减轻情绪激惹症状、放松肌肉和情绪，消除躯体不适感。黛力新（deanxit）对该类症状有较好治疗效果，该药为复方制剂，内含氟哌噻吨及美利曲辛，每日 1～2 片，早餐及中午服。

除了给患者一个正确的诊断与及时有效的治疗方案之外，还应在患者服药前，耐心讲解药物的作用和可能出现的不良反应，以及服药的疗程等，让患者知情且信服。这样不仅能提高治疗的依从性，而且还可能有心理协同效应。

（二）心理治疗

神经衰弱通常与患者的个性特征、生活事件均有关联，往往会有某些心理冲突。在治疗中，一方面可帮助患者分析事件的主、客观因素；另一方面，可帮助患者调整目标观念。将一个大的目标化解成多个稍加努力就能达到的多个小目标，让自己经常能体验到成功的快乐，以增强其自信心，减轻精神压力，同时指导患者改善应付技巧。

由于神经衰弱病程大多迁延波动，不少患者即使此次症状已经消失，仍害怕哪天病情又会卷土重来，常问"这种病怎么能够根治"、"复发了怎么办"，并为此出现预期性焦虑。虽然医生无法承诺，但可以告诉患者，神经衰弱就像感冒一样，这次好了，你会担心下一次感冒在什么时候出现吗？不会，因为你会认为再次感冒是很平常的事，经过治疗或者不治都会好。避免因担心症状复发所带来的心理顾虑，让患者能扔掉心理负荷，即使带着症状，也尽可能轻装上阵，保持自己最佳的工作与学习效率。

有患者问"我感头痛、紧张、烦躁，晚上睡不着，怎么办？"除了药物帮助恢复睡眠节律外，放松训练有助于肌肉与情绪的松弛，缓解紧张疼痛与焦虑，帮助睡眠。最简单的方法就是缓慢深呼吸。在幽静的环境中，让自己处于舒适的坐姿或睡态，闭上眼睛，缓慢地深吸一口气，然后慢慢地、轻轻地呼出来，反复做 10～15 分钟。生物反馈训练可帮助学会如何放松。还有气功、瑜伽术等均对放松有异曲同工之效。

治疗中可遵循认知治疗、行为治疗、人本治疗、森田疗法等多种心理治疗原理和方法。目前，心理治疗已趋向"通用原则"，不应局限于哪一学派。

（三）文娱疗法、体育锻炼、观光游览

以上疗法均不失为摆脱烦恼的一种方式。通过这些方式，可让患者的注意力不固着于自身的不适感。

典型病例

患者男性，40 岁，大专文化，已婚，单位办公室主任。反复出现头痛、失眠、头脑昏昏沉沉、精力欠佳 15 年左右，症状时好时坏。

患者自诉初恋失败后渐起夜间失眠，回想自己对女朋友如何如何好，而她却不念情意，离他而去，有时会气愤填膺，"恨不得去打她一顿"，过后又后悔，觉得自己不应该有这种想法，作为男子汉，应做到"宰相肚里能撑船"，爱情是两厢情愿的事，何必强求。通常就这样辗转难眠，继而感到两太阳穴和脑后部胀痛，白天头脑昏昏沉沉的，提不起精神。随时间的推移，渐渐想通了，自觉精神状态有所改善，特别是后来又遇佳人，坠入情网，并"闪电式"完婚。诉那时状态很好，恢复到了正常水平。可惜好景不长，由于婚前双方缺乏足够了解，时间长了矛盾渐起，不快之事时有发生，又睡眠渐差，常感叹自己命运无常，后悔如此草草进入围城。白天精力不佳，加之当时任办公室干事，工作繁多，经常感到做事杂乱无章，远不如从前有头绪，感工作效率下降，力不从心。特别是有时挨领导批评后，更是感到脑子里一团乱麻，

心情烦躁,觉一腔苦水无处诉,妻子还要经常数落"没有用,不像男子汉"。每每背地落泪,深感委屈。觉记忆力明显下降,感脑子不清晰。诉该记的事情难以记住,而该忘的事情却又难以忘却;该清醒的时候感到昏昏欲睡、注意力不能很好地集中,呵欠不断,而该休息的时候却又思绪纷纷、浮想翩翩。症状时好时坏。后来参加自学考试,感到吃力,但尚能勉强过关并顺利毕业。由于工作勤恳,被晋升为办公室主任,当时,自觉症状大为改观,情绪好,踌躇满志,后感工作压力大,紧张着急,总觉有做不完的事。每遇工作不顺、或夫妻见地分歧等不快之事,症状更是起起落落。常常牢骚满腹,看人不顺眼,觉头痛头昏、入睡难,疲乏,精神差。诉十几年来,就这么反反复复,与生活工作中的点点事件息息相关。

自诉病前性格内向,情绪易起伏,敏感,为人正直,乐于助人。

体查及神经系统检查未发现异常。

精神状况检查:患者意识清晰,定向完整,自知力充分,主动诉及自己的症状。目前睡眠差,一天下来的事情不论大小均在脑子里回荡,即使睡着了,仍觉似睡非睡。白天精力不好,感疲乏困倦,头绷得紧紧的。写报告、审文件时思绪东游西荡,注意力难以集中。诉记忆力下降,经常丢三落四。容易来火,常与妻子争吵,或对孩子发脾气,过后又悔不应该。求治心切,诉病情时好时坏,断断续续吃过很多种药,仍然没有彻底根治。说愿意让医生拿自己做试验,发明一种灵丹妙药,让自己和患这种病的所有人都能从疾病痛苦中解脱出来。未发现精神病性症状,查远近记忆均可,智能未见异常。

三大常规、肝肾功能、心电图均未发现异常。

诊断:神经衰弱。

SCL90:躯体化0.8 强迫1.2 人际敏感0.7 抑郁0.9 焦虑0.8 敌意0.7 恐怖0.5 妄想0.4 精神病0.4 其他1.2。

EPQ:P53 E42 N67 L45。

(曹玉萍 张亚林)

第六节 癔 症

一、概念、历史

癔症,原名是Hysteria,直译时为"子宫症",这是一个古老的从希腊时代Hippocrates就发现的一种精神障碍,并认为与子宫密切有关,是妇女的特有疾病。当妇女子宫不正或游走时,即可引起发病或导致肢体抽搐或瘫痪;这种概念一直延续到19世纪由法国神经精神病学大师夏柯(Charcot)提出纠正,他发现有少数男子也可患此病,认为该病与子宫无关,而是由于"中枢神经系统退化"所致(即"神经退化论")。后来,其弟子耶内(Janet)发现患者在发病时往往有意识分离(dissociation)的特征,并且其症状与其变化也与患者内心深处的意念活动有关。以后S. Freud也对癔症进行了深入的研究,并在此研究的基础上发展了他的精神分析学。从精神医学发展史方面看,癔症与精神分裂症可谓历代学者研究最深入的两种精神疾病。

新中国成立前,我国将 Hysteria 译为"歇斯底里",因该词被滥用后含有贬义,故在新中国成立后改译为癔症——指此病与患者潜意识内意念活动有关,而与子宫无涉。在我国传统医学内,则用"脏燥症"、"梅核症"等名称来指癔症性情感发作与癔症球症状。

20 世纪 70 年代美国 DSM-Ⅲ取消了 Hysteria 诊断名称,并将它"肢解"为若干独立疾病,包括转换性障碍、分离性障碍、双重或多重人格(身份识别障碍)、心因性(分离性)漫游、心因性(分离性)遗忘等。ICD-10 虽然接受了 DSM-Ⅲ、Ⅳ的大部分意见,但仍然将此病视为一个疾病单元,并不采取将它肢解的办法,而将它改名为"分离转换性障碍"。我们认为疾病名称越简单越好,如无特殊必要,对传统习用名称不必更改,以免误认为是一种新发现的疾病。我国使用癔症名称已 50 余年,广大医务人员与社会群众都已熟悉;并且癔症一词并不含有与子宫有关的意义,远较"分裂转换性障碍"词简意赅,因此完全没有重新更改名称的必要。我国 CCMD-2R 及 CCMD-3 据此仍沿用癔症名称是正确的。

二、病因与发病机制

癔症是一种常见病,女性远多于男性,并多见于儿童、文化落后、迷信愚昧以及具有癔症性性格缺陷或癔症性人格障碍者,如性情急躁、爱感情用事并缺乏理智、心胸狭窄、比较自我中心或任性、容易接受暗示、喜欢表现自己、或者做作夸张(如演戏样)以吸引他人注意、意志薄弱、易于受人诱惑而犯错误等;他们在受到刺激后易引起癔症发作。所以,癔症发作往往是内因(性格或人格因素、易受暗示性、内心矛盾冲突、过去的精神创伤经历、潜意识的致病情综或疾病获益心理机制等)和外因(精神刺激、外伤等)相互结合的结果。

内、外因在发病作用上往往成反比,即性格或人格缺陷越明显时,其发病的刺激因素可越轻,甚至稍有不如意事(如夫妻争吵)即可引起发作。性格或人格比较正常时,在遇到强烈精神刺激时,少数人也可引起癔症发作。在多次癔症发作后,即使并无任何精神刺激,也可由于患者的联想(触景生情),或者回忆而引起发作。

由于癔症发作常具有夸张、做作与戏剧化色彩,因此有的学者指出:"癔症发作是患者的一种自编、自导、自演过程"。

S. Freud 认为癔症是患者潜意识内致病情综合(complex)或矛盾冲突(conflict)的显露。它们主要是被压抑的(性欲)本能、内心矛盾冲突、过去生活经历过程中的精神创伤,以及潜意识的疾病获益机制。不少学者报道过癔症妇女的性欲要求较强,如一少妇由于丈夫公务较忙而少回家,在她情思炽热时即可引起癔症发作,吵闹得全家不宁,劝慰、用药皆无显效,只有电话召其夫归来,伴其共度良宵后即可不药而愈。此病例也支持了 S. Freud 的上述观点。S. Freud 还认为癔症的躯体功能障碍症状就是通过潜意识的转换(conversion)心理防御机制,将其内心痛苦或矛盾冲突转变而来。我们认为对癔症及其症状的发病机制,迄今尚无人比 S. Freud 阐述得更令人满意。

三、临床表现

根据患者的主要临床症状来分类,但患者往往也可伴有其他类型的若干症状。

1. **转换型癔症** 主要表现为躯体功能性障碍,如受刺激后肢体麻痹或抽搐、不能站立或行走、截瘫、失明、失听、失音、感觉消失或麻木(但不符合神经解剖分布)、咽喉窒息感可伴吞咽困难(即癔症球,中医称为梅核症)等,经过检查后可排除器质性病变。DSM-Ⅲ、Ⅳ将其改称为"转换性障碍",以后又归于"躯体形式障碍"之内。ICD-10则改称为"分离性感觉和运动障碍",又进一步分为"分离性运动障碍"(含失音)、"分离性抽搐"、"分离性感觉麻木和感觉丧失"(含失明与失听)、"混合性分离性(转换)障碍"。CCMD-3则改称为"癔症性躯体障碍",也进一步分为"癔症性运动障碍"、"癔症性抽搐发作"、"癔症性感觉障碍"(含感觉麻木与丧失)、"混合性躯体障碍"。由上述可见,转换型癔症的命名及分类比较混乱,会使临床工作无所适从。我们认为还是使用原来传统的转换型癔症较好。而且癔症患者有时既表现有抽搐发作,又可同时有失明等症状,该时是否应下两个诊断? ICD-10对转换型癔症改称为"分离性感觉与运动障碍",实际上这类患者并无意识分离现象,未免滥用了"分离性"一词。

转换型癔症多见于受到外伤或意外工伤之后,由于患者潜意识的疾病获益心理机制所致。对这种情况,不宜过分迁就,否则将会导致其长期"遁入病中"而难以康复。因受人殴打而引发此病者可造成法律纠纷,受伤人可控告对方造成其伤残,要求对方承担"重伤"刑事责任与赔偿所有经济损失(包括医疗费、误工费、生活费、护理费等);而致伤人在了解患者无器质性病变后也可反控患者进行"讹诈"。对于这种情况,不宜过分满足患者的经济要求,而应协商后一次性解决。对此,有的学者则称为"赔偿性神经症"。当患者病情康复后,以后再有发作时,致伤人可不再承担法律责任与经济赔偿。

2. **癔症性情感发作** DSM-Ⅲ、Ⅳ归于"分离性障碍"、ICD-10归于F44.88"其他分离(转换)性障碍"、CCMD-3则归于"其他或待分类癔症",但在我国却是一种最常见的癔症发作。其临床特点为受刺激后急性发病,或哭或笑,情感色彩明显且易多变,可伴手舞足蹈、说说唱唱,以及做作夸张等戏剧化表现。说唱内容往往与患者内心的积郁有关。围观者越多,发作可能加剧。也可伴有毁物、打人,以及撕发、打滚、撞头、自伤等行为紊乱(民间俗称"一哭二闹三上吊")。往往伴有轻度意识障碍,事后难以完全回忆。对此,应与"急性心因性反应"鉴别。

3. **癔症性双重或多重人格** DSM-Ⅲ称为双重或多重人格、DSM-Ⅳ与ICD-10改为"分离性身份障碍"、CCMD-3称为"癔症性身份识别障碍",皆属同义词。主要表现为患者在受到严重精神刺激或外伤后可遗忘了自己原来的身份(包括姓名、职业、家庭住址、婚姻状态等),而换了另外一个身份出现。此类病例颇为罕见。国外有报道:法国南部一青年绅士,由家长包办强迫婚姻,内心积郁、不满,离家出走,乘船抵达北非。该时他完全遗忘了自己的姓名、家庭与原来的身份,起了一个新名字,经营事业良好。一年后娶了一位称心如意的新娘。婚后其妻提出想到法国南部旅游,当他们到达海港后,他突然感到周围环境十分熟悉,沿着乡村小路走去,最后回到故乡家园,方如梦初醒。对于双重或多重人格的定义与归类,现在意见尚未统一。有人认为精神分裂症患者感到左半身是关公、右半身是张飞也属于双重人格。实际上,此症状属于"人格分裂",而非真正的双重人格;国内外多数学者皆认为双重或多重人格是一种典型的意识分离表现,对诊断癔症具有比较特殊的意义。

4. **癔症性附体综合征**(hysteric possession syndrome) ICD - 10 归于分离性障碍内,称为"出神与附体障碍"(F44.3)、CCMD - 3 则称为"癔症性附体障碍",皆属同义词。可视为双重人格的变型。其临床特点为患者受刺激后急性发病,表现为由某个神、怪、精灵或死者的亡魂附体,并取代了患者原来的人格或身份,而以这种身份讲话、行事。该时可伴有意识狭窄与分离现象,事后往往难以完整回忆;常为一过性的,维持较短暂。也可伴有癔症性情感发作的症状,但缺乏幻觉、妄想等精神病性症状。有时需与巫婆、神汉的"入神状态——神灵附体"相鉴别。CCMD - 3 将它归于癔症性精神病内,但此病并无幻觉、妄想等精神病性症状,病情严重程度也不够精神病标准。

5. **癔症性漫游** DSM - Ⅲ 称为"心因性漫游"、ICD - 10 称为"分离性漫游",皆同义词。患者往往在受较强烈的刺激后发病,离家出走而漫游,可伴有一定程度的意识障碍,并可发生某些违法行为。纪术茂教授报道一病例:患者是一老农,受子女气后离家出走漫游,跑到乡镇民兵部拿到一支卡宾枪,走到街上有人问他干什么? 他回答:上山打鬼子去(年轻时曾参加过游击队),因私拿枪支而被拘捕。精神检查时,发现他不能回忆肇事过程,有明显意识障碍,行为动机不明。

6. **癔症性遗忘** DSM - Ⅲ、Ⅳ 称为"心因性遗忘"、ICD - 10 称为"分离性遗忘",皆同义词。以情节性片段遗忘为特征,对无关的近事与远事记忆良好。所遗忘的情节则与患者的精神创伤经历有关,往往令其感到痛苦。S. Freud 认为主要由于潜意识的压抑(repression)心理防御机制所致。

7. **癔症性木僵** 其特点为:患者在受强烈精神打击后,陷于僵住或木僵状态,并可伴有癔症的其他症状。DSM - Ⅲ、Ⅳ 称为"心因性木僵"、ICD - 10 称为"分离性木僵",皆同义词。CCMD - 3 将其归于癔症性精神病,因为并无幻觉、妄想等精神病性症状,病情程度也不够精神病标准。

8. **癔症性假性痴呆** 同义词有:心因性痴呆、分离性痴呆。其内包括:① Ganser 综合征,以近似回答为特征,如问 2+3＝? 患者答 4 或 6。② 童样痴呆,(少数患者,尤其女性)可出现此情况,表现幼稚愚蠢,言语行动如儿童样,见到年轻人叫"阿姨、叔叔",见到年纪较大的叫"爷爷、奶奶"。③ 全面痴呆,患者对任何提问都回答"不知道、不记得"。以上 3 种情况皆无脑器质性病变,主要见于被拘禁者。CCMD - 3 只有 Ganser 综合征,而无童样痴呆和癔症性全面痴呆,是一缺陷。

9. **癔症性精神病** 是我国特有的诊断名称。其特征为可伴有严重意识障碍、幻觉、妄想、思维逻辑障碍等精神病性症状,并可出现冲动、伤害行为,占癔症患者中的 5%～10%。

10. **集体性癔症发作** 主要见于青少年、愚昧迷信、缺乏科学知识、易于接受暗示的群体(尤其是女性)。曾在华南地区一度猖獗流行的恐缩症,实质上也是一种集体性癔症。有的精神科医生可能将癔症的集体性发作误诊为感应性精神病。两者的发病机制与临床表现不同：① 癔症的集体发作主要由于接受原发病者的暗示所致，她（他）们和原发病者缺乏密切的感情与信赖关系，主要见于心理素质较脆弱与易于接受暗示的人们。感应性精神病则主要见于家庭成员间，原发病者往往是家庭中的主角，被感应者常常是其妻子、子女等；由于密切的感情与信赖关系而接受了患者的信念和感受。② 临床表现方面：集体性癔症发作往往以躯体转换性症状为主，而罕见幻觉、妄想等症状。感应性精神病则以被感应的妄想、幻觉症状为主，并无躯体转换性症状。被感应者与原发病者隔离后，即可在短期后痊愈。因此在精神疾病分类时曾将其归于偏执性精神病、心因性精神障碍，以及急性短暂性精神病之内，原因即在于此。

四、诊断与鉴别诊断

癔症的临床症状十分复杂与多变，由于和患者的意念活动有关，所以患者可模仿任何疾病的症状，容易造成误诊。在鉴别诊断时必须慎重。我们已经发现有若干癔症性精神病患者，因在发病时出现幻觉、妄想等精神病性症状，而被误诊为"精神分裂症"，并嘱其长期服用抗精神病药物，不仅浪费了金钱、时间，而且对患者的健康十分不利。

（一）癔症的诊断条件

（1）具有比较明显的癔症性性格或人格缺陷。

（2）具有对癔症较特殊的某些临床症状：如转换性躯体症状、情节性片段遗忘、Ganser综合征、双重人格或附体综合征等。

（3）第一次发病往往有明显的精神刺激因素，但应注意与"急性心因性反应"鉴别。其病程特点为往往呈发作性，间歇期可恢复到完全正常。然而，如果其致病症结未解决时（如疾病获益的潜意识心理未满足），其症状也可长期不愈，甚至可达数年之久。

（4）可单纯通过暗示、催眠以及巫婆或神汉的迷信操作而使症状消失。

已故粟宗华教授曾特别提出："癔症是一个大陷阱"。诊断时应注意以下 3 点。

（1）对癔症的躯体性症状，首先必须排除器质性病变，如对失听、失明者要作视、听诱发电位检查；对肢体或肌肉麻痹者作肌电图检查；对有抽搐症状者作脑电图或脑地形图检查以排除癫痫等脑病。

（2）少数精神分裂症患者早期可出现癔症样发作，但随着病程的发展，其癔症症状即逐渐消失，而分裂症症状则逐渐明显与突出，并且其病程发展符合精神分裂症规律时，即可确诊为精神分裂症。另外，癔症性精神病患者往往出现若干精神病性症状，必须加以细心鉴别。癔症性精神病的特点是往往具有癔症性人格或性格缺陷、癔症的某些特殊症状（如转换性症状等），以及发作性病程特点等。

（3）有些器质性精神障碍患者可伴有癔症样发作，ICD-10 诊断为 F06.5"器质性分离性障碍"，我国 CCMD-3 归于器质性癔症样综合征。该时千万不要只注意其癔症性症状而疏忽了其器质性病变，从而误诊为"癔症"并导致严重不良后果。

（二）癔症与诈病的鉴别

（1）和癔症各类型表现鉴别最困难的当属诈病（malingering）。我国古代著名中医曾对患癔症妇女的无病呻吟认为是"诈病"，就是错误的。然而这两者具有两点共性：① 它们都可模仿任何疾病（包括神经精神科）的症状。② 都可存在某种目的或意图。但是，诈病是有意识的伪装；而癔症患者是无意识的、不由自主的，其发病的目的或意图也被压抑于潜意识内而不能自觉。

诈病的表现也有其特点：① 具有明显的现实目的（如开脱罪责）。② "症状"持久，虽经对症治疗仍无改善（往往不达目的不罢休），且无癔症间歇性发作特点。③ 症状复杂多变，如将其安置在精神科病房内观察，他还可从其他患者处学到一些新的精神疾病症状。④ 其临床表现与演变往往"出了格"，成了"四不像"，不符合任何精神疾病的诊断标准。因此，对有经验的精神病学家，确诊诈病并非十分困难。

（2）癔-诈病综合征：我们还发现有少数患者在几次癔症发作后，其潜意识的疾病获益心理可上升至意识域，以后的发作则是有意识的重演其过去症状。那么，她的头几次发作属于癔症，而后来的发作就属于诈病了。从其总过程看，即可下此诊断。现在介绍 2 个病例如下。

例 1　20 世纪 50 年代，在参加农村医疗队时曾遇到一位少妇患癔症性附体综合征，该妇女是一个童养媳，13 岁进门，长期受婆母虐待，圆房后丈夫也不支持她，因此在一次受虐待后引起癔症发作，表现为死去的公公附体，要她婆婆烧香下跪、供奉美食后才离去。我们是她第 3 次发病请去看病的，给予镇静剂与疏导后短期内未再发作。但在以后 6 个月中又有多次发作，再用药失效。后来她的一位小姐妹对我透露，患者曾对她说："头几次发病自己的确不知道，后来心中逐渐有数，发病后不但能吃到从来没吃到的鸡蛋、鲜果等美食，还看到恶婆婆给自己下跪而感到很开心。因此每遇到婆婆对她不好时，就发病来治治她！"据此，确诊为癔-诈病综合征。

例 2　某地区，有一中年农妇与邻居争吵时，被击伤头脸部，血流满面，随即倒地，并四肢"抽搐"，苏醒后胡言乱语，送往当地医院住院，虽然未发现神经系阳性体征、头颅摄片（一），未作 CT 与 MRI 检查，却诊断为"颅脑外伤性精神病"。据此，该村村长责令对方赔偿其全部医疗费、护理费、误工费等，直到其痊愈。患者出院后，声称病未愈、仍感时有头晕、头痛、不能劳动，要对方每月支付其上述费用。2 年后，对方家庭几近破产，拿不出钱来，她就到对方家门口发病，表现昏倒、四肢"抽搐"、胡言乱语。因此又打起官司来。我们在和患者交谈时，她无意中说出："我不发病就拿不到钱……"可见其由于索赔欲望而有意识的发病，因此最后诊断为癔-诈病综合征。

五、治疗

对癔症的治疗，应遵循"急则治其标、缓则治其本"的原则。在发病初期，如以转换性症状为主或不太兴奋躁动时，首先应采用暗示疗法，往往可收到立竿见影的效果。暗示方法很多，如静脉注射葡萄糖酸钙，当患者感觉体内发热时，就用言语暗示，"药力到了，病就好了"。

还可使用针灸、电麻仪、皮下注射任何无害药剂（包括蒸馏水）引起其疼痛感,同时给予言语暗示,也可有效。总之,对患者使用任何刺激的同时给予暗示都可收到一定的疗效。（例如,过去在农村,对癔症性情感发作的妇女有一土方,灌她以粪水,即可制止其发作）。在进行暗示疗法时,应由医生亲自操作,不应开了医嘱让护士去做,否则疗效就不好。

对兴奋躁动或情绪过于激动的患者,可肌内注射氟哌啶醇、氯硝西泮等精神安定剂,使其安静下来,以便下一步进行心理治疗。当患者能够口服时,也可给予口服上述药剂,但不宜剂量过大或使用过久,以免产生心理依赖。

对癔症的根本治疗,还是以心理治疗为主;包括解释、劝导、安慰、鼓励、保证、支持、心理疏泄等。对有明显心理阻抗者,可采用催眠分析（含静脉麻醉分析）、自由联想、梦的解析等精神分析技术,发掘患者潜意识内的致病症结,将它们带到意识域,令患者领悟与理解,并指导他们正确地按现实原则对待与处理,从而获得完全康复。

总之,通过上述心理治疗,使患者认识到自己的性格或人格缺陷,发病的原因与机制,学会正确地处理人际关系,以应对所遇到的应激或问题。鼓励患者不断地进行自我心理纠正,才是彻底治愈癔症、不再复发的正确途径。

病例

患者女性,从 1981～1986 年共住院 8 次,门诊有 6 次诊断为精神分裂症,住院诊断均更改为反应性精神病及癔症。

第一次住院时,患者年龄 37 岁,在家出现行为异常,如将衣服脱掉站在阳台上,骂人、咬人,把小孩（4 岁）丢在地上,扬言要杀掉孩子,喊过去男友（董姓）的姓名,并拒食 5 日而入院。入院时衣冠不整,保护于床,双脚乱踢,身体扭动,高声叫喊。

第 3 日后接触改善,暴露了一些心理因素,如房子小、与家人矛盾等。以后又反复几次,发作时双眼紧闭,反复叫喊过去男友姓名,拒绝进食。几日后显得正常,称前几日脑子不清楚。出院诊断为反应性朦胧状态。

以后几次住院,均表现类似,发作时自语,大叫,当众脱衣裤,外跑,拒食,严重时大小便溺在身上;有时表现紧张症状群,如缄默不语,紧闭双目,拒食,持续时日几日到 1 个月不等。发作能突然缓解,言行如常,暴露心理因素有丈夫对他不好,经常打她,丈夫要强行与她过性生活;认为自己文化水平低,被人家瞧不起;称经常回忆往事,想念过去的男友。对于发作过程不能完全回忆。

在院外表现:据反映工作完成不好,为人自私,任性,不肯吃亏,经常为琐事与领导、同事争吵,一不顺心就大吵大闹。要求领导给予长病假,医生未开给病假就与医生吵闹,回家后就僵住不动,不吃不喝。

曾作智商测定,总智商 50。

其他 7 次住院诊断均为癔症性精神病。

(评析)本例的临床表现有下列特点。

(1) 病程呈明显发作性。

(2) 发作时表现以行为紊乱及紧张症状群为主,发作后对过程不能完全回忆。

（3）有一定心理因素，如家庭矛盾及思念旧恋友等。

（4）人格不健全，如自私、任性、易与人吵闹等。

诊断符合癔症性精神病。

从本例的整个诊断过程分析，有下列几点值得思考。

（1）本例门诊诊断与住院诊断经历了很曲折的过程，这种现象在精神科临床中时有出现。门诊医生从其所观察到的现象出发，如本例的自语、外跑、脱衣裤、紧张症表现等，就会从最常见的精神科疾病去进行诊断，屡次诊断为精神分裂症是情理中的事，因为在发病期间无法洞察其内在的心理过程，只能从现象上去进行考虑。住院后缓解期间，医生能充分了解患者对发病过程的心理体验及与发病有关的心理因素，诊断自然显得比较全面。这个病例"否定的否定"的诊断过程给了我们一个启发，诊断精神疾病要"透过现象看本质"，就事论事地进行诊断容易陷入局限、片面之中。

一般来说，精神科医生对癔症性精神病的重视较少，误诊的情况也相对较多。因为从通常的认识来说，神经症患者并不存在精神病性症状，但癔症性精神病却是个例外。癔症性精神病按其每次发作的突出症状可分为若干类型，如以意识障碍为主的发作，有癔症性朦胧状态、谵妄状态；以智能障碍为主的有癔症性假性痴呆、童样痴呆；以情感变化为主的有癔症性躁狂状态、抑郁状态；以妄想幻觉为主的有癔症性幻觉症、癔症性妄想症等。如不进行全面观察，容易误诊为精神分裂症、躁狂抑郁症、痴呆、癫痫等。通过本例的剖析，有助于提高对本症的认识。

（2）癔症的临床表现尽管十分多样，但总的具有夸张、做作、细腻的特点，比较本例的表现却显得有些不典型，行为紊乱突出，情感反应不细腻，没有明显的夸张、做作，结合智商50，可认为这些表现与其智能偏低有关。

很多医生对 DSM 系统的多轴评估方法不很习惯，这不能不认为是我国精神科临床工作的一个不足。其实多轴评估方法对于综合分析患者的状况来说，是十分有用和必需的。例如作为本例临床障碍的轴Ⅰ为癔症性精神病，则轴Ⅱ为轻度精神发育迟滞及癔症性人格；如果再能反映轴Ⅲ至轴Ⅳ的内容，则对病例的情况掌握会显得更加全面（例如轴Ⅲ的心理社会和环境问题）。

（3）本例除了有非意识性的癔症性精神病发作外，还表现可疑诈病现象，如未满足其病假要求就吵闹，继之出现僵住不动，不吃不喝，经过一次电休克治疗，立即消失，这是否属于诈病？还是属于自我暗示下的癔症发作？这个问题的阐明对于临床工作来说，具有重要的实践意义，例如一个具有明显癔症人格的人，遇到一件不愉快的事，就倒地翻滚，撕衣毁物，打人伤人，这究竟是一次癔症性情感暴发，还是有意的"装疯"？对于这类病例，在诊断上要认识到以下两点。

1）不要混淆癔症人格与癔症发作：癔症人格者遇事可有意识性的"歇斯底里"发作，但这不属于癔症发作，因为真正的癔症发作是非意识性的。两者混淆的情况比较常见，需要注意。

2）区别真正的癔症发作与诈病：两者的鉴别核心是"明确发作是意识性的，还是非意识性的"。如果仅根据现象学观察去进行鉴别,往往困难很大,需进行综合性考虑。① "发作"的动机:癔症发作并不一定直接由心理刺激引起,可因触景生情、回忆往事时发作;而诈病发作有其明确的获益动机。② "症状"特点:癔症发作时因为存在意识障碍(多数是意识范围狭窄),所以发作时缺乏严格的自我保护特征;而诈病发作有明确自我保护,不会出现对自身损害的行为。③ 对环境反应:癔症发作过程并不受到环境变化的制约;诈病发作的过程是"有利即发,利到即停"。④ 患者本人的体会:癔症发作后常对过程回忆不全,描述无法自控,对当众的发作难堪感到无可奈何;诈病者如果暴露真实,其发作过程完全出于自我操纵。

(贾谊诚)

参 考 文 献

[1] 张亚林. 神经症的理论与实践[M]. 北京:人民卫生出版社,2000.

[2] 姜佐宁. 现代精神病学[M]. 北京:科学出版社,1999.

[3] 沈渔邨. 精神病学[M]. 第四版. 北京:人民卫生出版社,2001.

[4] 肖泽萍,徐一峰主译. 精神障碍的处理[M]. 第三版. 上海:上海科学技术出版社,2002.

[5] David A. Tomb 编著. 张勉译. 精神病学[M]. 天津:天津科技翻译出版公司,2001.

[6] 孙学礼主译. 现代精神疾病诊断与治疗[M]. 北京:人民卫生出版社,2002.

[7] 杨德森. 行为医学[M]. 长沙:湖南科学技术出版社,1999.

[8] 郑瞻培. 疑病症与相关精神疾病的鉴别[J]. 上海精神医学,2001,13(2):111~113.

[9] 曹玉萍,张亚林,王国强,等. 神经衰弱患者 EB 病毒的免疫检查所见[J]. 中华精神科杂志,2002,35(1):15~17.

[10] 曹玉萍,张亚林,王国强,等. 神经衰弱与患者个性、生活事件及 EB 病毒相关性的配对研究[J]. 中国神经精神疾病杂志,2004,30(3):205~207.

[11] 张亚林,李凌江,杨德森. CFS/神经衰弱的诊断比较研究[J]. 中国神经精神疾病杂志,1995,21(1):44~45.

[12] Magee WJ, Eaton WW, Wittchen H-U, et al. Agoraphobia, simple phobia, and social phobia in the National Survey[J]. Arch Gen Psychiatry, 1996,53:169~174.

[13] Shear MK, Beidel DC. Psychotherapy in the overall management strategy for social anxiety disorder[J]. J Clin Psychiatry, 1998,59(Suppl17):39~44.

[14] Baldwin D, Bobes J, Stein DI, et al. Paroxetine in social phobia/social anxiety disorder:randomized, double blind, place-controlled study[J]. Br J Psychiatry, 1999,156:756~760.

[15] Wells A, Papageorgiou C. Social phobia:Effects of external attention on anxiety, negative beliefs, and persective taking[J]. Behav Ther, 1998,29:357~370.

[16] Ebert M, Loosen PT, Nurcombe B. Current Diagnossis & Treatment in Psychiatry[M]. McGraw-Hill Companies, Inc, 2000.

[17] Jayakumar C, Jagadheesan K, Verma AN. Disability in obsessive-compulsive disorder:a comparison with schizophrenia[J]. International Journal of Rehabilitation Research, 2002,25(2):147~151.

[18] Savage CR, Baer L, Keuthen NJ, et al. Organizational strategies mediate nonverbal memory impairment in obsessive - compulsive disorder[J]. Biol Psychiatry, 1999,45(7):905～916.

[19] Okasha A, Rafaat M, Mahallawy N,et al. Cognitive dysfunction in obsessive - compulsive disorder [J]. Acta Psychiatrica Scandinavica,2000,101(4):281～285.

[20] David R, Rosenberg DR, Keshavan MS, et al. Toward a neurodevelompental model of of obsessive - compulsive disorder[J]. Biol Psychiatry, 1998,43(9):633～640.

[21] Millet B, Touitou Y, Poirier MF, et al. Plasma melatonin and cortisol in patients with obsessive - compulsive disorder: relationship with axillary temperature, physical activity, and clinical symptoms [J]. Biol Psychiatry, 1998,44(9):874～881.

[22] Pallanti S, Qiercioli L, Koran LM. Citalopram intravenous infusion in resistant obsessive - compulsive disorder: an open trial[J]. J Clin Psychiatry, 2002,63(9):796～801.

[23] Denys D, van Megen H, Westenberg H. Quetiapine addition to serotonin reputake inhibitor treatment in patients with treatment - refractory obsessive - compulsive disorder: an open - label study[J]. J Clin Psychiatry, 2002,63(8):700～703.

[24] Hollander E, Bienstock CA, Koran LM, et al. Refractory obsessive - compulisive disorder: state - of - the - art treatment[J]. J Clin Psychiatry, 2002,63(Supp16):20～29.

[25] Blomstrand E. Amino acids and central fatigue[J]. Amino Acids, 2001,20(1):25～34.

[26] Bianchi GP, Grossi G, Bargossi AM. May peripheral and central fatigue be correlated? Can we monitor them by means of clinical laboratory tools? [J]. J Sports Med Phys Fitness, 1997,37(3): 194～199.

[27] Davis JM, Alderson NL, Welsh RS. Serotonin and central nervous system fatigue[J]. Am J Clin Nutrition, 2000,72(2):S 573～578.

第十一章
人格障碍及意向冲动控制障碍

第一节　人格理论及人格障碍

对人格问题,欧美许多学者长期来进行了深入细致的研究,并提出各种不同的理论,其中大多数是心理学家,由于与精神科临床实践工作较少联系,除了研究工作需要外,一般精神科医生很少在实际工作中应用。因此,只介绍与临床精神科有关的若干学说理论。

一、人格理论

(一) 人格(personality)

在我国是精神医学用语,心理学者则称为"个性",它主要以个人性格为核心,并与其先天素质或气质、高级神经活动类型、日常人际活动习惯模式,以及个人心理特点等因素综合形成。因此每人的人格和其面貌一样,各有不同。社会上通俗所谓的"人格高尚"或"人格卑劣"等词,突出了道德含义,则不在精神医学范畴之内。

有的学者提出:人们的人格具有以下的特性:① 独特性与共性:指每人的人格既有其独特性,也存在着和同一社会群体的人格共同性。② 稳定性与可塑性,前者即所谓的"江山易改,秉性难移";但在良好的教育与心理指导下,也可使患者不良的人格缺陷有所改善;即人格的可塑性。③ 与社会的统一性,个人的人格是在周围社会环境的文化及教育影响下形成的,即社会对人格的制约性,也就是人格与社会的统一性。④ 其他:还有人格的整体性、功能性、自然性等。

C. G. Jung 曾提出面具人格(persona),是指人们为了适应外在环境而表现的人格,可与其内在人格不同。但并非双重人格,也不能理解为伪君子。他认为在日常生活中,人们都可有这种面具人格。

(二) 气质(constitution)

俗称为秉性、脾气或性情。也是人格的重要组成部分。

1. 古希腊 Hippocrates 与 Galen 理论　即提出人体内有 4 种液体血液、黏液、黄胆汁与黑胆汁。每一种液体和一种气质类型相对应。后来,Pavlov 将其采纳为高级神经活动类型的名称。

2. 20 世纪 20 年代精神病学家 Kretschmer 理论　根据其临床观察,认为人们的体型与气质有关,他分为:① 矮胖型(pyknic type),易患高血压或躁郁症。② 瘦长型(asthenic

type），易患肺结核或精神分裂症。③ 力士型（athletic type），以肌肉发达为特征，多见于癫痫症患者。④ 发育异常型（dysplastic type），多见于精神发育迟滞的患者。另外，Kretschmer 还根据人的气质特点而分为：精神分裂气质型（schizothymic type）；循环情感气质型（cyclothymic type）。

3. 美国 Sheldon 提出理论　于 20 世纪 40 年代他提出人的体型与气质由胎儿的胚叶发育所决定，可分为：① 内胚叶型（endomorphic type），相近于 Kretschmer 的矮胖型。② 外胚叶型（ectomorphictype），相近于 Kretschmer 的瘦长型。③ 中胚叶型（mesomorphic type），相近于 Kretschmer 的力士型。

4. 其他　如美国伯曼将人们分为 4 种内分泌类型：① 甲状腺型：分泌过多者精神饱满、意志坚强、感知灵敏；分泌不足者反应迟钝、被动、冷漠、痴呆。② 垂体腺型：聪明智慧。③ 肾上腺型：情绪容易激动。④ 性腺型：性别角色突出。日本学者古川竹二认为：A 型血人消极保守、焦虑多疑、富于情感、但缺乏果断；B 型血人积极进取、灵活好动、善于交际、爱说寡信、多管闲事；O 型血人胆大好胜、自信、意志坚强、爱支配人；AB 型血人外表像 A 型血人，内在像 B 型血人。但实际上，同样血型的人可有不同的气质或性格，而同样气质或性格的人，他们的血型也可不同。

（三）高级神经活动学说

Pavlov 根据人的高级神经活动过程的强弱、是否平衡及灵活性而分为：① 强而不平衡型，即胆汁质型；可表现精力旺盛、行为外向、能坚持长时间工作而不感疲劳、热情直爽、情绪兴奋，但心境变化剧烈、脾气暴躁、难于自我克制。② 强、平衡、灵活型，即多血质型；可表现活泼好动、言行敏捷、行为外向、容易适应环境、善交际、易于接受新事物；但情绪欠稳定、兴趣多变、注意力易分散。③ 强、平衡、不灵活型，即黏液型；可表现情绪平稳、耐受性高、反应速度较慢、行为内向、做事有条不紊、踏踏实实、稳定性强（又称政治家型）。④ 弱型，指神经活动过程较弱，即黑胆汁质型，又称抑郁型：可表现行为内向、多疑多虑、胆小、孤僻、被动、寡欢、爱独处、不爱交往、精力不足、社会适应能力差。

Pavlov 又根据人的第 1、第 2 信号系统的优势，分为：① 艺术型（artistic type）：以第 1 信号系统占优势，多见于癔症患者。② 思维型（ideologistic type）：以第 2 信号系统占优势，多见于强迫症、偏执性精神障碍患者。③ 中间型（intermediate type）：指介于前两者之间者。

（四）性格（character）

性格的含义与人格很接近，国内外许多学者将它们视为同义词使用。

1. 瑞士学者 C. G. Jung 首先将人的性格分为内向与外向两大类型　① 内向型（introverted）性格的特点：心理活动常指向自己的内心世界，好沉思、幻想、爱独处、不爱讲话、有时难以适应环境变化、交际面狭窄；多见于分裂样人格（障碍）与精神分裂症。② 外向型（extraverted）性格的特点：关心外部事物、活泼开朗、不拘小节、善交际、情感外露、独立、果断，容易适应环境的变化。多见于情感性人格与躁郁症。③ 中间型：实际上极端外向或内向的人很少，大多属于中间型。

C. G. Jung 又根据个人心理功能的优势，而分为：① 感知型性格（feeling character）。
② 直觉型性格（intuition character）。③ 感觉型性格（sensation character）。④ 思维型性格
（thinking character）。他将思维型与感知型合称为理智型性格（rational character），而将直
觉型与感觉型合称为非理智型性格（irrational character）。以后，C. G. Jung 又将内向与外
向两个特点和上述 4 个类型配合，对人的性格类型扩展为以下 8 种：外向感知型性格、外向
直觉型性格、外向感觉型性格、外向思维型性格、内向感知型性格、内向直觉型性格、内向感
觉型性格、内向思维型性格。对于上述的细分，临床精神科及心理科医生一般不大使用。

2. 艾森克人格结构的维度理论　　他用两个维度来描述各种人格，这两个维度是内、外
向和情绪的稳定与不稳定性。以这两个维度为坐标，形成 4 个象限。每个维度上不同程度
表现的结合，就构成不同类型的人格。有趣的是艾森克划分出来的 4 种人格类型，恰好和
Hippocrates 的 4 种气质类型、Pavlov 的高级神经活动类型相吻合，是比较符合实际的。

二、人格障碍的概念、病因

（一）人格障碍的概念和历史

人格障碍（personality disorder）指个人的人格发展与表现出现了偏差，从而使其适应社
会功能发生障碍，并使其本人或者其家属、亲友、同事、邻居感到痛苦或麻烦。

在精神医学中，人格障碍位于正常人格和各类神经症或精神病之间，其心理或精神状态
虽不正常，但尚未达到某种神经症或精神病的程度及其诊断标准。在这三者间有时还存在
着相互演变的微妙关系，即正常人在长期不良环境影响下，可导致人格障碍（或改变）；有些
人格障碍则可能成为某种神经症或精神病的病前基础；有的精神病患者在病情缓解后也可
遗留有人格改变。

由于脑器质性病变或损伤（如颅脑外伤、脑炎、癫痫等）、慢性中毒、精神分裂症（后遗
症），以及严重或长期精神创伤导致的人格明显偏离，过去诊断为继发性人格障碍，现在精神
疾病分类学则改称为"人格改变"（personality change），以示与原发性人格障碍有别。

精神医学的人格障碍，即指原发性人格障碍。通常开始于儿童或青少年期（可诊断为品
行障碍），是其人格偏离持续发展的结果；可长期维持不变甚至终身，但也有部分人在成年后
可能有某些程度的改善。人格障碍名称的历史演变一般有下列过程。

（1）早在 1835 年，J. C. Prichard 即发现有些精神行为不正常的人，以违反社会规范与缺乏
道德为特征，但又不能归于某种确定的精神疾病，对此，他命名为"道德性障碍"（moral
disorder），继而他又将它分为 3 类：① moral imbecile（相当于一般反社会人格障碍）。
② morali diocy（相当于严重的反社会人格障碍）。③ moral insanity（日本译为悖德狂，即反
社会人格障碍伴精神病发作）。

（2）1883 年，Koch 对这类人格明显偏离的人，称为"精神变态性低劣"（psychopathic
inferiority），后被著名精神病学家 Kraepelin 所采用，而得到广泛流传。

（3）1905 年，E. Bleuler 强调素质因素对此所起的作用，而改称为"素质性精神变态性
低劣"（constitutional psychopathic inferiority）。E. Bleuler 的素质一词，不仅包括先天因

素,而且也包括了后天早年发育阶段所受到的不良影响。

（4）后来 K. Schneider 对此种情况进行了深入的研究,更名为"变态人格"（psychopathic personality）,并强调提出:"变态人格不是真正的病,只不过是一种人格发展的特殊异常",还认为对其行为具有责任能力。Psychopathic personality 一直沿用到 20 世纪 70 年代。

（5）1984 年,在黄山召开的全国精神病学学术会议上,为了与国际接轨,即将变态人格更改为人格障碍（personality disorder）。

（二）人格障碍的病因

从生物心理社会医学模式看,人格障碍主要由以下三方面因素综合形成,而幼年期家庭心理因素往往起主要作用。

1. **生物学因素** 著名意大利犯罪心理学家 Rombroso 曾对众多罪犯的家族进行过大规模调查,发现有许多罪犯的亲族有反社会人格障碍、精神病,以及犯罪的比率远远高于其他人群。有的学者也发现在人格障碍和精神病患者的亲属中,犯罪者的比率也显著高于正常人群。因此,对人格障碍的遗传因素不能忽略。此外,也有学者对人格障碍者普遍进行了脑电图检查,发现轻度和近中度脑电图异常的比率,亦显著高于正常人群。还有人提出:因冲动性人格障碍而有违法行为的罪犯中,47,XYY 染色体畸变的检出率远高于正常人群。这些调查研究结果皆提示了生物学因素对人格障碍的发生有一定的影响。

2. **心理发育因素** 在幼儿心理发展过程中,如受到心理创伤或挫折,或者家庭父母及其他方面的不良因素,将会对其人格发育产生重大影响,往往是未来形成人格障碍的主要因素。具体情况可分列如下。

（1）幼婴期母爱或父爱的剥夺。

（2）被遗弃,或者受继父、母的歧视。

（3）幼儿或青少年期受虐待:导致产生仇恨或敌视人类、社会的心理。

（4）过分溺爱:在我国目前家庭中,是一个特别应当重视的问题;许多 421 式的家庭,6 个人围绕着 1 个孩子转,将其溺爱成如"小公主"或"小王子"一样,使其自我中心意识恶性膨胀,藐视父母规教、校规与社会纪律,为品行障碍及后来的反社会人格障碍提供温床。

（5）教育失当:有些家长"望子成龙"心切,对孩子的学习要求过严过高,有些幼儿园或中、小学教师也迎合家长的这种心理,或者为了提高学校的升学率而加重孩子的学习负担。有的家长根据自己的兴趣或偏爱,强迫子女去学习音乐、绘画、舞蹈、戏剧等特殊技能,对缺乏这方面天赋、才能或兴趣的儿童将会造成很大压力。这些作法可能使孩子们产生逆反心理,对其人格发育导致不良影响。

（6）父母态度不一致:当儿童发生问题时,父母态度不一致或前后矛盾;例如当孩子有小错误时,父亲严加责骂,而母亲却包庇维护;又如父母对人当面奉承,背后却又表示鄙视、不满。都会使儿童产生困惑而弄不清是非,对其道德价值观与人格发育产生不良影响。

（7）父母品行问题:父母是孩子的第一位老师、学习的榜样;如果父母本人品行或行为不良,那么,对儿童的人格发育可能会造成灾难性后果。出自如此家庭的儿童,以后发展成品行障碍或反社会人格障碍,也是可以完全理解的。

（8）不良社会环境的影响:像社会上的腐化堕落、拜金主义、不正之风、不公正与不合理现象,以及影视与网络上的不良信息,都会影响青少年的道德—价值观,产生对抗、愤怒、压抑、自暴自弃、或者盲目追随模仿、自甘堕落等不健康心态,从而发展成人格障碍。

三、人格障碍的类型

关于人格障碍的分类,国内外学者意见分歧很大,我们认为应从我国具体国情出发,而不要盲目追随国外的分类体系。总的说来,CCMD－2R 对人格障碍比较实用。CCMD－3 和 ICD－10 一样,由于受到美国 DSM－Ⅳ 的影响,有些内容还待探讨。至于亚型命名,"型"和"性"无原则差别。

（一）反社会型人格障碍(antisocial personality disorder)

1. **名称与分类问题**　ICD－10 将反社会型人格障碍与社交疏隔性(asocial)人格障碍合并后,改名为"社交紊乱性(dissocial)人格障碍",其合理性有待商榷。其实社交疏隔性人格障碍的特征为性格孤僻或自视清高、厌弃人际交往、喜欢隐居山野甚或出家为僧道;并无反社会人格的特征,因此我们认为 ICD－10 这样的合并并非恰当。CCMD－3 对反社会人格障碍的英语词称为 dissocial personality disorder 而不是 antisocial personality disorder 可能受此影响有关。

2. **反社会型人格障碍的特征**　由于此种人格障碍者具有经常违法乱纪、对人冷酷无情的特点,因此有的学者也称为违纪型或无情型人格障碍。Cleckley(1941 年)对此提出以下16 个特点。① 外表易讨人喜欢(superficial charm)和智能正常。② 缺乏妄想与其他不合理的思维。③ 缺乏神经症的表现。④ 缺乏信任。⑤ 不诚实。⑥ 缺乏羞耻感与真正的悔悟。⑦ 可具有不良动机的反社会行为。⑧ 无道德心,对善恶是非缺乏正确判断,并且不吸取经验教训。⑨ 极端自私与自我中心。⑩ 冷酷无情,不爱他人,缺乏重大情感反应。⑪无自知力或缺乏自知之明。⑫不通人情,对人际关系不负责任。⑬爱幻想,不切实际,嗜酒或不嗜酒。⑭性生活异常或紊乱。⑮很少有真正的自杀行为。⑯任何生活计划往往失败。当然,对上述 16 条,并不要求条条具备,只要符合其中几个主要特点(2、3、4、5、6、7、8、9、10),就可诊断为反社会型人格障碍。

Cleckley 认为这种人长期社会适应不良,常责怪或委过于他人,易于将自己的欲望冲动或内心冲突暴露出来,造成主要是他人而不是自己的痛苦。他们是叛逆于社会的极端个人主义者,并永远不会感到满足。由于他们的不通人情、乖僻与反常,因此常有"神经病"、"十三点"、"二百五"、"半吊子"等绰号。其作为往往损人不利己或利己,以恶作剧取乐,使家属、亲友、同事、邻居感到痛苦或憎恶;他们往往违法乱纪,该时或为一时冲动性的、或者具有一定的现实动机,事后也能进行检讨或表示忏悔,但事过境迁后则不能接受经验教训而易重犯。在检查会谈中,检查者应注意下面问题。

（1）患者可能对过去的反社会行为作出合理化解释或寻找托词,例如:"每个人都这样做的,我只不过运气不好,恰好被逮住了。"

（2）保证今后决不会再有这种行为了，称"这次只不过是一次过失。"

（3）毫无理由地奉承检查者，例如称检查者完全理解了他等。

（4）其会谈时的言行、态度和他的既往表现不一致。

3. 分布　男性远多于女性；城市多于农村，并以下层社会居住区较多。在刑事犯罪者中，反社会型人格障碍者所占比率，根据调查研究报道：美国有 40%～60%，日本及欧洲为 40%～50%；国内反社会型人格障碍者至少占 25% 以上；尤其是其中的重复犯罪者、"狱霸"以及流氓团伙头子中所占比率更高。

4. 预后及治疗　反社会人格障碍预后不良，以教育管理为主。有些患者心理治疗可能有一定帮助。有学者报道碳酸锂对此种人格障碍的易激惹冲动可能有控制作用。

（二）冲动型人格障碍（impulsive personality disorder）

1. 名称与分类问题　又称暴发型（explosive）或攻击型（aggressive）人格障碍。有的国外学者也称为激惹型（excitable）、激情型（excessive emotional）人格障碍，皆是同义词。ICD-10 将冲动型人格障碍及边缘型（borderline）人格障碍合并为情绪不稳型（emotional instable）人格障碍，未被我国 CCMD-2R 及 CCMD-3 所采纳。

2. 冲动性人格障碍的特征　这是一种以发作性情绪暴发或暴怒并伴有明显冲动性攻击行为为特点的人格障碍。具体表现有：① 可因较小刺激而暴发愤怒及攻击行为。② 情绪不稳定，易受激惹，与他人发生争执而引起过分激动。③ 这种突然暴发的激怒和冲动攻击行为与其平时表现不一样，难以自我控制，事后虽对自己的行为后悔，但不能防止再发作。事前难以预测。在发作当时往往不能考虑后果。因此有的学者亦称为"发作性控制不良综合征"（episodic dyscontrol syndrome）。④ 和他人的关系强烈而不稳定，时而极好，时而极坏，几乎没有持久的好友。⑤ 在激情发作时，除了对他人冲动攻击外，还可发生自伤行为，甚至自杀。这种阵发性激情、暴怒与冲动攻击行为，颇似癫痫发作，因此有的学者亦称为"类癫痫型（epileptoid）人格障碍"。但患者并无真正的癫痫大小发作或精神运动性发作，脑电图检查阴性，因此缺乏与癫痫有关的根据。这种发作常在受刺激后激起，但也可在酒后发生。

这种人格障碍不一定同时具有反社会人格特点，其冲动攻击行为有时与"打抱不平"或"江湖义气"思想有关。

3. 治疗　以教育和心理治疗为主，心境稳定剂（如碳酸锂等）可有一定帮助。

（三）偏执型人格障碍（paranoid personality disorder）

这种人格障碍可能是偏执性精神病、偏执型精神分裂症的病前人格基础，也可单独存在。

其特征为敏感、多疑、主观、固执、报复心强烈。一方面自我评价过高，自命不凡，总感到怀才不遇，受到压抑、排挤，甚至"迫害"；另一方面在遇到挫折或失败后，则埋怨、怪罪他人，推诿客观因素，因此容易和领导或同事发生冲突；往往强调自己有理，夸大对方的缺点或失误，坚持自己"对"而别人"不对"，或者认为别人有意作弄或迫害他。为此，可经常与领导或他人纠缠不休，甚至屡屡上告、上访，非达到其个人并非完全合理的过分要求而不罢休。他们往往丧失自知力、缺乏自知之明，成为单位组织上感到最头疼与难以安排的人；也可发展至"诉讼狂"。

所谓"诉讼狂"主要见于：偏执型人格障碍，偏执型精神分裂症与偏执性精神病。对它们的鉴别要点在于是否存在真正的妄想。偏执型人格障碍的所谓受到"迫害"，只是一种超价观念（被害观念），而非精神病性症状（non‐psychotic symptoms）。两者的区别要点如下。

（1）被害观念往往事出有因，是患者将其过去生活经历中所感受到的挫折、委屈、被压抑感，以及在升级、工资、房屋分配、生活待遇等方面认为不公平、不合理的地方，将其夸大化后经过主观推论而形成，它是一种"量"的变化；而被害妄想则无事实依据，或者将某些细微事节（如别人无意对他吐痰、一般性提意见或批评）十分荒谬地推论是对他进行迫害的表示，这是一种"质"的变化。

（2）被害观念的程度较轻，往往限于感到今后不能出头、被压制于低层，甚至使其陷于困境、生活不下去。而被害妄想则严重得多，往往坚信有人非将他（包括家属）置于死地不罢休，如下毒、杀害、串通公安局将他拘捕或枪毙等。这是被害观念者所没有的。

（3）具有被害观念的偏执型人格障碍者，当他们的要求（主要是物质性的，如职位、经济、生活待遇等）一旦获得一定程度的满足后，该被害观念即可消失。但具有被害妄想的精神病患者，即使改善其生活待遇后，往往仍坚持不动摇，甚至怀疑对方对他行"缓兵之计"。

（4）偏执型人格障碍没有幻觉、思维联想障碍、紧张症、行为离奇难解等精神病性症状，这是与偏执型精神分裂症、偏执性精神病的鉴别要点。

（5）偏执型人格障碍者经过耐心深入的心理治疗，可使其被害观念消失，用抗精神病药物则收效甚微。但精神病患者的被害妄想，对心理治疗却疗效不佳，而对抗精神病药物疗效较好。

治疗以耐心与较长期的心理治疗为主，必要时也可给予适量的抗精神病药物。

（四）分裂样人格障碍（schizoid personality disorder，简称 schizoidia）

可能成为精神分裂症的病前人格基础。

1. **名称与分类问题**　美国 DSM‐Ⅲ、Ⅳ 独创了一个新诊断名称——分裂型（schizotypal）人格障碍。它包括两种情况：① 单纯型精神分裂症。② 分裂型障碍（F21 schizotypal disorder，ICD‐10 用语），即边缘性精神病（borderline psychosis）或边缘性精神分裂症（borderline schizophrenia），指介于神经症或人格障碍或性变态和精神分裂症之间的精神病态。此诊断名称（指分裂型人格障碍）未被 ICD‐10 与我国所采用。

2. **分裂样人格障碍的特征**　这是一种以思想、行为、外貌装饰较怪僻，人际关系有明显缺陷，对人情感冷漠为特点的人格障碍。具体表现有性格明显内向或孤独，对人冷漠甚至不通人情；除一级亲属外，缺乏知心朋友；除生活或工作中必须接触的人外，基本不同他人主动交往而爱单独活动；往往不修边幅，放荡行骸，类似"颓废派"名士或西方"嬉皮士"的作风，或者奇装异服打扮；其言语、行动虽较怪异，但仍可令人理解；爱幻想或经常堕入白日梦中；有时想入非非，独出心裁，脱离现实；有的则沉溺于钻研某些纯理论问题，或者专注于某种技术操作(如绘画、雕刻),甚至可创造出很有价值的成果;有的可有某种特异信念,如相信遥视、透视、遥听等超感知觉(ESP)或心灵感应等特异功能,或者某些迷信观念(如轮回转世);也可有某些奇异感知体验,如一过性错觉或幻觉。但没有精神分裂症的核心或典型症状(如思维联想障碍、原发性妄想、读心症等),也不符合精神分裂症的严格诊断标准。总之,患者虽然常被人们视为"怪人",但仍可维持一定的工作能力(效率可能差些),并且生活能够自理。经验较差的医生可能误诊为"精神分裂症"(尤其对精神分裂症诊断有扩大化倾向的),对此必须提高警惕。

3. 治疗 以耐心的心理治疗为主,并给予小剂量的抗精神病药物。

(五) 癔症性人格障碍(hysterical personality disorder)

美国 DSM-Ⅲ、Ⅳ 在取消了癔症诊断名称后,也将这种人格障碍改名为表演型(histrionic)人格障碍。CCMD-3 也跟随这样改了,但:① 如此更改则疏忽与淡化了与癔症的密切关系。② 它突出了患者戏剧化表现的特点,却疏忽了患者喜感情用事、受暗示性强、个人中心突出、缺乏理智与意志薄弱等重要特点,似有"以点盖面"之弊。③ 癔症性人格障碍在我国广大精神科工作者和精神医学教科书中早已习用。

癔症性人格障碍的特征:这是一种以过分感情用事、往往以夸张言行来吸引他人注意为特征的人格障碍。其具体表现为:① 情感丰富,反应强烈且易变,并容易波动,爱感情用事,按个人的感情来判断他人或事物的好坏。② 处世为人比较娇气、任性(或"孩子气"),爱对亲属或对其有好感者"撒娇"。③ 脾气急躁,胸襟狭窄,经常渴望表扬或他人的同情,受不起批评。④ 爱表现自己,表情夸张、做作,如演戏样,并喜欢参加文艺表演(巴甫洛夫高级神经活动的艺术型)。经常需要别人的注意;为了吸引注意不惜哗众取宠、危言耸听,或者在外貌和行动方面表现得非常特殊。⑤ 自我中心较突出、比较自私。主观性强,往往强求别人符合她的意愿或需要,不如意时则强烈不满甚至立即使对方难堪。⑥ 意志较薄弱,受暗示性强,理智较欠缺,易于受他人的诱惑或影响而受骗上当,或者犯错误。⑦ 爱幻想,不切实际,对人讲话往往夸大其词,并掺杂幻想成分,难以核实或令人相信。⑧ 喜欢寻求刺激而过多地参加各种社交活动。

治疗:以心理治疗为主,耐心指导与改变其人格缺陷。

(六) 强迫性人格障碍(obsessive-compulsive personality disorder)(同义词:annakastic p. d.)

这是一种以对己对人要求过于严格、持完美主义思想为特征的人格障碍。强迫症患者在发病前往往具有此种人格障碍特征。其具体表现有:① 对任何事物都要求过严过高、完美无缺(求全责备)、遵循规则、按部就班、一丝不苟,否则即焦虑不安,因此影响工作效率。② 拘泥细节,甚至对生活小节也要"程序化",有的好洁成癖,不按其内心要求去作就感到不安,甚至重作。③ 主观、固执、专制,要求别人按他的方式办事,否则即感不愉快,对他人做事往往不放心。④ 常有不安全感,往往穷思竭虑,反复考虑,对计划实施反复检查、核对,惟恐有疏忽或差错。⑤ 遇到需要解决问题时,往往犹疑不决,避免或推迟作出决定。⑥ 过分节约,甚至吝啬。⑦ 过分拘泥于职责义务与道德规范,较少业余爱好,并缺少友谊往来。这种人格障碍者很少发生违纪行为。

治疗　以心理治疗为主。

(七) 混合型人格障碍

如冲动型与反社会型的混合型人格障碍。

(八) 其他类型人格障碍

ICD-10、DSM-Ⅲ、Ⅳ以及国外有的学者还提出以下几种人格障碍。有的不符合我国国情,或者在临床方面并非重要,或者其社会功能并无明显障碍、也未对其本人或他人造成痛苦,或者其含义尚有争议或不够明确;皆未被我国精神病学界所普遍采纳。因此,以下只做简单介绍。

1. 懦弱型人格障碍(asthenic personality disorder)　ICD-10 及 CCMD-Ⅲ称为依赖性人格障碍(dependent p. d.),又称被动型(passive)或精力不足型(inadequate)人格障碍。其特点有缺乏进取心、自信心与主动性,遇事经常被动,喜欢依赖别人,自感精力不足、能力欠缺,适应社会困难等。

2. 社交疏隔型人格障碍(asocial personality disorder)　其特点有厌恶社交活动,喜欢孤独隐居僻乡或山野,对人情感亦较淡漠(但缺乏分裂样人格障碍的其他特点),还可由于遁世思想而出家为僧、道。在西方修道院及修女院内,并非少见。

3. 边缘型人格障碍(borderline Personality disorder)　ICD-10 用语,并将它与冲动型人格障碍合并为情绪不稳型(emotional instable)人格障碍,未被我国所采纳。其特点有情绪不稳定,对自我形象、目的、内心偏好(包括性偏向)往往模糊不清或扭曲,常有空虚感;人际关系强烈而不稳定,并可导致情感危机、自伤或自杀行为。

4. 焦虑(回避)型人格障碍[anxious (avoidant) personality disorder]　原为 DSM-Ⅲ、Ⅳ用语,后被 ICD-10、CCMD-3 采用,但未被我国精神病学家普遍采纳。其特点有总感到不安全、紧张与提心吊胆、自卑、需要被人喜欢和接纳,对拒绝或批评过分敏感,爱夸大日常生活中的潜在危险而回避某些活动或人物。

5. 被动攻击型人格障碍(passive aggressive personality disorder)　DSM-Ⅳ用语,其特点有以工作拖延、不办、怠工、违拗、不合作、愠怒、妨碍同事工作等方式,显露其内在的攻击意向。在我国较少用。

6. 自恋型人格障碍(narcissistic personality disorder)　DSM-Ⅲ、Ⅳ用语,其特点有自我中心,夸大自己个人的重要性,幻想自己无限成就,希望别人注意与羡慕,对批评与有伤自尊心的事反应强烈,人际关系不良;并特别关心自己的健康问题(可导致疑病症)。在我国亦较少用。

7. 不成熟型人格障碍(immature personality disorder)　其特点有情绪不成熟或比较幼稚,常表现明显的孩子气,理智较欠缺,往往有心血来潮式的异想天开,社会适应不良;但无智能障碍及癔症性人格障碍的其他特点。在我国现已基本不用。

8. 怪癖性(eccentric)人格障碍及烦扰性(troublesome)人格改变　由于含义不清,在我国皆不用。

（九）其他有关问题

1. **情感性人格**（affective personality）　这是一组特殊类型的人格，以经常发生比较持续的情绪偏低或偏高为特征；但都未达到轻躁狂或轻度抑郁症的程度，也未明显影响其社会功能，并未引起其本人或他人的痛苦。因此不能归于一组人格障碍，只能视为一组特殊的人格。又可分为以下3种亚型。

（1）抑郁型人格（depressive or hypothymic personality）：此种人格者多愁善感，遇事易感触生悲，思想细腻而敏感，自卑心较重，在不良环境或受刺激后易引起抑郁反应。如《红楼梦》中的林黛玉。

（2）躁狂型人格（manic or hyperthymic personality）：与前者相反，常表现情绪偏高，欣快，乐观，诙谐感人，喜欢开玩笑，对人热情或一见如故，爱交朋友。但也可失于为人轻浮与欠慎重。

（3）循环情感型人格（cyclothymic personality，简写 cyclothymia）：其特点为周期性情绪表现持续性偏高或者偏低。偏高时情绪愉快，振奋，精力特别旺盛，可在一日间完成平时两三天的工作，多干多产，类似"工作狂"；也喜欢多说，但尚未达到轻躁狂程度。偏低时则表现为精神委靡或精力不足，话少，社交活动减少，工作速度与效率降低，但尚未达到轻度抑郁症程度，且能勉强完成其岗位工作任务。每次情绪偏高或偏低都可维持数周或更长时间，频率不规则，间歇期完全正常（现在 DSM－Ⅲ、Ⅳ、ICD－10 将 cyclothymia 归于情感性障碍，CCMD－3 也持此观点，并改名为"环性心境"；其实 cyclothymia 并不是一种精神障碍，而只是一种特殊人格）。

对以上3种情感性人格进行家族调查时，可发现在其近亲中抑郁症、躁狂症、躁郁症和自杀的发生率明显高于其他人群，说明在它们之间可能存在着共同的遗传基因关系。

2. **器质性人格改变**（organic personality change）　旧称：器质性人格障碍，为与原发性人格障碍的区别而改现名称。指主要由于脑部器质性病变引起的人格改变，如脑炎、颅脑外伤、癫痫、代谢性脑病、乙醇（酒精）或其他物质的慢性中毒等。

3. **灾难经历后持久的人格改变**（enduring personality change after catastrophic experience）或者严重精神创伤后人格改变　其表现往往与其病前人格倾向有关。

4. **精神疾病后人格改变**（personality change after psychiatric illness）　最常见的是精神分裂症后人格改变（post－schizophrenic personality change），常表现为生活疏懒、劳动纪律松懈、冷酷、自私、不通人情、适应不良等。

四、人格障碍的诊断与鉴别诊断

人格障碍在司法精神鉴定中较多涉及，而在日常临床工作中较少遇到，因此如果对这类疾病的概念不清或诊断标准掌握不严格，容易出现误诊现象，例如把精神分裂症早期表现为人格改变者诊断为人格障碍，或把人格障碍诊断为其他精神疾病，这类情况十分常见，需要引起注意。

（一）如何认识诊断标准

ICD-10、DSM-Ⅳ及CCMD-3均列有各型人格障碍的诊断标准，CCMD-3列入的人格障碍亚型有偏执性、分裂样、反社会性、冲动性、表演性（癔症性）、强迫性、焦虑性、依赖性等。具体内容可参考以上各诊断标准。在诊断原则上特别应掌握下列几点。

1. 行为模式明显偏离　正常每个人的人格特征虽不尽相同，正常与异常人格之间难说有绝对的界限，但人格障碍的行为模式应该具备与大多数人比较，与特定的文化背景比较存在显著差异，这种差异反映在其认知、情感表达、行为控制和人际关系等方面。

2. 人格偏离具有广泛性　每个人在生活中对于个别事或人可能会存在或出现与众不同的认识和态度，但这只是个别的、不普遍的。而人格障碍者的特殊行为模式并不仅反映在个别情景上，而是呈广泛性表现，反映在普遍的人和普遍的事。

3. 具有一贯性和恒定性　人格障碍者的人格偏离现象从童年、青少年或成年早期就开始，一旦形成，就长期、持续地存在，持之以恒，因此属于"历来如此"。一旦成形后，就长久保持这种状态，较少改变，这就是"本性难改"。

4. 社会适应功能　人格障碍者一般能参加工作，并保持生活料理能力，但由于人格偏离的存在，经常会在工作适应、情绪控制、人际关系等方面显得与常人有异，因此周围人不愿和他们合作和接近，被人认为"怪异"或给以种种绰号是常有的事实，这就使这些人的社会适应显得不良，出于客观原因或本人原因，调动工作是常有的事。这些社会适应功能特点如果向其单位和家属等进行调查，都会异口同声地反映出来。

5. 自知力问题　人格障碍者的自知力状况较为复杂，有的患者对自己的状态在主观上会感到痛苦，尤其是冲动性人格障碍患者，常抱怨自己缺乏控制自己行为，事后一般都会感到后悔，或向人道歉而希望不再有"第二次"，说明自知力良好。而在另外一些如反社会性、偏执性、强迫性等人格障碍者，他们一般认为自己是"生来如此"的脾气，遇到挫折反会屡责别人的不是，因此缺乏"改正"的愿望，也缺乏"自知之明"。但如能作深一步了解，他们却多能详细描述自己的人格特点及形成的心理社会原因；如果再与其细致分析一下，形成种种挫折的因果关系，有时倒也可能承认自己的几分不是，从这些方面而言，说明还是具有一定自知力的，但感到痛苦的不多。

（二）避免误诊的几点掌握

1. 严格掌握诊断标准　首先要对诊断标准的各项条件要有全面、正确的理解。其次当遇到具体病例时，要严格掌握诊断条件，不要只凭大致上的了解去进行诊断。此外，由于人格障碍的诊断难度较大，因此初步诊断确定后一定要做到严格复核。

2. 要注意病史的核实和调查　目前临床工作中不重视病史调查是普遍的弊病，入院供史一次完成。对于人格障碍的诊断而言，单凭这些资料进行诊断一般是不充分的，因为这些患者偏离的行为模式表现在方方面面，家属观察到的仅是一个片面，如果能向单位同事、朋友等进行更多了解，一定能掌握更多资料。例如偏执性人格障碍者可能会向家属吐露单位领导等对他种种不公，甚者诉述对他"迫害"，家属往往听信患者的诉述向医生反映，所反映的仅限于患者的个性较认真、执着、主观、易钻牛角尖等，而确信单位对他的不公确有其事，因此使其产生情绪抑郁、烦躁、易怒、失眠等心理变化。对于这种情况如果不经过全面调查，很容易诊断为应激反应。如果通过单位进行全面调查一定能掌握患者的更多资料，才可能了解其人的全貌而作出人格障碍的诊断。

3. 检查者的态度和精神检查的方法　对人格障碍者进行精神检查，必须特别注意耐心和客观，只有耐心，才能得到患者的配合，暴露真正想法；对于患者暴露的想法，检查者一定要抱客观态度，因为人格障碍者可能抵赖自己的行为，隐瞒真正的想法，为自己的作为进行合理化解释，也可能根据自己的片面认识去理解客观的一切。因此，与重性精神病相比，检查者对于人格障碍者的接触态度和检查技巧有更高要求，注意做到以下几点。

（1）置身客观：因为人格障碍者的叙述一般头头是道，内容似乎在情在理，对于缺乏经验的医生来说，容易轻信其言，表示同情，感情的天平会自然地发生倾斜，影响判断的客观性。这一种倾向对于精神科医生来说是应该注意避免的。

（2）心理探究：对于人格障碍者所叙述的经历和想法，都要对其过程及心理体验进行深入了解，事后都要逐事进行核实，只有这样作出的诊断才更有把握。

（3）全面展开：对患者进行人生经历和一贯行为规律了解的同时，还要注意其他精神症状的发掘，这样可以避免不把非真正人格障碍者或者在人格障碍基础上发生精神疾病的病例误诊。归纳常见的误诊教训是：只了解患者的人生经历和一贯行为规律，忽视对其他精神症状的发掘，而作出人格障碍诊断；或者反之，仅掌握其横断面所观察到的精神活动异常，而忽视其一贯的行为特征，误诊为其他精神病。

4. 加强随访　在具体病例的诊治中，诊断一时搞不清的情况是常见的，此时随访工作比什么都重要，对于有关病例应该定期、不定期地向家属进行病情了解，并多次对患者进行精神检查。人格障碍者可以发现其仍然保持稳定不变。

（三）鉴别诊断

1. 正常人　包括下列情况。

（1）属于正常范围的性格怪僻：有些人的性格生来与常人不同，如孤僻、多疑、做事过分仔细等，别人也多能觉察到，但在程度上人们只认为这些人生得"怪一些"，但也能与人平常相处，能胜任正常工作与日常生活，不存在社会适应不良问题，对于这些人可认为有"人格不健全"、"性格缺陷（或问题）"等，不要诊断为人格障碍。

（2）属于道德品质恶劣：反社会性人格障碍（或品行障碍）的某些表现与品质不良的正常人有类同之处，但两者有不同性质，区别如下。

1）反社会性人格障碍者自幼年开始就存在偏离人格特征或有过"多动症"病史；恶劣道德品质者开始于人生某一阶段突然变坏起来。

2）反社会性人格障碍的形成除了社会心理学原因外，还往往有生物学原因；恶劣道德品质则主要受到不良环境影响，如结交坏友，进行团伙犯罪等。

3）反社会性人格障碍者的行为后果损人不利己；恶劣道德品质者的行为以利己为出发点，或满足私欲，或贪图钱财，或追求享受，后果常损人利己。

4）反社会性人格障碍者的行为自我保护不严密；恶劣道德品质者的行为有掩埋的自我

保护。

5）客观实验室检查两者可有不同发现，如反社会性人格障碍者可见脑电图异常等。

2. **神经症** 主要涉及强迫性人格障碍与强迫症、癔症性人格障碍与癔症、冲动意向控制障碍与强迫症。虽然有的作者并不认为两者有严格区别，如 Mayer - Gross 等认为人格障碍与神经症两者是一致的，只不过是从不同角度看待而言。但从疾病本质及现代精神疾病分类来说，两者仍然属于不同类别的疾病。

强迫性人格障碍者"生就"有完美主义的性格特征与行为模式，但并没有痛苦，也能良好适应社会，保持正常的工作和生活；发展成强迫症时，患者会感到极大痛苦，并影响其工作、学习和社会适应，需要采取医疗措施。

癔症发作是无意识的，不是"我要这样"，而且害怕自己控制不住时会爆发出来；癔症性人格障碍却不是这样，不遂意时可随时出现情感或行为改变，其出现是意识性，有时发作时精神活动的异常表现很严重，如果不从本质上进行分析，很容易被诊断为癔症，这种错误常有出现，需要注意。

3. **精神分裂症** 与人格障碍的交叉误诊经常发生，前已述及。两者的鉴别可根据下列几点。

（1）人格障碍开始于早年，行为特征具有一贯性、恒定性特点；精神分裂症的行为和情绪改变有疾病的发生与发展过程，具有阶段性。

（2）人格障碍的行为、情绪改变的发生有一定的心理、环境基础；精神分裂症早期的行为改变是突如其来、莫名其妙的，无原因可追溯。

（3）人格障碍者发生行为、情绪改变后，本人一般有体会，能叙述前因后果，有的还表示后悔、痛恨；精神分裂症对此却不以为然，缺乏悔疚心情。

（4）人格障碍除了人格的某些特征偏离正常外，无其他精神活动的脱离现实之处；精神分裂症可发现其他具有诊断意义的精神病理症状。

（5）通过抗精神病药治疗，人格障碍一般无改变或仅轻度改善；精神分裂症可获效果。

4. **偏执性精神障碍** 与偏执性人格障碍的交叉误诊经常发生，鉴别上有相当困难，原因有两个：① 都有突出的偏执性人格基础。② 偏见、超价观念与妄想在具体病例的鉴别有时存在困难。

鉴别的核心是确定有无妄想存在，可以通过对"事件"因果来源的详细调查与核实、对患者深入全面的精神检查及对精神症状的严格分析。医生对诊断需抱严谨态度，入院和出院需有严格步骤，否则容易引起法律问题。

第二节 意向冲动控制障碍

一、类型

意向冲动控制障碍（impulse control disorder），又称习惯与冲动控制障碍（habit and

impulse \[control\] disorder)。在这组精神障碍中,主要有以下几种。

(一) 偷窃癖(kleptomania)

又称病理性偷窃(pathological stealing),其特点为不以获得财物或金钱为目的,只是为了满足其变态心理。因此患者所偷窃的多半属于无价值或无用的东西,但有时可能是有价值的物品。偷窃后既不出卖、利用,也不送给他人使用,往往珍藏起来或者随手扔掉。虽知自己的行为不对,但难以自控。偷窃前,往往焦虑不安,到手后才感到情绪放松。需要和以下两种情况鉴别:① 惯窃:具有明显经济或其他现实性动机。② 病理性搜集癖(pathological collectomania):主要见于老年性痴呆和慢性精神分裂症患者。

治疗 以心理治疗(或厌恶疗法)为主。

(二) 纵火癖(pyromania)

又称病理性纵火(pathological fire setting),其特点为没有蓄意报复、故意破坏、获取经济利益或达到某种政治目的。对于火或燃烧有浓厚兴趣,经常想象火烧的情景,并有火烧物品的强烈欲望;在开始阶段往往先在家中烧物取乐,满足其变态心理;继而越烧越大,导致纵火闯祸;在纵火前往往有紧张感,纵火后则感到轻松。多见于女性。如在纵火或看到火烧有性快感时,则称为色情性纵火癖(pyrolagnia or erotic pyromania)。病理性纵火也可作为一种症状,主要见于躁狂症与精神分裂症。在英国法律中,对病理性纵火不以"故意纵火"而以"失火"罪责处理。

治疗 单纯性纵火癖,以心理治疗为主,也可辅助以适量精神科药物。

(三) 谎言癖(pseudologia)

又称病理性谎言(pathological lying),其特点是为了满足自己的虚荣心或变态心理而虚构个人的出身与经历,向人们进行夸耀,但没有以此进行诈骗获取经济、地位或政治利益的动机目的。《艾子》寓言中的"千岁血"故事就是一典型例子。临床上需要和老舍撰写的《西望长安》中的"政治骗子李万铭"、柯萨可夫综合征或病理性虚构鉴别。

(四) 拔毛癖(trichotillomania)

又称病理性拔毛发,其特点为有强烈的拔除毛发的欲望冲动,并付诸行动,往往将自己的头发、腋毛、阴毛,甚至眉毛拔除或拔光。如同时伴有性快感时,则称为"色情性拔毛癖"。需与皮肤科斑秃鉴别。它也可作为一种症状,见于精神分裂症、器质性精神障碍、神经质等患者。

对以上4种情况,当以心理治疗为主,行为疗法可能有一定帮助。也有学者报道抗强迫症药物(丙咪嗪、氟西汀等)对有些病例有效。

(五) 病理性赌博(pathological gambling)

DSM-Ⅲ、Ⅳ,ICD-10用语,我国CCMD-3也加采纳,其分类的合理性尚需商榷,因为不易与赌徒区别。

二、诊断与鉴别诊断

这类患者主要是意志冲动的控制障碍,发作时意识清楚,智能正常,也无其他精神疾病基础,否则不能诊断为本状态。需与下列情况及疾病鉴别。

1. 正常人的纵火及偷窃惯犯 屡有违法劣迹,审讯中也会自述控制能力差,鉴别见表11-1。

表 11-1 病理性偷窃(纵火)与正常惯犯的鉴别

项 目	病理性偷窃(纵火)	正常惯犯
1. 行为动机	不能控制的冲动	现实动机(如利欲、报复)
2. 对象与目标	对象缺乏针对性,不在乎物品经济价值,窃得之物保存、丢掉	对象有明显针对性,在乎经济价值或自用
3. 预谋	行为发生突然,无预谋	有预谋,时间、场合有选择
4. 案后态度	承认	多抵赖
5. 行为方式	单独	单独或合伙
6. 其他行为	限于偷窃或纵火本身,不伤害对方	可伤害对方

2. 强迫症 病理性偷窃(或纵火)患者经常自述这些行为属于变态心理,也苦于不能控制,并为此苦恼,与强迫症的诉述类似。但仔细分析一下两者的心理过程,可以发现以下区别。

(1) 前者行为的心理动机出于对偷窃及纵火的强烈欲望和浓厚兴趣,是主动的;强迫症的行为是被动的,感到"没有意义,但不得不这样做",并非心甘情愿。

(2) 前者行为后有轻松感、满足感和愉快感;强迫症的强迫行为所经历的是痛苦的挣扎过程,没有满足体验。

(3) 前者的行为常固定于单一的模式,不会经常变化;强迫症的行为模式可以发生变化。

(4) 前者的行为对象针对别人,因此损害对方;强迫症的行为限于患者本人,对自己造成痛苦,但并不损害他人。如果有针对对方的场合,仅限于意向,而不付诸于行动。

(贾谊诚 郑瞻培)

参 考 文 献

[1] 贾谊诚. 人格障碍与意向冲动控制障碍. 见:顾牛范,王祖承. 精神医学进修讲座[M]. 第三版. 上海:上海医科大学出版社,1999.

[2] 贾谊诚. 实用司法精神病学[M]. 合肥:安徽人民出版社,1988,460~477.

[3] 中国心理卫生协会. 心理咨询师(上册)[M]. 北京:民族出版社,2002,194.

[4] 郑瞻培. 人格障碍的临床问题与诊断误区[J]. 上海精神医学,2001,13(4):232~234.

第十二章
性 变 态

第一节　弗洛伊德的性学说

对于性变态,虽然各家理论纷纭而不一致,但笔者认为还应首推弗洛伊德对此解释得比较深入与详细。因此,在本书中,笔者首先介绍弗洛伊德的性学说,然后在性变态一节内,再进行补充。

一、弗洛伊德的本能论

弗洛伊德(S. Freud)的精神分析学(psychoanalysis)认为:人类在出生后,即受到其先天诸本能的支配。本我(Id)是诸本能存在的大本营与精神能量或力比多的源泉。只有经过后天的教育、训练后,才发展了自我(Ego)的理智与控制本能的能力。开始他将本能分为:性欲本能和自我保存本能两种;后来他又将本能分为:① 性爱与生存本能——Eros(希腊神话中的爱神)。② 死亡本能——Thanatos(希腊神话中的死神)两类基本本能。Eros 包括两部分:① 性爱或性欲本能,为了种族繁殖。② 生存本能:包括饮食本能、自我保护、避险求安等本能。由 Eros 派生的有母爱或亲情本能,对家庭、家族、家乡、集体与国家的爱,生育子女的欲望,对别人亲和或友谊的需要等。弗洛伊德特别强调性本能的重要性,他认为个体的生存本能是为种族繁殖的性本能服务的。由于他过分强调了性本能在人生中(意识或潜意识)所起的重大作用,因此受到"泛性论"的批评。

弗洛伊德对性欲的能量有一特定术语——"力比多"(libido),指性欲本能能量。幼儿在性心理发展时,如果遇到挫折,其力比多可能固着(fixation)于该阶段,或者退行(regression)到以前的某阶段,从而种下后来性变态的潜意识根源。以后,C. G. Jung 则将力比多的涵义扩大,包含了"精神能量"在内。因为精神分析学家认为人们的精神能量和其力比多的强弱有关。

Thanatos——死亡本能。包括攻击和破坏本能。由 Thanatos 派生的有仇恨、敌视、嫉妒、暴虐、贪婪、野心、斗争、侵略等。弗洛伊德认为有生必有死,死亡也是一种基本本能。实际上在生命过程中,"生长"与"消亡"是相互辩证统一的。体内新细胞增生了,同时也必然有些老细胞死去。在儿童期"生长"过程占优势,就促使他发育成熟;到老年期"消亡"过程占优势,就会使他衰老死亡;这是"生长"与"消亡"相互消长的自然规律。因此,人们不该对死亡过分恐惧。弗洛伊德颇为欣赏佛教的"涅槃"原则(以追求"寂灭空无"为最高境界,倡导"无爱无怨、无欲无恐、无生无死、诸色皆空、涅槃寂灭、极乐永恒"），认为和其死亡本能概念是颇接近的。

弗洛伊德还认为 Eros 与 Thanatos 虽然性质相反，但可相互转化（如自爱转恨）或者相辅相成（如为爱情或者为了自身保护而进行剧烈斗争）。性施虐症（sadism）与性受虐症（masochism）则是两者的病理性结合；不过其攻击本能，前者指向性对象，后者指向其自身而已。

二、弗洛伊德的性心理发展理论（psychosexual development theory）

弗洛伊德认为："人一出生即有性欲"，"幼婴儿的许多活动都与追求性欲满足有关"。这种"婴儿性欲论"（infantile sexualism）对传统的"婴儿天真无邪"概念进行了明显挑战，反映了其"泛性论"的偏差。陶国泰教授曾指出：弗洛伊德将人的一切肉体快感都视为渊源于"性"，如将婴儿吮吸乳汁的快感归之于"口性欲满足"（简称：口欲满足）。因此，在阅读弗洛伊德有关文献时，将文中的"性"视为"获得快感"（与成人的"性欲"含义不同），就容易理解了。弗洛伊德将人的性心理发展分为以下各阶段（期）。

（一）前阶段

又称"前伊迪帕斯情综诸期"，自出生至 4～5 岁。其特征为其力比多贯注于自身，从自己的口唇、肛区、幼小的生殖器获得快感。对此，弗洛伊德称谓"自恋期"，又称"自体性欲满足"。前阶段，又分为以下 3 期。

1. **口欲期**（oral phase）　自出生至 1 岁。婴儿的力比多贯注于口唇及口腔活动，从吮吸、咀嚼、吮指、咬物、发声、咯咯发笑、把手所及的任何东西放到口内玩弄都感到十分开心与很大快感。弗洛伊德称为"口欲满足"（oral erotism）。精神分析学家认为：哺乳期对婴儿的心理发展十分重要。母乳既提供了婴儿的营养来源，满足其饮食本能需要，又得到母亲的抚爱与温暖，使婴儿产生了安全、信赖与爱的感受。断乳一事意义重大：① 如断乳过早，使婴儿"口欲不足"，可能导致婴儿后来产生吮吸手指、咬指甲等神经质表现；也可能是后来贪食、嗜酒、嗜烟、啰嗦多语等疾病的心理根源。② 如果哺乳期过长、或者经常将奶嘴放置婴儿口中，使婴儿"口欲过度满足"，也可使婴儿出现厌食、拒食、饮食被动、需要督促照顾，以及少语、不愿说话等情况。有些神经性厌食少女，可发现在婴儿期有"口欲过度满足"的背景。③ 最严重的是哺乳突然中断（如母亲突然离去或死亡），使婴儿"口欲剥夺"，对婴儿的心理打击很大（同时也有母爱剥夺），可导致幼儿的"口欲攻击"，出现咬人、咬物等神经质表现，以及后来喜欢口头攻击、骂人、讽刺、挖苦、讲脏话等。精神分析学家还认为，亲吻以及爱侣调情时口吻对方阴部的行为，即是潜意识口欲满足的表现。另外，同性恋口淫的性变态行为，其潜意识根源也可能由于性心理发展后阶段受到挫折之后，退行到口欲期所致。

2. **肛欲期**（anal phase）　在 1～2 岁，也是婴儿大小便训练阶段。该时期力比多的贯注转移到肛区与直肠部位的活动。婴儿从排便或者保留粪便（刺激直肠）获得快感。弗洛伊德称谓"肛欲满足"（anal erotism，注意不能错译为"肛门恋"）。日本学者报道的灌肠癖病例，即是退行到肛欲期的表现。不少幼儿喜欢玩弄自己的粪便，并视为自己产出的"宠物"，精神分析学者称为"恋粪色情"。有些晚期精神分裂症患者、个别心理变态者的恋粪癖，以及同性恋者的肛交（鸡奸）就可能是退行到肛欲期的表现。

精神分析学者还认为在肛欲期，婴儿通过大小便训练，培养了遵守规则与时间、讲究清洁、按部就班等性格特点，因此称为"肛欲性格或人格"（anal character or personality），相当于精神医学的"强迫性格或人格"，切勿错译为"肛门性格或人格"。强迫性格或人格往往是强迫症的病前人格基础。

3. 性蕾期（phallic phase）　过去译为"阳具欲期"，日本译为"男根期"。在2～4岁。该时幼儿的力比多贯注又转移到其幼小的生殖器。幼儿从抚摸或摩擦其阴茎或阴蒂而获得快感。在此时期可出现以下几种心理发展危机。

（1）性好奇窥视：性蕾期幼儿已发现男女孩有所不同，对男女性器官究竟有何差别产生好奇心，而想窥视异性孩子的生殖器；对婴儿的这种行为，不要过分责备甚至打骂，否则可能种下对异性的恐怖心理。如果这种异性恐怖心理压抑到潜意识内而未解决，就可能影响其将来的婚恋问题或者导致性功能障碍。该时应耐心对孩子进行适当的性道德教育、转移孩子的注意力、引导去玩健康的游戏，就不难纠正这种顽皮行为。假如这种性窥视心理压抑到潜意识内，也可能成为目淫癖性变态的心理根源。

（2）儿童的"假手淫"：性蕾期幼儿触摸或摩擦自己的阴茎、阴蒂都会产生快感，往往被父母视为一种下流"手淫"行为，而受到严厉的责备甚至打骂。这种做法并不恰当，可造成孩子的内疚（罪恶感）、自卑，以及性恐怖心理，都对孩子的心理健康发展不利，并可能成为其将来性功能障碍或其他心理障碍的潜意识根源。正确的处理与孩子的性好奇窥视相同。实际上，性蕾期孩子的这种行为，并非真正的手淫，它与青年或成人的手淫有本质的不同，既无和异性性交的欲望、也无相应的性生理反应（如排精），只是单纯地为了取得一种快感。所以，可视为一种"性游戏"——假手淫而已。此外，对儿童的性好奇窥视、男孩在人前炫耀阴茎（"阴茎骄傲"）都可视为儿童顽皮的性游戏，处理原则也与儿童的性好奇窥视同。

（3）性别认同问题：在性蕾期或以前，如果父母将男孩打扮成女孩，将女孩打扮成男孩；或者在异性亲属包围中长大、缺乏同性亲长的榜样；或者家长强烈希望自己的孩子是异性、并让孩子按异性孩子的习惯作为；都可能使孩子发生性别认同混乱，产生"异性化心理变态"。从而种下易性癖、异性装扮癖、同性恋等性变态的心理根源。

（4）"阴茎骄傲"（penis pride）：性蕾期的男孩，发现自己有一个阴茎而女孩没有时，就可能感到骄傲自豪，而在人前炫耀自己的阴茎，或者相互比赛谁能将尿射得最高最远；精神分析学称为"阴茎骄傲情综"。这种潜意识情综如果未消除，可能导致自高自大、看不起他人（尤其女性）的心态；甚至成为露阴癖性变态的心理根源。

（5）"阴茎嫉羡"（penis envy）：性蕾期的女孩，当发现自己缺少男孩的阴茎时，会感到自卑，并可能怨恨母亲给她带来这种缺陷。精神分析学对此称为"阴茎嫉羡情综"。它一方面可导致"恋父仇母情综"（Electra complex），并可成为女性同性恋的心理根源；另一方面，由于对男孩的阴茎嫉羡，可导致对男性的自卑、服从与温顺的心态。有的女性由于对自卑的逆反心理，反而努力要压倒男性，奋斗成为女强人，或者激烈的女权主义者。

精神分析学者认为"男尊女卑"思想，几乎普遍存在于世界各个民族中，除了历史、社会环境因素外，也与潜意识内的上述两种情综有关。

幼儿的性心理发展至此，仍然属于自恋阶段，力比多主要贯注于自身；以后，其力比多的贯注则转移向外，从自恋（narcissism）转向"他恋"（alloerotism）；该时其力比多所指向的目标，首先是自己的异性亲长，从而进入伊迪帕斯情综阶段。

（二）中阶段，即伊迪帕斯情综（Oedipus complex）阶段

伊迪帕斯情综又称"子恋母（仇父）情综"，自三四岁至六七岁。是弗洛伊德取自希腊神话悲剧《伊迪帕斯王》的故事：底比斯国王年轻的妃子 Jocasta 生下一个足部水肿的男婴，取名 Oedipus（意：足肿）。国王听了祭师传达的神谕：此子长大后会弑父娶母；遂令臣仆将他抛弃野外森林中，而被一牧人收容。后来牧人将他献于邻国国王，该国王无子便收养了他。伊迪帕斯长大后，成了一个很聪明、勇敢的知识青年；该国王即想传位于他，又请祭师请示神谕，神谕内容与前完全相同。伊迪帕斯原不知该国王并非亲生之父，知悉神谕内容后，深感震惊，深恐会犯此滔天大罪，遂离家出走。进入底比斯国境后，路遇亲生之父底比斯国王，但彼此皆不相识。两人间发生了争执与角斗，伊迪帕斯在激情下拔剑杀死了亲生父亲。以后他又遇到恶魔萨芬克斯，巧解了萨芬克斯的谜语，而使它变成巨岩。由于底比斯国王失踪，国内纷乱无主；又见他为本国除掉大害，遂被底比斯人民拥戴为新国王，并娶了其亲母为后，生育了 2 个女儿。几年后，真相被揭露，其母 Jocasta 羞愤自缢而死，伊迪帕斯则将其母衣带上的金钩剜去自己的双目，携两女出外流浪而死。

弗洛伊德认为伊迪帕斯情综（或子恋母情综）是性心理发展过程中的关键，又称为"核心情综"。如果不能妥善解决，就可能形成各种心理或精神障碍的潜意识根源。这种子恋母情综，主要表现为男婴对母亲的强烈爱恋，以及独占母亲爱情的心理，不仅对父亲抱排斥，甚至仇恨的心态，并且也不能容忍同胞兄弟的竞争。然而面对强大的对手（父亲）也会产生恐怖，害怕父亲会按"以牙还牙原则"（talion principle）来阉割他（精神分析学称为"阉割焦虑"）；同时还可伴有严重的罪恶感。精神分析学认为精神疾病（包括内源性抑郁症、精神分裂症、变态人格等）患者原因不明的罪恶感、罪恶妄想、自杀、自残、自行阉割、乱伦行为等皆与伊迪帕斯情综有关。此外，精神病患者的自剜眼睛，精神分析学称为"伊迪帕斯征"（oedipal sign），也主要见于精神分裂症。

我们曾诊治过一青年，患精神分裂症；经治疗病情好转后，却突然服毒自杀；抢救复苏后问他为什么？他只简单回答："罪孽深重，百死难赎。"后经耐心疏导后，他才吐露："我在 14 岁读初中时，有一天回家见到母亲在浴室内洗澡，她的裸体形象引起我强烈的性冲动，以后就开始手淫，并会联想到她的裸体，甚至幻想和母亲结婚，对此深感罪恶深重。以后我患了精神病，听到有人议论此事并且责骂我（幻听）。住院治疗后病情快好了，就请假回家去；但一见到母亲，就又产生这种幻想，感到痛苦得很，实在没有继续活下去的价值，就想一死百了。"这是一个典型伊迪帕斯情综病例。

曾有几个男孩子，对母亲特别爱恋，但对父亲却表现冷淡；每晚要跟母亲睡，父亲上床就不依，甚至要踢父亲下床去。有个 13 岁男孩子，不但有上述表现，还对父亲有暴力行为。这

些都是伊迪帕斯情综的表现。了解其家庭情况时,往往发现有母亲过分溺爱的背景。

精神分析学认为男孩由于子恋母情综引起了严重的焦虑与罪恶感而十分痛苦,又在强大对手(父亲)面前无法实现自己的欲望;因此只好被迫放弃对母亲的性爱,将它压抑下去,采取另一种补偿策略来解决烦恼。他仿佛是这样做的:我不能完全占有母亲,但可将母亲可爱的优点与长处取来作为自己的一部分。我不能赶走父亲,也可将父亲的优点与长处取来作为自己的一部分。母亲真正爱的是父亲,如果我变得和父亲一样,同时放弃对母亲独占的欲望,采取一种非性欲方式对待她,就会使她更爱我;同时父亲也就不会敌视与阉割我,并会欢喜我。这就是弗洛伊德认为正确解决伊迪帕斯情综的过程。弗洛伊德还认为在此过程中,幼儿吸收了父母的优点、长处以及价值道德观念纳为己有,就是形成超我的过程。在此阶段如果受到挫折,导致超我不成熟,就可能种下反社会性人格障碍的潜意识根源。

在女孩也可有类似情况,"女恋父(仇母)情综"。精神分析学又称为"女性伊迪帕斯情综"(female Oedipus complex)或"伊莱克特拉情综"(Electra complex,亦取自希腊同名神话故事)。原来她也是依恋母亲的,但由于"阴茎嫉羡情综"使她怨恨母亲给她这种缺陷,从而恋父仇母。她幻想与父结婚,从父亲处获得一阴茎或者给她生个男孩以弥补此缺陷。她也恐怖母亲的惩罚,害怕自己原来很小的"阴茎"(即阴蒂)会受到进一步损毁;因此可同样可产生阉割焦虑与罪恶感。对女恋父情综的解决,基本与子恋母情综相同。

精神分析学认为潜意识内的子恋母或女恋父情综残余,可在青年人寻找爱人时显露出来。男青年喜欢找与母亲有共同特点的女人;而女青年则喜欢找与父亲有共同特点的男子。往往对符合此条件者"一见钟情",连自己也说不出所以然来(该情综被压抑于潜意识之故)。

精神分析学还认为幼儿在伊迪帕斯情综阶段,其力比多如果过分依附于某位亲长时,可能会妨碍其以后将性爱感情转移到父母之外的他人,影响成年后的婚恋进程。另外,如果其力比多过分贯注于异性亲长时,也可能导致"异性化"心理变态,成为易性癖、异性装扮癖、同性恋等性变态的潜意识根源。

(三) 后阶段(又称后伊迪帕斯情综诸期)

在6~7岁后。该时其力比多贯注自异性亲长开始转移到其他异性(即异性恋)。它包括以下3期。

1. 潜伏期(latent phase) 自7~12岁。此时其性心理活动处于相对平静状态。以前的性幻想活动被压抑下来。但有的精神分析学者认为:该时男孩喜欢与男孩结伴游戏,而不愿和女孩来往;女孩也同样如此,只喜欢与女孩玩耍,而不愿和男孩来往。因此称为"假同性恋期",其特点为不含有成人同性恋的性欲成分。但后来到异性恋时如果遇到挫折,其力比多就可能退行到此期,而成为形成同性恋的因素之一。

2. 青春期(puberty phase) 自12~15岁。该时由于性生理方面的迅速发展与成熟,其性心理活动又重新高涨起来,并以较快速度重温性心理发展的过去各阶段。该时的力比多贯注于异性,即开始异性恋阶段。然而他(她)们对所爱的指向往往是异性的外表形象或者美感,朦胧而不具体,并缺乏与异性做爱的性欲成分。如果此时受到挫折,其力比多可固着于此,而贯注于异性躯体的某一部位(如头发、足等)或者异性的贴身衣物等,从而形成恋物癖的潜意识根源。

3. 性器欲期(genital phase)　又称青春后期、性成熟期。该时其力比多贯注于和异性性器官的结合(即性交)。如果受到较大的精神刺激或挫折,即可导致力比多功能的压抑,而引起性功能障碍(包括性欲减退或性冷感、勃起障碍、早泄、性交疼痛或阴道痉挛等)。

第二节　性变态的概念与类型

一、性变态的概念、分类及名称

传统精神医学对性变态(sexual perversion)最早的定义与分类是指:① 患者满足性欲的对象不正常,如同性恋、恋童色情、恋兽癖等。② 患者所采取的满足性欲的行为方式不正常,如露阴癖、目淫癖、恋物癖等。③ 患者的性别认同倒错并违背自然——易性癖。

性变态的概念并非是永远或绝对不变的,可因历史变迁、社会文化思想改变,以及特殊的民族风俗而有所不同。例如,在原始社会中,血亲间的乱伦既不视为犯罪,也不能认为是变态(18 世纪时,欧洲学者将乱伦归于性变态,现已排除,归于非道德行为);约在 18 世纪时有位人类学家到南美去考察,发现当地印第安人有个 Uribi 部落,所有男子下身都不穿衣服,暴露阴部,并用花环美饰(可能与阳具崇拜观念有关);对此当然不能对这些土人诊断为"露阴癖"。最明显的例子发生在美国:1975 年前,美国许多州都规定同性恋是违法的、并判短期徒刑;同时医学界也将同性恋归于性变态内。但在 1975 年后,由于其国内"个人人权主义"与"性自由化"思潮的影响,同性恋就逐步合法化了;同时在 DSM‐Ⅲ、Ⅳ中取消了同性恋的诊断。此外,过去有的欧洲学者将色情狂(erotomania)、追雌狂(satyriasis)、逐男狂(nymphomania)(我国俗称"花痴")皆归于性变态,现在则认为不过是性欲亢进的表现,而不是性变态。

美国 DSM‐Ⅲ、Ⅳ将性变态改名为"性心理障碍",但这种更改是有待商榷的,因为性心理障碍不仅包括性变态,还包括由于心理因素引起的性功能障碍在内。CCMD‐3 将性变态分为以下 3 类:① 性偏好障碍(指易性癖、同性恋之外的其他性变态)。② 性指向障碍(指同性恋、双相同性恋)。③ 性身份障碍(指易性癖)。

关于某些性变态的命名问题,在性变态分述中再进行商榷。

许又新教授建议将性变态的"癖"改为"症",这种建议并无不可;但对性变态行为积习成癖、难以自控,而具有强迫性质者,用"癖"表示,似乎更为恰当。

国外有的学者对性变态称为"性强迫症"。根据临床经验,对性变态者使用抗强迫症药物作为辅助治疗,对有些患者可有一定疗效。

二、病因

弗洛伊德认为许多性变态者由于幼年性心理发展受到挫折所致。但父母对子女的性教育失当、社会环境的不良影响,也具有重要作用。此外,少数患者也可能存在生物学因素,如性染色体畸变、内分泌异常等。弗洛伊德还认为幼儿性心理发展阶段的某些表现就是各种性变态的雏形，因此他将幼儿称为"多形型性变态"者。实际上，多形型性变态主要见于精神发育迟滞者，也支持了此观点。

第三节　性变态分述

一、同性恋（homosexuality）

现在美国及西欧一些国家和地区对同性恋视为"正常"，并将它从性变态中剔除，这是有一定社会思潮与政治背景的。在西方社会中，"个人人权主义"与"性解放"思潮泛滥（实际上是"性自由化"）。他们认为性生活是个人的隐私（private），假如是双方情愿、并且不损害他人时，就不应受到他人的干预（否则就侵犯其人权）。因此，婚前同居、未婚先孕、婚外恋、集体性游戏（淫乱），以及同性恋等颇为流行。不少政治家为争取选票，也纷纷支持同性恋的合法化运动；从而为同性恋的泛滥大开绿灯。据调查资料，在美国旧金山、纽约等城市中，同性恋的发生率可高达 8%～15%。在这些地区，同性恋者还建立了同性恋俱乐部（或联谊会）、同性恋公寓、创办同性恋杂志等。根据对上海地区的调查，同性恋的发生率则不到 1%；但近年来，由于受到美国与西方社会"同性恋合法化"的影响，在我国同性恋的比率确有上升的趋势。

（一）同性恋的原因

当以心理与社会环境因素为主，生物学因素只占极次要的地位。

1. 生物学因素　弗洛伊德及其他西方学者提出：人的最初胚胎是双性的（bisexual），在 Y 染色体基因影响下即发展成男性；如果没有 Y 染色体存在，则发展成女性。无论男女，体内都存在异性激素（主要由肾上腺皮质分泌）。这些原始双性结构残余和异性激素可能是同性恋的生物学因素。但是，绝大多数同性恋者，并无躯体与性激素方面的异常。

现在国内有些同性恋与其支持者，有声称其同性恋心理是天生的基因造成的。这种说法缺乏充分科学根据（并无家族史），只有个别同性恋者可发现有性染色体畸变（如 47，XXY Klinefelter 综合征），或者异性激素偏高（但应排除人为使用异性激素情况）。然而我们也发现 Klinefelter 综合征与异性激素偏高者，虽然同性恋的发生率可能稍高于正常人，但两者并无必然的因果关系；如对同性恋者使用同性激素治疗，往往无效，即可支持此点。

2. 心理因素

（1）异性化心理改变：弗洛伊德及其他西方学者认为：由于上述人类胚胎的双性性（bisexuality）及异性激素的存在，因此，大多数人们的心理也是"双性性"的。像喜欢剧烈运动、爱指挥他人、有领袖欲等所谓的"大丈夫气"即是"男性性"（masculine）心理的特征；如文静温柔，对剪裁、烹调、照顾幼儿等工作富有兴趣等等，则是"女性性"（feminine）心理的特征。绝大多数男子的心理以男性性为主，但也可掺入少量女性性成分；同样，绝大多数女子的心理以女性性为主，也可掺入少量男性性成分。如果在男子中女性性成分发展过多，或者在女子中男性性成分发展过多，即可导致心理的"异性化"（即男子的女性化，或者女子的男性化）。这种异性化心理变态是导致同性恋、异性装扮癖、易性癖3种性变态的重要心理因素。

使儿童性心理发展走向异性化歧途，主要见于以下3种情况。

1）发现孩子具有异性化倾向，如男孩喜欢女孩的装饰打扮、欢喜参加女孩的游戏等等；女孩喜欢男孩的装饰打扮、欢喜男孩的游戏（如打游击战等，像个"假小子"），家长未能及时耐心劝导、纠正；或者放任其自流。

2）由于父母自己的喜爱或期望，有意或无意地引导孩子向异性化发展，如将男孩打扮成"女孩"，或者将女孩打扮成"男孩"。

3）自幼生长在异性包围中（如《红楼梦》里的贾宝玉），长期受到女性的熏陶；或者缺乏向异性亲长学习的榜样（如在单身母亲抚养下，或者孤儿院内在女幼教员抚养下长大），都可能向异性化心理歧途发展。

（2）性心理发展过程中，遇到挫折或创伤而引起的固着或者退行。

（3）在儿童或青少年期，受到同性恋者的诱惑或骚扰而引起同性恋心理变态。

3. 社会因素　我国明、清封建时代都曾出现过同性恋的泛滥。该时的官僚、富豪除纳男妾（"恋童"）外，还在各地开设了"象姑院"（即男妓院）以供他们淫乐。辛亥革命后，孙中山立即下令取缔"象姑院"，并对同性恋的肛交（鸡奸）行为按"妨害风化罪"给予刑事处分。新中国成立后，除了取缔妓院外，也对同性恋行为按"流氓罪"处理。因此，在我国同性恋的发生率远远低于西方欧、美国家。现在西方欧、美等国家地区，由于对同性恋的开放及"合法化"，使同性恋泛滥成灾，就是由于不良社会因素所致。例如，根据美国报道，在20世纪80年代初，因感染艾滋病死亡的600余名患者中，有70%以上是同性恋者。所以，才出现了如下的谚语："艾滋病是上帝对同性恋的惩罚！"

（二）同性恋的类型

1. 按性别分　有男或女同性恋。男性明显多于女性，5∶1～10∶1。由于女子同性恋较隐蔽，故其发生率可能比调查报道多些。根据国内资料，因同性恋"失恋"而导致"情杀"严重后果的，女性远多于男性（8例中女性6例，男性2例），这可能因女性用情较专一，而且另觅同性恋伙伴较男性困难之故。

2. 按态度分　同性恋者对自己的变态心理与行为感到苦恼、厌恶，并愿意纠正者，称为"自我失谐性同性恋"（ego syntonic homosexuality）。对这类求诊者，经过医生耐心的综合心理治疗，约有70%可获得基本纠正或控制了同性恋行为。如果同性恋者坚持自己的心理和行为是合理、合法的，并拒绝纠正，则称为"自我和谐性同性恋"（ego dystonic homosexuality）。他们往往在网上受到国外"同性恋运动"影响，对这种情况，心理医生往往爱莫能助。

3. 按行为分　对同性恋者具有性行为的称为"实质性同性恋"，如果只有同性恋心理而无性行为者，则称为"精神性同性恋"。

对前者，我国过去按"流氓罪"惩处。《刑法》修改后，虽然对同性恋行为无明文规定，但是，如果因此造成不良社会影响时（如在公共场合搞同性恋活动）即可按违反《社会治安条例》处理；工作单位也可根据其不良影响程度给予适当的行政处分。同性恋者对同性进行性骚扰时,可按"性骚扰罪"处理。对强行鸡奸他人者,可按"强奸罪"论处。对鸡奸儿童或未成年者,由于对受害人心身摧残严重,则按"奸幼罪"从严惩处(过去有2名小学教员鸡奸儿童十余名,即被判处死刑)。对后者,应对其耐心劝导或心理纠正,以避免其滑入前者的歧途。

4. 按性角色分 在同性恋活动中,扮演"丈夫"角色者称为主动型,扮演妻子角色者称为被动型。男被动型与女主动型同性恋者,往往也是单相或绝对型同性恋者。他(她)们的性心理变态比较严重,纠正与治疗也较困难。

5. 按性爱分配分 同性恋的性爱如果只贯注于同性,而对于异性反而非常反感、厌恶,则称为"单相或绝对型同性恋"。这种人往往不能结婚,婚后也会出现性功能障碍,只有将配偶幻想成异性时才能勉强做爱;可成为离婚的合法理由。如果对异性也存在部分性爱心理,则称为"双相或相对型同性恋"。对后者纠正或治疗较易,而对前者则较难。

6. 代偿或暂时性同性恋 主要发生于长期缺乏异性伴侣的境遇,如监狱或劳改中的服刑者、长期服役的兵士(主要见于外国,而在我国部队中发生率极低)、远行航海的船员、寺庙或修道院里的修行者等,心理纠正或治疗最易见效。

(三) 同性恋的纠正或治疗

近年来,我们对同性恋者进行了如下的综合性心理治疗措施,并取得较好效果;但只限于愿意接受纠正的,而对顽固性自我合谐性同性恋者,却感到难以帮助。

1. 正面教育 首先对他(她)详细说明同性恋对其带来的危害后果。同性恋行为如果造成一定不良影响时,就有可能受到单位组织的行政处分(如记过、辞退、勒令退学等);假如情节恶劣、影响甚坏时,也有可能被司法部门按违反《社会治安条例》处理,甚至送去劳教,这样就会断送了自己的大好前途;同性恋不仅违反我国的传统道德规范、被人歧视与孤立,而且任何单位都不会欢迎或接纳一个同性恋者;必然会影响到今后的学习与就业机遇;它对家庭也会带来种种不幸,更谈不上成家立业了,通过这样的劝导,促使其悬崖勒马,积极进行自我纠正。

2. 精神分析 通过精神分析,让他(她)回忆起自己的性心理发展过程,理解在何时、何阶段、由哪些因素导致走向歧途? 使其正确理解与领悟,从根源处进行自我心理纠正。

3. 升华 建议其将同性恋心思转移到建设性的兴趣方面去。例如,国外有一艺术家,医生就建议他专攻对男性健美形象的创造,最后引导他成为著名的健美男性雕塑家。这样,既引导了其同性恋情欲的升华,又使他的心理获得部分满足。转移同性恋情欲的方向是多方面的,可根据其兴趣、专长与文化而选择。

4. 思维对抗疗法 让同性恋者挑选一篇读物(名言录、古文、唐诗、宋词等皆可),令其抄录下来背熟(请其家属督促)。建议他每当出现同性恋意念时,即强制自己反复背诵,直至克制与消除同性恋意念为止。

5. 辅助药物 多数同性恋者皆伴有轻重不等程度的抑郁心境,同时其同性恋意念也带有强迫性质。因此,给予抗抑郁剂后,不仅可改善其抑郁情绪,而且对其同性恋意念也有些控制作用。

6. **厌恶疗法** 让同性恋者看同性的健美图像、或同性恋录像后,引起其性兴奋;然后,给予某种厌恶性刺激(如电针灸等),建立一种消退性条件反射。一个疗程,至少要 8～10 次,次数太少则不行。治疗前应获得其本人或家属的知情同意。此疗法往往可获得立竿见影之效,但不能根治,必须配合上述的心理治疗措施。

二、异性装扮癖(或症)(transvestism)

又称异装癖(ICD10 称为:恋物异装癖)。以异性装扮获得变态心理满足为特征;但缺乏改变性别的要求(否则,应改诊为易性癖)。患者在异性装扮可获得特殊性快感,如遇到阻挠,则会引起焦虑、烦躁、不安。开始时,往往先异性装扮对镜欣赏,或者拍照后对照片自我欣赏。以后就发展到异性装扮后出外漫步,受到路人注视后更感愉快(对因职业或特殊需要而异性装扮的,不能下此诊断)。

异性装扮并未触犯刑法,但可造成扰乱社会治安的不良后果。因此也可按违法处理。对此症,尚无根治药物。抗强迫症药物,可能有一定帮助,但仍以心理治疗、矫正为主。基本原则与同性恋同。在采用厌恶疗法时,令患者异性装扮后,给予厌恶性刺激,8～10 次为 1 个疗程。

三、易性癖(或症)(transsexualism)

又称性别变换症。以强烈希望改变自己的性别、要求作"变性手术"为特征;往往异性装扮,同时至少 80% 伴有同性恋心理变态。男多于女。对此症,尚无特效药物;心理治疗或纠正也很困难。由于他(她)们的变性手术要求往往受到家属的强烈反对,以及手术费用方面的问题,从而难以实现自己的愿望,因此伴发严重抑郁症者颇不少见。曾观察 8 例易性癖,其中自杀未遂者 3 例,自行阉割者 2 例。因此必须对他们加强监护,同时给予抗抑郁药,以避免发生此类意外。近年来,我们和有关医院的整形外科医生进行了协作。他们要求我们开诊断证明时必须肯定除易性癖及因此引起的抑郁症外,不伴有其他精神障碍(这是作变性手术前的必要条件之一,因为有的精神分裂症或人格障碍者也可能提出变性手术要求)。此外,还需要征求其家属或有关方面的意见。这样做的目的是为了避免对变性手术的滥用。

根据报道,有个别易性癖患者在做了变性手术后,出现了诈骗、行凶等违法行为;对此种人,由于其行为与易性癖、变性手术无因果关系,因此应承担法律责任。

四、露阴癖(或症)(exhibitionism)

在性变态中,露阴癖的发生率仅次于同性恋而居第二位。根据任福民的调查报道,上海市某区(人口近百万)在 1993～1994 年内,因露阴行为被扭送派出所者即有 60 余名,占该区公安分局性犯罪登记的 20% 左右。它以在陌生异性面前暴露其生殖器、获得性快感为特征。他们往往在小巷内对中、青年妇女这样干,有的还伴有手淫动作;当对方表现脸红、羞愤等反应时,即感到愉快、满足而逃走,却无进一步性侵犯行为。露阴行为也可偶见于脑器质性病变患者。另外,还应与老年性痴呆、精神分裂症等患者的赤身露体等行为区别。

治疗与纠正　综合措施基本与同性恋相同。采取厌恶疗法时,令患者面对一美女图像露阴,然后给予厌恶性刺激(电针灸双手),8~10 次为 1 个疗程。抗强迫症药物,可能对其有所帮助。另外,不少露阴癖者认为:虽然她们(指被害人)表现愤怒,但其内心却喜欢看到男人的生殖器。对患者这种想法必须给予纠正。

五、恋物癖(或症)(fetishism)

其特征为迷恋异性身体的某一部分(如头发、足等,而非性器官),或者异性的特用物品(如胸罩、内衣、三角裤、月经带、丝袜、女鞋等),对其有强烈的性感,获取后会产生高度的性快感,但对正常的性生活却缺乏兴趣。

我国晚清小说中的"金莲癖"、"饮尿痴"(饮尿色情,以饮情人的尿而感到满足),以及社会上的"剪发辫癖"皆属于此。曾有一男子对其妻子(有严重狐臭)十分情深,妻死后,对狐臭味恋念不止。因此,时常追逐狐臭者身后,颇似古代所谓的"东海之滨,有逐臭之夫"。另外,有一男同性恋者,对其恋友的身体气味十分迷恋,当其恋友走开后,还对恋友坐过的椅子嗅闻不止。这 2 例都曾诊断过"恋嗅癖"。实际上,仍然属于恋物癖范畴。

患者在获取恋物后,有的自己穿戴(如内衣、胸罩等),然后再外罩正常男衣;有的对恋物珍藏并不时取出欣赏、嗅闻;有的则用来刺激手淫。

此症患者以男性为主,为了获取"恋物",往往进行偷窃而触犯法纪。又称"色情偷窃癖"(erotic kleptomania)。所偷窃的恋物往往是妇女使用过的,商店里与刚买来的妇女用品则不窃取。

治疗原则　与露阴癖相同。进行厌恶疗法时,令患者手持其恋物,再给予厌恶性刺激(电针灸双手)。8~10 次为 1 个疗程。

六、目淫癖(voyeurism, scopolagnia)

又称"色情窥视"。它包括以下 3 种性变态行为:① 窥视女性阴部。② 窥视女性裸体。③ 窥视他人的性交活动。其中以窥视妇女阴部的比率最高(简称:窥阴),约占目淫癖的70％;其次为窥视妇女裸体(简称:窥体),约占 20％,再次为窥视他人的性交(简称:窥淫),占 10％左右。目淫癖者往往对正常的性生活缺乏兴趣。

患者为了窥阴取得性快感,可将女厕所墙壁打洞,或者在公共厕所的男厕所一侧用竹竿加反光镜的办法进行窥视。因此受到司法部门处理者,并不少见。近年来,曾发现有 2 例"恶性目淫癖"案件:① 为获得窥淫性快感,拉拢了单位里的一些男子到家中和其妻子淫乱,而他则在旁边观赏取乐(事前还用烟、酒招待他们)。② 原是一农民,发财致富后雇佣了许多男女壮年来他家干活,待最后完工后,他用酒宴招待他们。乘他们酒醉后,就唆使他们集体淫乱,而他则在旁边观赏取乐。为了灭口,事后即将他们杀害。案发后,在其附近田地中发掘出数十具被害尸体。

治疗纠正　对一般性目淫癖,原则与露阴癖相同。进行厌恶疗法时,根据不同情况,可令患者观看女性生殖器解剖图片、或裸体照片、或春宫图，然后给予厌恶性刺激，8～10次为1个疗程。

七、摩擦癖（或症）（frottage，frotteurism）

仅见于男性。其特征为在拥挤场合下用阴茎碰撞女性臀部（甚至射精）；或者用手抚摩女性的胸部或其他部位。情节比较恶劣，构成对女性的性侵犯。

治疗纠正：原则上与露阴癖相同。

八、性施虐与性受虐症

（一）性施虐（sadism）

又称性虐待、施虐色情。以对异性对象采取各种虐待手段（包括打骂、捆绑、鞭挞、侮辱，甚至伤害等）使其产生剧烈痛苦而获得性满足为特征。但是情侣间的"打情骂俏"则不属于此。少数性施虐者可同时伴有性受虐心理变态，如金庸小说《鹿鼎记》中的建宁公主。性施虐者在儿童、或青少年期可发现即有虐待或残害弱小动物的情况。在社会上也可发现性施虐的男子与性受虐的女子结合成配偶的情况，这就成了"周瑜打黄盖，一个愿打一个愿挨"的局面了，外人则难以干预。因性虐待造成的伤害时，应承担完全法律责任。性虐待变态心理发展到极端时，则成为"色情杀人狂"。对此，世界各国皆判处最高刑或死刑。

有的用硫酸或油墨，对年轻美貌女子的服装进行破坏，可称为"施虐色情性毁装"；有的用刀片割裂女子的衣裙、并伤及肌肤；有的在卡车上屡次用物掷伤车旁的女子，可称为"施虐色情性伤害"；都属于性虐待的变型，但诊断时要严格掌握性施虐者的基本诊断条件，而不要把怀有其他不良动机者误诊为此。

（二）性受虐症（masochism）

其特征为在接受异性虐待时，会产生性快感与满足。这种虐待主要来自他人。但也有少数人通过对自身的虐待或伤害，往往捆绑或鞭挞自己、或者伤害自己的乳房、阴部或睾丸等部位，而获得很大性快感与满足，对此可诊断"自身性受虐症"（selfmasochism）。曾有一典型案例，患者男性，是部队的一厨师，性格怪僻，平时不愿接触女性。此后时期由于双侧睾丸肿痛而就医。经医生检查，诊断化脓性睾丸炎，经过切开排脓、抗生素治疗后，病情好转。但以后还经常复发。患者在第四次就诊时，医生发现其两侧睾丸内都有束状排列的大头针，一侧8枚，另一侧3枚。经过详细了解，原来这些大头针是患者自己插进的。

九、性窒息或性缢死

基本上也属于自身受虐症范畴。他们用绳索套住颈部，在半窒息下手淫，会感到极大性快感。然而如果绳索不能及时解开，就会导致自缢死亡。称为性缢死。有的患者在同时还会捆绑、或者针刺自己的身体。根据国内报道，在6例性缢死者中，有的异性装扮、有的捆绑或虐待自己。因此，性窒息或性缢死可视为一种特殊类型的自身受虐症。

治疗：纠正性施虐与性受虐症，尚无特效药物，而以心理治疗、纠正为主。

十、其他性变态

（一）恋童癖（或症）（paediaphilia）

又称恋童色情（erotic paediaphilia），以对儿童、青少年进行性骚扰、奸淫或鸡奸为特征。多见于老年人、轻度精神发育迟滞者。如果未发现有明显智能障碍或精神病性症状，而辨认能力无显著削弱时，则应评定为有责任能力，按"奸幼罪"惩处。

（二）恋兽癖（或症）（bestiality）

又称"兽奸"，以与家畜（犬、羊、猪、家禽等）性交为特征。多见于精神发育迟滞者，因《刑法》对此不良行为无明文处理规定，故以教育纠正和管理为主。但晚清小说中提到：曾有妇女在丈夫离家远行后，与家犬通奸。后来丈夫归来，被该犬咬成重伤几乎死掉。对此罕见案例，该小说称：此女与犬皆被凌迟处死。而现在如果遇到此种情况该怎么办？封建时代对此女的惩罚过于严酷，并不可取；但该女爱犬伤人之事则应承担相应的法律责任。不应与精神发育迟滞者的兽奸行为等同对待。

（三）口淫癖（或症）（buccal intercourse）

指口腔性交、含阳、舔阴等行为。可见于同性恋的性行为中，亦可单独存在。但在夫妻或情侣间，性交前为了刺激对方性兴奋而发生此情况者，则属于调情（prepleasure）动作，并非性变态。值得注意的是，有些人因为迷信"童男元精、童女元阴是养身至宝"，因而对少男少女使用利诱、威胁等手段，对他们采取"含阳、吸精"或"舔阴吸取元阴"等行为，造成受害者极大的心身伤害。1980 年时就发现有一男青年受到一口淫集团的威胁、利诱，被吸精后，因惊吓诱发了精神分裂症。经过他的检举而案发，该集团成员皆以伤害罪受到严惩。

（四）恋尸癖（或症）（necrophilia）

主要见于男性，以迷恋女尸或奸尸为特征。纪术茂曾报道有一农村青年，因与一有夫之妇通奸，被殴打与阻止和该妇来往后，产生心理变态，先后挖掘 7 具女尸并奸尸（年龄 18～35 岁，埋葬 35 日后，有的女尸已开始腐烂）。后被判处死刑（国外许多国家和地区，对奸尸罪行亦皆判处重刑或死刑）。少数案例，除奸尸外，还有残毁尸体的行为，该时可诊断"施虐恋尸癖"（sadistic necrophilia）。

（五）病理性手淫（pathologic masturbation）

以手淫过频并对正常性生活缺乏兴趣为特征。女性较多见。以心理治疗与性指导为主。

（六）多型性性变态（polymorphous sexual perversion）

指具有两种或更多种性变态行为的，多见于精神发育迟滞者。如一中度精神发育迟滞患者，即同时有恋物、目淫，以及摩擦癖 3 种性变态行为，这也符合弗洛伊德的性心理发展学说。

（贾谊诚）

参 考 文 献

［1］贾谊诚.精神分析学派.见:顾牛范,王祖承.精神医学进修讲座[M].第三版.上海:上海医科大学出版
　　社,1999,364～368.

［2］钟友彬.中国心理分析[M].沈阳:辽宁人民出版社,1988,61～80.

［3］贾谊诚.如何看待同性恋问题[J].临床精神医学杂志,1998,8:46～49.

第十三章
精神发育迟滞

·

精神发育迟滞(mental retardation,MR)是一组由生物、心理、社会多种因素引起的以智力发育明显落后于正常水平和适应生活能力缺陷为主要特征的一组发育性疾病。由于它是导致人类残疾的主要疾病之一,现代观念认为精神发育迟滞不但是一个精神医学上的问题,也是一个严重的社会问题。

第一节　流　行　病　学

由于诊断标准、调查方法的不同,国内外对于精神发育迟滞的患病率的统计数字存在差异。国外患病率报道的范围从 0.16%～23%,多数研究倾向于 1%～10%。如世界卫生组织(WHO)报道,在任何国家和地区精神发育迟滞患病率为 1%～3%;美国及西欧国家调查患病率约占人口的 3%。男性比女性多(1.6 : 1);面临需要认知能力的学习任务时的学龄儿童患病率最高;成年后由于学习任务的减少,加上一些人有较好的适应技能和工作技能,发病率在成年期有所下降。

我国 1982 年对 12 个地区进行了统一方法大规模流行学调查,总患病率为 3.33/1 000,其中 7～14 岁者患病率为 5.27/1000;城市患病率为 2.2%,农村 4.3%,男性为 3.73%,女性为 2.92%。1993 年湖南省对 4～16 岁的儿童进行精神卫生流行病学调查,包括轻症的总患病率为 2.22%。农村人口患病率较城市为高,可能是由于农村卫生保健条件不如城市,造成脑损害的因素较城市为多,此外在偏僻地区,近亲婚配情况较多,不良的遗传因素的有害作用机会较大亦为原因之一。男性患者略多于女性患者。年龄方面与国外的调查相似,学龄儿童诊断率最高;成年期有所下降。此外,调查还发现:家庭经济水平低,家庭文化水平低的人群的患病率略高,反之较低。

精神发育迟滞的患者常常有躯体、神经系统等多方面的障碍;其中有 15%～30%存在癫痫发作;有 20%～30%存在运动障碍;10%～20%存在感官障碍;精神发育迟滞越严重,这些相关的躯体障碍的比例就越高。精神发育迟滞患者伴发精神障碍的比一般人群多 3～4 倍。

第二节　病　因　学

精神发育迟滞被认为是中枢神经系统在发展过程中形态、功能和适应上的异常在行为和认知问题方面的表现。导致的原因很多,基本上可以归纳为 3 种病原学范畴。其一,严重的产前的中枢神经系统和（或）其他系统形态发育障碍影响了大脑的正常发育；其二，由于严重的个体内部生物学环境改变而导致的中枢神经系统功能改变（这些改变可能在产前就开始且在产后继续发展）；其三，严重的外部影响而导致脑功能异常。

早期研究侧重于将精神发育迟滞看作胚胎期的、产前的和产后的不良影响的结果。大量的研究表明，近 4% 的活婴在第一年被发现有形态发育的较大问题，其中 2.4% 新生儿有较明显的畸形，导致畸形中 60% 与遗传学或在宫内的因素有关，这些形体异常的儿童常常存在精神发育迟滞。其中大多数与精神发育迟滞有关的是复合畸形综合征，如 Brachmannde Lange 综合征、Prader-Willi 综合征、Penashokeir（一种常染色体隐性遗传病，有严重的精神发育迟滞和上运动神经元病变）和唐氏综合征等。这些综合征除了有多个器官系统受影响外，首要的形态发育障碍是在早期神经管的形成和分化过程中发育受到影响，并且有多个器官的神经分布异常现象。损伤是指胚胎或胎儿时灾难性的妊娠期的损害，可能持续地瓦解已经形成和正在形成的组织和器官系统。这种类型的形态发育障碍包括起因于大量的和正在增长的致畸剂、化合物和毒素。这些可打断正常的形态发育，包括众所周知的物质，如酒精。总之，可以推断精神发育迟滞是在机体发育过程中，一种确切的基因、染色体或一种未明确的因素产生一些信号或激活一些操作，导致一种临床上可以辨认异常的复合形态发育综合征，在此同时直接和（或）间接地影响了中枢神经系统生长和发育。

目前主张分为内因与外因两大类，前者以机体本身，后者以外伤或疾病为主，外因可以是生物性的，也可以是心理性的，且与内因相互作用。可见，精神发育迟滞的病因复杂，涉及的面较为广泛，包括生物、心理和社会等诸因素。重度智力低下以生物因素为主，心理和社会因素为次，轻度者生物因素较轻，以心理和社会因素为主。精神发育迟滞的致病因素又可分为遗传因素和环境因素两大类。遗传因素包括各种已知的和未知的可以导致大脑发育异常的各种遗传疾病；环境因素包括感染、中毒、外伤、营养、社会经济、文化、风俗习惯、个人癖好，以及自然环境等诸多因素。

一、遗传因素

1. **染色体的异常**　① 染色体数目异常：可见于常染色体和性染色体，分为单体型、三体型、四体型等。发生的主要原因是生殖细胞在减数分裂时染色体不分离，三体型最为常见。不分离也可发生在第二次减数分裂，即两个染色体单体在分裂末期未能分离，共同进入一个配子细胞，形成合子后即为三体型。② 染色体结构异常：有倒位、缺失、易位、重复环形染色体等臂染色体等。易位又分非平衡易位和平衡易位。非平衡易位如唐氏综合征（21 三体综合征），如果是男性，核型是 46,XY，也可发生 D/D 易位和 G/G 易位。平衡型易位没有遗传信息改变，携带者表型正常，而子代可出现异常。③ 嵌合体：体内有两个或多个细胞系，每一个细胞系各有染色体组合，各有不同染色体数目。嵌合体是受精卵有丝分裂的差错而造成 47 染色体情形，另一种子细胞只有 45 条染色体。此种嵌合体多见于性染色体非整倍体。例如 X 染色体不分离，嵌合体的核型可为 45,X/46,XX/47,XXX 等。④ 性染色体改变:如性染色体多了一个 X,则为先天睾丸发育不全症。若性染色体丢失一个 X,表现为先天性卵巢发育不全症。还有性染色体为 XXX 或 XO/XXX 嵌合体。一般认为染色体 X 畸变数越多,智力低下发生率越高,程度越重。脆性 X 染色体综合征,是唐氏综合征之外最为常见的家族性 X 连锁的智力低下,主要为男性患病,但女性也有异常表型。已证实该脆性位点在 Xq27 或 28 带上。Mikkelsen 曾报道不同种族的学龄儿童的发生率为 0.61%,占智力低下男孩的 6%。

2. **遗传代谢性疾病** 染色体是基因的载体,主要成分是 DNA 和组蛋白,DNA 是遗传物质,贮藏着大量遗传信息。如果基因发生突变,也就是 DNA 分子结构上有关碱基在组成或排列顺序上发生变化,遗传信息的"转录"和"翻译"将发生紊乱。其结果使蛋白质、氨基酸的组成或排列顺序发生相应的变化,从而引起遗传性状的改变,造成酶活性不足或缺乏,导致遗传性代谢性疾病。其中引起智力低下最为常见者为苯丙酮尿症。该病是由于苯丙氨酸羟化酶的缺乏,不能将苯丙氨酸转化成酪氨酸,以致大量苯丙氨酸积蓄在血液和脑脊液中,部分随尿排出产生苯丙酮尿症,并表现智力低下。又如半乳糖血症,该病是由于 1 磷酸半乳糖转变成 1 磷酸葡萄糖的过程受阻,半乳糖聚集在血液和组织中,对脑、肾、肝等器官的细胞产生损害,对脑的损害引起智力低下。此外,尚有同型胱氨酸尿症,戈谢病(Gaucher disease)、家族性黑矇痴呆症等引起的代谢疾病等数十种基因突变而引起的代谢性疾病,均可伴有智力低下。这些遗传疾病一般都有家族性,按亲子关系在家族中垂直传递。

3. **多基因遗传** 由两对或多对基因病变引起,无显性或隐性的特点。多基因各自起作用,虽每个基因的作用微小,但有积累效应,再加上环境因素的影响,就决定了个体的性状或疾病的易患性。如果易患性高,超过该病阈值,就导致患病。亲缘关系越近,发病率越高,发病率随性别和种族的不同而有差异。目前,多数精神发育迟滞病因不明,有人认为其中部分属多基因遗传。

二、母孕期有害因素

1. **感染** 母孕期感染以病毒感染为多见,目前认为有 5 种病原体可直接侵犯胎儿,引起胎儿的发育异常或死胎。在妊娠头 3 个月损害最为严重,如风疹病毒、巨细胞病毒、单纯疱疹病毒感染,病毒可侵及 3 个胚层,抑制细胞的增殖与分化。研究发现病毒影响 DNA 的复制,阻碍胚胎发育和器官的形成,最常累及的器官就是脑。① 风疹病毒感染被公认为是造成胎儿畸形和智力低下的主要感染病原之一,可以通过血脑屏障感染胎儿。其影响胎儿器官发育的程度与妊娠期有关,如妊娠第 1 个月感染,发生先天性风疹综合征的可达 50%,第 2 个月达 30%,而第 4 个月仅为 5%。风疹感染后可引起白内障、耳聋或听力减低、发育迟缓和智力低下等。风疹症状轻微,诊断方法是对妊娠早期做孕妇血清学检测。② 单纯疱疹病毒感染:传染方式主要通过皮肤、黏膜的直接接触。如在妊娠头 6 周感染可引起先天畸形,如小头、宫内发育迟缓、脑积水和脑发育不良等。根据临床表现很难确诊,诊断主要靠病毒学和血清学检查,如 IgM 抗体阳性常提示为原发感染,应进行羊水检查。③ 弓形虫病:感染弓形虫的猫和其他猫科动物是主要的传染源,一些鸟类和几乎所有哺乳动物均为自然宿主。孕妇通过吃生肉、家畜带虫卵的粪便中污染过的水和食物以及与动物密切接触等途径而感染。临床表现严重程度取决于胎儿感染时所处的孕期,如果发生在妊娠早期,可发生流产或胎儿严重畸形,如脑积水和重度智力发育障碍;如果发生在妊娠晚期,也可引起智力发育障碍,但程度较轻。④ 巨细胞病毒感染:多数感染于胎儿晚期,常见为小头畸形、脑积水、癫痫发作,精神发育迟滞的发病率约为 0.033%。⑤ 病毒性肝炎对宫内胎儿的影响尚未肯定,据推测似乎可能性不大,但分娩时可以垂直传染给新生儿。

2. **毒性物质和药物** 随着工业和交通的发达,空气、食物和水的铅污染日益严重。经常接触铅的妇女不孕、流产、死胎、早产及婴儿死亡率较高。通过食用农药污染的食物可摄入有机汞。汞进入人体后与蛋白及细胞膜中巯基结合,可抑制多种酶的活性,影响细胞的正常功能。汞具有脂溶性,可通过血脑屏障进入脑组织,影响脑功能,出现智力低下。孕妇服用某些药物有时可导致胎儿畸形,其中一部分出现智力低下。这些药物一般在妊娠最初 3 个月影响最大,4 个月后较安全,但仍有一定的影响。妊娠早期服用某些药物可影响胎儿发育,因此孕妇使用未经临床验证的药物时必须谨慎,原则上在妊娠期除非危及生命一般不要服药。易致畸的药物有水杨酸类、地西泮(安定)、氯氮草、苯妥英钠、甲氨蝶呤(抗肿瘤药)、碘化物(治疗先天性甲状腺肿药)、黄体酮(保胎药)等。

3. **其他** 母孕期有害因素① 孕期吸烟过度易引起早产,且生下的婴儿体重过轻。吸烟可降低子宫内绒毛间隙中对胎儿的供氧,进而影响胎儿脑的发育引起智力低下。酗酒对胎儿发育影响较大,所生的婴儿常发育差、小头和智力低下。母孕期长期过度饮酒易引起胎儿酒精综合征,导致脑微小和发育不全,出生后常有轻至重度注意缺陷和活动过度,智力发育也受影响。② 放射线对胎儿的损伤,从受精卵到卵裂期是胚胎对放射线最敏感的时期,放射线可使 DNA 断裂而危害发育中的胚胎,产生畸形,影响中枢神经系统的发育。妊娠期特别是最初 3 个月,以直接照射盆腔危害性最大。③ 妊娠期疾病:如孕妇患有高血压、心脏病、严重贫血、肾脏病、糖尿病、痛风、严重感染以及多次堕胎未成等,均可引起胎儿缺氧、中毒、代谢障碍,从而影响胎儿脑发育。④ 孕母的妊娠年龄与某些类型的精神发育迟滞的发生有一定的关系,少女怀孕或孕母超过 40 岁均易导致染色体畸变,父亲超过 50 岁由于精子老化也可引起染色体畸变。唐氏综合征的发生与孕妇的年龄密切相关。25 岁妇女生育的婴儿,唐氏综合征的发生率为 0.074%,35 岁为 0.5%,45 岁以上为 2%。⑤ 营养不良:大多发生于经济贫困地区,有人报道新生儿体重不足常因孕母营养不良所致。孕母营养不良可使胎儿脑细胞总数发育受限和细胞体积较小。如果营养不良发生在妊娠期最后 3 个月,对脑细胞数量的影响较小,而对脑细胞体积的影响则较大。妊娠后期,胎儿的生长很快,孕妇需为胎儿供给足够的蛋白质、氨基酸、脂质、无机盐和维生素,且供给的营养素需保持平衡,过多过少均不适宜。⑥ 胎盘功能低下:一般为继发于其他原因而直接影响胎儿发育,导致新生儿体重小于 2 500 g。这样的新生儿称"足月小样儿"。⑦ 情绪因素:长期的情绪压抑、焦虑、忧郁或急性精神创伤,可引起孕妇代谢功能失调和免疫功能降低,影响其体内激素水平而影响胎儿发育,以致神经系统发育缺陷率增高,其中不少伴有精神发育迟滞。

三、围生期有害因素

围生期指胎龄12周至出生后28日这一阶段。围生期儿易受内外环境因素的影响,重者可发生死胎,较多的是脑损伤引起精神发育迟滞或其他残疾。围生期危险因素包括产前出血、前置胎盘、胎盘早期剥离、妊娠高血压综合征、妊娠贫血等。① 围生期缺氧:胎儿和新生儿脑细胞正处于快速分化和发育期,对缺氧特别敏感,如发现宫内窘迫或出生时窒息,导致日后智力发育障碍。② 产伤:因产妇骨盆狭窄、胎儿过大、胎位不正,经产道分娩时采取挤拉、吸产、产钳助产等,可造成胎儿颅脑损伤或颅内出血。神经元受损伤后,不能再生,从而导致智力低下。③ 胆红素脑病(核黄疸):新生儿血液中胆红素浓度过高,重者易并发胆红素脑病,即核黄疸。原因多样复杂,常见为母亲与胎儿之间ABO血型或Rh血型及其他血型不合,引起溶血。其他可见于新生儿肝炎、败血症、严重病毒感染及阻塞性黄疸等。④ 胎儿颅缝早闭:病因不明,颅缝早闭可致头颅发育受阻,形成小头畸形。

四、出生后有害因素

出生后是指从出生到18岁左右,这一阶段可能接触到的致病因素较多,其中以学龄前期更多见,其次为学龄期。

1. 婴幼儿期感染　各种中枢神经系统感染如化脓性脑膜炎、流行性乙型脑炎、流行性脑脊髓膜炎、结核性脑膜炎、中毒性脑病和疫苗接种性脑炎后神经系统损害,均可导致智力低下。

2. 严重颅脑外伤和脑缺氧　一般指较严重的颅脑外伤,并伴有意识障碍,可能造成神经系统损伤,继发智力障碍。外伤程度越重、受伤时年龄越小,后遗损伤也就越重,部分患儿伴有癫痫发作。各种原因引起的脑缺氧,尤以3岁以内的幼儿,其中枢神经系统处于迅速发展时期,任何原因引起的惊厥、癫痫以及各种原因引起的窒息、缺氧,如持续时间较长,均可造成婴幼儿智力低下。

3. 婴幼儿期营养不良　婴幼儿的脑神经元处于快速分化时期,需要丰富的营养供应,如果母乳不足、喂养不当(摄入蛋白质不足)、慢性腹泻或呕吐等造成严重营养不良,会影响智力的发育。

4. 内分泌和代谢障碍　① 甲状腺功能低下:是造成智力低下的主要病因之一,发生越早,对中枢神经系统的影响越大。我国缺碘地区颇为广泛,累计查出地方性甲状腺疾患患者为3.7亿,地方性甲状腺功能减低症(克汀病)患者有20多万。地方性克汀病均伴有智力低下,以中度为多。② 促性腺激素功能低下:表现为身材矮小、肥胖、夜盲,常伴有智力低下、先天性代谢障碍。

5. 心理社会因素　患儿没有明确的生物学病因,不能归入以上各类原因之中,这类患儿存在肯定的不良心理社会因素的影响,主要为各种原因导致患儿幼年文化教育的机会被剥夺,如孩子有先天性耳聋或失明,不能感受外界刺激,感觉被剥夺,从而影响脑的发育,如印度发现的狼孩等。孩子出生即有与人交往的愿望,如果早期被隔离,缺乏与别人的交往和情感沟通、缺乏学习模仿的机会,其智力和社会适应能力的发育必然受影响,表现为精神发育迟滞。

第三节　临床表现

由于病因不同,精神发育迟滞最初临床表现各种各样。某些与精神发育迟滞有关的障碍可能在常规的出生检查时发现,并且早期的治疗可能有效地阻止迟滞(如苯丙酮尿症)。如果迟滞是有明显躯体表现的综合征的一部分,通常在新生儿期其容貌可成为诊断的第一线索,如唐氏综合征。有时候相关疾病为诊断提供线索,如果迟滞较严重,这些相关的躯体的发现就更常见。当婴幼儿在运动和语言发展上达不到预期的发展标志时应引起注意。根据定义,精神发育迟滞并不一定是终身疾患,某些人在校期间因为学习不好可能符合较轻的精神发育迟滞的诊断标准,但经过适当的教育和训练,他们可能掌握适应社会的和自立的技能水平,而不再符合诊断标准。

精神发育迟滞的主要临床表现为智力低下及社会适应能力不良。智力低下的程度一般可用智力测验测定,通常以智商来表示。社会适应能力与年龄、职业、社会文化背景及其他许多因素(如交通闭塞、边远山区的少数民族)有关系,其衡量标准较为复杂,而且智力与社会适应能力之间并不完全一致,有的人智商虽然稍低,但其社会适应尚可,他们不需要治疗帮助。但中、严重者均伴有社会适应能力不良,他们容易被人发现。作为轻度精神发育迟滞者在幼年期较不易发现,入学后与同年龄同学相比,逐渐暴露出其智力水平的低下,参加工作后难以胜任较为复杂的工作。在文化落后地区,轻度者亦不易被发现。因此,在临床上要根据智力低下的程度与社会适应能力综合分析、判定,分为轻度、中度、重度和极重度四个等级,通常以智商(IQ)表示。

一、不同严重程度的精神发育迟滞的临床表现

不管病因如何,本病根据智力缺损的程度和社会适应能力不良,一般分为 4 级,不同程度的精神发育迟滞的临床表现特点如下。

1. **轻度精神发育迟滞**　经标准化智力测验其智商为 50～70,是最常见的一类,占全部精神发育迟滞的 80%～85%。因智力缺陷程度较轻,不易被发现。在学龄前期,除走路、说话发育较晚外,其躯体及神经系统发育大多无异常征象。进入小学后,如努力用功学习,功课尚能跟上,随年级增高而学习越来越感到困难,一般不易考入中学,即使考入中学,特别是数学、理化等功课亦难以跟上班。因为学习成绩差,被同学、教师歧视或嘲笑、戏弄,故常有逃学行为、躲避考试等。参加工作后,可从事简单的工种,由于不善于投机取巧,工作勤恳、认真,反而比他人扎实,此类患者虽语言发育迟缓,但社会交往用语尚可,个人生活如进食、洗澡、大小便料理、月经等尚能自理;亦能从事简单的劳动和技术性操作,其计算、读写能力和应用抽象思维显著困难。考虑问题简单、幼稚、缺乏预见性及灵活性,常依赖别人,容易接受坏影响,被教唆,以致受骗上当,甚至于违法犯罪,成年后其智力水平相当于 8～12 岁的

儿童。

其性格特点分为稳定型(安定型)和不稳定型(兴奋型)。稳定型表现一般较安静、听话、易于接受教育,能拿捏一般劳动技能、不吵、不闹、驯服、和善、老老实实地工作、学习,易得到他人的同情和照顾,其依赖性也强。不稳定型者多兴奋忙碌、手脚不稳、情绪多变易激惹、好争吵、易与人发生冲突,引起法律问题如自伤、伤人、纵火、破坏、强奸等行为。

2. 中度精神发育迟滞 标准化智力测验其智商为35~49。占精神发育迟滞1/10~1/5。这类患者在语言、运动功能发育、其他运动技巧能力比同龄正常儿童明显落后。学龄前期虽可学会一般说话,但不能表达较复杂的内容,不易与同龄小孩建立伙伴关系,多与比自己小的孩童玩耍。进入小学后即可发现接受和理解能力较同龄者差,能勉强进入二年级,以后再不易升级了,其生活自理困难,常需别人的监护,理解能力差,少数患儿能够学会自理生活,从事一些简易的劳动,成年后不能完全独立生活,需要别人指导和照顾。有的患儿有躯体发育缺陷和神经系统异常体征,成年后,其智力水平相当于3~7岁之孩童。

3. 重度精神发育迟滞 其智商为20~34,占精神发育迟滞患者的1/10以内。自幼就发现有躯体及神经系统的异常,运动功能很差,呈愚蠢面容,言语表达差,理解力亦差,无法学习,只能学会一些简单的语言,且在监护下生活,不能进行生产劳动,常伴有畸形、先天疾病和神经系统异常体征。

4. 极重度精神发育迟滞 较少见,其 IQ 在 20 以下,约占精神发育迟滞患者的1/100下,出生时即有明显的躯体畸形和神经系统异常,一般不能学会走路和说话,或仅能说些简单词,口齿不清,对周围事物全然不理解,缺乏生活自理能力,完全依靠别人照料生活。不知整洁,不能躲避危险,生活不能自理,其智力水平相当于2岁以下的儿童,多因疾病或继发感染而夭折。

二、精神发育迟滞伴发的躯体体征及神经系统症状

精神发育迟滞除智力低下及社会适应不良外,往往伴有躯体异常征象,常见表现:① 生长发育迟缓:身高、头围、体重等较同龄人标准值为少。② 面貌特征:如伸舌样痴呆、克汀病典型面容。③ 皮肤与毛发异常:如苯丙酮尿症患儿毛发枯黄,皮肤白皙;结节性硬化病患儿面部皮脂腺瘤。④ 头颅形态异常:如小头畸形、脑积水。⑤ 身体异常气味:如苯丙酮尿症。⑥ 肢体运动障碍:如脑性瘫痪、先天性锥体外系病变等造成的动作不灵活、共济失调、指划样动作等。⑦ 先天畸形如耳郭、眼裂、关节、指趾、内脏等畸形。⑧ 感觉器官障碍:视力及听障碍等,特别是脑损伤所致者多。实验室检查脑电图异常率较正常人为高,但无特异性改变,染色体检查、放射学检查部分病例有异常发现。

三、精神发育迟滞的心理活动特征

与中枢神经系统损害及智力缺陷程度的关系密切。

1. 思维及言语方面 语盲及言语发育迟缓、思考及短语能力迟钝,抽象概括能力缺乏,推理及判断能力亦缺乏,且随着智力缺陷的加重如重度或极重度者其言语思维能力甚至

丧失。

2. 感知方面　感受缓慢和范围狭窄是智能缺陷者的特点。

3. 注意及记忆方面　注意力不集中,不持久,注意广度狭窄,记忆力差。

4. 情感方面　幼稚、体验简单、浮浅,易激惹、兴奋、自我控制能力差。常表现胆小、孤僻退缩、害羞等。

5. 运动和行为方面　运动不协调、体形不匀称、动作笨拙、活动过度,严重者行动常有无意义的刻板动作,如撞头、咬手、磨牙、摇动身体、吵闹、撕衣、扯头发、兴奋喊叫、玩弄生殖器或自伤行为等,有的有攻击、破坏和其他反社会暴力行为等。

6. 个性形成方面　个性形成较困难,缺乏自制力易受暗示,由于思维能力低下,观念缺乏,易受坏人教唆或环境影响而产生不良行为或违法犯罪。

四、精神发育迟滞伴发的精神疾病

精神发育迟滞患者常并发其他精神疾病,大约 25% 的 MR 患者伴有显著的精神病性问题,如果包括行为问题,其比例就更高。由于智力低下其精神症状内容随智力缺陷而受影响,智商越低,表达能力越差,症状越原始。特别是智力在 50 以下者(中度、重度者),更难描述,故在评定中,行为表现的重要性比言语内容更为有意义。

1. 精神分裂症　在流行学调查样本,MR 并发精神分裂症或精神病的患病率为 1%～9%,在临床样本为 2.8%～24%。以往将这种情况称为嫁接性精神病。思维贫乏是精神发育迟滞伴发的精神分裂症的重要特点之一,其幻觉内容简单重复,其妄想内容缺乏细节。常以行为改变为主要特征,如违拗、冲动行为、刻板动作、模仿动作、模仿言语、运动性抑制,或紧张兴奋行为;奇特的姿势或其他荒谬行为,有的表现为对父母的依附症状,纠缠父母、要背、要抱,稍一离开就又哭又闹。如精神发育迟滞患儿出现不能用器质性因素解释的智力和社交功能减退,并出现与过去行为格格不入的异常行为,应考虑精神分裂症的可能,并可试行抗精神病药治疗。重度精神发育迟滞则难以诊断精神分裂症。治疗同精神分裂症。

2. 情感性障碍　精神发育迟滞并发抑郁症的报道从 1.1%～11%,取决于样本来自社区还是来自临床。由于患者表达能力有限,他们常不会像一般的抑郁症患儿那样表达自己的情绪和想法,诊断时,主要依据其悲伤表情及行为表现。不会像一般抑郁症患儿那样表达自己的情绪和想法。若有一定言语表达能力的轻度精神发育迟滞的抑郁症患儿,则可陈述幻觉、妄想内容,少数患儿有笨拙的自杀行为。伴发躁狂症患儿亦根据其动作增多和其他躁狂行为来判断情感高涨。治疗同情感性障碍。

3. 注意缺陷多动障碍(ADHD)　精神发育迟滞合并 ADHD 占 7%～15%,远高于一般人口中的患病率(3%～5%),MR 合并 ADHD 时,比一般 MR 儿童更难于管理、教育,行为更具有冲动性,学习成绩更差。

4. 破坏性行为障碍(disruptive behavior disorder DBD)　MR 合并 DBD 临床上很常见,常见于轻中度 MR 患儿。表现为不服从,顶撞大人,任性,易激惹、经常发脾气,摔东西、破坏东西等。有的经常外出不归,喜欢漫游,遇到刺激容易出现暴怒、攻击或自杀行为。青春期后，由于内抑制能力差，可出现猥亵，性攻击等品行问题。由于分辨能力差，常受人唆使参与偷窃、抢劫、斗殴等违法活动。

5. 器质性精神障碍　伴发此类症状者较为常见，多在此类患者的幼年或老年出现，包括急性脑病综合征和慢性脑病综合征。

6. 性问题　公开玩弄生殖器是比较常见的，有时对别人身体的某一部分产生好奇和兴趣，这不一定有性的意义和动机。

五、常见的几种特殊类型的精神发育迟滞的临床表现

1. 内分泌障碍　先天性甲状腺功能减退称为克汀病或呆小症，分为散发性和地方性两种类型。地方性克汀病是发生在地方性甲状腺肿流行地区，主要在我国北方和南方的某些山区，是一种常见的地方病，表现为智力低下、身体矮小、面部虚肿、表情迟钝、皮肤干燥、毛发稀少、面容呆滞、头大面宽、四肢短小、唇厚舌伸出、眼裂较小、鼻梁较塌、眼距较宽、腹部膨隆、行动笨拙，可有脐疝、皮肤呈黏液水肿、手抖、腱反射迟钝，可有听力与语言障碍。甲状腺功能不足的表现有低血色素性贫血、胆固醇增高、血清甲状腺激素略高。甲状腺对^{131}碘吸收率散发性降低，地方性者一般正常或稍高。X 线显示骨龄延迟。

2. 染色体异常　如唐氏综合征，本病亦称"先天愚型"、"伸舌样痴呆"等，大多数表现为精神发育迟滞（中度），面孔扁平，手足短宽，眼睑裂向外上斜，舌较大，常伸出，"阴囊舌"，四肢较短小，手指短粗，小指可有内弯畸形或小指的第二指节缺失，脚的大趾与次趾分离较宽，这两趾之趾根之间可有一条较明显的沟，常有外生殖器发育不良及先天性心脏病等。又如性染色体异常的 Turner 综合征，亦称原发性卵巢发育不全，有 3 个主要特征：蹼颈、足外翻和婴儿型生殖器，一般寿命正常，但由于伴有主动脉狭窄或肾病等，寿命可能受到影响。临床表现为智力发育不佳，一般要比她的同胞笨些，身体矮小，最高者很少超过 150 cm，面貌特点为小颌，典型脸，平板胸，乳房发育不好且分开很远也是常见的特征。另有第四、第五掌指骨短。卵巢不发育，呈线状，卵泡很少，原发性闭经，外生殖器发育亦不良，呈幼儿型外阴。

3. 遗传性代谢缺陷　如半乳糖血症，由于有关酶的缺乏，致使半乳糖不能转化为葡萄糖，因而在血糖及组织内蓄积，对脑、肝、肾、眼等造成损害。临床症状的出现与乳汁内半乳糖的摄入有关，表现为恶心、呕吐、营养不良、白内障、肝脏肿大、黄疸及智力发育迟滞，早期不甚明显，如能在新生儿期及时停食乳类而食用其他食物，症状即可消失，如继续用乳类，严重者可出现前述症状，甚至死亡。又如糖原沉积病为常染色体隐性遗传，由于有多种酶的缺乏可使糖原不能分解沉积在组织中而致病，根据酶缺陷的不同可分为 12 种类型。有的由于发生低血糖而导致中枢神经损害，产生精神发育迟滞。

4. 氨基酸代谢障碍　目前发现数十种氨基酸可导致精神发育迟滞，由于基因变异导致有关的酶缺陷，而使某些氨类在脑或其他组织内积聚，干扰了正常的生理功能而致病，其临床表现大同小异，多为精神发育迟滞，生长发育迟缓，抽搐发作，神经性运动障碍，并根据实验室以鉴别障碍的性质。如苯丙酮尿症，临床表现为智力发育迟滞，智商低下为重度或极重度，皮肤、头发颜色较淡，言语、运动功能均不正常，汗及尿液有一种特殊气味（由于苯丙氨酸

转化成苯丙酮酸,在尿及汗中排出所致)。

5. **铜代谢障碍** 如肝豆状核变性。是铜代谢障碍引起的疾病,由于血浆铜蓝蛋白缺乏或不能与血中的铜结合,因而使铜大量沉积在肝脏及基底节中引起肝及神经系统症状,肝症状为结节性肝硬化,神经系统主要为锥体外系症状,包括肌张力增强、震颤、步态不稳等。在裂缝灯下可发现绿褐色的角膜 K-F 环,这是由于铜在角膜周围沉积所致,具有特征性的诊断价值。在临床上常根据发病年龄可分为两个类型:① 少年型多发病于 7~15 岁,可引起精神发育迟滞。② 成年型发病于成年,多引起痴呆。

6. **脂类代谢障碍** 如大脑黄斑变性是一种家族性遗传性疾病。主要由于神经类脂利用障碍所致。90%的患者系犹太人。病变以大脑和丘脑为最严重,其次为小脑和脑干。神经组织呈广泛性萎缩,白质则有弥漫性髓鞘脱失和囊样变性。典型临床表现有三症:即精神发育迟滞、视网膜黄斑部樱红色斑和听到声音易引起全身肌肉过伸反应。婴儿出生后 6~12 个月之间,症状日趋明显,除上述三症外,患儿尚有面容呆滞、眼球震颤、进行性视力减退、弛缓性或痉挛性瘫痪,腱反射亢进、抽搐等。

7. **神经系统疾病** 如神经纤维瘤病,该病为常染色体显性遗传,也有散发性病例,大多数儿童出生后即显症状。主要临床表现为皮肤呈浅棕色斑,称之为牛奶咖啡色斑,多见于躯干的不显露部位,大小形状及数目不一,亦可呈大片状。也有皮肤纤维、周围神经及中枢神经纤维病变。少数患儿可有精神发育迟滞,程度不一。有的患儿有颅骨及脊柱畸形。若发生在内脏,也可引起相应的症状,又如结节性硬化,本病为常染色体显性遗传,偶有散发性病例。其典型临床症状为面部呈蝶状分布淡红色的皮脂腺瘤,精神发育迟滞和癫痫发作。症状轻重不一。有的只有皮肤症状,有的癫痫发作频繁,有的其他脏器亦可发生,而出现相应的症状。

8. **血管系统发育不良** 斯特季-韦伯综合征(Starge-Weber syndrome)为血管发育不良性精神发育迟滞,这是一种先天性疾病。本病的主要特点是面部三叉神经分布区域内皮肤血管瘤,脑萎缩和钙化,皮质病变区的血管壁呈现透明性改变。表现智能低下,伴有语言障碍和行为异常。面部三叉神经分布区域内的血管瘤在出生时即已存在,呈紫色,压之退色。颈部、躯干及四肢的皮肤也可发生。由于脑实质受损,可有肢体瘫痪和癫痫发作出现。

第四节 诊断及鉴别诊断

精神发育迟滞的性质仍然存在争议。普遍的把精神发育迟滞定义为各种原因引起的中枢神经系统功能障碍的一种表现。有学者认为精神发育迟滞以那些需要人类智力活动来体现的能力上的缺陷为特征。也有学者提出精神发育迟滞为一种"自我调整障碍",有这种障碍的人不能综合他人的知识。一种观点认为,精神发育迟滞至少存在一种智力行为的认识缺陷。发展的观点认为精神发育迟滞的核心问题与其说是一种基本的认识过程缺陷毋宁说是一种发展慢一些的、最终发展水平低一些的发展水平。

从 1921 年开始,美国精神发育迟滞协会就定期出版关于分类和专业术语用法的手册。

传统的诊断精神发育迟滞的界值是均值两个标准差以下。手册的第五版(1959年)包括智力和第二个测量特征——社会适应障碍两部分。尽管1984年有些研究者呼吁回到只根据智力这唯一标准来定义精神发育迟滞,但多数的精神发育迟滞的诊断标准均采纳了社会适应障碍为第二个特征。美国精神发育迟滞协会在1959年版将IQ界值为平均一个标准差以下(相对于85),结果15%的人可以符合诊断标准,远远的高于实际的患病率。这种情况在1973年被修订为低于正常IQ均值的两个标准差以下,消除了"边缘性精神发育迟滞"类型;"发育期"定在18岁以前。1983年版的精神发育迟滞的基本定义未变,但在作诊断时应考虑到心理测量内在的上下5%的误差。

1992年美国精神发育迟滞协会出版的最新手册。在这个手册中精神发育迟滞,其以显著的低于平均水平的功能为特征,同时存在以下两种或更多的适应技能缺陷,人际交流、自我照顾、家务料理、社会技能、社区设施的应用、自我指导健康和安全、有用的专业技能、娱乐和工作等。发病必须发生在18岁前。"显著的低于平均水平的功能"被定义如标准分为近似70~75以下。基于个人进行的智力测验,这个定义没有提出先前的70分的界值。这仅仅反映先前认识到的事实因为测定可能有5%的误差,解释这些结果时应灵活并且考虑到个人的适应技能。这个定义不仅仅关注与精神发育迟滞有关的缺陷和不正常,而且把精神发育迟滞的个体功能看作以下3个因素互相影响的结果:个人的能力、环境和可得到的支持。这个定义要求在评价精神发育迟滞患者时应考虑到几个方面:① 智力和适应技能。② 心理的或情感的健康。③ 躯体健康。④ 环境技能。

我国关于精神发育迟滞的诊断和使用的工具较为统一。目前临床根据智力低下的不同程度和社会适应能力的水平进行等级分类的测定,通常是以智商(IQ)和社会商(SQ)作为精神发育迟滞的临床分级标准。

智力评估使用较普遍的是韦氏智力量表,该量表分学龄前期和学龄初期、儿童期和成人期。韦氏智力量表用于一般能力测验,特点是采用项目分类标准,如语言和操作测验。分数可单独计算,也可合并计算。从各个侧面或综合能够直接从测验中获知智力情况。韦氏智力量表已有我国常规。从标准化样本得到的数值,平均数定为IQ100,标准差(SD)为15。

智力低下是指IQ值低于平均值两个标准差,即70以下。

边缘智力:IQ70~85。

轻度精神发育迟滞:IQ50~69。

中度精神发育迟滞:IQ35~49。

重度精神发育迟滞:IQ20~34。

极重度精神发育迟滞:IQ<20。

亦有仅分为轻度(IQ:50~70)及重度(IQ<50)两级。

IQ值也不是固定不变的,它受一个人的社会经济地位、生活环境、接受教育和激励的机会以及外界的要求等因素所影响,从而随之发生一些变化。不过,一个精神发育迟滞儿童经教育训练后,IQ会有所提高,但变动的范围是有限的,主要是社会适应能力方面的变化。

我国目前常用的社会适应量表有姚树桥编制的适应行为量表和左启华修订的日本《婴

幼儿初中学生社会生活能力量表》。Vineland 社会成熟量表，也可供正常儿童应用。WHO 要求智力水平应根据所有能得到的资料（包括临床证据，适应行为和智力测验结果）进行评定。由此可见，单凭智商诊断 MR 是不适宜的，要求采取标准化的智力测验方法，以求得智商和社会适应能力的程度。并因地制宜采用符合当地实际情况并能作为康复计划的方法进行评定。

本病的诊断应重视病史询问，尤其对明确病因更为重要，如受教育情况、家庭环境、经济状况及父母是否近亲婚配等。检查应包括体格检查、神经系统检查及精神状况检查，有时尚需选择进行某些辅助检查。体格检查应注意有无头颅、脊柱、颜面五官、肢体、指、趾、内脏及外生殖器等畸形，皮肤色泽及毛发有无异常，有无皮下结节，内脏有无病变等。神经系统检查应注意有无视、听障碍，有无语言功能障碍、肢体瘫痪，有无不自主运动、癫痫发作等。精神状况检查除一般精神状况检查外，还应测量其智商及其社会行为适应能力。辅助检查应根据可能病因选择，如头颅、脊柱平片、脑电图及脑电地形图，视觉、听觉及体感诱发电位、头部电子计算机断层扫描、磁共振成像等。

一、诊断

（一）婴儿出生前后情况

大多数精神发育的缺陷是与生俱来的，常在患儿早期即被发现。这类情况常见有家族遗传史，婴儿出生后即表现吸吮无力或者不能吸吮，喂食困难，强握反射和拥抱反射缺如，以后的生长发育始终比正常儿童落后，特别引人注意；重度精神发育迟滞，在胎儿期的胎动就比正常儿童晚而弱，出生后伴有严重的躯体畸形或者神经系统异常等。

（二）患儿以往的生长发育情况、学习情况

在确诊精神发育迟滞时，要注意了解患儿的言语、思维、计算、情感及行为动作等方面的能力。一般而言患儿婴幼儿时期的各项发育指标，均比正常儿童晚。例如开始学话、独立行走、简单计数、参加游戏的时间均较正常儿童晚，在幼儿园或者在校的学习成绩低下。患儿行为幼稚、动作笨拙，不能完成精细的动作，除了机械劳动之外，从事其他工作的能力较差，工作速度、效率及质量较低，而且对接受新的工作技能难于掌握。

（三）对家族情况的了解和检查

父母有无近亲婚配，一级亲属中有无精神发育迟滞，家族中其他成员有无类似患者，是否高龄妊娠，要注意体格检查有无各种畸形，皮肤色泽、面部结构有无异常。神经系统检查要注意视觉、听觉有无缺陷，眼底是否正常。运动系统要注意有无脑性瘫痪、不自主运动和癫痫发作等。

（四）了解病因的有关线索

其中特别重要的有：① 家族中有无出生缺陷和智力低下的儿童，母孕期异常，分娩过程中发生明显意外。如严重产伤或窒息等，预示大脑有损伤的可能。② 孕妇既往有无不明原因的流产、死胎以及出生过智力低下儿的病史。③ 孕妇有无定期检查，有无病毒性感染，妊娠期患过何种病，用过何种药，有无各种毒物接触史，分娩时有无产伤或窒息、足月顺产否，

有无接触过有害化学和物理（如辐射）物质，以及腹部外伤史。④ 围生期经过，是早产还是足月产，是顺产还是难产，有无宫内窒迫、产伤和感染等。

二、鉴别诊断

（一）精神发育暂时性延缓

儿童慢性躯体疾病、病后虚弱状态、营养不良、服用镇静药物或环境不良、学习条件欠缺等，有时可造成暂时躯体和精神发育落后，表现精神不振、注意力涣散、反应呆滞、思维贫乏，易被误认为智力低下及精神发育不良，但随着躯体疾病的治愈和营养情况的改善，改善其生活、学习条件或身体康复后，其智力可迅速恢复。精神发育迟缓可得到扭转，智力发育可很快赶上。在正常儿童中，神经精神发育也并不是都呈直线发展，有的儿童开始学话、坐、走等时间可能显著推迟，给人一种智能发育不良的假象，但一般理解及适应环境能力则仍正常；一旦功能发育，如果家长给予加强教育和训练，能迅速赶上正常儿童，与精神发育迟滞不同。

（二）神经系统疾病所致的进行性智能障碍

神经系统疾病所致的智能障碍其幼年生长发育正常，以往的智能良好，只是在中枢神经系统已经发育完善后，随着疾病的发展才表现出智能障碍来，且呈进行性加重。如癫痫、精神发育迟滞与癫痫常常同时存在，而且有的是由同一病因所致。癫痫的反复发作可以导致智力缺陷，是由于反复的大脑组织的缺氧损害所致。常伴有性格改变和行为障碍，思维黏滞，迟钝等特点。脑电图检查可帮助诊断。频繁的癫痫发作及服用苯巴比妥、苯二氮䓬类、卡马西平、丙戊酸类抗癫痫药，都可使患儿困倦、呆滞，类似智力低下。

（三）儿童精神分裂症

精神分裂症患者常在 10 岁以后发病，学龄前发病者比较少见。由于正处在生长发育期，认知功能不完善，其表现不如成人复杂多样，症状也不十分明显、典型，思维障碍少见，而以行为障碍突出。主要表现为精神活动内向，伴有思维、情感和行为障碍，病程呈进行性的发展，且发病前躯体和精神发育正常。亦可有学习成绩低下、淡漠、对周围环境接触及适应不良，但大多数并无真正的智力低下。长期的迁延不愈可导致智力减退。而精神发育迟滞者常有躯体发育异常，有的还出现神经系统体征，病程为非进行性经过，可以鉴别。

有些 MR 伴破坏性行为障碍，在此基础上发作精神分裂症时，鉴别有一定的困难。详细询问病史，比较患儿患病前后的语言、行为及学习情况可资鉴别。必要时可给予抗精神病药物治疗，观察疗效以明确诊断。

患者男性，11 岁。因多动、任性、学习成绩不良 3 年，吵闹 2 个月而来就诊。

患儿自幼语言发育差，不能讲长句，父母常通过猜测了解他的意图进行交流，从小非常任性，要什么立即就要得到，否则就躺在地上打滚。上学后读了 2 个一年级，成绩 30～40 分。2 个月前，由于患儿整天上网玩游戏，家里怕耽误他学习，将电脑卖掉了。患儿为此吵闹不休，拒不服从大人安排，不去上学，在家乱摔东西；不吃饭，只吃酸奶、冰激凌；不上床睡觉，要睡在地上，无法与他讲道理。如此闹了半个月，家里只好向他屈服，将电脑又搬了回来。可是他依然行为紊乱，吵闹、破坏东西，让他玩电脑，他不上网玩游戏，只是在键盘上乱按（其母反映，以前他任性时，只要家里让步，就能安静下来）。以后逐渐加重，自言自语，不知所云，不理睬人，父母无法与他交流，行为紊乱。病后夜眠差，每日只能睡 3~4 小时，饮食差，消瘦明显，个人生活完全靠父母料理。无其他躯体疾病。

母孕期无异常，分娩时产程长，患儿娩出后有窒息，经抢救后才会哭。发育迟，2 岁才会走路，叫爸爸妈妈。

家族史：无特殊。

精神状况检查：患儿进入诊室后漫无目的的乱走，见了电话要抓起来听听，见了电脑在键盘上乱敲，拿起桌子上的书本闻一闻、舔一舔。医生问话他拒绝回答，多问几句就非常不耐烦，拉着妈妈要出去，医生不让他出去，他就倒在地上打滚、哭闹不止。

诊断分析：根据患儿分娩时窒息，发育迟，上学后不能接受教育，诊断精神发育迟滞成立。在学龄早期就伴有一些行为问题。其病诱因是家里将电脑卖掉，其后的表现很像是与家里人对抗。父母也是这么考虑的，因此采取向他让步的方法将电脑搬了回来。但症状并没有就此缓解，而且愈演愈烈，这就不能用任性来解释了。与病前比较，患儿的行为有明显的起病期，行为与以前截然不同，无法用语言进行交流，社会功能明显受损，生活不能自理。这些都不能用行为问题来解释。虽然没有发现幻觉妄想，但根据患儿明显的社会退缩、行为紊乱，可诊断精神分裂症。

治疗：给予每日利培酮 2 mg，治疗 2 个月，行为紊乱逐渐缓解，复诊时能够简单交谈，如自己的姓名、年龄、学校情况等，但用词简单，情感淡漠。智商 47。

（四）儿童多动症

常有注意力不集中，活动过度，学习成绩差，不守纪律，适应社会能力差等，可能给人以智力低下的假象。但检查其智力在正常范围，经督促成绩可显著改善，服用中枢兴奋剂治疗可好转，可以与精神发育迟滞鉴别。有的 ADHD 患儿智力测验时 IQ 达不到 70，处于 65~69 之间，这时不要轻易诊断为精神发育迟滞，因为得分低，可能与测验时多动、注意力不集中影响其成绩有关。此时应该使用哌甲酯治疗后，待患儿症状缓解后复查，以确定是否有精神发育迟滞。

（五）孤独症

精神发育迟滞突出表现为智力较同龄儿童明显低下，并伴有社会适应缺陷，但无异乎寻常的社会关系和人际交往、明显的兴趣狭窄及刻板重复动作等障碍。孤独症患儿约 25% 智力正常，25% 属轻度智力低下（IQ：50~70），50% 属于中、重度智力低下（IQ 在 49 以下）。精神发育迟滞男女发病之比为 2∶1，且中度、重度患儿常呈特殊面容和先天性发育畸形。孤独症男女发病之比为 3∶1~6∶1，较多呈聪明伶俐面容，其中有少数在计算、背诵和机械记忆等方面有特异才能。

（六）视、听障碍以致适应环境及学习困难

早年耳聋严重者常有语言发育障碍，不要误认为是精神发育迟滞。某些脑病所引起的失语、失用、失读、失写，亦影响学习及语言能力，但其一般智力良好，可以鉴别。

第五节 治疗和康复

精神发育迟滞的病因复杂,至今尚有不少病因未明,这给治疗带来了一定的困难。治疗的原则应是早期发现,早期诊断,查明原因,早期干预。WHO 提出对精神发育迟滞的康复宗旨在应用医学、社会、教育和职业训练等综合措施,使患儿的智力与技能得到发展,帮助他们成为家庭和社会中的残而不废的成员。教育、训练和照管是治疗的重要环节。轻度智力低下,可以接受教育;中度一般需要日常生活训练;重度和极重度以养护为主,并辅以药物和饮食治疗。

一、教育及训练

对于大量 IQ 在 50~70 的精神发育迟滞患者,随着年龄的增长,脑功能亦有缓慢改善,故特殊教育及耐心辅导,能帮助其智力及运动功能提高,以适应生活及简单职业需要,不少患者仍能自主。对此类患儿,最好能设立特殊学校,专门教师,通过长期、耐心的教育和辅导,很多患者成年后仍可过接近正常的社会生活。精神发育迟滞的康复治疗仍以教育和训练为主。研究证明精神发育迟滞儿童也具有相当大的潜能,他们的心理发展和成熟的速度虽较缓慢,但是他们与正常儿一样,随着年龄的增长而有所发展。若能早期发现、早期诊断并按发挥潜能的生理原则,积极进行早期教育与训练,可促使他们智力酌情发展。首先应帮助患儿语言功能和运动功能的发育,随之加强对智力和认知功能的训练。本症患儿尽管精神发育不佳,但是在生长发育期,他们的智力及其他精神活动还是在逐渐发展的,只是发展的速度比正常儿童慢,所以对精神发育迟滞患儿进行教育、训练尤其在幼年期是非常重要的。父母对患儿应耐心,坚持不懈帮助教育和训练,使他们能够逐渐适应周围环境,安排自己的日常生活、并参加简单的劳动。同时,社会应设立专门机构加以收容和教育。对中度精神发育迟滞的患儿,要重点训练他们的知觉功能、语言功能和运动功能,以适应日常生活环境和独立自理生活为主要目标。对智能缺陷严重儿童,对重症及极重症患者,则终身需人照料,但仍可通过长期训练,教会其简单卫生习惯及基本生活能力。则着重加强护理为主,照顾好他们的生活,防止意外,避免自伤、撞伤并注意预防感染。

二、病因治疗

精神发育迟滞大部分不能进行病因治疗,只是有一部分遗传代谢性病如苯丙酮尿症、半乳糖血症、肝豆状核变性、先天性甲状腺功能减低症等,如能早期诊断,及早进行饮食治疗,可避免发生严重智力障碍。对先天性克汀病,早期给予甲状腺素治疗,亦可改善智力低下,控制症状发展。对某些先天性颅脑畸形如狭颅症,手术治疗可减轻大脑压迫,有助于其发育。对先天性脑积水患儿半岁前可做脑室分流术。对苯丙酮尿症,采用大米、玉米、淀粉、糖、蔬菜、水果、羊肉等低苯丙氨酸饮食,并限制蛋类、肉、虾、乳类、小麦等含丰富的苯丙酸饮食,也可采用低苯丙氨酸水解蛋白治疗,常用量每日 3~10 g。苯丙酮尿症经早期诊断后,应尽早开始低苯丙氨酸饮食治疗。其智力损害程度与是否早期发现,与早期采用饮食治疗有关。治疗开始得越早越好,最好能在出生后 3 周内开始施行,出生后 3 个月内开始治疗者,患儿智力发育可达正常水平;如在 6 个月以后才治疗,智商 IQ 在 50 以下,3~6 岁开始治疗者效果视具体情况而定,其智力损害可能是不可逆的。半乳糖血症患儿,应及早停止使用乳类食物,半乳糖血症患者早期要食用米麦粉或代乳粉代乳类食品,并辅用多种维生素和无机盐。即使临床症状显著好转,饮食控制至少也要 3 年。如能早期发现,早期治疗,症状可完全消失。5~6 岁以后由于体内已产生新的半乳糖代谢途径,患儿可进食乳类食品。对某些酶代谢性疾病患儿要补充有关的酶;对先天性梅毒所致的精神发育迟滞进行青霉素驱梅治疗。

三、对症治疗

有些精神发育迟滞病因明确,但多数精神发育迟滞病因不明,或者即使查明病因,目前尚无特殊治疗手段。精神发育迟滞儿童常常有兴奋、冲动、自伤、伤人等行为表现,必要时只能进行对症治疗。伴有兴奋、躁动、幻觉妄想症状者给予抗精神病药物镇静治疗,如氯丙嗪、奋乃静等。近年来文献报道非典型抗精神病药物如利培酮、奥氮平治疗 MR 伴 DMD 具有较好的疗效且安全性好。如伴有癫痫发作,可采用抗癫痫治疗,如苯妥英钠、卡马西平、丙戊酸钠以及妥泰和拉莫三嗪等。烦躁、焦虑不安者给予地西泮等抗焦虑药物治疗。

四、促进脑细胞功能发育的辅助治疗

过去多年来曾用过很多药物企图帮助脑发育,增强智力,但疗效不肯定。可选用脑复康、脑复新、谷氨酸、叶酸、脑磷脂等。近年来试用脑活素治疗,一般用于窒息或脑外伤患儿。用法:脑活素 5~10 ml 加入 5％葡萄糖溶液中,静脉滴注,每日 1 次,10 次为 1 个疗程。如症状有所改善,间隔 10 日后可再重复 1 个疗程,根据病情需要,可重复进行 2~3 个疗程。

五、其他

高压氧对于脑缺氧的患儿有一定的疗效。脑移植,近十多年来国外有用脑移植治疗精神发育迟滞,近几年来国内亦有少数地方开展,但疗效尚待评定。基因治疗对一些单基因遗传性代谢病,国外已在开展基因治疗的评定,理论上应有前景。

第六节 预 防

一、加强孕期保健

母亲孕期中很多有害因素可损害胎儿脑发育而造成精神发育迟滞,故孕期保健对预防本病非常重要。近数十年来发达国家重视了孕期及围生期保健,明显地降低了精神发育迟滞的发病率。母体在妊娠期间应注意营养,注意卫生,妊娠期应保持心情愉快,尽可能避免

接触有害化学物质,戒烟、戒酒,绝对禁止摄入毒品,避免服用能致畸药品;避免接触放射线;积极预防母孕期各种传染病。预防病毒及原虫感染;坚持产前常规检查,预防难产、急产,做好产前检查,预防妊娠并发症,避免病理分娩。在山区及边远农村,要注意推广新法接生。

二、做好儿童保健

婴幼儿及儿童早期的疾病及意外所造成的脑损害,最容易引起严重的精神发育迟滞,故避免发生脑缺氧、预防传染病及中枢神经系统感染,防止中毒,避免脑外伤,慎重使用药物以免损害视、听神经等都十分重要。对儿童应进行定期保健咨询,以便及早发现消除隐患。同时要加强婴幼儿营养。

三、加强婴幼儿教育

儿童时期是正常身心发育的黄金阶段,早期教育,对于精神发育十分重要,特别要注意从婴儿出生后 2 个月开始,应及时提供充分的语言刺激,这对语言发育有重要的促进作用。6 个月以前良好的亲子关系,对于童年期及成年后人际关系处理的好坏具有重要影响。关心婴幼儿的智力以及心理成长,及时提供有益的文化与道德影响,不仅能促进儿童的智力发育,而且对于其整个心理发育也是非常重要的。

四、及时诊治可以治疗的遗传性或内分泌障碍疾病

避免影响智力发育。

五、开展重视遗传学咨询和产前诊断工作

下列情况应该重视遗传学咨询:夫妇之间,任何一方的亲属中如果患有遗传性疾病,其子女都有患此种疾病的可能;父母已有一人或两人患有明显的遗传疾病,子女中已经出现遗传性疾病者;孕妇年龄超过 35 岁以上者。当第一胎孩子患有某种疾病时,要重视以后的孩子会发生同样疾病的可能性。因此要注意加强医学遗传学的指导,采取必要的措施。如果有下述情况者要重视产前检查:目前对一部分遗传性代谢病和染色体异常已可进行产前诊断,通过羊膜腔穿刺进行羊膜细胞培养、绒毛膜细胞培养,或穿刺做胎儿血细胞培养等,可帮助确诊胎儿异常,以决定是否需终止妊娠,防止有病胎儿出生。近年分子生物学方法已开始应用于产前诊断,如 PCR(聚合酶链反应)技术,DNA 限制性片断长度多态性技术用于基因诊断,能更准确地判断有病胚胎,以防止精神发育迟滞患儿出生。另外,对于出生的婴儿注意早期诊断,如可采用半乳糖耐量试验,及早查出半乳糖血症;用最简单的方法给出生的婴儿常规"尿布试验",这种方法可以及早检查出苯丙酮酸尿症患儿,以便早期给以饮食治疗。应用苯丙氨酸耐量试验,一方面可以检查出无症状的患儿,还可以检查出表现型正常的杂合子,即隐性基因携带者,这对遗传性疾病的防治是十分重要的。

六、宣传教育

加强宣传教育,禁止近亲结婚,适当晚婚晚育,避免高龄妊娠,这些对预防精神发育

迟滞都是重要的。近亲婚配的子女发生先天畸形的百分率比一般人群高 3～4 倍。半乳糖血症患者在表兄妹结婚所生子女中要比随机婚配所生的子女高 19 倍。这是因为在近亲婚配的大家系中,携带隐性基因者比较多,婚配后其子女患遗传性疾病的概率高。另外,遗传性疾病按一定的概率出现,妇女生产次数愈多,其子女患遗传病的机会就愈高。因此,避免近亲婚配对预防精神发育迟滞具有重要意义。有些遗传病与母亲年龄有关,35～40 岁以上的孕妇所生子女中染色体病的发生率明显增高,这是由于高龄的卵母细胞减数分裂时易发生染色体不分离的缘故。男性在 55 岁以上再生儿育女,子女中染色体畸变的发生率也明显升高。如先天愚型,其母亲在 40 岁以上生育者比较多,所以 35 岁以上的妇女怀孕应在妊娠早期进行产前检查,发现染色体异常及时中止妊娠。因此,避免高龄生育,大力宣传计划生育,以及控制精神发育迟滞患者的生育,是预防精神发育迟滞的重要方面。

第七节　精神发育迟滞儿童的特殊教育

一、基本原则

对精神发育迟滞儿童的教育训练原则,主要包括:① 早期发现,早期干预,提高康复效果。② 矫治缺陷,强壮身体,为康复训练奠定基础。③ 从实际出发,因材施教,充分发展潜能。④ 强调目标训练,善用教学方法,反复练习,不断巩固,及时提供反馈,增强正确反应。⑤ 提供最少限制的学习环境,体验到成功的喜悦。⑥ 教育内容要有系统性,要循序渐进,加强直观性教育,注意教学活动的变化。⑦ 鼓励家长合作参与。

1. **轻度**　与普通儿童十分接近,可以培养成有理想、有道德、有文化、有纪律的社会主义公民。具体目标:① 主要培养日后在社会上有效的生活自理能力、工作态度与技能,强调实用性和生活化内容。学习课目包括算术、语文、社会沟通、安全、健康、职业与休闲等。一般可以掌握接近小学程度的文化知识与技能。② 培养良好的思想品德和个性,在学习与工作中,有克服困难的毅力,有较稳定的情绪。③ 培养适应社会的能力,能与人友好相处,有一定的社会责任感和经济观念。

2. **中度**　对这些儿童学习文化知识不能要求过高,应当着重在体力与心理能力的康复和补偿,同时适当培养良好品德、习惯、社会适应能力与劳动技能,尽量达到生活自理,学会照顾自己的起居饮食;学会一两种简单劳动技能。在监督下有效地生活与工作,学会关心他人与集体。因此,教育训练内容应该包括生活自理技能、社会适应能力以及在家庭或庇护环境中从事生产活动的能力。

3. **重度与极重度**　通常都伴有许多躯体和神经系统障碍,需要医疗。故对其训练目标主要是生活自理,或在减少他人监护情况下,能过半独立的生活。训练方案必须包括辅助器材与必要的激励措施,方能使患儿学会掌握饮食、穿着与梳洗等生活自理的技能,学会控制自己的行为,能对自己和他人有正确的认识,从而为适应社会生活打下基础。

二、教育训练方法

1. 临床教学法 这是一种典型的个别化教学方法,按个别精神发育迟滞儿童的临床资料与需要,设计教育训练方案,并通过训练-测验-训练-测验的交替过程,逐步发展其潜能。该教学法形式多样,最常见的有下列3种形式:① 个别指导:即一对一地个别指导。② 小组教学:将学习问题相类似或学习程度相近的儿童,组成一个小组进行教学。③ 独立学习:这是一种自学活动,让患儿按教材循序渐进地自学。

2. 主题单元教学法 即将各种课程划分为若干个系列的小型且具有逻辑顺序的主题学习单元,在个体协同配合下,循序渐进地进行教育训练。例如,课题为"秋天",可将之划分为秋天的月份、秋天的天气、秋天的景色、秋天的水果、秋天的衣着等若干小单元,并且充分运用视、听、味、嗅、触等各种感觉器官去体验秋天。

3. 工作分析法 此为中、重度与极重度精神发育迟滞儿童学习的主要方法。

4. 感觉统合训练 凡注意力不集中或伴有多动、摇摆、有自伤行为,以及触觉敏感的精神发育迟滞的儿童,均可采用此法。

5. 行为矫正法 主要运用学习原则,矫治精神发育迟滞儿童的问题行为或特殊功能障碍。实施前必须完成4个基本步骤:① 认清"问题行为"。② 观察"问题行为"的前因、过程与结果。③ 记录"问题行为",画出基线。④ 选择有效的增强物。在训练中应当掌握以下几种策略:奖励策略;强化策略;小步子策略,倒看做策略;观察示范策略;角色扮演策略;预先提示策略;委托办事策略;兴趣置换策略;取其自然策略;对抗反应策略;分类训练策略;综合训练策略。

三、训练内容

精神发育迟滞儿童的学习能力与需要具有极大的个别差异,轻度精神发育迟滞儿童的训练内容除了算术、语文等文化知识课外,还包括大运动、精细动作、感知觉、沟通、社会适应、生活自理、职业技能等。中度精神发育迟滞的训练内容包括自理、沟通、社会适应、感知功能、实用技能、职业与经济技能、休闲、活动技能等。重度精神发育迟滞儿童应着重进行生活自理技能的训练。

(朱 焱 苏林雁)

参 考 文 献

[1] 李雪荣. 现代儿童精神医学[M]. 长沙:湖南科学技术出版社,1994.

[2] Rutter M, Hersov L. Child and Adolescent Psychiatry[M]. 2nd ed. London:Blackwell Scientific Pub, 2004.

[3] Wiener JM. Textbook of Child and Adolescent Psychiatry[M]. Washington DC:American Psychiatric

Press，Inc,1997.

［4］张维熙,沈渔邨,李淑然,等.中国七个地区精神发育迟滞流行病学调查［J］.中华精神科杂志,1998,31：
78～80.

［5］十二地区精神疾病流行病学调查协作组.十二地区精神发育不全流行病学调查报告［R］. 1986,19：
83～86.

［6］陶国泰.儿童青少年精神医学［M］.南京:江苏科学技术出版社,1999.

第十四章
儿童精神障碍

第一节 注意缺陷多动障碍和破坏性行为障碍

病例 1

小驰首次来诊时仅 8 岁,因为上课不听讲,不做作业而由妈妈带来。妈妈介绍说,小驰从小聪明活泼,2 岁时就会背唐诗,几乎没经过走的阶段就直接会跑,跌得鼻青脸肿的也不哭;3 岁上幼儿园,老师根本管不住他,上课时经常跑出教室,有一次跑到池塘去捞蝌蚪,掉入水中差点淹死;上学后不能专心听讲,老师反映他连 5 分钟也坐不住,一时拿别人的文具,一时扯女同学的辫子;下课后在操场上追跑,弄得"晴天一身汗、雨天一身泥";还喜欢和同学撩打,常因此发生冲突,以致身上伤痕累累;放学后不知道老师教了什么、留了哪些作业,需要妈妈去问别的同学;学习成绩时好时差,进入 3 年级后,特别烦躁易怒,回家后不肯做家庭作业,嫌麻烦,父母教育他就顶嘴,老师批评他也无所谓。由老师推荐而来就诊。

小驰身体健康,很少生病。母亲怀孕、分娩均正常,1 岁会走路、说话。

他的父亲是做生意的,脾气非常暴躁,经常殴打妻子和孩子,据说幼时十分顽皮,3 岁时曾把煤灰偷偷放到邻居的锅里,上树曾经跌断腿骨。

小驰在诊室里,一下跳到磅秤上,一下爬到医生的椅子上,妈妈回答什么他都要插嘴,请妈妈填量表,他非要抢过来填。问他为什么不做作业,他说"我不喜欢语文老师,他总是向爸爸告状,爸爸就打我。反正我是坏孩子,不交作业老师也没办法。"

经智力测定,他的智商为 115,但注意/记忆因子只有 78。

持续性操作测验发现错报数、漏报数多,达重度缺陷。

注意缺陷多动障碍-Ⅳ-父母版(ADHDRS-Ⅳ-parent):注意缺陷分量表:14,多动-冲动分量表:19,总分 33

诊断:注意缺陷多动障碍-混合型

　　　　对立违抗性障碍

6 年后小驰因拦路抢劫小学生的钱而第二次来诊。

妈妈说,上次看病后,医生开了哌甲酯(利他林),但是小驰的爸爸坚决不让吃,说孩子不听话只有打,吃药会把人吃蠢。以后他的成绩每况愈下,经常是班上的倒数 2～3 名。5 年级后他迷上了电子游戏,经常旷课去网吧。现在上初二,有次老师批评他,他认为老师对他不公平,竟然用簸箕将老师砍伤,被学校记过处分。因而不肯上学,妈妈只好用每日给 2 元钱来哄他上学,最近这事被爸爸发现了,爸爸把妈妈痛打一顿,小驰愤而离家出走,在网吧里呆了2日,因为没有钱吃饭,去抢劫小学生的钱而被派出所抓获。

诊断:品行障碍

学习困难

本案例是典型的从注意缺陷多动障碍发展到破坏性行为障碍的历程。破坏性行为障碍(disruptive behavior disorders,DBD)的概念由DSM-Ⅳ提出,指对立违抗障碍和品行障碍的总称。我们以小驰为例,分析ADHD及破坏性行为障碍的诊断。

一、注意缺陷多动障碍

注意缺陷多动障碍(attention-deficit hyperactivity disorder,ADHD)又称儿童多动症,是一种十分常见的儿童心理障碍,国外报道在学龄期儿童中的患病率是3%～10%;我们在湖南省作了一项大规模的调查,共调查了4～16岁儿童8 864人,发现患病率为6.04%;也就是说,以每班50个人计,每班约有2～3个孩子患有多动症。本症男孩多于女孩,起病在7岁以前,但一般到了三四年级才引起家长和老师的注意。约占儿童心理专科门诊的一半以上。

(一)临床表现

ADHD有三大主要症状,注意障碍,活动过度和冲动性。

1. 注意障碍　注意是指人在一定时间内对一定对象的集中指向。注意力是随年龄而发育的,婴儿在出生不久就出现不随意注意,但对一个对象集中注意只能坚持几秒钟;1岁时只能坚持15秒钟;2～3岁能集中注意10～12分钟,5～7岁能聚精会神15分钟左右;7～10岁约20分钟,10～12岁可达25分钟,12岁以后能达30分钟。一般来说,鲜明、新颖、具体形象、变化的、趣味性强事物容易引起儿童的注意,单调、刻板的对象则易分散儿童的注意。

ADHD儿童的注意力障碍主要是注意的稳定性差,不能较长时间保持集中在某种事物上,另一个特点是容易分心,指对那种于完成任务有不良影响的无关刺激缺乏抗干扰的能力。突出表现为上课时不认真听老师讲课,东张西望、做小动作或发呆;做作业时拖拖拉拉、边做边玩,外面有任何响动都要出去看看,以致1个小时的作业要做3～4个小时,有时家长不得不守在旁边,时时催促;甚至有的孩子考试也做不完,明明都会做的题目,却不及格;做事粗心大意、丢三忘四,不是把笔丢了,就是把作业本丢了,考试时常常因为粗心而扣分;做任何事都没有坚持性,如在需要排队的时候不能耐心等待;哪怕是玩游戏时也常常虎头蛇尾,不能把一件事做完。

2. 活动过度　有的孩子温顺文静,有的孩子活泼好动,这是儿童的素质所决定的,并非爱动就都是多动症。

ADHD儿童"多动"的特点是缺乏自控能力,不分地点,与年龄不相称,在需要安静的场合多动。这些孩子从小就表现出明显的多动,在幼儿园不听老师指挥;上学后,在课堂上坐不住,在座位上扭来扭去,做小动作,玩东西;或扰乱同学,搅得"四邻不安";下课后,奔跑蹦跳,有人形容他们像一个永不停息的小"马达",除了动作多外,有的孩子特别多嘴多舌,喜欢过度的喧闹;他们喜欢插嘴,有时别人的话还没问完,就抢着回答;还喜欢干扰别人的活动,因而不受欢迎。

年龄较大的青少年,活动过度已不明显,但仍存在主观的无法安静下来的感受,常诉烦躁不安。

3. 冲动 冲动(impulsivity)指缺乏考虑,草率地进行一些不恰当或冒险的行为,多与周围环境不相称,经常导致令人不愉快的结果。冲动在动物和人类行为发展中起重要作用,而病态的冲动则构成许多精神障碍的临床表现。冲动和自我控制是一个矛盾的两个方面。自我控制(self-control)指为了较大的、预期的利益或为了遵从伦理道德规范,而克制自己不去做某些可立即获得愉悦的事。儿童自我控制最早发生于12～18个月,随着社会化的过程,儿童的自我控制逐步增加,经过多年发展,内化了各种准则和价值观,由自然人成为社会人。

ADHD儿童的冲动包括情绪易激惹,做事不加考虑。这些孩子往往因为一点小事就大发脾气,不能理性地处理生活学习中遇到的挫折;常常与同学发生冲突;任性,有要求立即就要满足;做事受一时的情绪支配,缺乏周密思考,不顾后果;行为莽撞,富于破坏性;喜欢玩危险的游戏,如不顾危险的登高、攀援等。因为这些行为,给家长和老师带来不少麻烦。

根据小驰的表现,在2～3岁时就表现明显多动,上课跑出教室;上学后"连5分钟也坐不住",老师布置作业他没听见,做作业无法坚持,可见无法集中注意力;他的冲动主要表现在不顾危险以及和同学冲突等方面,诊断ADHD是显而易见的。

(二) 有关诊断的几个问题

1. 关于三大主征 多动、冲动、注意力不集中是一些随年龄增长而移行的行为,和正常儿童一样,年幼时运动量大,自我控制能力差,随着年龄的增长,多动逐渐减少,自我控制能力逐渐增加;注意力在童年早期以不随意注意为主,随年龄增长而注意保持时间延长。但是在童年早期,儿童的活动以玩耍为主,注意涣散很难被家长和老师发现,上学后,尤其是随着学习难度的增加,其注意缺陷才越来越成为学习的障碍。DSM-Ⅳ现场测试小组正是基于这些现象,将ADHD分为两维度三亚型,在9条注意缺陷症状中,如果符合6条以上,即可诊断以注意障碍为主型(predominatly inattentive type,PI),这一型更多见于女孩、青少年,有较多学业功能损害,合并焦虑、抑郁障碍多;在9条多动/冲动症状中,如果符合6条以上,即可诊断以多动/冲动为主型(predominatly hyperactive-impulsive type,HI),这一型包括更多幼儿,一般无学业问题,合并品行障碍(conduct disorder,CD)和对立违抗性障碍(oppositional defiant disorder,ODD)较多;如果两型都符合,则诊断为混合型(combined type,CT),这一型合并ODD,CD、焦虑抑郁障碍均高,社会功能损害重,预后差,是最核心的ADHD。我们在临床上诊断的患儿常常是CT型,DSM-Ⅳ标准的引入,提示我们加强对以注意缺陷为主要表现儿童的关注。

青少年期ADHD最典型的症状是学业成绩差,且随年龄增加而加重,是他们来就诊的主要原因。早期未就诊的原因可能与该儿童智力水平较高,在小学阶段未出现明显学习问题,未引起家长和老师的注意有关。到青少年期,由于学习需要更高的认知水平、要求在学习时更注意细节、注意力更集中、更持久,因而表现出来。由于就诊时多动的症状已不明显,如不仔细询问病史,常导致误诊。这些儿童早期可表现为典型的多动,至青春期后,主要表现为内心不安宁、坐不住;在需要坐着的场合有轻微的运动性行为,但当环境有较大的空间允许其活动时,仍有活动过度的表现,干扰他人交谈,冲撞他人等。另一特点是行为不适当,如过分嘻笑、易兴奋、捉弄人而不顾他人感受,对他人的玩笑反应过度等,给人以"不成熟"的感觉。早期伴有攻击、违抗行为的儿童,青春期后这些症状易于发展为品行障碍、青少年违法。在诊断时,追溯小学阶段的病史是非常有价值的。

近年来,女孩 ADHD 引起关注。临床资料发现男女之比为 4∶1～9∶1,社区流行学调查资料为 2.1∶1。说明有许多女孩未就诊或未被临床医生诊断。女孩常常以注意障碍为主要表现,而多动不明显,常符合 ADHD – PI 型的标准。Gaub 等经荟萃分析发现女性 ADHD 有更多的认知损害,多动症状少、外化性行为问题发生率低。Marsh 等报道女孩比男孩阅读水平低、父母评价注意障碍得分低,社会功能有更多的损害,但对药物的反应比男孩好。由于女孩多动及外化性问题不如男孩明显,不易被家长和老师发现,但她们有更多的认知损害,应引起临床医生的关注。

2. **起病年龄和病程**　所谓起病年龄,严格地说应该是父母觉察到孩子的症状的年龄,ICD – 10 和 DSM – Ⅳ将起病年龄定为 7 岁前,事实上,ADHD 儿童的症状常在 3 岁时就明显表现出来,但是由于幼儿期不需要孩子专注、自控,所以很多家长意识不到其危害,这些症状往往是上学后,被老师发现或待出现学习问题后,才引起父母的注意。提出起病于 7 岁前,是为了排除因学习障碍、情绪障碍或其他原因所致的多动和注意缺陷。学习障碍儿童常在入学 2～3 年后,由于学业失败,出现"反应性"多动和注意力不集中;因此,在诊断时要考虑年龄因素。多动和注意障碍可以由其他原因引起,可能是一过性的,例如应激(如父母离异)、适应性障碍(迁居),都可引起儿童心神不定,故规定"符合症状标准至少已 6 个月",要求这些行为持续存在才能下此诊断。

3. **障碍的严重程度**　正常儿童活动量的差异很大,有的儿童,特别是男孩,常常活动较多,由于父母性格的差异,对于喧闹的耐受性各异,因此很难有一个客观的确定儿童多动的尺度。儿童注意是随年龄增长而发展的,学龄初期儿童随意注意刚开始发展,评价儿童注意力是否有障碍也必须考虑发育成熟因素。因此严重程度标准可以作为界定正常儿童的多动、注意力不集中与 ADHD 的一个指标,只有当这些行为程度明显超出正常,严重干扰了儿童的社会功能才能诊断。所谓社会功能,指人生活、工作、学习的能力,特别是与人交往的能力。ADHD 由于注意缺陷,常不能获得所学的知识,因此表现为学习成绩下降,成绩差;由于多动,常不能遵守学校纪律;由于冲动,常和小伙伴发生冲突,使老师感到很难管理。母亲主诉有多动、冲动、注意障碍的孩子,只有达到了上述社会功能受累的程度,才能够诊断ADHD。在诊断标准中强调"与发育水平不相称的"症状,指的是儿童的行为超出同龄儿童应该自我控制的范围,需要与同龄儿童比较,父母常常只了解自己的孩子,缺乏比较,难于判断,这时参考老师的意见是很重要的,有经验的老师面对一个群体,他们能够识别哪些儿童需要格外关注的,例如有的老师将 ADHD 儿童的座位单独摆放,以免干扰其他同学上课,有的将他们的座位摆在最靠近讲台的地方,便于自己时时注意、管理。

另外,还要考虑症状发生的广泛性,要求至少在两种环境出现,排除了有些儿童仅仅在某些场合,如在父母面前任性、缺乏自控而出现的情境性多动。

4. 鉴别诊断　注意障碍、多动、冲动都是非特异性症状,可见于多种情况,因此鉴别诊断非常重要。

(1) 各种躯体情况:各种躯体疾病:甲亢、甲低、风湿热、中耳炎;神经系统疾病:中枢神经系统感染、脑外伤、癫痫;视觉和听觉损害;各种药物的不良反应以及睡眠不足等均可导致注意力不集中及行为改变。通过详细了解病史、仔细的体格检查和实验室检查有助于鉴别。

(2) 焦虑、抑郁状态:儿童焦虑抑郁时常出现与 ADHD 相似的症状,在 DSM-Ⅳ 儿童广泛性焦虑障碍诊断标准的症状学标准 6 条中有 4 条与 ADHD 类似,如坐立不安、注意力不集中、易激惹、睡眠问题。鉴别要点是通过与儿童交谈,发现儿童焦虑、烦躁、不快乐的主观体验。创伤性应激障碍也可以有 ADHD 样表现,但发病前有明显的应激性生活事件,且病期一般达不到 ADHD 所要求的 6 个月,可资鉴别;儿童由于环境的改变,如迁居、转学、升学,可能出现适应性障碍,儿童的体验及病程可资鉴别。焦虑、抑郁也可以与 ADHD 共病,应分别予以诊断。

(3) 破坏性行为障碍:单纯 CD、ODD 常没有注意缺陷、多动不宁等表现,无神经系统发育延迟等表现,可资鉴别。这些障碍也可以与 ADHD 共病,应分别予以诊断,以下详述。

(4) 发育性障碍:患有学习障碍、言语发育障碍、边缘智能的儿童,由于对老师的课堂讲授不理解,常常产生厌倦而出现继发性注意问题和多动。这些儿童起病年龄常在入学后 1~2 年,其学习问题以阅读能力受损为主,是认知功能的损害。而 ADHD 的成绩下降常发生在 3~4 年级,以言语学习和记忆能力受损为主,不完成作业、粗心、在校行为表现差更突出。从症状发生的时间看,ADHD 是先有行为问题,然后出现注意力不集中,最后出现认知缺陷;而学习困难是先有认知缺陷,继之出现注意力和行为障碍。这些发育性障碍也可以与 ADHD 共病,应分别予以诊断。

(5) 精神发育迟滞和孤独症:精神发育迟滞儿童也可以伴有多动不宁,详细了解发育史,会发现患儿有语言、运动发育延迟,通过智力测定可以鉴别。如果儿童的活动过度超过了与其智龄相适应的程度,应分别诊断。值得注意的是,有些 ADHD 儿童由于无法安静进行测验,其智商可能低于 70,这时最好先用药物治疗,待儿童能够完成测验时再予以确定诊断,不要轻易给儿童戴上精神发育迟滞的帽子。部分孤独症可表现为明显多动不宁,但病史及临床观察可发现典型的社交障碍,语言交流障碍和兴趣、活动内容的局限、刻板、重复特征,一般不难鉴别。

(6) 躁狂发作或双相障碍:儿童躁狂发作的早期症状常表现为多动不宁、注意力涣散、学习成绩下降及睡眠不安,类似于 ADHD。鉴别诊断主要依据详细的病史,一般 ADHD 起病于 7 岁以前,而躁狂发作常起病于 12 岁以后;双相障碍常有阳性家族史,追溯家族史有助于鉴别诊断。近年来国际上开始关注 ADHD 和躁狂发作的关系,有些儿童幼时表现为

ADHD,以后出现明显的躁狂症状,可以诊断 ADHD 共患情感性障碍。

（7）儿童精神分裂症:儿童精神分裂症早期可能有注意力不集中、多动不宁、情绪不稳等表现,但本症一般起病于 10 岁以后,深入询问病史和精神状况检查,可发现情感淡漠、对外界事物缺乏相应的情感反应、孤僻离群、行为怪异,思维脱离现实、幻觉妄想等可资鉴别。

（8）正常儿童活动水平高:幼儿本身的特点是活动水平高,不能持久地停留在一个地点;有 15％的学龄儿童精力旺盛,活动水平高,可能被看作多动症。但这些儿童没有社会功能受损,学习成绩和与小伙伴交往均正常,他们的活动过度常常是在环境允许的场合,能够有效控制自己,没有 ADHD 儿童的行为缺乏计划性、组织性的特征,可资鉴别。有些父母不知儿童的活动水平怎样算正常,或自己好静,对儿童的不安静耐受力差,或核对科普宣传资料上的条目,觉得条条都符合,这时,参考教师的意见尤为重要。

（三）治疗

1. 药物治疗 近年来,随着儿童精神病学和精神药理学的发展,在儿童 ADHD 的治疗方面,也有长足的进展。

（1）精神兴奋剂:精神兴奋剂仍然是本症的首选药物,已有 60 余年应用历史。Elia 报道使用一种或两种兴奋剂,有效率可达 96％。常用药物为盐酸哌甲酯,是通过促进多巴胺的释放、减少多巴胺再摄取及抑制单胺氧化酶活性而起作用。可以改善注意障碍、多动及冲动行为,药物并不改变儿童的认知,但能改善学习的策略,提高学习成绩;使行为矫正、家庭治疗和补救的教育得以进行。速释制剂盐酸哌甲酯(利他林)在用药 30～60 分钟起效,作用持续 3～6 小时。由于半衰期较短($t_{1/2}$ 2～2.5 小时),大多数患儿需要每日用药 2～3 次,常用剂量为 0.3～0.7 mg/(kg·d),10～40 mg/d,最大剂量不超过 60 mg/d,一般以最小剂量达理想效果为宜。为解决每日多次用药问题,国外出产了一些哌甲酯缓释剂,国内引进基于渗透泵缓释技术的哌甲酯(OROS-MPH),商品名专注达,疗效持续 12 小时,可以每日用药 1 次,剂量 18～54 mg/d。疗效好的预测指征为:智商较高、注意障碍明显、年龄较小、症状较轻、不伴焦虑及亲子关系良好。匹莫林(苯丙妥因)半衰期较长($t_{1/2}$ 12 小时),服后 1～2 小时起效,持续 7～8 小时,故每日服药 1 次即可。剂量为 20～80 mg/d。由于匹莫林肝毒性整体风险超过其可能的益处,故 2005 年美国食品药品管理局决定匹莫林退出市场。

精神兴奋剂的不良反应与剂量有关。常见不良反应为食欲减退、失眠、急躁、恶心、呕吐、情绪改变、心率和(或)血压增高。食欲减退是用药的最大障碍,使很多家长无法坚持。处理办法是早晚餐吃好,以弥补中餐摄入的不足,或睡前加餐。对身高体重的影响报道不一,Vincent,Steven 追踪研究 6 个月至 6 年,发现盐酸哌甲酯(利他林)对青少年身高体重无显著影响。有认为身高体重的减少是暂时的,一旦停药身高体重可以加速增长或反弹,其最终体重和对照组比较无显著性差异。但确有个别儿童导致生长发育受阻,因此,密切追踪生长发育指标是必需的。部分患儿出现激越、焦虑症状,应及时减量或停药。对于失眠的处理,可将第二次服药的时间提前,或合并三环类抗抑郁剂、可乐定等。某些患儿在下午或晚上(用药 5 小时左右)出现症状的反跳,导致做家庭作业困难,很可能造成家长认为服药无效,此时应向老师了解儿童在校表现。对于反跳现象,合并三环类抗抑郁剂或可乐定有效。

在用药一段时间后停药也可以出现 ADHD 症状的反跳、失眠及抑郁症状,应予注意。

以往认为随年龄增长,本症可自愈。现在的研究发现在青少年期仍表现不同程度的症状。尽管运动性活动的程度和形式已减轻,但注意障碍、冲动仍很突出,并且由于进入中学后学习难度的增加,出现学习困难。过去认为哌甲酯(利他林)对青少年属禁忌,Barkley 对一组服用 MPH 的青少年(平均 15 岁)追踪 13 年,结论为无论应用 MPH 的时间长短,与对照组比较,无成人期物质使用、依赖和滥用的证据。对于 6 岁以下幼儿用药问题,Musten 认为精神兴奋剂对学前儿有效,早期干预有助于提高自尊心、改善伙伴关系和亲子关系、改善认知功能。但不良反应更常见,对于症状严重、确实难于管理的 3 岁以上幼儿可以酌情选用。

(2) 盐酸托莫西汀:托莫西汀(atomoxetine)商品名择思达,是一种新的特异的去甲肾上腺素再摄取抑制剂。2002 年美国食品与药物管理局(FDA)批准盐酸托莫西汀用于治疗 6 岁及 6 岁以上儿童、青少年及成人 ADHD。主要在肝脏内由细胞色素酶 P4502D6 代谢,半衰期在强代谢者为 4 小时,在弱代谢者为 19 小时。托莫西汀在缓解 ADHD 症状方面明显优于安慰剂,并且显示出量效关系;与哌甲酯的对照研究显示两药疗效相当。一项国际、多中心、随机、双盲对照研究(中国 240 例,6～16 岁)中,患者接受 8 周托莫西汀治疗,平均剂量 1.35 mg/(kg·d),在改善 ADHD 症状上托莫西汀组(有效率 78.6%)不亚于盐酸哌甲酯(80.3%)。托莫西汀有 3 种规格(10 mg、25 mg、40 mg),起始剂量为 0.5 mg/(kg·d),至少应用 1 周后逐渐增加给药剂量至目标剂量,约 1.2 mg/(kg·d),每日早晨单次服药或早晨和傍晚分 2 次服用。最大剂量不应超过 1.4 mg/(kg·d)或 100 mg/d,选其中的较小剂量。

一般情况下托莫西汀的耐受性好,不良反应少见,且大部分不良反应是短暂的。消化道反应是最常见的不良反应,包括腹痛、食欲下降、恶心、呕吐消化不良、便秘等,通常出现在刚开始服药或药物剂量调整期,可以通过减缓增加药物剂量来解决。失眠、嗜睡等神经系统症状在开始应用时较常见,嗜睡者可以把服药时间改为睡前。长期观察发现舒张压轻微增高、脉搏轻度增快;未发现严重的安全问题。在应用托莫西汀治疗时短期内对身高和体重有一定的负面影响,但从长远看(已经进行了为期 5 年的随访),托莫西汀不影响最终的身高和体重。不过在应用盐酸托莫西汀治疗的过程中还是必须对患者的生长发育进行监测。少见的不良反应有便秘、消化不良、疲劳、体重减轻、头晕、兴奋、皮疹、情绪不稳、易激惹等。

(3) 抗抑郁剂:对于用精神兴奋剂治疗无效或因不良反应不能耐受者,可考虑抗抑郁剂。20 世纪 80～90 年代,三环类抗抑郁剂是最常用的二线药,常用药物为丙咪嗪和去甲咪嗪,可改善多动和注意障碍,对伴焦虑抑郁的患儿尤其适用,剂量为 3～5 mg/(kg·d),该药不引起症状反跳及失眠,并可防止使用盐酸哌甲酯(利他林)在用药 5 小时后症状的反跳。主要不良反应是对心脏影响,引起血压和心率轻度增高,P-R 间期延长、QRS 波群增宽,偶有猝死的报道,因而限制了其临床应用。布鲁普吡(bupropion)能抑制多巴胺回收,加强突触后多巴胺活性。据报道治疗 ADHD 疗效与盐酸哌甲酯(利他林)无差异。有轻微的抗胆碱能及心血管系不良反应和皮疹。

(4) 可乐定(clonidine):是一种抗高血压药物,主要兴奋中枢 α_2 肾上腺受体或通过刺激 GABA 释放而起作用。自 20 世纪 80 年代始可乐定用于治疗抽动症,后用于 ADHD 伴有抽动症者。可乐定可减少多动,提高对挫折的耐受性,增加服从性,其疗效与盐酸哌甲酯(利他林)相似。对于伴有抽动、违抗、品行障碍、睡眠障碍及盐酸哌甲酯(利他林)疗效不佳者效尤甚。常用剂量:从 0.05 mg,1 日 2 次开始,逐渐加量,在 1~2 周内加至 0.15~0.4 mg/d,或直至产生疗效或不良反应不能耐受为止。主要不良反应有过度镇静、头昏、共济失调、血压和心率轻度增高,房室传导阻滞、QRS 波群增宽等,轻的过度镇静在几周后可以耐受。不宜突然停药,以免戒断反应。对于用兴奋剂部分有效、用药后反跳、失眠者与可乐定合用可增效并减轻不良作用,有心血管病者禁用。

(二) 多维治疗

由于 ADHD 是一种复杂的、引起多种问题的障碍,单一的治疗往往难以达到显著、持久的效果,提出多维治疗(multimodal treatment),即多种不同的治疗方式的结合,如:个体化的精神兴奋剂治疗和(或)对 ADHD 儿童及其家庭的个别或集体心理干预,每一种治疗针对一个缺陷领域,由心理学家、儿童精神病学家、特殊教育教师等同时进行。

1. 行为治疗　行为治疗基于社会学习理论,以不良行为作为靶症状,通过阳性和阴性的强化,来增加适应行为和减少问题行为。阳性强化物可以是食物、玩具、某种特殊利益,或与成人一起参加愉快活动的时间。行为治疗对于社交技能、学习技能的提高效果较好,而对于注意障碍、多动、冲动的效果不如药物治疗明显。

2. 认知行为治疗　将认知策略技术(例如一步步解决问题和自我监测)与行为矫正技术(例如阳性强化和模仿)相结合,其目的,旨在提高行为矫正技术的持久性。自我监测、自我评估训练对于增加自我控制能力有益。

3. 社交技能训练　是多维治疗的主要组成部分,ADHD 冲动的行为方式常导致伙伴关系不良,社交技能训练对减少攻击行为、提高儿童的社交能力有帮助。可采用直接指导、模仿、心理剧、反馈等方式进行集体治疗。

4. 辅导父母　有步骤地对父母进行辅导,向他们提供关于 ADHD 的理论知识和应付儿童异常行为的策略,鼓励良好行为、忽视问题行为,每次布置家庭作业,下次汇报实践的体验、寻找最适合的管理方式。

5. 家庭治疗　儿童的问题常与家庭结构、家庭内情感及观念交流格局有关,其异常行为又导致家庭出现矛盾冲突。家庭治疗以整个家庭作为治疗对象,定期访谈,布置相应的家庭作业,学习怎样一起协商和解决问题,改善家庭中不适当的关系。

6. 学校技能训练　ADHD·冲动的行为方式常导致作业出错,学校技能训练主要培养患儿精确作业、仔细检查的能力。可以应用行为矫正手段,由教师提供儿童行为和学业的报告,根据这个报告,给儿童奖赏,以利于儿童将学得的技能在学校应用。对特殊学校技能障碍,例如阅读障碍、计算障碍,应由特殊教育教师进行个别矫正课程,并将儿童的问题提供给家庭教师,共同进行。

7. 游戏和个别心理治疗　采用心理剧的形式,旨在提高儿童的自尊、对自己的障碍有一个全面的了解,提高对坚持服药的认识,尤其适用于伴有焦虑、抑郁的患儿。

多维治疗需要较长的时间、较多的精力和财力,家长往往很难坚持,因此,提高依从性是一个很重要的方面。研究证明,多维治疗较单一药物治疗或行为矫正有明显的效果,值得借鉴和推广。

8. 其他辅助治疗　脑功能反馈治疗:采用自我反馈的方法调整儿童的脑电波,达到提高注意力和逻辑思维的作用,此治疗无任何不良反应,是目前较好的辅助治疗手段;感觉统合治疗,可通过特定的运动调节儿童各种感觉信息的输入,达到整体感觉的统合,由于是在游戏过程中进行治疗,儿童容易接受,不失为一种较好的辅助治疗手段。

(四) 预后

国外对 ADHD 儿童追踪研究十余年,发现大约四分之一成年后出现反社会性人格、社会适应不良、成瘾行为、违法犯罪以及精神病等重大问题,是儿童期危害性较大的一种心理障碍。这也正是我们提倡早期诊断、早期治疗的原因。

二、对立违抗障碍

对立违抗障碍(oppositional defiant disorder,ODD)以违抗、敌意、对立、挑衅、粗野、不合作和破坏行为为基本特征,出现在童年早期(10 岁以下),青春期达高峰。DSM-Ⅳ经流调及现场测试报道 ODD 患病率在 2%～16%。以男孩多见,男女之比约为 2∶1,青春期后女孩 ODD 的患病率有上升趋势。我们在长沙市的一项研究中使用 DSM-Ⅳ诊断标准,发现 ODD 的检出率为 8%(男为 11%,女为 5%)。ADHD 儿童常常合并 ODD,Barkley 报道 ADHD 中合并 ODD 占 40%～65%;我们在门诊就诊儿童中发现 ADHD 合并 ODD 者占 45.9%。

近年来,ADHD、ODD、CD 之间的关系被作为主要课题进行了大量研究,ICD-10,DSM-Ⅳ以及 Caron 均提出 ODD 是 CD 的前驱症,CD 又是成人反社会人格的前驱症。ODD 在 ADHD 和 CD 之间的这种桥梁关系引起了人们的关注。

(一) 临床表现

ODD 的临床表现取决于儿童的气质、年龄、性别、早年的经历和父母的心理状态以及这些因素之间的相互作用。主要表现为:

1. 对立、违抗的情绪和行为　ODD 儿童在童年早期易于出现烦躁不安、爱发脾气等表现,父母的百般哄劝和安慰,常常无济于事。父母经常会抱怨孩子难应付,不好带。学龄前期儿童往往在不如意时出现这种行为,当要求得到满足或经过一段时间后常会自然恢复;学龄期以后的儿童则经常与老师或父母对着干,不服从管教;常因一点小事而发怒,与大人争吵,时常为了逃避批评和惩罚而把因自己的错误造成的不良后果或自己所做的错事归咎于旁人,责备他人,甚至怀恨、报复。有的儿童倾向于以隐蔽的方法和被动的方式表达他们对权利的挑战和敌对的情绪,如口头答应而不执行,不按家庭或学校的规则办事等。Carlson 发现,ODD 女孩较男孩更加不合群,不愉快,有更多的内化性问题(如焦虑、抑郁、退缩等)。

我们在长沙市的调查发现最常见的症状为经常发脾气(91.49%)、常发怒或怨恨他人(61.7%)、常"发火"或易被旁人烦扰(44.68%)、常与大人争吵(80.85%),其次为常主动拒绝大人的要求或违反规矩(68.09%)、常因自己的错误或所做的坏事责备旁人(68.09%),较少见的为经常明显故意地烦扰别人(25.53%)、常怀恨在心或心存报复(19.15%)。

2. 学业及社会功能受损 ODD儿童的对立违抗表现在学习方面,便会出现对学习无兴趣,难于接受知识,学习成绩差等。他们经常故意拖延和浪费时间,常常以"忘记了"或"没听到"为借口而不做作业或晚交作业,焦虑的父母及老师试图通过增强孩子的努力程度来弥补,却常以失败告终。孩子的学业失败与管教者长期的批评和严格的要求相互作用,常导致恶性循环,而使ODD儿童的症状不断强化和加重。孙凌等发现有38%的ODD儿童合并学习困难,而伴有ADHD的ODD儿童,其学习困难的程度较单纯的ODD更加严重。临床上发现ODD儿童在某些执行功能方面存在缺陷。如行为缺乏目的性、计划性,工作学业没有效率,没有上进心等。

由于患儿常烦扰、怨恨、敌视他人,自我评价低,所以他们与同伴相处困难,孤僻,不合群,不愿或较少参加集体活动,与父母、教师等缺乏交流,社会适应不良。ODD患儿的对立违抗症状不同程度地影响了其社会功能。

小驰在8岁时就烦躁易怒、与父母顶嘴,对老师的批评置若罔闻,拒绝做家庭作业,已经构成了对立违抗性障碍。

(二) ODD 的病因

对ODD病因的研究主要集中在心理社会因素方面,发展理论认为,ODD是儿童社会适应失败的结果,在儿童的成长过程中,他们一方面希望自主、独立,另一方面又不能放弃对父母的依赖,两者的矛盾冲突未能适当的解决,可导致消极的对抗和不顺从。学习理论认为,ODD的症状是阴性强化的结果。家长和老师常对孩子的对抗行为进行提醒、责备、训诫、惩罚,试图改变孩子的违抗行为,使其顺从,而这些阴性强化则增加了不顺从的频率和强度,这些违抗行为被父母或老师过分的关注有可能使之强化而重复出现。另外,父母离婚、分居;教育方法不一致,不适时的打骂,家中子女过多,父母本身的精神病理等均可成为ODD的促发因素,在这样的家庭中,ODD儿童缺乏关心和基本心理需求的满足,甚至受到虐待,因而常产生挫折感及对父母和家庭的不满与敌视而表现出ODD的症状。

生物学因素方面:现有研究发现肾上腺激素和雄性激素受体基因与外化性行为问题相关,还发现ODD与ADHD有着共同的遗传基础。笔者测定一组ADHD伴ODD儿童和一组单纯ADHD儿童血清5-HT水平,发现伴ODD的ADHD血清5-HT水平显著低于单纯ADHD组。

从小驰的例子可以看到,家庭环境不良(父母争吵)、父母管教方法不一致(父亲打骂,母亲纵容)、不良的教养方式(严厉惩罚),是他发生ODD的重要原因,其父本身具有粗暴、冲动的性格,既可能通过遗传造成小驰从小难于管理,也可能通过言传身教使小驰习得许多不良的行为方式。

(三) 治疗

1. 心理、行为治疗 目前应用较多的为辅导父母,在治疗师的指导下,由父母在家里改变孩子不良行为。也可以通过个别、小组和家庭治疗等方式,针对孩子分离、自主、依赖等问题,使ODD儿童的父母、老师等互相作用,形成一个持久性的支持网络,为心理适应存在巨大危险的 ODD 儿童提供更好的干预。

2. 药物治疗　对单纯的 ODD 目前尚缺乏有效的药物,合并 ADHD、CD、抑郁或焦虑的 ODD 可应用相应的药物,如盐酸哌甲酯、托莫西汀、丁螺环酮、氟西汀等。维思通对 ODD 合并 ADHD 或 CD 患儿也可获较好疗效,剂量应少于精神分裂症,在治疗有效后,应维持服药。其他抗精神病药物也可酌情应用。

(四) 预后

Speltz 和 Joseph 分别对 ODD 儿童进行了 2～4 年的追踪随访,发现约 8% 儿童痊愈,多数为学龄前期儿童;大部分儿童随访时仍维持 ODD 或 ODD/ADHD 的诊断;约 24% 出现焦虑障碍或情感障碍等其他诊断。早期伴有 ADHD 的 ODD 预后比没有 ADHD 的 ODD 预后差,一项调查发现 27% 的 ADHD＋ODD 儿童在 16 岁时出现 CD 或反社会人格障碍(APD),而单纯 ADHD 为 8%;26 岁时有 18% 的 ADHD＋ODD 发生 APD,单纯 ADHD 为 2%。ODD 常常是 CD 的早期表现,而 CD 有成为成人反社会行为、犯罪的可能。

三、品行障碍

品行障碍(conduct disorder,CD)是指在儿童青少年期反复、持续出现的攻击性和反社会性行为。这些儿童的行为违反与年龄相适应的社会行为规范和道德准则,轻则影响儿童青少年本身的学习和社交功能,影响成材,重则损害他人或公共利益,给家人带来痛苦,给社会造成危害。Rutter 等 1970 年报道英国怀特岛 10 岁儿童的患病率为 3.2%,美国 1994 年的文献报道男孩患病率为 6%～16%,女孩为 2%～9%,总的来说青少年期高于儿童期,男孩高于女孩,男女性别之比为 3∶1～12∶1。国内罗学荣等报道总患病率为 1.45%,高峰年龄是 13 岁。

(一) 临床表现

1. 攻击性行为　指殴打、伤人、使用武器(棍棒、砖、刀等)、破坏物品及虐待他人或动物、性攻击、抢劫等行为。男孩多表现为躯体攻击行为,女孩可表现为语言攻击行为。这类不良行为如不及时纠正,则构成严重社会适应困难,不能为群体所接纳,易与社会上不良青少年结成团伙,聚众斗殴或进行违法犯罪活动。

2. 反社会行为　这类行为不符合道德规范及社会准则,如:为获得利益和好处而说谎、旷课、逃学、流浪不归、纵火、偷窃、欺骗,青少年出现性攻击、淫乱或卖淫,吸毒行为等。近年来,校园暴力、家庭暴力以及网络游戏成瘾导致的种种行为问题,成为引人注目的社会问题。

3. 分型　按照起病年龄,可分为童年起病型:至少一种品行问题起于 10 岁前;少年起病型:10 岁前无品行问题。

按照是否与同伴具有长久的友谊,划分为社会化的品行障碍:这些儿童常常与同伴一起干违反道德规范的事。ADHD 儿童由于在家庭、学校缺乏温暖,他们特别喜欢结交与自己情况相似的所谓"差生",形成亚文化团伙,他们遵循团伙内的价值标准和行为准则,相互助长不端行为,甚至和公认的主流文化对抗;未社会化的品行障碍:与同伴关系不良,表现为孤立、拒绝或不合群,并且缺乏长期亲密的友谊。

按照严重程度,分为轻度:品行问题不超出诊断所必需的数目或超过很少,品行问题只对旁人造成很小的伤害;中度:品行问题的数目及对旁人的影响介于"轻度"与"重度"之间;重度:品行问题超出诊断所必需的数目很多,或者品行问题对旁人造成相当大的伤害,如严重躯体伤害、财物破坏或盗窃。

如果这些行为只发生在家庭环境中,则称之为局限于家庭的品行障碍。当这些行为触犯刑律,则构成青少年犯罪。据报道青少年犯罪总数已经占到了全国刑事犯罪总数的70%以上,且向着低龄化、团伙化发展。

(二)病因

CD的病因复杂,生物、心理和社会三方面的因素对疾病的发生和发展共同产生影响。

1. 生物学因素 遗传因素对CD发病的作用已为许多研究所证实。反社会性行为在单卵双生子之间的同病率明显高于双卵双生子。寄养子的研究也显示,亲生父母有反社会性行为,其子女更多地出现反社会性行为。

生化研究提示中枢神经系统5-HT功能降低与冲动攻击性行为有关。不少研究证明编码中枢神经系统5-HT转运过程中一些关键蛋白的基因多态性与反社会行为有关,也有研究发现DA神经元的功能失调与CD有关。

动物研究表明边缘系统与攻击性心理生理现象相关,其中最重要部分是丘脑下部、膈区和杏仁核。已有报道额叶执行功能(包括注意控制、有策略的计划、抽象推理等能力)低下与反社会行为有关。

2. 心理社会因素 CD儿童具有情绪不稳、好攻击、冲动性和适应不良等心理特点;亲子关系不良也可能增加CD的发生;不良的家庭环境如父母婚姻不和,父母离异,大家庭,父母有犯罪史,家庭的社会经济状况差与CD的发生显著相关。父母管教儿童的方法不当,父母教育儿童的态度不一致,家庭成员之间亲密程度低和家庭经济状况差是CD形成的主要因素;同伴的排斥、学业失败是青少年犯罪的重要前趋因素。

(三)治疗

CD的治疗比较困难,目前缺乏单一有效的治疗方法,采用教育与心理治疗处理,药物治疗无明显疗效,对于特别冲动难于管理的,可使用抗精神病药物控制症状,常用药物有氯丙嗪、奋乃静、氟哌啶醇等,新型抗精神病药物利培酮、喹硫平、奥氮平因其更安全已有用于儿童青少年DBD的报道。合并ADHD的可以应用中枢兴奋剂或托莫西汀治疗。

(四)预后

大约有40%的CD儿童长大后会发展为反社会人格障碍。无论从经济损失,家庭的压力,对学校的干扰,还是今后出现犯罪及物质滥用的可能性等方面来说,它对社会的影响都是巨大的。

四、如何预防从注意缺陷多动障碍向品行障碍的演化

(一)根据儿童的不同气质,因材施教

每个儿童从出生表现出的不同行为特征,称之为气质(temperament)。气质是指心理

过程中速度、强度、稳定性、灵活性和指向性方面表现出行为的动力性特点,是个体稳定的心理特征。气质在发生上是由遗传和早期神经发育决定的,以神经活动类型为基础,某些表现可以受环境因素的调节。美国两位科学家托马斯和吉斯经过20多年的长期观察,把儿童的气质分为9个方面,即活动水平、节律性、趋避性、适应性、反应强度、情绪、注意持久性、注意分散度、反应阈,并据此把气质分为五个类型:易养型、中间偏易养型、中间偏难养型、启动缓慢型及难养型。

气质本身并无好坏之分,但不同气质的儿童在成长过程中会受到不同的影响,难养型儿童对环境中不良刺激的耐受力特别差,易于发展为各种行为问题,纽约的一项追踪研究发现,难养型儿童5年后近半数出现了行为问题,如不服从、违抗、攻击性行为,难于管教,上学后出现学习困难、品行障碍等。研究发现负性情绪、高反应性、低注意广度和持久性、易分心和高活动水平与ADHD相关。

困难气质的儿童会影响依恋关系和父母的养育方式,而这些因素又反过来影响着儿童性格的形成。如儿童好哭(负性情绪)、不睡(节律性差)、好动(活动水平高)会导致母亲难于管理,于是母亲可能采用急躁、惩罚等方式以期孩子服从,而这种管教方式又加剧了儿童的反抗。心理学家认为:人格特质+面具(社会化行为修饰)=性格。从小针对不同气质的儿童给予不同方式的管理,可以发展其长处,矫正不足,使儿童性格得到健全的发展。

对于具有多动气质的儿童,宜采取如下教养方式:活动水平高的儿童,要给其活动的机会,同时鼓励安静行为;节律性差的儿童,应逐步训练生活的规律性;反应强度高的儿童,行为发生后应根据行为内容给予反应,而不要立即反应;负性情绪占优势的儿童,不宜采取过于严格的管教;注意持久性低的儿童要鼓励坚持;注意力分散度高的儿童应避免过多的刺激,帮助他把握注意方向。事实上,难养型儿童引起父母对他的高度关注,早期给予适当的引导,长大后成为有创造性人才的例子屡见不鲜。

婴幼儿期是可塑性最大的时期,从婴儿出生起就建立良好的亲子关系,了解孩子的气质,科学地因材施教,是儿童心理健康的关键。

(二)培养儿童良好的自我意识

儿童自我意识反映了儿童对自己在环境和社会中所处的地位的认识,也反映了评价自身的价值观念,是个体实现社会化目标、完善人格特征的重要保证。自我意识包括自我观察、自我监督、自我评价、自我体验、自我教育和自我控制等方面,它对人的心理活动和行为起着调节作用。儿童从婴儿期起自我意识就开始萌芽,至青春期渐趋成熟。如果在发育过程中受内外因素的影响,使儿童的自我意识出现不良倾向,则会对儿童的行为、学习和社会能力造成不良影响,使儿童的人格发生偏异。

ADHD发展成ODD、CD的一个重要中间环节是自我意识的降低,由于在社会环境中遭遇一系列的挫折(学业失败、伙伴关系差,经常受到批评、惩戒),使他们变得自卑,认为自己是个坏孩子,丧失了自信心和自尊心,失去进取目标,自暴自弃,对一切批评、惩罚、奖赏、荣誉都无所谓。社会心理学家认为儿童的自尊心很大程度上取决于学业成就,学业失败易导致儿童自卑和对学习的厌恶。当儿童获得自尊的正当途径遭到失败后,他们便转向到以不正当的途径获得自尊。攻击性行为是个体需要受到挫折的直接结果,个体在实行攻击后,可以使他从愤怒中解脱出来,获得心理宣泄或征服他人的快感,并进一步强化其攻击行为。

美国心理学家罗森塔尔研究了教师对学生学习成绩期待的作用。实验对象是小学一到五年级学生,他在每个年级随机抽取了 20% 的学生作为教师期待的对象,告诉教师这些孩子智力优秀。教师对全体学生教育了 8 个月,结果发现被教师期待的学生的学习成绩优于未被教师期待的学生,这就是所谓的"罗森塔尔"效应。学生根据教师的行为来理解教师对他们所持的信念,并形成了对自己的自我期望,这种期望会使儿童学习更加努力。由此例子可以看出,社会对一个人的看法对其行为所起的塑形作用。

对于 ADHD 患儿的不良行为,父母、教师应理解是由于缺乏自我控制能力所致,对这些孩子不排斥、不厌弃。从孩子的实际出发,耐心地、有的放矢地进行教育。对他们的要求不可过高过严,不要将他们与正常孩子相比,不制定过多的清规戒律,鼓励表扬点滴进步,增强自控能力;要善于发现孩子的爱好和特长,因势利导,循循善诱,让其尽可能地发挥才能。这样才能保持孩子良好的自我意识。

3. **建立良好的亲子关系** 亲子关系即父母与子女之间的关系,这种关系始于婴儿期,是儿童获得安全感和勇于探索的基础,对于儿童的成长至关重要。我国目前教养方式仍受传统的教育观念影响,以说教式为主,要求孩子服从。父母一味地把自己的观点、愿望、想法强加给孩子,总认为孩子不懂事,必须由父母告诉他该做什么、该怎样做。当孩子作出一些不符合家长要求或社会道德规范的事,往往采用粗暴打骂的方式教育他们不再犯。当孩子幼小时,他们可能会屈从,随着年龄的增长,独立意识的增强,一些个性比较强的孩子就会产生逆反心理,于是就出现了对立违抗障碍,严重者甚至产生家庭暴力。当出现这类问题时,父母总是从孩子身上找原因,但事实上这是家庭教育的失败。

想要孩子听话,就要从小建立平等的、民主的亲子关系。要学会倾听孩子的想法,给孩子一定的思维空间,了解孩子的内心世界。无论他的观点多么幼稚简单,都要耐心地倾听,让孩子体会到平等和被尊重的感觉,畅所欲言。不把自己的观点强加给孩子,父母(对于男孩子而言,父亲的角色更重要)的作用只是引导而不是灌输,遇到问题要与孩子讨论,阐述自己的意见让孩子参考,同时指出孩子在此问题上的不足。真正让孩子自己领悟到是和非,找到问题的解决方法。要让孩子视自己为朋友,这样,到了青春期后,才能够得到孩子的信赖,保持自己的威信,成为孩子的引路人。

第二节 学 习 障 碍

病例 2

大壮,男,11 岁,小学五年级学生。因学习成绩差 5 年,语文成绩不及格由母陪来。

患儿从小多动,难于管理。入学后学习成绩差,主要是汉字的认读、听写、默写困难,不愿朗读课文,读课文不流畅,许多学过的字不认得,读书时有时自己不知读到哪儿去了。三年级起,语文成绩明显下降,造句、作文困难,错别字多,作业完成差,语文经常不及格,成绩从 40～50 分下降到 23 分。数学计算一二年级还可以,三年级后下降,为 70～80 分,主要是应用题看不懂题意,列不出算式,家长讲解后计算无问题。生活能自理,购物可。上课老师发现听课时走神,做小动作,因扰乱他人而让他单独坐。

既往体健,独子,出生时无窒息,人工喂养。1 岁 1 个月会走,1 岁半始讲话,2 岁半讲简单句子。3 岁入幼儿园,性格活泼外向好动。父为工程师,母为教师,关注学习,要求严格。

精神状况检查:进入诊室后多动,玩桌上的东西。喜欢大喊大叫,插嘴。让他用因为……所以造句,他说:因为我们高兴所以爱上学;只有……才造句为:我国只有八路军才能有这么好的生活.

实验室检查:总智商(FIQ)80,言语智商(VIQ)71,操作智商(PIQ)96

阅读技能:低于三年级水平,突出表现为汉字形-音和形-意识别、转换差,认读错误多,朗读流畅性差、速度慢,词汇理解可、语句理解判断欠佳。

注意缺陷多动障碍-Ⅳ-父母版:注意缺陷分量表:17,多动-冲动分量表:21,总分 38。

持续性注意测验:错报数 27,漏报数 21,重度注意障碍。

诊断:注意缺陷多动障碍、学习障碍(阅读障碍)。

病例 3

小圻,男,10 岁,因注意力不集中,学习成绩差 4 年来诊。

自入学后即发现注意力不集中,上课和同学讲话,做作业要母亲陪伴。现读四年级,学习成绩差,语文 67 分,算术 60 分,不会心算。做作业要母亲陪伴,做算术应用题连题目都不看完就说不会,要妈妈帮忙,需要妈妈把题目讲解清楚才能做出。最近一年来好生气,不满足要求就发脾气、哭闹。曾服用盐酸哌甲酯(利他林)治疗,无明显疗效。

既往体健。

母亲怀孕、分娩无异常。1 岁 2 个月能走路,1 岁半会讲话。幼时胆小,温顺,话少,能和小朋友玩。

父母皆为高级知识分子,对患儿期望高,要求严格,父亲对不听话的行为有时采用打骂的方式教育,1～2 年级尚能奏效。家族中无多动、学习成绩差病史。

精神状况检查:接触好,语言表达能力可,诉不愿意学习,尤其是算术,一看见应用题头就发昏。医生出个应用题:"王师傅早上 8 点上班,下午 5 点下班,中午休息 2 小时,问一天共工作多少小时?"患儿表示十分为难。妈妈说,还不用说中午休息,时间只要过了 12 点,他就搞不清。医生拿手表把时间拨给他看,仍然不懂过了 12 点应该每小时加 1 的道理。诉自卑、紧张、害怕老师、不愿上学,担心同学不喜欢自己,感到烦恼,爸爸妈妈总是说"成绩成绩",一听就想发脾气。

WAIS-CR:FIQ87,VIQ100,PIQ75。

Beery 视运动测验 15 分(正常值为 21)。

注意缺陷多动障碍-Ⅳ-父母版:注意缺陷分量表:18,多动-冲动分量表:11,总分 29。

儿童焦虑性情绪障碍筛查表:32(划界分 23)。

儿童抑郁障碍自评量表:16 分(划界分 15)。

持续性注意测验:错报数 2,漏报数 9:中度注意障碍。

SPECT 扫描:右顶颞叶局部脑代谢异常,脑电图轻度异常,慢波增多。

事件相关电位:视觉 P100 潜伏期延长、波幅低,最高电位区为左顶区,左右侧半球电位分布不对称,P100 波扩散不规律,左侧大于右侧。

诊断:学习障碍(发育性计算障碍)、情绪障碍、对立违抗障碍。

治疗:予以氟西汀(百忧解)治疗,10 mg/d,辅以感觉统合、脑功能反馈、右脑激活训练等。用药后情绪好些,听话些,但仍不能完成学校作业。服药半年后因皮疹而停药。随访 2 年,出现更多行为问题,易与同学冲突,遇小事就发脾气,甚至动手打人,同学们都不和他玩。在家里任性、固执,如要买"闪电怪异卡",妈妈不给买,就摔东西,以不上学来要挟。不听话,早上不肯起床,不肯穿衣服,妈妈只好给他穿。让他搞学习,他常常以"有病"为托词逃避。给他开任何药物,吃了两天就说不良反应大而拒绝服。已上六年级,语文成绩 70 多分,算术 40～60 分。马上就要上中学了,他将面临更多的困难。

这两个病例,同样诊断学习障碍,两者之间既有相同之处,也有不同之处;既与注意缺陷多动障碍和学习困难有关,又有需要区别之点,是临床常见而又难于鉴别的问题。

近 30 年来,随着社会经济的发展,对人口文化素质和教育的要求越来越高,儿童学习问题日益受到人们的重视,在儿童精神病学、心理学、教育学等领域进行了大量研究。学习障碍(learning disorders,LD)又称学习技能发育障碍(academic skill development disorder),这两者含义相同,均属于现代医学临床诊断分类概念。前者为美国精神障碍诊断分类(DSM)系统所采用,后者见于国际疾病分类与诊断标准(ICD)系统。ICD-10 将其归入特殊发育障碍类下,定义为:从发育的早期阶段起,儿童获得学习技能的正常方式受损,这种损害不是单纯缺乏学习机会、智力发展迟缓、后天脑外伤或疾病的结果。障碍源于认知加工过程的异常,以大脑发育过程中的生物功能异常为基础。学习障碍的临床诊断分类包括:阅读、拼写、计算、运动等学校学习技能障碍。其中,阅读障碍(reading disorder,RD)是临床常见的主要类型,约占其中的 4/5。

有关学习障碍的病因学,涉及"胚胎发育异常"假说,发现大脑组织学改变,如微小脑回、皮质异位、神经元移行和联系结构的异常,双侧颞叶的对称性发生改变,以及枕-颞叶皮质神经联系通路的改变等。此外单光子计算机断层显像(SPECT)发现局部脑血流、代谢降低,诱发电位潜伏期延长等。在遗传学研究方面,家族聚集倾向在早期研究中就已注意到,以后有研究报道一级亲属患病率为 45% 以上,同卵双生子同病率为 87%。近年有研究发现基因表达缺陷可能存在于 15 号染色体和 6 号染色体上。认知神经心理学认为存在认知加工通道的功能障碍,如听觉-语言认知加工障碍、视觉空间-运动障碍等。

一、临床表现

这里主要介绍阅读及数学计算障碍的临床表现。

(一) 阅读障碍

患儿到了应学会阅读的年龄不会阅读,此外,凡是需要阅读技能参与的日常生活和作业均明显受累。主要表现为认读准确性差和(或)理解困难。常常伴有写作和算术应用题的理解、列式困难。有字不会写,错、别字多难以纠正,拼音不好,听写、默写困难,背诵困难。有的还伴有字写不好、写字吃力、容易疲劳、抄写错误等等。

(二) 数学计算技能障碍

主要表现为数量、数位概念混乱,数字符号命名、理解与表达、计数、基本运算和数学推理障碍。主要与视一空间知觉功能障碍有关。

(三) 情绪和适应行为问题

学习障碍儿童存在较多的情绪和行为问题。在较小的学龄儿童,可伴有攻击性行为等外化性行为和抑郁、焦虑、自我评价低等内化性行为问题。具有自我意识水平低、缺乏自信、轻易放弃努力等特征。到青少年期,可表现出明显的反社会行为,而语言障碍型的阅读无能儿童似乎更容易出现犯罪行为。不同类型的学习障碍患者往往会表现出不同的情绪、行为特点。

1. 左半球、言语认知功能障碍　内部语言的发展和对行为的调节能力较差,受环境等因素的影响,易出现冲动、多动、攻击、破坏等外化性行为问题。

2. 右半球、视-空间知觉功能障碍　可见于部分数学计算障碍者,较多出现焦虑、抑郁、退缩、依赖等内化性行为问题,性格孤僻古怪,运动和音调节律性差,语调呆板,不会察言观色,对情景认知和幽默玩笑反应迟钝,社交技能缺乏。

学习障碍确诊以后,具有典型症状的患儿其学习技能障碍大多将持续终身,患儿常因学习挫败而致学习动机受损,学习期间易出现躯体不适主诉和各种情绪和行为问题,人格发展出现偏异,成年后常有就业、婚姻、社会适应等方面的问题,生活质量低下,较易出现精神障碍、抑郁和反社会行为。

二、诊断

学习障碍的预后取决于最初就诊的时机、严重程度和学校、家庭等方面在治疗中的支持度。诊断和治疗开始越早,效果越好,开始越晚,学习成绩越差、问题越复杂、治疗难度越大。因此早期诊断就显得尤其重要。但是,一方面由于学习障碍的复杂性,决定了诊断、治疗的难度和技术要求都很高;另一方面我国对学习障碍的研究开始较晚,尚缺乏对汉语阅读障碍的充分积累,缺乏标准化的成就测验作为诊断的确切指标,因此诊断比较困难。目前仍强调综合性的诊断。

(一) 病史收集

详细了解背景资料,包括母孕期并发症、围生期异常生长发育史,尤其是早期语言发育延迟等病史,家族史,父母教养方式等。学习困难发生的时间与病程特点,学习困难涉及的范围;以及其他相关症状(行为、情绪)。

（二）诊断标准

采用标准化的学习技能测验的得分低于其实际年龄预期水平和一般智力水平所应有得分至少 2 个标准差。在我国尚没有标准化的学习成就测验法，我们常采用经验法，即根据教师的经验来大致评估学业成绩和技能水平的等级。任课教师对学生这方面评价的准确性相当高，国外报道与标准化学业成就测验和智力测验的一致性在 0.85 左右。将教师评定结合学业考试成绩来评估儿童的学习成就，不失为一种权宜之计。常用的指标有：曾因学习成绩不好留级；经常一门或 2 门功课不及格；连续 2 年成绩在班上倒数 5 名之列；实际水平低于所在年级 2 个年级，等等。

症状发生在学龄早期：这一点非常重要，有助于与其他原因所致学习成绩不佳鉴别。

（三）心理评估

1. 智力测验　大量的心理学研究发现，LD 儿童的智力水平低于正常平均水平，且存在智力结构问题。Myklebust 依据 WISC－R 测验中 VIQ 和 PIQ 差异分高低来判定 LD 及其类型，他认为，两者差异在 15 分以上就意味着认知出现偏差，智力结构发展不平衡。

VIQ＞PIQ 代表视-空间和知觉-运动能力较差，常有计算技能障碍，在低龄儿童阅读障碍也常见。PIQ＞VIQ 多有阅读和拼音障碍。VIQ＝PIQ 时，如果解决新问题的项目差（如积木、范畴、触摸测验等），可能有学习的适应性障碍和写作困难，反映大脑皮质整合功能差。

Bannatyne 的 WISC－R 智力模型中，LD 儿童在空间能力和言语概念化能力方面保持得较好，而在获得性知识和数序列能力方面明显较差。

Rugel 提出一个用于鉴别学习障碍儿童的 ACID 公式，ACID 系由算术、译码、常识和数字广度 4 个分测验的英文名称缩写而成。学习障碍者这 4 个测验成绩明显低于其他分测验。国内研究也发现 LD 儿童的 ACID 分数明显低于常模。

2. 神经心理测验　可用来检测 LD 儿童的神经心理模式或探索其神经心理机制，发现某些局灶性损害，可以辅助诊断。常用的有以下几种。

（1）成套神经心理测验：Halstead－Reitan 和 Luria－Nebraska 儿童成套神经心理测验，可对大脑侧性优势、感知觉、运动、语言、空间知觉运动、抽象思维及概括、记忆等多种神经心理功能作出评定。

（2）单项神经心理测验：如 Bender－Gestalt 测验、Beery 视-运动测验、轨迹测验、形板测验、钉板测验、利脑实验、K－ABC 测验、记忆测验等，可以分别检测儿童的视觉-运动能力、脑的偏侧异常、记忆力等。

3. 相关问题评估　考察评估儿童及其环境的特殊性：如自我意识、学习动机、伙伴关系、学校、家庭环境和儿童的情绪与行为问题等。

4. 实验室检查　脑电生理、脑功能显像等如果能够发现异常，有助于诊断。

根据评估，我们可以看到，大壮自幼言语发育延迟，言语智商低于操作智商，差值 25 分，存在阅读技能障碍，可以诊断为阅读障碍。

小圻则言语智商高于操作智商差值达 25，存在明显视-运动障碍；影像学和诱发电位均提示右脑功能异常，符合发育性计算障碍的诊断。同时还伴有明显的焦虑抑郁情绪，至学龄晚期,出现对立、攻击等多种行为问题,可能是适应失败的结果。

三、鉴别诊断

(一) 注意缺陷障碍

又称儿童多动症,患儿因注意缺陷和多动,容易出现学习成绩差,学习技能发展不良,并且常常是多动症儿童就诊的主要原因或主诉之一。临床研究报道 10%~92% ADHD 合并学习障碍。

学习障碍儿童常因反复发生早期学习挫败、学习动机损害,兴趣下降,学校和家庭的压力大,在学习时容易出现境遇性多动行为和焦虑、坐立不安等情绪问题。学习障碍与 ADHD 之间的关系比较复杂,在临床上不大容易鉴别。以下多个方面存在不同,可以进行鉴别。

1. 症状出现的次序 ADHD 的多动症状出现在学龄前,常在幼年阶段就已出现,学习成绩下降出现在小学 3~4 年级以后。而学习障碍的学习成绩差出现在学龄早期,由于丧失学习兴趣而出现的境遇性多动行为出现在学习困难发生以后。小圻在幼儿期并无明显多动,而且胆小,温顺,是在上学后才出现注意力不集中和小动作多,体现了学习障碍的发展特征。虽然 ADHD 诊断量表总分达到诊断标准,持续性注意测验显示中度注意障碍,符合 ADHD 注意缺陷为主型的症状学标准,但是由于起病年龄不符合 ADHD 的"起病于 7 岁前",而不能诊断为 ADHD。

2. 多动行为的场合 ADHD 的多动行为表现具有普遍性,特别强调的是除了课堂和作业等学习情景以外,在多种不同的场合均表现出广泛性的活动过度,不能安静,注意力不集中。而学习障碍出现的境遇性多动行为仅发生在与学习有关的情境之中,如听课、做作业时。

3. 学习困难的特点 由于 ADHD 的注意障碍对学习认知过程的影响是非选择性的,常常是学习技能、成绩的普遍性落后;同时,由于自我控制能力差,在早期其学习成绩与家长的督促有密切关系,呈现大幅度波动;到了中学以后,由于学习需要更高的认知水平、要求在学习时更注意细节、注意力更集中、更持久,因而出现学习成绩的全面下降。而学习障碍儿童的学习困难一般是表现在某一种具体的学习技能发展障碍,一旦发生便将持续性存在,随着学习难度和对学习技能要求的逐年提高,学习困难逐渐加重。

4. 临床心理缺陷 ADHD 儿童注意力测验有明显缺陷,而没有视、听觉不同感觉通道的明显选择性差异。在表现特点上,使用持续性注意测验,注意缺陷者以漏报比较突出,多动冲动行为障碍者比较多地表现出错报现象。在智力测验上,负荷注意因子的分测验(算术、背数、译码)成绩较低。而学习障碍患儿则由于有某种信息加工通道的功能损害,在心理测验上常常表现出明显的局部结构性缺陷,如小圻持续性注意测验以注意缺陷(漏报)为主。智商 VIQ>PIQ;Beery 视运动测验异常,SPECT 检测等均提示右脑受损。

ADHD 患儿也常发生学习障碍。有研究报道两者交叉伴发率约为 1/3。即使使用严格的标准也表明,学习障碍在 ADHD 的发生率比在一般人群和其他精神障碍中的发生率都要高。两者的共病率保守的估计为 15%～30%。ADHD 与阅读障碍的关联比数学障碍的关联要强得多。学习障碍与 ADHD 伴发时,其预后也要差得多。此时可以同时下两个诊断,如大壮即属于这种情况。

(二)学习困难

这一概念源于教育学。一般指有适当学习机会的学龄期儿童,由于环境、心理或素质等方面的原因,致使学习技能的获得或发展障碍,表现为经常性的学业成绩明显落后达一年以上。在临床上仅作为各种不利情况所导致心理功能障碍的一类共同现象或主诉,是多方面原因导致的教育失败。其发生率比学习障碍高,据美国教育部估计,约 20% 的儿童在校学习期间发生学习困难;而按 DSM-IV 标准诊断的学习障碍为 5%。广义的学习困难包括了学习障碍。目前我国由于对儿童学业要求的增高,许多地方开设了学习困难门诊,作为专业工作者,区分由于生物学原因所致的学习障碍,和由于其他原因所致的学习困难,对于正确的治疗方案的选择非常重要。

学习困难常见的原因:

1. 心理因素　心理因素常常是导致学习困难的直接原因。据国内调查,儿童学习困难的首要原因是各种精神卫生问题(占 87.8%)。学业成绩反映了儿童心理活动的功能水平。

（1）行为问题:Rutter 报道有 1/3 的多动症和品行障碍儿童伴有学习困难,认为这是因为两者有共同的素质(冲动,注意力不集中,发育延迟)和家庭环境(社会经济地位低,情绪环境不良)方面的病因学基础。Mackiney 发现学习困难的儿童中约 1/3 有注意障碍,这些儿童对学习任务不重视,独立性差,是学业失败的高危因素,特别是伴有攻击行为者常继发品行问题,预后不佳。

（2）情绪问题:学习困难儿童普遍存在较多的情绪问题,如焦虑、抑郁、退缩等,尤其以女孩为著。Morrison 等(1989 年)的前瞻性研究发现,学前期儿童焦虑、退缩和运动过度及某些知觉问题,比智力和语言能力对以后学业失败有更大的影响。

（3）精神障碍与躯体疾病:精神分裂症、广泛性发育障碍、语言发育障碍不同程度地损害儿童的心理功能,可导致学习困难。感知缺陷与获得性脑损害,某些慢性躯体疾病,特别是住院治疗的儿童,常有学习技能的部分丧失或退化。

2. 学习动机问题　屡次学业失败可使儿童丧失学习兴趣,缺乏对学习的进取心;家庭期望过高使儿童感到无法达到父母的要求,总是处于失败的阴影里,损伤儿童的自信;父母对学习的价值取向偏差,对儿童学习不重视等等,损害了儿童的学习动机,影响学习技能的发展和潜能发挥。这种厌学的情况在中学生特别是初二学生中很常见。

3. 环境因素　在相同的社会文化背景和教育条件下,家庭环境对学业成绩有明显影响,父母文化水平较低,职业文化层次低,是儿童学习困难的危险因素。

在家庭环境的心理学特征方面,学习困难儿童家庭多不和睦,矛盾冲突多,对文化知识的价值和个人成就不重视。对儿童教养态度不一致,或娇纵溺爱,或过于严厉、苛责,导致各种心理卫生问题,社会适应能力差,进而导致学习困难的发生。

早期不良环境和文化剥夺还可损害儿童的心理发育,特别是语言发育,在一定程度上可导致语言能力发育迟滞，致使儿童在学龄期出现学习困难。

4. 学习方法　某些儿童长期依靠视觉学习，缺乏朗读，或识记方式机械、简单，缺乏丰富的联想，或偏科学习，也常常影响学习技能的掌握和发展，易出现学习困难。

学习困难和学习障碍可以通过以下几方面鉴别：

1. 发生时间　学龄早期或 10 岁以前发生的学习成绩不佳——学习障碍；后期出现的学业失败——学习困难。

2. 性质　某项科目和学习技能的局限性障碍——学习障碍；一般性、普遍性的各科学业成绩和技能的落后——学习困难。

3. 心理测验　有神经心理测验局限性缺陷及智力结构异常——学习障碍；无明显神经心理缺陷——学习困难。

进行上述鉴别，有助于有的放矢地进行干预，如积极治疗 ADHD 或焦虑抑郁；改善家庭环境，提高学习动机，改进学习方法可以取得积极的效果。

但到了学龄晚期，学习障碍的各种并发症（对立违抗、品行问题、焦虑抑郁、自卑）出现，学习能力和动机普遍受损，鉴别往往更困难，治疗更棘手，同时也失去了鉴别诊断的意义。这时应该根据儿童的问题对症治疗。

第三节　儿童、青少年焦虑和抑郁障碍

病例 4

倩倩，女，13 岁，因害怕与同学交往 10 余年，担心自己成绩不好、烦躁不安、不敢上学 2 个月首次来诊。

母亲介绍说，倩倩从小十分胆小，什么事都依赖妈妈，至今不敢自己买东西；她不爱和小伙伴玩，不喜欢参加集体游戏，沉默寡言，上课从不举手发言，如果老师叫她回答问题，她也不敢看老师，回答完问题往往背上冒冷汗，手脚冰凉。有时妈妈将她带到办公室，她十分不自在，仿佛在忍受酷刑，催促妈妈快走。2 个月前一次小考没考好（从前 3 名掉到了 16 名），她感到非常失落，以后总是担心考试出错挨老师批评，担心上课回答不出问题被同学嘲笑。因而不愿去上学，常常以头昏、头痛、恶心、胃痛为托词，要求留在家里，妈妈一提"上学"就发脾气，一个星期有 2～3 日不去上学。可是呆在家里又着急，担心功课越丢越多，赶不上别人，因而吃不下饭，睡不好觉，非常烦恼。

2～11 岁患哮喘，多次住院。

患儿来自单亲家庭，妈妈对她非常宠爱，要什么给什么，家中大大小小的娃娃有 30 多个，平时听话懂事，整天和娃娃玩，她十分聪慧，歌谣舞蹈一学就会；可以编很多故事讲给妈妈听。上学后成绩优异，从小学到初中一直名列前茅，曾获得市作文比赛一等奖。

姑姑患神经衰弱，未愈。

精神状况检查：患者非常害羞，不敢抬头看医生，回答每一个问题都要看妈妈，得到妈妈的默许才回答。诉说烦恼，忧心忡忡，又想上学又怕上学，想到学校的情境就难受，心里好像

有什么东西在搅似的。

诊断：广泛性焦虑障碍、学校恐怖症、社交性焦虑障碍。

处理：给予支持性心理治疗，帕罗西汀 10 mg/d。

患儿服帕罗西汀 10～20 mg/d，治疗 2 个月后，焦虑抑郁症状缓解；经系统脱敏治疗，患儿已经在学校交了两个朋友，并且能请同学到家里来玩。服药 1 年后停药。

2 年后，倩倩因情绪低落、自卑 2 个月而来诊。母亲反映，患儿升入高中后，因为环境不适应，逐渐沉默少语，上课注意力不集中，做作业感到困难，学习成绩明显下降。最近一周整天哭泣，说没有学习能力了，想在家自学，看书看不进去，同学来辅导她，说同学是看不起自己，"好学生沦落到要别人帮的地步，不如死去"，认为自己智商高而情商低，没有生存能力，是废物，拖累了妈妈。并设想过购安眠药以求"安乐死"。

诊断：抑郁症。

服帕罗西汀 20 mg/d，逐渐缓解。

从这个案例我们可以看到，患儿至少符合 4 个诊断，有的是共存，有的是演变。临床上遇到这种情况，常常使我们不知怎么下诊断，有时笼统诊断为儿童情绪障碍。按照 DSM-Ⅳ 的诊断原则，可以考虑共病而给予多个诊断，以就诊时最急需解决的问题作为第一诊断。

儿童情绪障碍（emotional disorder）是特发于儿童少年时期以焦虑、恐怖、强迫、抑郁为主要临床表现的一组疾病，按照儿童行为障碍的两维度分类，相对于"反社会行为"而言，这类障碍属于神经症性行为；相对于外化性（externalizing）障碍而言，属于内化性（internalizing）障碍，外化性障碍主要涉及与外部世界的冲突，内化性障碍则为内部/自身的冲突。儿童期情绪障碍为十分常见的心理卫生问题，其患病率在国外居第二位，在国内居行为问题、发育障碍之后的第三位。各种情绪障碍的临床表现各不相同，但有某些共同的特征，大多数临床学家认为明显的焦虑是其主要表现，这些儿童比其他儿童显得更为苦恼、不愉快、易激动、害怕，或者表现为躯体功能失调。受发育性因素影响，其临床症状常不典型，年龄愈小，症状就愈不典型，常常以行为障碍为突出表现。且症状表现往往很难明确其临床类型的归属，常常多种障碍共病（comorbidity），如强迫与恐怖、恐怖与焦虑、抑郁与焦虑等。共病指患儿存在着一个以上的特定障碍的诊断，这种情况可以是一种障碍引起另一种障碍，也可以是独立存在两种障碍，有时 3 种以上的障碍混合或交替出现。

临床和追踪研究发现 25%～50% 的抑郁障碍青少年伴有焦虑障碍，10%～15% 焦虑障碍青少年伴有抑郁障碍。那么，焦虑、抑郁是单一疾病单元，还是两种不同的但相关的疾病单元？有关儿童青少年焦虑障碍、抑郁障碍、焦虑抑郁共病（以下简称共病）之间的关系，近年来成为研究的热点。

一、常见儿童青少年焦虑和情感障碍

儿童青少年焦虑障碍包括分离性焦虑障碍、过度焦虑障碍/广泛性焦虑障碍、恐怖症、社交性恐怖症、惊恐障碍，有的把强迫症、精神创伤后应激障碍、适应性障碍也包括在内。

情感障碍包括重症抑郁障碍、心境恶劣障碍和双相障碍。

（一）焦虑障碍

1. 儿童期的焦虑障碍　儿童时期最常见的焦虑障碍是分离性焦虑障碍、广泛性焦虑障碍和特定恐怖症。

（1）分离性焦虑障碍（separation anxiety disorder，SAD）：核心症状是当患儿与主要依恋者或家庭分离时出现明显的焦虑，大约四分之三的 SAD 表现为拒绝上学。不同年龄阶段临床表现有所不同，5～8 岁儿童常不切实际地担心父母或主要依恋者被伤害；9～12 岁在分离时表现过分的苦恼；而在青少年，最常见的是躯体主诉和拒绝上学。年幼儿的症状比年长儿多，男孩和女孩症状相似；常合并广泛性焦虑障碍，长大后易于出现抑郁症、惊恐障碍。Last 对儿童焦虑障碍进行了大样本的调查，结果表明与其他型焦虑症相比，分离性焦虑障碍的儿童起病年龄最早，平均为 7.5 岁，在性别方面无差异，常来自单亲、经济状况较差的家庭。

（2）广泛性焦虑障碍（generalized anxiety disorder，GAD）：儿童青少年 GAD 以过分地、广泛地担心自己的社交、学业，需要家人一再地安慰和保证为特征。与其他障碍共病较高，在儿童期常合并 SAD，青少年期合并抑郁障碍。病程呈慢性，常持续到成年。由于儿童 GAD 所表现的主诉不如成人那么丰富，自主神经系统症状也不突出，故 DSM-Ⅳ 的症状学标准中，成人要求 6 项症状中至少符合 3 项，儿童只要满足 1 项就可诊断。倩倩存在明显的过度担心，如担心考试出错挨老师批评，担心上课回答不出问题被同学嘲笑，担心功课赶不上别人等，伴有明显的自主神经失调症状，符合 GAD 的诊断。

（3）拒绝上学（school refusal）：又称学校恐怖症（school phobia），是近年来在儿童青少年中发生较多的一种心理障碍，因其主要表现为对学校产生强烈的恐惧，不愿上学。临床表现可以分为两类，即精神焦虑和伴发的躯体症状。每当上学时出现紧张、哭泣、吵闹、焦虑不安，若被父母强行送到学校教室，常常表现退缩，不敢正视老师，害怕提问、考试；放学后如释重负。在家里则一切正常。常在上学日的清晨或前一日晚上出现头痛、头晕、腹痛、恶心、呕吐、腹泻等不适。有些患儿以躯体症状为首发症状，常辗转于综合医院的各科，误诊率相当高。拒绝上学在 ICD-10，DSM-Ⅳ 中未列入诊断范畴，对这些儿童的诊断，最常见的是 SAD；还可以合并许多诊断，如对学校的特定恐怖症、抑郁症或品行障碍等。Last 比较了拒绝上学和 SAD 伴学校的特定恐怖症儿童，发现不愿去学校可能是不愿与依恋对象分离，也可能是害怕学校的某些方面：如老师、校长、班级、伙伴、活动等。Bernstein 发现在 96 例学校恐怖症的儿童中，53％符合抑郁障碍诊断标准，53％符合焦虑障碍标准。倩倩不愿上学，有头昏、头痛、恶心、胃痛等躯体症状，妈妈一提"上学"就发脾气，符合此诊断，其本质是基于广泛性焦虑障碍。

（4）特定恐怖症：以往称单纯恐怖症，是指儿童显著而持久的对日常生活中的事务和情境产生的过分的、毫无理由的恐惧情绪，如动物、暴风雨、巨响等，出现惊恐、哭叫、发脾气、呆住或依赖他人，并出现回避、退缩行为，其程度严重影响了儿童的日常生活和社会功能。儿童不像成人那样能意识到他们的害怕是过分的、不合情理的。

（5）选择性缄默症：特征是在某些特定的场合不能说话（如教室），而在其他地点则能说出话来(如在家中)。DSM-Ⅳ中把它列于其他婴儿、儿童青少年障碍中,Black等系统地评估了30名选择性缄默症的儿童,结果发现90%符合社交恐怖症的诊断标准,父母及老师问卷显示他们有明显的社交焦虑状态,而其他精神症状不明显,故提出选择性缄默症应归类为社交恐怖症的一种类型。

2. **青少年期的焦虑障碍**　青春期出现的焦虑症状要比青春期前多,如恐高、害怕当众讲话、脸红、过分担心过去的行为以及自我意识过强。青少年除出现与儿童期一样的焦虑障碍外,在青春期开始后,易患其他焦虑障碍,如惊恐障碍、广场恐怖症。

(1) 惊恐障碍:指一段时间内出现强烈的害怕或不适,必须至少有13条躯体和心理症状中的4条,不能摆脱惊恐发作的情节或惊恐发作时给予任何帮助都无效。常起病于青春期或成人初期,高峰年龄为15~19岁。Hayward对754名女孩进行了惊恐发作与青春期的关系的研究,结果表明5.3%的女孩至少有4项惊恐症状中的一项,随着性的逐渐成熟,惊恐发作的次数也逐渐增加。Pollack对194名成人惊恐障碍患者的回顾性研究表明,54%在儿童期存在焦虑障碍,有儿童焦虑障碍的患者比无焦虑史者伴随其他焦虑和抑郁障碍更多见,且常患2种以上焦虑障碍。

(2) 广场恐怖症:儿童青少年的广场恐怖症至今无严谨的研究,对成人的广场恐怖症回顾性研究发现他们童年早期常患焦虑障碍,尤其是SAD。Klein基于对伴SAD史的成人广场恐怖症的回顾性研究,提出SAD是广场恐怖症的特异性先兆,而不是大多数成人抑郁以及任何其他焦虑障碍的先兆。

(3) 社交恐怖症(social phobia,SP):SP的基本特征为十分害怕成为注意的焦点,并表现出明显的回避。在儿童时期,应有明显的与熟悉的人交往的能力,而焦虑必须出现在与同龄人交往时,而不是与成人交往时。大多数起病于青春期的早、中段,男女患病率无差异,常常与其他焦虑障碍和情感障碍共病。ICD-10将起病于6岁前的称之为儿童社交性焦虑障碍,以区别于青少年期起病的社交恐怖症。倩倩从小存在社会交往障碍,进入新环境感到痛苦、不适,符合这一诊断。

(二) 抑郁障碍

儿童青少年抑郁障碍包括重症抑郁障碍及心境恶劣障碍。

1. **重症抑郁障碍(major depression disorder,MDD)**　临床观察及流行学研究均发现早发抑郁症的临床表现与成人类似,以抑郁情绪为核心症状,但由于发育性因素,某些方面与成人有差异,忧郁、自杀企图和社会功能损害相对较少见,常伴有分离性焦虑、恐怖症、躯体主诉和行为问题,在年幼儿童更常见。自然病程一般为6~9个月,大约90%在1.5~2年内缓解,6%~10%迁延不愈。

2. **心境恶劣障碍(dysthymic disorder,DD)**　常见的症状为:抱怨无人爱他、愤怒、自我贬低及躯体主诉。DSM-Ⅳ制定儿童DD的诊断标准与成人基本相同,有两项与成人不同,在临床症状方面,可以是烦躁易怒而不是情绪抑郁,在病程方面,要求时间持续1年而成人要求2年。Kovacs(1994年)报道违抗、不服从在DD多见。部分早发DD最终会发生一次MDD发作,常在起病2~3年后发作,这种情况有人称之为"双重抑郁",少数会发作双相情感障碍。也可伴其他精神障碍，如品行障碍、ADHD、遗尿或遗粪。病程迁延，一些患者长大后发生物质滥用。

二、儿童焦虑和抑郁的关系

近年来国外学者从以下方面进行了探讨。

（一）临床表现

一些研究发现儿童焦虑和抑郁在症状上有许多相似之处，GAD 和 MDD/DD 在诊断标准上有显著重叠，如都包括疲劳、注意力难于集中、睡眠障碍、易怒。许多儿童焦虑、抑郁评定量表有相似的项目。在社区、临床和学校人口的调查都发现焦虑、抑郁症状高度相关，相关系数在 0.60～0.80。一些作者认为焦虑、抑郁是同源的"负性情绪"，包括广泛的情绪困扰和恐怖、悲哀、愤怒、内疚的心境。他们有某些共同的认知特征，存在负性的信息加工过程。对焦虑儿童的研究发现这些儿童比正常儿童有更高的负性自我认识，他们将适应环境的失败归咎于自己内部的原因，如认为他们不被伙伴欢迎是因为自己缺乏社交能力。对抑郁儿童的许多来自社区、临床样本的研究证明抑郁青少年存在更多认知障碍、负性归因方式、负性自我评价，自我评价低、缺乏自信、感到无望。Stark 比较抑郁与焦虑青少年，发现抑郁与焦虑者有同样频度的负性认识。因而，一些研究者提出儿童焦虑抑郁的一元论，即焦虑抑郁是一种疾病在不同儿童的不同表现型。

Gurley 的社区研究发现在达不到焦虑抑郁障碍诊断标准的亚临床症状的儿童青少年中，焦虑和抑郁难于区分；然而在症状学达到诊断标准者，抑郁、焦虑可以分别给予诊断。Laurent 调查 4～7 年级学生，使用半定式访谈（Kiddie‐Schedule for affective disorder and schizophrenia for school aged children），发现有抑郁诊断和有焦虑诊断的儿童青少年有共同的症状，例如负性自我形象、疲劳、注意力不集中、失眠、担心、躯体主诉，在两组均大于 40%；但对未来事件、学业、伙伴、体育运动、家庭的过度担心是焦虑的诊断指征；感到无人爱、快感缺失、抑郁心境、过分内疚是抑郁的诊断指征，根据这些症状，可以清楚地区分焦虑障碍和抑郁障碍。因而认为儿童焦虑、抑郁是不同但相关的两个疾病单元。

Clark 和 Watson 在成人提出抑郁焦虑三元论的观点，认为抑郁是以正性情感的降低为特征；焦虑是以生理性警觉性增高为特征；而焦虑抑郁共病是以负性情感为特征。Joiner，Lonigan，Cole 等采用教师、父母、伙伴和患儿自评的方法进行研究，发现在焦虑抑郁共病儿童，症状可能存在一种加强作用，即抑郁青少年伴焦虑比不伴焦虑者情况更严重；相反也一样，焦虑合并抑郁的青少年比无抑郁的焦虑儿童更严重。Bernstein 在一组临床焦虑儿童观察到，有抑郁者焦虑症状更严重，比无抑郁者有更多的焦虑障碍的诊断。Mitchell 在一组因拒绝上学而就诊的患儿中发现，合并抑郁者比单纯焦虑儿童的焦虑、抑郁症状都更严重。在一个临床青少年抑郁样本，共病焦虑者抑郁的严重程度比单独抑郁者更重。这些结果支持三元论的划分。

（二）追踪研究

儿童焦虑和抑郁是否有时间前后甚至因果的关系？了解焦虑和抑郁发作年龄有助于探

索这一问题。Rohde 对青少年抑郁障碍的研究发现，85％抑郁者有焦虑症状，且焦虑先于抑郁。Biederman 研究了 136 例临床就诊的抑郁儿童，发现共病者焦虑发作年龄显著早于 MDD。

研究焦虑和抑郁的纵向过程的关系，可以了解是否原有的基础焦虑增加了追踪时出现抑郁的可能。Reinherz 及 Sanford 的研究证明焦虑症状的出现显著增加几年后发生抑郁的危险。Breslau 在一个社区样本发现焦虑病史增高在青少年和成年早期发生 MDD 的危险，Lewinsohn 的追踪研究发现焦虑是发生 MDD 的危险因素。Pine 在社区的研究，青少年过度焦虑障碍者成年早期发生 MDD 的危险 2～3 倍于正常人。倩倩的情况，也符合这种发展趋势。

是否抑郁增加将来发生焦虑的可能性？研究结果是局限的和混乱的。Cole 对一组小学生追踪 3 年，未发现抑郁预测继发的焦虑。Oregon 的研究发现仅 6.5％抑郁后来发生焦虑（相反 42％焦虑发生抑郁）。然而 Pine 发现青少年 MDD 到成年期发生 GAD 的危险是正常人的 5 倍。Cole 的一项研究在控制了以前的抑郁水平后，仍然发现在追踪时以往高的焦虑症状可以预测抑郁，从而排除了青少年存在基础的抑郁症状，由于焦虑抑郁高度相关而导致抑郁增加的可能性。

长期追踪研究发现大多数抑郁和焦虑障碍改变了初始的诊断，仅 1/3 左右保持原诊断，单纯抑郁组有一半发展到焦虑抑郁共病。在一项长期追踪临床就诊样本的研究，发现 2/3 共病者焦虑发生在抑郁之前；焦虑抑郁共病儿童的第一次抑郁发作早于无焦虑的抑郁儿童。对焦虑的追踪研究发现许多共病也先于抑郁，说明在焦虑和抑郁之间可能存在时间的前后关系或因果关系。

（三）遗传学研究

有关儿童焦虑抑郁遗传学研究不多。家系研究证明焦虑、抑郁都有家族聚集性。对抑郁的研究：几项使用从儿童追溯到父母（bottom-up）的研究显示，儿童青少年 MDD 一级亲属抑郁的比率比其他障碍或从无精神疾病的亲属高。两项从父母追踪到儿童（top down）的研究证明，患 MDD 父母的子女是儿童期和青少年期抑郁发作的高危人群。对焦虑障碍的家系研究比抑郁少，一项 top down 研究和一项大的 bottom up 研究都确切无疑地证明儿童焦虑有家族聚集性。

Todd 报道焦虑和抑郁有中等遗传度。Eaves 的双生子研究支持遗传对儿童焦虑、抑郁的影响。弗吉尼亚双生子研究发现男女过度焦虑障碍都有中等遗传度（66％）；SAD 则仅在女性有遗传；抑郁障碍的遗传度为 54％～72％。Thapar 发现儿童和父母都报告抑郁症状有遗传影响；而仅父母报告焦虑症状有遗传影响。

因为焦虑和抑郁在儿童和成人都有遗传影响，是否儿童期发作比成人期发作的有更高的遗传负荷。关于这一点，在焦虑障碍未见资料报道。而抑郁则显示某些不一致的结果：相对于成人，儿童有较高的遗传负荷。研究证明在抑郁先证者的发作年龄和他们的亲属的抑郁的比率呈反比，先证者是儿童 MDD，比成人先证者有更高的家族抑郁比率。另外早发抑郁（＜20 岁）先证者的子女比＞20 岁首发抑郁先证者的子女有显著高的 MDD 发生率。

Wickramaratne 通过一项 10 年以上的追踪研究也发现相似的结果。然而在 Harrington 的研究,青春期前发作和青春期后发作、成人期发作 MDD 的先证者在家族史方面无差异。

儿童焦虑抑郁共病是否有共同的遗传因素? Thapar 的研究支持这一假设。在一个双生子样本,Thapar 检查母亲记录焦虑抑郁,结果发现大多数焦虑和抑郁症状显示共同的遗传影响。部分抑郁症状有另一个特异性小的遗传作用,但焦虑症状无此发现。结论是焦虑症状遗传可以完全被抑郁症状的共同遗传因素解释,而抑郁也有小的独特的遗传成分。

家系研究的结果一致支持父母患抑郁障碍的子女有早发焦虑及抑郁的风险,父母患焦虑障碍的子女常常有早发抑郁的风险。Warner 调查了四组成人先证者(诊断为① 仅有 MDD。② 仅有惊恐障碍。③ MDD 和惊恐障碍共病。④ 无精神疾病)的子女,发现②④组先证者的子女未显示高危。Biederman 报道父母有惊恐障碍伴广场恐怖(伴或不伴 MDD)的子女比无病父母的子女有显著高的 MDD 和焦虑障碍。综合这两个结果,Todd 提出在儿童期表现焦虑或抑郁的遗传模式与父母焦虑抑郁障碍有着共同的遗传成分。

Weissman 的追踪研究比较无精神障碍父母和抑郁父母的子女,发现抑郁父母的子女患一种焦虑障碍的危险是无精神障碍父母的子女的 3 倍。Wickramaratne 报道发生焦虑的危险性仅见于儿童期发作焦虑,不见于成人期发作者。Warner 在同一样本,发现抑郁祖父母的孙辈有 5 倍发生焦虑的风险。Beidel 等发现父母有焦虑、抑郁或焦虑抑郁共病的儿童发生焦虑的率(33%,21%,33%)高于父母无精神障碍儿童(8%)。

总之,这些家系研究提出潜在的假设支持儿童焦虑抑郁有共同的遗传构成。但遗传因素的性质未明,许多研究者假设遗传决定的是气质或情绪调节困难(在两种障碍都常见)。有证据表明早期气质特征可导致儿童青少年内化性障碍。Rutter 提出气质或负性情感有强的遗传/生物学基础。追踪研究"行为抑制"气质有发生焦虑的风险;Caspi 的研究发现早期行为抑制与抑郁有关。Kovacs 提出遗传因素在焦虑、抑郁的危险中发挥非特异的作用,这种非特异的遗传因素与环境因素相互作用影响儿童认知、行为和社会化发展,因为儿童的认识和社会化过程以及环境随年龄而变化,或许可以部分解释焦虑发作先于抑郁,也可以解释为什么某些类型的焦虑发生在儿童早期,而某些发生在青少年期,即焦虑抑郁有共同的遗传/生物易感性,环境因素的时间效应决定了障碍的表现形式,如果应激或环境因素发生在童年早期,那么发生焦虑;如果发生在青少年期,就发生抑郁。

(四) 治疗

在抑郁儿童和高危抑郁儿童已证明中枢 5-HT 失调。随机对照研究发现 SSRIs 对儿童青少年焦虑和抑郁障碍都有效,几个随机对照研究发现认知治疗对儿童青少年焦虑和抑郁障碍有效。家庭治疗及药物治疗,积极的干预可以使儿童发展到抑郁的情况减少。

综上所述,临床现象学、遗传学、生化和治疗学研究一致发现儿童焦虑和抑郁可能有共同的生物学/遗传学基础,中枢 NE、5-HT 系统调节的神经环路障碍,两者有着共同的临床表现和认知方式,焦虑、抑郁、焦虑抑郁共病可能是异质性障碍的不同表现形式。

第四节　抽动障碍及其共病

病例 5

晓军,男,15 岁,因反复描字、行为怪异 1 个月来诊。

因为面临中考,学习压力大。最近 1 个月情绪急躁,做作业反复描同一个字,把纸描穿,经常做作业到深夜,做不完就敲桌子,乱发脾气。逐渐出现挤眉弄眼做怪样子,揉搓头发,一手摸头,一手平伸,在房间内转圈,每日发作 10 余次。听见楼下老头的咳嗽声就要跟着咳嗽一声,为此对老头有很大意见,认为他干扰了自己学习,多次扬言要打老头,被家人拦住。病后饮食、睡眠可,不发脾气时也知道这样做不对,但控制不了。由于这些动作,已无法坚持学习,由父母陪来就诊。

5～6 岁时曾有眨眼、点头等发作,约半年时间,未经治疗自行缓解。

个人史、家族史无特殊。

精神状况检查:神情,接触交谈好,可见发作性出现上述不自主动作,挤眉弄眼次数频繁,揉搓头发或一手摸头一手平伸,在房间内转圈每次 5 分钟左右。能够回忆发作经过,但诉自己无法控制;听见咳嗽声就要跟着咳嗽一声,咳嗽一声后就舒服些。由于自己无法控制,又很烦,所以想打人。反复描字是因为害怕字写得潦草,老师看不清。未发现幻觉妄想及怪异思维。

脑电图:无异常　　CT:无异常。

诊断:儿童精神分裂症、图雷特综合征伴强迫症。

治疗经过:开始按儿童精神分裂症治疗,用奋乃静 32 mg/d,治疗 1 个月,心情烦躁好些,不自主运动次数减少。考虑到患儿现实检验能力完好,没有幻觉妄想,幼时有抽动发作,目前有明显的不自主感,改用氟哌啶醇 12 mg/d,氯米帕明 125 mg/d,症状明显缓解。追踪 6 年,药量减至氟哌啶醇 2 mg/d,氯米帕明 25 mg/d,行为和情绪正常,已考上大学。

病例 6

亚辉,男,13 岁,因不自主运动、发声 5 年,骂人、猥亵行为、咬口腔 6 个月而来诊。

患儿 8 岁时出现眨眼、努嘴、点头、耸肩等动作,伴发哼哼声,服氟哌啶醇 6 mg/d,症状时轻时重。最近半年出现不自主骂脏话,经常从背后搂抱妈妈,搂时趁机摸妈妈的乳房,说"喜欢妈妈的胖肉肉"。不由自主咬口腔内壁,常常咬得鲜血淋漓。

既往史、个人史无特殊。

家族史:父亲幼时有抽动和不由自主吃鼻垢行为,现在仍然遗有清喉咙的现象。

精神状况检查:神清,接触交谈好,可见不停抽动、点头、挥手、在凳子上弹动;口里含着很多卫生纸,以免咬伤口腔。说骂脏话不能自控,骂得越脏越痛快;知道摸妈妈的乳房是流氓行为,但控制不住。

诊断:图雷特综合征伴猥亵和自伤行为。

这两个案例,皆为复杂性抽动,因为共病,临床相复杂,给诊断造成困难,在治疗方面也很棘手。在此就抽动障碍共病的诊断和治疗进行讨论。

一、抽动障碍概述

抽动障碍(tic disorders,TD)是指身体某部分肌肉或肌群突然的、快速的、不自主的、反复的收缩运动,可受意志克制短暂时间(数分钟或数小时),情绪紧张时加剧,入睡后消失。可呈短暂的或慢性的病程,有的甚至持续终身。本症多发生于儿童时期,以男性为多见。其病因和病理机制尚未明了,可能是遗传因素、生化代谢或环境因素所致的神经精神障碍。

1999年TD国际研讨会认为TD是儿童期一种常见疾病,1%~3%儿童其童年的某个时期曾出现TD。国外报道短暂性抽动患病率为10%~24%;TS的患病率为0.1%~0.5%;朱焱在长沙市中小学生中调查抽动障碍的时点患病率6.78%,终身患病率为12.9%,TS为0.37%。

抽动的种类:包括运动抽动和发声抽动两种类型;又可分简单、复合两类。

简单运动抽动:眨眼、耸鼻、张口、努嘴、歪嘴、做鬼脸、耸肩、扭颈等。

简单发声抽动:清喉、嗅鼻、发嘘嘘声、哼哼声、吠叫、叹气等。

复合运动抽动:突然的、似有目的的、共济形式的连续运动,如打自己,蹲下、跳起、触摸自己或他人、转圈、模仿动作等。

复合语言抽动:重复语言、骂人、模仿别人话的最后一个词等。

按照病程和临床表现可分为3种临床类型。

(一) 短暂性抽动障碍(transient tic disorder,TTD)

又称抽动症、单纯性抽动或儿童习惯性痉挛,大多数儿童抽动障碍为简单运动抽动,多见于眼肌、面肌和颈部肌群;极少数为简单发声抽动。病程不超过1年。

(二) 慢性运动性抽动或发声抽动障碍(chronic motor or vocal tic disorder,CTD)

以简单、复合运动抽动多见,常见歪嘴、眨眼,一般不超过3组肌群;可有简单发声抽动,发声和运动不同时存在;症状持久不变,病程>1年。

(三) 图雷特综合征(Tourette's syndrome,TS)

又称发声与多种运动联合抽动障碍(combine vocal and multiple motor tic),旧称抽动秽语综合征。以多发性运动性抽动伴发声抽动为主要特征,可伴有多种行为问题,症状呈波动性,病程常迁延。

以上3种类型,不是绝对划分,一般认为可有连续性。短暂性抽动障碍者病程持续发展为慢性运动抽动或发声抽动障碍;图雷特综合征过半数患儿首发症状为简单运动抽动或简单发声抽动,经数周或数月后才出现多种抽动现象。

二、图雷特综合征

以往认为图雷特综合征十分罕见,患病率只有4/万~5/万。Robertson综述了TS流行病学文献,报道在5~16岁儿童中大约1%发生TS。由于常常与注意缺陷多动障碍、品行障碍、学习障碍、情绪障碍或强迫障碍(OCD)等共病,近年来引起了关注。以下介绍TS

共病的诊断和治疗。

（一）临床表现

1. **运动抽动**　开始为一过性，从眼面肌开始的简单运动抽动：挤眉弄眼、张口吐舌、做鬼脸等（占 45%），逐渐发展为多部位抽动→颈、肩、上肢、下肢→复合性运动抽动：触摸、踢脚、下蹲、弯腰、下跪、旋转、模仿动作等，多组肌群同时抽动，呈多发性，可以从一组肌群转移到另一组。晓军的发作性"揉搓头发"、"一手摸头，一手平伸，在房间内转圈"这种复合性运动抽动很容易被认为是怪异行为。

2. **发声**　为其主要特征，可包括① 简单发声：清嗓、吠叫，多在起病数月或数年后出现，也有以发声为首发症状者。② 复杂发声：无意义的词句、重复语言、模仿语言（晓军模仿别人咳嗽），秽语（占 30%）。

3. **伴有的相关行为与情绪症状**　行为症状通常造成患者的多种功能损害，并增加了疾病的复杂性和严重性。

（1）ADHD：国外在不同 TS 的研究中报道 TS＋ADHD 的发生率为 35%～90%。Comings 等 1984 年将样本总数超过 2 000 人的 20 个不同 TS 研究进行荟萃分析，其中 TS＋ADHD 的平均发生率为 52%。从而认为 ADHD 和 TS 共患是一个普遍的现象。同时，ADHD 也可并发与 TS 相似的行为和情绪方面的异常。由于以上原因，有关 TS 与 ADHD 的关系的问题受到了广泛的关注。但 ADHD 和 TS 都为原因未明的异质性儿童神经精神疾病，不同的作者对 TS、AHDH 和 TS＋ADHD 之间的关系分歧很大，如：有的学者认为 TS＋ADHD 是一种独立的疾病；有的认为 TS＋ADHD 和 ADHD 都是 TS 的致病基因的不同表现型；还有观点认为 TS＋ADHD 只不过是 TS 和 ADHD 两种疾病的同时发生。

1）遗传学的研究：目前，较多的研究证明 ADHD 和 TS 都有相当大的遗传倾向性。家系调查研究已证明有 ADHD 和 TS 的先证者家系出现精神问题的可能性高于正常人群，Sverd（1989 年）发现有 TS 的家庭出现 ADHD 的发病率高于正常对照组；Liohter（1995 年）对 50 名 TS 进行家系调查，结果母亲为 TS 的患儿出现 TS 其抽动症状严重而复杂；而父亲为 TS 的患儿多为发声抽动和 ADHD；Hanna（1999 年）研究发现 TS 先证者父母出现 ADD 的概率分别是 35.5% 和 33.0%。不少研究发现 TS 及 ADHD 的亲属出现品行障碍、焦虑、抑郁、学习障碍等共病情况相似。TS 和 ADHD 的共患率超过 50%，如果将 TTD、CTD 和未达到 ADHD 诊断标准的多动、注意力不集中一起考虑的话，并发的可能性超过了偶然发生的概率。这些数字均提示 ADHD＋TS 同时存在不是简单的现象，其中必有内在的生物学基础。Pauls（1993 年）提出某些 TS 和 ADHD 患者可能有病因上的相关；Comings（1995年）在综述了大量有关的研究后认为 ADHD、TS、OCD 是一个内在相互联系的遗传性很强的疾病谱的部分表现。ADHD、TS、OCD 有着共同的多个致病基因，这些基因共同作用导致 DA、5－HT、NE 等神经递质代谢异常，认为并发 ADHD 的 TS 是 TS 的致病基因的一种不同的表现型。Sheppard 对近 10 年的研究回顾，提出 TS 基因是 ADHD、OCD 共同的致病基因，同时，ADHD 和 OCD 也还有其自身的致病基因。但是，目前还没有发现 TS 与 ADHD 之间有基因水平联系的确切依据。

2）神经心理学的研究：神经心理学研究认为 ADHD＋TS 至少在神经心理学上不是简单的叠加，ADHD＋TS 与 ADHD 或 TS 在这些神经心理方面有性质上的差异。Sherman 用持续性操作测验测定 21 名 TS，14 名 TS＋AD，21 名 ADHD，发现 ADHD＋TS 和 ADHD 组中注意力缺陷常见，TS 组未见持续性注意缺陷。Schuerholz 发现 TS＋ADHD 在注意力变量测验中的反应时间不一致，特别是女性 ADHD 在单词、词语的流利性方面更差。Casey 对 ADHD＋TS 的父母的基本语言认识功能进行了评定，ADHD＋TS 父母的 WAIAS－R 的动词、算术和图画处理能力差。父亲在 Woodcock－Johnson 量表的口语单词、拼写、阅读能力也低。没有抽动的 ADHD 的父母语言流利性的任务评定时的重复率和语法错误高。

3）症状学的研究：不少学者将 ADHD＋TS 看作 ADHD 或 TS 的一种亚型；从 ADHD 或 TS 两个不同的角度对其症状学的特征进行了大量研究。

ADHD 伴有抽动症状时会有更多的精神问题，尤其是合并有 TS 时。Comings、Spencer 的研究发现 ADHD＋TS 比 TS 的儿童有更多的并发症和学习困难；Stephens 应用 CBCL 和 TRF 比较发现 TS＋ADHD、TS＋OCD 组的冲动行为明显高于单纯 TS 组和对照组。Bawden 发现攻击性行为在 TS＋ADHD 中比在单纯 TS 更多见。

多数学者认为 ADHD 是 TS 出现其他严重并发症和预后不良的重要因素。Singer 研究发现在 12～16 岁的患儿中抽动的严重性与并发的行为障碍有关；Stephens 认为 TS＋ADHD 和 TS＋OCD 的冲动行为与并发 ADHD 和 OCD 有关，不是由 TS 直接引起。Jams 研究 TS 的众多并发症对 TS 的影响，结果发现多动、注意力不集中对儿童和家庭关系、学习能力造成的损害更严重。Alice 对 TS＋ADHD 和 TS 进行了对照研究，结果 ADHD 与 TS＋ADHD 的儿童的社会和情感的适应能力相关；而社会和情感的适应能力又影响着 TS＋ADHD 儿童的家庭功能。Spencer 采用大体功能评定量表发现 TS＋ADHD 比单纯 TS 和单纯 ADHD 的社会功能更差；Alice 发现 TS＋ADHD 比单纯 TS 有更多的外化性障碍和较差的社会适应能力。

也有一些研究认为 ADHD＋TS 出现更多和更严重的精神问题与抽动的严重性相关。如：Edith 对 47 名伴有 CTD 的 ADHD 儿童用 CBCL 和 TRF 量表进行评定，结果 CTD 的严重性是伴有 CTD 的 ADHD 出现复杂精神障碍的一个临床指征。Pierre 将伴有或不伴抽动的 ADHD 的内化性和外化性症状进行比较，结果 ADHD 伴抽动儿童的焦虑/抑郁的评分明显地高于单纯 ADHD，注意问题、违纪行为和 TRF 的躯体主诉评分也高于 ADHD。所以，作者认为：抽动是 ADHD＋TS 严重的标志，而且与出现情绪和行为问题相关。

4）起病形式、病程和预后：Jams 对 TS 临床研究进行回顾，发现 TS 患儿抽动症状常常不是其首发症状，至少 40％～50％的儿童在出现抽动之前已经有一段时间的多动、注意力缺陷和强迫的病史。而这些多动、注意力不集中很容易被老师和家长忽视，当出现抽动症状时，才引起家人和老师的注意。Spencer 对 312 名 ADHD 和 252 名无 ADHD 的成人进行比较，结果 ADHD 组中有 12％有抽动，无 ADHD 组中 4％有抽动，ADHD 中的抽动大部分都可以自行缓解，对 ADHD 的社会和学习功能几乎没有影响。作者认为虽然 ADHD 中有很大部分的患儿有抽动,但是抽动症状对 ADHD 的结局和转归的影响非常有限。

(2) 强迫症:OCD 的各种异常表现均可与 TS 共存。Leckman 报道临床和流行病学研究发现 40%以上的 TS 伴有强迫症状,如:有关攻击、性、宗教和身体的强迫思维,反复检查,有关对称性和确切性的反复核对,重复的仪式动作、清理物品,强迫计数、触摸自己或他人身体等。Miguel(2001 年)认为:遗传学、神经生物学和治疗学研究均指向伴有抽动的 OCD 和没有抽动的以及家族中没有抽动史的 OCD 有所不同,伴抽动的 OCD 以女性多见,发病年龄早,对抗强迫药物反应差,一级亲属患抽动障碍的概率高。

(3) 学习困难:约 35%伴学习困难,其发生常与抽动症状有关,例如:运动抽动干扰书写,发声干扰课堂讨论;现已证实 TS 儿童共患特殊学习障碍,例如:视知觉行为的损害,言语智商和操作智商之间的差异等。此外,OCD 和 ADHD 可导致注意力不集中,完成作业困难。Abwender 等 1996 年报道 TS 伴有 ADHD 是发生学习困难的预兆。

(4) 自伤行为:近期文献报道发生率为 17%~53%,多发生在重症 TS。症状为撞头、割手、抓挖皮肤或眼部、咬手指、咬舌、拳击头胸部和毁容等。Nee 等发现 50 例 TS 中有48%存在自伤行为,如把削尖的铅笔反复用力插入耳道,用力压按眼球,持续咬嘴唇以致出血,把手指放在火炉上烧伤等。亚辉咬口腔即属自伤行为。

(5) 猥亵行为:约 1/4 有猥亵行为。Jankovic 等报道其发生率为 19%,以男性患者居多,往往与秽语共存,有些患者常以淫猥的手势或其他姿势代替污秽词句来表现其意向的冲动。此类行为常发生在家中,多直接对家庭成员进行猥亵活动。亚辉摸妈妈乳房的行为即是。

(6) 情绪障碍:患儿常伴有抑郁、焦虑和恐惧情绪,并成为治疗的主要障碍之一。常可由心理困扰引起,如有的儿童担心自己的病治不好,全神贯注于自己的抽动症状;担心学业赶不上别人、担心人际关系等,而出现焦虑、抑郁情绪,儿童在出现情绪问题时,常以发脾气、攻击行为来表达。晓军乱发脾气,扬言要打邻居即由于焦虑和激越所致。

(二) 治疗

有关抽动障碍的治疗,常用药物为氟哌啶醇、匹莫齐特、氟奋乃静和硫必利等。近年来,非典型抗精神病药物如利培酮、奥氮平由于其在儿童中应用的安全性,也已被用于抽动障碍的治疗。本文重点讨论共病的治疗。临床上常见患者的抽动症状控制后,其相关症状如OCD 或情绪问题却并未减轻,甚至成为临床的主要矛盾。因此,全面地分析患者的临床表现,在控制抽动症状的同时,重视其相关行为和情绪症状,对治疗和康复具有重要意义。

1. **抽动共患多动的治疗**　早期的临床观察精神兴奋剂可以诱发本身有抽动障碍素质的易感个体发生抽动障碍,并且使已有抽动障碍的 ADHD 患儿抽动症加重,认为抽动障碍是精神兴奋剂的禁忌证。近年来随着临床试验研究的深入,有关精神兴奋剂治疗 TS＋ADHD 的研究愈益增多。Castellanos 经过 3 年的跟踪观察,认为从总体上看精神兴奋剂不会产生不利的影响,即使引起和加重抽动症状也是可逆性的。Gadow 将 34 名 TS＋ADHD儿童随机分 4 组,其中 3 组使用不同剂量的盐酸哌甲酯(MPH),1 组使用安慰剂,2 周后进行双盲评定,结果发现 MPH 有效地抑制了多动、不安和攻击行为,没有发现 MPH 改变抽动症状的程度。又将对象分为 MPH 和安慰剂对照组追踪观察 2 年,结果 MPH 组在抽动发作的频率和强度上与对照组差异无显著性。总之，虽然个别 TS＋ADHD 儿童在服用 MPH 治疗过程中可能会使抽动发作加重，但对绝大多数有轻到中度抽动障碍的 ADHD 患儿，长期使用 MPH 是安全和有效的。对于一个同时患有抽动和 ADHD 的患儿，如果患儿来就诊的主要原因是治疗抽动症，应该首先控制抽动症状，再酌情使用盐酸哌甲酯类药物治疗 ADHD。

盐酸托莫西汀选择性作用于大脑前额皮质，增加"NE/DA"水平，但不增加纹状体部位的 DA 水平，因此不诱发抽动，更适合 ADHD 共患抽动障碍患者。

20 世纪 80 年代发现可乐定治疗 TS 有效率为 22%～70%，该药可以减少抽动障碍的发作频率，而且可以抑制强迫、多动和注意障碍。Steinard 将经可乐定治疗 4 年的伴或不伴抽动的 54 名 ADHD 儿童进行回顾性研究，发现可乐定使 72%ADHD 和 75%抽动症状得到改善。可乐定对 TS＋ADHD 行为改善有效率（96%）高于单纯 ADHD（53%）。

2. 抽动合并强迫症的治疗　5-羟色胺再摄取抑制剂（SSRIs）是用于儿童青少年强迫症的首选药物，常用药物有舍曲林、氟西汀等。但用于抽动合并强迫症时，疗效不太好，合用氟哌啶醇或利培酮可以增加 SSRIs 的疗效。

3. 抽动合并情绪障碍的治疗　合并情绪障碍时，可选用抗焦虑剂、抗抑郁剂治疗，常用 SSRIs 治疗，有时合并的情绪问题比抽动本身对儿童的影响更大，这时应首先处理焦虑、抑郁情绪。

第五节　阿斯伯格综合征和高功能孤独症

病例 7

恬恬，女，8 岁，因注意力不集中、不听指挥、不肯学习而来诊。

患儿从小话多，但常常是自言自语，与现实无联系，在幼儿园不和小朋友玩，喜欢反复把可乐罐子摆成一排，喜欢女性的高跟鞋，尤其是红色，经常掀起别人的裤腿看高跟鞋；这些行为随年龄增长已经消失，但喜欢看卡通书，玩芭比娃娃，可以连续看、玩 1～2 个小时。上学后注意力不集中，上课不听讲，独自在教室后边走来走去，把黑板报上的字中的横全部擦掉，爬到走廊栏杆上行走；只肯读书，不肯写字，家长只好抓着她的手强迫她写字；考试不能完成，但家长把卷子拿回家强迫他做，语文能得 72 分，算术计算题可以完成，但遇到应用题有困难她就不肯做了，把卷子撕掉；她不与同学交往，至今只能叫出 5 个人的名字，不参加集体活动。

母亲怀孕分娩均正常，1 岁能独立行走，1 岁 2 个月能讲简单句子。

家族史：父亲为干部，母亲是小学教师，对患儿的教育严格，花费了大量精力，但收效甚微。一姨患精神病。

体格检查未发现异常。精神状况检查：接触交谈可，眼神交流少，面部表情不丰富，语言能力尚可，但常答非所问，并顺着问题增加一些与问题无关的话，如医生问你上几年级了，她说"我不喜欢上学，妈妈得了皮肤病"。医生出了一道算术题，她不肯做，说"没有办法"；另一个小朋友拿了她的积木，她既不看小朋友，也不看医生，说"他和我抢"，当那个孩子不还她积木时，她能用眼神向妈妈求助。她不会描述今天来长沙的过程。

WISC-CR：常识6，算术7，词汇8，理解5，背数9，填图10，排列6，积木8，拼图8，译码5；VIQ80，PIQ80，FIQ78。

ABC量表：67分。

诊断：高功能孤独症。

对于孤独症，近年来由于儿童心理卫生工作的发展，科学知识的普及，父母对儿童发育的关切，对典型的孤独症我们一般都能够识别。本案例与一般孤独症的不同在于患儿有语言交流，智商在正常范围，我们就此案例分析孤独症的临床特点和高功能孤独症的特征。

一、孤独症的临床特征

（一）社会交往障碍

儿童孤独症的核心症状是社会交往障碍，可以表现在以下方面。

1. 缺乏凝视、社交性微笑和依恋 眼神交流在人际交往中起着传达思维和情感的重要作用。社交凝视行为指用目光凝视他人的脸和眼睛，儿童通过与母亲的对视，了解母亲的慈爱、赞许和反对，并在日常生活中通过时时凝视母亲调整自己的行为。孤独症儿童的一个重要特征是缺乏眼对眼的凝视，他们的目光往往不集中于人的脸上，并且回避与人的目光接触，与人讲话时目光散视，给人一种似听非听，心不在焉的样子。在智力低下者更明显。

婴儿能对人脸作出微笑反应，当周围环境人用微笑、言语逗弄他时，会发出微笑和咿呀声，称"社交性微笑"，是一种原始的社交行为。孤独症在婴儿期就表现出对人脸缺乏兴趣，而更多注意一些无生命的小物品，目光空洞、飘忽、注意涣散。极少以笑容来应答别人的笑容。

婴儿在6～9个月是形成依恋的时期，表现出对母亲的更多的微笑和发声，母亲的离去会使他们哭闹及表现出搜寻行为；当母亲回来后，会扑向母亲，亲脸、拥抱。同时出现对陌生人的警觉、恐惧和躲避行为，称之为"陌生人焦虑"。这些可以看作是婴儿社交发展的重要标志。孤独症儿童难以形成和发展正常的依恋关系，他们对母亲的声音缺乏反应；当母亲离开时，他专心于自己的事情，对母亲的离去毫不在意；当母亲回来时，也没有亲昵的要求和行为；而对待陌生人却没有明显的"陌生人焦虑"，随便什么人都可以抱走他。也有的孤独症儿童能够和母亲有一定程度的亲昵行为，甚至出现过分夸张的、排他性的对母亲的依恋，如不停地和母亲贴脸、摸母亲的脊背等。这些行为，从表面上看是一种社交行为，但从形式到内容上都不是常人所接受的，其实质可能是把母亲或母亲的身体当作特殊物品的一种依恋行为。

2. 缺乏交会性注意（社交指向行为） 近年来，对孤独症的社会交往研究的一个重要方面是交会性注意（joint attention）。交会性注意指儿童调整自己注意的视点，使自己和成人的注意力会聚在同一对象上，如婴儿可以将他们的目光在照顾者和物件之间来回移动，用姿势表达这种注意，给他人指出物品，根据他人指向物体的方向寻找某物等。这种注意是社交的一种形式。孤独症儿童常常不能使用交会性注意来达到愿望。别人很难从他的目光中判断他的精神状况。当他们需要某种东西时,他们往往抓着大人的手放在所要的物品上,或者站在所要的东西旁边哭吵,而不会指着这个东西表示要,他们不会做简单的指物动作。

3. 不能建立伙伴关系和进行游戏　正常儿童 2 岁以后开始有了一些友好的交往,伙伴关系是在游戏中形成的,儿童能对同伴的行为做出反应,一起玩一些简单的假装性游戏,在游戏中轮流扮演互惠性的角色,懂得了相互谦让,通过这种游戏建立起伙伴关系,学会遵守行为规则,掌握社交技能。

孤独症儿童对周围环境和别人的活动不感兴趣,常常独自玩耍,自顾自地迷恋于自己感兴趣的事物,有时他们也走近其他小朋友,但他们不懂得在交往中如何对人反应,常常是简单地抓、拉他人,有时出现攻击性行为,如打、咬、踢等,因此别人也不愿意和他们玩。在游戏中很少出现自发的假装性游戏(如扮演、模仿),他们只会把玩具排成一些固定的格式,反反复复,乐此不疲,但不会想象这是一个什么东西。对于合作游戏缺乏兴趣,常常拒绝参加集体游戏,不懂得游戏规则,因而无法和其他孩子融为一体。他们不理解社会规则,不懂得约束自己的言行,按家长、老师的要求行事,不能理解和遵守学校纪律和学习要求。

本例患儿已经上二年级,不认识班上的小朋友,不和同学玩,而且上课随意下位子,破坏班上的黑板报,而毫不认为自己有什么不当。存在着明显的社会交往障碍,与其他孤独症不同之处在于她并不是完全不理睬人,对问话能够回应,尚有一定的眼神交流。

(二) 语言交流障碍

是孤独症的第二大主征。不仅表现在语言表达、语言理解方面,更主要表现在语言作为一种交流工具的障碍,即缺乏实际意义的交流。

1. 语言表达障碍　大多数孤独症儿童语言发育较同龄儿晚,有些甚至不发育,流行病学研究发现大约一半的患儿终身保持缄默,从不使用语言作为交流工具,仅以手势或其他形式表达自己的要求。有语言的儿童,可见到将语言用于许多和正常儿童不同的途径:如刻板、重复及模仿语言:可表现为即刻模仿如重复别人的话,也可以延迟模仿,如重复几日前听来的话;刻板地反复地讲一个小故事,或反复提同一个问题,有的患儿表现为自言自语或哼哼唧唧,别人无法理解其意。事实上,患儿的这种重复、刻板的模仿语言,是因为他们不理解语言的意义,不把语言作为表达工具,而当作自娱自乐的方式,是刻板行为的一种表现。代词错用:孤独症患儿不能借助于语言,从社会、人际关系的交往活动中形成主客体关系和相应代词的概念,因而一个很明显的现象是代词运用的错误和混淆。如称自己为他,有时患儿自创名词代表他自己才能理解的含义。语音、语调的异常:孤独症儿童语言的另一特点是说话没有语音、节律的异常,语气平淡,没有抑扬顿挫、没有情感色彩。由于孤独症儿童对周围的事物漠不关心,缺乏观察力,注意力不集中,加之语言运用障碍,尽管有的儿童有很多的词汇量,但他们不能描述一件事物的来龙去脉,不会用语言表达自己的感受。

2. 语言理解障碍　患儿不能够注意并正确理解语言刺激信号的意义,既不能够注意听大人说话,也听不懂大人说话的意思。近年研究发现孤独症早期一个突出特征是 1 岁时叫他的名字他毫无反应,对于大人说的话不理睬,使母亲怀疑其听力有问题。语言能力损害不严重的患儿在自己的家里或辅以手势时,可理解简单的指令并执行,而在陌生的环境中,不辅以手势时则理解困难。即使是语言能力损害很轻的患儿,也很难理解一些含义微妙的语言,如幽默语或双关语,常常把别人的反话当作正面语去理解。许多研究表明,这一问题不是出在对声音的听觉感受能力上,而是出在对语言的信息的综合加工和对语言信息的含义的理解上。

3. **缺乏实际意义的语言交流**　语言是人类用来表达意愿,进行思想交流的工具。语言运用能力是指交流双方根据语言意图和语言环境有效地使用语言工具的一系列技能,包括说和听两个方面。作为说话者必须善于吸引听话者的注意,并根据听者的反馈随时调整自己的语言。作为听者,必须能从直接的和间接的言语中推断出说话者的意图,对听到的信息的明确性作出判断和估计并能及时反馈。这样,在说、听中间不断交流,使谈话维持下去。孤独症儿童语言障碍的核心是语言运用能力的损害,他们不能理解语言情境及其社交用途。他们在说话时,只是自顾自地说,眼睛不看着对方,也不在意对方是不是听懂了,也不管对方是否回答。他们不能理解周围环境或者别人正在谈论的主题。常常不恰当地把一些词语衔接在一起,令人听不懂。有的患儿对语言有充分的机械记忆能力,有相当的词汇量,但他们不会将这些词汇、语句用来与人进行正常的语言交流。交谈中他们不会主动与人交谈,不会提出话题和维持话题,给人的感觉,似乎他是在某人面前说话而不是在与某人对话,使语言失去了交谈的意义。

4. **非语言交流障碍**　非语言交流是指用手势、姿势、面部表情来表达自己愿望和要求。孤独症儿童非语言交流能力的受损,表现在他们不能理解别人的姿势、面部表情的意义,有的即使懂得别人姿势的含义,也不会运用姿势、表情与人进行交往。他们不会自己注视某物件并吸引他人的注意,与人说话时,无社交性的面部表情,如微笑、注视别人等。说话时无点头、摇头、摆手的动作,很少用手势、姿势来协助表达自己的意愿。他们自己的感情比较简单、原始、平淡,缺少细微的变化,面部表情不丰富,也不会注意别人的情感变化,不会察言观色,与人产生感情上的共鸣。长大后,他们也难以发展、分化些像友爱、友谊、同情、怜悯、悲伤、羞愧、悔恨这一类高级的社会化情感。

恬恬的言语发育正常,与一般孤独症不同,她喜欢说话,而且掌握了不少词汇,但她的语言不符合语法规则,不能很好运用语言进行交流,更像是精神分裂症的思维破裂。她答非所问和说话离题是因为她的语言只跟着她自己的思路走,而不是在和医生交流。不会做题说"没有办法"是因为她表达语言不当。这正是高功能孤独症的特征之一。

(三) 刻板重复的行为特征

孤独症患儿另一显著特点是行为方面的障碍,总的特征是刻板、重复及一些奇特的行为方式。

1. **日常生活习惯的刻板化**　孤独症患儿常常固定地要求环境一成不变,一旦形成了一种生活规律后,固执地坚持环境、日常生活和行为的同一格式;他们对新事物采取抵制态度,对于新的、陌生的环境感到不安、退缩、被动,对未经历过的新鲜事物不感兴趣,很少指着不了解的东西表示"要",不会去探究新东西的新功能,这些行为在智力较低者更突出。孤独症患儿的许多行为常带有强迫性质,如走路要走固定的路线;睡前要把鞋摆在门外边;看见路上凸出的石子就非要把它挖出来;地上、桌上有水一定要擦干;刷牙时两脚并拢才开始刷……到青少年期,可出现重复做某种动作,这种强迫行为在智商较高、年龄较大的患儿中较常见。

2. 过分专注于某些事物　孤独症患儿对于一般儿童所喜欢的玩具和游戏不感兴趣,而对于一些不作为玩具的物品却特别感兴趣,以致达到着迷的程度。常常长期依恋于某种物品,而且这些东西都是普通儿童不感兴趣的东西。对于喜欢的物品终日拿着,数日、数十日不让更换。如强行更换,他又会选择另一种物品作为依恋对象。孤独症患儿特别喜欢单调、重复的事物,特别喜欢圆的、旋转的东西,自己长时间的旋转家中的锅盖、瓶盖;着迷于快速翻动的书页;不停地开灯、关灯;反复试探物体的平衡性等。很多孤独症患儿着迷于电视中的天气预报和广告,是因为这些节目出现的频率高,反反复复引起了他们的注意。

3. 刻板重复的动作　孤独症患儿常表现出一些重复、刻板的动作或特殊的姿势,如拍手、扑打、摇动、前后摇摆身体或头部;有的喜欢表现为来回踱步、自身旋转、转圈走,重复地蹦跳。有的患儿用脚尖走路,以跑代走,有时两腿僵直,使人觉得动作十分怪异。有的患儿喜欢撞击自己的身体,甚至带有自伤、自残性质,如咬手、撞头、以拳击墙。这种刻板、重复、自伤行为在智力低者更常见,随着年龄增长会逐渐消失。

恬恬喜欢反复排列可乐罐子,把黑板报上的字中的横全部擦掉,爬到走廊栏杆上行走,喜欢高跟鞋、看卡通书、玩芭比娃娃等行为皆符合刻板、重复的特点。

(四) 认知功能缺陷

孤独症患儿存在不同程度、不同形式的认知功能缺陷。

1. 智力低下及不平衡　大约 3/4 的孤独症表现为不同程度的智力缺陷。国外的研究资料表明,50％为中度以上智力缺陷(智商小于 50);25％为轻度智力缺陷(IQ50～69);25％智力在正常范围(IQ>70),后者被称为高功能孤独症(HFA)。

孤独症患儿的智力与社会交往能力之间、智力内部各能力之间明显不均衡,如有的患儿从语言能力来判断,其损害较轻,但智力测验成绩却很低;有的患儿不会讲话,某些操作能力却可能接近正常水平。一般来说孤独症患儿操作智商较言语智商高,患儿在运用机械记忆和视觉-空间能力来完成的项目成绩较好,而靠把握意义的能力来完成的项目成绩相对较差。在各分量表中,理解得分最差,其次是常识;积木得分最好,背数和拼图较好,说明孤独症患儿在对事物的抽象、理解、形成概念的能力等方面的发育障碍较重。在同一儿童,可表现为某些项目根本无法施测,另一些项目却达到正常水平的现象,有人将这些最佳能力称为峰能力(peak ability),而最低能力为谷能力,孤独症儿童峰能力和谷能力之间的差距非常大,这是与精神发育迟滞不同之处。但与正常儿童比较,孤独症的峰能力仍偏低。

有些孤独症可以出现"岛性"不寻常能力,即在普遍低下的基础上出现某一方面的功能特别活跃,甚至超出正常人的一些特殊能力,被称为"白痴天才"或"白痴学者"。如特殊的机械记忆能力、计算能力、对音乐的辨别能力、绘画能力以及对某一门专业知识的了解等。这种岛性智力特点可能与孤独症脑中涉及某些内容记忆的神经结构的功能得到超常发展有关。遗憾的是,这些天才特征往往是患儿自娱自乐的工具,患儿无法通过学习丰富、发展自己的"才能",也无法与人交流、沟通,因此无社会价值。而且往往在 2~3 年内有不同程度的下降甚至消失。

无论是 HFA 还是白痴学者,其共同特点是缺乏抽象思维能力,及按先后次序处理问题的能力。由于他们特殊的思维方式,往往不能很好地接受学校教育。

2. 心理理论缺陷　心理理论(theory of mide,ToM)指个体对自己或他人的信念、意图和愿望等心理状态的认识和理解,并借助于这种认识来解释和预测他人的心理和行为的一种能力。近 20 年来成为发展心理学、特别是儿童认知发展研究的热门领域。研究者使用意外转移实验来测定儿童的 ToM。给被试讲一个故事:"Sally 把一个玻璃球放入篮子里,然后离开,Ann 在她不在时把此玻璃球移到盒子中,Sally 回来想找她的玻璃球"要被试判断:Sally 会去哪儿找玻璃球? 回答"篮子"的儿童即拥有了 ToM。正常儿童 4 岁左右就可获得 ToM,而对孤独症的研究发现,尽管实验组孤独症的平均年龄为 12 岁,言语智龄 5 岁半,他们能正确回忆故事情节,但大多数仍然判断错误,认为 Sally 会去盒子里找球,因为他不会站在 Sally 的角度看问题;对照组唐氏综合征患儿(平均年龄和言语智龄稍低于孤独症组)大多数判断正确。Baron - Cohe 等提出孤独症存在 ToM 缺陷的假说,这种缺陷不是一般性的学习困难所致,而是孤独症的特异认知缺陷,是前额叶执行功能缺陷的表现。儿童心理推测能力所需要的表征是通过概念转换而获得,这使得他们具有对自己和他人的内心世界的判断能力,而孤独症患儿似乎没有经历这一重要发育阶段——概念转换,表现出心理推测能力低下,这是导致其社会交往障碍的本质原因。同时也解释了孤独症不能理解他人情感的特征。

恬恬智力测验智商＞70,符合高功能孤独症。但由于她注意力不集中,怪异的学习方式:只肯读书,不肯写字,对学习无兴趣、语言表达方面的问题以及行为的自行其是,使她出现明显的学习困难,无法接受学校教育。从智力测验看,她在运用机械记忆和视觉-空间能力来完成的项目如背数、填图、积木、拼图成绩好些,而靠把握意义的能力来完成的项目如常识、理解成绩相对差。

二、阿斯伯格综合征(Asperger Syndrome, AS)

病例 8

嘉牧,男,14 岁,因与人交往差、好发脾气、行为怪异而来诊。

患儿从小胆小,不爱和小朋友交往,喜欢独往独来,按自己的想法办事,例如老师让大家画桃子,他把桃子画在纸张的左下角很小的范围,而把自己喜欢的汽车画在纸的正中间;自己的位子不让其他小朋友坐。对一些很小的事情纠缠不清,六一儿童节让他参加合唱,他不开口唱,老师只好不让他参加,他又反复问妈妈:"老师为什么不让我参加合唱",给他解释也解释不通。他喜欢围着房子转圈,沿着墙根走路,一个人走很远也不会迷路。上学后,学习成绩一直不好,小学时 60~70 分,上中学后语文、数学、地理三门不及格。他喜欢自己编故事,谱曲,说自己可能成名;从小对历史感兴趣,看了很多书,哪个朝代哪个皇帝即位,谁是谁的儿子、孙子都记得清清楚楚;他喜欢和大人交往,给人讲历史故事,同龄人如果喜欢听他讲,还可以共处,但稍有不和,则发脾气,打人,还拿石头砸人,因此没有人和他玩。他不喜欢运动,至今不会正步走,不会跳绳、运球,体育成绩特别差,从来没有达过标。前几日,大家都去上体育课,他一个人留在电脑教室里,居然在教室里装电脑的包装盒里大便,并用纸盖好,同学们都认为他"怪"。

即往体健。

母亲怀孕分娩均正常,1岁能独立行走,1岁2个月能讲简单句子。

家族史:父母皆为高级知识分子,对患儿要求严格。家族中无精神障碍和发育障碍患者。

体格检查未发现异常。

精神状况检查:接触交谈可,看人时紧盯着医生,仿佛想把人看穿似的,给人不适当的感觉,表情尚生动,谈起康熙皇帝滔滔不绝,无明显语法问题,让他作曲,马上即兴唱"东西南北中,手握方向盘,宇宙在心中"。问他为什么在教室大便,他说他玩游戏正在兴头上,怕去上厕所门被风吹关上了,自己会进不了教室。问他为什么打人,他总能找出理由说别人欺负了他。谈及这些事时情绪激动,说特别崇尚管鲍之交,可惜班上没有一个这样的人;对于学习成绩不好非常着急,但是觉得自己没有能力学好,说将来要当中学历史教师,不然就自杀。

WISC-CR:常识4,算术4,词汇11,理解6,背数13;填图6,排列4,积木3,拼图5,译码7;VIQ84,PIQ62,FIQ71

诊断:阿斯伯格综合征。

该患儿的临床表现,有如下特征:他存在社会交往障碍,不爱和小朋友交往,喜欢独往独来,没有朋友;他渴望友谊,但是其行为方式(给别人讲历史,动辄打人)却使他交不上朋友。他没有语言表达障碍,但在一些问题上纠缠不清。他有狭隘而强烈的兴趣,主要是对历史知识的专注,甚至有一点白痴学者的倾向;对音乐也有一定才能,尽管谱的曲并不好听;有超常的记忆和定向力。他的运动技能较差,不会正步走,不会跳绳、拍球,智力测验言语智商大于操作智商。

1993年国际疾病分类第10版制定了阿斯伯格综合征诊断标准,其临床特点为"全部兴趣和活动具有孤独症的典型特点,在语言和认知方面没有全面迟滞。"

主要包括以下4个方面:

1. 在交流和沟通方面　一般没有明显的语言和认知方面的滞后或障碍;有些会有动作方面的问题,如走路不稳等。

2. 在社会交往方面　与孤独症的诊断标准完全一样。

3. 在行为兴趣方面　与孤独症的诊断标准基本一样,如也会有狭隘与强烈的兴趣,也会作重复刻板的行为动作;但他们较少对物体的某一方面或玩具的某些部分表现出不正常的专注与执着。

4. 其他　这些障碍不属于其他的广泛性发育障碍,也不属于一般的精神分裂症的强迫症等。

1994年美国精神障碍诊断统计手册第4版对阿斯伯格综合征给予了相近的定义及诊

断标准。

而高功能孤独症(HFA)的诊断指征不明,这些儿童更符合DSM-Ⅳ的广泛性发育障碍(未特定)(PDD-NOS)。

儿童孤独症最早由Kanner(1943年)报道,主要表现为极端孤僻,不能和他人发展人际关系;语言发育迟缓,失去了用语言进行交往的能力;重复简单的游戏活动,并渴望维持原样不变,缺乏想象性游戏。命名为"孤独性情感接触紊乱"。

早在上世纪20年代,就有学者观察到一些儿童具有分裂样特征,维也纳儿科医生Asperger于1944年报道一组儿童,表现为非语言交流的障碍,如缺乏面部表情;语言交流中的奇特性,如对同一问题的不断重复;社会交往中的自我中心倾向;对他人情感的认知化处理而没有情感性的共鸣;特别的走路姿势和不稳定性;行为方面如不听从教导和侵犯性动作;发病较早,但早期诊断困难;家族其他成员有高发病率,称为"孤独性精神变态综合征",当时他并不知道Kanner报告的"孤独性情感接触紊乱",相信自己描述了一种新的精神障碍。

1981年英国儿童精神病家Wing将具有上述临床特征的障碍命名为阿斯伯格综合征(AS)。因为儿童孤独症与AS有许多相似之处,Wing、DSM-Ⅲ及DSM-Ⅲ-R均认为AS是儿童孤独症的轻度变异。20世纪80年代前并无高功能孤独症的概念,1981年DeMyer将孤独症中智商大于70的命名为高功能孤独症(high-functioning autism,HFA)。此后阿斯伯格综合征和高功能孤独症的关系引起了广泛的兴趣,有人认为孤独症和AS是同一系列中程度轻重不同的障碍;ICD-10,DSM-Ⅳ提出AS是广泛发育障碍中的一个亚型。

也有人认为两者之间有所不同,表现在以下方面。

(1) AS和孤独症一样,在人际关系方面处于封闭和隔绝状态,但他们对周围一切并非完全漠不关心,他们也希望有社交或有朋友,但他们常常没有人际交往所必需的基本社会技能,与人交谈时,他们把内容集中在他们自己的狭窄的兴趣方面,不管别人爱听不爱听。而对别人的兴趣、感觉无回应。他们不善于察言观色,不能理解他人的表情,如不感兴趣、不耐烦,当别人想插话表达自己的想法时,他们也不给别人插话的机会,而自顾自讲自己的,这种交谈方式往往使交谈难以保持下去。他们在社交场合中拘泥细节,缺乏灵活性,因而不能建立友谊。不少患儿喜欢和成人交往。

(2) HFA有明显的语言损害,AS幼时语言损害不明显,讲话一般无语法错误,但话多、重复、内容迂腐、喜欢咬文嚼字、用书面语言交谈,在特别喜欢的问题上纠缠不休;表现出较差的节奏和音调,在讲话的内容上则显得没有连贯性,只有表达,没有解释;与其狭隘的兴趣相对应,这些儿童在交谈中往往也是重复的话多而表达的意思少;然而,AS比孤独症儿童有大得多的词汇量和较好的语法水平,智商一般也高于孤独症儿童。

(3) AS和孤独症都可以有狭隘的兴趣和刻板的动作,但孤独症儿童往往专注于摆弄物体,对物品的某一方面或玩具的某一部分的独特兴趣,对图像反应比较强烈;而AS的狭隘兴趣则往往表现于对数字或日子的记忆,以及对某些科学知识的强烈兴趣,有时可以给人以记忆过人甚至在某一领域内堪称博学的印象;但不久人们就会觉察到,他们只是机械地记忆一些事实性的数据,而对这些事物之间的相关关系及其背后的真实意义并无深刻理解;而在其他方面的知识显得贫乏欠缺;他们可显得非常古怪,使人们不愿与之交往。

(4) AS 的运动技能笨拙,而 HFA 一般无运动障碍;AS 有较高的的言语智商和总智商,而 HFA 语言智商低。

(5) AS 的家族史更明显。

(6) 患病率:儿童孤独症患病率为 7～16/万,HFA 占其中 11%～34%,据此推算 HFA 患病率<0.5‰。Ehlers(1993 年)的流行病学研究报道在 7～16 岁儿童中 AS 的患病率为 3.6‰～7.1‰,显著高于 HFA。

但对上述区别,也有许多文献持不同态度。如关于语言和认知:ICD - 10 提出在语言和认知方面没有全面迟滞,但 Asperger 自己报道的儿童有的也有认知缺陷;大多数报道 AS 有轻度低的 IQ;关于早期语言缺陷,Asperger 自己认为早期存在某些迟缓,Wolff 报道的病例 44% 语言发育异常,Gillberg 则报道某些语言怪癖。由于大多数 AS 就诊于 7 岁以后,父母回忆早期语言发育有困难。同一个体在不同发育阶段可以诊断为 HFA 或 AS;不同的国家、不同的医生可能诊断各异,英国、加拿大、斯堪的那维亚倾向于诊断阿斯伯格综合征,高功能孤独症和广泛性发育障碍未特定在美国广泛应用。有趣的是许多 Asperger 自己诊断的病例都不符合 DSM - Ⅳ 阿斯伯格综合征的诊断标准。AS 和 HFA 两者之间是否有本质的不同,尚有待进一步探索。

笔者认为,从临床角度,区分阿斯伯格综合征和高功能孤独症并无太多意义,关键是对具有孤僻、怪异而语言和认知能力较好的儿童的识别和早期干预。从科研角度,由于孤独谱系障碍是病因未明的异质性疾病,细致深入分析各自的临床特点,有助于更快地接近疾病的实质。

三、孤独谱系障碍的共病

阿斯伯格综合征和高功能孤独症认知能力较好,往往上学后甚至青少年期才来就诊,由于孤独谱系障碍(主要是孤独症及阿斯伯格综合征)常常与许多障碍共病,临床医生对之知之不多,常难以识别,以下谈谈孤独谱系障碍的共病及鉴别诊断。

(一) 抽动障碍和图雷特综合征(TS)

研究发现 8% 的年轻孤独症患者并发 TS;在一个瑞典人群研究中,20% 患 AS 的学龄儿童符合 TS 的诊断标准,80% 的患者有这样或那样的抽动障碍。对 TS 的研究发现 10% 的患儿符合 AS 的诊断标准。有人把两者共病作为孤独症结局好的预测因素,但得出这一结论的依据尚不充分。

(二) 进食障碍

Gillberg 和 Comings 均报道神经性厌食症和孤独症在同一家族中发生。一项随访研究发现,在典型神经性厌食症病例中,18% 患孤独谱系疾病(孤独症 4%,阿斯伯格综合征 6%,非典型孤独症 8%)。其他进食问题如拒吃某种食物、偏好某种食物(喜欢软食、糊状物)、异食癖(吃纸、烟、花)、贮藏食物、进食过多和不同程度厌食、拒食、强迫性摆放盘中食物,在孤独症患者中常见。

（三）注意缺陷与多动障碍（ADHD）

注意缺陷在孤独谱系疾病中常见，部分孤独症儿童表现出对于学校学习的明显注意力不集中，注意保持时间短暂，对于老师的课堂讲授表现茫然，即使是个别辅导，也难于集中注意力。神经心理学研究证实高功能孤独症和阿斯伯格综合征以同样的注意缺陷类型和严重程度为特征，这些症状在 ADHD 儿童中常见。孤独症儿童可表现活动过度或过少，国内报道兴奋及多动占 33.3%～84.2%，这些儿童常常符合 ADHD 的诊断标准，HFA 和 AS 误诊为 ADHD 的很多。这些儿童与 ADHD 的不同之处在于患儿常常一个人独自活动，活动较为单调刻板，无目的地走来走去或来回地踱步、奔跑、转圈等，与周围的人缺乏联系，其多动行为常常十分醒目，往往到 3～4 年级仍旁若无人地上课下位子，擅自走出教室。他们的注意力不集中是因为他们不理解老师讲授的内容，对于学习不感兴趣，而对于他们自己感兴趣的事物，却能够长时间地专注。而多动症儿童明白自己行为的不当，在大人的约束下能够短时控制；其行为有时是出于好奇，目的性比较明确。近年来有人提出注意、运动控制和知觉缺陷（deficits in attention, motor control and perception, DAMP）：其定义为 ADHD 和运动-知觉功能失调共存。纵向研究发现几乎一半患重度 DAMP 与孤独症特征的儿童符合阿斯伯格综合征的诊断。

（四）学习障碍

Shea & Mesibov（1985 年）提出 HFA, AS 和某种形式的学习障碍的共存。有注意、运动控制和知觉缺陷（DAMP）的儿童常伴轻-中度的学习问题。神经心理测验发现"右半球功能缺损"或"非言语型学习障碍"。学习障碍与 AS/HFA 是否等同、重叠，有无差别尚不清楚。

（五）强迫行为

强迫障碍（OCD）和强迫型人格障碍（OCPD）的强迫症状与 Kanner 和 Asperger 报道的仪式动作和重复行为有许多相似之处，DSM-Ⅳ所描述的 OCPD 的症状与 Asperger 描述的孤独症状十分相似。研究显示 AS 与强迫型人格障碍症状重叠非常明显。

（六）在青少年期或成年期首次诊断的人格障碍

DSM-Ⅳ中许多人格障碍诊断标准与阿斯伯格综合征的症状有很大程度重叠。除 OCPD 外许多 AS 患者符合其他人格障碍诊断标准，包括偏执型、分裂样、分裂性人格障碍等。

（七）抑郁症状

情感性障碍与孤独症的关系已提出数十年，孤独症患者亲属中抑郁症状常见。患孤独症的儿童和青少年常见抑郁症状，在阿斯伯格综合征中极常见。

（八）精神病

Wing 和 Gillerg 报道部分孤独症患者在儿童晚期至成年早期发生紧张症；有证据提示，某些儿童精神分裂症在早期常有孤独谱系障碍。在 61 例青少年期发生精神病性症状（幻觉、妄想、思维障碍、躁狂）的患者中，5% 以前诊断为 Kanner 综合征或 Heller 综合征，有些个体患有双相障碍。有少量证据提示 AS 在暴力犯罪精神病患者中多见。

此外与癫痫、结节性硬化、神经纤维瘤病、伊藤黑色素过少症、青春前期视网膜病、脆性

X综合征、15q11.13部分染色体四体、Moebius综合征、反应停综合征、胎儿酒精综合征、风疹胚胎病和代谢性疾病也常见共存。听力缺陷、视力受损也可见到，提示神经系统疾病、妊娠头3个月脑发育受损是部分孤独症可能的病因。

对感觉刺激的反应异常、睡眠异常、攻击行为、自伤行为也常见。

有人认为孤独谱系障碍患者伴有的其他症状和障碍，并非由于孤独谱系疾病本身所引起。有人认为这些症状就是孤独症的临床表现或病因，有关孤独谱系障碍与共病的关系有待进一步研究。

第六节　儿童、青少年双相障碍

病例9

小崧，男，13岁，因急起发呆、不语1周而来诊。

患儿无明显原因近一周诉头昏、头痛、乏力，发呆、沉默少语，就诊于神经内科，经腰穿、CT、脑电图等检查未发现异常而转入我科。病后整日卧床，进食少，睡眠可，大小便可自行如厕。

既往体健，幼时生长发育好。性格外向顽皮好动。学习成绩好。

爷爷的弟弟有精神病史，诊断不详。

精神状况检查：呆坐不语，对刺激性语言无反应，面无表情，肌张力不高，无蜡样屈曲。

诊断：亚木僵状态。

经0.2~0.3g/d舒必利静脉点滴，1周后症状缓解，询问病中体验，仅诉害怕，感到外面的民工在说自己的坏话，具体内容不能回忆。否认情绪低落，被害妄想以及精神分裂症的特征性症状。遂诊断为分裂样精神病。2周后带药（舒必利0.6g/d）回家，因为火车上拥挤不堪，还未到家就又诉紧张、害怕，少语少动，而再次来诊，继续予以舒必利0.3g/d静脉点滴，1周后症状缓解。继续服用舒必利0.9g/d，恢复正常，并复学。3个月后家属自行停药，学习生活如常。

半年后，因兴奋话多半月再次来诊。初期表现为活动增多，频繁给班上一个女孩子打电话，讨论共同投考大学的问题；老师讲课他认为讲错了，冲上讲台和老师争执。渐加重，最近几日通宵不眠，高唱、乱喊，打110报警，说有人要绑架自己诈骗钱财。

精神状况检查：情绪高涨，眉飞色舞，说话声音大，诉自己病好了，产生了飞跃，变成了天才，今后要帮助所有的中学生考上重点大学。脑子反应快，没学过的数学题也会做。因为自己的才干，会赢得亿万财产，发现家庭周围遍布侦探要绑架自己。随手指着病友、医生说这些人都是坏人，要谋财害命。对于110没有按时来愤愤不平，说国际刑警组织会派员保护自己，一定要改造110。

经碳酸锂、奋乃静治疗，症状缓解。以后每月中旬出现情绪低落，行动迟缓，反应慢，进食少，10日左右变得兴奋、话多，乱买东西，给女生打电话，5日左右缓解。给予碳酸锂、丙戊酸钠、卡马西平联合应用，发作程度减轻，但不能终止发作。半年后告诉医生在抑郁发作时有

1~2日隐约听到有人说话,内容为讲自己没用,笨,对之将信将疑。遂投以维思通2 mg/d。以后未再发作,随访半年病情稳定。

诊断:双相障碍-快速循环型。

从这个病例的误诊,我们体会到儿童青少年期首发情感障碍症状不典型,治疗也较为困难,在此,谈谈儿童青少年双相障碍的诊疗进展。

尽管早在19世纪中叶就有儿童躁狂发作的病例报道,双相障碍(bipolar disorder,Bp)曾一度被认为在儿童罕见。近年来随着对情感性疾病研究的深入,大量文献报道20%~54%的Bp患者首次发病在青少年期,近10%的病例12岁以前就已起病。一般将18岁以前发病定义为早期发作,13岁以前为超早期发作。由于儿童的症状受发育性因素影响,临床表现不典型,常导致漏诊和误诊,致使患儿得不到积极的治疗,妨碍了儿童的健康发展,并影响Bp的远期预后;治疗也较为棘手。因此,精神科医生、儿童精神科和儿童心理保健医生应了解与某些早期发作有关的值得注意的临床特征,用发展的、符合年龄特征的观点来考虑儿童患者的诊断。

一、流行病学

关于儿童情感障碍尚无确切的流行病学资料,由于研究者采用的诊断标准与研究方法不一,各家报道的患病率也颇不一致。Lewinsohn在一社区学校调查14~18岁青少年,报道终身患病率为1%;Bochereau报道青少年躁郁症患病率为1%。大多数的意见认为本症患病率至少不低于成人。

Lewinsohn(1995年)的流行学调查发现5.7%儿童青少年有阈值下症状;Carlson等(1988年)在一项对14~16岁儿童青少年的流行病学调查中发现躁狂发作的终身患病率为0.6%~13.3%,取决于是否应用病程标准和严重程度标准。有作者报道住院患者中很多患儿被误诊和漏诊,许多儿童激惹、兴奋、活动增加及自夸、冒险行为等被认为是青春期逆反心理;有些患儿因其慢性、波动的病程未达到影响社会功能的程度,而误诊为青春期的情绪不稳。这些表现不同于典型Bp的发作性病程,被误为青少年行为问题。儿童青少年Bp漏诊的另一原因是许多患双相障碍的父母自己未得到诊断。这些父母可能未认识到儿童的躁狂行为是病态。

年龄:尽管个案报道提到过6岁发病者,大样本的调查发现在Bp患者10岁前发作者仅0.3%~0.5%,这表明在青春前期是少见的,青春期后发作增加,高峰发病年龄为15~19岁。在我们儿童心理卫生门诊,常见为12~16岁患儿,最小的7岁。

性别:Bochereau报道青少年躁郁症患病率与成人相似,男女比例为1:1。但Costello研究一组早发病例,男性似乎更多见,特别是13岁前首次发作者。

二、病因学

早发Bp的家族遗传倾向高于成年发作者,其一级亲属Bp终身患病率大约为15%。Strober报道青春期前发作的Bp与早期攻击性多动、锂抵抗及较大的遗传负荷相关。除Bp

外,酒中毒在早发 Bp 家系中的发生率也比与其他疾病多。Gelle 和 Todd 均报道酒中毒在儿童青少年 Bp 一级亲属中有较高患病率。但遗传机制尚未见报道。

三、临床表现

儿童 Bp 与成人的基本症状是相同的。但儿童的症状可能不典型、不稳定、不规则,易与其他的更常见的儿童期行为障碍以及正常儿童发育过程中的情绪波动、行为不检点混淆。主要特征有以下几种。

(一) 躁狂发作

1. 情感高涨 儿童表现为快乐、幽默、喜笑颜开,在诊室大笑着谈及令人尴尬的过去(如停学、家庭纠纷);情绪急躁、激惹、好斗也很常见。家长和老师对于儿童抑郁所表现的退缩、躯体不适往往比较关注,而一般人不认为快乐儿童有严重疾病,易被忽略,或与正常儿童的自夸、虚浮、兴奋及青少年的逆反心理、自视清高相混淆。

2. 思维奔逸 患儿语速加快、夸夸其谈、言语华丽、空泛、不易打断。常诉"思维在飞"。如有个女孩希望头脑中有个按钮能关闭她的思维。

3. 夸大妄想 常见为对自己学业能力的过高估价,如:他们认为老师教学不正确,在课堂上傲慢地打断老师,挑剔老师的教学,以至老师不得不令其停学;由于不听讲,导致成绩下降,甚至不及格;另一特征是他们无视环境约束,无视警察和法律,偷窃贵重物品,因为他们相信法律是约束其他人的,而自己偷东西不违法。与品行障碍不同,躁狂儿童知道偷东西不对,但认为自己是凌驾于法律之上的。另一常见的夸大妄想是认为自己可以达到突出的成就,如影星、球星,即使无声乐能力,仍整日唱个不停,相信自己能成为摇滚歌星。

4. 活动水平增高 活动增多,上课多动、注意力不集中,在书上画插图,在家搬动家具、频繁打电话、参加社交和经营活动;对钱的兴趣增加,作许多计划,如旅游、购物、买书,挥霍钱财;常有冒险行为,如认为自己能从窗口飞出,从事危险的游戏如爬树、从高处往下跳等,认为自己本事超群。性意向增加:如对女老师、女同学有不礼貌的言行,与同学性接触;对老师产生钟情妄想;有的频繁手淫;常常有青少年在兴奋、夸大的影响下出现违法行为。这些行为由于与儿童的发育有关,因此被误认为是非典型的儿童期行为问题,例如注意缺陷多动障碍(ADHD)、学业问题、品行障碍等。与情绪不协调的幻觉、妄想,明显的思维障碍和情绪不稳定,怪异的行为也较常见。

(二) 抑郁发作

临床观察及流行学研究均发现早发抑郁症的临床表现与成人类似,以抑郁情绪为核心症状,但由于发育性因素,某些方面与成人有差异。一般来说,内源性/忧郁、精神病性自杀企图、致死性自杀行为和社会功能损害较少见,在年幼儿常伴有分离性焦虑、恐怖、躯体化主诉和行为问题。精神病性症状以幻听为多见,而不像成人以妄想为多。Ryan 认为这是由于儿童认知能力不成熟所致。有的可以表现为季节性情感障碍、非典型抑郁、经前期紧张障碍。

（三）认知功能

研究报道 90％Bp 儿童智力正常，但部分 Bp 包括快速循环型伴有轻到重度智力迟滞、孤独症和 21 三体综合征。Kutcher 报道 Bp 患儿计算能力减低，Decina 报道 Bp 儿童言语智商高于操作智商，这一点与成人躁狂资料的右脑损害一致。这些发现提示有必要进一步研究儿童 Bp 认知损害和预后的关系。

四、病程和预后

（一）病前社会功能

大多数 Bp 在童年早期发育正常。但前驱的问题也不少见，常见的是 ADHD、品行障碍；焦虑、情绪问题也常见，环性情绪障碍、情感高涨气质（不安宁、难管理），都可能预示 Bp 发作。

（二）起病形式

大多数呈急性（在 2 周内）或亚急（3 月内）起病。

（三）病程

有的患儿表现为慢性非发作性的、连续的循环，或快速循环、混合性躁狂发作的临床特征，与成人的严重性、难治性 Bp 的临床表现相类似。而另一些儿童仅表现为轻度的情绪波动，而无明显社会功能改变，常易漏诊。Geller 报道在 26 例 7～18 岁患儿中 81％有快速循环病程，有的表现为多次简短的快速循环，可以每日多次循环发作。如刚才还笑着快乐地做手工劳动，突然变得非常悲伤，或突然自杀。

青少年躁狂发作常不符合 DSM-Ⅳ持续 1 周的病程标准，尤其在年龄低者。常符合双相Ⅱ型（重抑郁和轻躁狂）或环性障碍的诊断，符合双相Ⅰ型（至少有一次躁狂或混合发作）者少。

有儿童期发作病史的患者回顾其首次发作多为抑郁发作。Geller 发现在儿童重症抑郁，31.7％发展为躁狂或轻躁狂，Strober 报道青少年抑郁转向躁狂占 20％。以下因素是转躁的危险因素① 起病急、精神运动迟钝、伴精神病性症状。② 情感障碍家族史，特别是 Bp 史。③ 使用抗抑郁治疗后出现躁狂或轻躁狂发作的病史或幼年 ADHD 史。

追踪研究发现大多数患儿有多次发作，在未经治疗者发作常达 10 次以上。随着年龄增长发作更频繁，直至第 4～5 次发作后，发作周期才稳定下来。Strober 对 54 例 Bp 青少年的前瞻性研究，经 5 年追踪，2 例迁延未愈，余下的 44％有躁狂或抑郁复发，21％有 2 次以上发作。首发抑郁的缓解期（平均 26 周）比首发躁狂或混合发作（9～11 周）长。

由于混合性发作、伴精神病性症状、合并行为问题及物质滥用等，与成人相比，儿童青少年 Bp 病期长，对治疗反应差。大约一半患者有显著的社会功能损害，早期状态（包括智力）对预后有影响。自杀风险高，20％有至少一次自杀企图，女性、抑郁发作是自杀的危险因素。

五、诊断及鉴别诊断

近年来大多数学者认为儿童与成人临床症状无本质的不同，可以沿用成人的诊断标准，

ICD-10和DSM-Ⅲ-R、DSM-Ⅳ均采用了这一观点。但儿童青少年由于发育不完善,不可能完全符合成人的双相障碍诊断标准,致使临床诊断较困难,在年幼儿童更是如此,随年龄增加而逐渐相似于成人。采用定势或半定势问卷,使用DSM诊断标准,可能有助于提高诊断的一致性。Geller提出识别父母患Bp未被诊断,对于确诊非常有必要。

许多作者报道儿童Bp漏诊和误诊多,究其原因有以下几点:① 这些患儿常常就诊于儿童精神科,儿科医生偏好诊断儿童行为问题,而考虑儿童躁狂发作少。② 儿童Bp的发生率低。③ 临床症状与其他儿童期发生率高的行为或精神病性障碍重叠。④ 临床表现受发育性因素影响,症状、病程多变等因素常导致诊断困难。因此,鉴别诊断十分重要,需与如下疾病鉴别。

(一) 精神分裂症

青少年期起病的Bp常伴有精神病性症状(幻觉、妄想),而易被误诊为精神分裂症或分裂样障碍,误诊率达50%以上。通过使用标准化诊断标准和定式、半定式访谈可以发现容易被疏忽的症状;追溯家族史有重要鉴别价值,Bp家族史比分裂症更多见;确切的诊断有待于追踪以后的躁狂\抑郁发作。如小崧的第一、第二次发作,由于他缺乏对自己抑郁心境的表达能力,以至误诊,直至9个月后出现明显躁狂发作,才得以确诊。临床上也可以见到第一次发作以行为紊乱为主要临床表现,没有情绪高涨的体验,及至出现抑郁发作才确诊为Bp的病例。

(二) 物质滥用

吸食大麻引起的欣快,需与情绪高涨鉴别;苯丙胺摄入所致的兴奋和撤退引起的低沉容易与快速循环混淆;致幻剂导致的意识浑浊可能误认为Bp的知觉障碍,随着我国青少年物质滥用的增多,应注意予以鉴别。在青少年Bp,物质滥用也常常是重要的共患病。

(三) 儿童注意缺陷多动障碍(ADHD)

儿童Bp的早期症状常表现为多动不宁、注意力涣散、学习成绩下降及睡眠不安,类似于ADHD。鉴别诊断主要依据详细的病史,一般ADHD起病于7岁以前,而Bp常起病于12岁以后;Bp家族史也是鉴别的主要依据。

(四) 品行障碍

Bp患儿常表现激惹、冲动、攻击性行为、偷窃、赌博、离家出走及不适当的性行为,易误诊为品行障碍及青少年违法。Geller报道即使使用相对保守的DSM-Ⅳ诊断标准,品行障碍在Bp的发生率在儿童为22%,青少年18%。品行障碍可能是Bp的首发表现,这些症状的出现与患儿自控力降低及夸大妄想有关。了解起病年龄有助于鉴别。

(五) 躯体情况

1. 神经系统疾病 脑肿瘤、中枢神经系统感染(包括艾滋病)、多发性硬化、颞叶癫痫、Kleine-Levin综合征。

2. 躯体疾病 甲亢、尿崩症、Wilson病、血卟啉病。

3. 药物 抗抑郁剂、肾上腺皮质激素均可导致精神运动兴奋。详细的病史、体格检查、实验室检查有助于鉴别。

六、治疗

治疗的目标是控制症状、预防复发,减少长期共患症状、促进正常生长发育。药物治疗应与心理干预相结合。

有关儿童药物治疗的资料不多,设计良好的研究更少。Biederman 系统综述了儿童 Bp 的药物治疗,结果显示心境稳定剂(主要是碳酸锂或丙戊酸钠)对躁狂症状有效,而中枢兴奋剂、抗抑郁剂、抗精神病药物对躁狂无肯定疗效。成人 Bp Ⅱ 型常采用与重症抑郁相同的方案,而在 Bp Ⅱ 型儿童,使用抗抑郁治疗可能诱发或恶化快速循环。

(一) 心境稳定剂

1. **碳酸锂**　碳酸锂被美国食品与药品管理局批准用于 12 岁以上儿童。有关碳酸锂治疗儿少躁狂发作的文献不多。

(1) 急性期治疗:早期的非对照研究已报道碳酸锂的明显疗效。Geller 在一项双盲、安慰剂对照治疗青少年 Bp 及物质滥用的研究中,发现疗效为 43%。仅有的一项前瞻性研究发现碳酸锂对儿童的疗效不及成人。在青春前期和青春期也有所不同,锂对青春前期 Bp Ⅰ 型的疗效为 33.3%,而青春期为 65.7%。

(2) 预防复发:Strober 对应用碳酸锂的青少年 Bp 追踪 18 个月,发现在 2 个月时,有 40% 停药;未坚持服药的复发率为 90%,而坚持服药者为 37.5%。故认为至少应维持治疗 18 个月。

(3) 不良反应:由于儿童肾脏排泄功能好,锂在儿童的半衰期比成人短(10～12 小时)。儿童比成人对碳酸锂有更好的耐受性和较少的不良反应。幼小儿童比青少年不良反应多见,常见恶心、腹泻、呕吐、震颤、体重增加、头痛、多尿、遗尿、疲劳及共济失调。大多数报道锂对肾脏、甲状腺、钙磷代谢是安全的,但 Silva,Geller 通过双盲、安慰剂对照研究均发现低血药浓度时出现认知损害;Alessi 报道高浓度锂引起 EEG 改变,并降低认知测验操作水平(迷津测验),但在治疗水平血药浓度时无显著改变。尚未见碳酸锂对儿少长期不良反应的报道。

2. **抗癫痫药物**　在 Bp 的治疗中显示越来越多的优势,治疗混合型和快速循环型比碳酸锂疗效好,常用的药物有卡马西平和丙戊酸钠,这些药物用于儿童癫痫发作的安全性已有较长的历史和较多的观察和报道。

(1) 丙戊酸钠:对成人各种 Bp 亚型(单纯、混合型、快速循环型)均有较好的疗效。病例报道表明在青少年也有较好的疗效和耐受性。常见不良反应是过度镇静、恶心、呕吐。

(2) 卡马西平:病例报道卡马西平对锂治疗无效的青少年有效。常见副作用为嗜睡、眩晕、恶心及轻度共济失调。

Kowach 报道一项心境稳定剂用于 Bp Ⅰ 型和 Bp Ⅱ 型儿童的开放研究,42 例(平均 11.4 岁)躁狂或混合发作儿童使用丙戊酸钠、碳酸锂或卡马西平治疗,发现 3 种药物之间疗效无显著性差异。Strober 使用碳酸锂和丙戊酸钠对照治疗青少年混合型躁狂发作,在急性期两组均有较好的疗效;在维持治疗时,停用碳酸锂的较多,经 3 年维持治疗的丙戊酸钠疗效为

80％,碳酸锂为 50％。Fingding 在一项对照研究中发现丙戊酸钠合并碳酸锂治疗 Bp 的疗效比单一用药效果好。

　　基于以上研究,Davanzo 提出使用心境稳定剂的治疗方案:在急性治疗期,用丙戊酸钠或碳酸锂为一线药物,卡马西平作为二线药物。一线药物的选择取决于个体,可以参考以下参数:① 临床类型:无共患病的单纯躁狂首选碳酸锂,混合型发作宜选丙戊酸钠;快速循环型往往需要两种心境稳定剂合用。② 发作形式:碳酸锂对躁狂-抑郁间断发作者比持续发作者效果好。③ 家族史:有 Bp 阳性家族史者对碳酸锂反应好。④ 性别:女孩对卡马西平的反应不如男孩。⑤ 根据个体的不良反应谱。

(二) 抗精神病药物

　　抗精神病药物如氯氮平、利培酮已经被用于儿童青少年 Bp。这些药物具有心境稳定作用,适用于伴精神病性症状、混合发作和快速循环型。Jean 综述了利培酮用于儿童 Bp 28 例(平均年龄 10.4±3.8 岁),发现 82％躁狂症状和攻击性行为减轻,69％精神病性症状减轻;常见不良反应包括:体重增加、过度镇静及流涎,未发现严重的不良反应。Saches 报道利培酮对不伴有精神病性症状的躁狂发作也同样有效,提示利培酮的抗躁狂作用并非继发于其抗精神病作用。另有报道利培酮可减轻抑郁症状。本案例在使用 3 种心境稳定剂疗效不好的情况下,加用利培酮取得显著疗效,提示伴有精神病性症状的 Bp 使用抗精神病药物,例如利培酮有助于稳定病情波动,这方面有待继续积累临床经验予以验证。

(三) 心理治疗

　　鉴于环境因素在早发 Bp 的影响,心理干预特别重要。研究已发现忽视情感表达与不良预后相关。

(苏林雁)

参 考 文 献

[1] Barkley RA. Attention－deficit Hyperactivity Disorder：A Handbook for Diagnisis and Treatment[M]. 2nd ed. New York, NY：Guilford Press,1998.

[2] Burke JD, Loeber R, Birmaher B,et al. Oppositional defiant disorder and conduct disorder：A review of the past 10 years,part Ⅱ[J]. J Am Acad Child Adolesce Psychiatry,2002,41：(11):1275～1293.

[3] Silver L B. Chapter 50 Developmental Learning Disorders[M]. In: Lewis M.：Child and Adolescent Psychiatry：A Comprehensive Textbook. Lippincott Williams & Wilkins, Melvin Lewis, New Haven, Connecticut,2002.

[4] 杨志伟,龚耀先,李雪荣. 汉语儿童阅读障碍的临床评定与分型研究[J]. 中国临床心理学杂志,1998,6(3):136～139.

[5] Axelson DA, Birmaher B. Relation between anxiety and depressive disorders in childhood and adolescence[J]. Depression and Amxiety,2001, 14:67～78.

[6] Silberg JL, Rutter M, Eaves L. Genetic and environmental influences on the temporal association

between earlier anxiety and later depression in girls[J]. Biol Psychiatry,2001, 15;49(12):1040～1049.

[7] Spencer T, Biederman J, Harding M, et al. Disentangling the overlap between Tourette's disorder and ADHD[J]. J Child Psychol Psychiatry, 1998,39(7):1037～1044,77～86.

[8] Leckman JF. Tourette's syndrome[J]. Lancet, 2002,360(9345):15.

[9] Volkmar FR, Lord C, Klin A, et al. Chapter 46 autism and the prevasive developmental disorders. In: Lewis M. Child and Adolescent Psychiatry: A Comprehensive Textbook[M]. Lippincott Williams & Wilkins, Melvin Lewis, New Haven, Connecticut,2002.

[10] Gillberg C. Asperger syndrome and high－functioning autism[J]. The British Journal of Psychiatry, 1998,172(3) :200～209.

[11] Geller B, Joaluby J. Child and adolescent bipolar disorder:A review of the past 10 year[J]. J Am Acad Child Adolesc Psychiatry, 1997, 36: 1168～1176.

[12] Geller B, Sun K, Zimerman B, et al. Complex and rapid cycling in bipolar children and adolescents: a preliminary study[J]. J Am Acad Child Adolesc Psychiatry, 1995, 34: 259～268.

[13] Davanzo PA, McCracken T. Mood stabilizers in the treatment of juvenile bipolar disorder: Advances and controversies[J]. Psychopharmacology, 2000, 9(1):159～182.

第十五章
临床精神医学与法律相关问题

除了民事和刑事司法体系涉及许多精神医学问题,如刑事责任能力、民事行为能力、受审能力的评定等,精神医学的临床工作也涉及大量法律相关问题。这些问题或者需要立法加以规范,或者在工作实践中涉及较多法律纠纷,但无论何种情况,从保护性医疗的角度看,都需要引起临床工作者的高度重视。

临床精神医学较其他医学领域更多涉及法律问题,主要是由于如下几方面原因:首先,精神疾病会影响患者的思维和行为方式,导致一些患者不能作出客观决策,因而即便症状严重,他们也常常不会主动寻求专业帮助,或者即便由他人协助前往诊治,他们也不肯接受精神卫生服务。在这些情况下,往往需要由第三者(如监护人)代为作出决策,或者需要违背患者意愿而实施治疗措施(如强制性住院和治疗)。

其次,精神疾病患者在几乎任何一个社会都是处于边缘状态,偏见和歧视使得他们无法得到应有的医疗服务,或者只能得到较低质量的服务,加之患者本身对其应得的尊重与权益麻木或根本不知,由此也增加了提供精神卫生服务的人员(如医务人员)侵害患者基本公民权和人权(如隐私权、知情同意权等)的危险。

第三,精神疾病的特点也可导致由于疾病状态或者精神药物治疗引起的一系列安全问题,如攻击、自杀自伤、擅自出走、意外死亡等,从而引发医患纠纷甚至法律诉讼。

我国现行的法律法规虽然零星涉及了一些精神卫生相关问题如患者的监护问题等,但针对上述各种情况的全面而完整的法律规范仍显严重滞后,2012年10月26日全国人大常委会通过了《中华人民共和国精神卫生法》,并于2013年5月1日起实施。国际上,这些问题通常是经由精神卫生专门立法来解决的。尤其是近十几年来,随着人们对患者权益和临床安全性的日益重视,国际社会在精神卫生立法方面进行了大量卓有成效的努力,在立法基本原则和临床行为规范等方面形成了许多的共识。这些原则和共识对于任何精神卫生机构和工作者来说,都是需要牢记并遵守的。随着精神卫生立法工作在我国的逐步展开,随着公民法律意识的不断提高,精神科临床工作必将步入高度法制化规范化的轨道。

第一节 非自愿医疗与监护

现代精神卫生服务源于救济院、疯人院等收容性机构。非自愿入院与治疗也因此贯穿于现代精神医学的整个发展历史进程中,成为了临床精神医学非常独特而且重要的一个组成部分。迄今绝大多数国家和地区的精神卫生立法主要内容都是放在对自愿医疗的倡导和对非自愿医疗措施的限制与规范方面。

我国目前主要实行的非自愿住院方式为医疗保护住院和强制住院,而且非自愿住院是我国精神疾病患者主要的住院方式。据上海市精神卫生中心对1996~2000年连续5年门诊初诊情况的调查分析,发现自愿来院就诊的比例仅7.2%,其余绝大多数均为陪诊。尽管这一数据不说明自愿住院的实际比例,但这些需要陪诊的患者如果住院的话,估计绝大多数都将是非自愿住院。而据2002年对全国17家医疗机构2333例新入院患者的调查,自愿入院的患者占18.5%,医疗保护入院的占59.5%,强制入院的占22%。这一现状与绝大多数欧美国家不同,在那些国家,精神卫生机构中自愿入院的患者人数一般要占入院患者总数的70%以上,这是由于在国外,医疗机构通常鼓励自愿住院以有利于对患者的治疗和管理,为此,一些没有自主决定自愿住院能力的患者也被以自愿入院的方式收住了,因为其标准宽松到了仅仅是"理解入院条件"就被认为可以自愿入院,而且这样做也得到了法律的许可。由此看来,我国对自愿入院的要求还是比较严格的;相反,我国非自愿住院的标准却过于宽松。随着医疗纠纷的增多、精神卫生法律知识的普及,非自愿住院固有的如管理上要求更高、工作人员和医疗机构责任更大、医患关系更难调和等则会相应暴露出来。因此提高自愿住院率的问题应值得我们今后认真考虑。

非自愿住院通常需要有比较严格的标准。这类标准传统上分为英国模式和美国模式两大派。英国模式以患者"(因病情严重而)需要得到治疗"为主要标准,强调治疗的恰当性、监护人和医生在作出住院决定上的权力;美国模式则以患者"具有(针对自身或他人的)危险性"为主要标准,强调正当程序(due process)和警察在决定住院方面的权力。

我国颁布的《精神卫生法》强调医疗诊断的自愿原则,同时规定疑似精神障碍者的近亲属也有送诊的义务。此外,《精神卫生法》第二十八条规定,疑似精神障碍者当有伤害自身、危害他人安全的危险或行为时,除近亲属外,所在单位和当地公安机关也有送诊义务。与美国的立法相似,以"具有(针对自身或他人的)危险性"为标准。

在住院原则方面,我国《精神卫生法》除规定精神障碍者本人自愿以外,第三十条对非自愿住院的几种情况作出了具体规定,即"以往发生伤害自身的行为,或者有伤害自身的危险的",由监护人决定住院(相当于某些地方已颁布精神卫生法的医疗保护住院);而当"已经发生危害他人安全的行为,或者有危害他人安全的危险的",监护人应当同意住院。如果监护人不同意或阻碍实施住院的,由公安机关协助医疗机构让患者住院。为慎重诊断,《精神卫生法》还规定再诊断和进行医学鉴定的程序。以上条款内容反映了我国精神卫生立法既保护疑似精神障碍者的本人权益,又对特殊情况处理作出了规定。今后在精神卫生法执行过程中会遇到很多具体问题,需进一步探讨。

根据国际立法的有关要求,我国《精神卫生法》也设置有"紧急住院观察"这种非自愿住院的过渡形式,这在许多国家是唯一留给警察行使权力的一种方式,除此之外的非自愿住院均需要法庭或中立的审核机构的裁决。观察时间的限制在各国出入很大。目前,我国正规使用紧急住院观察这种入院方式的还不多,在具体执行中应注意以下一些环节。

(1)被观察者不一定已有明确的精神科诊断。所有"疑似患者"都适用这种入院形式。

（2）当有伤害自身、危害他人或者危害社会行为的精神疾病患者或者疑似精神疾病患者（以下统称被检查者）按照法规规定的程序被送至精神卫生医疗机构时，应当由 2 名以上精神科执业医生对其精神状态进行检查评定。

（3）护送被检查者至医疗机构的监护人或者近亲属应当在取得医生出具的紧急住院观察通知书并签署住院同意书后，代为或者协助患者办理入院手续。

（4）属于公安部门或其他相关部门、人员护送来院者，应当在取得医生出具的紧急住院观察通知书的同时通知被检查者的监护人前来医疗机构签署住院观察同意书并办理入院观察手续；被检查者的监护人联系不到时，该护送者应当暂时代为签署住院观察同意书并办理入院观察手续，同时继续联系被检查者的监护人，直到其到场并重新签署住院观察同意书和办理入院观察手续。

（5）对于实施紧急住院观察的被检查者，医疗机构应当有专门的紧急住院观察室，并配备专人观察和护理；被检查者的监护人应当陪伴并承担医疗看护职责。

（6）医疗机构应当在实施紧急住院观察后的规定时日内作出的处理结论包括：由监护人或者公安部门协助监护人办理出院手续后带回；由监护人办理医疗保护住院手续后转为医疗保护住院；按照强制住院的相关法规规定办理强制住院手续后转为强制住院。

第二节　知　情　同　意

精神疾病患者的知情同意是一个较为复杂而且长期受到临床医生忽视的问题。当前强调依法维护患者的知情同意权有这样几方面的原因：① 努力让患者自主、理性地作出决定是为了体现对患者基本人权的尊重。② 出于防卫性医疗的需要，即一旦发生法律纠纷，医务人员能够举证指出相关诊治内容已经取得患者本人或者其监护人的充分理解与同意，从而有利于减轻或免除法律责任。③ 让患者或其家属更直接主动地参与到诊疗方案的制定与选择中来，以利于提高治疗的依从性，改善远期预后和总体功能。

一、精神能力

国外在司法实践上常根据认知能力来定义知情同意的精神能力，但问题是当患者的行为受到情绪的影响时（如重性抑郁症患者），其认知能力也许并未受损。因此，法学界和医学界对于"知情同意能力（competency）"的定义一直存在较大的分歧。我国过去有的地方法规将"自知力（insight）"作为知情同意能力的判定指标，使临床医生在评估患者的知情同意能力时可以更多地运用其熟悉的专业知识。这样的做法在法律上的可行性可以在今后的具体实践中进一步予以检验。

患者表达同意的精神能力往往受到许多生理、心理因素的影响，临床上应把自知力评定作为一个连续性的过程。因为一个刚入院的患者也许无自知力，但经过一段时间的治疗之后会重新具有自知力。此外，自知力被赋予了法律意义之后，评定上还可能遇到这样一个矛盾，就是医学意义上指向疾病的自知力一般是泛指的，而法律意义上的自知力应当指向具体的问题。如何将两者很好地结合起来将是我们今后操作过程中应认真探讨的课题。最近我们就这一问题已经开展了系列的调研,并已编制完成"精神障碍者知情同意能力检查评估表(semi‐structured inventory for competence assessment,SSICA)"用于临床评估知情同意能力时参考。该评估表主要包括了对自身病情的理解和认识、对治疗方法的理解和认识,以及对住院必要性的理解和认识等内容,较为完整地体现了知情同意必要的精神能力的要求。

二、告知

从法律上讲,知情同意实质上是医患之间达成的契约,契约双方签署合同之前应是平等、对契约内容充分理解和自愿的。相对于医生而言,患者的医学知识处于劣势地位,因此患者在未充分知晓和理解相关的医学知识时所作的知情同意在法律上无效,所以医生有告知义务。

告知通常以医学标准来衡量:绝大多数医生在某种特定的情况下应告知什么,或者在某个特定问题上通常医生应告知什么。而在有些司法实践中,也可能会采用以患者为中心的标准,其核心是:为了作出合理的决定,一个处于患者地位的理性的人需要知道什么样的"具体"的内容。

在精神科临床工作中需要注意告知患者或者其监护人的内容主要涉及以下一些范围,建议医生在作病历记录时参考。

(1) 病情、诊断结论、治疗方案、可能利弊、其他选择和预后判断。

(2) 患者被要求参与的医学教学、科研或者接受新药和新的治疗方法临床试用的目的、方法以及可能的利弊。

(3) 精神外科手术的目的、方法以及可能的利弊。

(4) 有关患者的肖像或者视听资料的使用目的、使用范围以及时限。

(5) 对患者通信和会客予以限制的理由以及时限。

三、自愿

法律规定患者的同意应当是自愿的。因此医生不得以任何引诱、强迫、欺骗、欺诈的手段来影响患者的决定过程。在评估患者的同意是否为真正自愿时,通常会参考当时的各种相关情况,包括精神科执业医生的态度、环境条件及患者的精神状态。

四、例外情况

知情同意在临床具体操作时会遇到许多障碍,因此国外通常会通过法律来定义一些例外情况,也就是无需获得患者知情同意的情况。比如在美国,一般就有 4 种例外情况:① 急诊时。② 无知情同意能力。③ 治疗特权。④ 主动放弃。需要注意的是,这些例外并非绝对的,多数情况下,即便患者本人属于"例外",仍然需要获得其监护人或者其他法定代理人代行知情同意。我们当然也希望在执行我国的相关法律法规时能有一些适合我们日常工作的例外情况规定,因为这不仅关系到医疗纠纷的处理,而更重要的还在于,这种例外其实是对患者健康负责的考虑。

五、书面知情同意

国家《精神卫生法》规定,凡"导致人体器官丧失功能的外科手术"和"与精神障碍治疗有关的实验性临床治疗"均需要书面知情同意,但我们认为其他一些知情同意也还是可以以书面的形式来体现。因为从实用性来看,根据相关的举证责任、过错责任原则,在诉讼中知情同意书可以作为一个重要的证据。

知情同意书就患者而言有两方面的作用:一方面患者以后不可能宣称他未被充分告知,知情同意书写明了所告知的内容及表明了知情同意的发生。若使用知情同意书,则它应成为告知过程的一部分。但另一方面,知情同意书意味着患者和医生之间达成了一致,且以后该合同中不能增加新的内容。签订知情同意书表明经过协商之后患者同意所提供的信息。

知情同意书对医生最大的不利是该合同中可能会漏掉治疗的可能危险或药物不良反应。另外,由于任何知情同意书都不可能尽善尽美,因此它只能为医生提供有限的法律保护。医生保护自身免于因缺乏知情同意而败诉的最好办法是在病历中记录知情同意过程。这样的记录可以反映出下列几个方面。

(1) 告知给患者(监护人)的内容。

(2) 患者(监护人)有无理解所告知内容的精神能力(自知力)。

(3) 表示患者(监护人)理解该内容的可靠证据。

(4) 患者(监护人)的同意是否为自愿的。

第三节　隐私保密与特许证明

隐私保密是指患者在私下所讲和所写的信息如果未经口头或书面的许可,有不得被外界知晓的权利。特许证明则派生于隐私保密权,是一种关于证据的法律规定,指的是此特权持有者(如精神疾病患者)享有防止掌握隐私信息的人(如精神科医生)在法律程序中泄露隐私的权利。

一、隐私保密

医患关系一旦建立,医生就自动地承担起保证患者的隐私不予泄露的义务,《执业医师法》中已有明确规定。但是这种义务并不是绝对的,在有些情况下公开隐私既是符合道德的,也是合法的。

各国精神卫生法律均规定,自行行使隐私权利的,须为具有完整精神能力的患者;而精神能力不完整的(如完全或者部分丧失自知力的)精神疾病患者,则由其承担医疗看护职责的监护人代理行使隐私权利。

精神卫生工作中隐私保护的范围在不同国家各不相同,从临床实践来看,我们认为主要应当有以下几个方面。

(1) 患者的病情、诊断、治疗和预后判断。

(2) 患者向医疗机构提供的个人史、过去史、家族史材料。

(3) 患者或者其监护人提供的书信和日记等资料。

(4) 有关精神疾病患者的肖像或者视听资料。

未经患者或者其监护人的许可,精神卫生专业人员不得将在精神检查和治疗患者时获得的上述信息披露给其他个人或团体。但是,有下列情况之一者除外。

(1) 患者有可能实施危害他人或者危害社会的行为时。

(2) 患者有可能实施危害自身的行为时。

(3) 担任高度责任性工作的患者(如公交车驾驶员、民航领航员等),因精神症状的影响而表现出明显的对事物的判断和控制能力受损。

(4) 司法部门取证时。

对于上述前 3 种情况,医生在开始评估或治疗时,就应该向患者或监护人解释清楚保守秘密的不利之处。因学术交流等需要在书籍、杂志等出版物,或者影视宣传资料中公开患者的病情资料时,应当隐去能够识别该精神疾病患者身份的资料,这些资料包括如下。

(1) 真实姓名。

(2) 家庭住址。

(3) 工作单位。

(4) 具体工作或者职务。

(5) 与其有密切接触的亲属或者同事或者朋友的姓名和住址。

如果患者的身份无法被充分地掩饰,则必须得到该患者的同意,当患者完全或者部分丧失自知力时,应当得到其承担医疗看护职责的监护人的同意。如果没有患者的同意,一旦文章中的对象被识别,精神科医生就有可能面临法律的诉讼和道德的谴责。

如果是在为第三方作评估,如司法鉴定、就业或入学前的心理评估、残疾评定或者劳动能力评定等,则医生与患者之间不存在治疗关系,也就不涉及保密的义务。从一开始就应告诉被鉴定人或者被评估者,精神科医生从他那里获得的信息并不受到有关保密的道德或法律的约束。而且,医生不会将鉴定或者评估报告直接交给被评估者本人,而是直接送给相关的第三方。如果被鉴定人或者被评估者接受了鉴定或评估,这就意味着默认。

二、出具证明

我国有关法律法规都已经明确规定,患者可以在门诊或者出院以后向医疗机构索要门诊或者住院治疗的医疗证明、摘抄或者复印病历资料等。但这应当有一定的条件和手续限制,例如,应当在患者门诊或者出院以后的一定时限内申请索要,过期不予受理。索要医疗证明必须提交书面申请,写明索要的理由。所在医疗机构的医务科(处)经过审核并受理以后,应当尽快开具加盖公章并注明出具日期的医疗证明给患者或者其监护人。

但是,完全或者部分丧失精神能力的精神疾病患者本人要求摘抄或者复印病历资料,或者索要医疗证明,精神卫生医疗机构或精神科医生有权予以拒绝。

如果患者或者其监护人已经涉及民事纠纷或者刑事案件,则医生可以向其说明,其索要的证明材料在其案件中并不具有法律效力,而应当进行司法鉴定。

在民事诉讼或者劳动争议仲裁中需要索取精神疾病患者的病历资料或者复印件,或者医疗证明时,法院或者劳动争议仲裁委员会的承办人应当先取得精神疾病患者本人或者其监护人同意,并持有介绍信和患者(或监护人)的委托书。当事人的律师需要索取材料或者证明时,也应当向医疗机构出具市或者区(县)司法局的介绍信以及前述的委托书。

第四节　精神疾病的治疗

所有精神科执业医生的医疗行为应有一套诊疗标准来评定,该标准的"底线"是:应当具有合理性。如果医生想选择某种药物治疗,但患者提出他接受的治疗是不正确的,则在诉讼中法院可能更重视的是患者接受了何种治疗以及该治疗被选择的理由(也就是该治疗的合理性),而并非医生的"好意"或"个人经验"等软指标。

一、药物治疗应采取的措施

一般而言,当患者接受药物治疗时,合理的程序包括至少两个方面。首先,医生应对患者做全面的临床评估,包括精神检查、各种相应的实验室检查、既往及目前的用药记录、其他疾病病史及治疗经过等。其次,医生有责任指导患者用药并提供充分的信息,这样才能真正做到知情同意。

考虑到精神科治疗有诸多不确定性,因此,法规只要求"积极、适当的"治疗,这在有些国家又被称为"合理的治疗(rational treatment)"。"合理"或者"适当"的标准需要有关学术团体制定,一般来说,开始用药前和药物治疗过程中采取的一些措施是应当考虑纳入这类标准中,除非发生紧急情况,一般的要求有以下几点。

(1) 在开始用药前应作详尽的临床资料收集、提供足够的获得知情同意所需的信息;所有治疗方案均需仔细记录备案,特别是在药物更换、调整或重新应用时更需要在记录中说明理由。

(2) 所开的处方必须书写得清晰易懂。如果精神科医生的笔迹难于辨认,则最好能够打印出来。而且,药量应该写清楚以便不被药物滥用者更改。药房工作人员应该给所有发给患者的药物贴上标签,而且用法说明应特别标出,而不是简单写"用法见说明书"。如果患者需要急救的话,未贴标签的药袋可能很难被急救人员辨认出来。国外有些医院甚至在标签上还注明了药名的读音,以方便患者或家属。

(3) 药物治疗过程中应当随访观察病情变化、监测患者的用药反应。

若用抗精神病药,则最需注意监测药物不良反应,因为患者可能出现迟发性运动障碍(TD)等不可逆的严重不良反应。

二、电休克治疗

许多国家对临床使用电休克治疗（ECT）都有大量的非强制性标准，包括适应证与禁忌证，且通常会对有关 ECT 的会诊、病史回顾、疗前和疗中必需的医疗程序、治疗频段的调整以及特殊的记录保存要求等方面作规定。而且，一般来说 ECT 被视作是一种特殊的精神科治疗手段，会要求医院提供知情同意书。

有关 ECT 知情同意内容的要求在世界各地差异很大，有些国家不允许使用 ECT，而在有些国家，一般情况下不许通过暗示来获得知情同意，但在发生真正紧急的情况（如患者有严重的消极行为）时允许暗示来获取知情同意。还有的国家甚至立法允许对非自愿入院而又有适应证的患者在无须知情同意的情况下施行 ECT。

美国精神病学协会（APA）推荐采纳一个 ECT 知情同意的标准，结合我们的实际情况，我们认为有关 ECT 的知情同意内容可以包括以下几个方面。

（1）推荐的治疗次数。

（2）推荐 ECT 的理由。

（3）告知疗效可能是暂时性的。

（4）与意识丧失、肌肉松弛、抽搐发作有关的危险发生的可能性和严重程度。

（5）告知可能的暂时性记忆减退。

（6）同意做 ECT 就意味着同意在需要的情况下进行适当的紧急干预（如约束、隔离、肌内或者静脉注射药物等）。

（7）该同意是自愿的，而且随时可以放弃同意。

（8）在 ECT 治疗前、治疗中和治疗后，患者的行为要受一定限制。

三、精神外科治疗问题

对精神外科治疗适应证和程序上的要求通常都比药物和 ECT 更严格。《上海精神卫生条例》曾规定："需要为精神疾病患者施行精神外科等治疗手术的，医疗机构应当组织 3 名以上具有主任医生职称的精神科执业医生会诊，并告知精神疾病患者或者其监护人治疗手术可能产生的后果，取得其本人或者监护人的书面同意。"这一规定适用于任何针对精神疾病症状（不包括神经内外科疾病）的手术治疗。参与会诊的主任医生不一定是本单位的，可以从外院聘请。告知的"可能后果"也不一定是不良后果，应当包括治疗的好处以及选用该治疗的理由。不过，精神外科手术的具体适应证以及操作程序等，应当经过有关部门或专业学术团体予以界定。在这些标准和制度尚未出台之前，不到迫不得已时最好慎用这类治疗，以免导致不必要的法律纠纷。

第五节　住院患者的安全问题

住院患者发生安全事故是精神科最容易导致医疗和法律纠纷的问题，据美国的统计，仅在"可以预防的药物不良反应"、"约束与隔离使用不当",以及"患者自杀"三方面产生的赔偿金额就占了精神科医疗纠纷赔偿总额的70%。防范住院患者的安全问题已经成为各国依法保护医患双方利益的极为重要的措施。

总体上讲,要减少安全事件导致的法律纠纷、依法开展精神卫生服务,在临床上需要重视以下几个重要环节。

(1) 大力开展法律法规和规章、规范、常规等的培训。随着保护性医疗意识的不断加强,管理部门和相关学术团体都在不断制定并推出各种规范化文件,但关键是,这些内容一定要深入每位工作人员的思想和行动中,不断地强化训练和跟踪考核是达到目标的唯一途径。

(2) 制定完善和细化的院内规章制度,严格遵守并加强监督管理。为了使规范化操作成为日常习惯,还必须在不违背法律法规和上级规章等的前提下,根据医疗机构的具体情况,制定切实可行的院内规章与操作流程,并严格遵照实行。在有些法律纠纷中,完善的院内规章以及实施的具体记录可以有效地保护医护人员,使其免除法律责任。

(3) 做到勤解释、勤告知、勤观察、勤检查、勤记录。精神科工作有许多与一般内外科不同的要求和特点,而且传统上精神科医患之间(包括医生与患者家属之间)是单向不对等的交流关系,也就是医生具有某种"父权",采取的多是命令式交流。这种习惯如不加以转变,必然会导致越来越多的纠纷。

(4) 建立良好互动的医患关系。许多医患纠纷是产生于相互之间缺乏沟通或缺乏互信,尤其是患方对医方心存不满的情况下。因此,建立良好互动的医患关系显得尤为重要。如果本来医患关系不错的话,有时候即便工作人员有小的差错或失误,也往往能得到患方的谅解,不至于发展到穷追猛打的地步。

(5) 在硬件环境和软件建设方面切实注意保护性医疗。精神科患者往往住院时间较长,且家人一般不在身边陪伴,因此住院的软硬件环境显得非常重要,设身处地的考虑硬件建设以为患者创造安全舒适的环境是每个精神卫生机构必须加以重视的。此外,工作人员的态度、良好的娱乐和交往安排等都能起到意想不到的防范医患纠纷的作用。

以下结合容易导致住院患者安全问题的几个方面如自杀行为、攻击伤害行为和患者擅自离院(出走)问题等,介绍一些防范策略。

一、住院患者的自杀行为

(一) 特征

据英国一项大规模的调查,该国10%～16%的自杀发生于住院精神疾病患者中,而在病房中最常见的自杀方式是上吊,最常使用于上吊的是皮带和挂窗帘的钩子;约1/4的住院自杀死亡发生于入院后第1周;约1/5的住院患者自杀发生于按常规巡视的间隔时期;精神疾病过程中的自杀往往起意于几秒至几小时之间,且意图十分强烈,只要发现有一扇未上锁的窗、一块施工工地、一件不易被注意的致命工具,患者就会趁机自杀;1/3～1/2的自杀死亡是在请假出院期间。此外,治疗依从性也与自杀行为密切相关:约1/5的自杀患者在死前

1 个月治疗依从性差;13%～29%治疗依从性差的自杀患者所患疾病是精神分裂症;半数以上的这类自杀患者在自杀前一段时间中曾被精神卫生工作者当面规劝过要坚持服药。这项调查还发现,大多数精神卫生工作者都认为,住院患者的自杀大多是可以避免的。

(二) 自杀的干预

住院机构中的干预措施通常应包括对患者进行自杀风险的筛查评估、认真复习临床病历尤其是既往自杀或冲动史的详细记载、对高危患者制定合理的治疗计划和安全策略以及实施该计划与策略等内容。具体步骤包括如下。

1. 全面评估　包括高危因素、自杀意念、自杀史、目前情绪、对治疗和治疗者的态度、目前精神状况等。

2. 讨论　目标是通过与患者的交流沟通来建立良好的关系,在此基础上可以尝试签署"零伤害协议(no - harm contracts)",即要求患者在有自杀意念的时候先暂缓采取自杀行动,立即报告工作人员。这种协议虽然没有法律效力,但实践中发现往往能够起到预防自杀死亡的效果。

3. 环境干预　包括与家属社区协同采取干预措施(如保管自杀工具、减少生活事件、让他人陪伴患者等),以及动用社会资源(如危机干预热线、警察、患者所在单位等)共同进行预防。

4. 医疗干预　包括采用心理治疗、抗抑郁药物治疗和无抽搐性电休克治疗(ECT)等方法。

5. 随访评估　对干预成功的病例还应当进行系统的随访与评估,以保持干预效果。

6. 宣传普及知识　对公众的心理危机防范和应对知识教育在预防自杀方面也起着非常重要的作用。

二、住院患者的擅自离院

据英国 3 家医院的调查发现,住院患者擅自离院的年发生率为 5.12%～37.06%,少数患者有反复发生的倾向,平均发生次数为每人 1.17～2.71 次;不过,仅少数造成严重后果,而 71.4%～95.4%的出走并未造成明显的危害后果。据对这些患者进行的调查发现,住院患者擅自离院的原因主要有以下几种。

(一) 住院患者擅自离院原因

(1) 未得到适当的治疗。

(2) 被工作人员强迫服药。

(3) 感到在病房里不安全。

(4) 病房里噪声太大。

(5) 外出的要求得不到允许。

(6) 被工作人员骚扰。

(7) 被其他患者威胁但未能得到工作人员帮助。

(8) 与工作人员争吵或意见不合。

（9）工作人员不肯倾听患者的诉说。

（10）工作人员对患者蛮横或态度粗暴。

（11）工作人员捉弄患者。

（12）工作人员的态度让患者感觉自己不受欢迎。

总之，从以上调查结果可以发现，导致患者出走的原因多数还是源于工作人员一方，可以说，只要医疗机构在这方面采取了充分的措施，绝大多数擅自离院事件是可以避免的。

（二）防止住院患者擅自离院的措施

（1）病房软硬件环境应让患者感到快乐、安全，喜欢在这种环境中生活；患者应当有独立性和适当的自由，能参与病房的各种活动。

（2）要鼓励亲戚朋友探视患者，但须劝告他们不要煽动或施加压力让患者擅自离院，要让他们认识到，患者擅自离院会使治疗方案前功尽弃。

（3）要改变和纠正某些工作人员的态度。病房工作人员不得故意骚扰患者、捉弄或粗暴对待患者。他们应当尽力对患者采取热情和灵活的态度，在适当的条件下与患者分享活动，使其感到是受欢迎的。应同情和倾听患者的想法，对受到其他患者威胁的患者应当加以保证并与其讨论受到威胁的具体内容，让患者感到受到了重视，从而安全放心地住院治疗。

（4）应定期对患者进行咨询，使其感到自己在住院期间没有被忽略，而是得到了有益的帮助。

（5）工作人员之间以及工作人员和患者之间的沟通渠道应当畅通，以避免患者多心或者猜疑。

（6）应尽可能地从鼓励患者相互关心的角度，让患者愿意告诉工作人员病房中发生的任何不同寻常的事件（如某位患者想逃跑等）。

（7）对初入院的患者应当给予特别警惕，因为逃跑往往发生在入院后最初的一段时期。此外，对有逃跑倾向的患者（如由警察护送入院的、强制入院的、无业的、有酒精或其他物质滥用史的患者）以及已知有过逃跑历史的患者，应加以密切观察。

（8）对已知曾经怂恿他人逃跑的患者应当加强监督并对其进行心理疏导。

（9）对曾多次逃跑的患者要进行行为矫正，例如定期给予软饮料或其他合适的"代币"的奖励，奖励其留在医院坚持治疗。

（10）为了不使患者因为厌倦而逃跑，应当提高各种娱乐、工疗和其他活动对患者的吸引力；增强患者参与活动的兴趣，同时鼓励其参加病房之间或医患之间的台球或其他游戏性的比赛。

（11）一旦发生了逃跑事件，病房工作人员应当及时开会回顾和讨论如何避免或减少这类事件发生。

三、住院患者的攻击伤害行为

国内外调查发现，住院精神疾病患者攻击伤害行为的发生率一般在10%左右，但涉及人身伤害的事件并不太多,仅约 3% 造成一定的伤害后果。而单纯口头攻击和对财物的攻击(如摔东西、砸门窗等)的发生率比较高,可达 30% 以上。医务和社会工作者是最易受到患者暴力攻击的对象。Flannery(1996 年)曾指出,医务(尤其是与精神卫生服务有关的)工作已成为美国受暴力伤害危险最高的职业之一。护士遭患者攻击致伤的受伤率甚至超过了建筑行业的工伤率。在英国,人们一般认为最常遭他人辱骂和口头威胁的应当是公共交通运输和公共事业管理部门的职员,但调查发现,这些职员遭辱骂和威胁的比例是 63%,而在医疗行业的工作人员中,此比例竟高达 73%,且有 5% 的医护人员报告曾遭遇武器威胁。具体来说,63% 的基层保健人员、60% 的社会工作者、21% 的综合性医院(尤其是精神科)工作人员在过去 1 年中曾遭遇过暴力攻击。21% 的受害者在受侵害后曾考虑过离职。同样在英国,每个精神科住院病房中平均每 7～11 日就会发生 1～2 起针对工作人员的暴力事件,这还不包括那些未被工作人员记录的、不太严重的事件。

据国外资料,容易出现攻击伤害行为的精神障碍按发生比例排序依次为:物质滥用、人格障碍、器质性精神障碍、精神分裂症、情感障碍、其他精神障碍。

(一) 与患者暴力攻击行为相关的环境因素

(1) 家庭不稳定。

(2) 成长于暴力性的环境。

(3) 伙伴群体偏好暴力。

(4) 有能够接触到的武器和明确的受害者。

而发生攻击伤害行为的危险因素一般包括男性(通常男女性之比为 10∶1)、种族(有些种族比较偏好暴力,但这点在研究者间尚有争议)、年纪较轻、工作和居住不稳定、有酒精滥用史、有药物滥用史、以前有过暴力行为等。其中既往暴力攻击行为史是最有效的预测当前暴力攻击行为的因子。

(二) 防范攻击伤害行为的措施

根据我国国内的实际情况,防范住院患者的攻击伤害行为应重点采取下列措施。

1. 进行攻击伤害行为的风险性评估　对患有下列疾病和具有下列症状者应提高警惕。

(1) 既往有暴力攻击史。

(2) 有攻击倾向的妄想症状、原发性冲动、命令性幻听等。

(3) 有冲动行为的人格障碍者。

(4) 患有脑器质性疾病,如脑外伤、脑动脉硬化、癫痫性人格等。

(5) 抑郁症状伴焦虑发作和易激惹的患者。

2. 采取有力的医疗措施　对上述住院对象应采取迅速有效的医疗措施,尽快控制精神症状(后述)。

3. 加强护理观察　有条件的安排家属陪伴,护理上应列为重点观察对象。

4. 工作人员的热情态度　过去事实告诉我们,患者发生攻击伤害行为常与工作人员的不良态度有关。

5. 必要时应当机立断地采取隔离约束手段　以下讨论隔离约束措施的意义及有关具

体实施问题。

限制精神疾病患者人身自由的措施一方面是精神科特殊的治疗手段(如用于行为治疗时)或者辅助措施(如控制患者的危险行为时),在临床工作中必不可少;另一方面由于它极容易被滥用于其他目的,因而按照现代立法精神通常都是对其严加规定,要求尽量减少使用。各国法律对于精神科使用约束隔离措施的规定同样也是大相径庭,但最基本的条件无非都是患者马上会有针对自身或者他人的危险行为。我国《精神卫生法》和《上海市精神卫生条例》对此都有原则性的规定,如上海市的规定为:"因医疗需要或者为防止发生意外必须对住院治疗的精神疾病患者暂时采取保护性安全措施的,应当由精神科执业医师决定,并在病程记录内记载和说明理由。精神疾病患者病情稳定后,应当解除有关措施。"其操作性需要在实际工作中加以细化界定。

首先,"医疗需要"和"为防止发生意外"这两个必要条件均需要落实具体内容;其次,由精神科执业医师决定并记录一般情况下可以做到,但在紧急情况下有什么样的例外要求?第三,"患者病情稳定"的评定标准有待准确定义。对照国外的做法,我们建议使用约束、隔离等限制患者人身自由的措施的"适应证"如下。

(1) 用其他方法来控制患者的冲动行为无效或明显不适合时,通过采取这一措施来避免患者伤害自身或者危害他人。

(2) 为了避免中断治疗计划或者损害患者的身体健康。

(3) 作为一种行为治疗的方式(但还应更具体地说明理由)。

(4) 减少过分的感觉刺激(这仅指使用隔离措施而言)。

(5) 遵从患者自己的合理要求(如患者告诉医生自己不能控制其冲动行为,要求对其加以限制,但这种情况下应先考虑使用隔离,无效时才考虑用约束)。

不过,对于躯体情况较差或者躯体与精神状况极不稳定的患者、老年患者、儿童患者等,最好在考虑采取约束隔离措施前仔细评估风险与效益,不要轻易使用约束和隔离。对于有明显自杀企图的患者,可以在严密观察下使用约束措施,但不要采用隔离。有严重药物反应或者药物过量,需要密切检测意识、躯体状况和药物剂量的患者,也只能在密切观察下谨慎使用这类措施。

在具体操作上,也可以参照一些国家的做法,比如在紧急情况下可以由护士、护工等根据医生的口头医嘱先采取"紧急约束"或者"紧急隔离"的措施,医生应在 3 小时以内亲自检查患者、完成书面医嘱和病程记录。以后应当至少每日检查 1 次患者。而护理人员则应每30 分钟观察 1 次隔离或约束的患者。连续隔离或约束达 72 小时时,病房主任应当对患者进行检查评估,以确定是否继续约束隔离。

快速镇静(rapid tranquilization,RT)是迄今最为常用的药物干预患者暴力攻击行为的方法。传统的 RT 方法是在较短时限内给予患者一定剂量的抗精神病药物,以达到控制其冲动和激惹症状的目的。这类抗精神病药物包括氟哌啶醇、氯丙嗪、利培酮等,通常是肌内注射给药。近年来,临床上倾向于在 RT 时使用苯二氮䓬类药物,尤其当患者系初次使用精神药物,或者既往用药情况不详时。肌内注射的 RT 疗法最常用的是:① 反复注射劳拉西泮(罗拉)。② 反复注射氟哌啶醇。③ 交替注射劳拉西泮和氟哌啶醇。④ 反复注射劳拉西泮加氟哌啶醇。此外,肌内注射非典型抗精神病药物如奥氮平、齐哌西酮等也可作为较为安全的选择。

除药物治疗外,在我国也常用电休克疗法(ECT)或无抽搐性电休克治疗法(MECT)等来快速控制具有冲动和暴力行为的患者。

（谢　斌　郑瞻培）